特色桂药

壮瑶药本草选编

主审 姚春
编著 蒋林 朱意麟 滕红丽

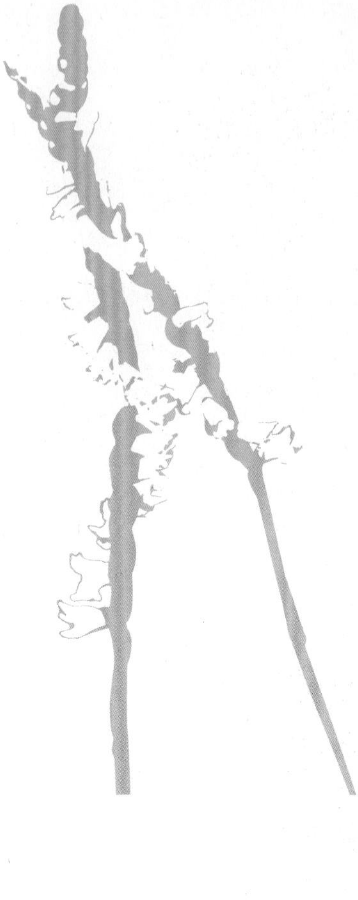

广西民族出版社
Gvangjsih Minzcuz Cuzbanjse

图书在版编目（CIP）数据

特色桂药：壮瑶药本草选编 / 蒋林，朱意麟，滕红丽主编．—南宁：广西民族出版社，2024.1

ISBN 978-7-5363-7743-1

Ⅰ．①特…　Ⅱ．①蒋…　②朱…　③滕…　Ⅲ．①壮族—民族医学—中药材—汇编　②瑶族—民族医学—中药材—汇编　Ⅳ．① R291.808　② R295.108

中国国家版本馆 CIP 数据核字（2023）第 210733 号

TESE GUIYAO

特色桂药

——壮瑶药本草选编

主　　编：蒋　林　朱意麟　滕红丽
出 版 人：石朝雄
策划组稿：潘　夏
责任编辑：潘　夏　石彬筠
装帧设计：王程媛
责任印制：梁海彪
出版发行：广西民族出版社
地址：广西壮族自治区南宁市青秀区桂春路 3 号　　邮编：530028
电话：0771-5523216　传真：0771-5523225
电子邮箱：bws@gxmzbook.com
印　　刷：广西昭泰子隆彩印有限责任公司
规　　格：787 毫米 ×1092 毫米　　1/16
印　　张：57.25
字　　数：760 千
版　　次：2024 年 1 月第 1 版
印　　次：2024 年 1 月第 1 次印刷
书　　号：ISBN 978-7-5363-7743-1
定　　价：568.00 元

编写说明

壮药、瑶药是我国传统药物中独具特色的民族药，本书共收录传统壮药、瑶药 658 种。

全书按照壮药、瑶药分类编排。壮药 444 种，包括传统特色壮药 233 种、传统常用壮药 211 种。按照壮医三道两路理论，本书将壮药分为六类，即解毒药、补虚药、调气机药、通三道药、通两路药、治“巧坞”病药。瑶药 214 种，包括最具有代表性和特色的传统经典瑶药（老班药）104 种、传统常用瑶药 110 种。

书中每一味壮药、瑶药的记载有 12 项内容，分别为考证、壮药名（或瑶药名）、中药名、药用部位、基源植物、植物形态、分布、采制、应用、用法用量、注意、备注等。其中，药物的基源植物（科名、拉丁学名）、植物形态等主要参照依据为 *Flora of China*。同一名称，但有多种来源的药材，重点描述一种，其他仅分述其区别点。药用部位，一般是指已除去非药用部分的商品药材。采制，是对药用部位而言，包括采集和一般的炮制。用法用量，是指壮药、瑶药的用法用量。壮药名（壮药材汉语谐音名）、瑶药名（瑶药材汉语谐音名）、中药名主要参考《广西壮族自治区壮药质量标准》《广西壮族自治区瑶药材质量标准》《中国壮药资源名录》和《壮医药基本名词术语规范》。

书中药物的基源植物照片，由课题组成员实地拍摄。

前言

《后汉书》有“出征交趾，土多瘴气”“军吏经瘴疫死者十四五”的记载，指出岭南瘴气为害之重。宋代周去非的《岭外代答》不仅指出了瘴的病因病机，即“盖天气郁蒸，阳多宣泄，冬不闭藏，草木水泉皆禀恶气。人生其间，日受其毒，元气不固，发为瘴疾”，而且记载了瘴疾的壮医治疗方法。范成大《桂海虞衡志》称：“邕州两江水土尤恶，一岁无时无瘴。春曰青草瘴，夏曰黄梅瘴，六七月曰新禾瘴，八九月曰黄茅瘴。土人以黄茅瘴为尤毒。”两江流域是壮族聚居的地方，所称“土人”，应是指当地民间壮医。从这些记载可知此时的壮医已经知道按发病季节对瘴疾进行分类，并知道八月、九月发作的黄茅瘴病情最重。这些记载证明了壮族先民很早以前就对瘴毒的病因有了较为详细的了解，并能根据病因给出解毒治疗的方法。

壮族由古代百越的一支发展而来。秦汉后泛称“西瓯”“骆越”。他们在这片土地上繁衍生息，逐渐认识大自然、了解大自然。他们在与疾病做斗争的过程中，不断总结治病和用药经验，形成了壮医药独特的三气同步、三道两路、毒虚致病等理论。据《中国壮药资源名录》记载，广西现有壮药 2285 种。

瑶族是我国古老的民族之一，瑶族人民在与疾病、虫兽以及自然灾害的长期斗争中，创造了具有本民族特色的瑶族医药，成为传统医药宝库的重要组成部分。目前常用的瑶药有 1392 种。

广西一直重视中医药、民族医药事业的发展。2022 年，自治区政府办公厅先后印发《广西中医药壮瑶医药发展“十四五”规划》《关于加快中医药壮瑶医药特色发展若干政策措施》，自治区中医药民族医药发展领导小组印发《广西中医药壮瑶医药振兴发展三年攻坚行动实施方案

（2021—2023年）》，加大对中医药壮瑶医药发展的支持力度。2023年6月，自治区政府办公厅印发《广西中医药壮瑶医药振兴发展重大工程实施方案》，聚焦5大工程20个建设任务，全面推动广西中医药壮瑶医药振兴发展。广西壮族自治区药品监督管理局联合广西中医药大学等有关单位，起草制定了三卷《广西壮族自治区壮药质量标准（第一卷，2008年版；第二卷，2011年版；第三卷，2017年版）》和两卷《广西壮族自治区瑶药材质量标准（第一卷，2014年版；第二卷，2022年版）》。根据国家对民族医药的发展规划，广西中医药大学专门成立课题组，充分利用学校药师山的各种壮瑶特色药标本资源，组织一批民族药学专家、临床专家以及部分民间壮瑶医药经验丰富的学者共同发掘广西的民族医药精髓，编写《特色桂药——壮瑶药本草选编》一书，以飨读者。在确定编写目录前，我们查阅了本草考证及有关标准，并参考《广西中药志》《广西本草选编》《壮族民间用药选编》《中国现代瑶药》等有关资料，重点选编壮瑶药特色突出，特别是没有被作为常用中药收录的，或药用部位、炮制方法、功能主治与常用中药不同的，但在民间却很常用的壮瑶药品种，这也是本书最有特色的地方。在编写过程中，课题组参考了《中华本草》和《中国植物志》等专业书籍，走访了百色（靖西市）、南宁、河池（环江毛南族自治县）、柳州（融水苗族自治县、三江侗族自治县）、桂林（龙胜各族自治县、荔浦市、恭城瑶族自治县）、贺州（富川瑶族自治县、八步区）、来宾（金秀瑶族自治县）、玉林（兴业县）、梧州（岑溪市）、贵港等地的数十位民间医生。本书首次将最常用、最具特色的壮药、瑶药合编著书，是一本既专业又实用的本草书籍。

本书可供壮瑶医药、壮瑶药资源、植物分类、农林、医药卫生等领域的相关人员参考使用。

限于编者水平，书中错漏难免，敬请读者批评指正。

目录

壮药

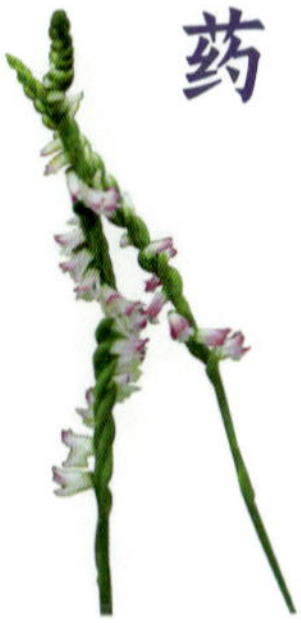

传统特色壮药

壹 解毒药

解痧毒药 4

冰糖草 Gamcaujdoj 5
地胆草 Nyanetdeih 6
鬼针草 Nyagemzbuh 8
铺地蜈蚣 Gaeulingz 10
山芝麻 Lwgrazbya 11
一枝黄花 Goguthenj 13
玉叶金花 Gaeubeizhau 14

解瘴毒药 15

大叶桉 Mbawanhsawj 16
翻白草 Mbawlajhau 17
小贯众 Gutfaj 18
萝芙木 Meizleluxbaeg 19

解风毒药 20

豆豉姜 Gauginghsaej 21
土金耳环 Sawzguhbya 22
七叶莲 Gocaetdoh 23
九龙藤 Gaeuenq 24
青风藤 Gaeurumzcengz 25
三加 Baeklaeg 26
三叶青藤 Gaeusammbaw 27
石楠藤 Gaeumazsanh 28
五味藤 Gogukcaengx 29
血风藤 Gaeulwedrumz 31
野独活 Laehceindoeng 32
走马胎 Gofunghlwed 33

解热毒药 34

白花蛇舌草 Nyalinxngoux 35
穿心莲 Nyafaenzlenz 37
丁香茄子 Duhdezdaj 38
枫荷桂 Laeujle 39
岗梅 Laekcaengh 40
岗松 Nyasaujbaet 41
红天葵 Golaenghoengz 42
葫芦茶 Cazbou 43
黄牛木叶 Cazcwzhenj 45
鸡骨草 Gogukgaeq 47
救必应 Maexndeihmeij 48
马蹄金 Byaekcenzlik 49
毛鸡骨草 Go' ndokgaeq 50
茅莓 Makdumh 51
密马 Gomijma 54
密蒙花 Vamai 55
千层纸 Gogoeg 56
南板蓝根 Gohungh 58
牛白藤 Gaeumoxgauj 59
青蒿 Ngaihsaeq 60
三叉苦 Gosamnga 61
三叶香茶菜 Hazriengvaiz 62
山豆根 Lagdujbyaj 63
山蓝 Gondenglamz 64
山银花 Mgaenzvabya 65
石凤仙 Dizfwngi 68
石上柏 Fouxndoengz 69
武靴藤 Gaeubeuzgeng 70
水银花 Ngenzvaraemx 71
天胡荽 Nya' ndauhndeih 72
喜树果 Makmeizraek 74
一点红 Golizlung 76
一支箭 Gosamlig 78
金钟茵陈 Dojyincaenz 79
珍珠莲 Gaeulienzcaw 80

解寒毒药 81

八角茴香 Makgak 82
白眉草 Goganjyieng 83
桂枝 Gogviq 84
肉桂 Naengigvel 86
吴茱萸 Gocazlad 87
竹卷心 Gosei 89

解湿毒药 90

尖药花 Raenrumzo 91
金刚刺 Gaeugimhgangh 92
九层风 Gaeucangzseng 94
酒饼婆 Banghgaeuh 95
土茯苓 Gaeulangjhauh 96
肿节风 Galoemq 97
重楼 Gocungzlouz 98

贰 补虚药

补气药 100

蛤蚧 Aekex 101
黑蚂蚁 Moedndaem 102
黄花倒水莲 Govahenj 103
蓝布正 Biggaejnaem 104
灵芝 Raetdangh 105
五指毛桃 Gocihcwz 106
三爪龙 Gocihcwz 107
小金樱子 Venghseij 108

补血药 109

当归藤 Gaeudanghgveih 110
扶芳藤 Gaeundaux 111
红茜草 GohunGzcen 112
火麻仁 Lwglazmaij 113
龙眼 Nohmakngànx 114
鸡血藤 Gaeulwedgaeq 115

补阴药 116

黄精 Ginghswj 117
金樱子 Makvengj 118
墨旱莲 Haekmaegcauj 119

补阳药 120

骨碎补 Hingbwn 121
红杜仲 Gaeubinghndoengx 122
假朝天罐 Swnjgyaeujhen 126
老鸦嘴 Gaeuhauh 127
千斤拔 Goragdingh 128
仙茅 Gosenhmauz 130

叁 调气机药

草豆蔻 Makga 132
吉祥草 Goywae 133

肆 通三道药

通谷道药 136

地耳草 Nyavetrwz 137
独脚金 Doeggekgam 138
风车藤 Gaeulumzceh 139
海螵蛸 Ndukmaeg' yiz 140
黄藤 Gaeuhenj 141
火炭母 Gaeumei 142
鸡蛋花 Va' gyaeqgaeq 144
鸡矢藤 Gaeudaekmaj 145
老鹳草 Gogon 146
六大天王 Faexndokbya 147
排钱草 Gaeumuengxbya 148
三颗针 Oenduzcenh 149
石蝉草 Goman 150
藤黄檀 Dungbizlingz 151
小槐花 Govwnzcanh 152
岩黄连 NGumxlienz 155
岩柿 Go' ndae' bya 156
朱砂莲 Gaeulienzsa 157

通水道药 159

腹水草 Hazdungxraemx 160
杠板归 Gangzngwd 161
古羊藤 Gaeumbe 162
广金钱草 Gvangjgimcienz 164
过塘蛇 Golungzraemx 165
荠菜 Byaekdeih 166
金沙藤 Gaeubingj 167
狸尾草 Goriengdoq 168
连钱草 Byaeknu 169
南烛子 Gonanzcuz 170
三白草 Gosambak 171
土甘草 Gaeurai 172
土太片 Maenxdaezma 173
万寿果 Lwgnyaujgaeq 174
仙人杖 DwnGxsien 175
薏苡仁 Haeuxroeg 176
猪殃殃 Mbawbakgawq 177

通气道药 178

矮地茶 Cazdeih 179
百部 Maenzraeulaux 180
板栗壳 Maklaeq 181
蝙蝠草 Nyagaujfei 182
华南远志 Golaeng' aeuj 183
灯台树叶 Maexdwnz 184
短梗南蛇藤 Gaeubienvaiz 185
功劳木 Maexvuengzlienz 186
瓜子金 Gohvaiz 187
回生草 Goceng 188
假鹰爪 Golaeujndo 189
金不换 Maengzbaegmbouj 190
九龙盘 Goseqmanh 193
老蛇莲 Goywgun 194
了哥王 Go' nyozlox 195
荔枝草 Haznganxlaeh 196
龙脷叶 Mbawlinxlungz 198
罗汉果 Maklo zhan 199
杧果核 Mangzgoj 201
杧果叶 Mbawmangzgoj 202
牛尾菜 Caekdakmox 203
三叶木蓝 Govaizo 204
无患子 Cehmakcangh 205
无患子果 Makcangh 206
五指柑 Gogingj 207
羊山刺 Goceu 208
野菰 Vadaeuyien 209
紫花鹤顶兰 Gogoenheu 210

伍 通两路药

通龙路药 212

白背三七 Byaeknajna 213
白背叶 Godungzhau 214
白背叶根 Godungzhau 216
白花柴 FaexVahau 217
白花丹 Godonhhau 218
革澄茄 Gauginghsaej 222
薜荔 Makbup 223
大驳骨 Gociepndok 225
大风艾 Godaizfung 226
大血藤 Gaeubengzlaz 228
大叶藤 DuzGanGnaenGh 229

地枫皮 Makgakbya 230
滇桂艾纳香 Gonzya 231
跌打草 Goywsieng 233
跌马伤 DanGzndaejmongj 234
丢了棒根 Maexgyaeuqvaiz 235
杜茎山 Godaekbya 236
断血流 Gaeujdaphoengz 238
莪术 Ginghgvun 239
飞龙掌血 Oenceu 241
关公须 Mumhgvangoeng 243
广山楂 Maksanhcah 245
过岗龙 Gaeulumx 248
黑风藤 Gaeugyoilingz 249
横经席 Makmanxbyaj 250
红簕钩 Dumhdanghbya 251
红鱼眼 Meidingj 252
胡麻草 DuhsanzndoenG 253
虎杖 Godengangh 254
黄根 Raghenj 255
见血青 Raenlwedcing 256
剑叶龙血树 Faexlwedlungz 257
姜黄 Hinghenj 258
筋骨草 Gondokgaen 259
龙血竭 Meizlwedlungz 260
路路通 Makraeu 261
买麻藤 Gaeuni 262
蜜桶花 Gaeuvameuz 263
乌不企 Doengjha 264
三七 Godienzcaet 266
三七花 Vasamcaet 267
三七叶 Mbawsamcaet 268
地蜂子 Byaekvae 269
山藿香 Haznajnyaeuq 270
山香 Gobwnguk 271
虱子草 Dapciencaengz 273
薯莨 Maenzmouduenh 274
四块瓦 Goseiqmbaw 275
铁包金 Gohaucanh 276
仙鹤草 Nyacaijmaj 277
小驳骨 Hahcangswngh 278
牙痛草 Lungzbuenqmbiengq 279
战骨 Maengmbaek 280
朱砂根 Meizcaekgaen 281
竹叶菜 Byaekgyaphung 282
苎麻根 Gobanh 283

通火路药 284

翠云草 Go' gveihgih 285
广钩藤 Gaeuoenngaeu 288
广西海风藤 Gaeudonj 289
广西土黄芪 VanGzGizdoj 290
黑吹风 Gaeulingj 291
金果榄 Gimjlamz 292
两面针 Gocaengloj 293
马尾千金草 Gociengim 294
徐长卿 Baklaghomj 295
鹰不扑 Godungjcanz 296
郁金 Gingjhen 297
竹蜂 Duzbiux 299
走马风 Nyayouzfanj 300

陆 治『巧坞』病药

钩藤 Gaeugvaqngaeu 302
石菖蒲 Gosipraemx 304
夜交藤 Gaeulij 305
珍珠 Caw 306
朱砂 Sahoengz 308

传统常用壮药

壹 解毒药

解痧毒药 312

薄荷 Gobozhoz 313
大金花草 Gutmong 315
狗肝菜 Gobahcim 317
鬼画符 Meizbijnding 318
九里明 Godanyenj 319
苦木 Gofaexhaemz 320
路边青 Godaihcing 321
毛排钱草 Daebcienzbwn 322
磨盘草 Gomakmuh 323
牡荆叶 Mbawgingj 324
佩兰 Gobeilanh 326
香樟 Gaucah 327
鸭跖草 Nyavangxbeuj 329

解瘴毒药 330

草果 Makhaeuq 331
狗仔花 Yokloegma 332
含羞草 Gonajhaej 333
灵香草 Nyahom 334
马鞭草 Gobienmax 335
猫爪草 Nya' nyaujmeuz 336
甜茶 Cazvan 337
香茅 Gocazhaz 339

解风毒药 340

大叶骨碎补 Goboujndok 341
红背桂 Mbawlaenghoengz 343
荆芥 Goginghgai 344
宽筋藤 Ganeusongx 345
刘寄奴 Ngaihdinbit 346
桑寄生 Gosiengz 347
苏木 Gosoqmoeg 350
桑叶 Mbawnengznuengx 352
鸭脚木皮 Naengfaexdinbit 353

解热毒药 355

白饭树 Gorabya 356
半枝莲 Nomjsoemzsaeh 357
垂盆草 Nyafaengzbengj 359
淡竹叶 Gogaekboux 360
地桃花 Vadauznamh 361
粪箕笃 Gaeuvad 362

芙蓉叶 Cahbaizbeih 363
广狼毒 Gofangzlengj 364
决明子 Cehyiengzmbeq 365
苦丁茶 Cazdaeng 366
苦玄参 Godouh 367
蓝花柴胡 Golailoj 368
篱栏网 Gaeumuengxbya 369
路边菊 Govaihag 370
马甲子 Goleddiet 371
马蹄蕨 Gutdaezmax 372
臭花根 Govahaeu 373
满山红 Gogyangngoenz 374
茉莉花 Vamaedleih 375
木鳖子 Cehmoegbiet 376
南蛇簕 Gaeuoenmeuz 377
牛耳枫 Meizcjhmbe 378
蒲公英 Golinzgaeq 379
青天葵 Gocihcwz 381
射干 Goceganh 384
伸筋草 Goyietnginz 385
肾蕨 Gutrongh 386
水罗伞 Goliengjraemx 388
水田七 Lauxbaegraemx 389
天花粉 Ragbuzlung 390
甜茶藤 Cazvan 392
铁苋菜 Nyadameuz 393
无根藤 Fazgyaz 394
溪黄草 Goloedcaemj 395
仙人掌 Gohaizdaej 396
小蜡树叶 Mbawgaemhgaet 398
野菊花 Vagutndoeng 399
余甘子 Makyid 400
栀子 Faenzgaehhenj 401

解寒毒药 403

刀豆 Duhyangj 404
韭菜 Coenggep 405
山薄荷 Goujcaengzlaeuz 406
阴香皮 Maexcungdwnh 407

解湿毒药 408

艾叶 Gocangzngaih 409
白英 Gaeubwnhgauh 411
大头陈 Yeyangjdoq 412
幌伞枫皮 Ywdanghlaux 413
积雪草 Byaeknok 414
金刚纂 Gogvetlungz 415
毛桐 Godungzbwn 416
榕树须 Mumhgoreiz 417
四方木皮 Meizlangmax 419
四块瓦 Goseiqmbaw 422
四方藤 Gaeuseiqfueng 423
松叶 Mbawcoengz 424
豨莶草 Gohihcenh 426
羊耳菊 Nyafaedmox 427
酢浆草 Gosoemjmeiq 428

贰 补虚药

补气药 430

盘龙参 Hazcinh 432
玉郎伞 Bangj dunh 434

补血药 436

何首乌 Maenzgya 437
牛大力 Gorengxmox 438

补阴药 439

桑椹 Lwgnengznuengx 440
石斛 Davangzcauj 441

补阳药 443

巴戟天 Gaeusaejgaeq 444
核桃 Haekdouz 446
蛇床子 Gongaizleg 448
菟丝子 Faenzsenjfa 449
淫羊藿 Mbawgokyiengz 451

叁 调气机药

九里香 Go'ndukmax 456
九里香油 Youzndukmax 458

肆 通三道药

通谷道药 460

巴豆 Betbaklig 461
九川龙 Betbaklig 462
白茅根 Laghaz 463
白木香 Cinzyangjdoq 464
半边旗 Gutdonj 466
粗糠柴根 Raggogyauz 468
大半边莲 Golienzrin 469
倒扣草 Godazdauq 471
番木瓜 Moeggva 472
飞扬草 Go'gyak 473
甘蔗 Gooij 474
假茼蒿 Byaekroemmou 475
广山药 Maenzbya 476
黄皮叶 Mbawgomaed 477
假蒟 Byaekbat 478
辣蓼 Gofeq 479
荔枝核 Cehlaehcei 480
凉粉草 Goliengzfaenj 481

木槿花 Vadanhbei 482
木棉花 Vagominz 483
牛奶木 Meizdw 484
砂仁 Gocahyinz 485
山芭蕉子 Gyoijbya 487
铁扫帚 Gobaetdiet 488
香附 Gocidmou 489
小茴香 Byaekhom 490
紫苏叶 Mbawsijsu 491
华风车子叶 Gaeudangz 492
使君子 Gaeucijginh 494
苦楝皮 Maexrenh 495
桃金娘果 Maknim 498
土荆芥 Caebceuj 499
桃金娘根 Ragnim 500
番石榴根 Ragnimhung 501
番石榴叶 Mbawnimhenj 502
打破碗花花 Gobaidoq 503

通水道药 504

车前草 Nyadaezmax 505
荷莲豆草 Rumliengz 506
金花茶叶 Cazvahenj 507
马齿苋 Byaekbeiz 508
商陆 Lwgbaegbya 509
肾茶 Gomumhmeuz 511
石荠草 Loegsigmangj 512
石油菜 Youzcaiqrin 513
藤商陆 Lungzcaetnyauj 515
乌桕根 Gogoux 516
鸦胆子 Gorenh'iq 518
羊开口 Gomaknat 519
叶下珠 Nyagvanjdouj 520
一匹绸 Gaeudahau 521
泽泻 Gocwzse 522
漆大姑 Aenmoedgunj 523
酸藤木 Gosoemjrumz 524
锡叶藤 Gaeunyap 526
笔管草 Godaebdoengz 527
海金沙 Rumseidiet 528

通气道药 529

把天门 Meizgyamx 532
扁桃叶 Mbawmakgai 533
椿白皮 Gocin 534
大地棕根 Hazsienlaux 536
鹅不食草 Nyagajgoep 537
佛手 Makfuzsouj 538
瓜蒌 Lwgmanfangz 539
金线风 Gaeugidaengz 540
龙珠果 Maklungzcaw 541
曼陀罗叶 Mbawmwnhdaxlaz 542
枇杷叶 Mbawbizbaz 543
山桔叶 Golwg'ndo 544
生姜 Hing 545
柿叶 Mbawndae 546
水半夏 Bonyaraemx 547
水蜈蚣 Gosamlimj 549
五爪金龙 Valahbah 550
旋覆花 Gutvaniuj 551
三角泡 Godaengloengz 553
山竹子 Gacukbya 554

伍 通两路药

通龙路药 556

八角枫 Gogingz 557
半边莲 Lienzbuenqmbiengj 559
八角莲 Lienzbetgak 562
扁担藤 Gaeuban 563
苍耳草 Cijdouxbox 565
赪桐 Gocwnhdoengz 567
大钻 Gaeucuenqhung 569
广山楂叶 Mbawsanhcah 570
槐花 Vavaiz 571
黄杜鹃根 Samcienzsam 573
绞股蓝 Gocaetmbaw 574
六方藤 Gaeuroeklimq 576
威灵仙 Raglingzsien 577
夏枯草 Nyayazgyae 578
小钻 Gaeucuenqiq 580
银杏叶 Mbawyinzhing 583
白及 Beggaeb 584
红毛毡 Maknat 585
姜三七 Hingsamcaet 586
丁茄根 Namjnyungz 587
三十六荡 Gaeubakrag 589
石榴皮 Maksiglouz 590
博落回 Bofeizbya 591
断肠草 Gaeunguenx 592
血党 Gosanlwed 594
益母草 Ngaihmwnj 595
毛冬青 Ywhozdoeg 597
金樱根 Raggovengj 598

通火路药 599

蚌花 Govabangh 600
猫豆 Duhmeuz 601
杉木 Maexcamq 602
山菅兰 Golamgenhbya 604

陆 治『巧坞』病药

灯心草 Mwnhdwnghcau 606
蔓荆子 Cehfaexman 607

瑶药

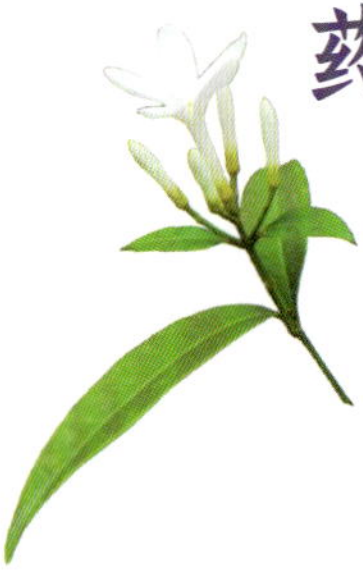

传统经典瑶药（老班药）

壹 虎类药

入地金牛 Bieqc gemh ndomh maauh 614
海金子 Faaux gemh ndomh maauh 615
满山香 Njiec gemh ndomh maauh 616
黄杜鹃根 Bei ndomh maauh 617
白花丹 Mongv ndomh maauh 618

贰 牛类药

五指那藤 Baeqc juov ngungh 620
红杜仲 Siqv juov ngungh 621
宽筋藤 Cing juov ngungh 623
老鸦嘴 Luoqc juov ngungh 624
五味藤 Wiangh juo ngungh 625
血风藤 Maeng juov ngungh 626
威灵仙 Gieqv juov ngungh 627
木通 Mbuov juov ngungh 628
尖山橙 Zah juov ngungh 629

叁 钻类药

九龙藤 Juov luerngh nzunx 632
广西海风藤 Domh hongh nzunx 633
黑老虎 Domh nzunx 634
水灯盏 Fiuv hongh nzunx 635
钻骨风 Fiuv nzunx 636
六方藤 Luoqc bung nzunx 637
钩藤根 Sungh diux nzunx 638
广西马兜铃根 Tinh nzunx 640
四方藤 Feix bung nzunx 641
绿叶五味子 Baeqc nzunx 642
千斤拔 Deic nzunx 644
钻山风 Hlieqc nzunx 645
藤蛇总管 Dongh nzunx 646
买麻藤 Mah mbungv nzunx 647

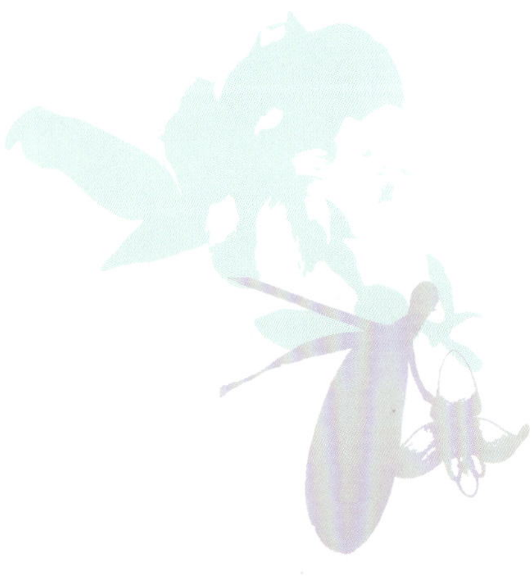

边缘罗裙子 Wiangh nzunx 648
石柑子 Hah louh nzunx 649
黑风藤 Dieqv nzunx 651
大血藤 Borngh lorngh nzunx 652

肆 风类药

红泡刺 Siec ngiuv buerng 654
肿节风 Juov nyaatv buerng 656
鸡血藤 Juov nzangh buerng 657
三加 Juov gueix buerng 658
常山 Bieqc mbungv buerng 659
八角枫 Betc gorqv buerng 660
常春藤 Faamh gorqv buerng 661
球兰 Domh baeqc buix buerng 663
苎叶蒟 Domh gaangh buerng 664
大驳骨 Domh zipv mbungv buerng 665
广藤根 Domh nzaanx mbungv buerng 666
山蒟 Fiuv gaangh buerng 667
小发散 Fiuv nzaanx mbungv buerng 668
五指毛桃 Ba ngiuv buerng 670
葛根 Ba nzangh buerng 671
五指柑 Ba ceiv buerng 672
风箱树 Uomh ziemx buerng 673
牛耳风 Ngungh muh normh buerng 674
倒扣草 Ngungh cietv buerng 675
翻白叶树 Bienh maengx buerng 676
半枫荷 Bienh hoc buerng 677
土细辛 Feix gueix buerng 678
羊耳菊 Baeqc minc buerng 679
倒生根 Ziqc zaangc buerng 680
桫椤 Luerngh mbungv buerng 681
百两金 Hlauh normh buerng 682
黄稔根 Siqv nyaatc buerng 683

赪桐 Hongh ningv buerng 684
羊角拗 Yungh gorqv buerng 685
走马胎 Nziaamh buerng 686
过山枫 Guiex gemh buerng 687
开口箭 Guiex nyaatv buerng 688
臭茉莉 Guiex zingh buerng 689
枫荷桂 Yiemh yaangh buerng 690
萍蓬草根 Naamx mbungv buerng 691
过岗龙 Niouv mbungv buerng 692
山姜 Laih gorgv buerng 693
红云草 Yangh maz buerng 696
飞龙掌血 Yangh nziaamv buerng 697
假鹰爪 Jaih ngiuv buerng 698
牛白藤 Jaih gaangh buerng 699
野绿麻 Baqv buoz buerng 700
络石根 Bah zingh buerng 702
小驳骨 Muonc zipv mbungv buerng 703
金线风 Jiemh finx buerng 704
算盘子 Jiemh mbungv buerng 705
排前树 Jiemh zinh buerng 707
黄瑞香 Buv gorm buerng 708
南蛇簕 Nnaamh nangh buerng 710
白马骨 Jiemh ging buerng 711
扁担藤 Mbeih mbungv buerng 712
横经席 Nduqc zaux buerng 713
穿心藤 Cunx fim buerng 714
大叶紫珠 Cunx mbungv buerng 715
薜荔藤 Cui mbungv buerng 716
莓叶委陵菜 Mienv baqv buerng 717
雀梅藤 Dah gongh buerng 719
舒筋草 Ziemx mbungv buerng 720
清香藤 Paaix mbungv buerng 721
连钱草 Nzunx deic buerng 722
黑血藤 Apc dorn buerng 723
鸭脚木皮 Apc zaux buerng 724
山胡椒 Jav daic buerng 725
尖尾风 Naenx buoz buerng 726
小叶买麻藤 Mah mbungv buerng 727
黄鳝藤 Wiangh mbungv buerng 729
走马风 Gieqv nyaatv buerng 731
毛瑞香 Gorm mbungv buerng 732
九龙盘 Manc ging buerng 733
酸藤子 Biouv sui buerng 734
通脱木 Domh gangv buerng 735
钩藤 Domh gongv ngiuv buerng 736

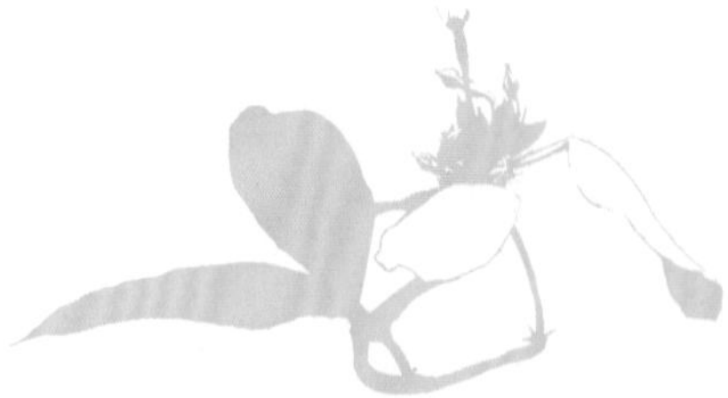

传统常用瑶药

一匹绸 Yietc beih siouh 739
一点血 Yietc diemv nziaamv 740
重楼 Siec zeiv linh 741
七叶莲 Uiangh na mei 742
九里香 Juov leiz hiang 743
水罗伞 Mienh ndoih 744
八角莲 Bietv gov linh 745
姜三七 Faamh cietv sungh 746
三十六荡 Fah ziepc luoqc dangh 747
三叉苦 Buo cax maauh 748
三叶青藤 Buo normh cing hmei 749
三叶香茶菜 Faamh zei muic 750
千金草 Cinh jaan miev 751
千金藤 Cinh jiemh hmei 752
大六月雪 Domh luoqc hlax mbuonx 753
大半边莲 Domh bienh maengx linh 755
大补药 Domh ndieh baeqc 757
飞扬草 Nyox ziuang miev 758
大金不换 Domh gomh ndie louc 759
小马胎 Mah toi ndaan 760
小马铃草 Mah lingh miev dorn 761
地耳草 Finv lingh jang 762
小百解 Fiuv baeqc jaiv 763
瓜子金 Fiuv gormh ndie louc 764
小不出林 Baengh deiz ndiangx daan 765
天胡荽 Faanc dorn 766
朱砂根 Ndieh jaiv dorn 767
金不换 Gimh duz ndoih 768
牛大力 Gemh linh ngauv 769
马蹄蕨 Mah deih nyaaix 770
不出林 Hah ndoih jiemh 771
乌龟果 Duc biouv 772
天然草 Tinh yanh miev 773
玉郎伞 Nyimc lorngh faanx 775
水田七 Uomh dinh cietv 776
余甘子 Ngungh hlan biouv 777
半边旗 Pienh maengx geih 778
半枝莲 Bienh diuh linh 779
扶芳藤 Bah loc mei 782
母千金草 Cinh jiemh mac miev 783
母猪藤 Gaengh hmei 784
瓜子莲 Guah ngim linh 785
甜茶 Gaamh zah 786
白英 Gangh nyiangz miev 787
玉叶金花 Zah gingx sinx 788
白狗肠 Guh bec gaangh 789

白变木 Bec benz ndiangx 790
白背叶 Baeqc ndaanc ndiangx 791
石上柏 Juo dongh cing 792
石莽草 Mbuh nqorngv biangh miev 793
石猴子 Jimh dinx ndiux hah louh 794
石蟾蜍 Ziqc gaamh zuh 795
鸟不企 Nqimh dorngh ndaan 796
金果榄 Ndieh daamv ndoih 797
翠云草 Deic baeqc miev 798
地桃花 Gaanh jienv 799
当归藤 Dang guei hmei 800
岗松 Puotc ndau zongh 801
红天葵 Tinh kueih normh 802
红背丝绸 Hongh buix siouh hmei 803
血党 Nduqc luerngh aiv 804
血藤 Nziaamv hmei 805
防风草 Mieh zueix 806
虎杖 Hungh linh ngongc 807
定心草 Dingz fim miev 808
岩黄连 Mbaengx uiangh liemh 809
肉桂叶 Zaengc gueix 810
抽筋草 Ciou jan miev 811
拦路蛇 Laanh gouv nqimv 812
爬地牛奶 Bath ndeiz nqiungh nyox 813
罗汉果 Lorh hanx biouv 814
虱子草 Nzeiv dorn miev 815
九管血 Jieng biemh lorh famh 816
菝葜 Jiomh yiaagh gorng 817
金耳环 Jiemh muh normh wanh 818
金沙藤 Qingv waiv lorngh 819
金花根 Jiemh biangh ndoih 820
金花蕨 Nyaaih giev ndaan 821
金锁匙 Ndieh yim nziungh 823
萝芙木 Mbauh daamv ndiangx 824
穿破石 Famh ziui nqimv 825
蚂蝗七 Mah hiungh cietv 827
绣花针 Congx biangh sim 828
小槐花 Ngoc mah hungh 829
救必应 Linh zaix ndiangh 830
犁头草 Jiungh deih miev 831
甜茶藤 Dangh zah mei 832
绞股蓝 Siec normh daamv 833
杠板归 Ceh louh loc 834
蛇皮草 Nangh ndopv miev 835
野花椒 Hieh biangh ziu 836
山芝麻 Hieh sav 837
野辣椒 Hieh fanh ziu 838
铜包针 Yietc beu dongh sim 839
马兜铃（果）、青木香（根）
Mah diuh lengh 840
黄皮木 Uiangh beih gaan 842
黄花倒水莲 Jaih dorn biangh 843
朝天罐 Domh ndieh sang 844
葫芦茶 Hah louh zah 845
蛙腿草 Diomh gaengv zueih 846
铺地蜈蚣 Gomc miev 847
黑吹风散 Cui buerng hmei gieqy 848
稔果 Biough nimx 849

桃金娘根 Biough nimx gorn 850
蓝花柴胡 Biargh maeng zoih houh 851
溪黄草 Jiepv daamv miev 852
蜘蛛薯 Gaengh nyoc ndoih 853
红簕钩 Fanh ziex nqimv 854
翻白草 Faanh bec miev 855
藤黄连 Wiangh linh hmei 856

索引

壮文索引 859
汉文笔画索引 871

后记

881

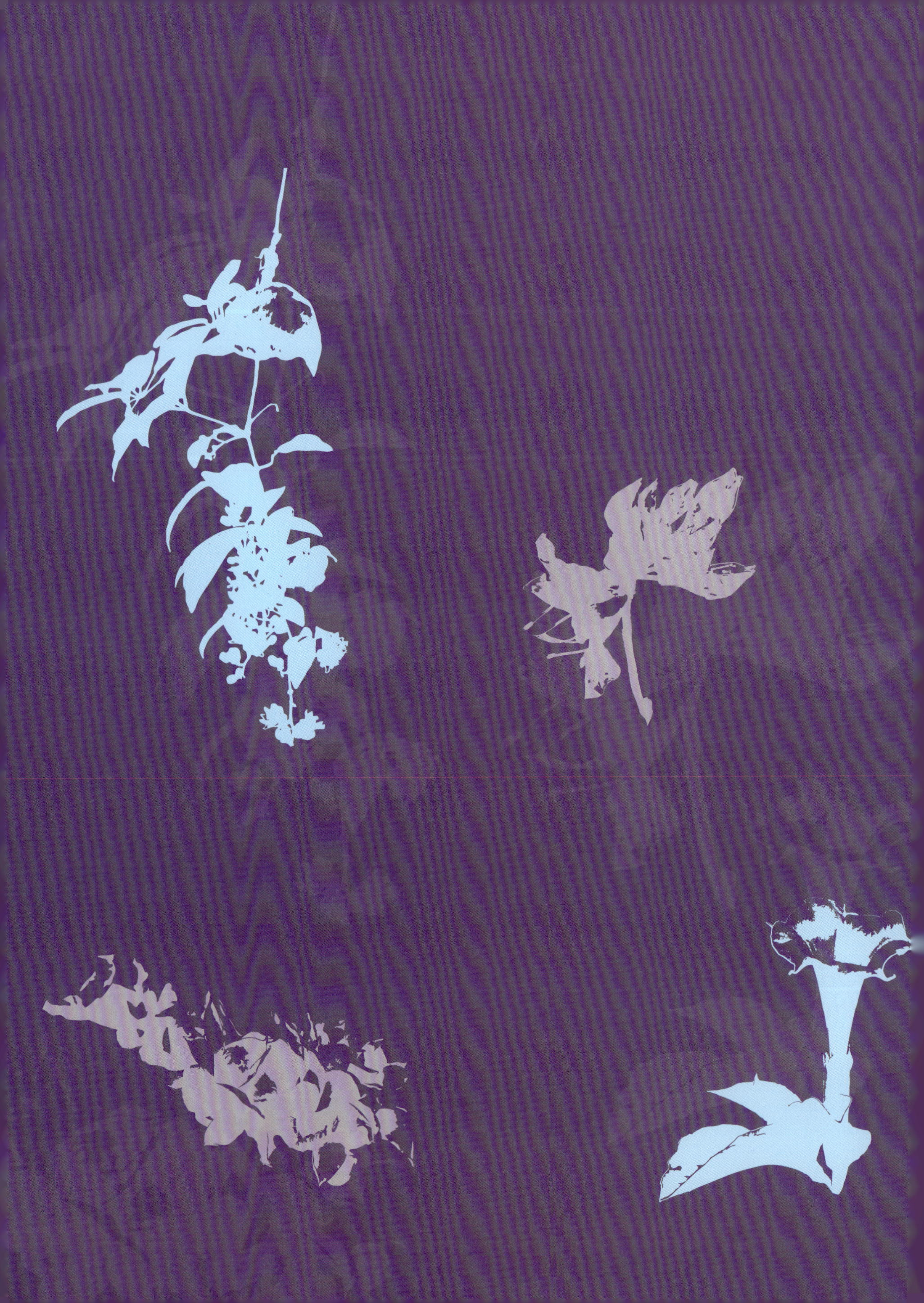

壮药

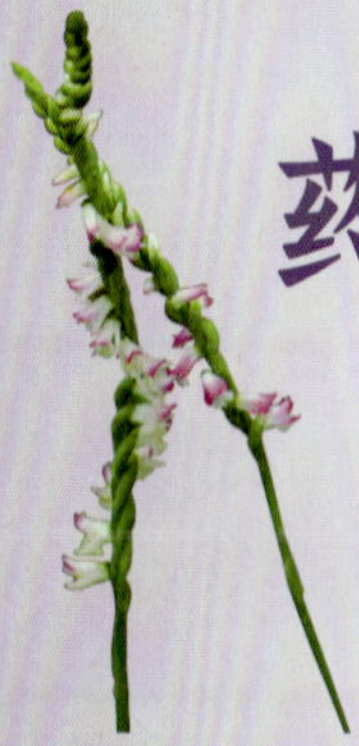

传统特色壮药

壹

解毒药

解痧毒药

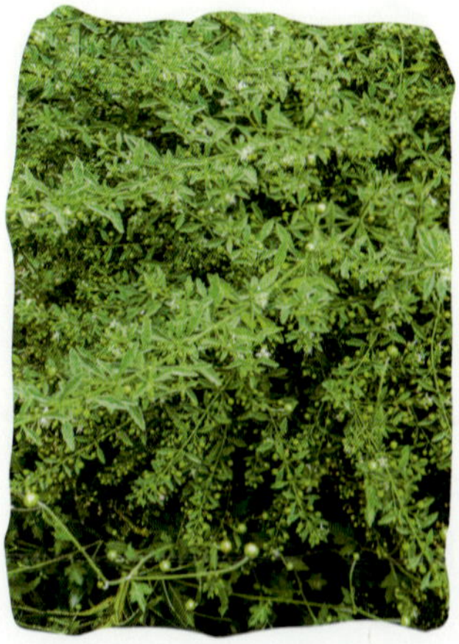

冰糖草

壮文 Gamcaujdoj

【考　证】《广西中药志》：『味甘，性平。退热祛风。』

【壮 药 名】甘草拓。

【中 药 名】冰糖草。

【药用部位】全草。

【基源植物】玄参科植物野甘草 *Scoparia dulcis* L.。

【植物形态】直立草本或为半灌木状，高可达 100 厘米。茎多分枝，枝有棱角及狭翅，无毛。叶对生或轮生，菱状卵形至菱状披针形，枝上部叶较小而多，顶端钝，基部长渐狭，全缘而成短柄，前半部有齿，齿有时颇深，少缺刻状而重出，有时近全缘，两面无毛。花单朵或更多成对生于叶腋，花梗细，无毛；无小苞片，萼分生，齿 4 枚，卵状矩圆形，长约 2 毫米，顶端有钝头，具睫毛。花冠小，白色，有极短的管，喉部生有密毛，瓣片 4 枚，上方 1 枚稍稍较大，钝头，而缘有啮痕状细齿。雄蕊 4 枚，近等长，花药箭形，花柱挺直，柱头截形或凹入。蒴果卵圆形至球形，室间室背均开裂，中轴胎座宿存。

【分　　布】分布于广西、广东、云南、福建等地。原产美洲热带地区，现已广布于全球热带地区。喜生于荒地、路旁，亦偶见于山坡。

【采　　制】全年可采，干燥或鲜用。

【应　　用】壮医　甜，寒。清热毒，除湿毒，通气道、水道。用于治疗痧病，埃病（咳嗽），货烟妈（咽炎），白冻（泄泻），笨浮（水肿），能啥能累（湿疹），呗农（痈疮），丹毒。

中医　甘，凉。归肺、脾、肾经。疏风清热，利湿止痒。用于治疗感冒发热，肺热咳嗽，咽喉肿痛，肠炎，细菌性痢疾，小便不利，脚气水肿，湿疹，痱子。

【用法用量】内服煎汤，15—30 克（鲜品 60—90 克）。外用适量，捣敷。

【备　　注】收入《广西壮族自治区壮药质量标准（第二卷）》DYB45-GXZYC0083-2011。

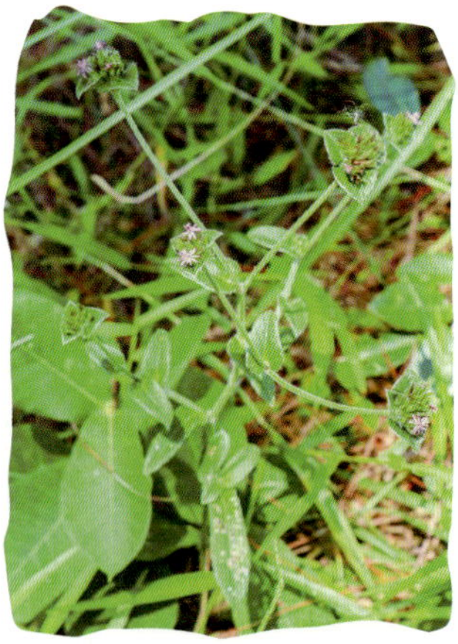

地胆草

壮文 Nyanetdeih

【考　证】《滇南本草》：『味苦，性大寒，治咽喉疼痛，洗疥疮肿毒……』

【壮 药 名】牙念堆。

【中 药 名】地胆草。

【药用部位】干燥全草。

【基源植物】菊科植物地胆草 *Elephantopus scaber* L.。

【植物形态】根状茎平卧或斜升，具多数纤维状根；茎直立，高 20—60 厘米，常多少二歧分枝，稍粗糙，密被白色贴生长硬毛。基部叶花期生存，莲座状，匙形或倒披针状匙形，顶端圆钝，或具短尖，基部渐狭成宽短柄，边缘具圆齿状锯齿。茎叶少数而小，倒披针形或长圆状披针形，向上渐小，全部叶上面被疏长糙毛，下面密被长硬毛和腺点。头状花序多数，在茎或枝端束生的团球状的复头状花序，基部被 3 个叶状苞片所包围。苞片绿色，草质，宽卵形或长圆状卵形，顶端渐尖，具明显凸起的脉，被长糙毛和腺点。总苞片狭，绿色或上端紫红色，长圆状披针形，顶端渐尖而具刺尖，具 1 或 3 脉，被短糙毛和腺点。花 4 朵，淡紫色或粉红色，花冠长 7—9 毫米，管部长 4—5 毫米；瘦果长圆状线形，顶端截形，具棱，被短柔毛，冠毛污白色，具 5 条稀 6 条硬刚毛，长 4—5 毫米，基部宽扁。花期 7—11 月。

【分　　布】分布于广西、广东、浙江、江西、福建、台湾、湖南、贵州及云南等地。常生于开旷山坡、路旁、或山谷林缘。

【采　　制】夏、秋二季花期前采挖，洗净，晒干。

【应　　用】壮医　苦，寒。清热毒，除湿毒，解瘴毒，利水道。用于治疗贫痧（感冒发热），货烟妈（咽喉肿痛），埃病（咳嗽），鼻衄，能蚌（黄疸），阿意咪（痢疾），肉扭（淋病），脚气，笨浮（水肿），呗农（痈疮），呗叮（疔疮），额哈（蛇咬伤）。

中医　苦，寒。归肺、肝经。清热泻火，凉血解毒。用于治疗感冒发热，咽喉肿痛，肺热咳嗽，目赤，痢疾，痈疮肿毒。

【用法用量】内服煎汤，15—30克。

【备　　注】收入《广西壮族自治区壮药质量标准（第一卷）》DYB45-GXZYC0072-2008。

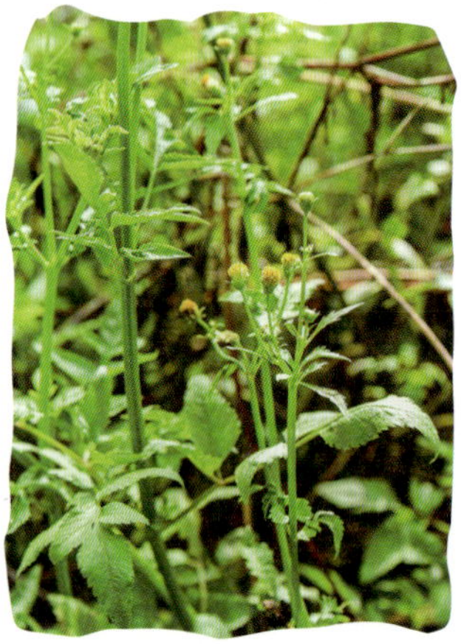

鬼针草

壮文 Nyagemzbuh

【考证】
《岭南采药录》收载金盏银盘，别名肚痛草，描述为：『梗方，叶对生，花边白中黄。除热痰，治积滞肚痛。』

【壮药名】牙钳布。
【中药名】鬼针草。
【药用部位】干燥全草。
【基源植物】菊科植物鬼针草 *Bidens pilosa* Linn. 或白花鬼针草 *Bidens pilosa* Linn. var. *radiata* Sch.-Bip. 。
【植物形态】一年生草本。茎直立，钝四棱形，无毛或上部被极稀疏的柔毛。茎下部叶较小，3 裂或不分裂，通常在开花前枯萎，中部叶 3 出，小叶 3 枚，很少为具 5—7 小叶的羽状复叶，两侧小叶椭圆形或卵状椭圆形，先端锐尖，基部近圆形或阔楔形，有时偏斜，不对称，具短柄，边缘有锯齿，顶生小叶较大，长椭圆形或卵状长圆形，先端渐尖，基部渐狭或近圆形，边缘有锯齿，无毛或被极稀疏的短柔毛，上部叶小，3 裂或不分裂，条状披针形。头状花序。总苞基部被短柔毛，苞片 7—8 枚，条状匙形，上部稍宽，开花时长 3—4 毫米，结果时长至 5 毫米。草质，边缘疏被短柔毛或几无毛，外层托片披针形，结果时长 5—6 毫米。干膜质，背面褐色，具黄色边缘，内层较狭，条状披针形。无舌状花，盘花筒状，长约 4.5 毫米，冠檐 5 齿裂。瘦果黑色，条形，略扁，具棱，顶端芒刺 3—4 枚，长 1.5—2.5 毫米，具倒刺毛。

白花鬼针草与鬼针草的区别：白花鬼针草有舌状花 5—7 枚，舌片椭圆状倒卵形，白色，先端钝或有缺刻。
【分　　布】产于我国华东、华中、华南、西南各省区。生于村旁、路边及荒地中。现广布于亚洲和美洲的热带和亚热带地区。
【采　　制】夏、秋二季采收，晒干。
【应　　用】壮医　苦，平。通谷道，解痧毒，清热毒，散瘀毒。用于治疗痧病，乙脑，货烟妈（咽痛），白冻（泄泻），阿意咪（痢疾），能蚌（黄疸），兵西弓（肠痈），呗农（痈疮），仲嘿啭尹（痔疮），林得叮相（跌打损伤）。

中医　苦，平。归肺、胃、胆、大肠经。疏表清热，解毒，散瘀。用于治疗流感，乙脑，咽喉肿痛，肠炎，痢疾，黄疸，肠痈，疮疡疥痔，跌打损伤。

【用法用量】内服煎汤，9—30克（鲜品30—60克）。外用适量，捣烂敷患处，或煎水熏洗患处。

【注　　意】孕妇忌服。

【备　　注】收入《广西壮族自治区壮药质量标准（第二卷）》DYB45-GXZYC0140-2011。

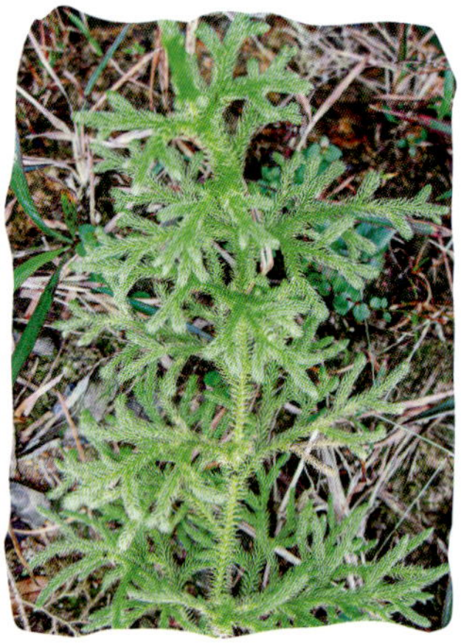

铺地蜈蚣

壮文 Gaeulingz

【考　证】《滇南本草》：『下气，消胸中痞满横膈之气，推胃中隔宿之食……』

【壮 药 名】勾领。

【中 药 名】铺地蜈蚣。

【药用部位】全草。

【基源植物】石松科植物垂穗石松 *Palhinhaea cernua*（L.）Vasc. et Franco。

【植物形态】中型至大型土生植物，主茎直立，圆柱形，中部光滑无毛，多回不等位二叉分枝；主茎上的叶螺旋状排列，稀疏，纸质，钻形至线形，通直或略内上弯，基部圆形，下延，无柄，先端渐尖，边缘全缘，中脉不明显。侧枝上斜，多回不等位二叉分枝，有毛或光滑无毛；侧枝及小枝上的叶螺旋状排列，密集，略上弯，钻形至线形，基部下延，无柄，先端渐尖，边缘全缘，表面有纵沟，光滑，中脉不明显。孢子囊穗单生于小枝顶端，短圆柱形，成熟时通常下垂，淡黄色，无柄；孢子叶卵状菱形，覆瓦状排列，先端急尖，尾状，边缘膜质，具不规则锯齿；孢子囊生于孢子叶腋，内藏，圆肾形，黄色。

【分　　布】分布于广西、广东、浙江、江西、福建、台湾、湖南、香港、海南、四川、重庆、贵州、云南等地。生于海拔 100—1800 米的林下、林缘及灌丛下荫处或岩石上。

【采　　制】夏、秋二季茎叶茂盛时采收，除去杂质，干燥。

【应　　用】壮医　甜，平。调谷道，通龙路，除湿毒，消肿痛。用于治疗咪裆鹿（妊娠呕吐），发旺（风湿骨痛），麻抹（手足麻木），核尜尹（坐骨神经痛），渗裆相（烧烫伤）。

中医　苦、辛，平。归肝、脾、肾经。祛风除湿，舒筋活血，止咳，解毒。用于治疗风寒湿痹，关节酸痛，皮肤麻木，四肢软弱，黄疸，咳嗽，跌打损伤，疮疡，疱疹，烫伤。

【用法用量】内服煎汤，9—15 克；或浸酒。外用适量，捣敷。

【注　　意】孕妇及出血过多者慎服。

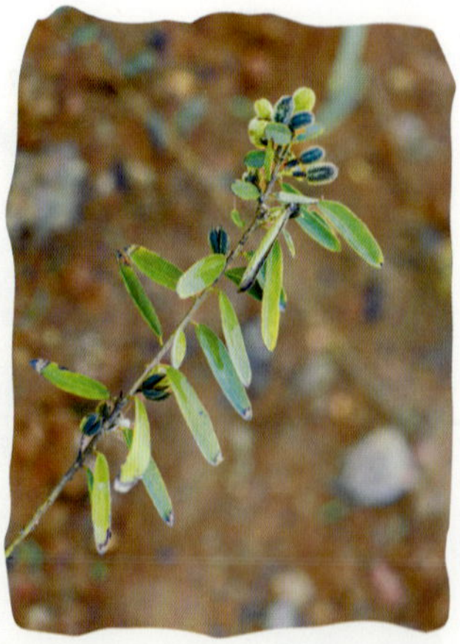

山芝麻

壮文 Lwgrazbya

【壮 药 名】冷喇岜。

【中 药 名】山芝麻。

【药用部位】干燥根或全株。

【基源植物】梧桐科植物山芝麻 *Helicteres angustifolia* L.。

【植物形态】小灌木，小枝被灰绿色短柔毛。叶狭矩圆形或条状披针形，顶端钝或急尖，基部圆形，上面无毛或几无毛，下面被灰白色或淡黄色星状茸毛，间或混生刚毛。聚伞花序有2至数朵花；花梗通常有锥尖状的小苞片4枚；萼管状，被星状短柔毛，5裂，裂片三角形；花瓣5片，不等大，淡红色或紫红色，比萼略长，基部有2个耳状附属体；雄蕊10枚，退化雄蕊5枚，线形，甚短；子房5室，被毛，较花柱略短，每室有胚珠约10个。蒴果卵状矩圆形，顶端急尖，密被星状毛及混生长绒毛；种子小，褐色，有椭圆形小斑点。花期几乎全年。

【分　　布】分布于广西、广东、湖南、江西、云南、福建、台湾等地。为我国南部山地和丘陵地常见的小灌木，常生于草坡上。

【采　　制】夏、秋二季采挖，除去泥沙，洗净，切段，干燥。

【应　　用】壮医　微苦、辣，寒。调气道、谷道，清热毒，除湿毒，祛风毒。用于治疗贫痧（感冒发热），笃麻（麻疹），航靠谋（腮腺炎），呗农（痈肿），呗叮（疔疮），发旺（风湿骨痛），白冻（泄泻），阿意咪（痢疾），额哈（毒蛇咬伤）。

中医　苦，寒。归肺、心经。解表清热，消肿解毒。用于治疗感冒高热，痈疮肿毒，瘰疬，扁桃体炎，咽喉炎，腮腺炎，皮肤湿疹。

【用法用量】内服煎汤，9—15克。外用适量，煎汤洗患处，或研末敷患处。

【注　　意】孕妇慎服。

【备　　注】收入《广西壮族自治区壮药质量标准（第一卷）》DYB45-GXZYC0025-2008。

【考　证】

《生草药性备要》：『治疮，去毒，止血，埋口；又能润大肠……』

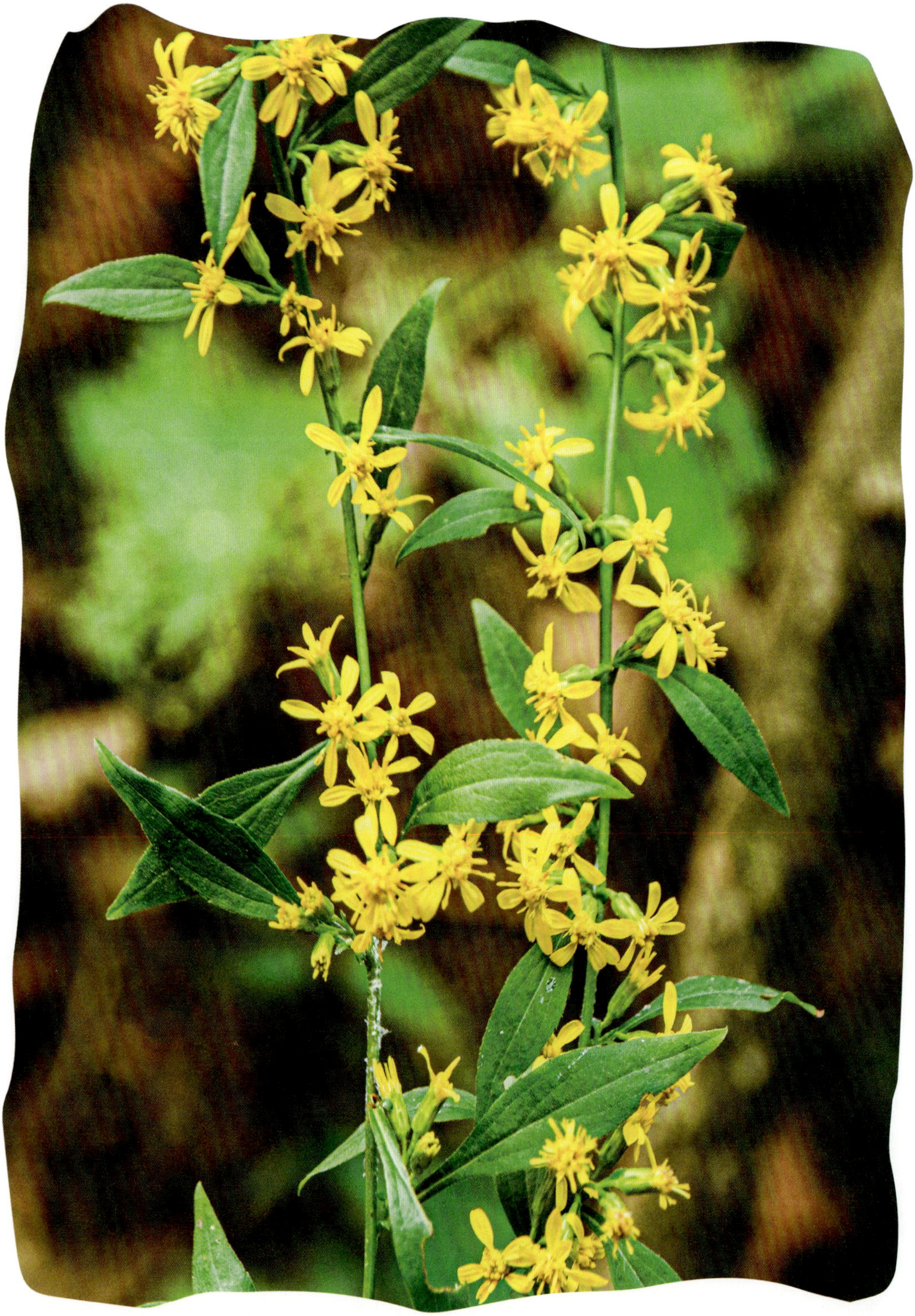

一枝黄花

一枝黄花

壮文 Goguthenj

【考　证】

《广西民间常用中草药手册（第一册）》：『一枝黄花，又名黄花草、蛇头王。味微苦，有毒。散热祛湿……』

【壮 药 名】棵共现。

【中 药 名】一枝黄花。

【药用部位】全草或根。

【基源植物】菊科植物一枝黄花 *Solidago decurrens* Lour.。

【植物形态】多年生草本。茎直立。叶互生，卵形至矩圆形，长1—5厘米，下部叶具柄，上部叶较小而狭，近于全缘，两面近光滑无毛。圆锥花序，由腋生的总状花序再聚集而成，头状花序小，单生或2—4枚聚生于腋生的短花序柄上，总苞片狭而尖，具干膜质边缘，花托秃裸，外围约8枚舌状花，黄色，雌性，中央管状花，两性，花冠5裂，花药聚合。瘦果近圆柱形。花期10月，果期11月。

【分　　布】广西的桂西、桂北、桂东、桂南各地有分布。生于海拔200—2850米的山坡、草地、灌丛中。

【采　　制】9—10月盛花期，割取地上部分鲜用，或挖取根部，洗净，晒干，切断备用。

【应　　用】壮医　微苦、辣，寒，有小毒。解痧毒，清热毒，利水道。用于治疗贫痧（感冒），货烟妈（咽痛），巧尹（头痛），能蚌（黄疸），笨浮（水肿），呗农（痈疮），痂（手足癣），额哈（毒蛇咬伤）。

中医　辛、苦，凉。归肺、肝经。疏风泄热，解毒消肿。用于治疗风热感冒，头痛，肺热咳嗽，咽喉肿痛，泄泻，热淋，黄疸，痈肿疮疖，毒蛇咬伤。

【用法用量】内服煎汤，9—15克（鲜品20—30克）。外用适量，捣敷。

【注　　意】孕妇慎服。

【备　　注】收入《广西壮族自治区壮药质量标准（第一卷）》DYB45-GXZYC0001-2008。

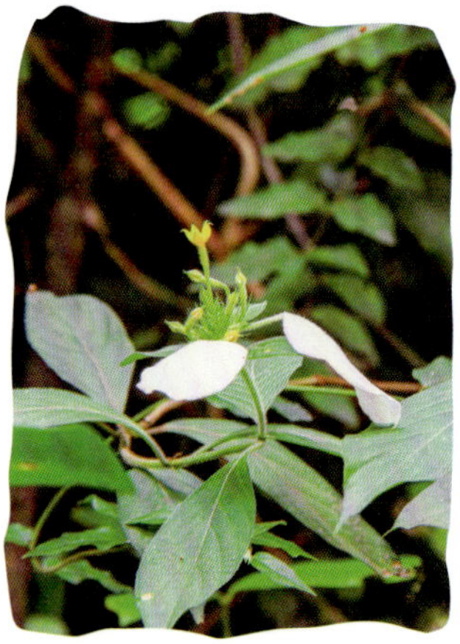

玉叶金花

壮文 Gaeubeizhau

【考 证】《广西中药志》:『味涩，性平。民间常用枝叶煎水洗疮，有去腐生新之效。』

【壮 药 名】勾北豪。

【中 药 名】玉叶金花。

【药用部位】干燥茎和根。

【基源植物】茜草科植物玉叶金花 *Mussaenda pubescens* Ait.f. 。

【植物形态】攀援灌木。嫩茎被贴伏短柔毛。叶对生或轮生，膜质或薄纸质，卵状长圆形或卵状披针形，顶端渐尖，基部楔形，叶面近无毛或疏被毛，叶背密被短柔毛，叶柄被柔毛。托叶三角形深2裂，裂片钻形。聚伞花序顶生，密花，苞片线形，有硬毛。花梗极短或无；花萼管陀螺形，被柔毛；萼裂片线形，常比萼管长2倍以上；基部密被柔毛，向上渐稀疏。花叶阔椭圆形，长2.3—5厘米，宽2—4厘米，顶端钝或短尖，基部狭窄，柄长约2厘米，两面被柔毛。花冠黄色，花冠管长约2厘米，外面被贴伏短柔毛，花冠裂片长圆状披针形，渐尖，内面密生金黄色小疣突，花内藏。浆果近球形，疏被柔毛，顶部有萼檐脱落后的环状疤痕，干时黑色，果柄疏被毛。花期6—7月。

【分 布】分布于广西、广东、香港、海南、福建、湖南、江西、浙江和台湾。生于灌丛、溪谷、山坡或村旁。

【采 制】全年可采，洗净，切段，干燥。

【应 用】壮医 甜、微苦，寒。调龙路，通水道、气道，清热毒，除湿毒。用于治疗贫痧（感冒），中暑，胴因鹿西（吐泻），笨浮（水肿），货烟妈（咽喉肿痛），埃病（咳嗽），隆白呆（带下）。

中医 甘、微苦，凉。归肺经。清热利湿，解毒消肿。用于治疗感冒，中暑，肠炎，肾炎水肿，咽喉肿痛，支气管炎。

【用法用量】内服煎汤，15—30克。外用适量。

【备 注】收入《广西壮族自治区壮药质量标准（第一卷）》DYB45-GXZYC-0057-2008。

解瘴毒药

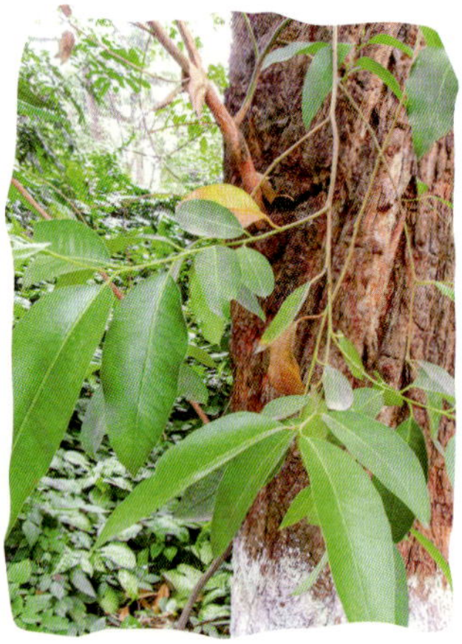

大叶桉

壮文 Mbawanhsawj

【考　证】

《广西本草选编》：『桉树，味苦、辛、涩，气香，性凉。清热解毒，杀虫收敛。』

【壮 药 名】盟安盛。

【中 药 名】大叶桉。

【药用部位】叶。

【基源植物】桃金娘科植物桉 *Eucalyptus robusta* Smith。

【植物形态】大乔木。树皮宿存，深褐色，厚 2 厘米，稍软松，有不规则斜裂沟，嫩枝有棱。幼态叶对生，叶片厚革质，卵形，长 11 厘米，宽 7 厘米，有柄。成熟叶卵状披针形，厚革质，不等侧，侧脉多而明显，以 80 度开角缓斜走向边缘，两面均有腺点，边脉离边缘 1—1.5 毫米。伞形花序粗大，有花 4—8 朵，总梗压扁，长 2.5 厘米以内。花梗长不过 4 毫米，有时较长，粗而扁平。花蕾蒴管半球形或倒圆锥形，帽状体约与萼管同长，先端收缩成喙。雄蕊长 1—1.2 厘米，花药椭圆形，纵裂。蒴果卵状壶形，上半部略收缩，蒴口稍扩大，果瓣深藏于萼管内。花期 4—9 月。

【分　　布】中国西南部和南部有栽培。

【采　　制】全年可采收，除去杂质，阴干。

【应　　用】壮医　苦、辣，平。清热毒，通谷道，祛风毒，杀虫止痒。用于治疗痧病，埃病（咳嗽），阿意咪（痢疾），能啥能累（湿疹），呗农（痈疮），呗叮（疔疮），疟疾。

中医　辛、苦，凉。归肺经。清热泻火，燥湿解毒。用于治疗咽喉肿痛，温病高热，神昏，痈疮疖肿，湿疹，丹毒，皮肤瘙痒。

【用法用量】内服煎汤，15—25 克（鲜品 25—50 克）。外用适量。

【备　　注】收入《广西壮族自治区壮药质量标准（第二卷）》DYB45-GXZYC0011-2011。

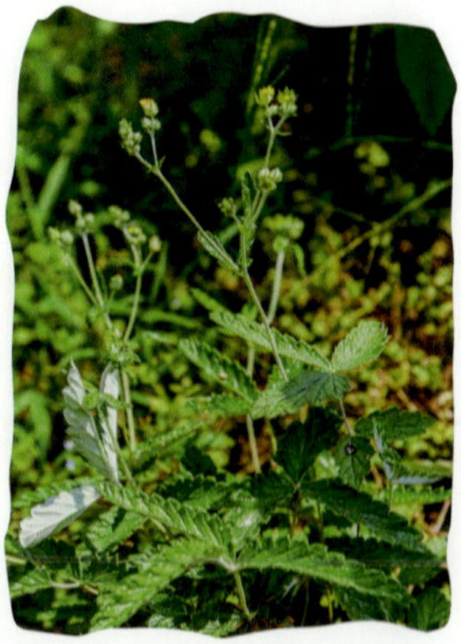

翻白草

壮文 Mbawlajhau

【考证】

《广西中药志》："根，治产后脚软，流产。叶，可驱风。"

【壮 药 名】榍辣豪。

【中 药 名】翻白草。

【药用部位】带根全草。

【基源植物】蔷薇科植物翻白草 *Potentilla discolor* Bunge。

【植物形态】多年生草本。根常肥厚呈纺锤状。花茎直立或铺散，密被白色绒毛。基生叶有小叶 2—4 对，对生或互生，叶柄密被白色绵毛，小叶无柄，托叶膜质，外面密被白色长柔毛，小叶片长圆形或长圆状披针形，先端圆钝，下面暗绿色，密被白色或灰白色绵毛，茎生叶 1—2 枚，有掌状 3—5 枚小叶，托叶边缘常有缺刻状牙齿，下面密被白色绵毛。花两性，聚伞花序，外被绵毛，花直径 1—2 厘米，萼片三角状卵形，副萼片披针形，比萼片短，外被白色绵毛，花瓣黄色，倒卵形，先端微凹或圆钝，比萼片长，花柱近顶生。瘦果近肾形。花、果期 5—9 月。

【分　　布】分布于广西临桂、宜山、来宾、柳江、昭平等地。生于海拔 100—1850 米的荒地、山坡草地、山谷、沟边、疏林。

【采　　制】宜在夏、秋二季，连块根挖出，洗净，晒干或鲜用。

【应　　用】壮医　甜、微苦，平。调龙路，利水道，解瘴毒，清热毒，除湿毒，止血。用于治疗瘴病（疟疾），钵农（肺痈），鹿嘞（吐血），埃嘞（咳血），阿意嘞（便血），贫淋嘞（崩漏），笨浮（水肿），阿意咪（痢疾），呗农（痈疮），痂（癣），呗奴（瘰疬）。

中医　甘、苦，平。归肝、胃、大肠经。清热解毒，凉血止血。用于治疗肺热咳喘，泻痢，疟疾，咳血，便血，崩漏，痈肿疮毒，疮癣结核。

【用法用量】内服煎汤，10—15 克。外用适量，捣敷，或煎水熏洗。

【注　　意】阳虚有寒者、脾胃虚寒者慎用。

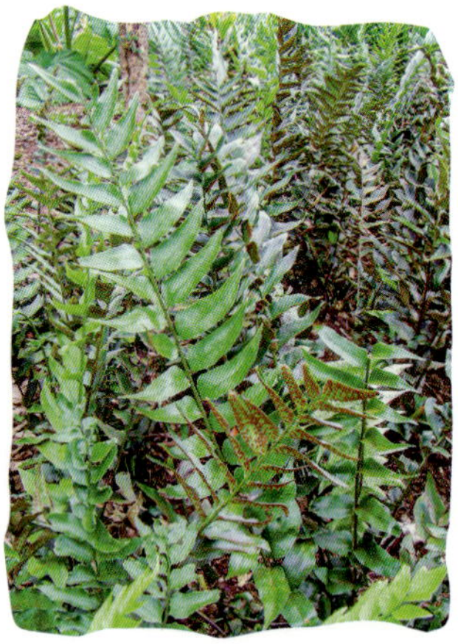

小贯众

壮文 Gutfaj

【壮 药 名】棍发。

【中 药 名】小贯众。

【药用部位】根茎。

【基源植物】鳞毛蕨科植物贯众 *Cyrtomium fortunei* J.Smith。

【植物形态】植株高 30—70 厘米。根茎短而斜升，连同叶柄基部密被黑褐色、阔卵状披针形大鳞片。叶簇生，叶柄长，禾秆色，向上被疏鳞片，叶片长圆形至披针形，基部不缩狭，一回羽状，羽片 10—20 对，镰状披针形，有短柄，基部圆楔形，上侧稍呈尖耳状突起，边缘有细锯齿，叶脉网状。孢子囊群生于内藏小脉先端，散生于羽片背面，囊群盖圆盾形，棕色，全缘。

【分　　布】分布于广西的龙胜、全州、兴安、临桂、阳朔、金秀、罗城、南丹、西林、隆林、田林、乐业、德保、龙州、融水、百色、那坡、凌云等地。生于海拔 100—2300 米的林缘、山谷、田埂、路旁。

【采　　制】全年可采。全株挖起，清除地上部分及须根后充分晒干。

【应　　用】壮医　苦、涩，寒。清热毒，通龙路，调谷道，散结肿，止血。用于治疗贫痧（感冒），发得（发热），兵霜火豪（白喉），北嘻（乳腺炎），呗奴（瘰疬），阿意咪（痢疾），能蚌（黄疸），鹿嘞（吐血），阿意嘞（便血），贫淋嘞（崩漏），隆白呆（带下），林得叮相（跌打损伤）。

中医　苦、涩，寒。归肝、肺、大肠经。清热解毒，凉血祛瘀，驱虫。用于治疗感冒，热病斑疹，白喉，乳痈，瘰疬，痢疾，黄疸，吐血，便血，崩漏，痔血，带下，跌打损伤，肠道寄生虫。

【用法用量】内服煎汤，9—15 克。外用适量，捣敷，或研末调敷。

【注　　意】孕妇慎服。

【考　证】

《滇南本草》：『味咸、涩，性寒。祛毒，止血，解水毒。』

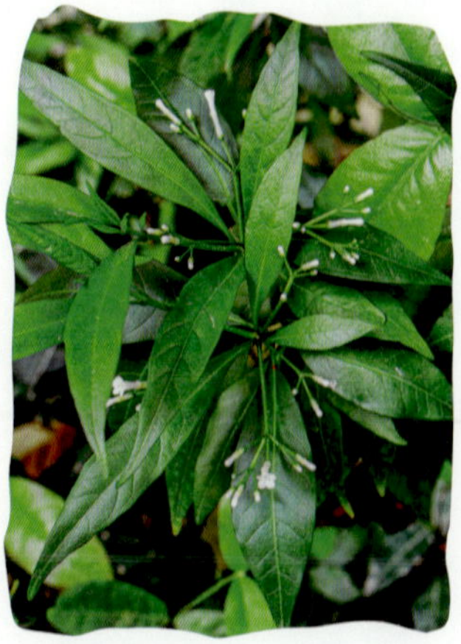

萝芙木

壮文 Meizleluxbaeg

【考　证】

《广西中药志》：『味苦，性寒，有小毒。泻肝降火。治高血压……』

《广西本草选编》：『凉血解毒。治高热……』

【壮 药 名】美老崩。

【中 药 名】萝芙木。

【药用部位】全株。

【基源植物】夹竹桃科植物萝芙木 *Rauvolfia verticillata* (Lour.) Bail.。

【植物形态】灌木。幼枝绿色，被稀疏的皮孔。叶膜质，3—4 叶轮生，稀为对生，椭圆形，长圆形或稀披针形，渐尖或急尖，基部楔形或渐尖。伞形式聚伞花序，生于上部小枝的腋间；花小，白色；花冠高脚碟状。核果卵圆形或椭圆形，由绿色变暗红色，然后变成紫黑色。花期 2—10 月，果期 4 月至翌春。

【分　　布】分布于中国西南、华南等地区。台湾亦有分布。一般生于林边、丘陵地带的林中、溪边较潮湿的灌木丛中。

【采　　制】全年均可采收，除去泥沙，干燥。

【应　　用】壮医　苦，寒，有小毒。通龙路、火路，清热毒，解瘴毒，凉血止血。用于治疗贫痧（感冒发热），瘴毒（疟疾），兰喺（高血压眩晕），货烟妈（咽喉肿痛），呗农（痈疮），呗叮（疔），陆裂（咳血），肉裂（尿血），林得叮相（跌打损伤），笨浮（水肿），额哈（毒蛇咬伤）。

中医　苦，寒，有小毒。归肝、肺经。清风热，降肝火，消肿毒。用于治疗感冒发热，咽喉肿痛，高血压引起的头痛眩晕，痧症引起的腹痛吐泻，风痒疮疥，肝炎，肾炎腹水，跌打损伤，蛇伤。

【注　　意】胃病者、气血虚寒者忌用。

【用法用量】内服煎汤，15—30 克。外用适量。

【备　　注】收入《广西壮族自治区壮药质量标准（第一卷）》DYB45-GXZYC0138-2008。

解风毒药

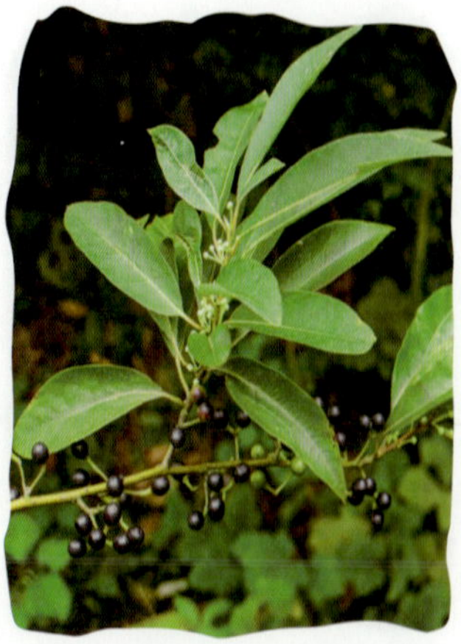

豆豉姜

壮文 Gauginghsaej

【壮 药 名】高京虽。

【中 药 名】豆豉姜。

【药用部位】根和根茎。

【基源植物】樟科植物山鸡椒 *Litsea cubeba*（Lour.）Pers.。

【植物形态】落叶灌木或小乔木。幼树树皮黄绿色，光滑，老树树皮灰褐色。小枝细长，绿色，无毛，枝、叶具芳香味。顶芽圆锥形，外面具柔毛。叶互生，披针形或长圆形，先端渐尖，基部楔形，纸质，上面深绿色，下面粉绿色，两面均无毛，羽状脉，侧脉每边 6—10 条，纤细，中脉、侧脉在两面均突起；叶柄纤细，无毛。伞形花序单生或簇生，总梗长 6—10 毫米。苞片边缘有睫毛。每一花序有花 4—6 朵，先叶开放或与叶同时开放，花被裂片 6 枚，宽卵形；能育雄蕊 9 枚，花丝中下部有毛，第 3 轮基部的腺体具短柄；退化雌蕊无毛；雌花中退化雄蕊中下部具柔毛；子房卵形，花柱短，柱头头状。果近球形，直径约 5 毫米，无毛，幼时绿色，成熟时黑色。花期 2—3 月，果期 7—8 月。

【分　　布】分布于广西、广东、福建、台湾、浙江、江苏、安徽、湖南、湖北、江西、贵州、四川、云南、西藏。生于海拔 500—3200 米，向阳的山地、灌丛、疏林或林中路旁、水边。

【采　　制】秋季采，洗净，干燥。

【应　　用】壮医　辣，热。通龙路、火路，利水道，祛风毒，除湿毒，止痛。用于治疗贫疹（感冒），发旺（风湿骨痛），心头痛（胃痛），脚气，晕车晕船，产后腹痛。

中医　辛，温。归肺、脾、胃经。祛风除湿，理气止痛。用于治疗感冒，风湿痹痛，胃寒痛，脚气，跌打损伤肿痛。

【用法用量】内服煎汤，6—30 克。外用适量。

【备　　注】收入《广西壮族自治区壮药质量标准（第一卷）》DYB45-GXZYC0091-2008。

【考　证】

《滇南本草》：『入脾、肾二经。治面寒，暖腰兴阳道。』

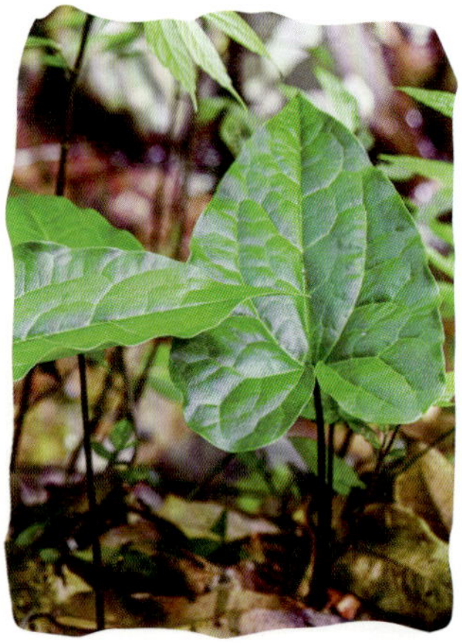

土金耳环

壮文 Sawzguhbya

【考　证】

《广西中药资源名录》：『全草，用于感冒发热……』

【壮 药 名】慈菇岜。

【中 药 名】土金耳环。

【药用部位】全草。

【基源植物】为马兜铃科植物山慈姑 *Asarum sagittarioides* C.F.Liang。

【植物形态】多年生草本。根茎短。叶柄长 15—25 厘米，芽孢叶卵形，边缘有密生睫毛，叶片长卵形、阔卵形或近三角状卵形，先端渐尖，基部耳状心形或耳形，上面深绿色，偶有云斑，下面初具短毛，后脱落。花单生，每花枝常具 2 朵花，紫绿色，直径 2.5—3 厘米，花梗长约 1.5 厘米，花被管圆筒状，喉部缢缩，膜环宽约 2 毫米，内壁有纵行脊皱，花被裂片卵状肾形，基部有乳突皱褶区，药隔伸出，锥尖或短舌状，子房半下位，花柱离生，先端 2 裂，柱头侧生。蒴果卵圆状。花期 11 月至翌年 3 月。

【分　　布】分布于广西的融水、临桂、灵川、玉林、金秀、桂平、藤县、蒙山、富川、恭城、灌阳、融安、罗城等地。生于林下阴湿地。

【采　　制】夏末、秋初采挖，除去泥土，阴干。

【应　　用】壮医　辣、微苦，微热。调气道、谷道，祛风毒，止痛。用于治疗发旺（风湿骨痛），林得叮相（跌打损伤），贫痧（感冒），胴尹（胃痛），额哈（毒蛇咬伤）。

中医　辛、微苦，温。归肺、胃经。祛风散寒，解毒止痛。用于治疗感冒，牙痛，胃痛，跌打损伤，毒蛇咬伤。

【用法用量】内服煎汤，3—6 克。外用适量，捣烂敷。

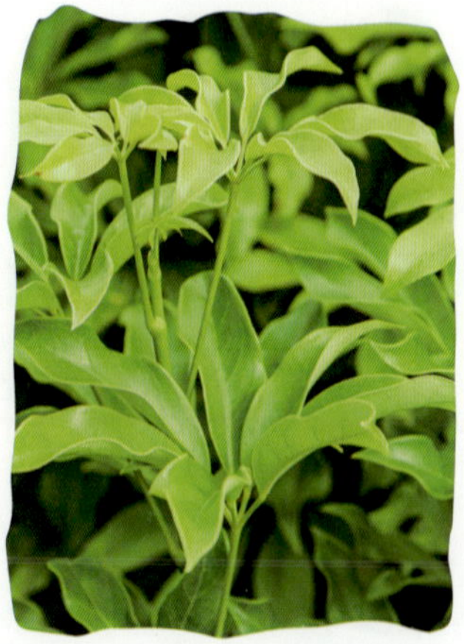

七叶莲

壮文 Gocaetdoh

【考证】

《广西药用植物名录》：『祛风止痛，舒筋活络。用于三叉神经痛，神经性头痛……』

【壮 药 名】棵七多。

【中 药 名】七叶莲。

【药用部位】干燥茎枝或带叶茎枝。

【基源植物】五加科植物广西鹅掌柴 *Schefflera kwangsiensis* Merr.ex Li。

【植物形态】灌木，有时攀援状。小枝干时有纵皱纹，无毛；节间短。叶有小叶 5—7 枚，小叶片革质，长圆状披针形或稀椭圆状长圆形，先端渐尖，基部楔形，两面均无毛，边缘全缘。圆锥花序顶生，分枝很少，多少呈伞房状，幼时被绒毛，老时变稀至无毛。伞形花序呈总状排列。总花梗和小花梗均疏生星状绒毛。萼被毛或无毛，边缘近全缘；花瓣 5 枚，无毛，雄蕊 5 枚，子房 5 室，无花柱，柱头 5 个，花盘稍隆起。果实卵形，有 5 棱，黄红色。花期 4 月，果期 5 月。

【分　　布】分布于广西、广东。生于林下或石山上。

【采　　制】全年可采，洗净，切片，晒干或鲜用。

【应　　用】壮医　微苦、涩，热。祛风毒，除湿毒，活血止痛。用于治疗头痛，发旺（风湿骨痛），腰酸腿痛，林得叮相（跌打肿痛），外伤出血，夺扼（骨折）。

中医　微苦、涩，温。归肺、肝经。祛风止痛，舒筋活络。用于治疗三叉神经痛，神经性头痛，坐骨神经痛，风湿关节痛。

【用法用量】内服煎汤，15—30 克。外用适量。

【注　　意】便秘者、胃溃疡者忌用。

【备　　注】收入《广西壮族自治区壮药质量标准（第一卷）》DYB45-GXZYC0068-2008。

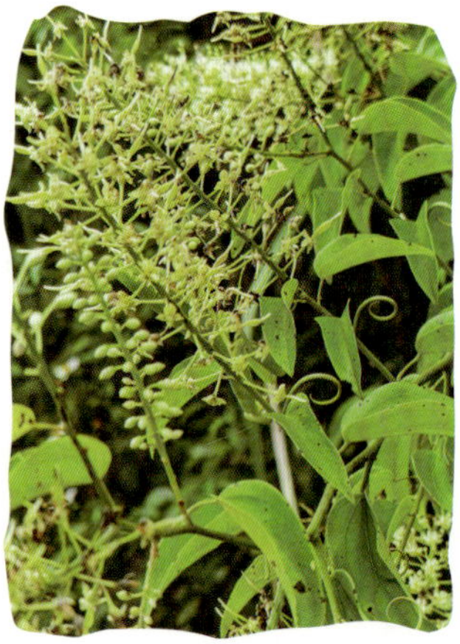

九龙藤

壮文 Gaeuenq

【考　证】

《生草药性备要》：『味甜香，性温。祛风湿，壮筋骨，理跌打伤……』

【壮 药 名】勾燕。

【中 药 名】九龙藤。

【药用部位】干燥藤茎。

【基源植物】豆科植物龙须藤 *Bauhinia championii*（Benth.）Benth.。

【植物形态】藤本。有卷须。叶纸质，卵形或心形，先端锐渐尖、圆钝、微凹或 2 裂，裂片长度不一，基部截形、微凹或心形，上面无毛，下面被紧贴的短柔毛，渐变无毛或近无毛，干时粉白褐色；基出脉 5—7 条。总状花序狭长，腋生，有时与叶对生或数个聚生于枝顶而成复总状花序，花蕾椭圆形，花瓣白色。荚果倒卵状长圆形或带状，扁平。花期 6—10 月，果期 7—12 月。

【分　　布】分布于广西、广东、浙江、台湾、福建、江西、湖南、湖北和贵州。生于低海拔至中海拔的丘陵灌丛、山地疏林、山地密林。

【采　　制】全年均可采收，除去枝叶，切片，晒干。

【应　　用】壮医　苦、涩，平。通调龙路、火路，祛风毒，除湿毒。用于治疗发旺（风湿骨痛），夺扼（骨折），心头痛（胃痛）。

中医　苦、涩，平。归肝、脾、胃经。祛风除湿，活血止痛，健脾理气。用于治疗风湿关节炎，腰腿痛，跌打损伤，胃痛，痢疾，月经不调，胃、十二指肠溃疡，老人病后虚弱，小儿疳积。

【用法用量】内服煎汤，15—30 克。外用适量。

【备　　注】收入《广西壮族自治区壮药质量标准（第一卷）》DYB45-GXZYC0007-2008。

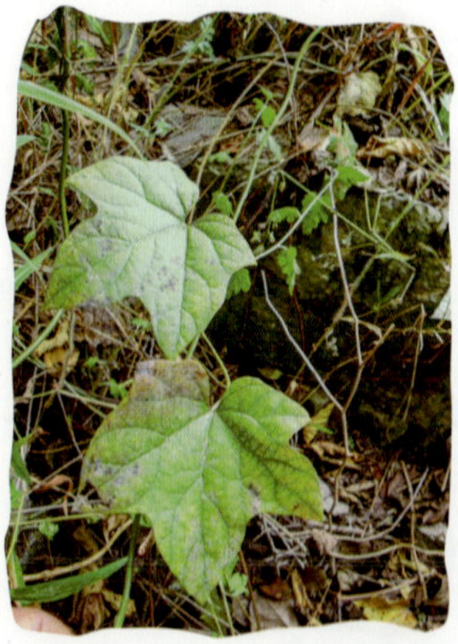

青风藤

壮文 Gaeurumzcengz

【考　证】《广西中药资源名录》：『风龙，用于风湿关节肿胀，小便不利。』

【壮 药 名】勾容抢。

【中 药 名】青风藤。

【药用部位】藤茎。

【基源植物】防己科植物青藤 *Sinomenium acutum*（Thunb.）Rehd.et Wels。

【植物形态】木质大藤本。茎灰褐色，有不规则裂纹，小枝圆柱状，有直线纹，被柔毛或近无毛。叶纸质至革质，心状圆形或卵圆形，先端渐尖或急尖，基部心形或近截形，全缘或3—7角状浅裂，上面绿色，下面灰绿色，嫩叶被绒毛，老叶无毛或仅下面被柔毛，掌状脉5条，叶柄长5—15厘米。圆锥花序腋生，有毛，花小，淡黄绿色，单性异株，萼片6枚，2轮，背面被柔毛，花瓣6枚，雄花雄蕊9—12枚，雌花的不育雄蕊丝状，心皮3枚。核果扁球形，红色至晴红色。花期夏季，果期秋季。

【分　　布】分布于广西北部地区。生于林中、林缘、沟边、灌丛，攀援于树上或石山上。

【采　　制】6—7月采收，除去细茎枝和叶，晒干；或用水润透，切段，晒干。

【应　　用】壮医　苦、辣，平。调火路，祛风毒，除湿毒。用于治疗发旺（风湿骨痛），关节肿胀，能啥（瘙痒），能蚌（黄疸）。

中医　苦、辛，平。归肝、脾经。祛风通络，除湿止痛。用于治疗风湿痹痛，历节风，鹤膝风，脚气肿痛。

【用法用量】内服煎汤，9—15克。外用适量，煎水洗。

【注　　意】有皮肤过敏者慎用。

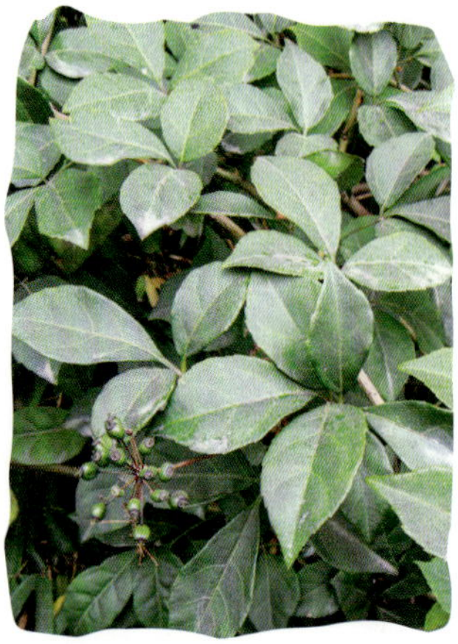

三加

壮文 Baeklaeg

【壮 药 名】蹦乐。

【中 药 名】三加。

【药用部位】干燥根及茎。

【基源植物】五加科植物白簕 *Eleutherococcus trifoliatus*（Linnaeus）S. Y. Hu。

【植物形态】多年生攀援状灌木。老枝灰白色，新枝棕黄色，疏生向下的针刺。叶互生，有 3 小叶，稀 4—5 枚，叶柄有刺或无刺，叶片椭圆状卵形至椭圆状长圆形，先端尖或短渐尖，基部楔形，上面脉上疏生刚毛，边缘有细锯齿或疏钝齿，侧脉 5—6 对。顶生的伞形花序或圆锥花序，无毛。萼筒边缘有 5 小齿，花黄绿色，花瓣 5 枚，三角状卵形，开花时反曲。雄蕊 5 枚，子房 2 室，花柱 2 枚，基部或中部以下合生。核果浆果状。花期 8—11 月，果期 9—12 月。

【分　　布】分布于中国中南至西南各地。生于海拔 3200 米以下的山坡路旁、林缘、灌丛中。

【采　　制】全年可采挖，除去泥沙杂质，晒干。

【应　　用】壮医　苦、辛，寒。通龙路，调气道，祛风毒，清热毒，消肿止痛，用于治疗麻抹（手足麻木），腰膝酸软，墨病（哮喘），埃病（咳嗽），隆白呆（白带多），月经失调，林得叮相（跌打损伤），呗叮（疔疮）。

中医　苦、辛，凉。清热解毒，祛风利湿，舒筋活血。用于治疗感冒发热，咳痰带血，风湿性关节炎，黄疸，白带过多，月经不调，百日咳，尿路结石，跌打损伤，疖肿疮疡。

【用法用量】内服煎汤，10—30 克。治阳黄，鲜品 60 克。外用适量，或捣敷。

【注　　意】孕妇忌服。

【备　　注】收入《广西壮族自治区壮药质量标准（第一卷）》DYB45-GXZYC0016-2008。

【考　证】

《广西本草选编》：『祛风清热，消肿止痛。主治腹泻……』

《中国壮药资源名录》：『白簕，根用于感冒咳嗽、麻疹……』

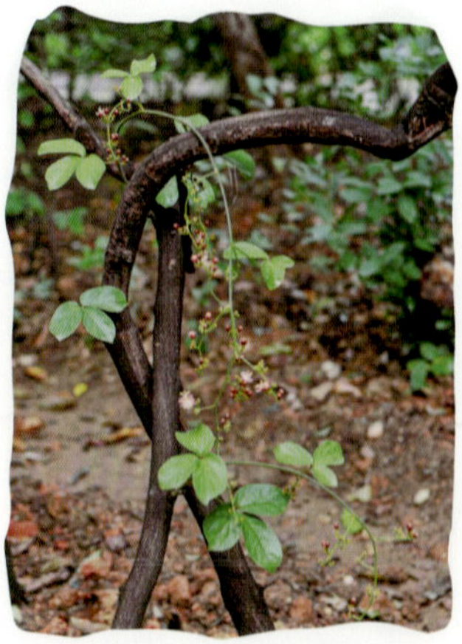

三叶青藤

壮文 Gaeusammbaw

【考　证】

《广西本草选编》：『味微甘、辛、涩，性温。祛风散瘀，消肿止痛。治风湿性关节炎……』

【壮 药 名】勾三伯。

【中 药 名】三叶青藤。

【药用部位】地上部分。

【基源植物】莲叶桐科植物红花青藤 *Illigera rhodantha* Hance。

【植物形态】藤本。茎具沟棱，幼枝被金黄褐色绒毛，指状复叶互生，有小叶 3 枚，叶柄密被金黄褐色绒毛。小叶纸质，卵形至倒卵状椭圆形或卵状椭圆形，先端钝，基部圆形或近心形，全缘，上面中脉被短柔毛，下面中脉稍被毛或无毛，侧脉约 4 对，两面显著，网脉在下面显著；小叶柄密被金黄褐色绒毛。聚伞花序组成的圆锥花序腋生，狭长，较叶柄长，密被金黄褐色绒毛。萼片紫红色，长圆形，外面稍被短柔毛。花瓣与萼片同形，稍短，玫瑰红色。雄蕊 5 枚，被毛。附属物花瓣状，膜质，先端齿状，背部张口状，具柄。子房下位，花柱被黄色绒毛，柱头波状扩大成鸡冠状，花盘上腺体 5 枚，小。果具 4 翅，翅较大的舌形或近圆形。花期 6—11 月，果期 12 月至翌年 4—5 月。

【分　　布】分布于广西、广东、云南。生于海拔 100—2100 米的山谷密林或疏林灌丛中。

【采　　制】夏、秋二季采收，除去杂质，切段，干燥。

【应　　用】壮医　微甜，热。通火路、龙路，祛风毒，消肿止痛。用于治疗发旺（风湿骨痛），林得叮相（跌打肿痛），勒爷顽瓦（小儿麻痹后遗症）。

中医　微甘、辛、涩，温。归肝、脾经。祛风散瘀，消肿止痛。用于治疗风湿性关节炎，跌打肿痛，小儿麻痹后遗症。

【用法用量】内服煎汤，9—15 克。外用适量，浸酒外擦患处。

【备　　注】收入《广西壮族自治区壮药质量标准（第一卷）》DYB45-GXZYC0014-2008。

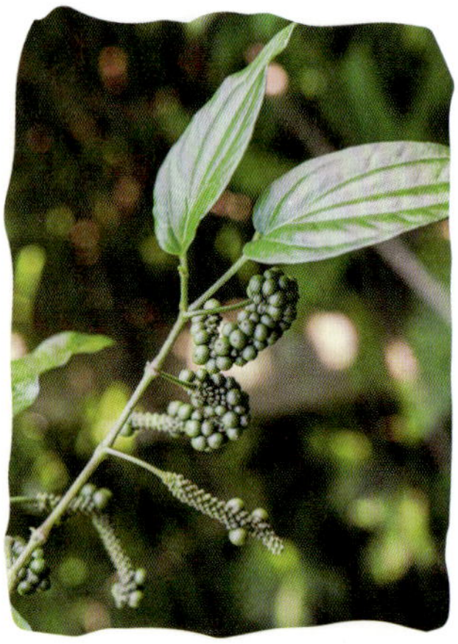

石楠藤

壮文 Gaeumazsanh

【考 证】

《广西中药资源名录》：『毛蒟，用于胃腹痛，牙痛……』

【壮 药 名】勾马散。
【中 药 名】石楠藤。
【药用部位】全株。
【基源植物】胡椒科植物毛蒟 *Piper puberulum*（Benth）Maxim.。
【植物形态】攀援藤本。幼枝被柔软的短毛，老时脱落。叶硬纸质，卵状披针形或卵形，顶端短尖或渐尖，基部浅心形或半心形，两侧常不对称，两面被柔软的短毛，毛少，部分分枝，叶脉5—7条，最上1对互生，离基1.5—3厘米从中脉发出，叶柄长5—10毫米，密被短柔毛，仅基部具鞘。花单性，雌雄异株，穗状花序与叶对生。雄花序长约7厘米，总花梗比叶柄稍长，具与花序轴同被疏柔毛，苞片圆形，有时基部略狭，盾状，无毛，雄蕊3枚，花药肾形，2裂，花丝极短。雌花序长4—6厘米，子房近球形，柱头4枚。浆果球形，直径约2毫米。花期3—5月。
【分 布】分布于广西的龙州一带。生于疏林或密林中，攀援于树上或石上。
【采 制】全年均可采，洗净阴干。
【应 用】壮医 辣，微热。通火路，调气道，祛风毒，除湿毒，强腰膝。用于治疗发旺（风湿骨痛），林得叮相（扭挫伤），腰膝无力，京尹（痛经），贫痧（感冒），埃病（咳嗽），墨病（哮喘），痿约（阳痿）。

中医 辛，温。归肝、肾经。行气止痛，祛风散寒，除湿。用于治疗风湿痹痛，风寒头痛，脘腹疼痛，疝气，痛经，跌打肿痛。
【用法用量】内服煎汤，6—15克。外用适量，煎水洗，或捣烂外敷。
【备 注】收入《广西壮族自治区壮药质量标准（第三卷）》DYB45-GXZYC0034-2017。

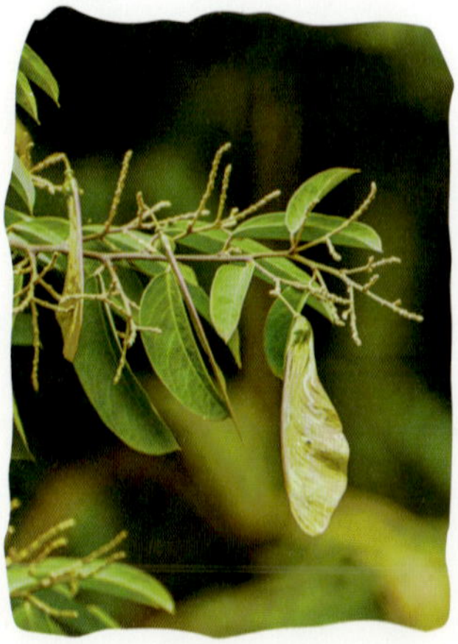

五味藤

壮文 Gogukcaengx

【考　证】《广西中药资源名录》："蝉翼藤，又名五味藤、五马巡城、丢了棒、丢了棍。茎用于风湿骨痛……"

【壮 药 名】棵贡省。

【中 药 名】五味藤。

【药用部位】全株。

【基源植物】为远志科植物蝉翼藤 *Securidaca inappendiculata* Hassk.。

【植物形态】攀援灌木。小枝圆柱形，被紧贴的短伏毛。单叶互生，叶柄被短伏毛，叶纸质或近革质，椭圆形或倒卵状长圆形，先端急尖，基部钝至近圆形，全缘，上面深绿色，无毛或被紧贴的短伏毛，下面淡绿色，被紧贴的短奎毛，主脉在上面凹陷，背面隆起，侧脉 10—12 对。圆锥花序顶生或腋生，长 13—15 厘米，被淡黄色短伏毛，苞片早落，花小，淡紫红色，萼片 5 枚，外面 3 枚小，长圆状卵形，里面 2 枚大，花瓣状，花瓣 3 枚，侧生花瓣倒三角形，基部与龙骨瓣合生，龙骨瓣近圆形，先端具一兜状附属物，雄蕊 8 枚，花丝于 2/3 以下合生成鞘，并与花瓣贴生，子房近圆形，花柱偏侧弯曲。翅果绿色，翅革质，长 6—8 厘米，宽 1.5—2 厘米。果成熟时圆球形。种子卵形，淡黄褐色。花期 5—8 月，果期 10—12 月。

【分　　布】分布于广西的南宁、武鸣、马山、上林、苍梧、防城、上思、玉林、博白、北流、那坡、凌云、乐业、龙州、百色、天等、隆安等地。生于海拔 500—1100 米的山谷或溪边灌丛中。

【采　　制】全年可采，洗净，切片晒干。

【应　　用】壮医　甜、酸、咸、苦、辣，微寒，有小毒。通调龙路、火路，续筋骨，散瘀肿。用于治疗发旺（风湿骨痛），夺扼（骨折），林得叮相（跌打损伤），埃病（咳嗽），阿意咪（痢疾），产呱忍嘞叭叮（产后恶露不尽），能哈能累（湿疹），过敏性皮疹。

中医　辛、苦，凉。归肝、脾经。祛风除湿，散瘀止痛。用于治疗跌打损伤，风湿骨痛，急性肠胃炎，过敏性皮炎。

【用法用量】内服煎汤，3—6 克。外用适量。茎皮配黑血藤、鸡血藤、血风藤、大血藤，水煎服；或浸酒（五藤饮）。

【注　　意】孕妇及久病体弱者忌服。

【备　　注】收入《广西壮族自治区壮药质量标准（第一卷）》DYB45-GXZYC0045-2008。

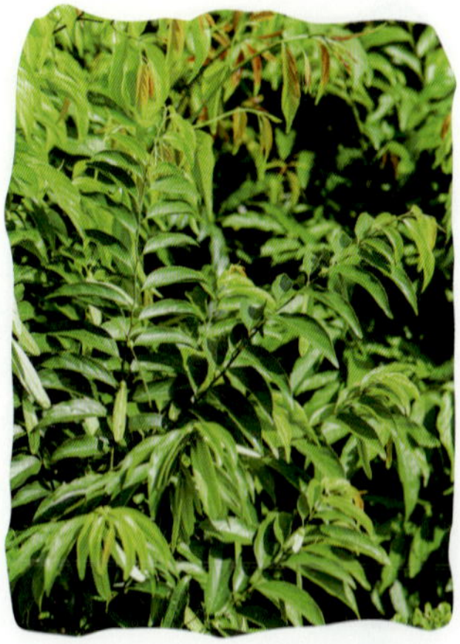

血风藤

壮文 Gaeulwedrumz

【考 证】

《广西本草选编》：『味甘、淡，性微温。补血祛风，舒筋活络。主治贫血，风湿性关节炎……』

【壮 药 名】勾勒容。

【中 药 名】血风藤。

【药用部位】干燥根和根茎。

【基源植物】鼠李科植物翼核果 *Ventilago leiocarpa* Benth.。

【植物形态】藤状灌木。幼枝被短柔毛，小枝褐色，有条纹，无毛。叶薄革质，卵状矩圆形或卵状椭圆形，顶端渐尖或短渐尖，基部圆形或近圆形，边缘近全缘，仅有不明显的疏细锯齿，两面光滑，或初时上面中脉内，下面沿脉有疏短柔毛，侧脉每边 4—7 条，叶面下陷，叶背凸起，具明显的网脉。叶柄长 3—5 毫米，上面被疏短柔毛。花小，两性，5 基数，单生或 2 朵以上簇生于叶腋，少有排成顶生聚伞总状或聚伞圆锥花序，花梗长 1—2 毫米。萼片三角形，花瓣倒卵形，顶端微凹，雄蕊略短于花瓣。花盘厚，五边形，子房球形，全部藏于花盘内。核果长 2.5—6 厘米，光滑无毛，翅宽 7—9 毫米，顶端钝圆，有小尖头，基部被宿存的萼筒包围，1 室，具 1 种子。花期 3—5 月，果期 4—7 月。

【分 布】分布于广西、广东、湖南、台湾、福建、云南。生于海拔 1500 米以下的疏林下或灌丛中。

【采 制】全年可采收，洗净，切片或段，晒干。

【应 用】壮医 甜、淡，微温。祛风毒，除湿毒，通龙路、火路。用于治疗发旺（痹病），麻抹（四肢麻木），兵吟（筋病），勒内（贫血），约京乱（月经不调），委哟（阳痿）。

中医 甘，温。归肝、肾经。补气血，强筋骨，舒经络。用于治疗气血虚弱，月经不调，血虚经闭，风湿疼痛，跌打损伤，腰肌劳损，四肢麻木。

【用法用量】内服煎汤，15—20 克。

【备 注】收入《广西壮族自治区壮药质量标准（第二卷）》DYB45-GXZYV0079-2011。

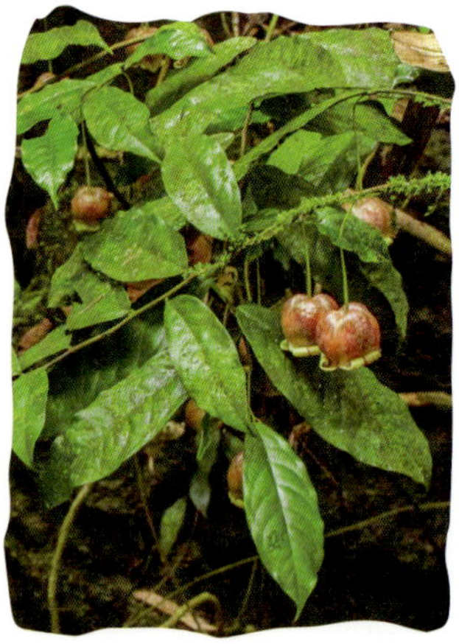

野独活

壮文 Laehceindoeng

【考　证】

《广西中药资源名录》：『野独活，根、茎用于心胃气痛……』

【壮 药 名】勒随农。

【中 药 名】野独活。

【药用部位】干燥茎枝叶。

【基　　源】番荔枝科植物中华野独活 *Miliusa sinensis* Finet et Gagnep.。

【植物形态】乔木。小枝、叶背、叶柄、苞片、花梗、花萼及花瓣均被黄色短柔毛或长柔毛，枝条灰褐色。叶薄纸质或膜质，椭圆形或长椭圆形，顶端渐尖或急尖至钝，基部钝或圆形，稍偏斜，叶面除中脉外无毛，有小疣体凸起，叶背密被短柔毛或长柔毛，侧脉每边，9—11 条。花单生于叶腋内，直立或下弯，花梗细长，长 3.5—7.5 厘米，近基部有 2—4 个被柔毛的小苞片。萼片披针形，外轮花瓣与萼片等大，内轮花瓣紫红色，初时花瓣边缘黏合，以后中部以上分离，顶端外反，呈钟状，花瓣片卵圆形，心皮卵圆形，被长柔毛，柱头近头状或卵圆状无毛。果圆球状或倒卵状，果柄纤细，下弯，长 13—21 毫米，总果柄长 5—9.5 厘米。花期 4—9 月，果期 7—12 月。

【分　　布】分布于广西、广东、云南和贵州。生于海拔 500—1000 米的山地密林或山谷灌木林中。

【采　　制】夏季至秋季枝叶茂盛时采收。

【应　　用】壮医　苦、辣，凉。祛风毒，除湿毒，驱疲强筋。用于治疗肾虚劳损，胴尹（胃痛），核尹（腰痛），发旺（风湿骨痛），林得叮相（跌打损伤）。

中医　祛风除湿，通痹止痛。

【用法用量】内服煎汤，10—15 克。

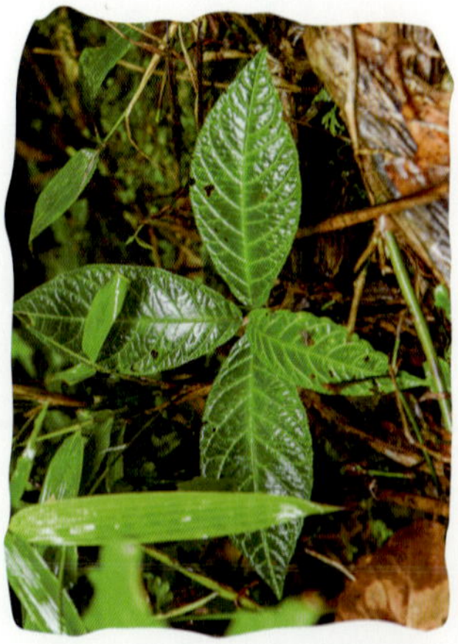

走马胎

壮文 Gofunghlwed

【壮 药 名】棵封勒。

【中 药 名】走马胎。

【药用部位】根及根茎。

【基源植物】紫金牛科植物走马胎 *Ardisia gigantifolia* Stapf。

【植物形态】大灌木或亚灌木。具粗壮的匍匐根茎，其上可生根。直立茎粗壮，直径约1厘米，常不分枝，幼嫩部分被微柔毛，以后脱落。叶通常簇生于茎顶端，叶片膜质，椭圆形至阔披针形，顶端尖，基部楔形，下延至叶柄成狭翅，长26—50厘米，宽10—16厘米，边缘具密啮蚀状细齿，无边缘腺点。两面光滑或有时背面叶脉上被细微柔毛，具疏腺点，且边缘较多，腺点于两面隆起。叶柄长2.5—4厘米，具波状狭翅。由多个亚伞形花序组成大型的总状圆锥花序，长18—35厘米，宽约10厘米或更宽，无毛或被微柔毛，花萼仅基部连合，萼片狭三角状卵形或披针形，顶端急尖。花瓣白色或粉红色，卵形，具疏腺点。果球形，直径约6毫米，红色，具纵肋，具腺点。花期2—6月，果期6—12月。

【分　　布】分布于广西、广东、云南、江西、福建。生于海拔1300米以下的山间疏林、密林下，阴湿的地方。

【采　　制】全年可采，洗净，除去须根，干燥。

【应　　用】壮医　辣，热。祛风毒，除湿毒，祛瘀止痛，调龙路、火路。用于治疗发旺（风湿骨痛），麻邦（半身不遂），林得叮相（跌打损伤），呗农（痈疮），勒爷顽瓦（小儿麻痹后遗症），月经不调，下肢溃疡，兵淋勒（崩漏）。

中医　辛，温。归肝经。祛风湿，壮筋骨，活血祛瘀。用于治疗风湿筋骨疼痛，跌打损伤，产后血瘀，痈疽溃疡。

【用法用量】内服煎汤，9—15克。

【备　　注】收入《广西壮族自治区壮药质量标准（第一卷）》DYB45-GXZYC0085-2008。

【考　证】

《生草药性备要》：『祛风湿，除酒病，治走马风。』

《广西中药志》：『活血行血。治产后血瘀。』

解热毒药

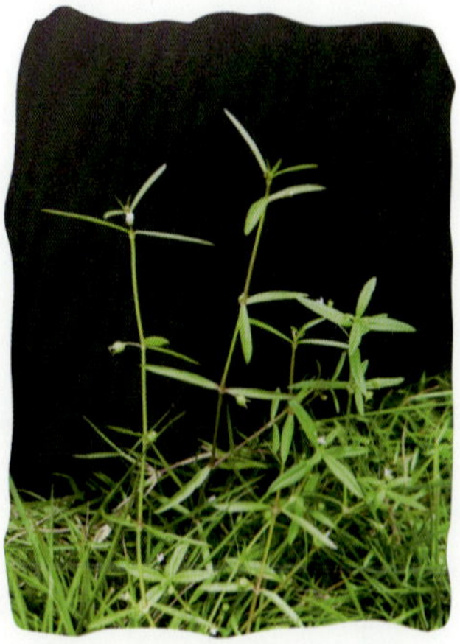

白花蛇舌草

壮文 Nyalinxngoux

【考证】

《广西中药志》：『治小儿疳积，毒蛇咬伤，癌肿……』

【壮 药 名】雅凛偶。

【中 药 名】白花蛇舌草。

【药用部位】干燥全草。

【基源植物】茜草科植物白花蛇舌草 *Hedyotis diffusa* Willd.。

【植物形态】一年生无毛纤细披散草本。茎稍扁，从基部开始分枝。叶对生，无柄，膜质，线形，长1—3厘米，宽1—3毫米，顶端短尖，边缘干后常背卷，上面光滑，下面有时粗糙；中脉在上面下陷，侧脉不明显。托叶长1—2毫米，基部合生，顶部芒尖。花4数，单生或双生于叶腋。花梗略粗壮，长2—5毫米，罕无梗或偶有长达10毫米的花梗。萼管球形，长1.5毫米，萼檐裂片长圆状披针形，顶部渐尖，具缘毛。花冠白色，管形，喉部无毛，花冠裂片卵状长圆形，顶端钝；雄蕊生于冠管喉部，花丝长0.8—1毫米，花药突出，长圆形，与花丝等长或略长。花柱柱头2裂，裂片广展，有乳头状凸点。蒴果膜质，扁球形，直径2—2.5毫米，宿存萼檐裂片长1.5—2毫米，室背开裂，种子每室约10粒，具棱，干后深褐色，有深而粗的窝孔。花期春季。

【分 布】分布于广西、广东、香港、海南、安徽、云南等地。多见于水田、田埂和湿润的旷地。

【采 制】夏、秋二季采收，除去杂质，干燥。

【应 用】壮医 苦、甜，寒。通龙路，解热毒，除湿毒，散结消肿。用于治疗癌肿，能蚌（黄疸），肉扭（湿热淋），阿意咪（痢疾），呗奴（瘰疬），喯疳（小儿疳积），货烟妈（咽喉肿痛），隆白呆（带下），额哈（毒蛇咬伤），呗农（痈肿）。

中医　苦、甘，寒。归大肠、心、肺、肝经。清热解毒，利尿消肿。用于治疗肠痈，疮疖肿毒，咽喉肿痛，毒蛇咬伤，湿热黄疸，肾炎，肝硬化，早期淋巴结核，口腔炎，汗斑，小便不利；也可用于癌症的治疗。

【用法用量】内服煎汤，15—60 克。外用适量，捣烂敷患处。

【注　　意】孕妇慎用。

【备　　注】收入《广西壮族自治区壮药质量标准（第一卷）》DYB45-GXZYC0066-2008。

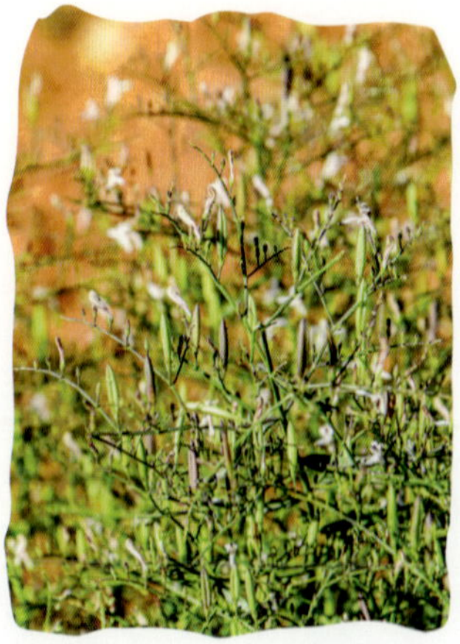

穿心莲

壮文 Nyafaenzlenz

【壮 药 名】牙粉敛。

【中 药 名】穿心莲。

【药用部位】干燥地上部分。

【基源植物】爵床科植物穿心莲 *Andrographis paniculata* (Burm. f.) Nees。

【植物形态】一年生草本。茎 4 棱，下部多分枝，节膨大。叶卵状矩圆形至矩圆状披针形，长 4—8 厘米，宽 1—2.5 厘米，顶端略钝。花序轴上叶较小，总状花序顶生和腋生，集成大型圆锥花序。苞片和小苞片微小，长约 1 毫米。花萼裂片三角状披针形，长约 3 毫米，有腺毛和微毛。花冠白色而小，下唇带紫色斑纹，长约 12 毫米，外有腺毛和短柔毛，2 唇形，上唇微 2 裂，下唇 3 深裂，花冠筒与唇瓣等长。雄蕊 2 枚，花药 2 室，一室基部和花丝一侧有柔毛。蒴果扁，中有一沟，长约 10 毫米，疏生腺毛。种子四方形，有皱纹。

【分　　布】常见于广西、广东、福建、海南、云南、江苏等地。

【采　　制】秋初茎叶茂盛时采割，干燥。

【应　　用】壮医　苦，寒。通火路，清热毒，除湿毒，消肿止痛。用于治疗贫痧（感冒），鼻衄，货烟妈（咽痛），埃病（咳嗽），能蚌（黄疸），肺痨，胃肠炎，阿意咪（痢疾），肉扭（淋病），呗农（痈疮），钩端螺旋体病，隆白呆（带下），渗裆相（水火烫伤），额哈（毒蛇咬伤）。

中医　苦，寒。归心、肺、大肠、膀胱经。清热解毒，凉血，消肿。用于治疗感冒发热，咽喉肿痛，口舌生疮，顿咳劳嗽，泄泻痢疾，热淋涩痛，痈肿疮疡，毒蛇咬伤。

【用法用量】内服煎汤，6—9 克。外用适量。

【备　　注】收入《广西壮族自治区壮药质量标准（第一卷）》DYB45-GXYYC0123-2008。

【考　证】

《广西中草药》：『一年生草本。味苦，性寒。清热解毒……』

丁香茄子

壮文 Duhdezdaj

【考　证】《广西中药资源名录》：『丁香茄，全株，用于……风湿骨痛。种子，用于心胃气痛……』

【壮 药 名】督跌打。

【中 药 名】丁香茄子。

【药用部位】叶子、种子。

【基源植物】旋花科植物丁香茄 *Calonyction muricatum* (Linn.) G. Don。

【植物形态】一年生缠绕草本。茎圆柱形，具侧扁的小瘤突，幼枝绿色，老枝污红色。叶心形，具长的锐尖头或长的尾状尖，上面草绿色，具稀疏平展的微柔毛或无毛，脉稍突出，下面稍苍白色，具密集的露状小点，脉极突出。叶柄长。花紫色，腋生，单一或成腋生少花的卷曲的花序，具短而粗的总花梗，花梗肉质，棒状，结果时具丰富的乳汁，果熟时极增粗。萼片卵形，肉质，无毛，背面龙骨状突起，边缘苍白色膜质透明，外面3片具肉质的直立伸长的芒，果熟时萼显著增大。花冠较小，紫色或淡紫色，管长圆柱形，冠檐漏斗状，雄蕊及花柱不伸出或微伸出，雄蕊花丝长，花药大，基部心形。花盘浅杯状，子房无毛，2室，4胚珠。蒴果球状种子4颗。

【分　　布】河南、湖北、湖南有栽培，云南南部有野生。生于海拔580—1200米的灌丛或河漫滩干坝。

【采　　制】叶子：全年均可采收，除去杂质，干燥。种子：秋、冬二季果熟时采收，取出种子，除去果壳，晒干。

【应　　用】壮医　叶子：微辣、微苦，凉，清热解毒。用于治疗骨痈（骨髓炎），脉管炎。

中医　种子：苦，寒。泻下，解蛇毒。用于治疗大便秘结，毒蛇咬伤。

【用法用量】内服煎汤，10—15克。

【注　　意】孕妇忌用。

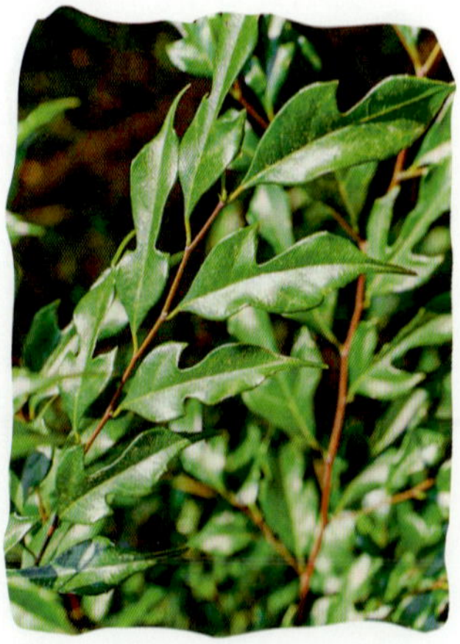

枫荷桂

壮文 Laeujle

【考证】《广西中药资源名录》：『二色波罗蜜，用于胃痛……』

【壮 药 名】漏列。

【中 药 名】枫荷桂。

【药用部位】果实、根。

【基源植物】桑科植物二色波罗蜜 *Artocarpus styracifolius* Pierre。

【植物形态】乔木。单叶，革质，2列互生，托叶小，叶片椭圆形、长圆形或倒卵状椭圆形，先端渐尖，长达2厘米，基部楔形略下延，全缘，嫩叶边缘常为羽状浅裂，背面有苍白色粉末状的毛，干时腹面浅灰绿色，背面浅灰白色，叶背主脉初时有紧贴的微柔毛，侧脉3—8对，斜上升，在叶背明显。花单性，雌雄同株，雄花序圆锥形、倒卵形或圆柱形，单生于叶腋。雄花序球形，单生于叶腋。聚合果球形，直径约4厘米，黄色，干时红褐色，有柔毛，表面有很多弯曲、圆柱形的突出体，萼片结果时6片，瘦果球形，果序柄长达2.5厘米，被绒毛。花期6—8月，果期8—12月。

【分　　布】分布于广西的苍梧、平南、玉林、凌云、乐业、金秀等地。生于中海拔的山地疏林中。

【采　　制】全年均可采收，洗净，晒干。

【应　　用】壮医　果实：甜，微热。通调龙路、火路，除湿毒，祛风毒，止痛。用于发旺（风湿骨痛），核难（腰肌劳损），核尹（腰腿痛），麻邦（偏瘫），林得叮相（跌打损伤），罡闷（胸痛），心头闷（风湿性心脏病）。根：甜，微热。通调火路、火路，除湿毒，祛风毒，消肿痛。用于治疗发旺（风湿骨痛），核难（腰肌劳损），核尜尹（腰腿痛），麻邦（偏瘫），林得叮相（跌打损伤），罡闷（胸痛），心头闷（风湿性心脏病）。

中医　甘，温。归肝、肺经。祛风化湿，活血通络。用于治疗风湿痹痛，腰痛，半身不遂，跌打瘀肿。

【用法用量】内服煎汤，15—30克。

【备　　注】收入2000年版《中国药典》一部。

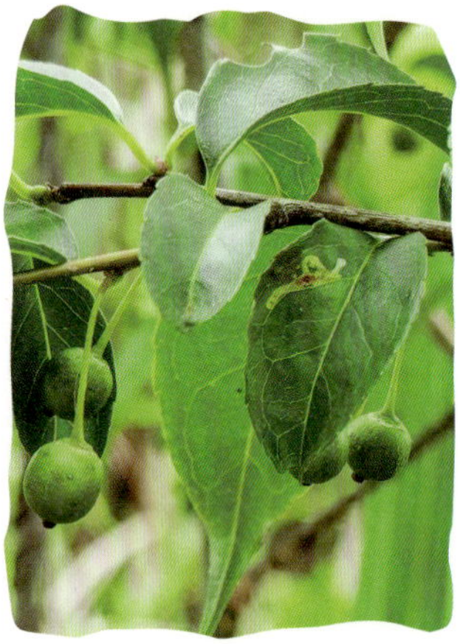

岗梅

壮文 Laekcaengh

【壮药名】楞曾。

【中药名】岗梅。

【药用部位】干燥根。

【基源植物】冬青科植物秤星树 *Ilex asprella*（Hook.et Arn.）Champ.ex Benth.。

【植物形态】落叶灌木。具长枝和宿短枝，长枝纤细，具淡色皮孔，短枝多皱，具宿存的鳞片和叶痕。叶膜质，在长枝上互生，在缩短枝上，1—4 枚簇生枝顶，卵形或卵状椭圆形，边缘具锯齿，叶面绿色，被微柔毛，背面淡绿色，无毛。托叶小，宿存。雄花序 2 或 3 枚，花呈束状或单生于叶腋或鳞片腋内。花 4 或 5 基数。花萼盘状，无毛，裂片 4—5 枚，阔三角形或圆形。花冠白色，辐状，花瓣 4—5 枚，近圆形，基部合生。雄蕊 4 或 5 枚，花药长圆形。败育子房叶枕状，中央具短喙。雌花序单生于叶腋或鳞片腋内。花 4—6 基数，花萼 4—6 深裂，花冠辐状，退化雄蕊败育花药箭头状。果球形黑色。花期 3 月，果期 4—10 月。

【分布】分布于广西、广东、浙江、江西、福建、台湾、湖南、香港等地。生于海拔 400—1000 米的山地疏林或路旁灌丛。

【采制】全年均可采挖，洗净，切片、段或劈成小块，干燥。

【应用】壮医 苦、甜，寒。解热毒，通龙路。用于治疗贫痧（感冒），货烟妈（咽喉痛），心头痛（胃痛），发旺（风湿骨痛），阿意咪（痢疾），埃病（咳嗽），肺痈，疥疮，林得叮相（跌打损伤），肉裂（尿血）。

中医 苦、微甘，凉。归肺、胃经。清热解毒，生津利咽，散瘀止痛。用于治疗感冒发热口渴，咽喉肿痛，外伤瘀血肿痛。

【用法用量】内服煎汤，15—30 克。

【注意】脾胃虚寒者及孕妇慎用。

【备注】收入《广西壮族自治区壮药质量标准（第一卷）》DYB45-GXYYC0096-2008。

【考证】

《广西本草选编》中关于岗梅有『味微苦、甘，性凉。清热解毒』的记载。

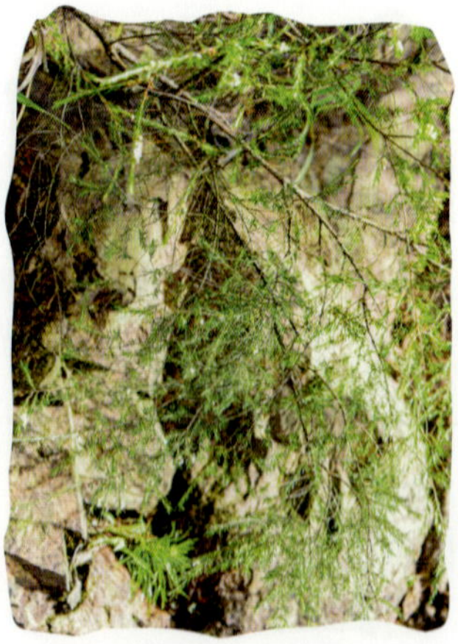

岗松

壮文 Nyasaujbaet

【壮 药 名】牙皂笨（叶）、有皂笨（挥发油）。

【中 药 名】岗松。

【药用部位】带有花果的叶、挥发油。

【基源植物】桃金娘科植物岗松 *Baeckea frutescens* L.。

【植物形态】灌木，有时为小乔木。嫩枝纤细，多分枝。叶小，无柄或有短柄，叶片狭线形或线形，先端尖，上面有沟，下面突起，有透明油腺点，干后褐色，中脉1条，无侧脉。花小，白色，单生于叶腋内。苞片早落。萼管钟状，萼齿5枚，细小三角形，先端急尖。花瓣圆形，分离，基部狭窄成短柄；雄蕊10枚或稍少，成对与萼齿对生；子房下位，3室，花柱短，宿存。蒴果小。种子扁平，有角。花期夏、秋二季。

【分 布】分布于广西、广东、福建、江西等地。喜生于低丘、荒山草坡、灌丛。

【采 制】叶：夏季花开时将叶、花、果捋下，阴干。挥发油：枝叶经水蒸气蒸馏提取而得。

【应 用】壮医 叶：苦、涩，寒。清热毒，除湿毒，利水道。用于治疗发旺（风湿骨痛），头痛，火眼，林得叮相（跌打损伤），额哈（蛇伤），肉扭（淋证），贫痧（感冒），能含能累（湿疹），隆白呆（带下）。挥发油：辣，寒。清热毒，祛风毒，杀虫止痒。用于治疗贫痧（感冒），能含能累（湿疹），额哈（蛇伤）。

中医 叶：苦、涩，寒。归肺、胃经。清利湿热，杀虫止痒。用于治疗泄泻，腹痛，急性胃肠炎，滴虫性阴道炎，皮肤湿疹。挥发油：辛，凉。归肺、肝经。杀虫止痒、清热利湿、祛痹止痛。用于治疗跌打损伤，风湿痛，淋病，疥疮，脚癣。

【用法用量】内服煎汤，3—9克。外用适量。

【备 注】收入《广西壮族自治区壮药质量标准（第一卷）》DYB45-GXZYC0094-2008。

【考 证】《广西中药志》：『味苦、涩，性寒，无毒。通淋利尿。治膀胱热，小便不利，阴痒……』

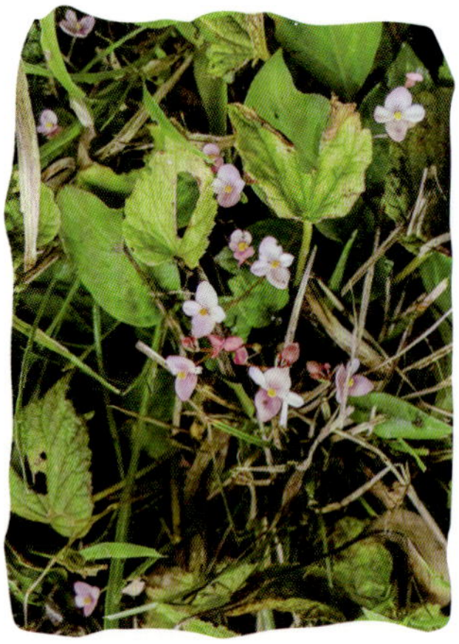

红天葵

壮文 Golaenghoengz

【考　证】

《广西中药资源名录》：『全草用于月经不调……』

《广西实用中草药新选》：『凉血活血，消炎止痛。主治咯血……』

【壮 药 名】棵楞红。

【中 药 名】红天葵。

【药用部位】块茎或全草。

【基源植物】秋海棠科植物紫背天葵 *BeGonia fimbristipula* Hance。

【植物形态】多年生草本。根状茎球状。叶均基生，具长柄，叶片两侧略不相等，心形至深心形，边缘有大小不等三角形重锯齿，有时呈缺刻状，常有不明显白色小斑点，掌状 7—8 条脉，叶柄被卷曲长毛。托叶小，卵状披针形，先端急尖。花葶无毛，花粉红色，数朵，2—3 回二歧聚伞状花序。雄花：花被片 4 枚，红色，外面 2 枚宽卵形，先端钝至圆，内面 2 枚倒卵长圆形，先端圆，基部楔形，雄蕊多数。雌花：花被片 3 枚，外面 2 枚宽卵形至近圆形，内面的倒卵形，基部楔形，花柱 3 枚，柱头外向扭曲呈环状。蒴果无毛，具有不等 3 翅，大的翅近舌状，其余 2 翅窄。种子极多数，小，淡褐色，光滑。花期 5 月，果期 6 月开始。

【分　　布】分布于广西、广东、浙江、江西、湖南、福建、海南和香港。生于海拔 700—1120 米的山地山顶疏林下、石上、悬崖石缝中、山顶林下的潮湿岩石上和山坡林下。

【采　　制】全年可采，除去须根，洗净，晒干或鲜用。

【应　　用】壮医　甜、苦，凉。清热解毒，散结消肿。块根：用于治疗胴咹（胃癌），咯血，血瘀腹痛，跌打损伤。全草：用于治疗暑热烦渴，肺热咳嗽，衄血，咯血，月经不调，儿童肠系膜淋巴结炎。

中医　甘、淡，凉。归肝、肺经。清热凉血、止咳化痰、散瘀消肿。用于治疗中暑发烧，肺热咳嗽，咯血，淋巴结核，血瘀腹痛，扭挫伤，骨折，烧烫伤。

【用法用量】内服煎汤，10—30 克。外用 50—100 克。

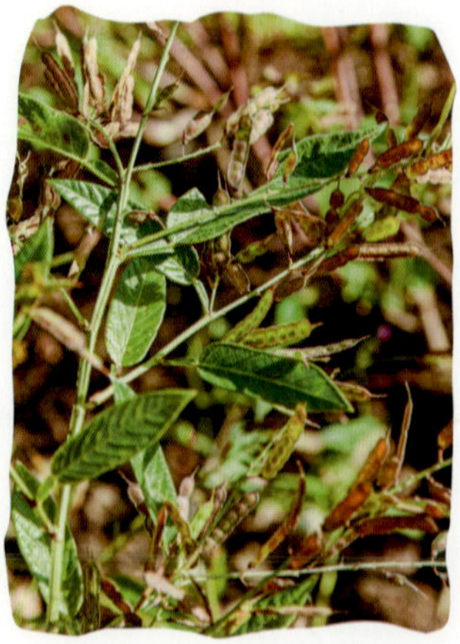

葫芦茶

壮文 Cazbou

【考 证】《生草药性备要》：『味涩，性平。消食杀虫，治小儿五疳。』

【壮 药 名】茶煲。

【中 药 名】葫芦茶。

【药用部位】全株。

【基源植物】豆科植物葫芦茶 *Tadehagi triquetrum*（L.）Ohashi。

【植物形态】灌木或亚灌木。幼枝三棱形，棱上被疏短硬毛，老时渐变无。叶仅具单小叶，托叶披针形，有条纹，叶柄长两侧有宽翅，翅与叶同质，小叶纸质，狭披针形至卵状披针形，先端急尖，基部圆形或浅心形，上面无毛，下面中脉或侧脉疏被短柔毛。总状花序顶生和腋生，被贴伏丝状毛和小钩状毛。花 2—3 朵簇生于每节上，苞片钻形或狭三角形。花萼宽钟形，上部裂片三角形，先端微 2 裂或有时全缘，侧裂片披针形，下部裂片线形；花冠淡紫色或蓝紫色，伸出萼外，旗瓣近圆形，先端凹入，翼瓣倒卵形，基部具耳，龙骨瓣镰刀形，弯曲，瓣柄与瓣片近等长。雄蕊二体，子房被毛，有 5—8 胚珠，花柱无毛。荚果，种子宽椭圆形或椭圆形。花期 6—10 月，果期 10—12 月。

【分 布】分布于广西、广东、福建、江西、海南、贵州、云南。生于海拔 1400 米以下的荒地、山地林缘、路旁。

【采 制】夏、秋二季采挖，晒干，或趁鲜切段，晒干。

【应 用】壮医 微苦，寒。通水道，解热毒，除湿毒。用于治疗贫疹（感冒发热），货咽妈（咽痛），阿意咪（痢疾），笨浮（水肿），能蚌（黄疸），发旺（风湿骨痛），喯疳（小儿疳积），尿毒症，妊娠呕吐，滴虫性阴道炎，月经不调，皮肤溃烂。

中医　微苦，凉。归肺、大肠经。清解热毒，利湿。可预防中暑，用于治疗感冒发热，咽喉肿痛，肠炎，细菌性痢疾，急性肾炎水肿，小儿疳积。

【用法用量】内服煎汤，15—30克（鲜品30—60克）。外用适量。

【注　　意】寒湿泄泻者不宜用，孕妇慎用。

【备　　注】收入《广西壮族自治区壮药质量标准（第一卷）》DYB45-GXZYC0148-2008。

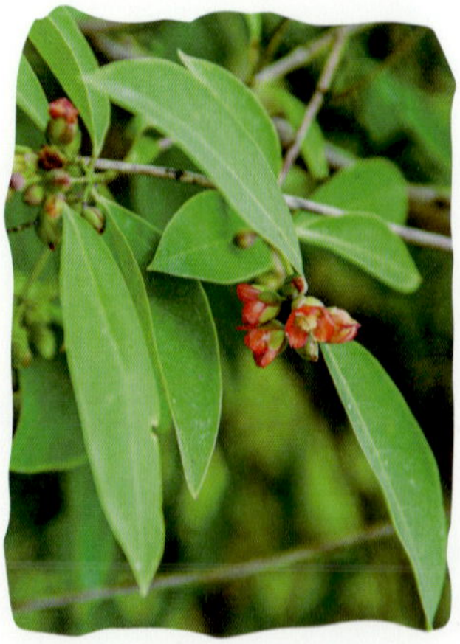

黄牛木叶

壮文 Cazcwzhenj

【考　证】《广西药用植物名录》：『根、叶，清热解暑，消肿。用于感冒，跌打损伤……』

【壮 药 名】茶思现。

【中 药 名】黄牛木叶。

【药用部位】干燥叶。

【基源植物】藤黄科植物黄牛木 *Cratoxylum cochinchinense*（Lour.）Bl.。

【植物形态】落叶灌木或乔木。全体无毛，树干下部有簇生的长枝刺。树皮灰黄色或灰褐色，平滑或有细条纹。枝条对生，幼枝略扁，无毛，淡红色，节上叶柄间线痕连续或间有中断。叶片椭圆形至长椭圆形或披针形，先端骤然锐尖或渐尖，基部钝形至楔形，坚纸质，两面无毛，上面绿色，下面粉绿色，有透明腺点及黑点，中脉在上面凹陷，下面凸起，侧脉每边8—12条，两面凸起，斜展，末端不呈弧形闭合，小脉网状，两面凸起；聚伞花序腋生或腋外生及顶生，有花1—3朵，具梗；萼片椭圆形，先端圆形，全面有黑色纵腺条，果时增大。花瓣粉红、深红至红黄色，倒卵形，先端圆形，基部楔形，脉间有黑腺纹，无鳞片。雄蕊束3枚，柄宽扁至细长。下位肉质腺体长圆形至倒卵形，盔状，顶端增厚反曲。子房圆锥形，3室；花柱3枚，线形，自基部叉开。蒴果椭圆形，棕色，被宿存的花萼包被达2/3以上。花期4—5月，果期6月以后。

【分　　布】分布于广西、广东及云南（南部）。生于海拔1240米以下的丘陵或山地的干燥阳坡上的次生林或灌丛中，能耐干旱，萌发力强。

【采　　制】春、夏二季采收，除去杂质，晒干或鲜用。

【应　　用】壮医　甜、淡、微苦，凉。清热毒，除湿毒，散瘀肿，调谷道。用于治疗痧病，发得（发热），能蚌（黄疸），白冻（泄泻），扭像（扭挫伤），呗农（痈疮），呗叮（疔疮）。

中医　甘、微苦，凉。归肺、肾经。清热解毒，化湿消滞，祛瘀消肿。用于治疗感冒，中暑发热，泄泻，水肿，黄疸，跌打损伤，痈肿疮疖。嫩叶可作清凉饮料，能解暑热烦渴。

【用法用量】内服煎汤，9—15克。

【备　　注】收入《广西壮族自治区壮药质量标准（第二卷）》DYB45-GXZYC0161-2011。

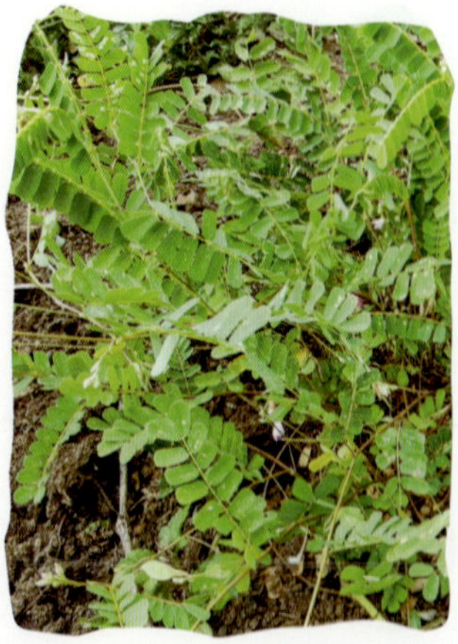

鸡骨草

壮文 Gogukgaeq

【考　证】

《岭南采药录》：『凡黄食症，取其根……服三四次使愈，故名「黄食草」。荚果似猪肾形，而称「猪腰草」。』

【壮 药 名】棵共给。

【中 药 名】鸡骨草。

【药用部位】干燥全株。

【基源植物】豆科植物广州相思子 *Abrus pulchellus* Wall. ex Thwaites subsp. *cantoniensis*（Hance）Verdcourt。

【植物形态】攀援灌木。枝细直，平滑，被白色柔毛，老时脱落。羽状复叶互生；小叶 6—11 对，膜质，长圆形或倒卵状长圆形，先端截形或稍凹缺，具细尖，上面被疏毛，下面被糙伏毛，叶脉两面均隆起；小叶柄短。总状花序腋生；花小，聚生于花序总轴的短枝上；花梗短；花冠紫红色或淡紫色。荚果长圆形，扁平，顶端具喙，被稀疏白色糙伏毛，成熟时浅褐色，有种子 4—5 颗。种子黑褐色，种阜蜡黄色，明显，中间有孔，边具长圆状环。花期 8 月。

【分　　布】分布于广西、广东、湖南。生于海拔约 200 米的疏林、灌丛、山坡。泰国有分布。

【采　　制】全年均可采挖，除去泥沙，干燥。

【应　　用】壮医　甜、微苦，微寒。清热毒，除湿毒，消肿痛。用于治疗能蚌（黄疸），肝硬化，北嘻（乳腺炎），火眼。

中医　甘、微苦，凉。归肝、胃经。利湿退黄，清热解毒，疏肝止痛。用于治疗湿热黄疸，胁肋不舒，胃脘胀痛，乳痈肿痛。

【用法用量】内服煎汤，15—30 克。外用适量。

【备　　注】收入《广西壮族自治区壮药质量标准（第二卷）》DYB45-GXZYC0102-2011。

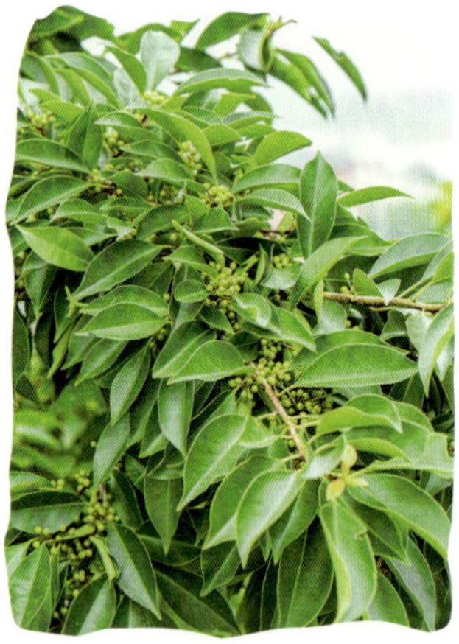

救必应

壮文 Maexndeihmeij

【考 证】

《岭南采药录》：『味苦，清热散毒。』

《广西本草选编》：『清热解毒，消肿止痛。』

【壮 药 名】美内妹。

【中 药 名】救必应。

【药用部位】干燥树皮。

【基源植物】冬青科植物铁冬青 *Ilex rotunda* Thunb.。

【植物形态】灌木或乔木。树皮灰色至灰黑色。叶卵形、倒卵形或椭圆形，先端短渐尖，基部楔形或钝，全缘，稍反卷，叶面绿色，背面淡绿色；叶柄上面具狭沟；托叶钻状线形，早落。聚伞花序或伞形状花序具，单生于当年生枝的叶腋内。雄花序总花梗无毛，花白色，花冠辐状，开放时反折。雌花序总花梗无毛，花白色，花冠辐状，退化雄蕊长约为花瓣的1/2。果近球形或稀椭圆形，成熟时红色，具宿存萼。花期4月，果期8—12月。

【分 布】分布于广西、江苏、安徽、浙江、江西、福建、台湾、湖北、湖南、广东、香港、海南和云南等地。生于海拔400—1100米的山坡常绿阔叶林中和林缘。

【采 制】夏、秋二季剥取，晒干。

【应 用】壮医 苦，寒。调谷道，清热毒，除湿毒。用于治疗货烟妈（咽痛），痧病，胴尹（胃痛），白冻（泄泻），阿意咪（痢疾），渗裆相（烧伤）。

中医 苦，寒。归肺、胃、大肠、肝经。清热解毒，利湿止痛。用于治疗暑湿发热，咽喉肿痛，湿热泻痢，脘腹胀痛，风湿痹痛，湿疹，疮疖，跌打损伤。

【用法用量】内服煎汤，9—30克。外用适量，煎浓汤涂敷患处。

【备 注】收入《广西壮族自治区壮药质量标准（第二卷）》DYB45-GXZYC0167-2011。

马蹄金

壮文 Byaekcenzlik

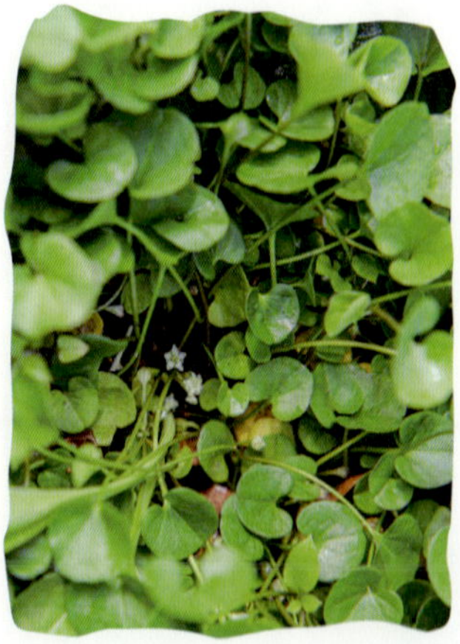

【壮 药 名】碰浅力。

【中 药 名】马蹄金。

【药用部位】干燥全草。

【基源植物】旋花科植物马蹄金 *Dichondra micrantha* Urban。

【植物形态】匍匐小草本。节上生根。叶肾形至圆形，先端宽圆形或微缺，基部阔心形，叶面微被毛，背面被贴生短柔毛，全缘，具长叶柄。花单生叶腋。花冠钟状，黄色，深5裂。蒴果近球形，小，短于花萼。种子1—2颗，黄色至褐色，无毛。

【分　　布】中国长江以南及台湾等地均有分布。生于海拔1300—1980米的山坡草地、路旁、沟边。

【采　　制】春、夏二季采收，干燥。

【应　　用】壮医　苦、微辣，寒。通龙路，利水道，清热毒，散瘀消肿。用于治疗能蚌（湿热黄疸），阿意咪（痢疾），肉扭（淋病），狠尹（疖肿），林得叮相（跌打损伤），唉百银（百日咳），北嘻（乳腺炎），尿路结石，陆裂（咳血），额哈（毒蛇咬伤）。

中医　甘、苦，寒。归肝、胆、肾、膀胱经。清热解毒，利湿通淋，散瘀消肿。用于治疗湿热黄疸，痢疾，砂石淋痛，白浊，水肿，疮疡肿毒，跌打损伤。

【用法用量】内服煎汤，6—15克（鲜品30—60克）。外用适量，捣敷。

【备　　注】收入《广西壮族自治区壮药质量标准（第一卷）》DYB45-GXZYC0039-2008。

【考　证】

《广西中药志》：『味淡、微酸，性凉，无毒。利尿，散瘀，止痛。治五淋，痢疾……』

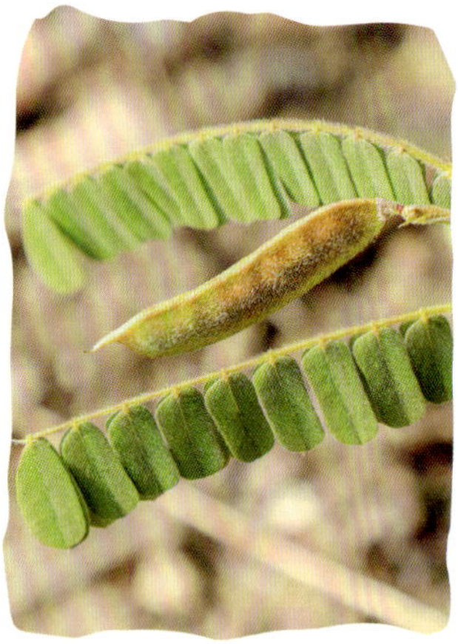

毛鸡骨草

壮文 Go'ndokgaeq

【考证】《广西药用植物名录》：『用于传染性肝炎，小儿疳积……』

【壮 药 名】棵骼给。

【中 药 名】毛鸡骨草。

【药用部位】干燥全株。

【基源植物】豆科植物毛相思子 *Abrus pulchellus* subsp. *mollis*（Hance）Verdc.。

【植物形态】藤本。茎疏被黄色长柔毛。羽状复叶，叶柄和叶轴被黄色长柔毛。托叶钻形，小叶 10—16 对，膜质，长圆形，最上部两枚常为倒卵形，先端截形，具细尖，基部圆或截形，上面被疏柔毛，下面密被白色长柔毛。总状花序腋生，总花梗被黄色长柔毛，花冠粉红色或淡紫色。荚果长圆形，扁平，密被白色长柔毛，顶端具喙，有种子 4—9 颗，种子黑色或暗褐色，卵形，扁平。花期 8 月，果期 9 月。

【分　　布】分布于广西、广东、福建。生于海拔 200—1700 米的山谷、路旁疏林、灌丛。

【采　　制】全年均可采挖，除去泥沙，干燥。

【应　　用】壮医　苦、微甜，寒。通水道、谷道，调龙路，清热毒，散瘀止痛。用于治疗急慢性肝炎，水蛊（肝硬化腹水），风湿骨痛，林得叮相（跌打损伤），额哈（毒蛇咬伤），北嘻（乳腺炎），心头痛（胃痛）。

中医　甘、苦，凉。归肝、胃经。清热解毒，舒肝止痛。用于治疗急性肝炎，慢性肝炎，胁肋不舒，胃脘胀痛，乳腺炎。

【用法用量】内服煎汤，15—30 克。

【备　　注】收入《广西壮族自治区壮药质量标准（第一卷）》DYB45-GXZYC0054-2008。

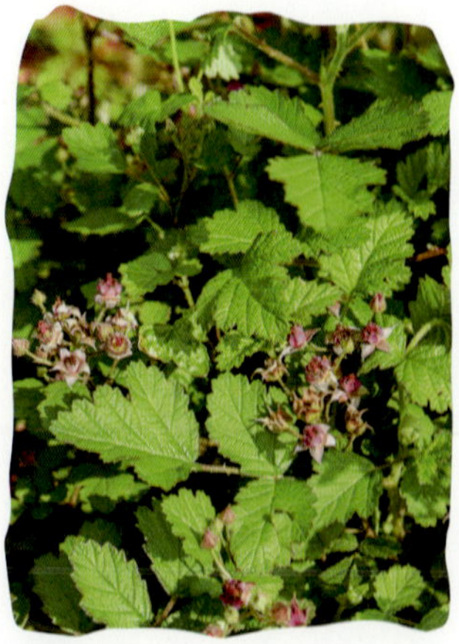

茅莓

壮文 Makdumh

【考证】《岭南采药录》：『蛇抱簕，味酸、涩，除疥癞，杀虫，治汗斑……』

【壮药名】芒东。

【中药名】茅莓、茅莓根。

【药用部位】干燥地上部分、干燥根。

【基源植物】蔷薇科植物茅莓 *Rubus parvifolius* L.。

【植物形态】灌木。枝被柔毛和稀疏钩状皮刺。小叶3枚，在新枝上偶有5枚，菱状圆形或倒卵形，顶端圆钝或急尖，基部圆形或宽楔形，上面伏生疏柔毛，下面密被灰白色绒毛，边缘有不整齐粗锯齿或缺刻状粗重锯齿，常具浅裂片；叶柄被柔毛和稀疏小皮刺；托叶线形具柔毛。伞房花序顶生或腋生，稀顶生花序成短总状，具花数朵至多朵，被柔毛和细刺；花瓣粉红至紫红色，基部具爪；子房具柔毛。果实卵球形，红色。花期5—6月，果期7—8月。

【分　　布】分布于广东、广西、湖南、湖北、江苏、浙江、福建、黑龙江、吉林、辽宁、河北、河南、山西、陕西、甘肃、江西、安徽、山东、台湾、四川、贵州。生于海拔400—2600米的山坡杂木林下、向阳山谷、路旁、荒野。

【采　　制】地上部分：春、夏二季花开时采割，除去杂质，晒干。根：冬季至翌年春季采收。除去须根及泥沙，晒干。

【应　　用】壮医　地上部分：苦、涩，寒。通龙路，利水道，清热毒，散瘀止痛。用于治疗肉扭（淋证），能含能累（湿疹），狠尹（疖子）。根：甜，平。调龙路，止血，止疼痛，通水道。用于治疗鹿勒（呕血），阿意咪（痢疾），笨浮（水肿），肉扭（淋证），产弧腊胴尹（产后腹痛），呗奴（瘰疬），林得叮相（跌打损伤），仲嘿喯尹（痔疮，）坝农（痈疽），呗叮（疔疮）。

中医　地上部分：苦、涩，微寒。归心、肝经。活血消肿，清热解毒，祛风湿。用于治疗跌扑损伤，风湿痹痛，疮痈肿毒。根：苦、涩，微寒。归肝、肺、肾经。活血消肿，祛风利湿。用于治疗跌扑损伤，痈肿，风湿痹痛。

【用法用量】内服煎汤，15—30 克。外用适量，捣烂敷患处。

【备　　注】收入《广西壮族自治区壮药质量标准（第一卷）》DYB45-GXZYC0103-2008。

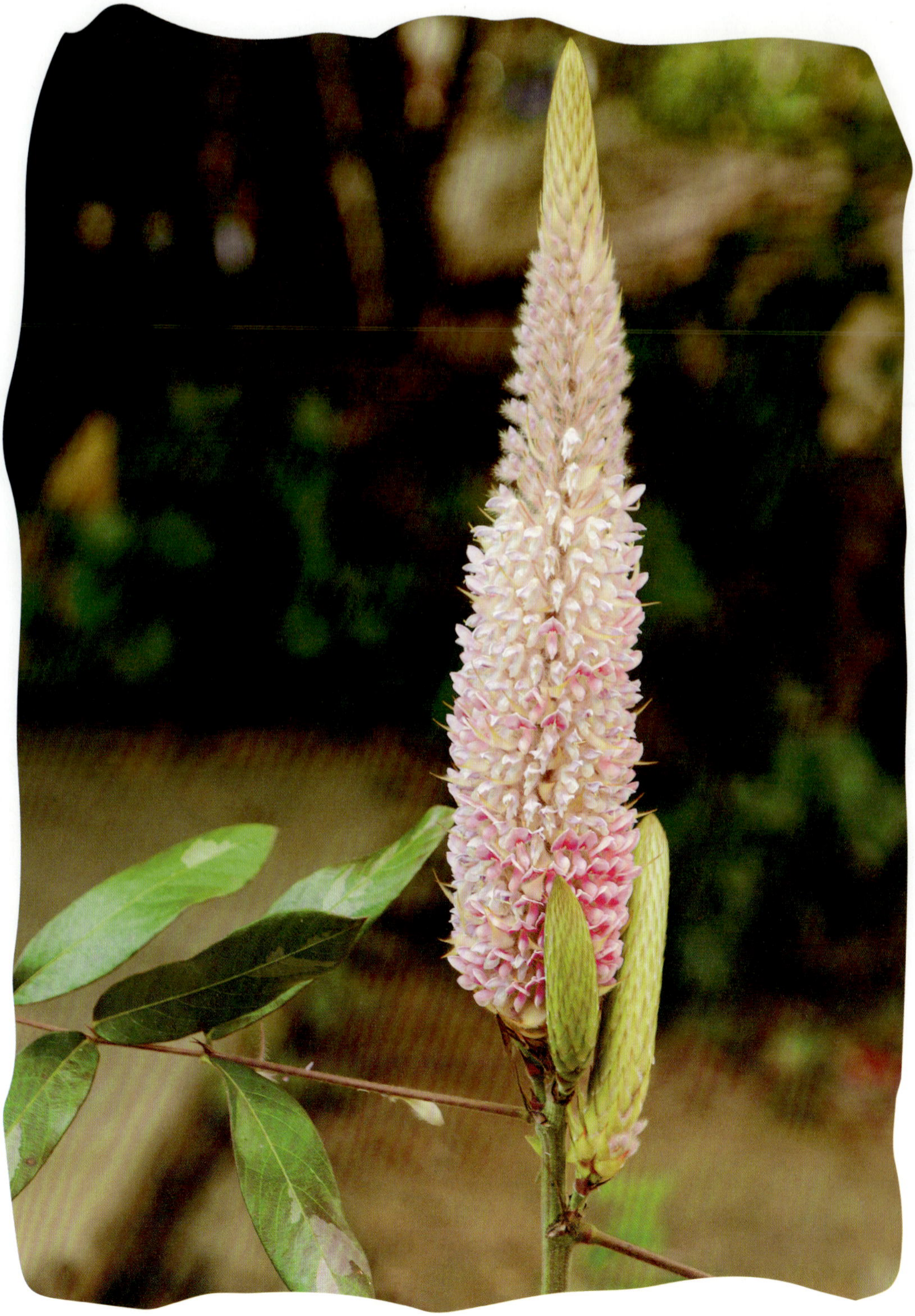

密马

密马

壮文 Gomijma

【考　证】

《广西中药资源名录》：『全草用于小便刺痛。』

【壮 药 名】棵密麻。
【中 药 名】密马。
【药用部位】全草。
【基源植物】豆科植物美花兔尾草 *Uraria picta*（Jacq.）Desv. ex DC.。
【植物形态】亚灌木或灌木。分枝少，被灰色短糙毛。叶为奇数羽状复叶，小叶5—7枚，极少为9枚。托叶卵形，中部以上突然收缩成尾尖，有灰色长缘毛。小叶硬纸质，线状长圆形或狭披针形，先端狭而尖，基部圆。小托叶刺毛状。总状花序顶生，长10—30厘米。苞片长披针形，基部稍狭，先端渐尖。花后，花梗增至8毫米，花萼5深裂，被长毛和缘毛。花冠蓝紫色，稍伸出于花萼之外，旗瓣圆形。雄蕊二体，子房无毛，有胚珠3—5枚。荚果铅色。花、果期4—10月。
【分　　布】分布于广西、四川、贵州、云南及台湾。多生于海拔400—1500米的草坡上。
【采　　制】全年均可采挖，洗净，晒干。
【应　　用】壮医　甜、淡，平。清热毒，散肿结，解疮毒。用于治疗笨浮（慢性肾炎），肾病综合征，呗奴（瘰疬，淋巴结结核），额哈（毒蛇咬伤），呗农（痈疮），呗叮（疔疮）。

中医　枝叶：甘，平。散寒除湿。用于治疗感冒发热，肌肉酸痛。根：甘，平。平肝，和胃，安神。用于治疗头晕，食欲不振，心烦不宁。
【用法用量】内服煎汤，15—30克。

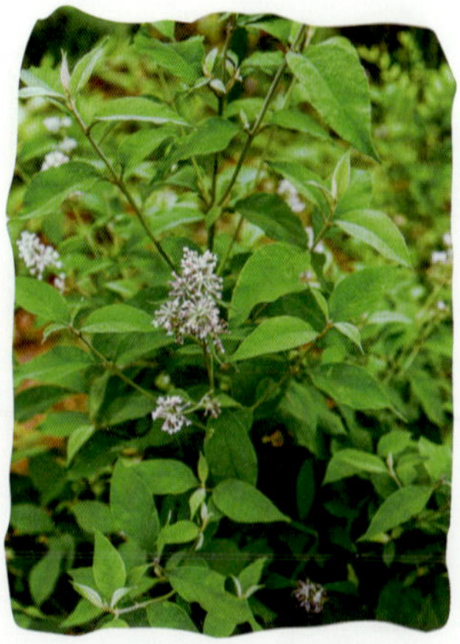

密蒙花

壮文 Vamai

【考证】《滇南本草》：『祛风，明目，退翳。』

【壮药名】华埋。
【中药名】密蒙花。
【药用部位】干燥花蕾和花序。
【基源植物】马钱科植物密蒙花 *Buddleja officinalis* Maxim.。
【植物形态】灌木。小枝略呈四棱形。小枝、叶下、叶柄和花序均密被灰白色星状短绒毛。叶对生，叶片纸质，狭椭圆形、长卵形、卵状披针形或长圆状披针形，顶端渐尖、急尖或钝，基部楔形或宽楔形，有时下延至叶柄基部，通常全缘，稀有疏锯齿。花多而密集，组成顶生聚伞圆锥花序；花冠紫堇色，后变白色或淡黄白色，喉部橘黄色。蒴果椭圆状，2 瓣裂，外果皮被星状毛，基部有宿存花被。花期 3—4 月，果期 5—8 月。
【分　　布】分布于广西、广东、湖南、湖北、山西、陕西、甘肃、江苏、安徽、福建、河南、四川、贵州、云南和西藏等地。生于海拔 200—2800 米的向阳山坡、河边，村旁的灌木丛、林缘。
【采　　制】春季花未开放时采收，除去杂质，干燥。
【应　　用】壮医　甜，微寒。清热毒，明目退翳。用于治疗火眼，眼生翳膜，视物昏花。

中医　甘，微寒。归肝经。清热泻火，养肝明目，退翳。用于治疗目赤肿痛，多泪羞明，目生翳膜，肝虚目暗，视物昏花。

【用法用量】内服煎汤，3—9 克。
【备　　注】收入《广西壮族自治区瑶药材质量标准（第二卷）》DYB45-GXYYC0180-2021。

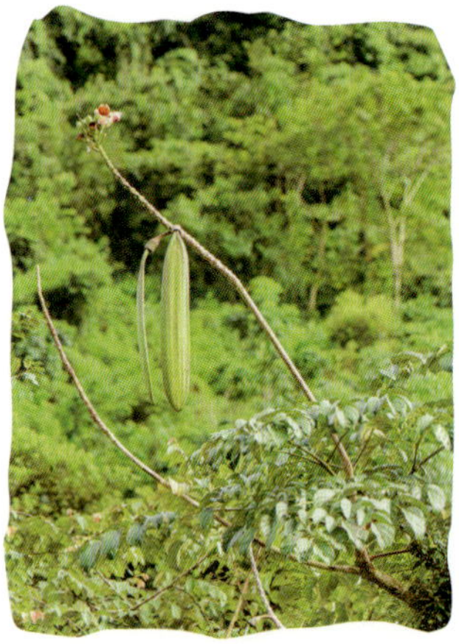

千层纸

壮文 Gogoeg

【考 证】

《广西中药资源名录》：『千层纸，树皮用于黄疸型肝炎……种子，用于清肺利咽……』

【壮 药 名】棵工。

【中 药 名】千层纸。

【药用部位】干燥成熟种子、树皮。

【基源植物】紫葳科植物木蝴蝶 *Oroxylum indicum*（L.）Vent.。

【植物形态】乔木。树皮厚，有皮孔。小枝皮孔极多而突起，叶痕明显而大。叶对生，大型奇数二至四回羽状复叶，着生于茎干近顶端，小叶多数，小叶片三角状卵形，先端短渐尖，基部圆形或宽楔形而偏斜，全缘，上面绿色，下面淡绿色，两面无毛，干后蓝色。总状聚伞花序顶生，长 40—150 厘米，花萼钟状，紫色，先商平截，宿存，花冠橙红色，肉质，长 3—9 厘米，钟形，先端 5 浅裂，裂片大小不等，雄蕊 5 枚，插生于花冠筒中部，伸出于花冠外，花丝基部被绵毛，其中 1 花丝较短，花盘磊，肉质，花柱柱头 2 片开裂。蒴果木质，扁平，长 40—120 厘米，宽 5—8.5 厘米，先端短尖，基部楔形，边缘稍内弯，中间有一条微突出的背缝，成熟时沿腹缝线裂开，果瓣具中肋。种子多数，种子被白色半透明的薄翅。花期 7—10 月，果期 10—12 月。

【分 布】分布于广西的南部、西南部、西北部地区。生于海拔 1000 以下的山坡、溪边、山谷灌木、山地疏林。

【采 制】秋、冬二季采收成熟果实，曝晒至果实开裂，取出种子，晒干。树皮，全年可采，取下树皮，切段，晒干。

【应 用】壮医 种子：苦、甜，微寒。调气道、谷道，清热毒，除湿毒，消肿痛。用于治疗埃病（咳嗽），货烟妈（咽痛），胴尹（胃痛），肝炎，图爹病（肝硬化），仲嘿喯尹（痔疮），渗裆相（烧烫伤），林得叮相（跌打损伤）。树皮：微苦，微寒。清热毒，除湿毒，消肿痛。用于治疗传染性黄疸肝炎，货烟妈（咽喉肿痛）。

中医　微苦、甘，微寒。归肺、肝、胃经。利咽润肺，疏肝和胃，敛疮生肌。用于治疗咽痛喉痹，声音嘶哑，咳嗽，肝胃气痛，疮疡久溃不敛，浸淫疮。

【用法用量】内服煎汤，6—9克。

【备　　注】收入2000年版《中国药典》一部。

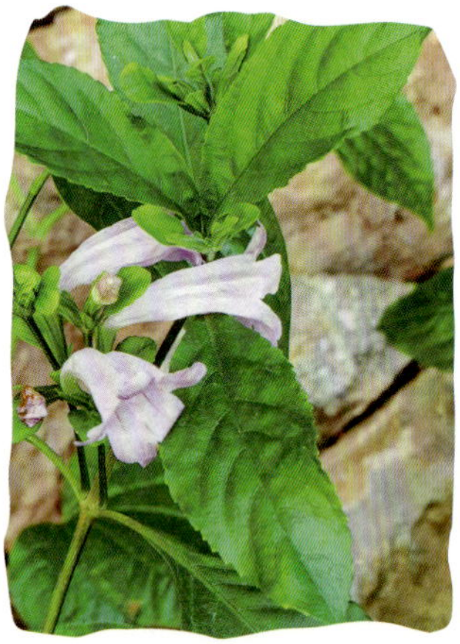

南板蓝根

壮文 Gohungh

【考　证】
《广西本草选编》：『味甘、苦，性寒。清热解毒，凉血消肿。主治乙脑，流感，肝炎……』

【壮 药 名】楳烘。
【中 药 名】南板蓝根。
【药用部位】干燥根茎及根。
【基源植物】爵床科植物马蓝 *Strobilanthes cusia*（Nees）Kuntze。
【植物形态】草本。茎稍木质化，通常成对分枝，幼嫩部分和花序均被锈色鳞片状毛。叶柔软，纸质，椭圆形或卵形，顶端短渐尖，基部楔形，边缘有稍粗的锯齿，两面无毛，干时黑色。穗状花序直立。蒴果，无毛；种子卵形。花期 11 月。
【分　　布】分布于广西、广东、海南、香港、台湾、云南、贵州、四川、福建、浙江。常生于潮湿的地方。
【采　　制】夏、秋二季采挖，除去地上茎，洗净，干燥。
【应　　用】壮医　苦，寒。通火路，调气道、谷道，祛风毒，清热毒，消肿止痛。用于治疗丹毒，贫痧（流感，上呼吸道感染），流脑，航靠谋（腮腺炎），货烟妈（咽喉炎、口腔炎、扁桃体炎），能蚌（肝炎），红眼病，血热身痒。

中医　苦，寒。归心、胃经。清热解毒，凉血。用于治疗温病发斑，丹毒，流感，流脑。
【用法用量】内服煎汤，9—15 克。
【注　　意】脾胃虚寒者、无实火热毒者慎服。
【备　　注】收入《广西壮族自治区壮药质量标准（第一卷）》DYB45-GXYYC0117-2008。

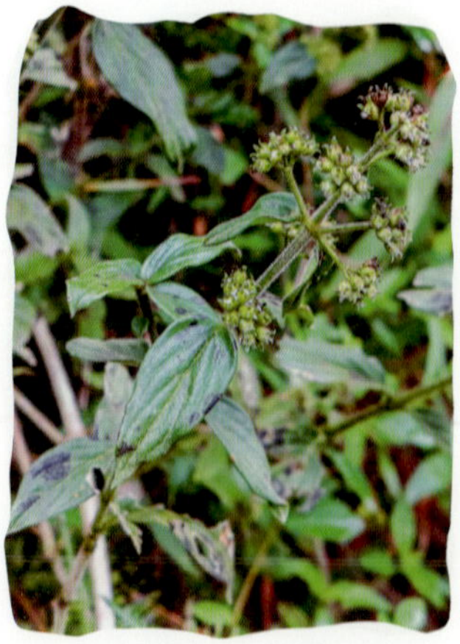

牛白藤

壮文 Gaeumoxgauj

【考证】《广西中草药》：『味甘、淡，性凉。清血，解毒，止咳。用于中暑……』

【壮 药 名】勾抹告。

【中 药 名】牛白藤。

【药用部位】全草。

【基源植物】茜草科植物牛白藤 *Hedyotis hedyotidea*（DC.）Merr.。

【植物形态】藤状灌木。嫩枝方柱形，被粉末状柔毛，老时圆柱形。叶对生，长卵形或卵形，顶端短尖或短渐尖，基部楔形或钝，上面粗糙，下面被柔毛；叶柄上面有槽；托叶顶部截平，有 4—6 条刺状毛。花序腋生和顶生，由 10—20 朵花集聚而成一伞形花序，花冠白色。蒴果近球形，宿存萼檐裂片外反，成熟时室间开裂为 2 果爿，果爿腹部直裂。花期 4—7 月。

【分　　布】分布于广西、广东、云南、贵州、福建和台湾等地。生于低海拔至中海拔沟谷灌丛或丘陵坡地。

【采　　制】夏、秋二季采收，切片，干燥。

【应　　用】壮医　甜、淡，寒。通气道、谷道，调火路，清热毒，祛风毒，止咳化痰。用于治疗中暑，贫痧（感冒），埃病（咳嗽），胃肠炎，仲黑啼尹（痔疮出血），发旺（风湿骨痛），林得叮相（跌打损伤），能含能累（湿疹），北嘻（乳腺炎），啼呗啷（带状疱疹）。

中医　甘、淡，凉。归肺、肝经。清热解暑，祛风活络，消肿解毒。用于治疗中暑发热，感冒咳嗽，风湿骨痛，跌打损伤，皮肤瘙痒。

【用法用量】内服煎汤，15—30 克。外用适量，煎水洗患处。

【备　　注】收入《广西壮族自治区壮药质量标准（第一卷）》DYB45-GXZYC0049-2011。

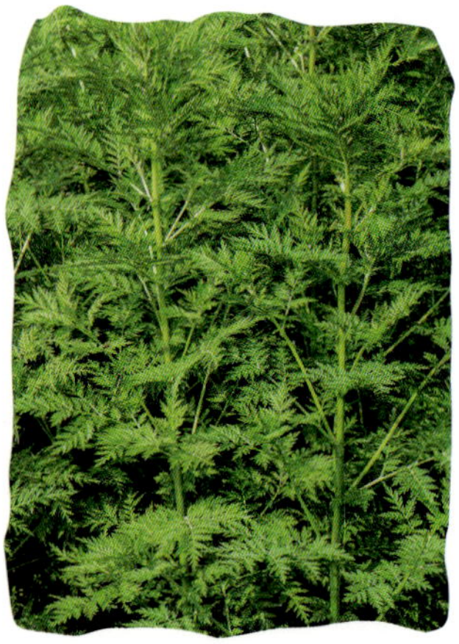

青蒿

壮文 Ngaihsaeq

【考　证】

《滇南本草》：『去湿热，治痰火嘈杂。消痰，上清头目痰火眩晕，头晕……』

【壮 药 名】埃虽。

【中 药 名】青蒿。

【药用部位】干燥地上部分。

【基源植物】菊科植物黄花蒿 *Artemisia annua* L.。

【植物形态】一年生草本。植株有浓烈的挥发性香气。茎直立，具纵条纹，多分枝，光滑无毛。基生叶平铺地面，开花时凋谢；茎生叶互生，幼时绿色，老时变为黄褐色，无毛，有短柄，向上渐无柄；叶片通常为三回羽状全裂，裂片短细，有极小粉末状短柔毛，上面深绿色，下面淡绿色，具细小的毛或粉末状腺状斑点；叶轴两侧具窄翅；茎上部的叶向上逐渐细小呈条形。头状花序细小，球形，具细软短梗，多数组成圆锥状；总苞小，球状，花全为管状花，黄色，外围为雌花，中央为两性花。瘦果椭圆形。花期8—10月，果期10—11月。

【分　　布】分布于中国南北各地。生于旷野、山坡、路边、河岸等处。

【采　　制】秋季花盛开时采割，除去老茎，阴干。

【应　　用】壮医　苦、辣，寒。清热毒，除湿毒，补阴虚。用于治疗瘴病，痧病，发得（发热），能蚌（黄疸），白冻（泄泻）。

中医　苦、辛，寒。归肝、胆经。清虚热，除骨蒸，解暑热，截疟，退黄。用于治疗温邪伤阴，夜热早凉，阴虚发热，骨蒸劳热，暑邪发热，疟疾寒热，湿热黄疸。

【用法用量】内服煎汤，6—12克，后下。

【备　　注】收入《广西壮族自治区壮药质量标准（第二卷）》DYB45-GXZYC0104-2011。

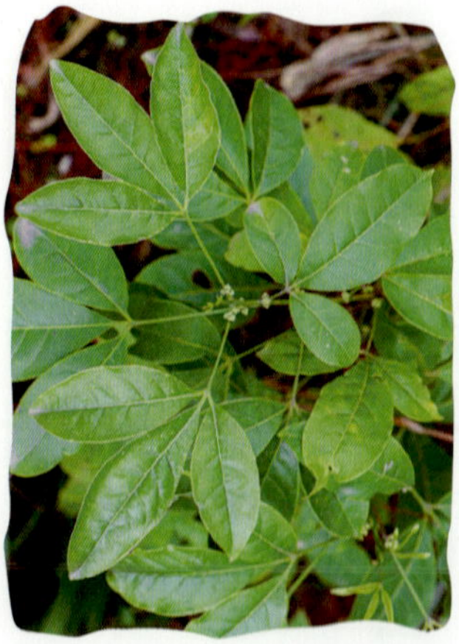

三叉苦

壮文 Gosamnga

【考　证】

《广西本草选编》：『根、叶，味苦，性寒，清热解毒……』

【壮 药 名】棵三咖。

【中 药 名】三叉苦。

【药用部位】茎。

【基源植物】芸香科植物三叉苦 *Melicope pteleifolia*（Champion ex Bentham）T. G. Hartley。

【植物形态】乔木，树皮灰白或灰绿色，光滑，纵向浅裂，嫩枝的节部常呈压扁状，小枝的髓部大，枝叶无毛。3 小叶，有时偶有 2 小叶或单小叶同时存在，叶柄基部稍增粗，小叶长椭圆形，两端尖，有时倒卵状椭圆形，全缘，油点多；小叶柄甚短。花序腋生，很少同时有顶生，花甚多；萼片及花瓣均 4 片，萼片细小，花瓣淡黄色或白色，常有透明油点，干后油点变暗褐至褐黑色。雄花的退化，雌蕊细垫状凸起，密被白色短毛；雌花的不育，雄蕊有花药而无花粉，花柱与子房等长或略短，柱头头状。分果瓣淡黄色或茶褐色，散生肉眼可见的透明油点，每分果瓣有 1 颗种子；种子蓝黑色，有光泽。花期 4—6 月，果期 7—10 月。

【分　　布】分布于广西、广东、福建、台湾、江西、海南、贵州及云南。生于平地至海拔 2000 米的山地，常见于较荫蔽的山谷湿润地方，阳坡灌木丛中偶有生长。

【采　　制】全年均可采收，切块片，干燥。

【应　　用】壮医　苦，寒。清热毒，除湿毒，通龙路、火路，消肿止痛。用于治疗贫痧（感冒），坐骨神经痛，林得叮相（跌打损伤），发旺（风湿性关节炎），能含能累（湿疹），皮炎，狠尹（疖肿），黄蜂蜇伤。

中医　苦，寒。归肺、肝经。清热解毒，祛风除湿，消肿止痛。用于治疗风热感冒，咽喉肿痛，风湿痹痛，跌打损伤，疮疡，皮肤瘙痒。

【用法用量】内服煎汤，10—15 克。外用适量，捣烂外敷。

【备　　注】收入《广西壮族自治区壮药质量标准（第一卷）》DYB45-GXZYC0013-2008。

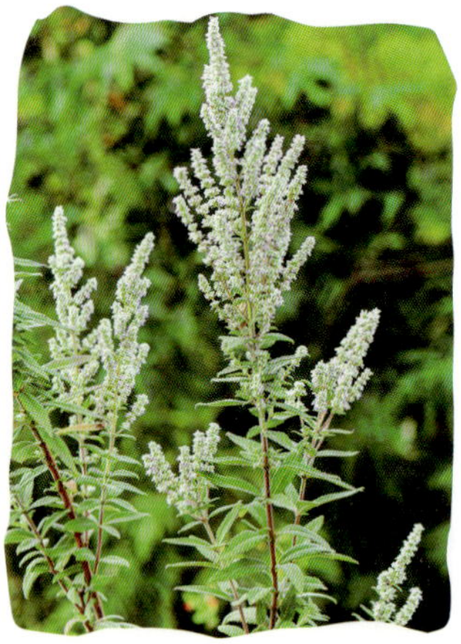

三叶香茶菜

壮文 Hazriengvaiz

【考　证】

《广西药用植物名录》：『清热解毒，化痰止咳，消肿。用于外感发热，咳嗽……』

【壮 药 名】哈良怀。

【中 药 名】三叶香茶菜。

【药用部位】干燥全草。

【基源植物】唇形科植物牛尾草 *Isodon ternifolius*（D.Don）Kudo。

【植物形态】多年生粗壮草本或半灌木至灌木。茎直立，具分枝，六棱形，密被绒毛状长柔毛。叶对生及 3—4 枚轮生，披针形，狭椭圆形，稀卵长圆形，上面榄绿色，具皱纹，被疏柔毛至小长柔毛，下面较淡，网脉隆起，密被灰白色或污黄色绒毛，叶柄极短。由聚伞花序组成的穗状圆锥花序极密集，顶生及腋生，在分枝及主茎端又组成顶生的复合圆锥花序，聚伞花序小，密集，多花，具极短的梗，常连钱状排列，有时间断；苞叶叶状，披针形至卵形，乃至极小而呈苞片状。花萼花时钟形，密被灰白色或污黄色长柔毛，果时花萼增大，管状，直立，萼齿 5 枚，三角形，等大。花冠白色至浅紫色，上唇有紫斑，小，外面被长柔毛，冠檐二唇形，上唇具 4 圆裂，外反，下唇圆状卵形，内凹。雄蕊 4 枚，与下唇近等长，从不伸出。花柱不伸出花冠下唇或有时微超出。小坚果卵圆形，腹面具棱，背面圆形。花期 9 月至翌年 2 月，果期 12 月至翌年 4 月或 5 月。

【分　　布】分布于广西、广东、云南及贵州等地。生于海拔 140—2200 米的空旷山坡上或疏林下。

【采　　制】全年可采，除去杂质，干燥。

【应　　用】壮医　苦、微辣，寒。通谷道、水道，清热毒，除湿毒。用于治疗贫痧（感冒），能蚌（黄疸），笨浮（肾炎），膀胱炎，货烟妈（咽喉炎），发旺（风湿骨痛），外伤出血，脓疱疮，能含能累（湿疹），渗裆相（烧烫伤）。

中医　苦、微辛，凉。归肺、胃经。清热解毒，利湿。用于治疗感冒，咳嗽，牙痛，咽喉炎，急性肾炎，膀胱炎，风湿肿痛，刀伤出血。

【用法用量】内服煎汤，15—30 克。外用适量。

【备　　注】收入《广西壮族自治区壮药质量标准（第一卷）》DYB45-GXZYC0015-2008。

山豆根

壮文 Lagdujbyaj

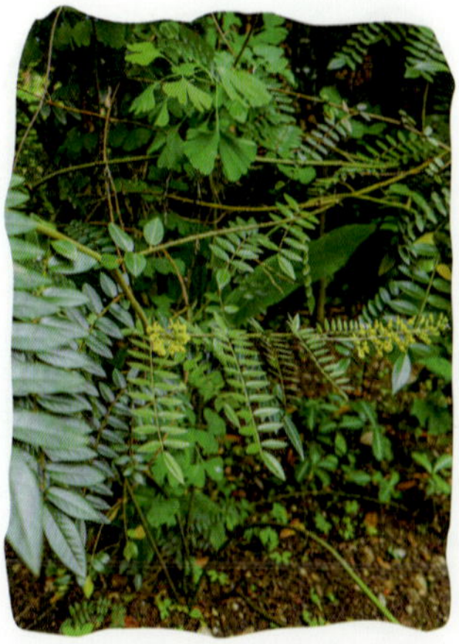

【壮 药 名】壤笃岜。

【中 药 名】山豆根。

【药用部位】干燥根及根茎。

【基源植物】豆科植物越南槐 *Sophora tonkinensis* Gagnep. 。

【植物形态】小灌木。直立或平卧。根圆柱状，少分枝，根皮黄褐色。茎分枝少，密被短柔毛。奇数羽状复叶，互生。小叶片 11—19 枚，椭圆形或长圆状卵形，顶端小叶较大，先端急尖或短尖，基部圆形，上面疏被短柔毛，背面密被灰棕色短柔毛。总状花序顶生，密被短毛。小花梗被细毛。花萼阔钟状，外被疏毛，先端 5 裂。花冠黄白色，旗瓣卵圆形，翼瓣长于旗瓣。雄蕊 10 枚，离生，子房具柄，圆柱形，密被长柔毛，花柱弯曲，柱头圆形，具长柔毛。荚果密被长柔毛，种子黑色，有光泽，椭圆形，种脐小。花期 5—7 月，果期 8—12 月。

【分　　布】分布于广西、广东、贵州、云南、江西等地。生于海拔 900—2000 米的亚热带或温带的石山、石灰岩山地的灌木林中。

【采　　制】秋季采挖，除去杂质，洗净，干燥。

【应　　用】壮医　苦，寒，有小毒。调龙路、火路，通气道、水道，清热毒，止痛。用于治疗货烟妈（咽痛），牙龈肿痛，埃病（咳嗽），能蚌（黄疸），阿意咪（痢疾），宫颈糜烂，仲嘿喯尹（痔疮），呗农（痈疮），痤疮，痂（疥癣），蛇虫犬咬伤。

中医　苦，寒，有毒。归肺、胃经。清热解毒，消肿利咽。用于治疗火毒蕴结，咽喉肿痛，齿龈肿痛。

【用法用量】内服煎汤，3—6 克。外用适量。

【备　　注】收入《广西壮族自治区壮药质量标准（第一卷）》DYB45-GXZYC0026-2008。

【考　证】

《本草图经》：『山豆根生剑南（今四川）山谷，今广西亦有，以忠州（今广西南宁）、万州（今重庆）者佳。』

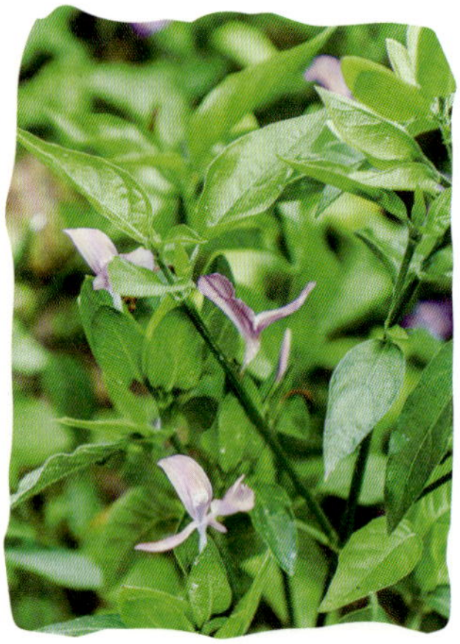

山蓝

壮文 Gondenglamz

【壮 药 名】棵登蓝。
【中 药 名】山蓝。
【药用部位】全草。
【基源植物】爵床科植物观音草 *Peristrophe bivalvis* (Linnaeus) Merrill。
【植物形态】多年生，直立草本。枝多数，交互对生，具5—6钝棱和同数的纵沟，小枝被褐红色柔毛，老枝具淡褐色皮孔。叶卵形或有时披针状卵形，顶端短渐尖至急尖，基部阔楔尖或近圆，全缘，纸质，干时黑紫色，嫩叶两面被褐红色柔毛，老时上面渐无毛。侧脉每边5—6条，叶柄长约5毫米。聚伞花序，由2或3个头状花序组成，腋生或顶生。总花梗长3—5毫米，后被柔毛。总苞片2—4枚，阔卵形，卵形或椭圆形，不等大，顶端急尖，基部楔形，干时黑紫色或稍透明，有脉纹，被柔毛。花萼小，裂片披针形，被柔毛。花冠粉红色，被倒生短柔毛，冠管直，宽约1.5毫米，喉部稍内弯，上唇阔卵状椭圆形，顶端微缺，下唇长圆形，浅3裂；雄蕊伸出，花丝被柔毛，药室线形，下方的1室较小；花柱无毛，柱头2裂。花期冬春。
【分　　布】分布于广西、广东、海南、湖南、湖北、福建、江西、江苏、上海、贵州、云南等地。生于海拔500—1000米的林下。
【采　　制】夏、秋二季采收，鲜用或晒干。
【应　　用】壮医　清热毒，止咳，散瘀血。用于治疗肺炎，陆嘞（咯血），阿幽脘（糖尿病），林得叮相（跌打损伤）等。

中医　苦、辛，寒。清热解毒，凉血熄风，散瘀消肿。用于治疗肺热咳嗽，肺痨咯血，吐血，小儿惊风，咽喉红肿，口生疮，小便淋痛，痈肿疮疖，瘰疬，跌打肿痛，外伤出血，毒蛇咬伤。
【用法用量】内服煎汤，9—15克（鲜品倍量）。外用适量。
【注　　意】孕妇慎服。

【考　证】

《广西本草选编》：『山蓝，味微甘淡，气香，性凉。凉血止血……』

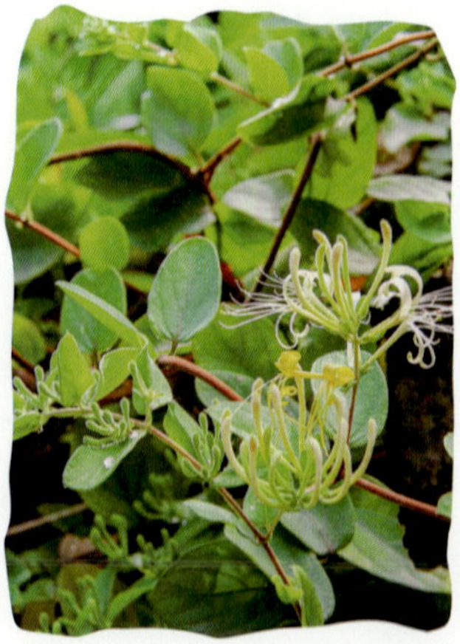

山银花

壮文 Mgaenzvabya

【考　证】

《滇南本草》：『味苦，性寒。清热，解诸疮……』

《岭南采药录》：『味甘，性寒，无毒。清热解毒，能消痈疽疔毒……』

【壮 药 名】银华岜。

【中 药 名】山银花。

【药用部位】干燥花蕾或带初开的花。

【基源植物】忍冬科植物灰毡毛忍冬 *Lonicera macranthoides* Hand.-Mazz.、菰腺忍冬 *Lonicera hypoglauca* Miq. 或华南忍冬 *Lonicera confusa* DC. 。

【植物形态】灰毡毛忍冬　半常绿藤本。幼枝、叶柄和总花梗均被开展的黄白色或金黄色长糙毛和稠密的短糙毛，并散生短腺毛。小枝红褐色或紫红褐色，老枝赭红色。叶近革质或厚纸质，卵形至卵状矩圆形或长圆状披针形至披针形，顶端长渐尖或锐尖，基部圆形或微心形，边缘有长糙睫毛，上面中脉和下面脉上有长、短两种糙毛，并夹杂极少数橘红色或淡黄色短腺毛，下面网脉隆起；叶柄长3—10毫米。花微香，双花腋生，常于小枝梢密集成多节的伞房状花序。总花梗长1—8毫米。苞片、小苞片和萼齿都有糙毛和腺毛；苞片披针形至条形，长2—5毫米，与萼筒等长或略较长。小苞片卵形或圆卵形，长约1毫米，为萼筒长的2/5—1/2。萼筒长约2毫米，无毛或有时被短糙毛，萼齿长三角状披针形至三角形，长1—2毫米，长超过宽。花冠白色，后变黄色，长3.5—9厘米，外被多少开展的糙毛、微毛和小腺毛，唇形，筒长为唇瓣的2—2.5倍，内面有密柔毛，唇瓣内面有疏柔毛，上唇裂片长卵形，下唇反卷。雄蕊和花柱均略超出花冠，无毛。果实黑色，圆形或椭圆形，长8—12毫米。花期4—5月，果熟期7—8月。

菰腺忍冬　落叶藤本。幼枝、叶柄、叶下面和上面中脉及总花梗均密被上端弯曲的淡黄褐色短柔毛，有时还有糙毛。叶纸质，卵形至卵状矩圆形，顶端渐尖或尖，基部近圆形或微心形，下面有时粉绿色，有无柄或具极短柄的黄色至橘红色蘑菇形腺。双花单生至多朵集生于侧生短枝上，或于小枝顶集合成总状，总花梗比叶柄短或有时较长。苞片条状披针形，与萼筒几等长，外面有短糙毛和缘毛。小苞片圆卵形或卵形，顶端钝，很少卵状披针形而顶渐尖，长约为萼筒的 1/3，有缘毛。萼筒无毛或有时略有毛，萼齿三角状披针形，花冠唇形，白色，有时有淡红晕，后变黄色，筒比唇瓣稍长，外面疏生倒微伏毛，并常具无柄或有短柄的腺。雄蕊与花柱均稍伸出，无毛。果实黑色。花期 4—6 月，果熟期 10—11 月。

华南忍冬　半常绿藤本。幼枝、叶柄、总花梗、苞片、小苞片和萼筒均密被灰黄色卷曲短柔毛，并疏生微腺毛；小枝淡红褐色或近褐色。叶纸质，卵形至卵状矩圆形，顶端尖或稍钝而具小短尖头，基部圆形、截形或微心形，幼时两面有短糙毛，老时上面变无毛；叶柄长 5—10 毫米。花有香味，双花腋生或于小枝或侧生短枝顶集合成具 2—4 节的短总状花序，有明显的总苞叶。总花梗长 2—8 毫米。苞片披针形，小苞片圆卵形或卵形，顶端钝，有缘毛。萼筒长 1.5—2 毫米，被短糙毛。萼齿披针形或卵状三角形，长 1 毫米，外密被短柔毛。花冠白色，后变黄色，长 3.2—5 厘米，唇形，筒直或有时稍弯曲，外面被多少开展的倒糙毛和长、短两种腺毛，内面有柔毛，唇瓣略短于筒。雄蕊和花柱均伸出，比唇瓣稍长，花丝无毛。果实黑色，花期 4—5 月，有时 9—10 月开第二次花，果熟期 10 月。

【分　　布】灰毡毛忍冬　分布于广西、广东、四川、浙江、江西、福建、台湾、湖南、贵州、云南和西藏。生于海拔 400—500 米的山谷和山坡林中或灌丛中，在云南和西藏可达 1200—1500 米。

菰腺忍冬　分布于广东，广西，安徽，浙江，江西，福建，台湾，湖北，湖南，四川，贵州及云南。生于海拔 200—1500 米的灌丛或疏林中。

华南忍冬　分布于广西、广东和海南。生于丘陵地的山坡、杂木林和灌丛中及平原旷野路旁或河边，海拔最高达800米。

【采　　制】夏初花开放前采收，除去枝叶杂质，干燥。

【应　　用】壮医　甜、苦，寒。清热毒，除湿毒，通谷道，利水道。用于治疗贫痧（感冒发热），阿意咪（痢疾），白冻（肠炎），货烟妈（扁桃体炎），肺痨，墨病（哮喘），火眼，急性阑尾炎，鹿勒（吐血），陆裂（咯血），兵淋勒（血崩），阿意勒（便血），笨浮（慢性肾炎），大小便不通，乳腺炎，外伤感染，呗（无名肿毒），疮疡溃烂。

中医　甘，寒。归肺、心、胃经。清热解毒，凉散风热。用于治疗痈肿疔疮，喉痹，丹毒，热毒血痢，风热感冒，温病发热。

【用法用量】内服煎汤，6—15克。外用适量，水煎外洗。

【备　　注】收入《广西壮族自治区壮药质量标准（第一卷）》DYB45-GXZYC0029-2008。

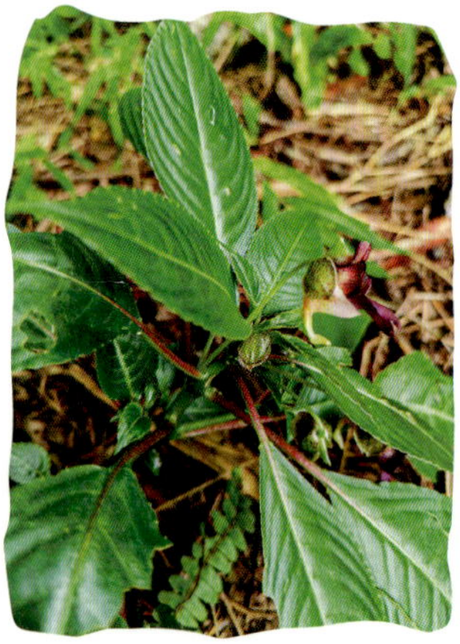

石凤仙

壮文 Dizfwngi

【考　证】未找到。

【壮 药 名】底奉。

【中 药 名】石凤仙。

【药用部位】全草。

【基源植物】凤仙花科植物龙州凤仙花 *Impatiens morsei* Hook. f.。

【植物形态】一年生草本。全株无毛。茎粗壮，肉质，直立，分枝或不分枝，带紫褐色，下部长裸露，叶互生，具柄，常密集于茎上部，叶片卵形、椭圆形或卵状长圆形，顶端短尖或急尖，基部楔形或渐尖，边缘具细锯齿或小圆齿，齿端具小尖，基部具1对球形的腺体，侧脉9—12对。两面无毛。无总花梗，花梗单生于上部叶腋，长4—5厘米，无苞片，花后伸长。白色、粉红色或紫色，内面具橙色斑点。侧生萼片2枚，绿色，斜圆形，旗瓣圆形，顶端二裂，背面中肋增厚，翼瓣具柄，唇瓣檐部舟状或漏斗状，基部急狭成内弯短于檐部的短距。花丝长，线形。子房纺锤形，顶端弯喙尖。蒴果未见。

【分　　布】分布于广西龙津、龙州、陆川、那坡等地。生于海拔400—950米的山谷水旁密林下阴湿处。

【采　　制】全年均可采收，切段晒干或鲜用。

【应　　用】壮医　微酸、涩、苦，寒。清热解毒，散瘀消肿，续筋接骨。用于治疗夺扼（骨折），疮痈疔毒，皮肤过敏。

　　中医　未收录。

【用法用量】鲜品外用适量。

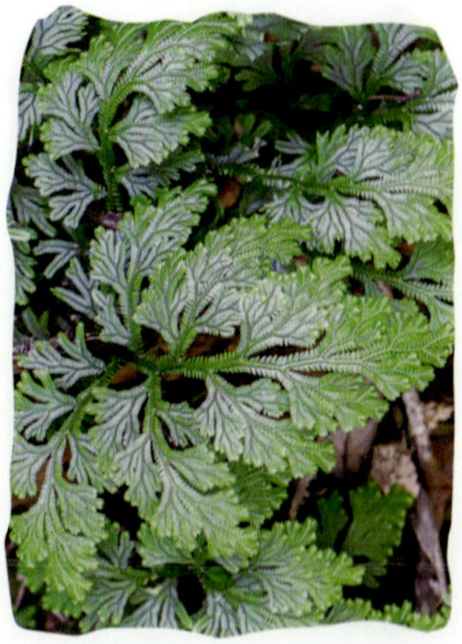

石上柏

壮文 Fouxndoengz

【考证】《广西本草选编》："清热解毒……"

【壮 药 名】否侬。

【中 药 名】石上柏。

【药用部位】干燥全草。

【基源植物】卷柏科植物深绿卷柏 *Selaginella doederleinii* Hieron.。

【植物形态】多年生草本。主茎直立或倾斜，具棱，禾秆色，常在分枝处生出支撑根（根托），多回叉状分枝。叶二型，侧叶和中叶各2行；侧叶在小枝上呈覆瓦状排列，向枝的两侧紧靠斜展，卵状长圆形，钝头，基部心形，叶缘内侧下方有微锯齿，外侧的中部以下几全缘，两侧上方均有疏锯齿；中叶2行，彼此以覆瓦状交互排列直向枝端，卵状长圆形，先端渐尖具短刺头，基部心形，边缘有锯齿，中脉龙骨状向上隆起，前后中叶的中脉相接成狭脊状。孢子囊穗常为2个并生于小枝顶端，四棱形；孢子叶4列，交互覆瓦状排列，卵状三角形，先端长渐尖，边缘有锯齿，龙骨状。孢子囊近球形，大孢子囊生于囊穗中部，小孢子囊生于中部以上，或有的囊穗全为小孢子囊。

【分　　布】分布于广西、广东、浙江、江西、福建、台湾、湖南、西南及安徽等地。生于海拔200—1000米的林下湿地、溪边或石上。

【采　　制】全年可采，洗净，晒干。

【应　　用】壮医　甜，平。通龙路，调气道，解热毒，止血。用于治疗埃病（咳嗽），货烟妈（咽痛），癌症，隆芡（痛风），火眼，北嘻（乳腺炎），鼻炎。

　　中医　甘，平。归肺、大肠经。清热解毒，抗癌，止血。用于治疗癌症，肺炎，急性扁桃体炎，眼结膜炎，乳腺炎。

【用法用量】内服煎汤，10—30克。外用鲜品适量，捣烂敷患处。

【备　　注】收入《广西壮族自治区壮药质量标准（第二卷）》DYB45-GXZYC0049-2011。

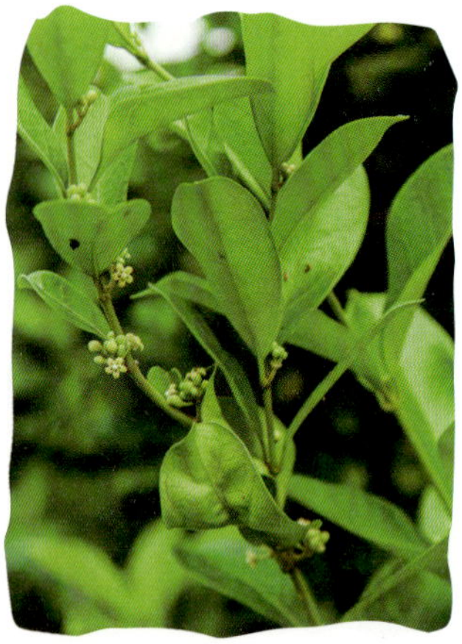

武靴藤

壮文 Gaeubeuzgeng

【考证】《广西中药资源名录》：『全株用于感冒、胆囊炎、肝区痛……』

【壮 药 名】勾瓢更。
【中 药 名】武靴藤。
【药用部位】叶。
【基源植物】萝藦科植物匙羹藤 *Gymnema sylvestre*（Retz.）Schult.。
【植物形态】全株具乳汁，茎具皮孔，幼枝被微毛。叶对生，叶柄被短柔毛，先端具丛生腺体，叶片倒卵形或卵状长圆形，仅叶脉被微毛，侧脉4—5对。聚伞花序伞形状，腋生，花序梗和花梗被短柔毛，花萼片5枚，裂片被缘毛，内面基部有腺体5个，花冠略向右覆盖，副花冠厚而成硬条带，着生于花冠裂片弯缺下，雄蕊5枚，着生于花冠筒的基部，花药先端具膜片，花粉块长圆形，直立，柱头伸出花药之外。蓇葖果羊角状，长5—9厘米。种子卵形，先端轮生白色绢质种毛。花期5—9月，果期10月至翌年1月。
【分　　布】分布于广西上思、横县、邕宁、武鸣、龙州、平果、东兰、桂平、贵港、北流、博白、柳江、藤县、合浦、浦北、容县、宁明等地。生于丘陵及山坡灌丛或疏林中。
【采　　制】全年可采收，晒干或鲜用。
【应　　用】壮医　苦，平，有小毒。调火路，除湿毒，祛风毒，杀虫止痒。用于治疗贫疹（感冒），发得（发热），埃病（咳嗽），货烟妈（咽喉肿痛），发旺（风湿骨痛），阿幽脘（糖尿病），仲嘿喯尹（痔疮），呗叮（疔疮），额哈（毒蛇咬伤），枪弹伤，体虱，呗农（疮疡），额哈（毒蛇咬伤），呗农（痈疮肿毒）。

中医　根或嫩枝叶：苦，平。归心、肝、脾经。清热凉血，排脓消肿，止痛生肌。用于治疗风湿痹痛，咽喉肿痛，瘰疬，乳痈，疮疖，湿疹，无名肿毒，毒蛇咬伤。
【用法用量】内服煎汤，15—30克。外用鲜品适量，捣敷。
【注　　意】孕妇慎用。

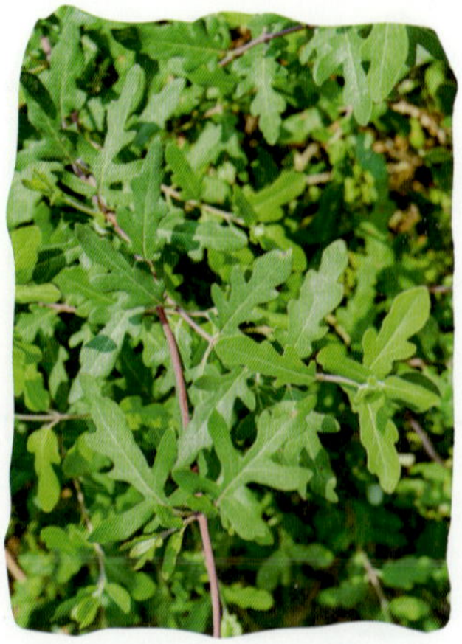

水银花

壮文 Ngenzvaraemx

【考证】《广西中药资源名录》：『清热解毒，凉散风热。』

【壮 药 名】银花忍。

【中 药 名】水银花。

【药用部位】花蕾、待初开的花。

【基源植物】忍冬科植物水忍冬 *Lonicera dasystyla* Rehd.。

【植物形态】藤本。小枝、叶柄和总花梗均密被灰白色微柔毛，幼枝紫红色。叶纸质，卵形或卵状矩圆形，茎下方的叶有时呈不规则羽状中裂，顶端钝或近圆形，基部圆形、截形或有时微心形，两面无毛或疏生短柔毛和微柔毛，叶柄长 4—10 毫米。双花生于小枝梢叶腋，集合成总状花序，芳香。总花梗长 0.4—1.2 厘米。苞片极小，三角形，远比萼筒短。小苞片卵圆形，极小。萼筒稍有白粉，萼齿为宽三角形、半圆形至卵形，顶端钝或圆。花冠白色，近基部带紫红色，长 2—3.5 厘米，筒长 1.4—1.7 厘米，外面略被倒生，微柔伏毛或无毛，上唇与筒几等长，裂片矩圆状披针形。雄蕊与花冠几等长，花丝基部有疏柔毛，花药条形。花柱伸出，下方 1/3 有柔毛或无毛。果实黑色。花期 3—4 月，果熟期 8—10 月。

【分　　布】分布于广东、广西。生于海拔 300 米以下的水边灌丛中。

【采　　制】每年 3—4 月花蕾或初开时采收，干燥。

【应　　用】壮医　甜，寒。调气道、谷道，清热毒，祛风毒，除湿毒。用于治疗发得（感冒），发得（发热），货烟妈（咽炎），阿意咪（痢疾），呗农（痈疮），呗叮（疔疮）。

中医　清热解毒，凉散风热。用于治疗痈肿疔疮，丹毒，喉痹，热毒血痢，温病发热，风热感冒。

【用法用量】内服煎汤，6—15 克（鲜品加倍）。

【备　　注】收入《中国药典》2000 年版。

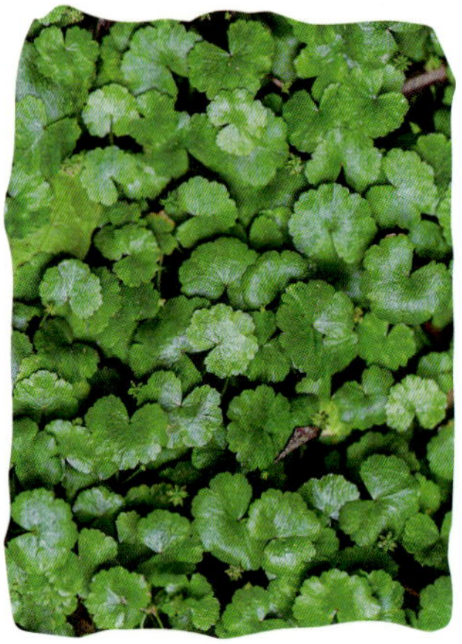

天胡荽

壮文 Nya'ndauhndeih

【考　证】《滇南本草》：『味辛、苦，性寒。发汗，散诸风头痛，明目……』

【壮 药 名】雅挠内。

【中 药 名】天胡荽。

【药用部位】干燥全草。

【基源植物】伞形科植物天胡荽 *Hydrocotyle sibthorpioides* Lam.。

【植物形态】多年生草本，有气味。茎细长而匍匐，平铺地上成片，节上生根。叶片膜质至草质，圆形或肾圆形，基部心形，两耳有时相接，不分裂或 5—7 裂，裂片阔倒卵形，边缘有钝齿，表面光滑，背面脉上疏被粗伏毛，有时两面光滑或密被柔毛。叶柄无毛或顶端有毛，托叶略呈半圆形，薄膜质，全缘或稍有浅裂。伞形花序与叶对生，单生于节上。花序梗纤细，短于叶柄 1—3.5 倍。小总苞片卵形至卵状披针形，膜质，有黄色透明腺点，背部有 1 条不明显的脉。小伞形花序有花 5—18 朵，花无柄，花瓣卵形，绿白色，有腺点。花丝与花瓣同长或稍超出，花药卵形。果实略呈心形，两侧扁压，中棱在果熟时极为隆起，成熟时有紫色斑点。花果期 4—9 月。

【分　　布】分布于广西、广东、陕西、江苏、安徽、浙江、江西、福建、湖南、湖北、台湾，四川、贵州、云南等地。通常生长在海拔 475—3000 米的湿润的草地、河沟边、林下。

【采　　制】全年可采收，除去杂质，干燥。

【应　　用】壮医　苦、辣，寒。清热毒，除湿毒，通气道水道，调龙路，消肿散结。用于治疗能蚌（黄疸），墨病（哮喘），埃病（咳嗽），货烟妈（咽喉肿痛），喯疳（疳积），呗农（痈肿），林得叮相（跌打损伤），笨浮（肾炎水肿），勒爷发得（小儿高热），肉扭（淋证），北嘻（乳腺炎），火眼，呗奴（瘰疬），痂（癣）。

中医　苦、辛，寒。归肺、肝经。清热解毒，利湿退黄，止咳，消肿散结。用于治疗湿热黄疸，咳嗽，百日咳，咽喉肿痛，目赤云翳，淋证，湿疹，带状疱疹，疮疡肿毒，跌打瘀肿。

【用法用量】内服煎汤，10—15 克（鲜品加倍）。外用鲜品适量，捣烂敷患处。

【备　　注】收入《广西壮族自治区壮药质量标准（第一卷）》DYB45-GXZYC0040-2008。

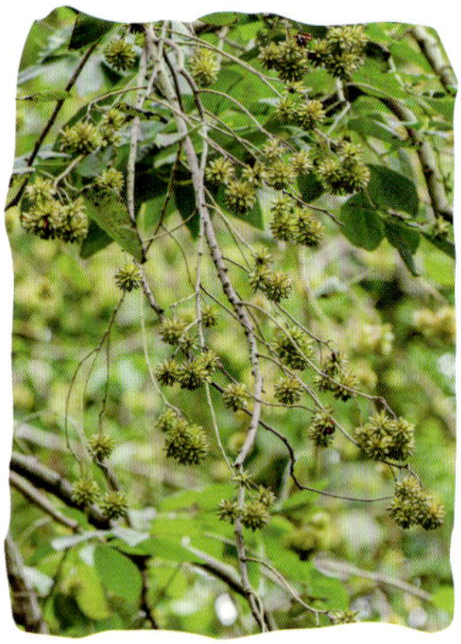

喜树果

壮文 Makmeizraek

【考　证】

喜树，原名旱莲。《植物名实图考》有『旱莲生南昌西山』的记载。

【壮 药 名】芒美扔。

【中 药 名】喜树果。

【药用部位】成熟果实。

【基源植物】蓝果树科植物喜树 *Camptotheca acuminata* Decne.。

【植物形态】落叶乔木。树皮灰色或浅灰色，纵裂成浅沟状。小枝圆柱形，平展，嫩枝紫绿色，有灰色微柔毛，多年生枝浅褐色或淡灰色，光滑，有圆形或卵形皮孔；冬芽腋生，圆锥状，卵形的鳞片4枚，外面有短柔毛。叶互生，纸质，扩圆状卵形或矩圆状椭圆形，顶端短锐尖，基部近圆形或阔楔形，全缘，叶面亮绿色，幼时脉上有短柔毛，其后无毛，叶背淡绿色，生短柔毛，中脉在叶背凸起，侧脉11—15对；叶柄幼时有微柔毛，其后无毛。顶生或腋生头状花序几球形，多由2—9个头状花序组成圆锥花序，且常上部为雌花序，下部为雄花序，总花梗圆柱形，幼时有微柔毛。花杂性，同株，苞片3枚，内外两面均有短柔毛。花萼杯状，5浅裂，裂片齿状，边缘睫毛状。花瓣淡绿色，5枚，外面密被短柔毛，早落。花盘显著，微裂。雄蕊10枚，外轮5枚常长于花瓣，内轮5枚较短，花药4室。子房在两性花中发育良好，下位，花柱分2枝。翅果矩圆形，顶端具宿存的花盘，两侧具窄翅，幼时绿色，干燥后黄褐色。花期5—7月，果期9月。

【分　　布】分布于广西、广东、云南、福建、江西、江苏南部、浙江、湖北、湖南、四川、贵州等地。常生于海拔1000米以下的林边或溪边。

【采　　制】秋季果实成熟尚未脱落时采收，干燥。

【应　　用】壮医　苦、涩，寒，有毒。通调龙路、火路，清热毒，化瘀散结。用于治疗胃癌，食道癌，肠癌，膀胱癌，白血病，淋巴肉瘤，血吸虫病引起的肝脾肿大，痂怀（牛皮癣）。

中医　苦、涩，寒，有毒。归肝、胃、大肠、膀胱经。抗癌，散结，破血化瘀。用于治疗胃癌，肠癌，慢性粒细胞白血病，绒毛膜上皮癌，恶性葡萄胎，淋巴肉瘤，血吸虫病引起的肝脾肿大。

【用法用量】内服煎汤，3—9 克。外用适量。

【备　　注】收入《广西壮族自治区壮药质量标准（第一卷）》DYB45-GXZYC0147-2008。

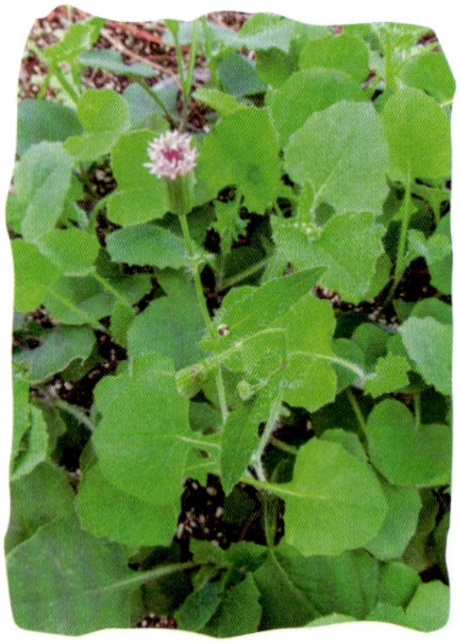

一点红

壮文 Golizlung

【考 证】《岭南采药录》：『味甘，性平。治肠痔泻血，利小儿积虫，治五痔……』

【壮 药 名】棵立龙。

【中 药 名】一点红。

【药用部位】全草。

【基源植物】菊科植物一点红 *Emilia sonchifolia*（L.）DC.。

【植物形态】一年生草本。茎直立或斜升，常自基部分枝，灰绿色，无毛或被疏短毛。叶质较厚，下部叶密集，大头羽状分裂，顶生裂片大，宽卵状三角形，顶端钝或近圆形，具不规则的齿，侧生裂片常 1 对，长圆形或长圆状披针形，顶端钝或尖，具波状齿，叶面深绿色，叶背常变紫色，两面被短卷毛。中部茎叶疏生，较小，卵状披针形或椭圆状披针形，无柄，基部箭状抱茎，顶端急尖，全缘或有不规则细齿。上部叶少数，线形。头状花序长 8—14 毫米，开花前下垂，花后直立，常 2—5，在枝端排列成疏伞房状。总苞圆柱形，约与小花等长。小花粉红色或紫色。瘦果圆柱形，具 5 棱，冠毛白色。花果期 7—10 月。

【分 布】分布于广西、广东、云南、贵州、四川、湖北、湖南、江苏、浙江、安徽、海南、福建、台湾。常生于海拔 800—2100 米的山坡荒地、田埂、路旁。北京栽培，逸生。

【采 制】夏、秋二季采挖，干燥，或趁鲜切段，干燥。

【应 用】壮医 苦，寒。通龙路、火路，清热毒，祛风毒，除湿毒，杀虫。用于治疗发旺（风湿骨痛），笨浮（急、慢性肾炎），能蚌（肝炎），埃病（慢性支气管炎、肺炎），贫痧（感冒），火眼，货烟妈（口腔溃疡、咽喉炎），呗叮（疔疮），呗农（痈肿），呗奴（瘰疬），肉裂（血淋），隆白呆（带下），额哈（毒蛇咬伤）。

中医　微苦，凉。归肺、胃经。清解热毒，利尿。用于治疗泄泻，痢疾，尿路感染，上呼吸道感染，结膜炎，口腔溃疡，疮痈。

【用法用量】内服煎汤，15—30克（鲜品30—60克）。外用适量，捣烂敷患处。

【备　　注】收入《广西壮族自治区壮药质量标准（第一卷）》DYB45-GXZYC0002-2008。

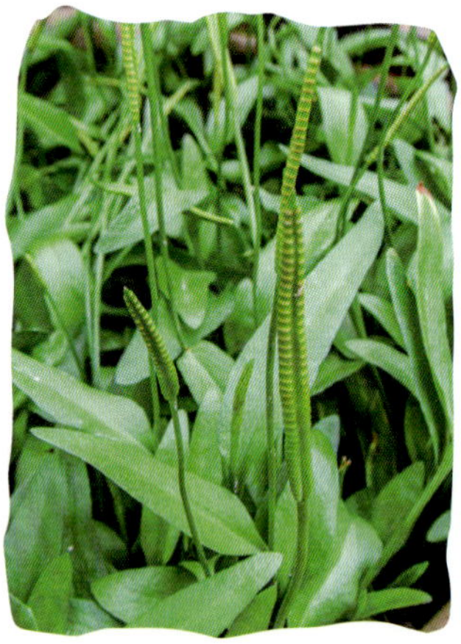

一支箭

壮文 Gosamlig

【考　证】
《广西本草选编》：『味微甘、酸，性凉。清热解毒，止痛。』

【壮 药 名】棵三灵。
【中 药 名】一支箭。
【药用部位】全草。
【基源植物】瓶尔小草科植物瓶尔小草 *Ophioglossum vulgatum* L.。
【植物形态】根状茎短而直立，具一簇肉质粗根，如匍匐茎一样向四面横走，生出新植物。叶通常单生，总叶柄长6—9厘米，深埋土中，下半部为灰白色，较粗大。营养叶为卵状长圆形或狭卵形，长4—6厘米，宽1.5—2.4厘米，先端钝圆或急尖，基部急剧变狭并稍下延，无柄，微肉质到草质，全缘，网状脉明显。孢子叶长9—18厘米或更长，较粗健，自营养叶基部生出，孢子穗长2.5—3.5厘米，宽约2毫米，先端尖，远超出于营养叶之上。
【分　　布】分布于湖北、四川、陕西（南部）、贵州、云南、台湾、西藏等地。生于林下，垂直分布高达3000米。
【采　　制】夏、秋二季采收，洗净，晒干或鲜用。
【应　　用】壮医　微甜、酸，寒。清热毒，除湿毒，消肿痛。用于治疗北嘻（乳腺炎），呗农（痈疮），呗叮（疔疮），林得叮相（跌打损伤）。

中医　甘，微寒。归肺、胃经。清热凉血，解毒镇痛。用于治疗肺热咳嗽，肺痈，肺痨吐血，小儿高热惊风，目赤肿痛，胃痛，疔疮痈肿，蛇虫咬伤，跌打肿痛。
【用法用量】内服煎汤，10—15克。外用鲜品适量，捣敷。

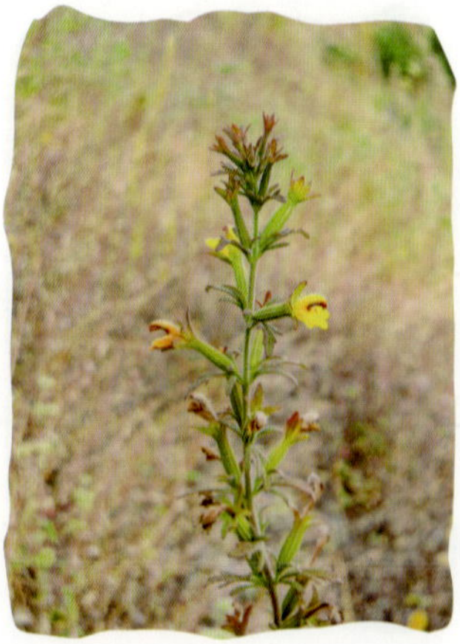

金钟茵陈

壮文 Dojyincaenz

【考　证】

《滇南本草》："滇南谓之金钟茵陈。茎叶似蒿，有利湿退黄之功，故以「茵陈」名之。花冠管状唇形，黄色，故曰「金钟」。"

【壮 药 名】拓茵陈。

【中 药 名】金钟茵陈。

【药用部位】全草。

【基源植物】玄参科植物阴行草 *Siphonostegia chinensis* Benth.。

【植物形态】一年生草本。全株密被锈色短毛。茎单一，直立，上部多分枝，茎上部淡红色。叶对生，无柄或具短柄，叶片二回羽状全裂，条形或条状披针形。花对生于茎枝上部，成疏总状花序，花梗极短，有1对小苞片，线形，萼筒有10条显著的主脉，萼齿5枚，长为筒部的1/4—1/3，花冠上唇红紫色，下唇黄色，筒部伸直，上唇镰状弯曲，下唇先端3裂，褶襞高拢成瓣状，外被短柔毛，雄蕊4枚，二强，花丝基部被毛，下部与花冠筒合生，花柱长，先端稍粗而弯曲。蒴果宽卵圆形，包于宿存萼内。种子黑色。花期7—8月，果期8—10月。

【分　　布】分布于广西邕宁、武鸣、桂林、临桂、全州、兴安、永福、灌阳、资源、恭城、隆林、罗城、宜州、扶绥、宁明、龙州等地。生于山坡、草地、路边。

【采　　制】8—9月间割取全草，切段，晒干或鲜用。

【应　　用】壮医　苦，寒。调龙路，除湿毒，清热毒，止血。用于治疗贫痧（感冒），货烟妈（咽痛），能蚌（黄疸），幽扭（淋证），肝炎，阿意咪（便血），叮相噢嘞（外伤出血），歇啥（滴虫性阴道炎），稻田性皮炎，能啥（瘙痒）。

中医　苦，凉。清热利湿，凉血止血，祛瘀止痛。用于治疗湿热黄疸，肠炎痢疾，小便淋浊，痈疽丹毒，尿血，便血，外伤出血，痛经，瘀血经闭，跌打损伤，关节炎。

【用法用量】内服煎汤，9—15克（鲜品30—60克）。外用适量，捣敷。

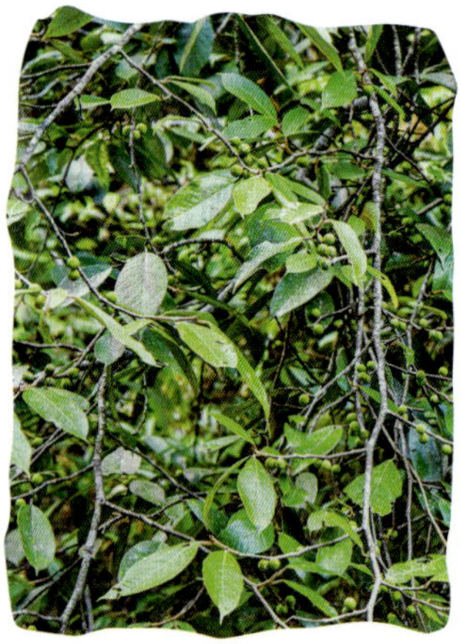

珍珠莲

壮文 Gaeulienzcaw

【考　证】

《广西中药资源名录》：『根，用于风湿痹痛……』

【壮 药 名】勾莲舌。

【中 药 名】珍珠莲。

【药用部位】全草。

【基源植物】桑科植物珍珠莲 *Ficus sarmentosa* var. *henryi*（KinG et Oliv.）Corner。

【植物形态】木质攀援状灌木。幼枝密被褐色长柔毛，叶革质，卵状椭圆，先端渐尖，基部圆形至楔形，背面密被褐色柔毛或长柔毛，基生侧脉延长，侧脉5—7对，叶柄被毛。榕果成对腋生，圆锥形，表面密被褐色长柔毛，成长后脱落，顶生苞片直立，长约3毫米，基生苞片卵状披针形。榕果无总梗或具短梗。

【分　　布】分布于台湾、浙江、江西、福建、广西、广东、湖南、湖北、贵州、云南、四川、陕西、甘肃。常生于阔叶林下或灌木丛中。本变种在中国分布广，各地常见。

【采　　制】全年均可采收，洗净，切片，鲜用或晒干。

【应　　用】壮医　苦，寒。清热解毒，止泻。用于治疗小儿高热、肺热咳嗽，肠炎，发旺（风湿痹痛），产呱忍嘞叶叮（产后恶漏不尽），产呱嘻馁（少乳），嘻码不齐（女性乳腺发育不良）。

中医　微辛，平。归肝、肾经。祛风除湿，消肿止痛，解毒杀虫。用于治疗风湿性关节疼痛，脱臼，乳痈，疮疖，癣症。

【用法用量】内服煎汤，15—30克。

解寒毒药

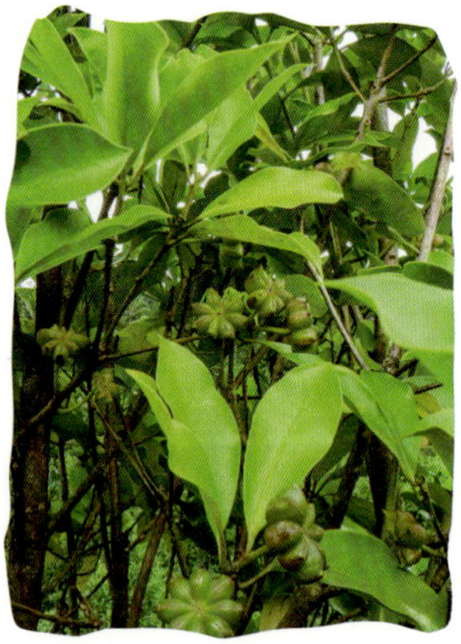

八角茴香

壮文 Makgak

【考　证】

《广西本草选编》："味辛、甘，气香，性温。温中散寒，理气止痛。"

【壮 药 名】芒抗。

【中 药 名】八角茴香。

【药用部位】干燥成熟果实。

【基源植物】木兰科植物八角 *Illicium verum* Hook.f. 。

【植物形态】乔木。树冠塔形、椭圆形或圆锥形。树皮深灰色，枝密集。叶不整齐互生，在顶端 3—6 片近轮生或松散簇生，革质或厚革质，倒卵状椭圆形、倒披针形或椭圆形，先端骤尖或短渐尖，基部渐狭或楔形。在阳光下可见密布透明油点。中脉在叶上面稍凹下，在下面隆起。花粉红至深红色，单生叶腋或近顶生。花被片 7—12 片，常 10—11 枚，常具不明显的半透明腺点，最大的花被片宽椭圆形到宽卵圆形。雄蕊 11—20 枚，多为 13、14 枚，药隔截形，药室稍为突起，长 1—1.5 毫米；心皮通常 8 枚，有时 7 或 9 枚，很少 11 枚，在花期长 2.5—4.5 毫米，子房长 1.2—2 毫米，花柱钻形，长度比子房长。果梗长 20—56 毫米，聚合果，蓇葖多为 8 枚，呈八角形，先端钝或钝尖。正糙果 3—5 月开花，9—10 月果熟；春糙果 8—10 月开花，翌年 3—4 月果熟。

【分　　布】分布于广西西部和南部。生于海拔 200—700 米，而天然分布海拔可到 1600 米。广西（桂林雁山）和江西有引种。福建（南部）、广东（西部）、云南（东南部、南部）也有种植。

【采　　制】秋、冬二季果实由绿变黄时采摘，置沸水中略烫后干燥或直接干燥。

【应　　用】壮医　辣，热。祛寒毒，调火路，通谷道，止痛。用于治疗鹿（呕吐），疝气，心头痛（胃痛），腰刺痛，额哈（毒蛇咬伤）。

中医　辛，温。归肝、肾、脾、胃经。温阳散寒，理气止痛。用于治疗寒疝腹痛，肾虚腰痛，胃寒呕吐，脘腹冷痛。

【用法用量】内服煎汤，3—6 克。

【备　　注】收入《广西壮族自治区壮药质量标准（第一卷）》DYB45-GXZYC0005-2008。

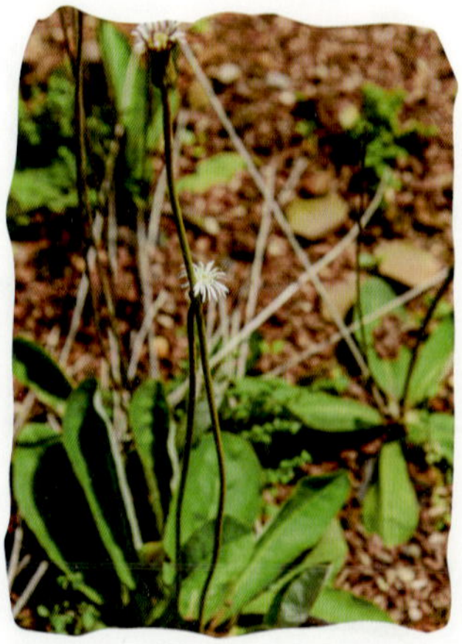

白眉草

壮文 Goganjyieng

【考证】

《广西中药志》：『味苦、微甘、辛，性平，无毒。』

【壮 药 名】棵杆杨。

【中 药 名】白眉草。

【药用部位】全草。

【基源植物】菊科植物毛大丁草 *Gerbera piloselloides* Cass.。

【植物形态】多年生草本。根茎短而粗壮，密被白色绵毛，须根多数，暗褐色。叶基生，有短柄，叶片长圆形或倒卵形，先端钝圆，基部楔形，幼时上面具柔毛，老时脱落，下面密被白色绵毛。花茎直立，单生，高 10—40 厘米，被淡褐色绵毛，头状花序单生于花茎顶端，总苞片 2 层，条状披针形，背面密被淡褐色绵毛，舌状花白色，雌性，二唇形，3 齿裂，内层 2 深裂，筒状花两性，花冠稍二唇形。瘦果条状披针形，喙在花时极短，成熟时则与瘦果等长，冠毛长约 1 厘米，淡红色。花期 5—6 月。

【分　　布】分布于广西各地。生于向阳地、山坡、路边、田边。

【采　　制】夏季采收，洗净，晒干或鲜用。

【应　　用】壮医　微苦，平。调气道、谷道，消肿痛。用于治疗贫痧（感冒），埃病（咳嗽），阿意咪（痢疾），喯疳（疳积），林得叮相（跌打损伤），额哈（毒蛇咬伤）。

中医　苦、辛，凉。清热解毒，宣肺止咳，行气活血。用于治疗伤风咳嗽，胃脘胀痛，泄泻，痢疾，水肿，淋浊，疮疖肿毒，跌打肿痛，毒蛇咬伤。

【用法用量】内服煎汤，6—15 克（鲜品 30—60 克）。外用适量，捣敷。

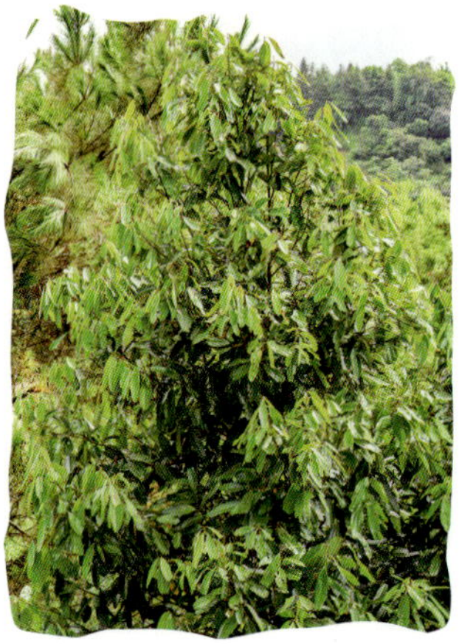

桂枝

壮文 Gogviq

【考　证】

《本草求真》中关于桂枝有『入肌表，兼入心、肝。』的记载。

《本草别说》：『仲景《伤寒论》发汗用桂枝。』

【壮 药 名】能葵。

【中 药 名】桂枝。

【药用部位】干燥嫩枝。

【基源植物】樟科植物肉桂 *Cinnamomum cassia*（L.）D. Don。

【植物形态】常绿乔木。芳香，树皮灰褐色。一年生枝条圆柱形，黑褐色，有纵向细条纹，略被灰黄色短柔毛，当年生枝条多少四棱形，黄褐色，具纵向细条纹，密被灰黄色短绒毛。顶芽小，芽鳞宽卵形，先端渐尖，密被灰黄色短绒毛。叶互生或近对生，长椭圆形或近披针形，先端稍急尖，基部急尖，革质，边缘内卷，上面绿色，有光泽，无毛，下面淡绿色，晦暗，疏被黄色短绒毛，离基三出脉，侧脉近对生，横脉波状，近平行；叶柄粗壮，腹面平坦或下部略具槽，被黄色短绒毛。圆锥花序腋生或近顶生，三级分枝，分枝末端为 3 花的聚伞花序，总梗长约为花序长之半，与各级序轴被黄色绒毛。花两性，白色；花梗被黄褐色短绒毛。花被内外两面密被黄褐色短绒毛，花被筒倒锥形，花被裂片卵状长圆形，先端钝或近锐尖。能育雄蕊 9 枚，花药卵圆状长圆形。退化雄蕊 3 枚，位于最内轮，柄纤细，扁平，被柔毛，先端箭头状正三角形。雌蕊花柱纤细，与子房等长，柱头不明显。子房卵球形，无毛，果椭圆形，成熟时黑紫色。果托浅杯状，边缘截平或略具齿裂。花期 6—8 月，果期 10—12 月。

【分　　布】原产中国，现多在广西、广东、福建、台湾、云南等地广为栽培，其中尤以广西栽培为最。

【采　　制】春、夏二季采收，除去叶，晒干，或切片晒干。

【应　　用】壮医　辣、甜，热。通调龙路、火路，调谷道，利水道。用于治疗贫痧（感冒），胴尹（胃痛），发旺（风湿骨痛），京瑟（闭经），笨浮（水肿），心跳（心悸），麻抹（四肢麻木）。

中医　辛、甘，温。归心、肺、膀胱经。发汗解肌，温通经脉，助阳化气，平冲降气。用于治疗风寒感冒，脘腹冷痛，血寒经闭，关节痹痛，痰饮，水肿，心悸，奔豚。

【用法用量】内服煎汤，3—9 克。

【注　　意】热病高热者、阴虚火旺者、血热妄行者禁服。孕妇慎用，不宜与赤石脂同用。

【备　　注】1. 收入 2000 年版《中国药典》一部。2. 收入《广西壮族自治区壮药质量标准（第一卷）》DYB45-GXZYC0127-2008。

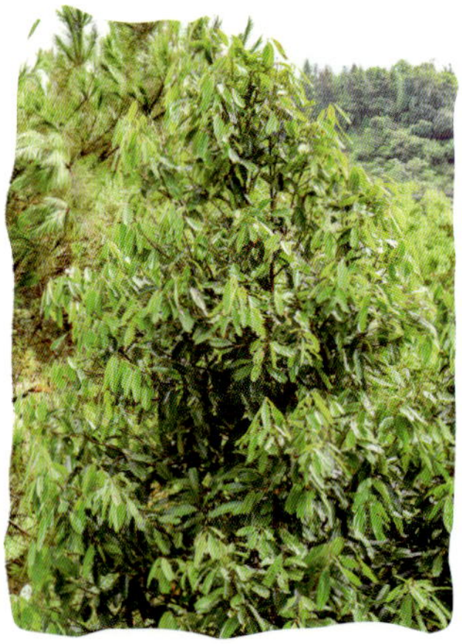

肉桂

壮文 Naengigvel

【考 证】

《广西本草选编》：『肉桂，味辛、甘，气芳香，性大热。温中补阳，散寒止痛。治胃寒腹痛……』

【壮 药 名】能桂。

【中 药 名】肉桂。

【药用部位】干燥树皮。

【基源植物】樟科植物肉桂 *Cinnamomum cassia* Presl。

【植物形态】见 Naengigveiq 能葵项下。

【分 布】见 Naengigveiq 能葵项下。

【采 制】树皮：多于秋季剥取，阴干。嫩枝：春、夏二季采收，除去叶，干燥，或切片干燥。叶：多于秋季采剥肉桂时采收，阴干。

【应 用】壮医 辣、甜，热。通调龙路、火路，祛寒毒，行气止痛，补火助阳。用于治疗头痛，腰痛，心头痛（胃痛），胸痛，肋痛，墨病（哮喘），阳虚头晕，阳痿遗精，月经不调，阴疽流注。

中医 辛、甘，大热。归肾、脾、心、肝经。补火助阳，引火归原，散寒止痛，活血通经。用于治疗阳痿，宫冷，腰膝冷痛，肾虚作喘，阳虚眩晕，目赤咽痛，心腹冷痛，虚寒吐泻，寒疝，奔豚，经闭，痛经。

【用法用量】内服煎汤，3—6 克。外用适量。

【注 意】有出血倾向者及孕妇慎用，不宜与赤石脂同用。

【备 注】收入《广西壮族自治区壮药质量标准（第一卷）》DYB45-GXZYC0076-2008。

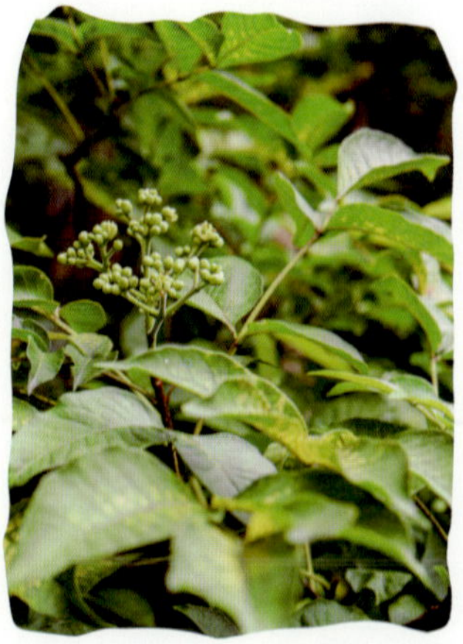

吴茱萸

壮文 Gocazlad

【考证】《神农本草经》：『主温中下气，止痛，咳逆寒热，除湿血痹……』

【壮 药 名】棵茶辣。

【中 药 名】吴茱萸。

【药用部位】干燥近成熟果实。

【基源植物】芸香科植物吴茱萸 *Evodia rutaecarpa*（Juss.）Benth.、石虎 *Evodia rutaecarpa*（Juss.）Benth. var. officinalis（Dode）Huang、疏毛吴茱萸 *Evodia rutaecarpa*（Juss.）Benth. var. *bodinieri*（Dode）Huang。

【植物形态】吴茱萸　树皮青灰褐色，幼枝紫褐色，有圆形皮孔，幼技、叶轴及花轴均被锈色绒毛。奇数羽状复叶对生，小叶 5—9 枚，椭圆形至卵形，先端骤狭成短尖，基部楔形至广楔形或圆形，全缘或有不明显的钝锯齿，两面均被淡黄褐色长柔毛，有明显的油点，厚纸质或纸质。雌雄异株，聚伞圆锥花序，顶生。花轴密被黄褐色长柔毛，花轴基部有苞片 2 枚，萼片 5 枚，广卵形，被短柔毛，花瓣 5 枚，白色，长圆形。雄花具 5 雄蕊，花药基着，椭圆形，花丝粗短，被毛，雌花退化雄蕊鳞片状，子房上位，心皮 5 枚，花后增宽，有腺点。果实扁球形，5 个果瓣，成熟时裂开，紫红色，表面具粗大油腺点。花期 6—8 月，果期 9—10 月。

【分　　布】分布于广西融水、临桂、兴安、龙胜、资源、那坡、凌云、金秀、全州、灵川、阳朔、钟山、贺州、蒙山、平南、桂平、贵港、邕宁、武鸣、上林、宁明、龙州、天等、田东、隆林、田林、乐业、天峨、都安、河池、柳城等地。生于低海拔向阳的疏林下或林缘旷地，也有栽培。

【采　　制】每年 8—11 月果实尚未开裂时，取下果枝，晒干或低温干燥，除去枝、叶、果梗等杂质。

【应　　用】壮医　辣、苦，热，有小毒。通调龙路、火路、谷道，散寒毒，除湿毒。用于治疗巧尹（头痛），兵嘿细勒（疝气），京尹（经行腹痛），胴尹（胃痛），鹿（呕吐），白冻（泄泻），胴郎（食滞、食欲不振）。外用治口疮，血压桑（高血压病），骨质增生。

中医　辛、苦，热，有小毒。归肝、胃、脾、大肠、肾经。散寒止痛，疏肝下气，温中燥湿。用于治疗脘腹冷痛，厥阴头痛，疝痛，脚气肿痛，呕吐吞酸，寒湿泄泻。

【用法用量】内服煎汤，0.5—2 克。外用适量煎水洗。

【注　　意】孕妇忌服。肠虚泄者忌服。

【备　　注】1. 收入 2000 年版《中国药典》一部。2. 收入《广西壮族自治区壮药质量标准（第三卷）》DYB45-GXZYC0058-2017。

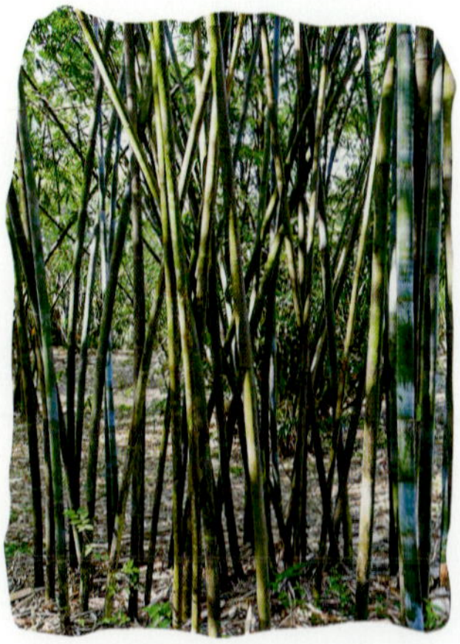

竹卷心

壮文 Gosei

【考证】《广西中药资源名录》：『粉单竹，幼叶用于热病烦渴……』

【壮 药 名】棵随。
【中 药 名】竹卷心。
【药用部位】卷而未放的干燥幼叶。
【基源植物】禾本科植物粉单竹 *Bambusa chungii* McClure、撑篙竹 *Bambusa pervariabilis McClure* var. *pervariabilis*。
【植物形态】竿直立，直径3—5厘米，节间幼时被白色蜡粉，无毛，一般长30—45厘米，竿壁厚3—5毫米。捧鞘早落，质薄而硬，脱落后在箨环留存一圈窄的木栓环，幼时在背面被白蜡粉及稀疏贴生的小刺毛，以后刺毛脱落，箨耳呈窄带形，边缘生淡色穗毛，箨舌高约1.5毫米，先端截平或隆起，上缘具梳齿状裂刻或具长流苏状毛，箨片强烈外翻。竿的分枝习性高，常自第八节开始，以数枝乃至多枝簇生。叶片质地较厚，披针形乃至线状披针形，先端渐尖，基部的两侧不对称，次脉5或6对。花枝极细长，小穗轴节间无毛，甚短，中空，外稃宽卵形，先端钝但具细尖头，背面无毛，内稃与外稃近等长，先端钝或截平，鳞被3枚，近相等，子房先端被粗硬毛，柱头3枚或2枚，呈稀疏羽毛状。成熟颖果呈卵形，深棕色。
【分　　布】分布于广西各地。可栽培。
【采　　制】清晨采摘，鲜用。
【应　　用】壮医　苦，寒。调龙路，利水道，清热毒。用于治疗口渴，口糜舌疮，心跳（心悸），幽扭（淋证），狠风（惊风），鹿嘞（吐血），渗嘞（衄血），埃病（咳嗽），沙呃（呃逆）。

中医　苦、寒、淡，甘。归心、肝经。清心除烦，利尿，解毒。用于治疗热病烦渴，小便短赤，烧烫伤。

【用法用量】内服煎汤，6—12克。

解湿毒药

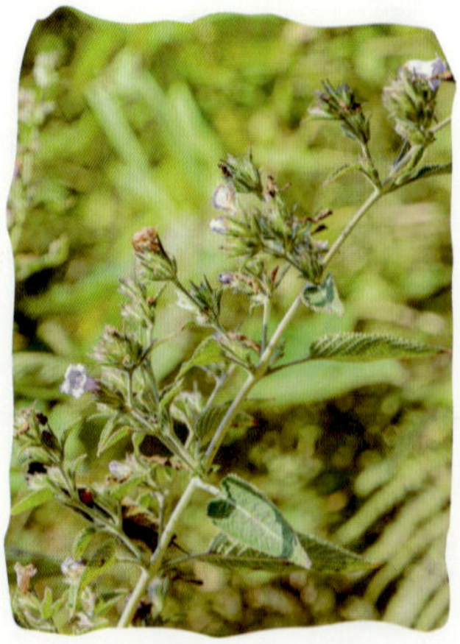

尖药花

壮文 Raenrumzo

【考证】

《中华本草》：『尖药花，全草益气补虚，主体虚头晕……』

【壮 药 名】壬冗哦。

【中 药 名】尖药花。

【药用部位】干燥全草。

【基源植物】爵床科植物尖药花 *Strobilanthes tomentosa* (Nees) J. R. I. Wood。

【植物形态】草本或半灌木。幼茎和叶被雪白棉毛状绒毛，茎下部木质化，充满丰富的髓，具4棱，遍被糙白色极细棉状绒毛，叶同形，叶片长卵形，顶端长渐尖，基部平截，稍不等，边缘具不规则圆齿，上面密被黄白色毡毛，背面脉上密被白色棉毛，侧脉每边9条。常由3花组成的聚伞花序在枝顶排列成顶生总状或圆锥花序，苞片条形，长1厘米，密被毛。

【分　　布】分布于广西、贵州。生于海拔1500米的石灰岩区。

【采　　制】夏、秋二季采收，洗净，切段晒干或鲜用。

【应　　用】壮医　甘，平。祛风毒，除湿毒，通龙路火路，散瘀止痛。全草：用于治疗宫颈癌，发旺（风湿病），货尹蛮（口腔炎），额哈（蛇咬伤）。根：用于治疗发旺（关节肿痛），林得叮相（跌打损伤）。

中医　甘，平。益气补虚，活血消肿，解毒。用于治疗体虚头晕，跌打损伤，骨折，口舌生疮，蛇咬伤。

【用法用量】内服煎汤，10—15克。

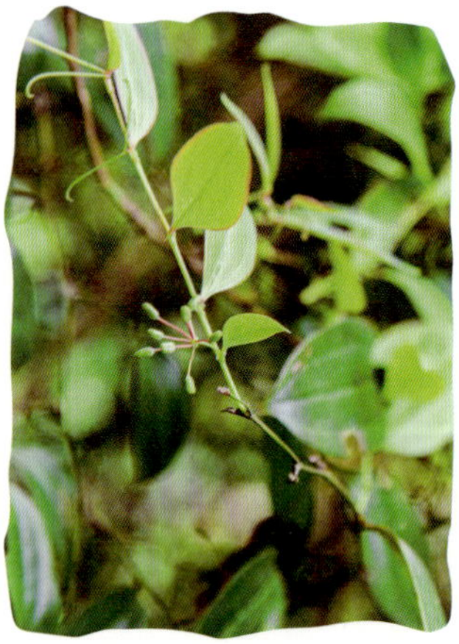

金刚刺

壮文 Gaeugimhgangh

【壮 药 名】勾金刚。

【中 药 名】金刚刺。

【药用部位】干燥根状茎。

【基源植物】百合科植物菝葜 *Smilax china* Linn.。

【植物形态】攀援灌木。根状茎粗厚，坚硬，为不规则的块状。茎疏生刺。叶薄，革质或坚纸质，圆形、卵形或其他形状，叶柄具鞘，几乎都有卷须。伞形花序生于幼嫩的小枝上，花序托稍膨大，具小苞片。花绿黄色。雌花与雄花大小相似。浆果熟时红色，有粉霜。花期 2—5 月，果期 9—11 月。

【分　　布】分布于广西、广东、湖南、山东、江苏、浙江、福建、台湾、江西、安徽、河南、湖北、四川、云南和贵州等地。多生于海拔 2000 米以下的林下、灌丛、路旁、河谷、山坡。

【采　　制】秋、冬二季采挖，除去须根，洗净，切片，晒干。

【应　　用】壮医　甜，温。清热毒，除湿毒，通水道，调谷道。用于治疗发旺（痹病），麻抹（肢体麻木），笨浮（水肿），肉扭（淋证），白冻（泄泻），阿意咪（痢疾），仲嘿喯尹（痔疮），呗奴（瘰疬），呗农（痈疮）。

中医　甘，温。归心、肝经。祛风湿，利小便，消肿毒。用于治疗关节疼痛，肌肉麻木，泄泻，痢疾，水肿，淋病，疔疮，肿毒，瘰疬，痔疮。

【用法用量】内服煎汤，15—60 克。

【备　　注】收入《广西壮族自治区壮药质量标准（第二卷）》DYB45-GXZYC0119-2011。

【考　证】

《广西本草选编》：『主治感冒风热，扁桃体炎……』

《广西中药资源名录》：『根状茎，用于肠炎腹泻，淋浊……』

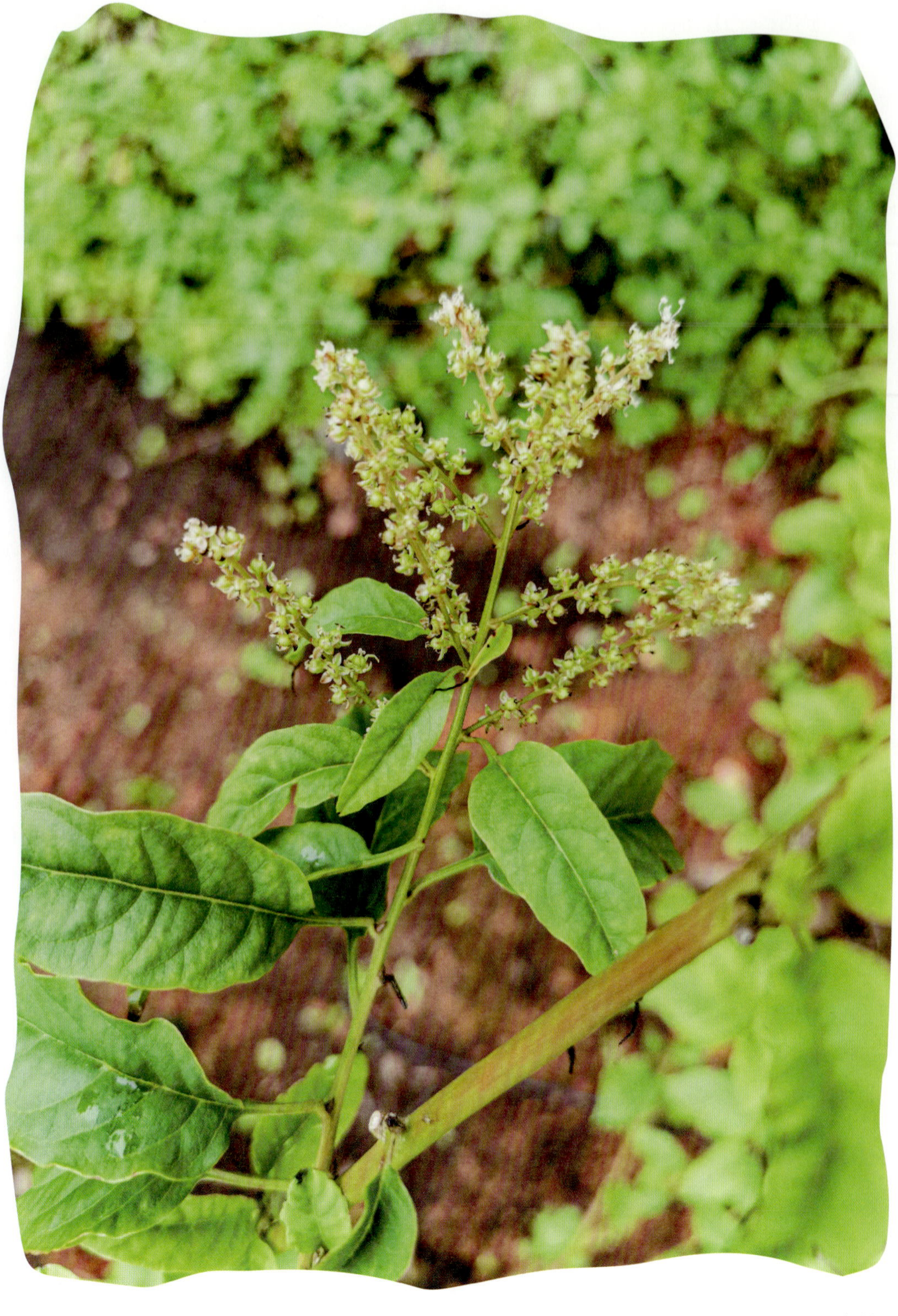

九层风

九层风

壮文 Gaeucangzseng

【考　证】

《广西药用植物名录》：『祛风除湿，通经活络。用于风湿骨痛。』

【壮 药 名】勾长生。

【中 药 名】九层风。

【药用部位】干燥茎枝。

【基源植物】苋科植物浆果苋 *Deeringia amaranthoides*（Lamarck）Merrill。

【植物形态】攀援灌木，茎多下垂分枝。叶片卵形或卵状披针形，少数心状卵形，顶端渐尖或尾尖，基部宽楔形、圆形或近截形，常不对称，两面疏生长柔毛，后变无毛。总状花序腋生及顶生，再形成多分枝的圆锥花序；花淡绿色或带黄色，果时带红色，在花期后开展或反折。浆果近球形，红色，有 3 条纵沟，下面具宿存花被。花果期 10 月至翌年 3 月。

【分　　布】分布于广西、广东、云南、四川、西藏、贵州、台湾。生于海拔 100—2200 米的山坡林下或灌丛中。

【采　　制】全年可采，切片，干燥。

【应　　用】壮医　淡，平。通水道、谷道，调火路。用于治疗发旺（风湿骨痛），肉扭（淋证），白冻（腹泻），阿意咪（痢疾）。

中医　淡，平。归肝、脾经。祛风利湿，通经活络。用于治疗风湿性关节炎，肠炎腹泻，痢疾。

【用法用量】内服煎汤，9—15 克。

【备　　注】收入《广西壮族自治区壮药质量标准（第一卷）》DYB45-GXZYC0010-2011。

酒饼婆

壮文 Banghgaeuh

【考证】

《广西药植名录》：『根：镇痛止呕，治风湿，咳嗽。叶：止痛消肿。』

【壮 药 名】帮沟。

【中 药 名】酒饼婆。

【药用部位】全株。

【基源植物】番荔枝科植物那大紫玉盘 *Uvaria macclurei* Diels。

【植物形态】攀援灌木。幼枝、叶背、叶脉、叶柄、花梗、小苞片、萼片及心皮均被黄褐色星状短柔毛。叶纸质，椭圆形或倒卵状椭圆形，顶端急尖，基部楔形或圆形，侧脉每边10—13条。花单朵，与叶对生，暗红色，小苞片卵圆形，萼片卵圆形，花瓣长椭圆形，内外轮略等长。雄蕊长圆形，药隔顶端钝，被微毛，柱头顶端2裂而内卷，每心皮有胚珠约10颗，2排。花期5—6月。

【分　　布】分布于云南、广西、广东、海南和台湾。生于山谷疏林或山坡灌木丛。

【采　　制】全年可采收，洗净切段，干燥。

【应　　用】壮医　淡、微涩、辣，平。祛风散热，解毒疗疮。用于治疗发痧感冒身困，发旺（风湿骨痛），林得叮相（跌打损伤），牙痈，软下疳，梅毒，解蛇毒。

中医　辛、苦，微温。祛风除湿，行气健胃，止痛，化痰止咳。用于治疗风湿痹痛，腰腿痛，跌打损伤，消化不良，腹胀腹泻，咳嗽痰多。

【用法用量】内服煎汤，10—15克。

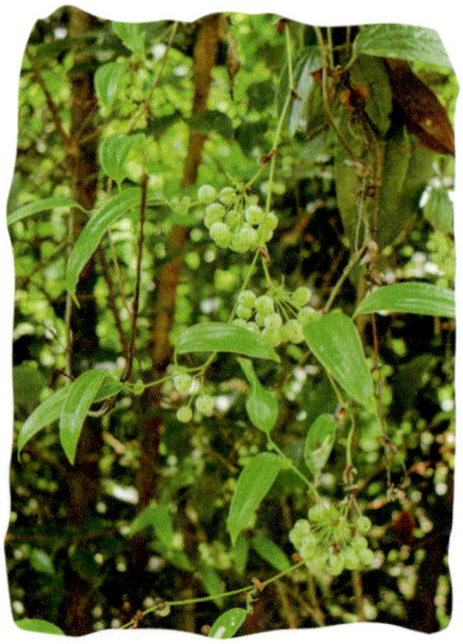

土茯苓

壮文 Gaeulangjhauh

【考　证】

《滇南本草》：『土茯苓，气味甘、淡，无毒。主治食之当谷不饥，调中止泻，健行不睡。』

【壮 药 名】勾浪蒿。

【中 药 名】土茯苓。

【药用部位】干燥根茎。

【基源植物】百合科植物土茯苓 *Smilax glabra* Roxb. 。

【植物形态】攀援灌木。根状茎粗厚，块状，常由匍匐茎相连接。枝条光滑，无刺。叶薄，革质，狭椭圆状披针形至狭卵状披针形，先端渐尖，下面通常绿色，有时带苍白色；叶柄约占全长的 3/5—1/4，具狭鞘，有卷须，脱落点位于近顶端。伞形花序通常具 10 余朵花。总花梗通常明显短于叶柄，极少与叶柄近等长。在总花梗与叶柄之间有一芽。花序托膨大，连同多数宿存的小苞片多少呈莲座状。花绿白色，六棱状球形。雄花外花被片近扁圆形，兜状，背面中央具纵槽。内花被片近圆形，边缘有不规则的齿。雄蕊靠合，与内花被片近等长，花丝极短。雌花外形与雄花相似，但内花被片边缘无齿，具 3 枚退化雄蕊。浆果熟时紫黑色，具粉霜。花期 7—11 月，果期 11 月至翌年 4 月。

【分　　布】分布于甘肃和长江流域以南等地。生于海拔 1800 米以下的林中、灌丛、河岸、山谷，也见于林缘与疏林中。

【采　　制】夏、秋二季采挖，除去须根，洗净，干燥，或趁鲜切成薄片，干燥。

【应　　用】壮医　甜、淡，平。通龙路、火路，祛风毒，除湿毒。用于治疗发旺（风湿骨痛），笨浮（水肿），肉裂（血淋），肉扭（淋症），呗农（痈肿），呗奴（瘰疬）。

中医　甘、淡，平。归肝、胃经。除湿，解毒，通利关节。用于治疗湿热淋浊，带下，痈肿，瘰疬，疥癣，梅毒，汞中毒所致的肢体拘挛，筋骨疼痛。

【用法用量】内服煎汤，15—60 克。

【备　　注】收入《广西壮族自治区壮药质量标准（第一卷）》DYB45-GXZYC0104-2011。

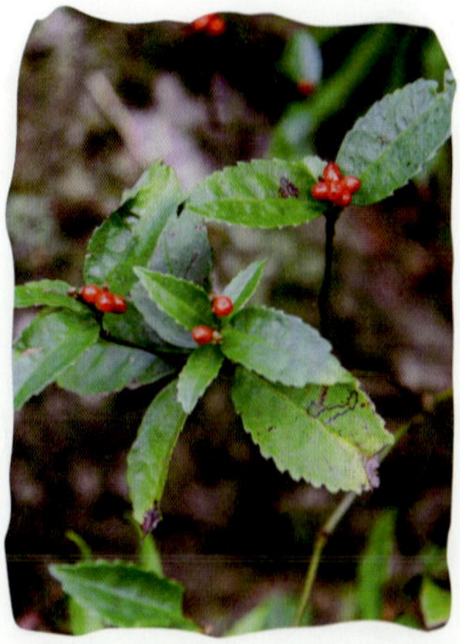

肿节风

壮文 Galoemq

【考证】

《生草药性备要》：『性平。煲水饮，退热。』

【壮 药 名】卡隆。

【中 药 名】肿节风。

【药用部位】干燥全株。

【基源植物】金粟兰科植物草珊瑚 *Sarcandra glabra* (Thunb.) Nakai。

【植物形态】常绿半灌木。茎枝节膨大明显。叶革质，椭圆形、卵形至阔披针形，长5—17厘米，宽2—5厘米，顶端渐尖、基部尖或楔形，边缘具粗尖锯齿，齿尖有一腺体，两面光滑；叶柄长0.5—1.5厘米，基部合生成鞘状。具钻形托叶。穗状花序顶生，多分枝，多少成圆锥花序状；苞片三角形。花黄绿色，雄蕊1枚，子房球形或卵形，无花柱，柱头近头状。核果球形，熟时亮红色。花期6月，果期8—10月。

【分　　布】分布于广西、广东、安徽、浙江、江西、福建、台湾、湖南、四川、贵州和云南。生于海拔420—1500米的山坡、沟谷林下阴湿处。

【采　　制】夏、秋二季采收，除去杂质，晒干。

【应　　用】壮医　苦、辣，平。通龙路、火路，祛风毒，除湿毒，清热毒，止痛。用于治疗发旺（风湿骨痛），林得叮相（跌打损伤），夺扼（骨折），痨伤腰痛，埃病（咳嗽），急性阑尾炎，东朗（食滞），胰腺炎，能蚌（黄疸），渗裆相（烧烫伤），心头痛（胃痛）。

中医　苦、辛，平。归心、肝经。清热凉血，活血消斑，祛风通络。用于治疗血热紫斑，紫癜，风湿痹痛，跌打损伤。

【用法用量】内服煎汤，9—30克。外用适量，捣烂敷患处。

【备　　注】收入《广西壮族自治区壮药质量标准（第一卷）》DYB45-GXZYC0114-2008。

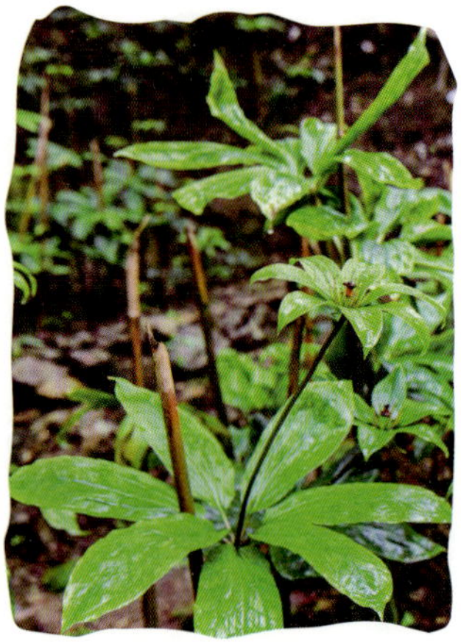

重楼

壮文 Gocungzlouz

【考　证】

《滇南本草》：『味辛、苦、微辣，性微寒。攻各种疮毒痈疽……』

《广西民族药简编》：『有小毒。水煎服治咳嗽……』

【壮 药 名】棵重楼。

【中 药 名】重楼。

【药用部位】干燥根茎。

【基源植物】百合科植物七叶一枝花 *Paris polyphylla* Smith var. *chinensis*（Franch.）Hara。

【植物形态】叶 5—8 枚轮生，通常 7 枚，倒卵状披针形、矩圆状披针形或倒披针形，基部通常楔形。内轮花被片狭条形，通常中部以上变宽，宽约 1—1.5 毫米，长 1.5—3.5 厘米，长为外轮的 1/3 至近等长或稍超过；雄蕊 8—10 枚，花药长 1.2—2 厘米，长为花丝的 3—4 倍，药隔突出部分长 1—2 毫米。花期 5—7 月，果期 8—10 月。

【分　　布】分布于广西、广东、湖南、湖北、江苏、浙江、江西、福建、台湾、四川、贵州和云南。生于海拔 600—2000 米的林下荫处或沟谷边的草丛中。

【采　　制】秋季采挖，除去须根，洗净，晒干。

【应　　用】壮医　苦，微寒，有小毒。清热毒，除湿毒，通龙路，止痛。用于治疗呗农（痈疮），货咽妈（咽痛），北嘻（乳痈），航靠谋（流行性腮腺炎），图爹病（肝硬化腹水），能蚌（黄疸），额哈（蛇虫咬伤），林得叮相（跌打损伤），狠风（高热抽搐）。

中医　苦，微寒，有小毒。归肝经。清热解毒，消肿止痛，凉肝定惊。用于治疗疔疮痈肿，咽喉肿痛，蛇虫咬伤，跌扑伤痛，惊风抽搐。

【用法用量】内服煎汤，3—9 克。外用适量，研末调敷。

【备　　注】收入《广西壮族自治区壮药质量标准（第二卷）》DYB45-GXZYC0139-2011。

贰

补虚药

补气药

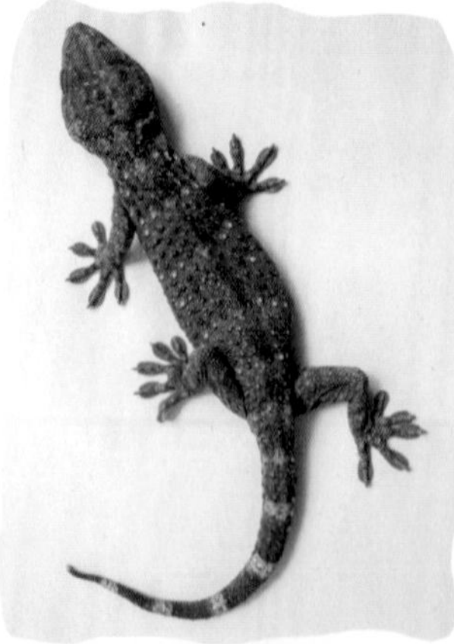

蛤蚧

壮文 Aekex

【考　证】《海药本草》："谨按《广州记》云，蛤蚧生广南水中，有雌雄。《岭外录》云，首如虾麻，背有细鳞，身短尾长，旦暮自鸣蛤蚧，人采之……"

【壮 药 名】蒉蜊。

【中 药 名】蛤蚧。

【药用部位】除去内脏的干燥体。

【基源动物】壁虎科动物蛤蚧 *Gekko gecko* Linnaeus。

【动物形态】壁虎科中最大的一种，全长30厘米左右。头宽大，略呈三角形，吻端圆凸，耳孔椭圆形，约为眼径之半，上唇鳞12—14枚，第1枚入鼻孔。眼大，突出。通身被覆细小粒鳞，腹面鳞片较大，略呈六角形，四肢指、趾膨大，成扁平状，其下方具单列皮肤褶裂，除第1指趾外，均具小爪，指间及趾间仅有蹼迹。雄性有肛前窝20余个。躯干及四肢背面砖灰色，密布橘黄色及蓝灰色斑点，尾部有环纹，腹面白色而粉红色斑。

【分　　布】广西桂林以南各地都有出产，南宁、百色两地最多。多栖于山岩及树洞中，或居于墙壁上，昼伏夜出。目前有养殖。

【采　　制】全年均可捕捉，先将其击昏，挖去眼球，除去内脏，拭净，用2条扁竹条将四肢平行撑起，使全体扁平顺直，再用长于蛤蚧全身1/2的扁竹条将头尾轻轻撑直，用文火烘干，或低温干燥，将大小相同的2只合成1对，用线扎好。

【应　　用】壮医　咸，平。补气虚，益精血，壮肾阳，止咳喘。用于治疗墨病（气喘），埃病（咳嗽），委约（阳痿），濑精（遗精），阿幽脘（糖尿病），囊奈（神经衰弱）。

中医　咸，平。归肺、肾经。补肺益肾，纳气定喘，助阳益精。用于治疗虚喘气促，劳嗽咳血，阳痿遗精。

【用法用量】内服煎汤，3—6克，多入丸散或酒剂。

【注　　意】外感风寒喘嗽者及阳虚火旺者禁服。

【备　　注】1. 收入2000年版《中国药典》一部。2. 收入《广西壮族自治区壮药质量标准第一卷》DYB45-GXZYC0150-2008。

黑蚂蚁

壮文 Moedndaem

【考 证】

《广西中药资源名录》：『黑蚂蚁，全体用于疔疮肿毒……』

【壮 药 名】闷喃。

【中 药 名】黑蚂蚁。

【药用部位】全体、窝。

【基源动物】蚁科动物双齿多刺蚁 *Polyrhachis dives* Smith。

【动物形态】工蚁为亚玲状或长形团块，长 13 毫米，全体黑色，被金黄色横卧短绒毛，头部略稀，胸腹部稠密。头部短宽，略呈圆四边形，咀嚼缘具 5 齿，端齿大而粗尖，基齿短钝，下颖须 6 节，下唇须 4 节，端节比其他各节略长。复眼大，卵圆形，鞭节丝状，棍棒部不明显。胸部较长，十分拱凸，前胸两背刺各向前外侧且略向下弯，后胸两背刺直立，略叉开。足细长，各足径节下方散生数根小刺。腹柄结节高。柄后腹短而宽，近卵形，外露 5 节，气微腥、味咸。

雌蚁体长约 10 毫米。头、胸、腹特别大，头顶有单眼 3 枚，触角 13 节。头部后缘略宽于前缘，上颖咀爵缘有 4 齿，端齿粗大。

雄蚁体长约 6 毫米。头较小，复眼大而凸出，约占头侧 1/3，单眼 3 枚，上颗咀嚼缘仅具 2 齿，触角 13 节。

【分　　布】广西各地。

【采　　制】全年可采集，闷死后，除去杂质，晒干。

【应　　用】壮医　全体：通龙路，补气虚，祛风毒，消肿止痛。用于疔疮肿毒，额哈（毒蛇咬伤）。窝：抗癌。用于治疗食道癌。

中医　益气强身，活血通络，消肿解毒。用于治疗风湿性关节炎，支气管炎，神经官能症，肝炎，失眠，胃痛，阳痿，疗毒肿痛。

【用法用量】内服煎汤，9—15 克；或研末冲服，3—5 克；或泡酒。外用适量，捣烂敷。

【备　　注】收入《广西壮族自治区壮药质量标准第三卷》DYB45-GXZYC00105-2017。

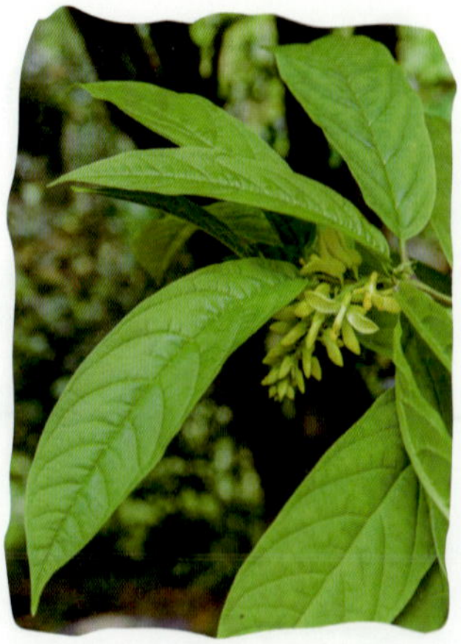

黄花倒水莲

壮文 Govahenj

【考　证】

《广西药植名录》：『全株：舒筋活络。治黄疸……』

《广西中草药》：『补气血，壮筋骨。治产后血虚……』

【壮 药 名】棵华现。

【中 药 名】黄花倒水莲。

【药用部位】根。

【基源植物】远志科植物黄花倒水莲 *Polygala falax* Hemsl.。

【植物形态】灌木或小乔木。根粗壮，多分枝，表皮淡黄色，肉质，味先甜后苦，茎灰色，枝圆柱形，灰绿色，密被长而平展的短柔毛。单叶互生，叶膜质，披针形至椭圆状披针形，先端渐尖，基部楔形至钝圆，全缘，上面深绿色，下面淡绿色，两面均被短柔毛。花两性，总状花序顶生或腋生，下垂，萼片5枚，早落，外萼片3枚，不等大，中间1枚盔形，其余2枚卵形至圆形。花瓣3枚，纯黄色，龙骨瓣盔状，鸡冠状附属物具柄，流苏状，雄蕊8枚。子房压扁，圆形，花柱先端呈2浅裂状喇叭形。蒴果阔倒心形至圆形。种子圆形。花期5—8月，果期8—12月。

【分　　布】分布于广西各地等地。生长于海拔360—1650米的山谷林下、水旁阴湿处。

【采　　制】秋、冬二季采挖，切片晒干。

【应　　用】壮医　甜、微苦，平。通龙路，补气血，除湿毒，养神。用于治疗产后或病后体虚，急慢性肝炎，核尜尹（腰腿酸痛），奔寸（子宫脱垂），尊寸（脱肛），年闹诺（失眠），约京乱（月经不调），幽扭（淋证），发旺（风湿骨痛），林得叮相（跌打损伤）。

中医　甘、微苦，平。归肝、肾、脾经。补虚健脾，散瘀通络。用于治疗劳倦乏力，子宫脱垂，小儿疳积，脾虚水肿，带下清稀，风湿痹痛，腰痛，有经不调，痛经，跌打损伤。

【用法用量】内服煎汤，15—30克。外用适量，捣敷。

【备　　注】收入《广西壮族自治区壮药质量标准第三卷》DYB45-GXZYC0093-2017。

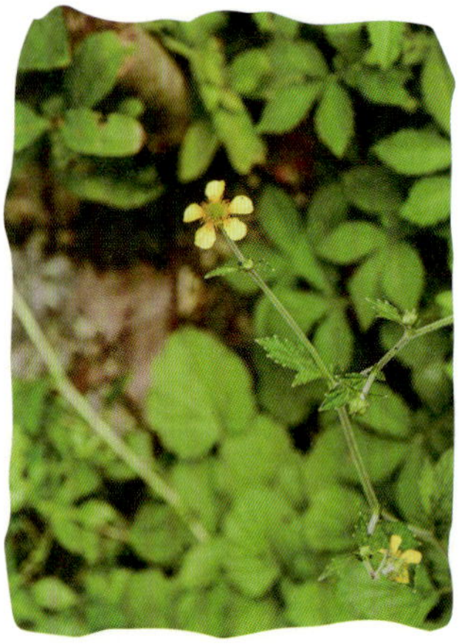

蓝布正

壮文 Biggaejnaem

【考　证】

《广西中药资源名录》：『全草用于头晕……』

《云南中草药》：『健脾，补肾……』

【壮 药 名】比给南。

【中 药 名】蓝布正。

【药用部位】全草。

【基源植物】蔷薇科植物柔毛路边青 *Geum japonicum Thunb.* var.*chinense* F. Bolle。

【植物形态】多年生草本。须根簇生。茎直立，被黄色短柔毛及粗硬毛。基生叶为大头羽状复叶，通常有小叶1—2对，其余侧生小叶呈附片状。叶柄被粗硬毛及短柔毛，顶生小叶最大，卵形或宽卵形，浅裂或不裂，先端圆钝，基部阔心形或宽楔形，边缘有粗大圆钝或急尖锯齿，两面被稀疏糙伏毛，下部茎生叶3小叶，上部为单叶。花两性，花序疏散，顶生数朵，花梗密被粗硬毛及短柔毛，萼片三角状卵形，副萼片狭小，短于萼片，外面被短柔毛，花瓣5枚，黄色，雄蕊多数，花盘在萼筒上部，雌蕊多数，彼此分离，花柱丝状，顶生，柱头上部扭曲，成熟后自弯曲处脱落，心皮多数。聚合果卵球形，花柱宿存。花、果期5—10月。

【分　　布】分布于广西融水、兴安、那坡、凌云、隆林、南丹、环江、灌阳、全州、龙胜、三江、东兰、天峨、乐业、西林等地。生于山坡草地上及林中。

【采　　制】夏、秋二季采收全草。切碎，晒干或鲜用。

【应　　用】壮医　微苦，热。调气道，补气虚，除湿毒。用于治疗肺结核，埃病（咳嗽），隆白呆（带下）。

中医　苦、辛，寒。归脾、肾、肝经。补肾平肝，活血消肿。用于治疗头晕目眩，小儿惊风，阳痿，遗精，虚劳咳嗽，风湿痹痛，月经不调，疮疡肿痛，跌打损伤。

【用法用量】内服煎汤，10—15克。外用适量，捣敷。

灵芝

壮文 Raetdangh

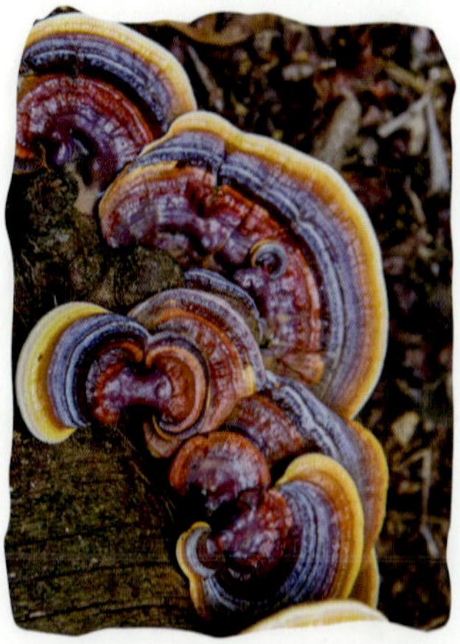

【壮 药 名】艳当。
【中 药 名】灵芝。
【药用部位】干燥子实体。
【基源植物】多孔菌科真菌赤芝 *Ganoderma lucidum*（Leyss. ex Fr.）Karst. 或紫芝 *Ganoderma sinense* Zhao，Xu et Zhang。
【植物形态】担子果一年生，有柄，栓质。菌盖半圆形或肾形，直径 10—20 厘米，盖表褐黄色或红褐色，盖边渐趋淡黄，有同心环纹，有亮漆状光泽。菌肉乳白色，近管处淡褐色。菌管长达 1 厘米，每毫米间 4—5 个。菌柄圆柱形，长 10—19 厘米，与菌盖色泽相似。皮壳部菌丝呈棒状，顶端膨大。菌丝系统三体型，生殖菌丝透明，骨架菌丝黄褐色，近乎实心，缠绕菌丝无色，均分枝。孢子卵形，担子果多在秋季成熟，华南及西南可延至冬季成熟。
【分　　布】分布于广西各地。生于向阳的壳斗科和松科松属植物等根际或枯树桩上。
【采　　制】全年采收，子实体开始释放孢子前可套袋收集孢子。待担子果成熟时采收，除去杂质，阴干或在 40—50℃烘干。
【应　　用】壮医　甜，平。通调龙路、火路，调气道、谷道，补气虚。用于治疗年闹诺（失眠），兰奔（眩晕），白冻（泄泻），血压桑（高血压病），心头闷（冠心病），慢性肝炎，墨病（哮喘），埃病（咳嗽），硅肺。

中医　甘，平。归心、肺、肝、肾经。补气安神，止咳平喘。用于治疗眩晕不眠，心悸气短，虚劳咳喘。
【用法用量】内服煎汤，10—15 克；研末，2—6 克；或浸酒。
【注　　意】实证慎服。
【备　　注】1. 收入 2000 年版《中国药典》一部。2. 收入《广西壮族自治区壮药质量标准第二卷》DYB45-GXZYC0098-2011。

【考　证】

《神农经》：『山川云雨，四时五行，阴阳昼夜之精……』

《广西中药资源名录》：『灵芝，紫芝，子实体，用于神经衰弱，心悸头晕，慢性肝炎……』

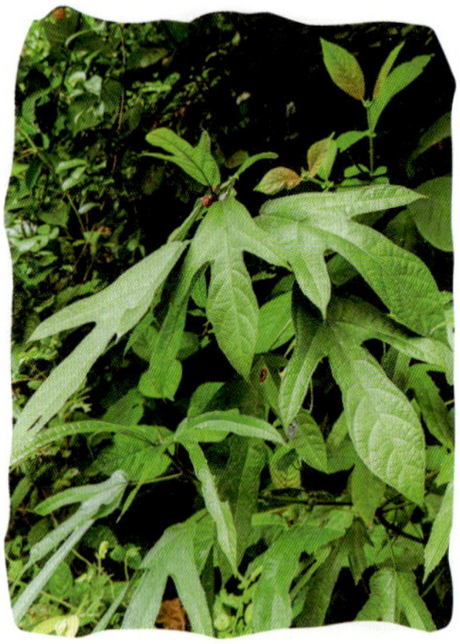

五指毛桃

壮文 Gocihcwz

【考证】

《广西民间常用草药手册》：『味甘，性平。益气固表，通乳……』

【壮 药 名】棵西思。

【中 药 名】五指毛桃。

【药用部位】根。

【基源植物】桑科植物粗叶榕 *Ficus hirta* Vahl。

【植物形态】灌木或小乔木。嫩枝中空，除老茎和根外均被金黄色开展的长硬毛。叶互生，纸质，多型，长9—25厘米，边缘具锯齿，偶外为全缘或3—5深裂，先端急尖或渐尖，基部圆形，浅心形或楔形，上面疏生贴伏粗硬毛，背面生白色或黄褐色绵毛和糙毛；叶柄长2—8厘米；托叶狭卵形，长10—30毫米，膜质，红色，被柔毛。球形果实成对腋生或生于已落叶枝上，梗短或无，直径10—15毫米，幼时顶部苞片形成脐状凸起，基生苞片狭卵形，长10—30毫米，膜质，红色，被柔毛；雌花果球形，雄花及瘿花果卵球形，柄短或无，直径10—15毫米；雄花生于榕果内壁近口部，有柄，花被片4枚，披针形，红色，雄蕊2—3枚；雌花生雌株榕果内，有梗或无梗，花被片4枚。瘦果椭圆球形，花柱柱头棒状。

【分　　布】分布于广西、广东、海南、湖南、云南、贵州、福建、江西。常见于村寨附近旷地、山坡林边，或附生于其他树干。

【采　　制】全年均可采挖，除去泥沙，洗净，再除去细根，趁鲜时切成短段或块片，晒干。

【应　　用】壮医　甜，微热。除湿毒，补气虚，通水道。用于治疗发旺（痹病），核尹（腰痛），笨浮（水肿）。

中医　甘，平。归脾、肺、胃、大肠、肝经。健脾益气，行气利湿，舒筋活络。用于治疗脾虚浮肿，食少无力，肺痨咳嗽，盗汗，带下，产后无乳，风湿痹痛，水肿，鼓胀，肝胆湿热，跌打损伤。

【用法用量】内服煎汤，15—30克。外用适量。

【备　　注】收入《广西壮族自治区壮药质量标准（第二卷）》DYB45-GXZYC0031-2011。

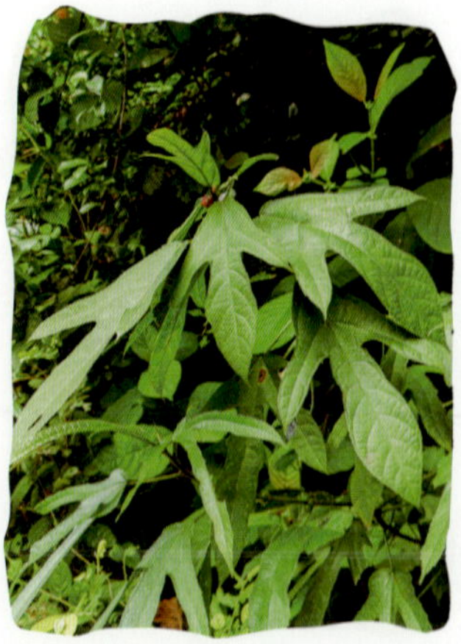

三爪龙

壮文 Gocihcwz

【考　证】《广西民间常用草药手册》:『味甘,性平。益气固表,通乳。治痈疮肿痛,产后无乳……』

【壮 药 名】棵西思。

【中 药 名】三爪龙。

【药用部位】茎叶。

【基源植物】桑科植物粗叶榕 *Ficus hirta* Vahl。

【植物形态】见 Gocihcwz 棵西思项下。

【分　　布】见 Gocihcwz 棵西思项下。

【采　　制】全年均可采收,除去杂质,洗净,切段,干燥。

【应　　用】壮医　甜,微温。调谷道,通气道,除湿毒,舒筋壮骨,补虚消肿。用于治疗慢性肝炎,水蛊,病后或产后虚弱,体弱唪唉(咳嗽),笨浮(水肿),京瑟(闭经),隆白呆(带下病),发旺(痹病),林得叮相(跌打损伤),睾丸肿大。

中医　甘、微苦,温。归肺、脾、肝经。健脾化湿,祛瘀消肿,止咳。用于治疗肺痹,咳嗽,胃脘痛,水肿,闭经,产后瘀血,赤白带下,乳汁稀少,乳痈,疝气,风湿痹痛,跌打损伤。

【用法用量】内服煎汤,15—30 克。外用适量。

【备　　注】收入《广西壮族自治区壮药质量标准(第三卷)》DYB45-GXZYC0006-2017。

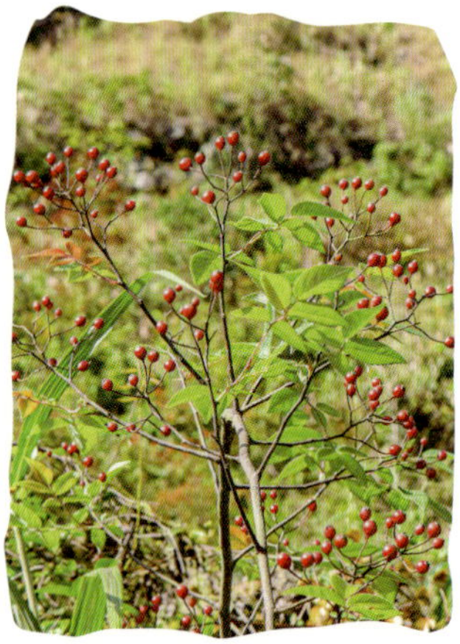

小金樱子

壮文 Venghseij

【考 证】

《岭南采药录》：『叶：敷疮毒。』

【壮 药 名】汪碎。

【中 药 名】小金樱子。

【药用部位】果实。

【基源植物】蔷薇科植物小果蔷薇 *Rosa cymosa* Tratt.。

【植物形态】攀援灌木。小枝圆柱形，无毛或稍有柔毛，有钩状皮刺。小叶 3—5 枚，稀 7 枚，小叶片卵状披针形或椭圆形，稀长圆披针形，先端渐尖，基部近圆形，边缘有紧贴或尖锐细锯齿，两面均无毛，小叶柄和叶轴无毛或有柔毛，有稀疏皮刺和腺毛，托叶膜质，离生，线形，早落。花多朵成复伞房花序，花直径 2—2.5 厘米，花梗幼时密被长柔毛，萼片卵形，先端渐尖，常有羽状裂片，外面近无毛，内面被稀疏白色绒毛，沿边缘较密。花瓣白色，倒卵形，先端凹，花柱离生，稍伸出花托口外，与雄蕊近等长，密被白色柔毛。果球形，直径 4—7 毫米，红色至黑褐色，萼片脱落。花期 5—6 月，果期 7—11 月。

【分 布】分布于广西、广东、福建、江西、台湾、江苏、浙江、安徽、湖南、四川、云南、贵州等地。多生于海拔 250—1300 米的向阳山坡、路旁、溪边或丘陵地。

【采 制】秋、冬二季采收，去柄晒干。

【应 用】壮医 淡、涩，平。补虚强腰，固精涩肠，化石散结。用于治疗核尹（腰痛），白冻（泄泻），仲嘿喯尹（痔疮），隆白呆（带下），耷寸（子宫脱垂），肾及尿路结石，前列腺增生肥大等。

中医 根：苦、涩，平。祛风除湿，收敛固脱。用于治疗风湿关节痛，跌打损伤，腹泻，脱肛，子宫脱垂。叶：苦，平。解毒消肿。用于治疗痈疖疮疡，烧烫伤。

【用法用量】内服煎汤，15—30 克；或浸酒。

补血药

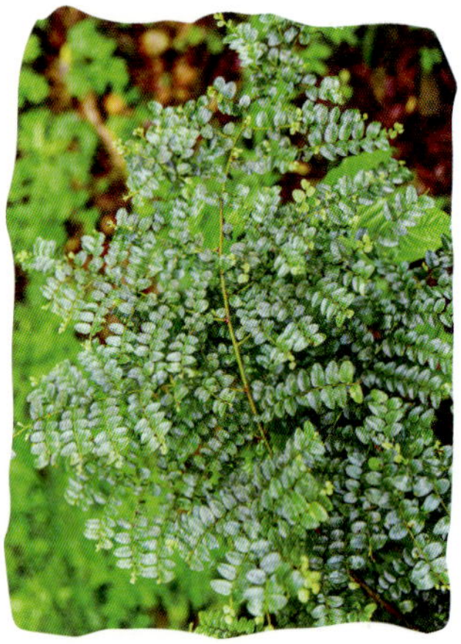

当归藤

壮文 Gaeudanghgveih

【考　证】

《广西本草选编》：『味微苦、涩，气香，性平。补血调经，舒筋活络。治风湿痹痛……』

【壮 药 名】勾当归。

【中 药 名】当归藤。

【药用部位】干燥地上部分。

【基源植物】紫金牛科植物当归藤 *Embelia parviflora* Wall. ex A. DC. 。

【植物形态】攀援灌木或藤本。老枝具皮孔，但不明显，小枝密被锈色长柔毛。叶二列，叶片坚纸质，卵形，全缘，背面中脉隆起，被锈色长柔毛或鳞片；叶柄被长柔毛。亚伞形花序或聚伞花序，腋生，被锈色长柔毛，有花 2—4 朵或略多。花梗被锈色长柔毛。小苞片披针形至钻形，外面被疏微柔毛。花 5 数，花萼基部微微连合。花瓣白色或粉红色，顶端微凹，边缘和里面密被微柔毛。雄蕊在雌花中退化，花丝短或几无，在雄花中长超出或与花瓣等长，着生于花瓣的 1/3 处，花药背部具腺点。雌蕊在雌花中与花瓣等长，子房卵形，无毛，花柱基部被疏微柔毛。果球形，暗红色，宿存萼反卷。花期 12 月至翌年 5 月，果期 5—7 月。

【分　　布】分布于广西、广东、福建、贵州、云南、浙江、西藏等地。生于海拔 300—1800 米的山间密林、林缘、灌木丛、土质肥润的地方。

【采　　制】全年可采，切段，晒干。

【应　　用】壮医　苦、涩，平。补血益精，通谷道、水道，祛湿毒。用于治疗发旺（风湿骨痛），勒内（血虚），月经不调，京瑟（闭经），隆白果（带下），心头痛（胃痛），白冻（泄泻），胸胁痛，夺扼（骨折），林得叮相（跌打损伤）。

中医　苦、涩，平。归肝、脾经。补血调经，强腰膝。用于治疗贫血，闭经，月经不调，白带，腰腿痛。

【用法用量】内服煎汤，15—30 克。外用适量，捣烂敷患处。

【备　　注】收入《广西壮族自治区壮药质量标准（第一卷）》DYB45-GXZYC0075-2008。

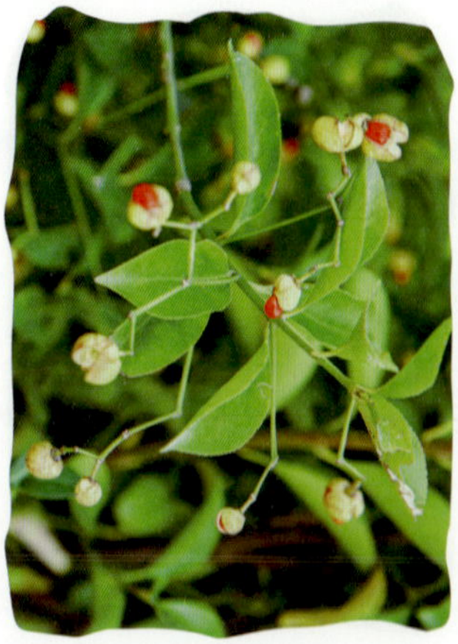

扶芳藤

壮文 Gaeundaux

【考　证】《广西本草选编》：『辛、苦，温。治子宫脱垂。』

【壮 药 名】勾咬。

【中 药 名】扶芳藤。

【药用部位】干燥的地上部分。

【基源植物】卫矛科植物扶芳藤 *Euonymus fortunei*（Turcz.）Hand.-Mazz。

【植物形态】常绿藤本灌木。叶薄革质，椭圆形、长方椭圆形或长倒卵形，宽窄变异较大，可窄至近披针形，先端钝或急尖，基部楔形，边缘齿浅不明显，侧脉细微和小脉全不明显。聚伞花序，有花 4—7 朵，分枝中央有单花；花白绿色，4 数；花盘方形；花丝细长，花药圆心形；子房三角锥状，四棱，粗壮明显。蒴果粉红色，果皮光滑，近球状；种子长方椭圆状，棕褐色，假种皮鲜红色，全包种子。花期 6 月，果期 10 月。

【分　　布】分布于广西、江苏、浙江、安徽、江西、湖北、湖南、四川、陕西等地。生于山坡丛林中。

【采　　制】全年均可采收，干燥。

【应　　用】壮医　微苦，热。益气血，补肝肾，舒筋活血，通龙路、火路。用于治疗勒内嘘内（气血虚弱），腰肌劳损，发旺（风湿痹痛），林得叮相（跌打骨折），创伤出血，陆裂（咯血），月经不调，兵淋勒（崩漏），落枕。

中医　微苦，微温。归肝、脾、肾经。益气血，补肝肾，舒筋活络。用于治疗气血虚弱证，腰肌劳损，风湿痹痛，跌打骨折，创伤出血。

【用法用量】内服煎汤，6—12 克；煎汤或浸酒。外用适量，捣敷患处。

【注　　意】孕妇忌服。

【备　　注】收入《广西壮族自治区壮药质量标准（第一卷）》DYB45-GXZYC0093-2008。

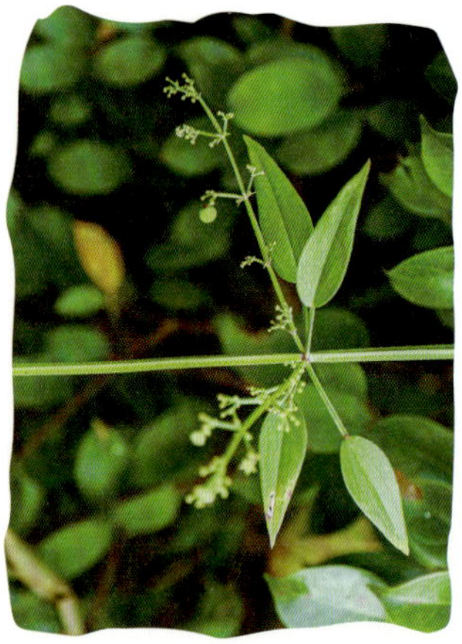

红茜草

壮文　GohunGzcen

【考　证】《广西中药资源名录》：『根及根状茎，用于月经不调……』

【壮 药 名】棵红闲。

【中 药 名】红茜草。

【药用部位】全草。

【基源植物】茜草科植物金剑草 *Rubia alata* Roxb.。

【植物形态】草质攀援藤本。茎、枝干时灰色，均有4棱或4翅，通常棱上或多或少有倒生皮刺。叶4枚轮生，薄革质，线形、披针状线形或狭披针形，顶端渐尖，基部圆至浅心形，边缘反卷，两面均粗糙。基出脉3或5条，在上面凹入，在下面凸起，均有倒生小皮刺或侧生的1或2对上的皮刺不明显。花序腋生或顶生，比叶长，多回分枝的圆锥花序式，花序轴4棱，花梗直，4棱。萼管近球形，花冠稍肉质，白色或淡黄色，外面无毛，冠管长0.5—1毫米，上部扩大，裂片5枚。雄蕊5枚，生冠管之中部，伸出，花柱粗壮，顶端2裂，柱头球状。浆果。花期夏初至秋初，果期秋冬。

【分　　布】中国特有，分布于长江流域及其以南各省区。生于海拔1500米以下的山坡林缘或灌丛中，亦见于村边和路边。

【采　　制】夏、秋二季采集，切段，鲜用或晒干。

【应　　用】壮医　苦、辣，凉。补血，活血调经，通龙路、火路。根及根状茎：用于治疗贫血，妇女产后血虚，郎胛（卒中），约京乱（月经不调）。全草：用于治疗林得叮相（跌打损伤），发旺（风湿骨痛）。

中医　无。

【用法用量】内服煎汤，10—15克。

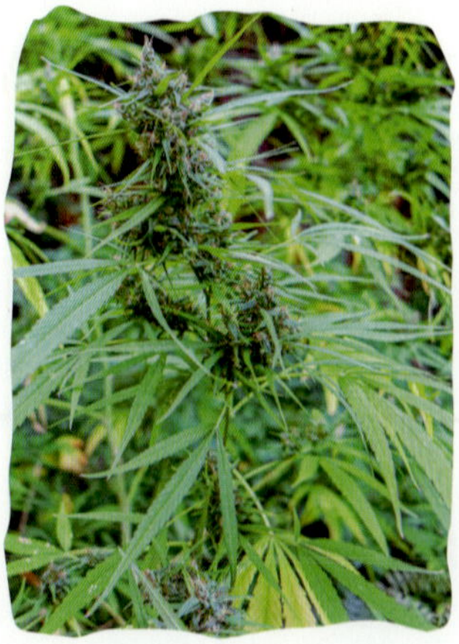

火麻仁

壮文 Lwglazmaij

【考 证】

《广西本草选编》："味甘，性平。润燥滑肠。治胃热津枯，大便秘结……"

【壮 药 名】冷啦卖。

【中 药 名】火麻仁。

【药用部位】干燥成熟种子。

【基源植物】桑科植物火麻 *Cannabis sativa* Linn. *subsp. Sativa* Pl. 。

【植物形态】一年生直立草本。枝具纵沟槽，密生灰白色贴伏毛。叶掌状全裂，裂片披针形或线状披针形，中裂片最长，先端渐尖，基部狭楔形，表面深绿，微被糙毛，背面幼时密被灰白色贴状毛后变无毛，边缘具向内弯的粗锯齿，中脉及侧脉在表面微下陷，背面隆起；叶柄密被灰白色贴伏毛。托叶线形。雄花序长约 25 厘米。花黄绿色，花被 5 枚，膜质，外面被细伏贴毛，雄蕊 5 枚，花丝极短，花药长圆形；小花柄长约 2—4 毫米。雌花绿色，花被 1 枚，紧包子房，略被小毛。子房近球形，外面包于苞片。瘦果为宿存黄褐色苞片所包，果皮坚脆，表面具细网纹。花期 5—6 月，果期为 7 月。

【分 布】原产锡金、不丹、印度等国，现各国均有野生或栽培。中国各地也有野生或栽培。新疆常见野生。

【采 制】秋季果实成熟时采收，除去杂质，晒干。

【应 用】壮医 甜，平。补血虚，通谷道。用于治疗勒内（血虚），阿意囊（便秘）。

中医 甘，平。归脾、胃、大肠经。润肠通便。用于治疗血虚津亏，肠燥便秘。

【用法用量】内服煎汤，10—15 克。

【注 意】脾虚便溏及阳虚滑泄者不宜用。

【备 注】收入《广西壮族自治区壮药质量标准（第二卷）》DYB45-GXZYC0039-2011。

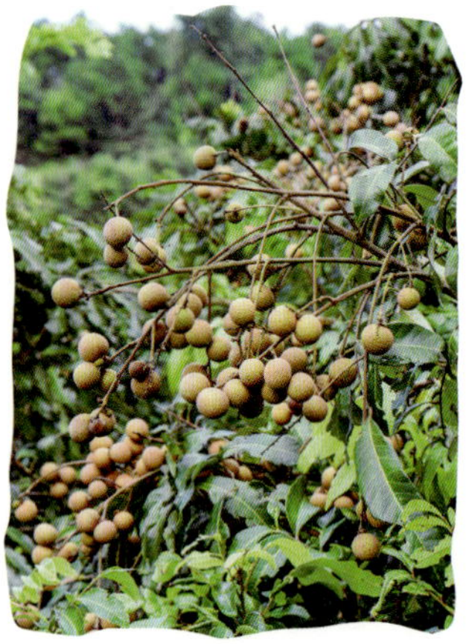

龙眼

壮文 Nohmakngganx

【考　证】

《滇南本草图说》：『养血安神，长智敛汗，开胃易脾。』

【壮 药 名】诺芒俺。

【中 药 名】龙眼肉。

【药用部位】假种皮。

【基源植物】无患子科植物龙眼 *Dimocarpus longan* Lour.。

【植物形态】乔木。小叶4—5对，很少3或6对，薄革质，长圆状椭圆形至长圆状披针形，两侧常不对称，顶端短尖，有时稍钝头，基部极不对称。花序大型，多分枝，顶生和近枝顶腋生，密被星状毛；花瓣乳白色。果近球形，通常黄褐色或有时灰黄色，外面稍粗糙，或少有微凸的小瘤体；种子茶褐色，光亮，全部被肉质的假种皮包裹。花期春夏间，果期夏季。

【分　　布】中国西南部至东南部栽培很广，以福建最盛，广东次之。广西（南部）、广东、云南亦见野生或半野生于疏林中。

【采　　制】夏、秋二季采收成熟果实，干燥，除去壳、核，晒至干爽不黏。

【应　　用】壮医　甜，温。调龙路，补血虚，安神。用于治疗心跳（心悸），年闹诺（失眠），勒内（血虚），嘘内（气虚）。

中医　甘，温。归心、脾经。补益心脾，养血安神。用于治疗气血不足，心悸怔忡，健忘失眠，血虚萎黄。

【用法用量】内服煎汤，9—15克；或泡水喝。

【备　　注】收入《广西壮族自治区壮药质量标准（第二卷）》DYB45-GXZYC0053-2011。

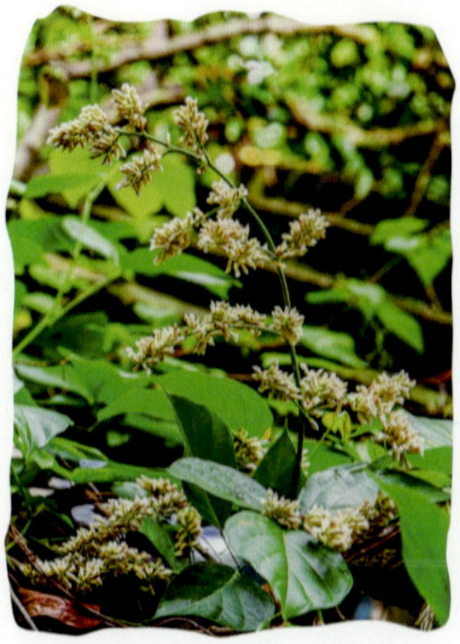

鸡血藤

壮文 Gaeulwedgaeq

【壮 药 名】勾勒给。
【中 药 名】鸡血藤。
【药用部位】干燥藤茎。
【基源植物】豆科植物密花豆 *Spatholobus suberectus* Dunn。
【植物形态】攀援藤本。小叶纸质或近革质，异形，顶生的两侧对称，宽椭圆形、宽倒卵形至近圆形，先端骤缩为短尾状，尖头钝，基部宽楔形，侧生的两侧不对称，与顶生小叶等大或稍狭，基部宽楔形或圆形，两面近无毛或略被微毛，下面脉腋间常有髯毛。侧脉 6—8 对，小托叶钻状。圆锥花序腋生或生于小枝顶端，花序轴、花梗被黄褐色短柔毛，苞片和小苞片线形，宿存。花萼短小，下面 3 齿先端圆或略钝，上面 2 齿稍长，多少合生，外面密被黄褐色短柔毛，里面的毛银灰色，较长。花瓣白色，旗瓣扁圆形，先端微凹，基部宽楔形。翼瓣斜楔状长圆形，基部一侧具短尖耳垂。龙骨瓣倒卵形，基部一侧具短尖耳垂。雄蕊内藏，花药球形，大小均一或几近均一。子房近无柄，下面被糙伏毛。荚果近镰形，密被棕色短绒毛。种子扁长圆形，种皮紫褐色，薄而脆，光亮。花期 6 月，果期 11—12 月。
【分　　布】分布于广西、广东、云南和福建等地。生于海拔 800—1700 米的山地疏林、密林沟谷、灌丛。
【采　　制】秋、冬二季采收，除去枝叶，切片，晒干。
【应　　用】壮医　苦、甜，微热。调龙路、火路，补血虚，除湿毒。用于治疗勒内（血虚），月经不调，麻抹（肢体麻木），麻邦（偏瘫），发旺（痹病）。

中医　苦、甘，温。归肝、肾经。活血补血，调经止痛，舒筋活络。用于治疗月经不调，痛经，闭经，风湿痹痛，麻木瘫痪，血虚萎黄。
【用法用量】内服煎汤，10—20 克。
【注　　意】阴虚火亢者慎用。
【备　　注】收入《广西壮族自治区壮药质量标准（第二卷）》DYB45-GXZYC0101-2011。

【考　证】

《广西本草选编》：『味微苦、甘、涩，性平。活血补血……』

补阴药

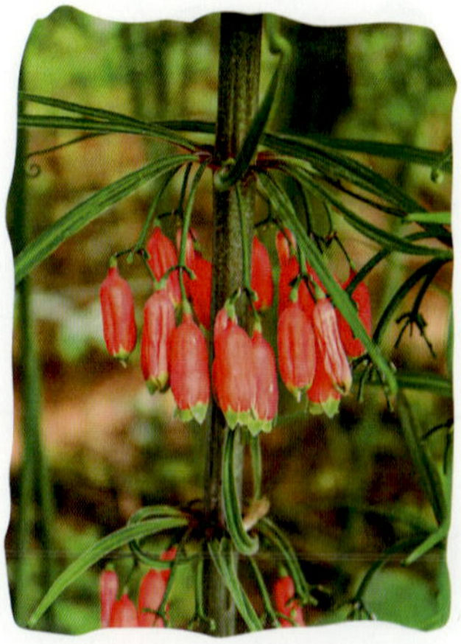

黄精

壮文 Ginghswj

【考　证】《滇南本草》：『补虚添精。』

【壮 药 名】京四。

【中 药 名】黄精。

【药用部位】干燥根茎。

【基源植物】百合科植物黄精 *Polygonatum sibiricum* Delar. ex Redoute、滇黄精 *Polygonatum kingianum* Coll.et Hemsl. 或多花黄精 *Polygonatum cyrtonema* Hua 按形状不同，习称“鸡头黄精”“大黄精”“姜形黄精”。

【植物形态】根状茎肥厚，通常连珠状或结节成块，少有近圆柱形，直径 1—2 厘米。茎高 50—100 厘米，具 10—15 枚叶。叶互生，椭圆形、卵状披针形至矩圆状披针形，叶下面无毛。花序具 1—14 花，伞形，总花梗长 1—6 厘米，花梗长 0.5—3 厘米。苞片微小，位于花梗中部以下，或不存在。花被黄绿色，全长 18—25 毫米，裂片长约 3 毫米。花丝两侧扁或稍扁，具乳头状突起至具短绵毛，顶端稍膨大乃至具囊状突起，花药长 3.5—4 毫米，子房长 3—6 毫米，花柱长 12—15 毫米。浆果黑色，直径约 1 厘米，具 3—9 颗种子。花期 5—6 月，果期 8—10 月。

【分　　布】分布于广东、广西、四川、贵州、湖南、湖北、河南、安徽、江西、江苏、福建、浙江。生于海拔 500—2100 米的林下、灌丛、山坡阴处。

【采　　制】春、秋二季采挖，除去须根，洗净，置沸水中略烫或蒸至透心，干燥。

【应　　用】壮医　甜，平。补虚，强筋骨。用于治疗肺痨咳血，病后体弱，阴虚内热，发旺（风湿骨痛），阿肉甜（消渴病），高血压。

中医　甘，平。归脾、肺、肾经。补气养阴，健脾，润肺，益肾。用于治疗脾胃虚弱，体倦乏力，口干食少，肺虚燥咳，精血不足，内热消渴。

【用法用量】内服煎汤，9—15 克。

【注　　意】中寒泄泻者、痰湿痞满气滞者忌服。

【备　　注】收入《广西壮族自治区壮药质量标准（第一卷）》DYB45-GXZYC0137-2008。

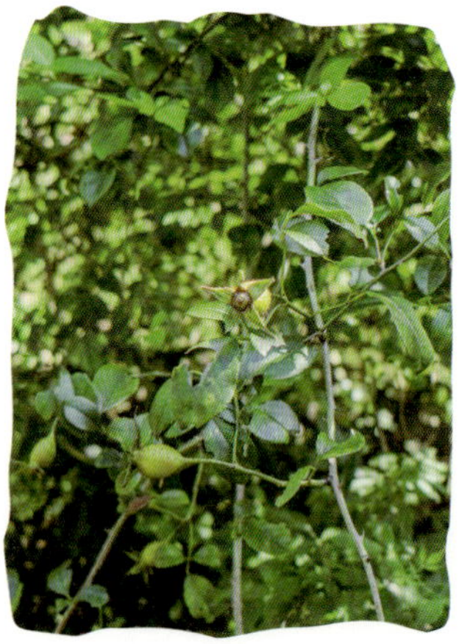

金樱子

壮文 Makvengj

【考　证】

《滇南本草》:『入脾、肾二经。治日久下痢,血崩带下,涩精遗泄。』

【壮 药 名】壤棵旺。

【中 药 名】金樱子。

【药用部位】干燥成熟果实。

【基源植物】蔷薇科植物金樱子 *Rosa laevigata* Michx. 。

【植物形态】攀援灌木。小枝散生皮刺。小叶革质,通常3,稀5。小叶片椭圆状卵形、倒卵形或披针状卵形,先端急尖或圆钝,稀尾状渐尖,边缘有锐锯齿。小叶柄和叶轴有皮刺和腺毛。花单生于叶腋,花梗和萼筒密被腺毛,随果实成长变为针刺。花瓣白色。果梨形、倒卵形,稀近球形,紫褐色,外面密被刺毛,萼片宿存。花期4—6月,果期7—11月。

【分　　布】分布于广西、广东、福建、湖北、湖南、四川、陕西、安徽、江西、江苏、浙江、台湾、云南、贵州等地。生于海拔200—1600米,向阳的山野、田边、溪畔灌木丛中。

【采　　制】10—11月果实成熟变红时采收,干燥,除去毛刺。

【应　　用】壮医　酸、甜、涩,平。补阴虚,固涩,止泻。用于治疗漏精(遗精),濑幽(遗尿),兵淋勒(崩漏),隆白呆(带下),白冻(泄泻)。

中医　酸、甘、涩,平。归肾、膀胱、大肠经。固精缩尿,涩肠止泻。用于治疗遗精滑精,遗尿尿频,崩漏带下,久泻久痢。

【用法用量】内服煎汤,9—15克;或浸酒。

【注　　意】实火者、邪热者忌服。中寒有痞者禁服。

【备　　注】收入《广西壮族自治区壮药质量标准(第二卷)》DYB45-GXZYC0121-2011。

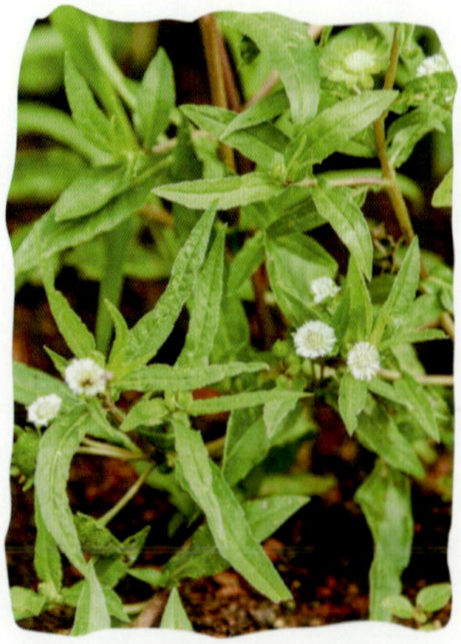

墨旱莲

壮文 Haekmaegcauj

【考证】

《滇南本草》：『味咸，性寒。固齿，乌须。』

【壮 药 名】黑么草。

【中 药 名】墨旱莲。

【药用部位】干燥地上部分。

【基源植物】菊科植物鳢肠 *Eclipta prostrata* Linn. 。

【植物形态】草本。茎被贴生糙毛。叶长圆状披针形或披针形，无柄或有极短的柄，顶端尖或渐尖，边缘有细锯齿或有时仅波状，两面被密硬糙毛。头状花序；外围的雌花 2 层，舌状；中央的两性花多数，花冠管状，白色。瘦果暗褐色，雌花的瘦果三棱形，两性花的瘦果扁四棱形。花期 6—9 月。

【分　　布】分布于中国各省区。生于河边、田边、路旁。

【采　　制】花开时采割，晒干。

【应　　用】壮医　甜、酸，寒。补阴虚，止血。用于治疗兰奔（眩晕），鹿裂（吐血），衄血，肉裂（尿血），兵淋勒（崩漏），阿意咪（痢疾），外伤出血，毛发早白，腰膝酸软等。

中医　甘、酸，寒。归肾、肝经。滋补肝肾，凉血止血。用于治疗肝肾阴虚，牙齿松动，须发早白，眩晕耳鸣，腰膝酸软，阴虚血热导致的吐血、衄血、尿血、血痢，崩漏下血，外伤出血。

【用法用量】内服煎汤，6—12 克。

【备　　注】收入《广西壮族自治区壮药质量标准（第二卷）》DYB45-GXZYC0206-2011。

补阳药

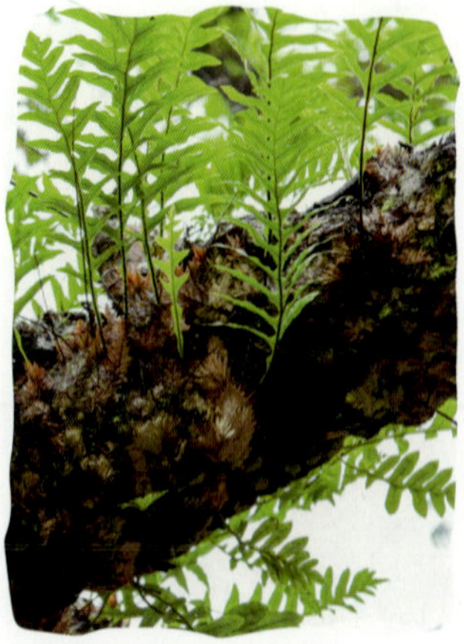

骨碎补

壮文 Hingbwn

【考 证】

《广西本草选编》：『味甘、苦，性温。祛风湿，强筋骨，补肝肾。治小儿麻痹后遗症，腰肌劳损。』

【壮 药 名】兴盆。

【中 药 名】骨碎补。

【药用部位】干燥根茎。

【基源植物】水龙骨科植物槲蕨 *Drynaria roosii* Nakaike。

【植物形态】通常附生岩石上，匍匐生长，或附生树干上，螺旋状攀援。根状茎密被鳞片。鳞片斜升，盾状着生，边缘有齿。叶二型，基生不育叶圆形，基部心形，浅裂至叶片宽度的1/3，边缘全缘，黄绿色或枯棕色，厚干膜质，下面有疏短毛。正常能育叶叶柄具明显的狭翅；叶片深羽裂到近叶轴，裂片7—13对，互生，稍斜向上，披针形，边缘有不明显的疏钝齿，顶端急尖或钝；叶脉两面均明显。孢子囊群圆形，椭圆形，叶片下面全部分布，沿裂片中肋两侧各排列成2—4行，成熟时相邻2侧脉间有圆形孢子囊群1行，或幼时成1行长形的孢子囊群，混生有大量腺毛。

【分 布】分布于广西、广东、江苏、安徽、江西、浙江、福建、台湾、海南、湖北、湖南、四川、重庆、贵州、云南。附生树干或石上，偶生于墙缝，海拔100—1800米。

【采 制】全年可采，除去叶片及泥沙，干燥或蒸后干燥，用火燎去绒毛。

【应 用】壮医 苦，微热。调火路，补阳虚，强筋骨，祛风毒，除湿毒，消肿痛。用于治疗腰腿痛，发旺（痹病），林得叮相（跌打损伤），肩周炎。

中医 苦，温。归肝、肾经。疗伤止痛，补肾强骨；外用消风祛斑。用于治疗跌扑闪挫，筋骨折伤，肾虚腰痛，筋骨痿软，耳鸣耳聋，牙齿松动，外治斑秃，白癜风。

【用法用量】内服煎汤，3—9克。外用适量。

【注 意】阴虚内热及无瘀血者慎服。

【备 注】收入《广西壮族自治区壮药质量标准（第二卷）》DYB45-GXZYC0136-2011。

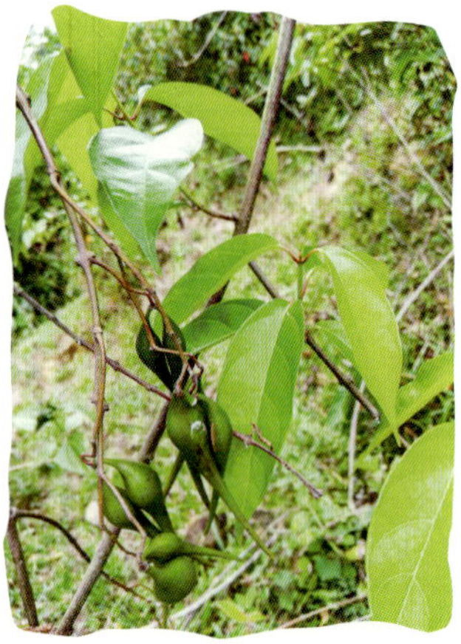

红杜仲

壮文 Gaeubinghndoengx

【考 证】

《广西药用植物名录》：『祛风活络，强筋壮骨。用于风湿痹痛……』

【壮 药 名】勾兵脓。

【中 药 名】红杜仲。

【药用部位】干燥树皮。

【基源植物】夹竹桃科植物红杜仲藤 *Urceola quintaretii*（Pierre）D. J. Middleton、毛杜仲藤 *Urceola huaitingii*（Chun et Tsiang）D. J. Middleton、杜仲藤 *Urceola micrantha*（Wallich ex G. Don）D. J. Middleton。

【植物形态】攀援多枝灌木，具乳汁，除花冠裂片外，都具有灰色或红色短绒毛；枝与小枝圆柱状，粗壮，有皮孔。叶腋间及腋内腺体众多，易落，黑色，线状钻形，长 1 毫米。叶生于枝的顶端，薄纸质或老叶略厚，两面被有柔毛，叶背脉上被毛较密，卵圆状或长圆状椭圆形，顶端锐尖或短渐尖，基部狭圆形或宽楔形，叶面深绿色，叶背淡绿色。中脉与侧脉在叶面平坦，在叶背明显凸起，侧脉每边 10 条，弧形上升，在边缘前网结。叶柄有绒毛。花序近顶生或稀腋生，伞房状，多花。苞片叶状，花梗丝状。花蕾顶端钝，花有香味，花萼近钟状，外面有绒毛，双盖覆瓦状排列，裂片长圆状披针形，钝头，花萼内面腺体 5 枚，极小。花冠黄色，坛状辐形，外面有微毛，除内面基部有浓毛外余均无毛，花冠筒长 2 毫米，喉部胀大，基部缩小，裂片向右覆盖而向左旋转，在花蕾内顶端钝头而内褶，开花后开展，镊合状排列，长 2 毫米，宽 1 毫米；雄蕊着生于花冠筒的基部，花丝极短，花药披针状箭头形。花盘 5 裂，子房有心皮 2 枚，具疏柔毛，花柱极短，花柱头陀螺状，顶端不明显 2 裂。蓇葖双生或 1 个不发育，卵圆状披针形，基部胀大，长 6—7 厘米，基部直径 1.5—2 厘米；种子线状长圆形，暗黄色，有柔毛，种毛白色绢质，长约3厘米，子叶与幼根几等长，子叶白色，倒披针形，两端钝头。花期4—6月，果期7月—翌年6月。

【分　　布】分布于广西、广东、湖南和贵州等地。生于海拔200—1000米的山地疏林中或山谷阴湿地方，攀援于树木之上。

【采　　制】全年可采，剥取树皮，干燥。

【应　　用】壮医　苦、涩、微辣，平。通火路，补阳虚，强筋骨，祛风毒，消肿痛。用于治疗委约（阳痿），勒爷顽瓦（小儿麻痹），发旺（痹病），林得叮相（跌打损伤）。

中医　苦、涩、微辛，平。归肝经。祛风活络，壮腰膝，强筋骨，消肿。用于治疗小儿麻痹，风湿骨痛，跌打损伤。

【用法用量】内服煎汤，6—9克。

【注　　意】阴虚火旺者慎用。

【备　　注】收入《广西壮族自治区壮药质量标准（第二卷）》DYB45-GXZYC0087-2011。

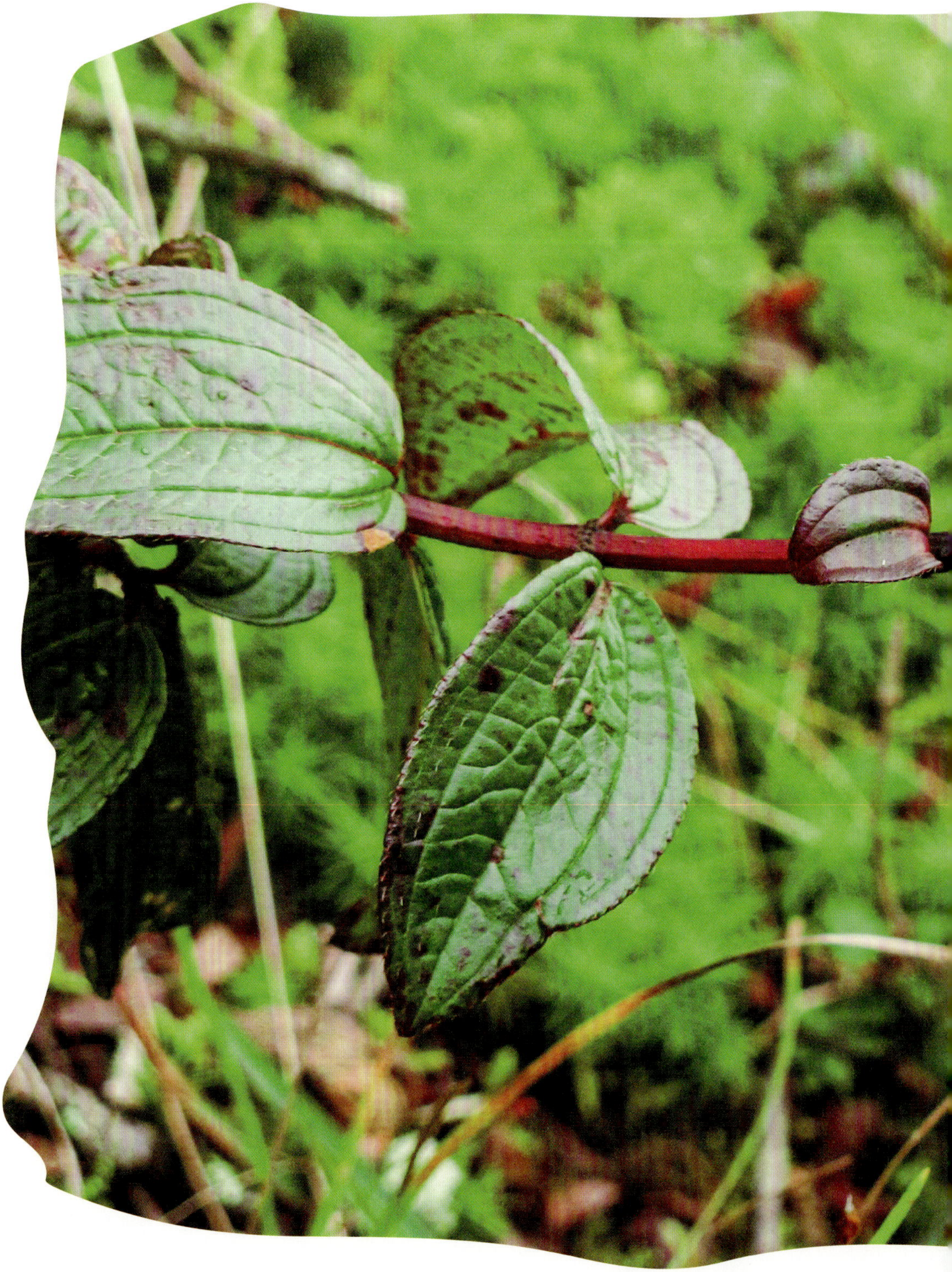

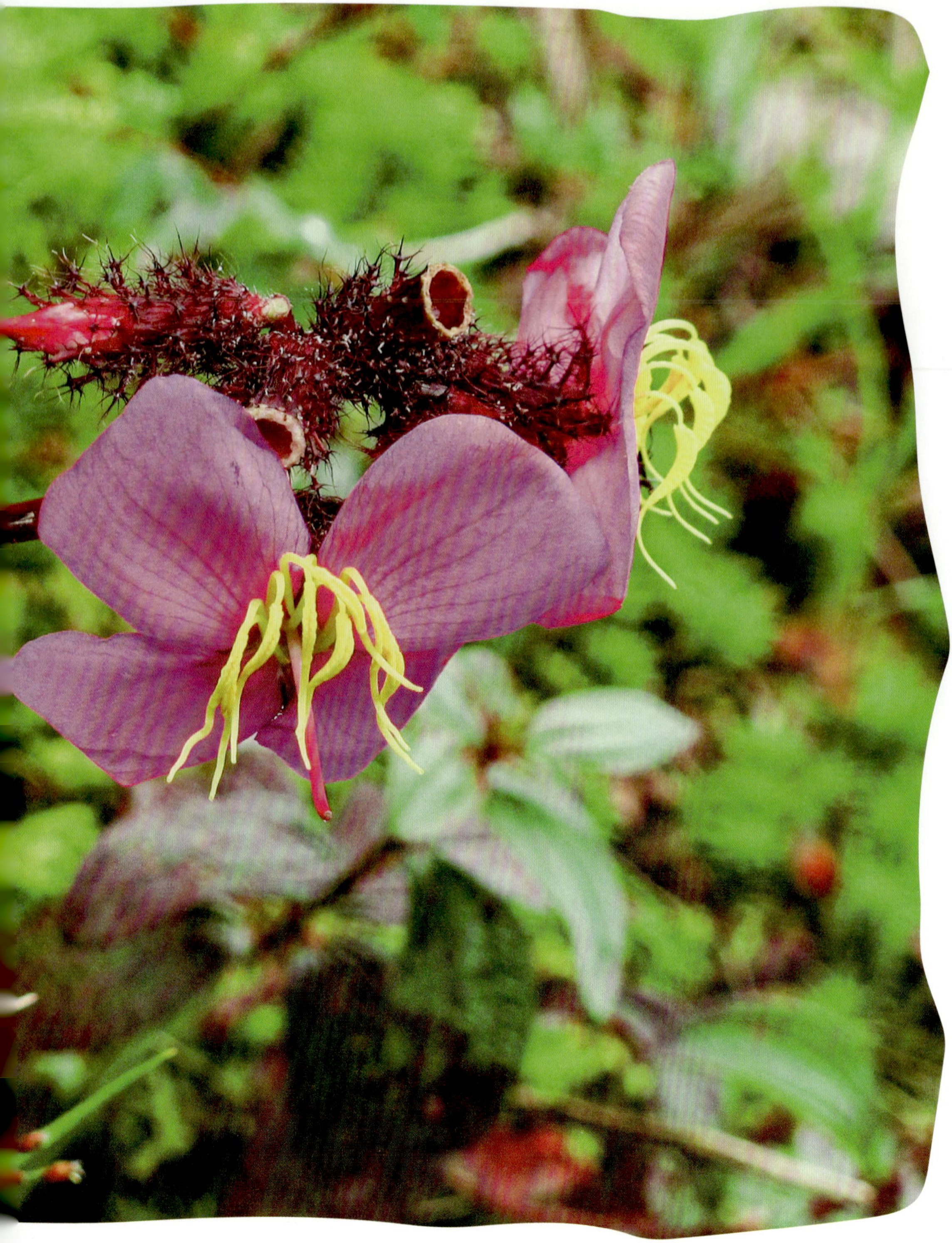

假朝天罐

假朝天罐

壮文
Swnjgyaeujhen

【考　证】
《广西中药资源名录》：『根用于咳血。』

【壮 药 名】损巧闲。
【中 药 名】假朝天罐。
【药用部位】干燥根。
【基源植物】野牡丹科植物星毛金锦香 *Osbeckia stellata* Ham. ex D.Don：C.B.Clarke。
【植物形态】灌木。茎四棱形，被平展的刺毛。叶片坚纸质，顶端急尖至近渐尖，基部钝或近心形，全缘，具缘毛，两面被糙伏毛，5 基出脉。总状花序，顶生，或由聚伞花序组成圆锥花序。苞片 2 枚，卵形。花萼紫红色或紫黑色，具多轮刺毛状的有柄星状毛。花瓣紫红色，倒卵形，具缘毛。雄蕊常偏向 1 侧，子房卵形，顶端有刚毛 20—22 条。蒴果卵形，4 纵裂。宿存萼深紫色或黑紫色，坛状，顶端平截。花期 8—11 月，果期 10—12 月。
【分　　布】分布于广西、云南、湖北、湖南、四川、贵州及西藏。生于海拔 800—3100 米的山坡向阳草地、地梗或矮灌木丛中，也有生于山谷溪边、林缘湿润的地方。
【采　　制】夏、秋二季采挖，除去杂质，洗净，晒干，或趁鲜切片，晒干。
【应　　用】壮医　酸，微寒。补虚劳，清热毒，祛风毒，除湿毒。用于治疗肾虚核尹（腰痛），麻邦（中风偏瘫），淋病，阿意咪（痢疾），发旺（痹病）。

中医　酸、涩，微寒。归脾、肾、肺、肝经。清肠，收敛止泻。用于治疗痢疾，肠炎。
【用法用量】内服煎汤，15—30 克。
【注　　意】孕妇禁用。

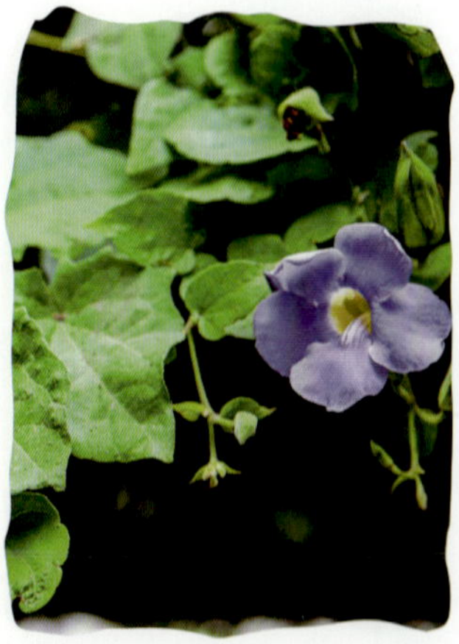

老鸦嘴

壮文 Gaeuhauh

【考证】《广西中药志》：『味微辛，性平。入肝、肾二经。祛风、驳骨。治风湿……』

【壮 药 名】勾蒿。

【中 药 名】老鸦嘴。

【药用部位】干燥全株。

【基源植物】爵床科植物山牵牛 *Thunbergia grandiflora* (Rosb. ex Willd.) Roxb.。

【植物形态】攀缘灌木，分枝较多，小枝条稍4棱形，主节下有黑色巢状腺体及稀疏多细胞长毛。叶具柄，被侧生柔毛；叶片卵形、宽卵形至心形，先端急尖至锐尖，有时有短尖头或钝，边缘有2—8宽三角形裂片，通常5—7脉。花在叶腋单生或成顶生总状花序，花冠管连同喉白色，喉自花冠管以上膨大，冠檐蓝紫色。蒴果被短柔毛。

【分　　布】分布于广西、广东、海南、福建（鼓浪屿）。生于山地灌丛。

【采　　制】全年可采，根切片，茎、叶切段，晒干。

【应　　用】壮医　微甜、苦，平。通龙路、火路，补阴，散瘀消肿。用于治疗肾虚腰痛，阳痿，林得叮相（跌打损伤），发旺（风湿骨痛），京尹（痛经）。

中医　甘、微辛，平。归肝、肾经。舒筋活络，散瘀消肿。用于治疗跌打损伤，风湿，腰肌劳损，痛经，疮疡肿毒。

【用法用量】内服煎汤，15—30克。外用鲜品适量，捣烂敷患处。

【备　　注】收入《广西壮族自治区壮药质量标准（第一卷）》DYB45-GXZYC0069-2008。

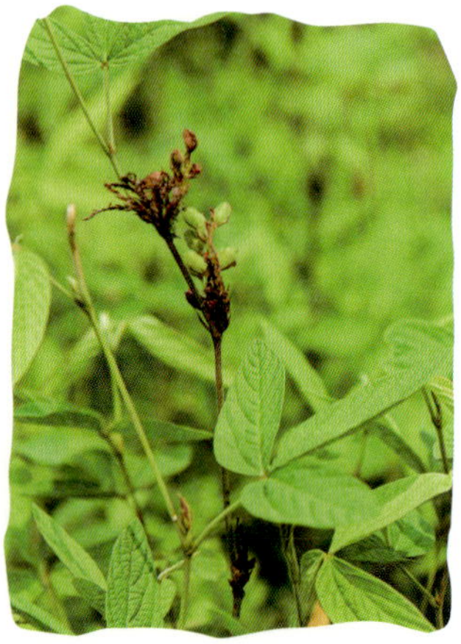

千斤拔

壮文 Goragdingh

【考 证】

《岭南采药录》：『味辛，性温。祛风去湿。治手足痹痛……』

【壮 药 名】棵壤丁。

【中 药 名】千斤拔。

【药用部位】干燥根。

【基源植物】豆科植物大叶千斤拔 *Flemingia macrophylla* (Willd.) Prain 或蔓性千斤拔 *Flemingia philippinensis* Merr.et Rolfe。

【植物形态】直立灌木。幼枝有明显纵棱，密被紧贴丝质柔毛。叶具指状 3 小叶：托叶大，披针形，先端长尖，被短柔毛，具腺纹，常早落；叶柄具狭翅，被毛与幼枝同；小叶纸质或薄革质，顶生小叶宽披针形至椭圆形，先端渐尖，基部楔形；基出脉 3 对，两面除沿脉上被紧贴的柔毛外，通常无毛，下面被黑褐色小腺点，侧生小叶稍小，偏斜，基部一侧圆形，另一侧楔形；基出脉 2—3 对；小叶柄密被毛。总状花序常数个聚生于叶腋，常无总梗；花多而密集；花梗极短；花萼钟状，被丝质短柔毛，裂齿线状披针形，较萼管长 1 倍，下部一枚最长，花序轴、苞片、花梗均密被灰色至灰褐色柔毛；花冠紫红色，稍长于萼；雄蕊二体；子房椭圆形，被丝质毛，花柱纤细。荚果椭圆形，褐色，略被短柔毛，先端具小尖喙；种子 1—2 颗，球形光亮黑色。花期 6—9 月，果期 10—12 月。

【分　　布】分布于广西、广东、云南、贵州、四川、江西、福建、台湾、海南。常生长于海拔 200—1500 米的旷野草地上或灌丛中，山谷路旁和疏林阳处亦有生长。

【采　　制】秋季采收，洗净，干燥。

【应　　用】壮医　甜，平。通调龙路，祛风毒，除湿毒，补虚强筋骨。用于治疗腰肌劳损，麻邦（偏瘫），委约（阳痿），发旺（风湿骨痛）。

中医　甘、微涩，平。归肝、肾经。祛风利湿，强筋壮骨，消瘀解毒。用于治疗风湿痹痛，腰腿痛，腰肌劳损，白带，慢性肾炎，痈肿，喉蛾，跌打损伤。

【用法用量】内服煎汤，15—30克（鲜品60克）；或炖猪骨服。外用适量。

【备　　注】收入《广西壮族自治区壮药质量标准（第一卷）》DYB45-GXZYC0031-2008。

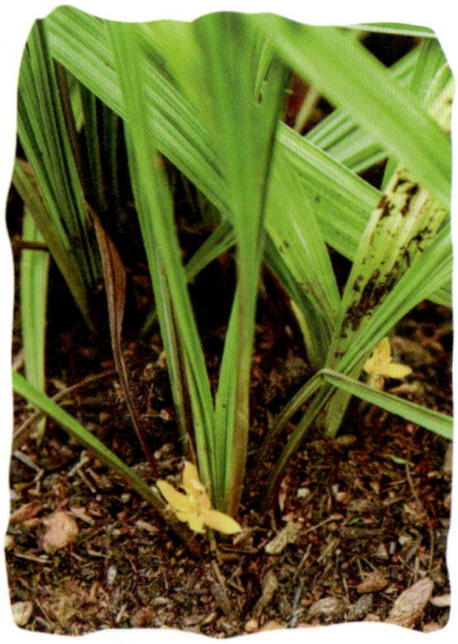

仙茅

壮文 Gosenhmauz

【考　证】《滇南本草》：『味辛、微咸，性温。入肾、肝二经。治妇人红崩下血……』

【壮 药 名】棵仙茅。

【中 药 名】仙茅。

【药用部位】干燥根茎。

【基源植物】石蒜科植物仙茅 *Curculigo orchioides* Gaertn.。

【植物形态】根状茎近圆柱状，粗厚，直生。叶线形、狭披针形或披针形，大小变化很大，长 10—90 厘米，宽 5—25 毫米，顶端长渐尖，基部渐狭成短柄或无柄，两面生疏柔毛或无。花茎甚短，长 6—7 厘米，大部分藏于鞘状叶柄基部之内，被毛。苞片披针形，长 2.5—5 厘米，具缘毛。总状花序近呈伞房状，多具 4—6 朵花。花黄色，花被片长圆状披针形，长 8—12 毫米，宽 2.5—3 毫米，外轮的背面有时散生长柔毛。雄蕊约为花被裂片的一半，柱头 3 裂，分裂部分较花柱为长，子房狭长，顶端具长喙，长达 2.5 毫米，被疏毛。浆果近纺锤状，宿存长喙。花果期 4—9 月。

【分　　布】分布于广东、广西、福建、台湾、湖南、浙江、江西、四川南部、云南和贵州。生于海拔 1600 米以下的林中、草地或荒坡上。

【采　　制】秋、冬二季采挖，除去根头和须根，洗净，干燥。

【应　　用】壮医　辣，温，有小毒。补阳虚，解寒毒，除湿毒。用于治疗核尹（腰痛），委哟（阳痿），濑幽（遗尿），更年期综合征，腊胴尹（腹痛），白冻（泄泻），兵哟（痿症），发旺（痹病）。

中医　辛，热，有毒。归肾、肝、脾经。补肾阳，强筋骨，祛寒湿。用于治疗阳痿精冷，筋骨痿软，腰膝冷痛，阳虚冷泻。

【用法用量】内服煎汤，3—10 克。

【备　　注】收入《广西壮族自治区壮药质量标准（第二卷）》DYB45-GXZYC0060-2011。

叁

调气机药

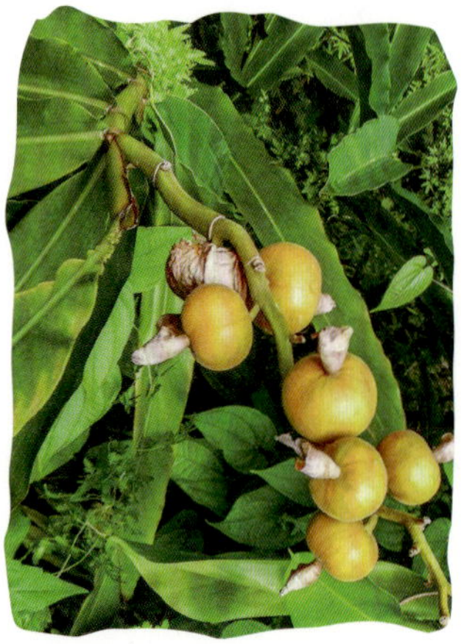

草豆蔻

壮文 Makga

【考 证】

《广西本草选编》："味辛，性温。散寒燥湿，温中健脾。胃寒痛，消化不良……"

【壮 药 名】芒卡。
【中 药 名】草豆蔻。
【药用部位】干燥近成熟种子。
【基源植物】姜科植物草豆蔻 *Alpinia katsumadai* Hayata。
【植物形态】株高达 3 米。叶片线状披针形，顶端渐尖，并有一短尖头，基部渐狭，两边不对称，边缘被毛，两面均无毛或稀可于叶背被极疏的粗毛，叶柄长 1.5—2 厘米。叶舌长 5—8 毫米，外被粗毛。总状花序顶生，直立，长达 20 厘米，花序轴淡绿色，被粗毛，小花梗长约 3 毫米。小苞片乳白色，阔椭圆形，长约 3.5 厘米，基部被粗毛，向上逐渐减少至无毛。花萼钟状，长 2—2.5 厘米，顶端不规则齿裂，复又一侧开裂，具缘毛或无，外被毛。花冠管长约 8 毫米，花冠裂片边缘稍内卷，具缘毛。无侧生退化雄蕊。唇瓣三角状卵形，长 3.5—4 厘米，顶端微 2 裂，具自中央向边缘放射的彩色条纹。子房被毛。果球形，直径约 3 厘米，熟时金黄色。花期 4—6 月，果期 5—8 月。
【分 布】分布于广东、广西。生于山地疏或密林中。
【采 制】夏、秋二季采收，晒至九成干，或用水略烫，晒至半干，除去果皮，取出种子团，晒干。
【应 用】壮医 辣，热。通调谷道。用于治疗鹿（呕吐），腹胀腹痛，鹿（呕吐），东郎（食滞）。

中医 辛，温。归脾、胃经。燥湿行气，温中止呕。用于治疗寒湿内阻，脘腹胀满冷痛，嗳气呕逆，不思饮食。

【用法用量】内服煎汤，3—6 克。
【备 注】收入《广西壮族自治区壮药质量标准（第二卷）》DYB45-GXZYC0124-2011。

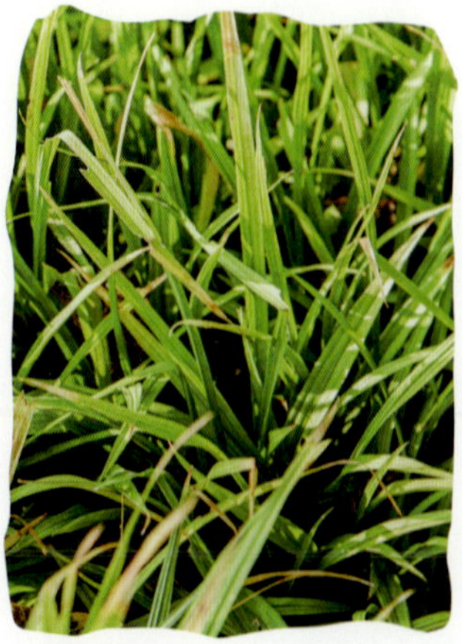

吉祥草

壮文 Goywae

【考　证】《生草药性备要》：『微腥，性甘，平。止热咳，止新咳血，理伤症。』

【壮 药 名】棵医埃。

【中 药 名】吉祥草。

【药用部位】全草。

【基源植物】百合科植物吉祥草 *Reineckea carnea*（Andrews）Kunth。

【植物形态】根状茎圆柱状。叶 3—8 枚，线形，狭倒披针形，或披针形，无毛，先端渐尖。花葶 5—15 厘米。穗状花序 2—6.5 厘米。苞片卵形正三角形。花芳香，有时雄花着生在穗状花序上部。花被粉红色或者苍白的玫瑰色。筒部 4—6 毫米，裂片反折，长圆形，稍肉质。花丝具离生部分 3—4 毫米。近长圆形的花药，2—2.5 毫米，微缺的在两末端。子房狭卵球形，约 3 毫米。花柱 7—10 毫米。浆果红色成熟时，直径 6—10 毫米。花期以及果期 7—11 月。

【分　　布】分布于广西、广东、安徽、贵州、河南、湖北、湖南、江苏、江西、陕西、四川、云南、浙江等地。生于密林，阴处、潮湿的山坡，沿着山谷的山腰。

【采　　制】种植 1 年后，四季均可采收，可采收去密留稀的方法收获。采收时连根挖起，抖去泥土，洗净，鲜用或晒干。

【应　　用】壮医　甜，微寒。通气道、水道，清热毒，止咳喘，续筋骨。用于治疗唪耶（支气管炎），肺结核，墨病（咳嗽），鹿勒（吐血），能蚌（黄疸），笨浮（水肿），濑精（遗精）。外治林得叮相（跌打损伤），夺扼（骨折）。

中医　甘，凉。归肺、肝、脾经。清肺止咳，凉血止血，解毒利咽。用于治疗肺热咳嗽，咯血，吐血，衄血，便血，咽喉肿痛，目赤翳障，痈肿疮疖。

【用法用量】内服煎汤，6—12 克（鲜品 30—60 克）。外用适量，捣敷。

肆 通三道药

通谷道药

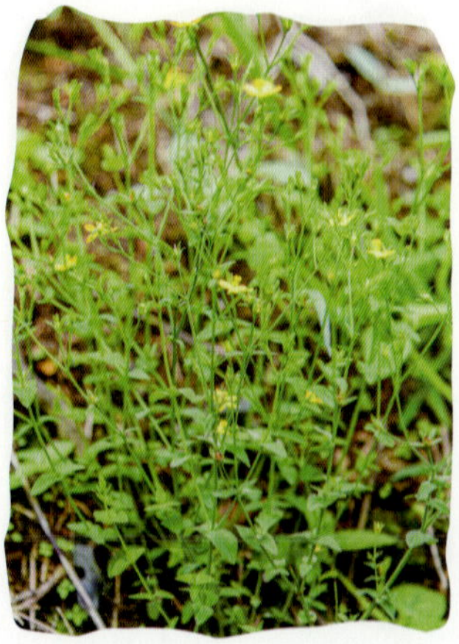

地耳草

壮文 Nyavetrwz

【壮 药 名】牙万耳。

【中 药 名】地耳草。

【药用部位】干燥全草。

【基源植物】金丝桃科植物地耳草 *Hypericum japonicum* Thunb. ex Murray。

【植物形态】一年生或多年生草本。茎单一或多少簇生，具 4 纵线棱，散布淡色腺点。叶无柄，叶片通常卵形或卵状三角形至长圆形或椭圆形，长 0.2—1.8 厘米，宽 0.1—1 厘米，先端近锐尖至圆形，基部心形抱茎至截形，边缘全缘，坚纸质，上面绿色，下面淡绿但有时带苍白色，具 1 条基生主脉和 1—2 对侧脉，全面散布透明腺点。花序具 1—30 花，两歧状或多少呈单岐状，有或无侧生的小花枝。苞片及小苞片线形、披针形至叶状，微小至与叶等长。花蕾圆柱状椭圆形，先端多少钝形。花梗长 2—5 毫米。萼片狭长圆形或披针形至椭圆形，先端锐尖至钝形，全缘，无边缘生的腺点，全面散生有透明腺点或腺条纹，果时直伸。花瓣白色、淡黄至橙黄色，椭圆形或长圆形，先端钝形，无腺点，宿存。雄蕊 5—30 枚，不成束，宿存，花药黄色，具松脂状腺体。子房 1 室，花柱 2—3 枚，离生，开展。蒴果短圆柱形至圆球形。种子淡黄色，圆柱形，两端锐尖，无龙骨状突起和顶端的附属物，全面有细蜂窝纹。花期 3 月，果期 6—10 月。

【分　　布】分布于辽宁、山东至长江以南各省区。生于海拔 2800 米的田边、沟边、草地以及撂荒地上。

【采　　制】春、夏二季花开时采挖，除去杂质，晒干。

【应　　用】壮医　苦、辣，平。清热毒，除湿毒。用于治疗肝炎，呗叮（疔疮）。

中医　苦、辛，平。归肝、胆、脾、胃、大肠经。清利湿热，散瘀消肿。用于治疗肝炎，疮疖痈肿。

【用法用量】内服煎汤，9—15 克。

【备　　注】收入《广西壮族自治区壮药质量标准（第二卷）》DYB45-GXZYC0074-2011。

【考　证】

《生草药性备要》：『味苦、甜，性平。治酒病，消肿胀……』

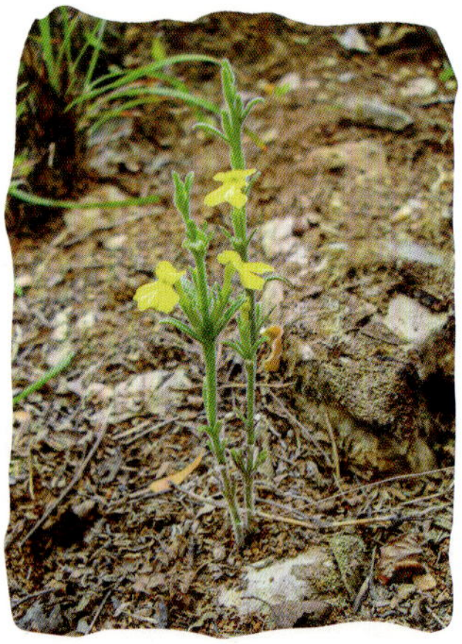

独脚金

壮文 Doeggekgam

【考　证】

《生草药性备要》：『味淡，平。除小儿黄气，五脏虫积。』

【壮 药 名】都决疳。

【中 药 名】独脚金。

【药用部位】全草。

【基源植物】玄参科植物独脚金 *Striga asiatica*（L.）O. Kuntze。

【植物形态】一年生半寄生草本，株高10—20厘米，直立，全体被刚毛。茎单生，少分枝。叶较狭窄仅基部的为狭披针形，其余的为条形，长0.5—2厘米，有时鳞片状。花单朵腋生或在茎顶端形成穗状花序；花萼有棱10条，5裂几达中部，裂片钻形。花冠通常黄色，少红色或白色，长1—1.5厘米，花冠筒顶端急剧弯曲，上唇短2裂。蒴果卵状，包于宿存的萼内。花期秋天。

【分　　布】分布于云南、贵州、广西、广东、湖南、江西、福建、台湾。

【采　　制】夏、秋二季采收，洗净，晒干。

【应　　用】壮医　甜、淡，平。通龙路，调谷道，利水道。用于治疗胴郎（食滞），喯疳（疳积），笨浮（水肿），嗒朦给（夜盲症），慢性肝炎，嘞内（贫血）。

中医　甘、微苦，凉。归肝、脾、胃经。健脾消积，清热杀虫。用于治疗小儿伤食，疳积黄肿，夜盲，夏季热，腹泻，肝炎。

【用法用量】内服煎汤，10—15克。

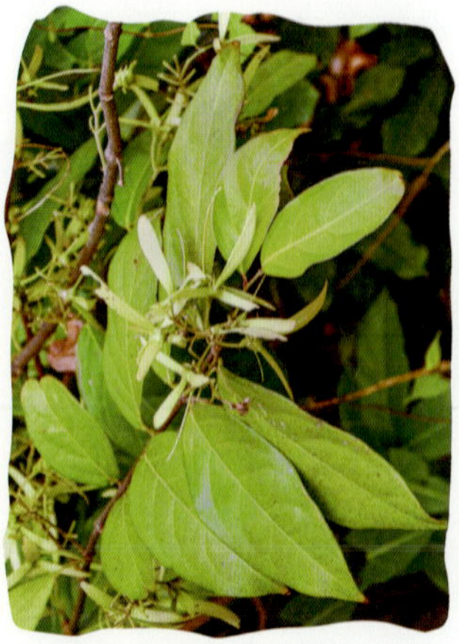

风车藤

壮文 Gaeulumzceh

【壮 药 名】勾拢斜。

【中 药 名】风车藤。

【药用部位】老茎及枝叶。

【基源植物】金虎尾科植物风筝果 *HiptaGe benGhalensis* (L.) Kurz。

【植物形态】灌木或藤本。幼嫩部分和总状花序密被淡黄褐色或银灰色柔毛。老枝无毛，锈红色或暗灰色，具浅色皮孔。叶片革质，长圆形，椭圆状长圆形或卵状披针形，先端渐尖，基部阔楔形或近圆形，背面常具 2 腺体，全缘，幼时淡红色，被短柔毛，老时变绿色，无毛，主脉及侧脉 6—7 对两面均稍突起。总状花序腋生或顶生，密被黄褐色短柔毛，中部以上具关节，具小苞片 2 枚，钻状披针形。花芽球形，极芳香。萼片 5 枚，阔椭圆形或卵形，先端圆形，外面密被黄褐色短柔毛，具 1 粗大长圆形腺体，一半附着在萼片上，一半下延贴生于花梗上。花瓣白色，基部具黄色斑点，或淡黄色或粉红色，圆形或阔椭圆形，内凹，基部具爪，边缘具流苏。雄蕊 10 枚，花柱拳卷状。翅果除果核被短绢毛外，余无毛，背部具 1 三角形鸡冠状附属物。花期 2—4 月，果期 4—5 月。

【分　　布】分布于广西、广东、福建、台湾、海南、贵州和云南。生于海拔 100—1900 米的沟谷密林、疏林中、沟边路旁。

【采　　制】全年可采，洗净，切段，晒干。

【应　　用】壮医　淡、微涩，温。温肾敛汗，渗湿，止痛。用于治疗各种胴尹（胃痛），胴浪（食欲不振），消化不良肝区痛，慢性肝炎及治疗萎哟（阳痿）。

中医　涩、微苦，温。温肾益气，涩精止遗。用于治疗肾虚阳痿，遗精，尿频，自汗盗汗，风寒湿痹。

【用法用量】内服煎汤，10—15 克。

【考　证】《广西中药资源名录》：『风车藤，叶用于食欲不振……』

海螵蛸

壮文 Ndukmaeg'yiz

【考 证】

《神农本草经》："可收敛止血，固精止带，……除湿敛疮。"

【壮 药 名】弄么雨。

【中 药 名】海螵蛸。

【药用部位】内壳（鳔）。

【基源动物】为乌贼科动物无针乌贼 *Sepiella maindroni* de Rochebrune 或金乌贼 *Sepia esculenta* Hoyle 的干燥内壳。

【动物形态】无针乌贼 个体较金乌贼小，胴体长 15 厘米，长度为宽度的 2 倍。躯体瘦薄。眼部后面有一脉孔，常流出近红色的腥臭腺体。肉鳍前段狭窄，向后部渐宽，位于胸部两侧全缘，末端分离。腕 5 对，第 4 对腕较其他腕长。各腕吸盘大小也相近。其胶制环外缘具尖锥形小齿。触腕一般比胭长，穗狭小。眼背白花斑明显。椭圆形石灰质内骨，长度约为宽度的 3 倍，后端无骨针。

金乌贼 中型乌贼，胴部长 20 厘米，长度为宽度的 1.5 倍。背腹略扁平。头部前端，口的周围生有 5 对腕，1 对触腕稍超过嗣长。椭圆形石灰质内骨胳发达，长度约为宽度的 2 倍，后端骨针粗壮。

【分 布】无针乌贼分布于中国北方海区，金乌贼中国沿海均有分布。

【采 制】捕后，剖腹取出鱼鳔，洗净，晒干。

【应 用】壮医 咸、涩，热。调龙路，补虚，止血。用于治疗胴尹（胃痛），鹿嘞（吐血），渗嘞（衄血），阿意嘞（便血），墨病（哮喘），贫淋嘞（崩漏），叮相噢嘞（创伤出血），隆白呆（带下），濑精（遗精）。

中医 甘、咸，平。归脾、肾经。养血止血，补肾固精，解毒。用于治疗再生障碍性贫血，肾虚遗精，气管炎，风湿腰痛，痈肿，疮疖，无名肿毒。

【用法用量】内服炖食。研末，3—6 克。

【备 注】1. 收入 1963 年版《中国药典》一部。2. 收入《广西壮族自治区壮药质量标准（第一卷）》DYB45-GXZYC0135-2008。

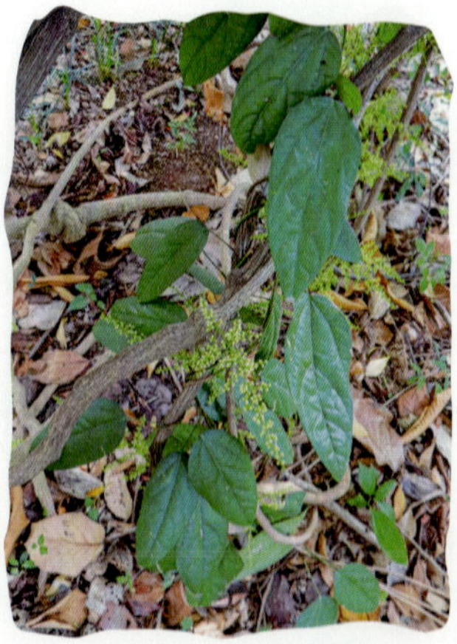

黄藤

壮文 Gaeuhenj

【考证】《广西中药志》：『归心、肝二经。治阳黄，枪炮伤，烫伤。』

【壮 药 名】勾现。

【中 药 名】黄藤。

【药用部位】干燥藤茎。

【基源植物】防己科植物天仙藤 *Fibraurea recisa* Pierre。

【植物形态】木质大藤本。茎褐色，具深沟状裂纹，小枝和叶柄具直纹。叶革质，长圆状卵形，有时阔卵形或阔卵状近圆形，顶端近骤尖或短渐尖，基部圆或钝，有时近心形或楔形，两面无毛。掌状脉3—5条，中脉每边通常有3条侧脉，连同网脉均在下面凸起。叶柄呈不明显盾状着生。圆锥花序生无叶老枝或老茎上，雄花序阔大，下部分枝近平叉开。雄花花被自外至内渐大，最外面的微小，最里面的椭圆形，内凹，雄蕊3枚，花丝阔而厚，药室近肾形。核果长圆状椭圆形，很少近倒卵形，黄色，外果皮干时皱缩。花期春夏季，果期秋季。

【分　　布】分布于广西（南部）、云南（东南部）和广东（西南部）。生于林中。

【采　　制】秋、冬二季采收，切段，晒干。

【应　　用】壮医　苦，寒。清热毒，除湿毒。用于治疗阿意咪（痢疾），肉扭（淋证），阿意囊（便秘），货烟妈（咽痛），火眼，呗农（痈疮）。

中医　苦，寒。归心、肝经。清热解毒，泻火通便。用于治疗热毒内盛，便秘，泻痢，咽喉肿痛，目赤红肿，痈肿疮毒。

【用法用量】内服煎汤，30—60克。外用适量。

【备　　注】收入《广西壮族自治区壮药质量标准（第二卷）》DYB45-GXZYC0164-2011。

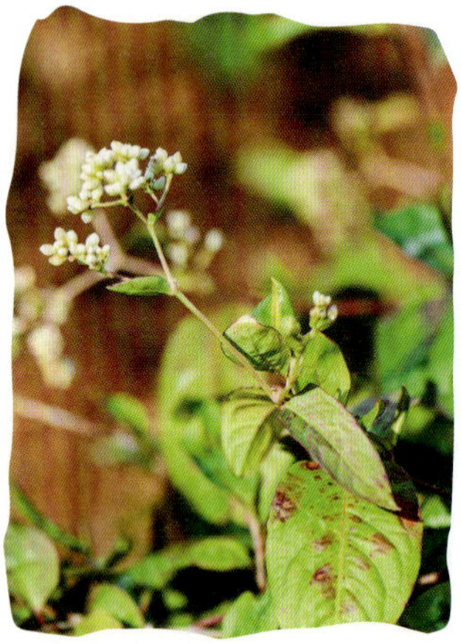

火炭母

壮文 Gaeumei

【考　证】

《广西中草药》：『味微酸、微涩，性微凉。』

《岭南采药录》：『治小儿身热惊搐，臌胀。』

【壮 药 名】勾莓。

【中 药 名】火炭母。

【药用部位】干燥全草。

【基源植物】蓼科植物火炭母 *Polygonum chinense* L. 或硬毛火炭母 *Polygonum chinense* L.var.*hispidum* Hook.f. 。

【植物形态】多年生草本。根状茎粗壮，通常无毛，具纵棱，多分枝，斜上。叶卵形或长卵形，顶端短渐尖，基部截形或宽心形，边缘全缘，两面无毛，有时下面沿叶脉疏生短柔毛，下部叶具叶柄，通常基部具叶耳，上部叶近无柄或抱茎；托叶鞘膜质，无毛，具脉纹，顶端偏斜，无缘毛。花序头状，通常数个排成圆锥状，顶生或腋生，花序梗被腺毛；苞片宽卵形，每苞内具 1—3 花。花被 5 深裂，白色或淡红色，裂片卵形，果时增大，呈肉质，蓝黑色。雄蕊 8 枚，比花被短；花柱 3 枚，中下部合生。瘦果宽卵形，具 3 棱，黑色，无光泽，包于宿存的花被。花期 7—9 月，果期 8—10 月。

硬毛火炭母与火炭母区别在于茎、枝具倒生糙硬毛，具纵棱，多分枝。

【分　　布】火炭母分布于陕西南部、甘肃南部、华东、华中、华南和西南。生于海拔 30—2400 米的山谷湿地、山坡草地。硬毛火炭母分布于广西、四川、贵州、湖南及云南。生于海拔 600—2800 米的山坡草地、山谷灌丛。

【采　　制】夏、秋二季采挖，除去泥沙，晒干。

【应　　用】壮医　酸、涩，寒。清热毒，利湿毒，凉血止痛。用于治疗阿意咪（痢疾），白冻（泄泻），能蚌（黄疸），货烟妈（咽痛），歇含（霉菌性阴道炎），北嘻（乳腺炎），狠尹（疖肿），能含能累（湿疹），额哈（毒蛇咬伤）。

中医　酸、涩，凉，有毒。归肺、大肠、肝经。清热解毒，利湿止痒，明目退翳。用于治疗痢疾，肠炎，扁桃体炎，咽喉炎，角膜云翳，子宫颈炎，霉菌性阴道炎，皮炎湿疹。

【用法用量】内服煎汤，15—30 克。外用适量。

【注　　意】脾胃虚寒者、孕妇慎用。

【备　　注】收入《广西壮族自治区壮药质量标准（第一卷）》DYB45-GXYYC0055-2008。

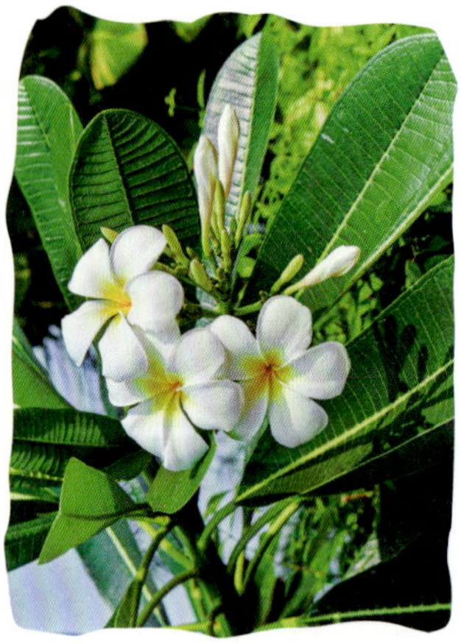

鸡蛋花

壮文
Va’gyaeqgaeq

【考 证】

《岭南采药录》：『治湿热下痢……』

《南宁市药物志》：『止咳。』

【壮 药 名】华结给。

【中 药 名】鸡蛋花。

【药用部位】花朵。

【基源植物】夹竹桃科植物鸡蛋花 *Plumeria rubra* L.cv. *Acutifolia*。

【植物形态】落叶小乔木。枝条肉质，全株具丰富乳汁。叶互生，叶上面基部具腺体，叶片厚纸质，常聚集于枝上部，长圆状倒披针形或长椭圆形，先端短渐尖，基部狭楔形，两面无毛，侧脉每边 30—40 条。顶生聚伞花序，总花梗三歧，长 11—18 厘米，肉质，绿色，花梗淡红色。花萼 5 裂，花冠外面白色，内面黄色，花冠筒圆筒形，内面密被柔毛，喉部无鳞片，雄蕊 5，着生于花冠筒基部，花丝极短，花药长圆形。心皮 2 枚，离生，花柱柱头长圆形，先端 2 裂。蓇葖双生，广歧，圆筒形。种子扁平，先端具长圆形膜质翅。花期 5—10 月，果期一般为 7—12 月。

【分 布】分布于福建、台湾、广东、海南、广西、云南等地。可栽培。

【采 制】花开时采花，晒干或鲜用。

【应 用】壮医 甜，寒。通调谷道、气道，清热毒，除湿毒，止咳嗽。用于治疗白冻（肠炎），阿意咪（痢疾），胴郎（食滞），喯疳（疳积），传染性肝炎，贫痧（感冒），埃病（咳嗽）。

中医 甘、微苦，凉。归肺、大肠经。清热，利湿，解暑。用于治疗感冒发热，肺热咳嗽，湿热黄疸，泄泻痢疾，尿路结石。

【用法用量】内服煎汤，5—10 克。外用适量，捣敷。

【注 意】凡暑湿兼寒，寒湿泻泄，肺寒咳嗽，宜慎用。

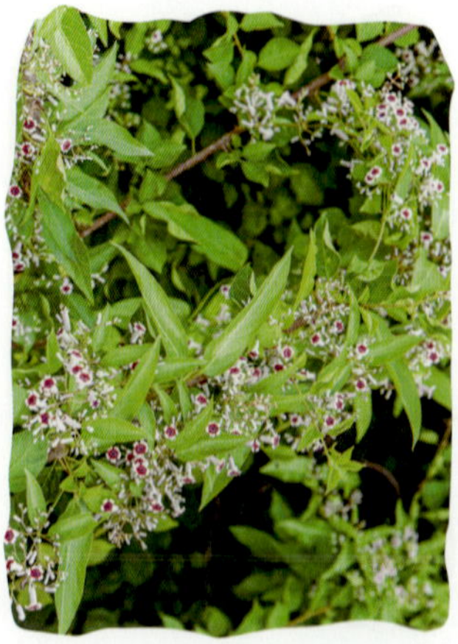

鸡矢藤

壮文 Gaeudaekmaj

【考　证】

《生草药性备要》：『其头治新内伤，煲肉食，补虚益肾，除火补血；洗疮止痛，消热散毒。』

【壮 药 名】勾邓骂。

【中 药 名】鸡矢藤。

【药用部位】干燥地上部分。

【基源植物】茜草科植物鸡矢藤 *Paederia foetida* L.。

【植物形态】藤状灌木。无毛或被柔毛。叶对生，膜质，卵形或披针形，顶端短尖或削尖，基部浑圆，有时心形，叶上面无毛，在下面脉上被微毛。侧脉每边 4—5 条，在上面柔弱，在下面突起。叶柄长 1—3 厘米，托叶卵状披针形，顶部 2 裂。圆锥花序腋生或顶生，扩展。小苞片微小，卵形或锥形，有小睫毛。花有小梗，生于柔弱的三歧常作蝎尾状的聚伞花序上。花萼钟形，萼檐裂片钝齿形，花冠紫蓝色，长 12—16 毫米，通常被绒毛，裂片短。果阔椭圆形，压扁，长和宽 6—8 毫米，光亮，顶部冠以圆锥形的花盘和微小宿存的萼檐裂片；小坚果浅黑色，具 1 阔翅。花期 5—6 月。

【分　　布】分布于广西、广东、福建等地。生于低海拔的疏林内。越南和印度亦有分布。

【采　　制】夏、秋二季采割，阴干。

【应　　用】壮医　甜、涩，平。通谷道，除湿毒，祛风毒，活血止痛。用于治疗图爹病（肝脾肿大），东郎（食欲不振），心头痛（胃痛），笨浮（水肿），白冻（腹泻），阿意咪（痢疾），发旺（风湿疼痛），林得叮相（跌打损伤），呗奴（瘰疬），呗农（痈疮），耳鸣。

中医　甘、涩，平。归胃、肝经。除湿，消食，止痛，解毒。用于治疗消化不良，胆绞痛，脘腹疼痛，湿疹，疮疡肿痛。

【用法用量】内服煎汤，30—60 克。外用适量。

【注　　意】脾冷者、孕妇禁用。

【备　　注】收入《广西壮族自治区壮药质量标准（第一卷）》DYB45-GXZYC0100-2008。

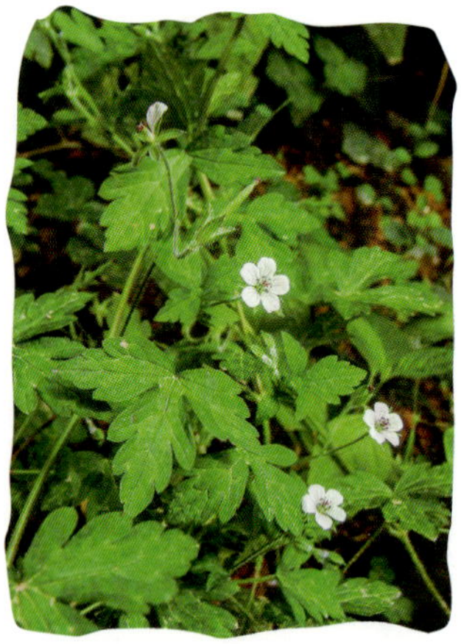

老鹳草

壮文 Gogon

【考 证】

《滇南本草》：『性微温，味苦、辛。』

【壮 药 名】棵贯。

【中 药 名】老鹳草。

【药用部位】地上部分。

【基源植物】牻牛儿苗科植物尼泊尔老鹳草 *Geranium nepalense* Sweet。

【植物形态】多年生草本。根为直根。茎多数，被倒生柔毛。叶对生或偶为互生，托叶披针形。基生叶和茎下部叶具长柄，柄长为叶片的2—3倍，被开展的倒向柔毛。叶片五角状肾形，茎生叶心形，掌状5深裂，裂片菱形或菱状卵形，中部以上边缘齿状浅裂或缺刻状，上部叶具短柄，通常3裂。总花梗腋生，长于叶，每梗2花，少有1花。苞片披针状钻形，棕褐色干膜质。萼片卵状披针形或卵状椭圆形，花瓣紫红色或淡紫红色，雄蕊下部扩大成披针形，具缘毛。花柱不明显。蒴果被长柔毛，喙被短柔毛。花期4—9月，果期5—10月。

【分 布】分布于田阳、那坡、凌云、田林、隆林、南丹、融水。生于山地阔叶林林缘、灌丛、荒山草坡，亦为山地杂草。

【采 制】夏、秋二季果实将成熟时，割取地上部分或将全株拔起，去净泥土和杂质，晒干。

【应 用】壮医 辣、苦，平。通火路，调谷道，除湿毒，祛风毒。用于治疗约京乱（妇女月经不调），发旺（风湿骨痛），白冻（泄泻），阿意咪（痢疾），麻抹（麻木拘挛），诺吟尹（筋骨酸痛），呗农（痈疮），呗叮（疔疮）。

中医 苦、微辛，平。归肝、大肠经。祛风通络，活血，清热利湿。用于治疗风湿痹痛，肌肤麻木，筋骨酸楚，跌打损伤，泄泻，痢疾，疮毒。

【用法用量】内服煎汤，15—30克。

六大天王

壮文 Faexndokbya

【考　证】

《广西中药资源名录》：『根用于泄泻，痢疾……』

【壮 药 名】榧骼拔。

【中 药 名】六大天王。

【药用部位】茎、枝叶。

【基源植物】茜草科植物大叶猪肚木 *Canthium simile* Merr.。

【植物形态】直立灌木至小乔木。无刺，无毛。叶纸质，卵状长圆形，顶端短渐尖，基部阔而急尖，两面无毛，微有光泽，侧脉每边6—8条。托叶基部阔，上部突然收窄成长约5毫米的急尖头。花序腋生，为不规则的伞房花序式的聚伞花序，总花梗长10毫米，花具极微小的苞片和小苞片或小苞片缺，具极短的花梗或无花梗。萼管倒圆锥形，萼檐5裂，花药略伸出，近椭圆形。花柱无毛，伸出冠管外，柱头粗糙而膨大。核果倒卵形，孪生，顶端近截平，具环形萼檐的痕迹。花期1—3月，果期6—7月。

【分　　布】分布于广西、广东、海南、云南等省区。生于低海拔至中海拔杂木林内，少见。

【采　　制】春、夏二季采集，鲜用或晒干。

【应　　用】壮医　辣，寒。调谷道，除湿毒，续筋骨，消肿痛。用于治疗林得叮相（跌打损伤），白冻（泄泻），阿意咪（痢疾），幽扭（淋浊），隆白呆（带下），发旺（风湿关节痛），夺扼（骨折）。

中医　辛，寒。活血祛瘀，消肿止痛。用于治疗外伤疼痛，跌打损伤，骨折。

【用法用量】内服煎汤，10—15克。

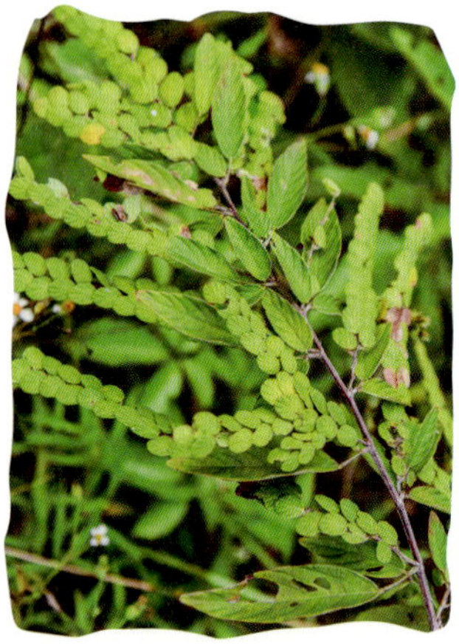

排钱草

壮文 Gaeumuengxbya

【考　证】《岭南采药录》：『消风热，治小儿马牙疳，治月内锁喉病，治牙痛……』

【壮 药 名】壤等钱。

【中 药 名】排钱草。

【药用部位】干燥根和根茎。

【基源植物】豆科植物排钱树 *Phyllodium pulchellum*（L.）Desv.。

【植物形态】灌木。小枝被白色或灰色短柔毛。托叶三角形，叶柄密被灰黄色柔毛；小叶革质，顶生小叶卵形，椭圆形或倒卵形，侧生小叶约比顶生小叶小1倍，先端钝或急尖，基部圆或钝，侧生小叶基部偏斜，边缘稍呈浅波状，上面近无毛，下面疏被短柔毛，侧脉每边6—10条，在叶缘处相连接，下面网脉明显；小托叶钻形，小叶柄密被黄色柔毛。伞形花序有花5—6朵，藏于叶状苞片内，叶状苞片排列成总状圆锥花序状。叶状苞片圆形，两面略被短柔毛及缘毛，具羽状脉；蝶形花冠，白色或淡黄色。荚果腹、背两缝线均稍缢缩，通常有荚节2，成熟时无毛或有疏短柔毛及缘毛；种子宽椭圆形或近圆形。花期7—9月，果期10—11月。

【分　　布】分布于广西、广东、福建、江西南部、海南、云南南部及台湾。生于海拔160—2000米的丘陵荒地、路旁或山坡疏林中。

【采　　制】全年可采挖。除去杂质，洗净，润透，切片，干燥。

【应　　用】壮医　淡、涩，平，有小毒。通龙路、火路，通谷道，利水道，清热毒，除湿毒。用于治疗能蚌（黄疸），奔寸（子宫脱垂），肝脾肿大，贫痧（感冒发热），发旺（风湿骨痛），林得叮相（跌打损伤）。

　　中医　淡、涩，凉，有小毒。归肝、胆、脾经。化瘀消癥，清热利水。用于治疗腹中癥瘕，胁痛，黄疸，臌胀，湿热痹证，月经不调，闭经，痈疽疔疮，跌打肿痛。

【用法用量】内服煎汤，15—30克。

【备　　注】收入《广西壮族自治区壮药质量标准（第一卷）》DYB45-GXZYC0139-2008。

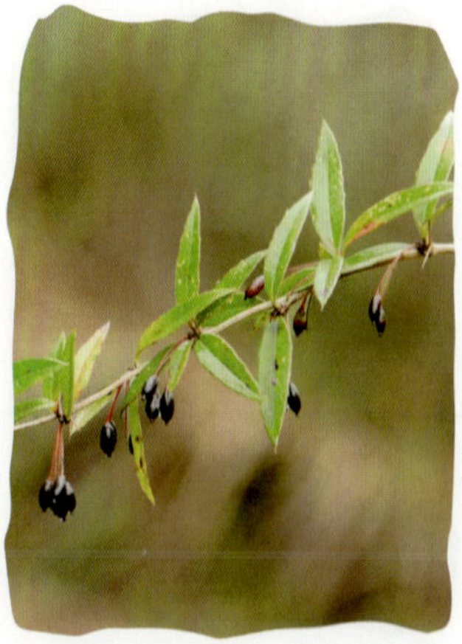

三颗针

壮文 Oenduzcenh

【考 证】

《广西中药资源名录》：『豪猪刺、根、茎：用于上呼吸道感染……』

《贵州草药》：『解热，利湿……』

【壮 药 名】温堵千。

【中 药 名】三颗针。

【药用部位】根。

【基源植物】为小檗科植物豪猪刺 *Berberis julianae* Schneid.。

【植物形态】常绿灌木，高1—3米。老枝黄褐色或灰褐色，幼枝淡黄色，茎刺粗壮，三分叉，长1—4厘米。叶革质，椭圆形，披针形或倒披针形，长3—10厘米，宽1—3厘米，先端渐尖，基部楔形，上面深绿色，背面淡绿色，每边具10—20刺齿，叶柄长1—4毫米。花10—25朵簇生，花黄色，小苞片卵形。萼片2轮，外萼片卵形，先端急尖，内萼片长圆状椭圆形，先端圆钝。花瓣长圆状椭圆形，先端缺裂，基部缢缩呈爪，具2枚长圆形腺体，胚珠单生。浆果长圆形，蓝黑色，顶端具明显宿存花柱，被白粉。花期3月，果期5—11月。

【分 布】分布于广西全州、灌阳、资源、龙胜、兴安等地。生于海拔约1000米以上山地。

【采 制】春、秋二季采收，除去须根，洗净，切片，烤干，不宜曝晒。

【应 用】壮医 苦，寒。调谷道，解痧毒，除湿毒。用于治疗阿意咪（痢疾），白冻（泄泻），能蚌（黄疸），贫痧（感冒）。

中医 苦，寒。归肝、胃、大肠经。清热，燥湿，泻火解毒。用于治疗湿热痢利，腹泻，黄疸，湿疹，疮疡，口疮，目赤，咽痛。

【用法用量】内服煎汤，0.5—30克。

【注 意】脾胃虚寒者慎用。

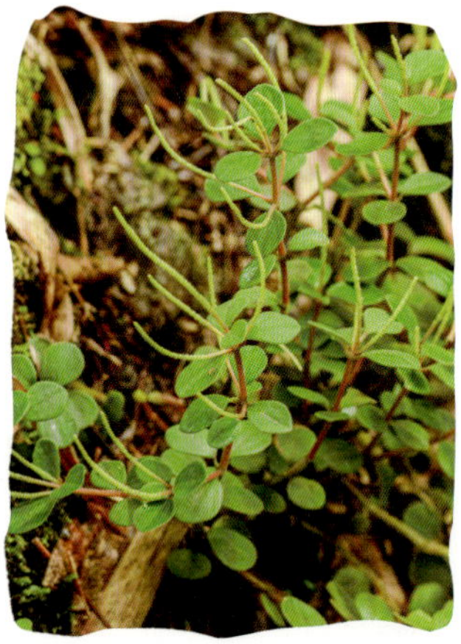

石蝉草

壮文 Goman

【考证】

《广西中药资源名录》：『全草用于肝区痛……』

【壮药名】棵熡。

【中药名】石蝉草。

【药用部位】全草。

【基源植物】胡椒科植物石蝉草 *Peperomia blanda*（Jacquin）Kunth。

【植物形态】肉质草本。茎上部直立，下部匍匐，密被短柔毛。叶纸质，对生或3—4片轮生，有腺点，倒卵形或倒披针形，稀近圆形，顶端钝或圆，基部楔形，两面均被短柔毛；叶脉3—5条，基出，如为5脉时，则最外1对不明显；叶柄密被短柔毛。穗状花序单生或簇生，顶生和腋生，总花梗被毛，花序轴无毛，花密集。苞片近圆形，盾状，有腺点。花药长圆形，子房倒卵形，顶端微凹，柱头多乳头状凸起，着生于子房顶端凹陷处。浆果。花期6—10月。

【分布】分布于广西、广东南部、海南。生于密林下或阴湿的石缝中。

【采制】夏、秋二季采收，晒干。

【应用】壮医 辣，寒。调谷道、气道，散结肿，抗癌，止痛。用于治疗贫咹（胃癌、食道癌、肝癌、乳腺癌、肺癌），笨浮（肾炎水肿），肺结核，墨病（哮喘），唉耶（支气管炎），埃病（咳嗽），林得叮相（跌打损伤），渗裆相（烧烫伤），呗农（痈疮），呗叮（疔疮），狠尹（疖肿）。

中医 辛，凉。归肺、肝、膀胱经。清热解毒，化瘀散结，利水消肿。用于治疗肺热咳喘，麻疹，疮毒，癌肿，烧烫伤，跌打损伤，肾炎水肿。

【用法用量】内服煎汤，15—30克。

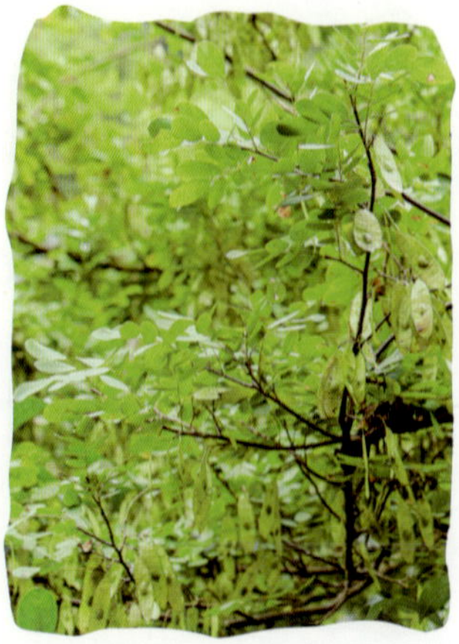

藤黄檀

壮文 Dungbizlingz

【壮 药 名】痛必灵。
【中 药 名】藤黄檀。
【药用部位】干燥根。
【基源植物】豆科植物藤黄檀 *Dalbergia hancei* Benth.。
【植物形态】藤本。枝纤细，幼枝略被柔毛，小枝有时变钩状或旋扭。羽状复叶，托叶膜质，披针形，早落。小叶3—6对，较小狭长圆或倒卵状长圆形，先端钝或圆，微缺，基部圆或阔楔形，嫩时两面被伏贴疏柔毛，成长时上面无毛。总状花序远较复叶短，幼时包藏于舟状、覆瓦状排列、早落的苞片内，数个总状花序常再集成腋生短圆锥花序；花梗与花萼和小苞片同被褐色短茸毛；基生小苞片卵形，副萼状小苞片披针形，均早落。花萼阔钟状，萼齿短，阔三角形，除最下1枚先端急尖外，其余的均钝或圆，具缘毛；蝶形花冠绿白色，芳香，旗瓣椭圆形，翼瓣与龙骨瓣长圆形。雄蕊9枚，单体，有时10枚，其中1枚对着旗瓣。子房线形，除腹缝略具缘毛外，其余无毛，具短的子房柄，花柱稍长，柱头小。荚果扁平，无毛，通常有1颗种子，稀2—4颗；种子肾形，极扁平。花期4—5月。
【分　　布】分布于广西、广东、海南、安徽、浙江、江西、福建、四川、贵州。生于山坡灌丛中或山谷溪旁。
【采　　制】夏、秋二季采挖，除去泥沙，切片，晒干。
【应　　用】壮医　辣，温。通龙路、火路，强筋骨。用于治疗发旺（痹病），林得叮相（跌打损伤），夺扼（骨折）。

中医　辛，温。归肝经。理气止痛，舒筋活络，强壮筋骨。用于治疗胸胁痛，胃脘痛，腹痛，腰腿痛，关节痛，劳伤疼痛，跌打损伤。
【用法用量】内服煎汤，3—6克。
【备　　注】收入《广西壮族自治区壮药质量标准（第二卷）》DYB45-GXZYC0209-2011。

【考　证】

《广西本草选编》：『味辛，性温。主治腰腿关节疼。』

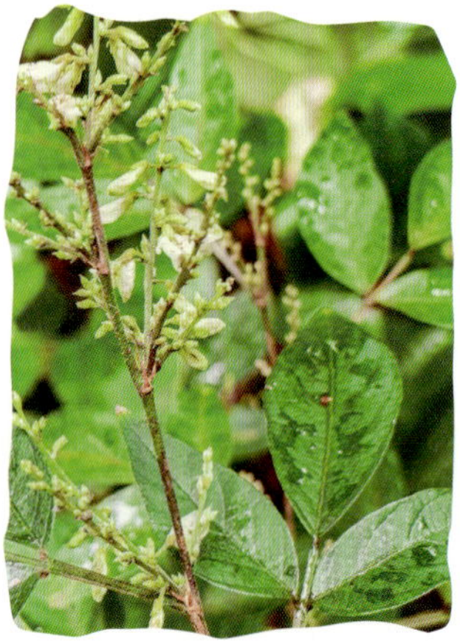

小槐花

壮文 Govwnzcanh

【考　证】

《广西本草选编》：『味甘、苦，性平。清热解毒，祛风透疹，消肿止痛。痢疾，胃肠炎……』

【壮 药 名】棵文沾。

【中 药 名】小槐花。

【药用部位】干燥全株。

【基源植物】豆科植物小槐花 *Ohwia caudata*（Thunberg）H. Ohashi。

【植物形态】灌木或亚灌木，高 1—2 米。树皮灰褐色，多分枝，上部分枝略被柔毛。叶为羽状三出复叶，托叶狭披针状形，具条纹，宿存，叶柄长 1.6—4 厘米，扁平，较厚，上面具深沟，被柔毛，两侧具窄的翅；小叶近革质或纸质，顶生小叶较大，披针形或长圆形，侧生小叶，先端渐尖，急尖或短渐尖，基部楔形，全缘，叶面绿色，有光泽，疏被极短柔毛、老时渐变无毛，叶背疏被贴伏短柔毛，中脉上毛较密，侧脉每边 10—12 条，不达叶缘。小托叶丝状，小叶柄长 14 毫米。顶生或腋生总状花序，花序轴密被柔毛并混生小钩状毛，每节生 2 花。苞片钻形，花梗，密生贴伏柔毛。花萼窄钟形，被贴伏柔毛和钩状毛，裂片披针形。花冠绿白或黄白色，脉纹明显，雄蕊二体，雌蕊子房在缝线上密被贴伏柔毛。荚果线形，扁平，稍弯曲，被伸展的钩状毛，腹背缝线稍缢缩。花期 7—9 月，果期 9—11 月。

【分　　布】分布于长江以南各省，西至喜马拉雅山，东至台湾。生于海拔 150—1000 米的山坡、路旁草地、沟边、林缘或林下。

【采　　制】全年可采，除去杂质，干燥。

【应　　用】壮医　微甜、苦，平。调龙路，通气道、谷道，清热毒，止血。用于治疗心头痛（胃痛），白冻（泄泻），月经不调，喯疳（小儿疳积），贫痧（感冒），北嘻

(乳痛)，狠尹（疖肿）。

中医　甘、苦，凉。归肺、胃经。清热解毒，祛风透疹，消积止痛。用于治疗感冒发热，疹出不透，小儿疳积，脘腹疼痛，泄泻。

【用法用量】内服煎汤，9—15 克。外用鲜品适量。

【备　　注】收入《广西壮族自治区壮药质量标准（第一卷)》DYB45-GXZYC038-2008。

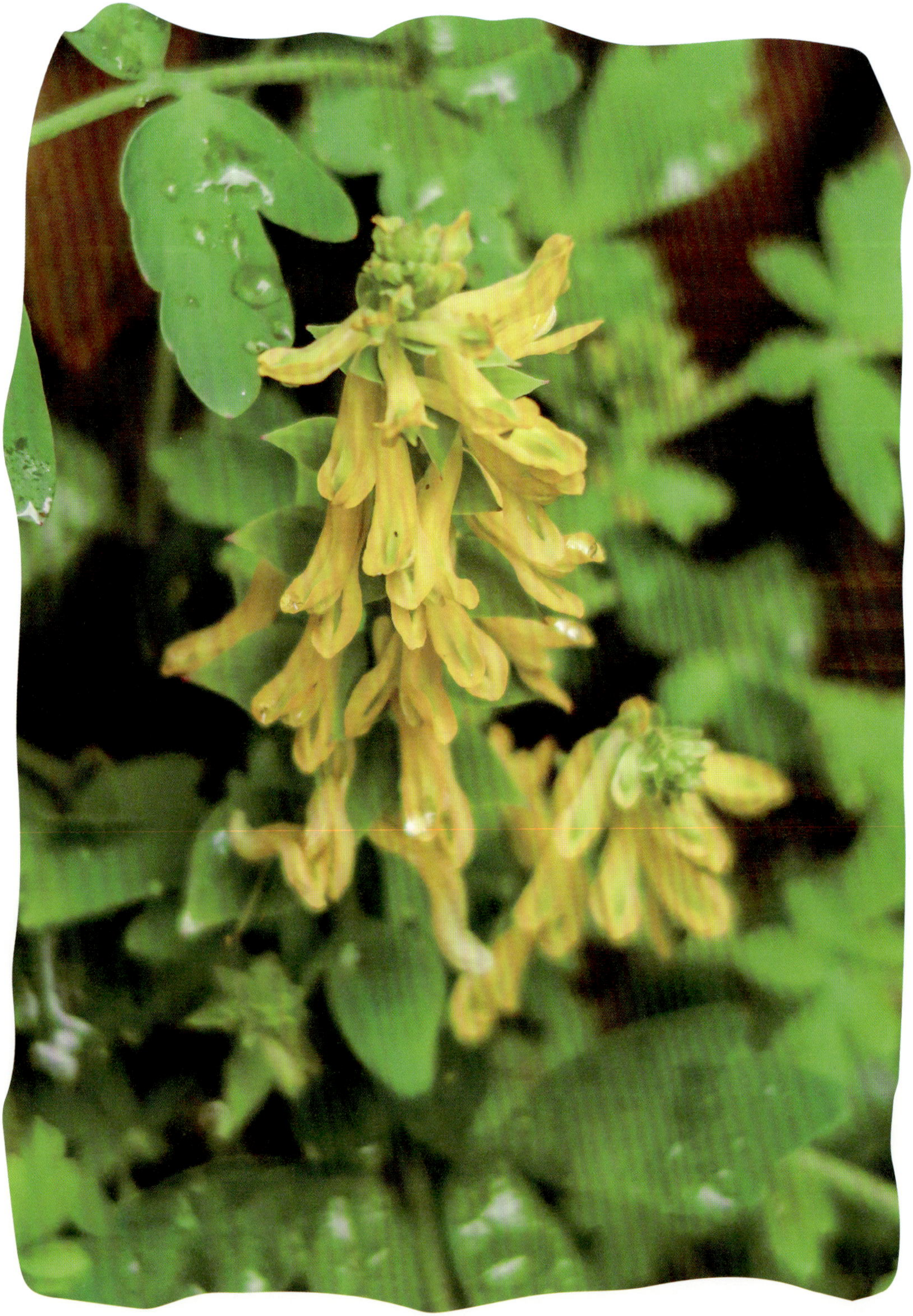

岩黄连

岩黄连

壮文 NGumxlienz

【考证】《广西中药资源名录》："全草，用于急性黄疸型肝炎……"

【壮药名】捂敛。

【中药名】岩黄连。

【药用部位】干燥全草。

【基源植物】罂粟科植物石生黄堇 *Corydalis saxicola* BuntinG。

【植物形态】淡绿色易萎软草本。具粗大主根和单头至多头的根茎。茎分枝或不分枝，枝条与叶对生，花葶状。基生叶具长柄，叶片约与叶柄等长，二回至一回羽状全裂，末回羽片楔形至倒卵形，不等大2—3裂或边缘具粗圆齿。总状花序。苞片椭圆形至披针形，全缘。花金黄色。萼片近三角形，全缘。外花瓣鸡冠状突起仅限于龙骨状突起之上，不伸达顶端。雄蕊束披针形，中部以上渐缢缩。柱头2叉状分裂，各枝顶端具2裂的乳突。蒴果线形，下弯，具1列种子。

【分布】分布于广西、湖北、陕西、四川、云南、贵州、浙江等地。散生于海拔600—1690米的石灰岩缝隙中。

【采制】秋后采挖，除去泥沙，切段，干燥。

【应用】壮医　苦，寒。通龙路、火路，调谷道，清热毒，除湿毒，散瘀肿。用于治疗叠坚（肝硬化），急慢性肝炎，叠晐（肝癌），能蚌（黄疸），叠晐（肝癌），东郎（食滞），呗叮（疔疮），火眼，口腔糜烂。

中医　苦，凉。归肝经。清利湿热，散瘀消肿。用于治疗疮疖肿毒，肝炎，肝硬化，肝癌。

【用法用量】内服煎汤，5—10克。

【注意】本品极苦，脾胃虚寒及孕妇禁用。

岩柿

壮文 Go'ndae'bya

【考　证】

《广西中药资源名录》：『全株用于口腔炎……』

【壮 药 名】棵内岜。

【中 药 名】岩柿。

【药用部位】茎及枝叶。

【基源植物】柿科植物岩柿 *Diospyros dumetorum* W. W. Smith。

【植物形态】小乔木或乔木，分枝多。小枝密被灰褐色或黄褐色绒毛，两年生小枝褐色，变无毛，有不规则裂纹，散生纵裂的近圆形小皮孔。冬芽小，钝，有绒毛。叶薄革质，披针形，卵状披针形或倒披针形，先端钝或急尖，有短尖头，基部楔形、钝或圆形，侧脉每边 3—4 条，叶柄纤细，密被黄褐色绒毛。雄花序单生，生当年生小枝叶腋，有绒毛，有短总花梗，有花 1—4 朵，花萼钟形，深 4 裂，外面密被紧贴柔毛。花冠白色，壶形，除四脊上有白色柔毛外，余无毛，雄蕊 16 枚，每 2 枚连生成对。雌花单生，白色，花萼长约 5 毫米，有伏柔毛，4 深裂，花冠壶形，子房和花柱有粗伏毛，花柱 4 枚，柱头浅 2 裂。果卵形，宿存萼花后增大。花期 4—5 月，果期 10 月至翌年 2 月。

【分　　布】分布于云南、四川、贵州。生于 700—2700 米的山地灌丛、混交林、山谷、河边、村边、田畔、石灰岩石山。

【采　　制】夏、秋二季采收，晒干或鲜用。

【应　　用】壮医　微苦、涩、辣，平。调谷道、水道，消肿痛。用于治疗嘞格（高血脂），血压嗓（高血压），屙幽脘（高血糖），白冻（腹泻，泄泻），幽扭（淋证），隆白呆（带下），口腔炎，林得叮相（跌打损伤），呗农（痈疮），狠尹（疖肿），渗裆相（烧烫伤）。

中医　微苦、涩、辛，平。健脾胃，解疮毒。用于治疗慢性腹泻，小儿消化不良，疮疖，烫伤。

【用法用量】内服煎汤，6—10 克。

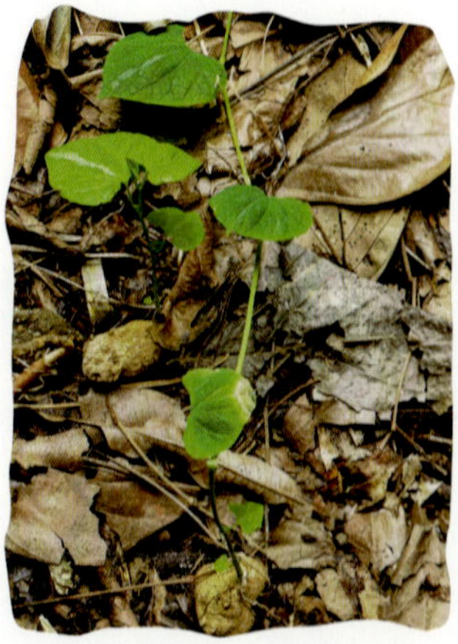

朱砂莲

壮文 Gaeulienzsa

【壮 药 名】勾敛砂。

【中 药 名】朱砂莲。

【药用部位】块根。

【基源植物】马兜铃科植物朱砂莲 *Aristolochia tuberosa* C. F. Liang et S. M. Hwang。

【植物形态】草质藤本。全株无毛。块根呈不规则纺锤形，常2—3个相连，断面浅黄色或橙黄色。叶膜质，三角状心形，基部心形，两侧裂片圆形，上面绿色，有时有白斑，下面粉绿色，基出脉5—7条。花单生或2—3朵聚生或排成短的总状花序，腋生或生于小枝基部已落叶腋部，花梗纤细，近基部有小苞片。花被全长约3.5厘米，基部膨大呈球形，直径约5毫米，向上急遽收狭成一长管，管口扩大呈漏斗状，檐部一侧极短，另一侧延伸成舌片，舌片长圆形，黄绿色或暗紫色，具5条脉。花药卵形，贴生于合蕊柱近基部，子房圆柱形，6棱，合蕊柱6裂。蒴果倒卵形，6棱，种子卵形。花期11月至翌年4月，果期6—10月。

【分 布】分布于那坡、凌云、田林、隆林、南丹、凤山。生于海拔150—1500米的石灰岩山上或山沟两旁灌丛中。

【采 制】以移栽4年以上者采收为宜。6—7月挖起块根，除去须根，洗净，蒸至透心，再晒干或烘干。

【应 用】壮医 苦、辣，寒。通龙路，调谷道，清热毒，散结肿，止痛。用于治疗阿意咪（痢疾），腊胴尹（腹痛），货烟妈（咽痛），叁闷（胸痛），额哈（毒蛇咬

【考 证】

《广西中药志》：『朱砂莲，味苦、辛，性寒，无毒。清火消肿……』

《广西中药资源名录》：『朱砂莲，块根：用于喉痛……』

伤），胴尹（胃痛），外用磨汁可治呗奴（瘰疬），航靠谋（痄腮）。

中医　苦、辛，寒。归心、肺、肝经。清热解毒，理气止痛。用于治疗痈疡肿毒，暑邪痧气，腹泻痢疾，胸腹疼痛，牙痛，喉痛，叶血，蛇伤。

【用法用量】内服煎汤，1.5—5克，鲜品可酌加。

【注　　意】虚弱者忌用。

通水道药

腹水草

壮文 Hazdungxraemx

【考　证】

《广西中药资源名录》："爬岩红用于……水肿。"

【壮 药 名】哈懂忍。

【中 药 名】腹水草。

【药用部位】茎叶、根。

【基源植物】玄参科植物大叶腹水草 *Veronicastrum robustum* (Diels) Hong *subsp. grandifolium* Chin et Hon、或爬岩红 *Veronicastrum axillare* (Sieb. et Zucc.) Yamazaki。

【植物形态】大叶腹水草　根茎短。叶无毛，叶片上面浅绿色或褐色，无光泽，常为卵圆形而基部心形，少为披针形而基部平截至圆钝，叶缘多为三角状粗锯齿。花序腋生，有时 2—3 个花序簇生于叶腋中，苞片卵圆形至卵状披针形。花萼裂片比苞片短，披针形。花冠紫色。蒴果。花期 6—7 月。

【分　　布】分布于江苏、安徽、浙江、江西、福建、广西、广东、台湾。生于疏林及灌丛中。

【采　　制】秋季采收，鲜用或晒干。

【应　　用】壮医　苦，寒。调气道、谷道，清热毒，除湿毒，消肿痛。用于治疗水蛊（肝硬化腹水）、肾积水，航靠谋（腮腺炎），货烟妈（咽喉炎），白冻（肠炎），阿意咪（痢疾），呗奴（颈淋巴结核），嗒哼（目赤），笨浮（水肿），幽扭（淋病），下疳，叮掇（刀伤），呗农（痈疽），陆嘞（咯血），渗嘞（衄血），林得叮相（跌打损伤），水田皮炎，皮肤溃疡，能啥能累（湿疹），渗裆相（烧烫伤）。

中医　苦，微寒。归肝、脾、肾经。行水，消肿，散瘀，解毒。用于治疗肝硬化腹水，肾炎水肿，跌打损伤，疮肿疔毒，烫伤，毒蛇咬伤。

【用法用量】内服煎汤，15—30 克。

【注　　意】孕妇及体虚者忌服。

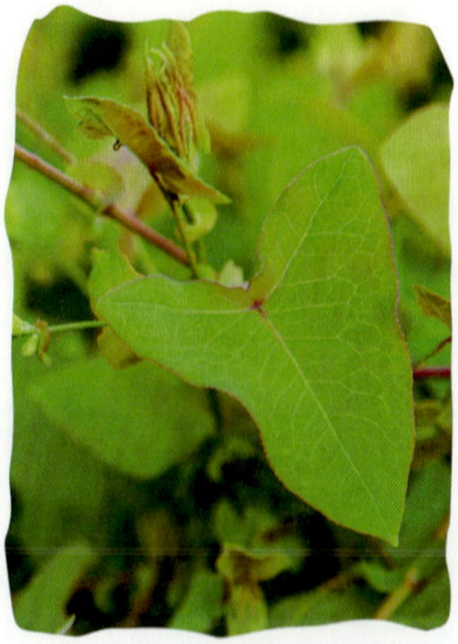

杠板归

壮文 Gangzngwd

【考　证】

《广西药用植物名录》："茎、叶：利水消肿，清热解毒……"

【壮 药 名】港恩。
【中 药 名】杠板归。
【药用部位】干燥地上部分。
【基源植物】蓼科植物杠板归 *Polygonum perfoliatum* L.。
【植物形态】一年生草本。茎攀援，多分枝，具纵棱，沿棱具稀疏的倒生皮刺。叶三角形，顶端钝或微尖，基部截形或微心形，薄纸质，上面无毛，下面沿叶脉疏生皮刺。叶柄与叶片近等长，具倒生皮刺，盾状着生于叶片的近基部。托叶鞘叶状，草质，绿色，圆形或近圆形，穿叶。总状花序呈短穗状，不分枝顶生或腋生。苞片卵圆形，每苞片内具花 2—4 朵。花被 5 深裂，白色或淡红色，花被片椭圆形，雄蕊 8，略短于花被。花柱 3 枚，中上部合生，柱头头状。瘦果球形，黑色，包于宿存花被内。花期 6—8 月，果期 7—10 月。
【分　　布】分布于广西、广东、河南、陕西、甘肃、江苏、浙江、安徽、江西、湖南、湖北、四川、贵州、福建、台湾、海南、云南、黑龙江、吉林、辽宁、河北、山东。生于田边、路旁、山谷湿地，海拔 80—2300 米。
【采　　制】夏季花开时采割，干燥。
【应　　用】壮医　酸，寒。通水道，调气道，解热毒。用于治疗笨浮（水肿），埃病（咳嗽），阿意咪（痢疾），能含能累（湿疹），呗农（痈疮），带状疱疹，额哈（毒蛇咬伤）。

中医　酸，微寒。归肺、小肠经。利水消肿，清解热毒，止咳。用于治疗肾炎水肿，上呼吸道感染，百日咳，泻痢，湿疹，疖肿，毒蛇咬伤。
【用法用量】内服煎汤，15—30 克。外用适量，捣烂敷患处。
【注　　意】1. 体质虚弱者慎服。2. 孕妇禁服。
【备　　注】收入《广西壮族自治区壮药质量标准（第一卷）》DYB45-GXZYC0089-2008。

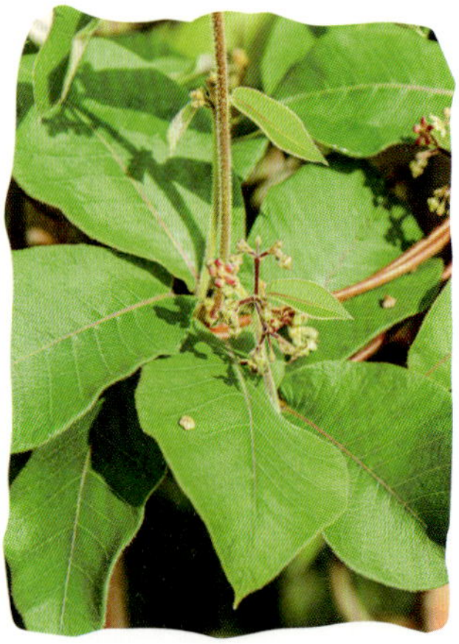

古羊藤

壮文 Gaeumbe

【考　证】

《广西药用植物名录》：『根、茎：健脾胃。乳汁：去翳。』

【壮 药 名】勾咩。

【中 药 名】古羊藤。

【药用部位】干燥根。

【基源植物】萝藦科植物马连鞍 *Streptocaulon juventas* (Lour.) Merr.。

【植物形态】木质藤本，具乳汁。密被棕黄色绒毛，老枝被毛渐渐脱落。根圆柱状，弯曲，木质，根皮暗棕色，有瘤状突起和不规则的纵皱纹。叶对生，厚纸质，倒卵形至阔椭圆形，中部以上较宽，顶端急尖或钝，具小尖头，基部浅心形，叶面深绿色，叶背浅绿色，侧脉每边 14—18 条，羽状脉平行。聚伞花序腋生，三歧，阔圆锥状。花序梗和花梗有许多苞片和小苞片着生。苞片和小苞片卵状披针形。花小，花蕾近圆形，长和宽约 3 毫米。花冠外面黄绿色，内面黄红色，裂片卵圆形，向右覆盖。副花冠裂片丝状，与花丝背部合生，着生在花冠的基部。花丝离生，花药与柱头顶贴连，药隔顶上的膜片在柱头顶合生。花粉器匙形，载粉器内藏有许多四合花粉，基部的粘盘贴在柱头上。子房被柔毛，离生心皮，柱头圆锥状凸起。蓇葖双生，张开成直线，圆柱状，长 7—12 厘米，直径 5—7 毫米，外果皮密被绒毛。种子长圆形，棕褐色，种毛白色或淡黄白色。花期 6—10 月，果期 8 月至翌年 3 月。

【分　　布】产于广西、贵州和云南。生于山野坡地、山谷疏林中或路旁灌木丛中。

【采　　制】全年可采，切片，干燥。

【应　　用】壮医　苦、微甜，寒，有小毒。清热毒，除湿毒，通水道谷道。用于治疗贫痧（感冒），白冻（泄泻），阿意咪（痢疾），心头痛（胃痛），笨浮（肾炎水肿），能含能累（湿疹）。

中医　苦、微甘，凉，有小毒。归肺、胃、肝经。清热解毒，散瘀止痛。用于治疗感冒发热，泄泻，痢疾，胃痛，跌打肿痛。

【用法用量】内服煎汤，3—6 克。

【注　　意】虚寒者忌用。

【备　　注】收入《广西壮族自治区壮药质量标准（第一卷）》DYB45-GXZYC0059-2008。

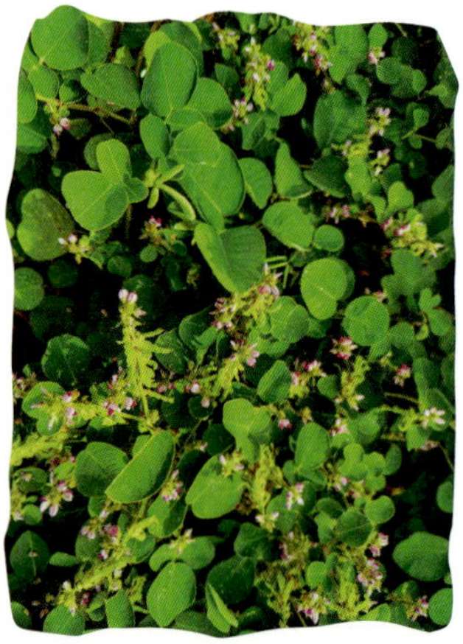

广金钱草

壮文 Gvangjgimcienz

【考　证】

《广西本草选编》：『味甘，性凉。清热利尿，消滞去积。』

【壮 药 名】旷金浅。

【中 药 名】广金钱草。

【药用部位】干燥地上部分。

【基源植物】豆科植物广东金钱草 *Desmodium styracifolium*（Osb.）Merr.。

【植物形态】草本。多分枝，幼枝密被白色或淡黄色毛。叶通常具单小叶，有时具3小叶；托叶披针形，先端尖，基部偏斜，被毛；小叶厚纸质至近革质，圆形或近圆形至宽倒卵形，先端圆或微凹，基部圆或心形，上面无毛，下面密被贴伏、白色丝状毛，全缘；小托叶钻形或狭三角形，疏生柔毛。总状花序短，顶生或腋生，总花梗密被绢毛。花密生，每2朵生于节上；苞片密集，覆瓦状排列，宽卵形，被毛。花萼密被小钩状毛和混生丝状毛，萼筒顶端4裂，裂片近等长，上部裂片又2裂。花冠紫红色，旗瓣倒卵形或近圆形，具瓣柄，翼瓣倒卵形，龙骨瓣较翼瓣长，极弯曲，有长瓣柄。雄蕊二体，子房线形，被毛。荚果。花、果期6—9月。

【分　　布】分布于广西（南部和西南部）、广东、海南、云南（南部）。生于山坡、草地或灌木丛中，海拔1000米以下。

【采　　制】夏、秋二季采割，除去杂质，干燥。

【应　　用】壮医　甜、淡，寒。通龙路，利水道，清热毒，除湿毒。用于治疗肉扭（淋病），笨浮（肾炎水肿），胆囊炎，胆囊结石，能蚌（黄疸型肝炎），喯疳（小儿疳积），呗奴（瘰肿）。

　　中医　甘、淡，凉。归肝、肾、膀胱经。清热除湿，利尿通淋。用于治疗热淋，砂淋，石淋，小便涩痛，水肿尿少，黄疸尿赤，尿路结石。

【用法用量】内服煎汤，15—30克。

【注　　意】1.不宜连续服用。2.脾虚者慎用。3.过敏人群禁忌。

【备　　注】收入《广西壮族自治区壮药质量标准（第一卷）》DYB45-GXZYC0034-2008。

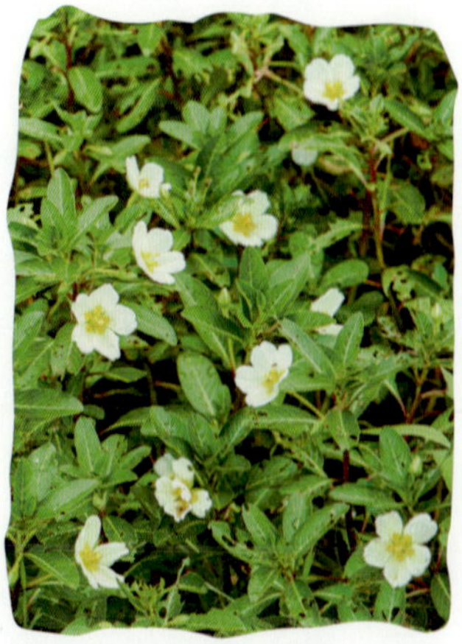

过塘蛇

壮文 Golungzraemx

【考 证】
《生草药性备要》：『理酒病，敷背痈，治蛇伤……』
《广西中药资源名录》：『过塘蛇，全草：用于尿血……』
《广西中草药》：『治风火牙痛……』

【壮 药 名】棵垄忍。
【中 药 名】过塘蛇。
【药用部位】全草。
【基源植物】柳叶菜科植物水龙 *Ludewigia adscendens*（L.）Hara。
【植物形态】浮水或匍匐状草本。无毛，其浮水茎的每一节上常有白色囊状浮器。叶互生，倒卵形至长圆状倒卵形，先端圆或钝，基部渐狭。花单生于叶腋，具长柄。萼裂片5枚，披针形，外面被疏长柔毛。花瓣5枚，白色，基部淡黄，倒卵形。雄蕊10枚，子房下位。柱头头状，5浅裂。蒴果线状圆柱形。花期5—8月。
【分 布】分布于广西各地。生于海拔500—1500米的水田或浅水池塘边。
【采 制】夏、秋二季采收，洗净，晒干。
【应 用】壮医 淡，微寒。调水道、谷道，清热毒，除湿毒，消肿痛。用于治疗幽扭（淋证），白冻（泄泻），阿意咪（痢疾），贫痧（感冒），笃麻（麻疹），呗农（痈疮），航靠谋（痄腮），呗农显（黄水疮），呗唧（带状疱疹），林得叮相（跌打损伤），额哈（毒蛇咬伤）。

中医 苦、微甘，寒。归肺、肝、膀胱经。清热，利尿，解毒。用于治疗感冒发热，燥热咳嗽，高热烦渴，淋痛，水肿，咽痛，喉肿，口疮，风火牙痛，疮痈疔肿，烫火伤，跌打伤肿，毒蛇，狂犬咬伤。
【用法用量】内服煎汤，10—30克。外用适量，捣敷。

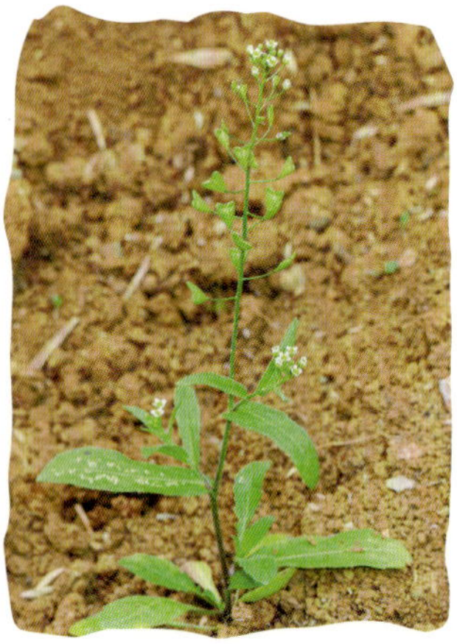

荠菜
壮文 Byaekdeih

【考　证】
《南宁市药物志》："治乳糜尿。"
《广西中药志》："健胃消食……"
《广西中草药》："治痢疾，阳症水肿……"

【壮 药 名】碰堆。
【中 药 名】荠菜。
【药用部位】全草。
【基源植物】十字花科植物荠菜 *Capsella bursapastoris*（L.）Medic.。
【植物形态】一年或二年生草本。茎直立，单一或从下部分枝。基生叶丛生呈莲座状，大头羽状分裂，顶裂片卵形至长圆形，侧裂片3—8对，顶端渐尖，浅裂，茎生叶窄披针形或披针形，基部箭形，抱茎，边缘有缺刻或锯齿。总状花序顶生及腋生，果期延长达20厘米。花瓣白色，卵形，有短爪。短角果倒三角形或倒心状三角形，长5—8毫米，宽4—7毫米，扁平，无毛，顶端微凹。花果期4—6月。
【分　　布】分布几遍全国。野生，偶有栽培。生在山坡、田边及路旁。
【采　　制】秋季采收，鲜用或晒干。
【应　　用】壮医　甜，平。调龙路，清热毒，利水道，止血。用于治疗幽扭（泌尿系结石）急性发作，幽嘞（尿血），贫淋嘞（产后子宫出血、崩漏），肺结核，埃嘞（咳血），血压桑（高血压病），贫痧（感冒），发得（发热），笨浮（水肿），泌尿系结石，乳糜尿。

中医　辛，温。归肺、胃、肾经。利肺豁痰，消肿散结。用于治疗寒饮咳嗽，痰滞气逆，胸膈满闷，砂淋，石淋，牙龈肿烂，乳痈，痔肿，冻疮，漆疮。
【用法用量】内服煎汤，15—30克（鲜品60—120克）。

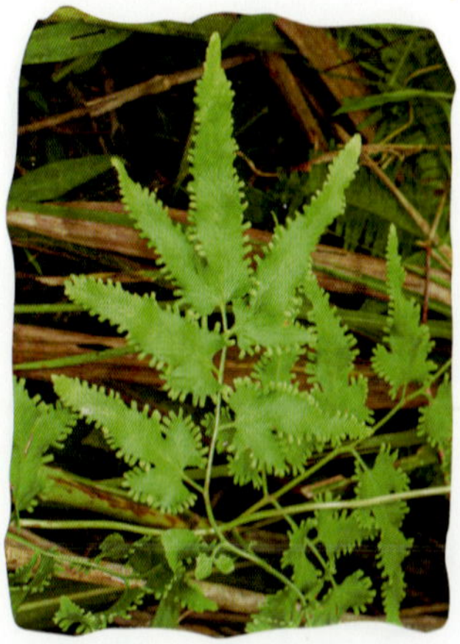

金沙藤

壮文 Gaeubingj

【考证】《广西药用植物名录》：『全草：清热利湿，止血。用于泄泻，痢疾。』

【壮药名】勾并。

【中药名】金沙藤。

【药用部位】地上部分。

【基源植物】海金沙科曲轴海金沙 *Lygodium flexuosum* (L.) Sw.。

【植物形态】藤状植物。三回羽状；羽片多数，对生于叶轴上的短距上，向两侧平展，距端有一丛淡棕色柔毛。羽片长圆三角形，羽轴多少向左右弯曲。顶生的一回小羽片披针形，基部近圆形，钝头，有时基部有一汇合裂片。叶缘有细锯齿。中脉明显，侧脉纤细。叶草质，干后暗绿褐色。孢子囊穗线形，棕褐色，小羽片顶部通常不育。

【分　　布】分布于广西、广东、海南、贵州、云南等省区南部。生于海拔 100—800 米的疏林中。

【采　　制】地上部分：夏、秋二季采收，除去杂质，晒干。孢子：秋季孢子未脱落时采割藤叶，晒干，搓揉或打下孢子，筛去藤叶。

【应　　用】壮医　甜，寒。用于治疗幽扭（淋证），能蚌（黄疸），白冻（泄泻），阿意咪（痢疾），贫痧（感冒），埃病（咳嗽），货烟妈（咽痛）。

中医　甘，寒。归膀胱、小肠、肝经。清热解毒，利水通淋。用于治疗热淋，砂淋，石淋，血淋，膏淋，尿路涩痛，湿热黄疸，风热感冒，咳嗽，咽喉肿痛，泄泻，痢疾。

【用法用量】内服煎汤，10—15 克。

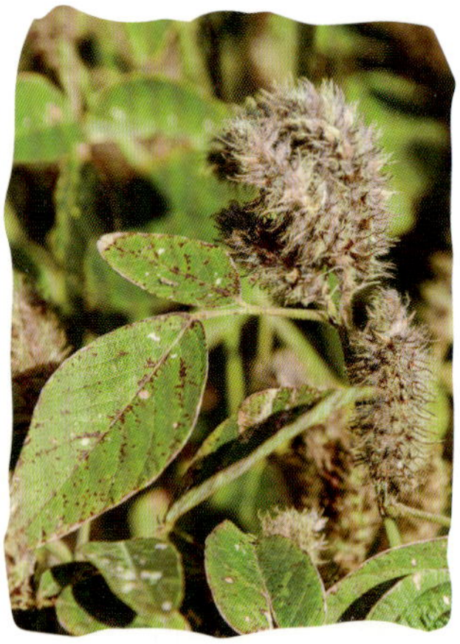

狸尾草

壮文 Goriengdoq

【考　证】

《广西本草选编》："味甘、淡，性平。清热解毒，散结消肿。用于颈淋巴结核……"

【壮 药 名】棵亮夺。

【中 药 名】狸尾草。

【药用部位】全草。

【基源植物】豆科植物狸尾豆 *Uraria lagopodioides*（L.）Desv. Ex DC. 。

【植物形态】草本。花枝直立或斜举，被短柔毛。叶多为3小叶，稀兼有单小叶。托叶三角形，被灰黄色长柔和缘毛。叶柄有沟槽，小叶纸质，顶生小叶近圆形或椭圆形至卵形，先端圆形或微凹，有细尖，基部圆形或心形，侧生小叶较小，上面略粗糙，下面被灰黄色短柔毛。总状花序顶生，花排列紧密。花梗疏被白色长柔毛。花冠淡紫色。荚果小，包藏于萼内，有荚节1—2个，荚节椭圆形，黑褐色。花、果期8—10月。

【分　　布】分布于广西、广东、福建、江西、湖南、海南、贵州、云南及台湾。多生于海拔1000米以下的旷野坡地灌丛中。

【采　　制】夏、秋二季采收全草，洗净，鲜用或晒干。

【应　　用】壮医　甜、淡，平。通龙路、火路，调谷道，利水道，消肿痛。用于治疗膀胱结石，幽卡（尿路结石），幽嘞（尿血），能蚌（黄疸），肝炎，小儿肺炎，贫痧（感热冒），腊胴尹（腹痛），白冻（泄泻），约京乱（月经不调），嚎尹（牙痛），发旺（风湿骨痛），核尹（腰痛），仲嘿喯尹（痔疮），额哈（毒蛇咬伤）。

中医　甘、淡，平。清热解毒，散结消肿，利水通淋。用于治疗感冒，小儿肺炎，黄疸，腹痛腹泻，瘰疬，痈疮肿毒，毒蛇咬伤，砂淋尿血，妇女月中劳伤。

【用法用量】内服煎汤，15—30克。外用适量，捣敷。

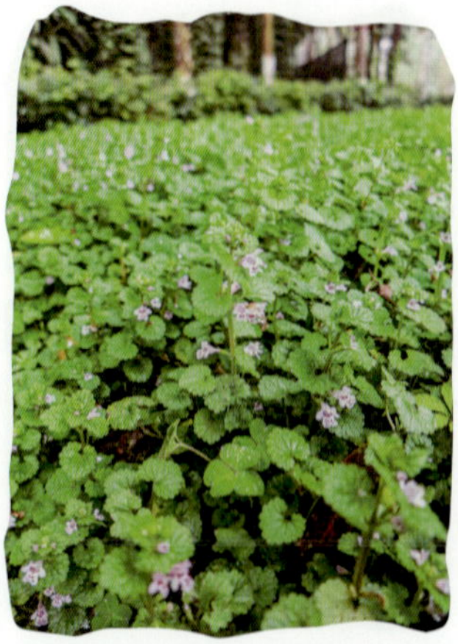

连钱草

壮文 Byaeknu

【考证】《岭南采药录》：『味涩，气香，性平。除骨痛……』

【壮药名】碰奴。

【中药名】连钱草。

【药用部位】干燥地上部分。

【基源植物】唇形科植物活血丹 *Glechoma longituba* (Nakai) Kupr.。

【植物形态】草本。具匍匐茎，逐节生根。茎四棱形，基部通常呈淡紫红色。叶草质，下部者较小，叶片心形或近肾形；上部者较大，叶片心形，先端急尖或钝三角形，基部心形，边缘具圆齿或粗锯齿状圆齿。轮伞花序通常2花，稀具4—6花。花冠淡蓝、蓝至紫色，下唇具深色斑点。成熟小坚果深褐色，长圆状卵形，果脐不明显。花期4—5月，果期5—6月。

【分布】除青海、甘肃、新疆及西藏外，全国各地均有分布。生于海拔50—2000米的林缘、疏林下、草地中、溪边等阴湿处。

【采制】春至秋季采收，除去杂质，晒干。

【应用】壮医 微辣，寒。通气道、水道，清热毒，调龙路，活血化瘀。用于治疗肉扭（膀胱结石，淋浊），笨浮（水肿），能蚌（湿热黄疸），瘴毒，隆白呆（带下病），梅毒，贫痧（感冒），呗农（痈疮），埃病（咳嗽），能含能累（湿疹），发旺（风湿骨痛）。

中医 辛、微苦，微寒。归肝、肾、膀胱经。利湿通淋，清热解毒，散瘀消肿。用于治疗热淋，石淋，湿热黄疸，疮痈肿痛，跌扑损伤。

【用法用量】内服煎汤，15—30克。外用适量，煎汤洗或取鲜品捣烂敷患处。

【备注】收入《广西壮族自治区壮药质量标准（第一卷）》DYB45-GXZYC0092-2008。

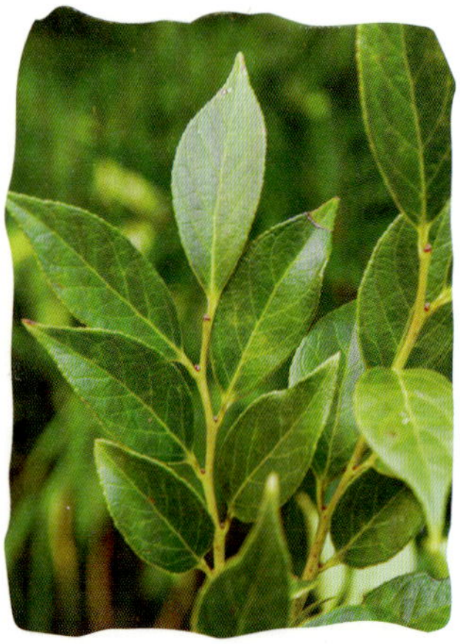

南烛子

壮文 Gonanzcuz

【考　证】《中国壮药资源目录》：『根，用于跌打内伤。叶，用于泄泻。果实，用于遗精……』

【壮 药 名】棵南烛。

【中 药 名】南烛子、南烛根、南烛叶。

【药用部位】果实、根、叶。

【基源植物】杜鹃花科植物南烛 *Vaccinium bracteatum* Thunb.。

【植物形态】常绿灌木或小乔木。幼枝被短柔毛或无毛，老枝紫褐色，无毛。叶片薄革质，椭圆形、菱状椭圆形，顶端锐尖、渐尖，基部楔形、宽楔形，侧脉5—7对，叶柄通常无毛或被微毛。总状花序顶生和腋生，序轴密被短柔毛稀无毛。苞片叶状，披针形，小苞片2枚，线形或卵形，密被微毛或无毛。花梗短，密被短毛或近无毛，萼筒密被短柔毛或茸毛。花冠白色，筒状，有时略呈坛状，雄蕊内藏，花丝细长，密被疏柔毛，药室背部无距，药管长为药室的2—2.5倍。花盘密生短柔毛。浆果紫黑色，外面通常被短柔毛。花期6—7月，果期8—10月。

【分　　布】分布于华东、华中、华南至西南。台湾亦有分布。生于丘陵地带或海拔400—1400米的山地，常见于山坡林内或灌丛中。

【采　　制】果实：8—10月间果实成熟后采摘，晒干。根：全年均可采，鲜用或切片晒干。叶：8—9月间采收，拣净杂质，晒干。

【应　　用】壮医　果实：通水道，补虚损，滋阴补肾，益气固精。用于治疗肾虚腰痛、濑精（遗精早泄），阿意咪（久痢），白冻（久泻）。根：散瘀，止痛。用于治疗林得叮相（跌打损伤）。叶：益气补虚。用于治疗白冻（泄泻）。

中医　酸、甘，平。散瘀，止痛。用于治疗牙痛，跌伤肿痛。

【用法用量】内服煎汤，10—15克。

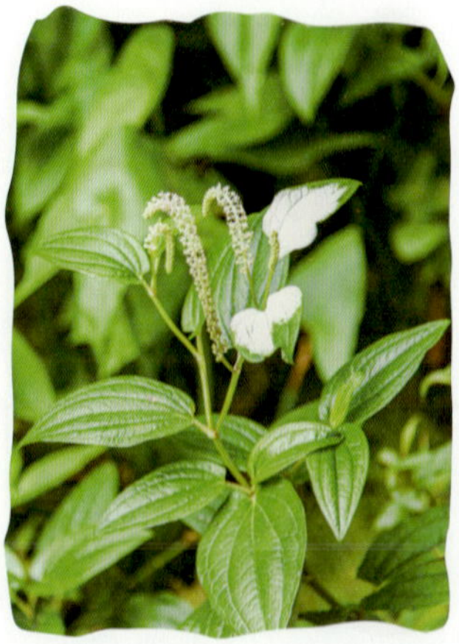

三白草

壮文 Gosambak

【考证】《岭南采药录》：『治淋浊，利小便，消热毒。』

【壮 药 名】棵三旁。
【中 药 名】三白草。
【药用部位】干燥地上部分。
【基源植物】三白草科植物三白草 *Saururus chinensis* (Lour.) Baill.。
【植物形态】多年生湿生草本。茎粗壮，下部伏地，常带白色，上部直立，绿色。叶纸质，密生腺点，阔卵形至卵状披针形，顶端短尖或渐尖，基部心形或斜心形，两面均无毛，上部的叶较小，茎顶端的2—3片于花期常为白色，呈花瓣状。叶脉5—7条，均自基部发出，如为7脉时，则最外1对纤细，斜升约2—2.5厘米即弯拱网结，网状脉明显。叶柄无毛，基部与托叶合生成鞘状，略抱茎。花序白色，总花梗无毛，但花序轴密被短柔毛。苞片近匙形，无毛或有疏缘毛，下部线形，被柔毛，且贴生于花梗上。雄蕊6枚，花药长圆形，纵裂，花丝比花药略长。果近球形，表面多疣状凸起。花期4—6月。
【分　　布】分布于河北、山东、河南和长江流域及其以南各地。生于低湿沟边，塘边或溪旁。
【采　　制】全年均可采，以夏、秋二季为宜，收取地上部分，洗净，晒干。
【应　　用】壮医　甜、辣，寒。除湿毒，清热毒，消肿。用于治疗笨浮（水肿），能蚌（黄疸），肉扭（淋证），隆白呆（带下病），阿意咪（痢疾），呗脓（痈疽），能啥能累（湿疹），下肢溃疡，蛇虫咬伤。

中医　甘、辛，寒。归肺、膀胱经。利尿消肿，清热解毒。用于治疗水肿，小便不利，淋沥涩痛，带下，疮疡肿痛，湿疹。
【用法用量】内服煎汤，15—30克。外用适量，捣烂敷患处。
【备　　注】收入《广西壮族自治区壮药质量标准（第三卷）》DYB45-GXZYC0008-2007。

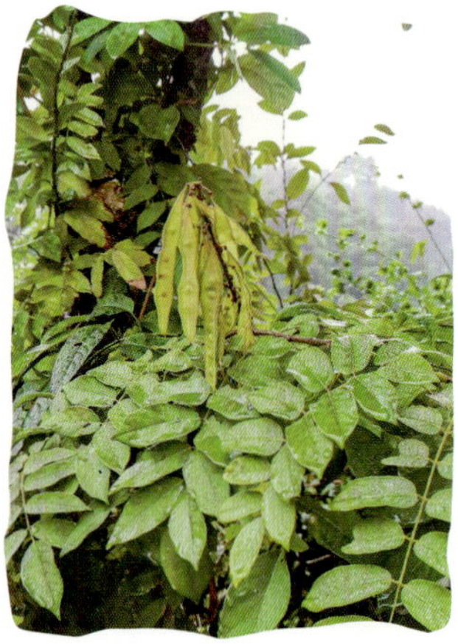

土甘草

壮文 Gaeurai

【考　证】

《广西中药资源名录》：『毛果鱼藤，茎用于水肿……』

【壮 药 名】勾来。

【中 药 名】土甘草。

【药用部位】干燥藤茎。

【基源植物】豆科植物毛果鱼藤 *Derris eriocarpa* How。

【植物形态】攀援状灌木。小枝被锈色微柔毛。羽状复叶，小叶 6—7 对，厚纸质，长椭圆形至卵状长圆形，顶生小叶倒卵状椭圆形，先端短渐尖，稍钝，基部钝形或斜圆形，两面均被紧贴、疏散、黄色微柔毛，侧脉 7—8 对。总状花序单生于叶腋，长于复叶，花序轴被黄色微柔毛。花 3—10 朵聚生，花束的总轴延伸成一有节的小枝。花长 10—12 毫米，花梗丝状，顶端有被黄色柔毛的小苞片 2 枚。花萼杯状，外面密被黄色柔毛。花冠红白色，雄蕊单体，不等长。花盘杯状，浅裂，子房被长柔毛。荚果线状长椭圆形，仅腹缝有翅。花期 6—7 月，果期 9 月至翌年 1 月。

【分　　布】分布于广西、云南。生于海拔 1200—1400 米的山地疏林中。

【采　　制】全年均可采收，除去枝、叶，切段，晒干。

【应　　用】壮医　甜，平。通调水道气道，止咳。用于治疗笨浮（肾炎，水肿），肉扭（淋证），埃病（咳嗽）。

中医　甘、苦，平。归肺、膀胱经。镇咳化痰，除湿利尿。用于治疗咳嗽，咽喉肿痛，肾炎，膀胱炎，尿道炎，脚气水肿。

【用法用量】内服煎汤，10—15 克。

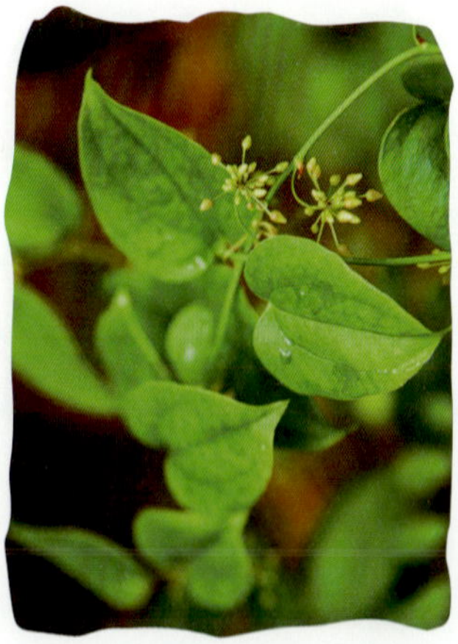

土太片

壮文 Maenxdaezma

【考　证】《广西药用植物名录》：『根状茎：清热利湿。用于风湿痹痛，肾炎。』

【壮 药 名】门底麻。

【中 药 名】土太片。

【药用部位】干燥根状茎。

【基源植物】菝葜科植物合丝肖菝葜 *Heterosmilax gaudichaudiana*（Kunth）Maximowicz 或云南肖菝葜 *Heterosmilax yunnanensis* Gagnep.。

【植物形态】攀援灌木。无毛，小枝有钝棱。叶纸质，有时革质，宽卵形，先端渐尖或短渐尖，有短尖头，基部近心形，主脉 5—7 条，边缘 2 条到顶端与叶缘汇合，支脉网状，在两面明显。叶柄在下部 1/3—1/4 处有卷须和狭鞘。伞形花序有 20—50 朵花，生于叶腋或生于褐色的苞片内。总花梗扁，花序托球形。花梗纤细，在果期多数略伸长而变粗。雄花花被筒矩圆形或狭倒卵形，顶端有 3 枚钝齿，雄蕊 3 枚，长 3—4 毫米，几达花被筒口，花丝全部合生成一柱状体，花药长为花丝的 1/3—1/4；雌花花被筒卵形，具 3 枚退化雄蕊，子房卵形，柱头 3 裂。浆果球形紫黑色。花期 6—8 月，果期 7—11 月。

【分　　布】分布于广西、广东和福建。生于海拔约 680 米的路旁、山旁、山谷、山坡阳处、丛林下。

【采　　制】全年可采，去掉残茎及须根，洗净，刨成薄片，熏硫黄，晒干。

【应　　用】壮医　微甜，平。解热毒，除湿毒。用于治疗发旺（痹病），肉扭（淋证），墨病（哮喘），渗裂（吐血），钵农（肺结核），埃病（咳嗽），漏精（遗精），能蚌（黄疸），林得叮相（跌打损伤）。

中医　微甘，平。归肝、肺经。清热利湿。用于治疗风湿痹痛，淋证。

【用法用量】内服煎汤，15—30 克。

【备　　注】收入《广西壮族自治区壮药质量标准（第二卷）》DYB45-GXZYC0009-2011。

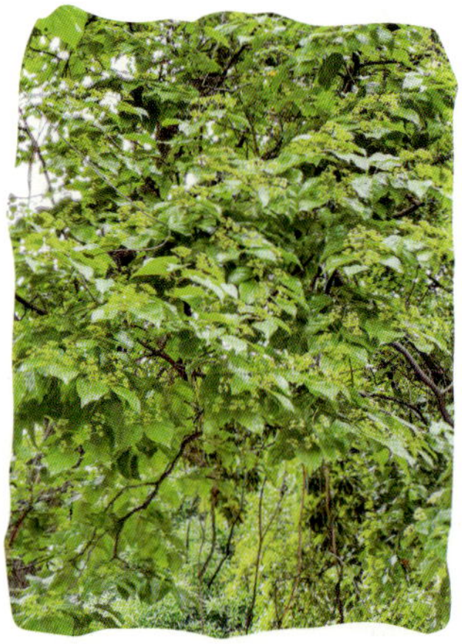

万寿果

壮文 Lwgnyaujgaeq

【考　证】

《滇南本草》：『味甘，微温，无毒。治一切左瘫右痪、风湿麻木。』

【壮 药 名】冷要给。

【中 药 名】万寿果。

【药用部位】带果序轴的成熟干燥果实。

【基源植物】鼠李科植物枳椇子 *Hovenia acerba* Lindl. 。

【植物形态】乔木。小枝褐色或黑紫色，无毛或有则为棕褐色短柔毛，有明显白色的皮孔。互生叶，厚纸质至纸质，卵形、长卵形或心形，先端长渐尖或短渐尖，基部平截或心形，少量近圆形或宽楔形，叶缘具整齐浅而钝的细锯 齿，上部以上的叶有不明显的齿，少量全缘，上面无毛，下面亦无毛，如有则为沿脉或脉腋的短柔毛 。叶柄长 2—6 厘米。二歧聚伞圆锥花序，顶生和腋生，被棕色短柔毛。花两性，萼片具网脉或纵纹，花瓣长圆状匙形，具短爪。花盘具柔毛，花柱多为半裂。浆果状核果近圆球形，成熟时黄褐色或棕褐色。果序轴显著膨大。种子黑褐色或黑紫色。花期 5—8 月，果期 9—11 月。

【分　　布】分布于广西、广东、湖南、湖北、四川、云南、贵州、甘肃、陕西、河南、安徽、江苏、浙江、江西、福建。生于海拔 2100 米以下的开旷地、山坡林缘或疏林中。

【采　　制】秋冬季果实成熟时，连肉质花序轴一并采下，晒干。

【应　　用】壮医　甜，平。解酒毒，通水道，调谷道。用于治疗醉酒，肉扭（淋证），鹿（呕吐），阿意囊（便秘）。

中医　甘，平。归胃经。解酒毒，止渴除烦，止呕，利尿通便。用于治疗醉酒，烦渴，呕吐，二便不利。

【用法用量】内服煎汤，6—15 克。

【备　　注】收入《广西壮族自治区壮药质量标准（第二卷）》DYB45-GXZYC0016-2011。

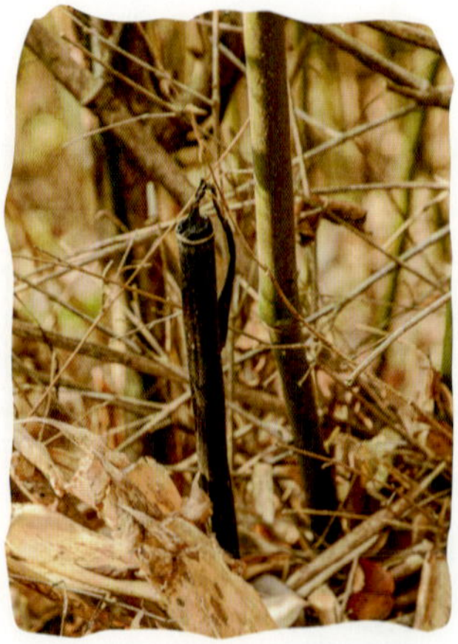

仙人杖

壮文 DwnGxsien

【考 证】《岭南采药录》：『治肌肤水肿。』

【壮 药 名】等仙。

【中 药 名】仙人杖。

【药用部位】幼竹。

【基源植物】禾本科植物苦竹 *Pleioblastus amarus*（KenG）KenG f.。

【植物形态】竿高3—5米。幼竿淡绿色，具白粉，老后渐转绿黄色，被灰白色粉斑。节间圆筒形，通常长27—29厘米，节下方粉环明显，竿环隆起，高于箨环，箨环留有箨鞘基部木栓质的残留物，竿每节具5—7枝。箨鞘革质，绿色，被较厚白粉，上部边缘橙黄色至焦枯色，背部无毛或具棕红色或白色微细刺毛，易脱落，基部密生棕色刺毛，边缘密生金黄色纤毛，穗耳不明显或无。箨舌截形，高约1—2毫米，淡绿色，被厚的脱落性白粉，箨片狭长披针形，开展，易向内卷折，腹面无毛，背面有白色不明显短绒毛，边缘具锯齿。叶鞘无毛，无叶耳和箨口穗毛，叶舌紫红色，叶片椭圆状披针形，基部楔形或宽楔形。总状花序或圆锥花序，具3—6小穗，小穗含8—13朵小花。颖3—5片，向上逐渐变大，第一颖可为鳞片状，第二颖较第一颖宽大，第三、四、五颖通常与外稃相似而稍小，外稃卵状披针形。内稃通常长于外稃，鳞被3，卵形或倒卵形，柱头3，羽毛状。笋期6月，花期4—5月。

【分　　布】分布于江苏、安徽、浙江、福建、湖南、湖北、四川、贵州、云南等地。

【采　　制】幼竹被病菌感染死亡后，留下黑色皮肉分离的丝状纤维体，全年均可采收，去杂质，切段，晒干。

【应　　用】壮医　咸、淡，平。通水道，利水消肿。用于治疗笨浮（肾炎水肿），肝硬化腹水、胸腔积水、心包积液。

中医　咸，平。和胃，利湿，截疟。用于治疗呕逆反胃，小儿吐乳，水肿，脚气，疟疾，痔疮。

【用法用量】内服煎汤，10—15克。

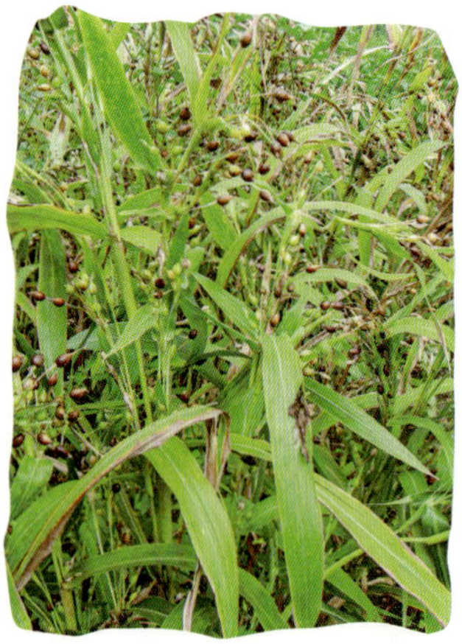

薏苡仁

壮文 Haeuxroeg

【考 证】

《广西本草选编》：『味甘、淡，性寒。健脾祛湿，清热排脓。消化不良……』

【壮 药 名】吼茸。

【中 药 名】薏苡仁。

【药用部位】种仁。

【基源植物】禾本科植物薏苡 *Coix lacryma-jobi* L.。

【植物形态】一年生草本，较粗壮，须根黄白色。秆直立丛生，高 0.8—2 米，具 10 多节，节多分枝。叶鞘短于其节间，叶舌干膜质。叶片宽大扁平，开展，长 8—40 厘米，宽 1.3—3 厘米，基部圆形或近心形，中脉粗厚，在下面明显隆起，边缘粗糙，常无毛。总状花序腋生成束，长 3—10 厘米，直立或下垂，具长梗。雌小穗位于花序之下部，外面为骨质念珠状总苞包被，总苞卵圆形，长 6—10 毫米，直径 5—8 毫米，珐琅质，坚硬，有光泽。颖果小，含淀粉少，常不饱满。雄小穗 2—3 对，着生于总状花序上部。第一及第二小花常具雄蕊 3 枚，花药橘黄色；有柄雄小穗与无柄者相似，或较小而呈不同程度的退化。花果期 6—12 月。

【分 布】分布于广西、广东、福建、台湾、海南、江苏、安徽、浙江、四川、贵州、云南、辽宁、河北、山西、山东、陕西、河南、江西、湖北、湖南等地。多生于湿润的屋旁、池塘、河沟、山谷、溪涧、易受涝的农田等地方，海拔 200—2000 米处常见。可栽培。

【采 制】秋季果实成熟时采割植株，干燥，打下果实，再干燥，除去外壳、黄褐色种皮及杂质，收集种仁。

【应 用】壮医 甜、淡，平。调水道、谷道，祛湿毒，清热毒，除瘴毒。用于治疗白冻（腹泻），笨浮（水肿），阑尾炎，胰腺炎，隆白呆（带下），能含能累（湿疹），下肢溃疡，扁平疣，瘴气，癌肿。

中医 甘、淡，凉。归脾、胃、肺经。健脾渗湿，除痹止泻，清热排脓。用于治疗水肿，脚气，小便不利，湿痹拘挛，脾虚泄泻，肺痈，肠痈，扁平疣。

【用法用量】内服煎汤，20—50 克。

【备 注】收入《广西壮族自治区壮药质量标准（第一卷）》DYB45-GXZYC0163-2008。

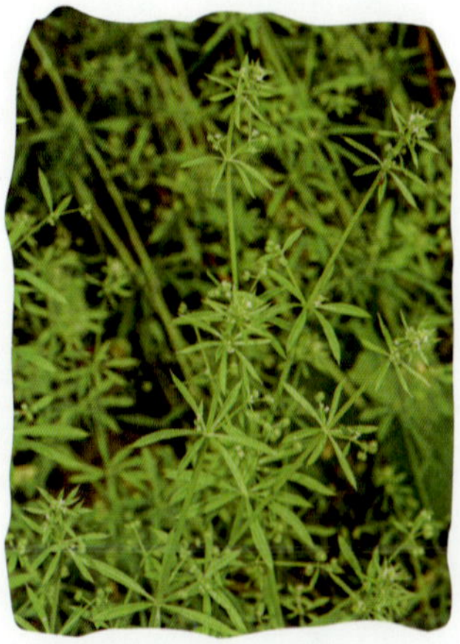

猪殃殃

壮文 Mbawbakgawq

【壮 药 名】榻巴个。

【中 药 名】猪殃殃。

【药用部位】全草。

【基源植物】双子叶植物药茜草科植物拉拉藤 *Galium aparine* Linn. Sp. Pl. var. *echinospermum*（Wallr.）Cuf.。

【植物形态】一年生草本。茎绿色，多分枝，具四棱，沿棱生有倒生刺毛。叶4—8枚轮生，近无柄，叶片线状披针形至椭圆披针形，先端有凸尖头，1脉，上面绿色，被倒白刺毛，下面淡绿色。聚伞花序腋生或顶生，具数朵花。花小，黄绿色，花萼截头状。花冠4裂，裂片长圆形，雄蕊4，伸出。子房下位，花柱2裂。果实通常由2个（偶或1个）近球形的果爿组成，表面密生钩刺。花期4—5月，果期6—8月。

【分　　布】分布于广西各地。生于路边、荒野、田埂边及山坡草地。

【采　　制】秋季采收，晒干或晾干。

【应　　用】壮医　辣、苦，寒。调龙路，清热毒，除湿毒，利水道，抗癌，止血。用于治疗兵西弓（急性阑尾炎），阿意咪（痢疾），贫痧（感冒），发得（发热），京尹（痛经），隆白呆（带下），贫淋嘞（崩漏），笨浮（水肿），勒艾今（粒细胞性白血病），贫咹（癌症），幽扭（淋证），林得叮相（跌打肿痛），北嘻（乳腺炎初起），呗农（痈疮），狠尹（疖肿），呗（肿毒），额哈（蛇伤），牞尹（中耳炎），幽嘞（尿血），阿意嘞（便血），嚎嘞（齿衄）。

中医　辛、微苦，微寒。归少阴、太阴经。清热解毒，利尿通淋，消肿止痛。用于治疗痈疽肿毒，乳腺炎，阑尾炎，水肿，感冒发热，痢疾，尿路感染，尿血，牙龈出血，刀伤出血。

【用法用量】内服煎汤，12—15克。外用适量，捣烂加糯米浆敷。

【注　　意】脾胃虚寒者忌服。

【考　证】

《广西中药志（第一辑）》：『猪殃殃，全草煎服治妇女痛经。』

通气道药

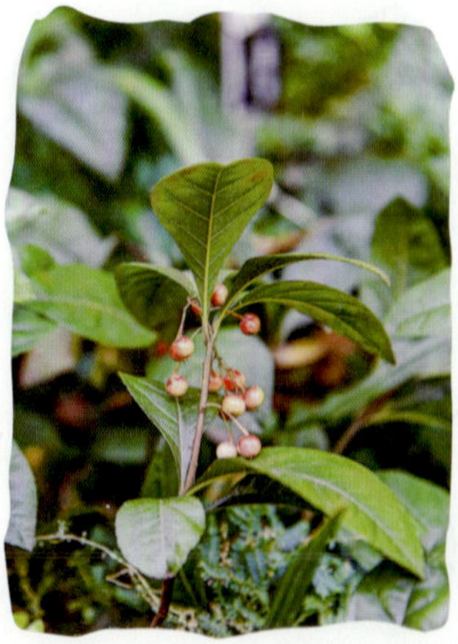

矮地茶

壮文 Cazdeih

【壮 药 名】茶堆。
【中 药 名】矮地茶。
【药用部位】干燥全草。
【基源植物】紫金牛科植物紫金牛 *Ardisiajaponica*（Thunb）Blume。
【植物形态】小灌木。具匍匐根茎，直立茎高 30 厘米，不分枝，幼时被细微柔毛后无毛。叶对生或近轮生，叶片坚纸质或近革质，椭圆形、椭圆状倒卵形，基部楔形，顶端急尖，边缘具细锯齿，具腺点，两面无毛或有时背面仅中脉被细微柔毛，侧脉 5—8 对。叶柄被微柔毛。亚伞形花序，腋生，总梗长约 5 毫米，有花 3—5 朵。常下弯，二者均被微柔毛。花有时 6 数，花萼基部连合，萼片卵形，顶端急尖或钝，两面无毛，具缘毛。花瓣粉红色或白色，广卵形，无毛，具密腺点。雄蕊较花瓣略短，花药背部具腺点。雌蕊与花瓣等长，子房无毛。胚珠 15 枚，3 轮。果球形，鲜红色转黑色，多少具腺点。花期 5—6 月，果期 11—12 月。
【分　　布】分布于广西、广东、湖南、江西、浙江、福建等地。生于海拔约 1200 米以下的山间林下或竹林下阴湿的地方。
【采　　制】夏、秋二季茎叶茂盛时采挖，除去泥沙，干燥。
【应　　用】壮医　辣、微苦，平。通气道，清热毒，除湿毒。用于治疗埃病（咳嗽），比耐来（咳痰），能蚌（黄疸），林得叮相（跌打损伤），发旺（痹病），京瑟（闭经）。

中医　辛、微苦，平。归肺、肝经。化痰止咳，清利湿热，活血化瘀。用于治疗新久咳嗽，喘满痰多，湿热黄疸，风湿痹痛，经闭瘀阻，跌打损伤。
【用法用量】内服煎汤，15—30 克。
【备　　注】收入《广西壮族自治区壮药质量标准（第二卷）》DYB45-GXZYC0198-2011。

【考　证】

《广西本草选编》：『味微苦，性平。止咳，止血，解毒消肿。治肺结核……』

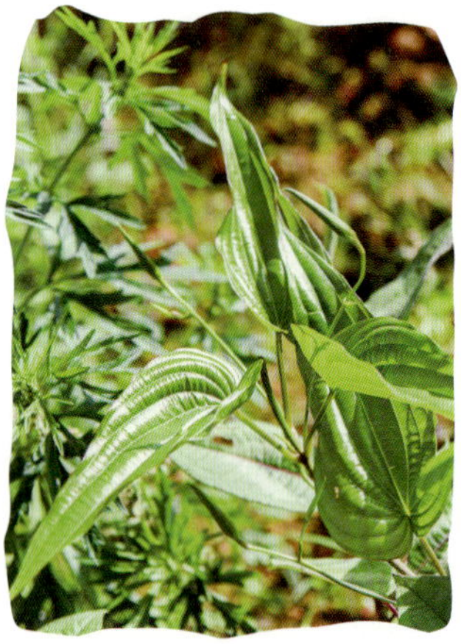

百部

壮文 Maenzraeulaux

【考证】

《滇南本草》："百部：润肺，治肺热咳嗽……"

【壮 药 名】门篓老。

【中 药 名】百部。

【药用部位】块根。

【基源植物】百部科植物对叶百部 *Stemona tuberosa* Lour.。

【植物形态】块根纺锤状。茎少数分枝，攀援状。叶对生或轮生，极少兼有互生，卵状披针形、卵形或宽卵形，顶端渐尖至短尖，基部心形，边缘稍波状，纸质或薄革质。花单生或2—3朵排成总状花序，生于叶腋或偶尔贴生于叶柄上。苞片小，披针形，花被片黄绿色带紫色脉纹，顶端渐尖，内轮比外轮稍宽，具7—10脉，雄蕊紫红色，短于或几等长于花被，花丝粗短，顶端具短钻状附属物，药隔肥厚，向上延伸为长钻状或披针形的附属物，花柱近无。蒴果。花期4—7月，果期5—8月。

【分　　布】分布于广西的隆林、德保、上思、龙州、大新、凌云、环江、罗城、都安、凤山、防城、容县、天峨、梧州、全州、临桂、靖西、乐业、田林、南丹等地。生于海拔370—2240米的山坡、丛林、溪边、路旁、山谷和阴湿岩石。

【采　　制】移栽2—3年后采挖。冬季地上部枯萎后或春季萌芽前，挖出后除去细根、泥土、在沸水中刚煮透时，取出晒干或烘干。可鲜用。

【应　　用】壮医　甜、苦，微热。调气道，止咳，杀虫，止痒。用于治疗埃病（咳嗽），唉百银（百日咳），头虱，体虱，歇啥（阴痒）。

中医　甘、苦，微温。归肺经。润肺止咳，杀虫灭虱。用于治疗新久咳嗽，肺痨，百日咳，蛲虫病，体虱，癣疥。

【用法用量】内服煎汤，3—9克。外用适量，煎水洗。

【注　　意】脾胃有热者慎用。

【备　　注】收入2000年版《中国药典》一部。

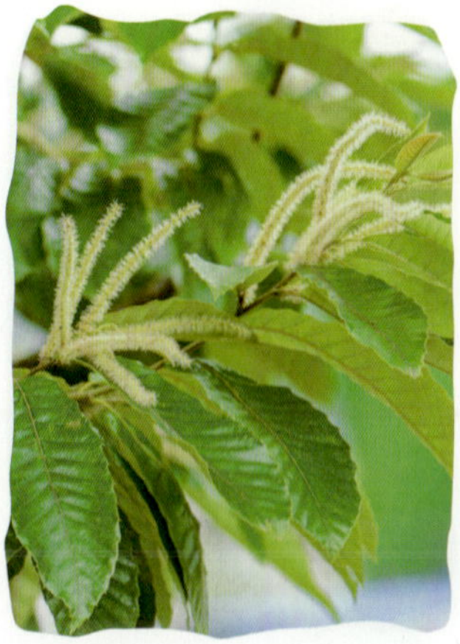

板栗壳

壮文 Maklaeq

【考　证】

《岭南采药录》：『治痰火瘰疬：栗壳和猪精肉煎汤服。』

《广西中药资源名录》：『果壳，用于乳核……』

【壮 药 名】芒雷。

【中 药 名】板栗壳。

【药用部位】外果皮。

【基源植物】壳斗科植物栗 *Castanea mollissima* Bl.。

【植物形态】高大乔木，小枝灰褐色，托叶长圆形，被疏长毛及鳞腺。叶椭圆至长圆形，顶部短至渐尖，基部近截平或圆，或两侧稍向内弯而呈耳垂状，常一侧偏斜而不对称，叶背被星芒状伏贴绒毛或因毛脱落变为几无毛。雄花序长10—20厘米，花序轴被毛，花3—5朵聚生成簇。雌花1—5朵发育结实，花柱下部被毛。壳斗被锐刺，径4.5—6.5厘米。花期4—6月，果期8—10月。

【分　　布】分布于广西各地。常栽培于海拔100—2500米的丘陵、缓坡及河滩等地带。

【采　　制】10月下旬至11月收栗子剥取种仁时收集，晒干。

【应　　用】壮医　甜、涩，平。调气道，散结肿。用于治疗呗奴（淋巴结炎），唪耶（支气管炎），埃病（咳嗽），埃百银（百日咳），航靠谋（痄腮）。

中医　甘、涩，平。归肺经。降逆生津，化痰止咳，清热散结，止血。用于治疗反胃，呕哕，消渴，咳嗽痰多，百日咳，腮腺炎，瘰疬，衄血，便血。

【用法用量】内服煎汤，30—60克。

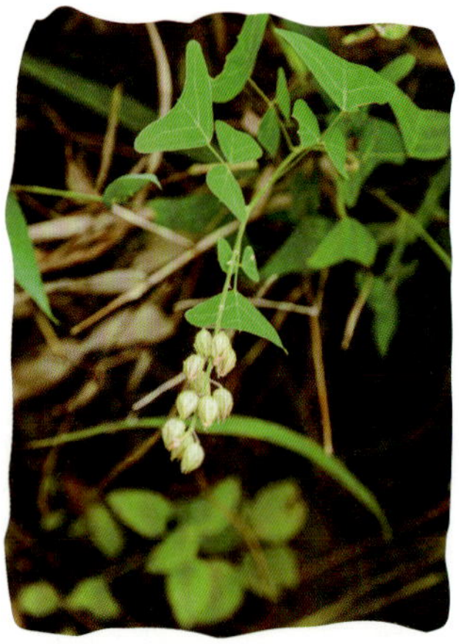

蝙蝠草

壮文 Nyagaujfei

【考证】《广西中药志》：『味辛，性凉。通行十二经络。活血祛瘀，散瘀消肿……』

【壮 药 名】涯告肥。

【中 药 名】蝙蝠草。

【药用部位】全草。

【基源植物】豆科植物蝙蝠草 *Christia vespertilionis*（L. f.）Bahn. f. 。

【植物形态】多年生直立草本。常由基部开始分枝，技较纤细，上部略被灰色柔毛。叶通常为单小叶，稀有 3 小叶。托叶刺毛状，脱落。叶柄被稀疏短柔毛。小叶近革质，灰绿色，顶生小叶菱形或长菱形或元宝形，先端宽而截平，近中央处稍凹，基部略呈心形，侧生小叶倒心形或倒三角形，两侧常不对称，先端截平，基部楔形或近圆形，上面无毛，下面稍被短柔毛，侧脉每边 3—4 条，平展，网脉在下面不明显；小叶柄长 1 毫米。总状花序顶生或腋生，有时组成圆锥花序，被短柔毛。花梗长 2—4 毫米，被灰色短柔毛，较萼短，花萼半透明，被柔毛，花后增大，网脉明显，5 裂，裂片三角形，约与萼筒等长，上部 2 裂片稍合生；花冠黄白色，不伸出萼外。荚果有荚节 4—5 个，椭圆形，黑褐色，无毛，完全藏于萼内。花期 3—5 月，果期 10—12 月。

【分　　布】分布于广西、广东、海南。多生于旷野草地、灌丛中、路旁及海边地区。

【采　　制】夏、秋二季采收全草，洗净，鲜用，或扎成把晒干。

【应　　用】壮医　微苦，寒。调气道，清热毒，消肿痛。用于治疗肺结核，唪耶（支气管炎），货烟妈（咽痛、扁桃体炎），夺扼（骨折），林得叮相（跌打损伤）。

中医　甘、微辛，平。归肝经。活血祛风，解毒消肿。用于治疗风湿痹痛，跌打损伤，喉蛾，肺热咳嗽，痈肿疮毒，毒蛇咬伤。

【用法用量】内服煎汤，3—9 克。外用适量，捣敷。

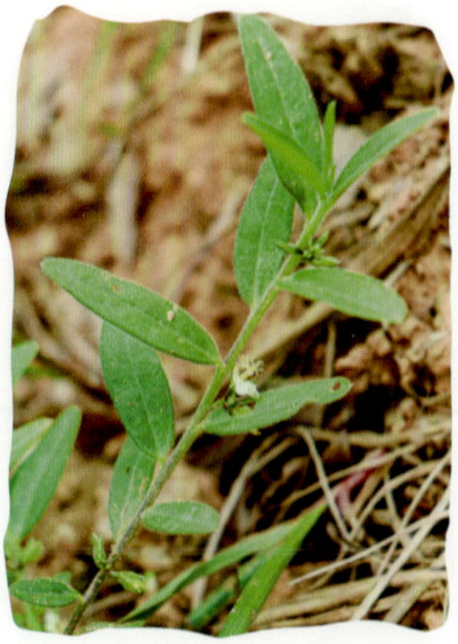

华南远志

壮文 Golaeng' aeuj

【考证】《生草药性备要》：『散毒，止咳嗽。治蛇咬伤。根：止牙痛。』

【壮药名】棵楞沤。

【中药名】华南远志。

【药用部位】干燥全株。

【基源植物】远志科华南远志 *Polygala chinensis* L.。

【植物形态】一年生直立草本。主根粗壮，橘黄色，茎基部木质化，分枝圆柱形，被卷曲短柔毛。叶互生，纸质，倒卵形、椭圆形或披针形，先端钝，具短尖头，或渐尖，基部楔形，全缘，微反卷。总状花序腋上生，稀腋生，较叶短。基部具披针形苞片2枚，早落，花大。萼片5枚，绿色，具缘毛，宿存，外面3枚卵状披针形，先端渐尖，里面2枚花瓣状，镰刀形，先端渐尖，基部具爪，具明显的4—5脉。花瓣3枚，淡黄色或白带淡红色，基部合生，侧瓣较龙骨瓣短，基部内侧具1簇白色柔毛，龙骨瓣顶端具2束条裂鸡冠状附属物。雄蕊8枚，花丝中部以下合生成鞘，花药棒状卵形，顶孔开裂。子房圆形，具缘毛，花柱顶端呈蹄铁状弯曲，柱头生其内。蒴果圆形，具狭翅及缘毛。种子卵形，黑色，密被白色柔毛，种阜盔状，白色。花期4—10月，果期5—11月。

【分　　布】分布于广西、广东、海南、福建和云南。生于海拔500—1500米的山坡草地或灌丛中。

【采　　制】夏、秋二季采，切段，晒干。

【应　　用】壮医　微辣、甜，平。通气道，调谷道，祛毒邪，化瘀肿。用于治疗埃病（咳嗽），喯疳（疳积），扭像（扭挫伤），呗农（痈疮），额哈（毒蛇咬伤）。

中医　辛、甘，平。归肺、脾经。祛痰，消积，散瘀，解毒。用于治疗咳嗽，咽痛，小儿疳积，跌打损伤，瘰疬，痈肿，蛇虫咬伤。

【用法用量】内服煎汤，15—30克。外用适量，捣敷。

【备　　注】收入《广西壮族自治区壮药质量标准（第二卷）》DYB45-GXZYC0013-2011。

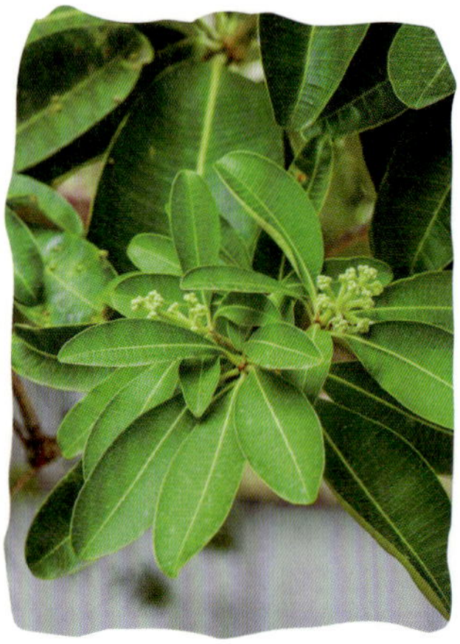

灯台树叶

壮文 Maexdwnz

【考　证】《广西药植名录》：『治伤风，痧气……』

【壮 药 名】美屯。

【中 药 名】灯台树叶。

【药用部位】叶。

【基源植物】夹竹桃科植物糖胶树 *Alostonia scholaris*（L.）R. Br.。

【植物形态】乔木。枝轮生，具乳汁。叶3—8片轮生，叶片倒卵状长圆形、倒披针形或匙形，稀椭圆形或长圆形，先端圆形，钝或微凹，稀急尖或渐尖，基部楔形，无毛。花白色，数朵组成稠密的聚伞花序，顶生。总花梗长4—7厘米，花冠高脚碟状，花冠筒长6—10毫米，中部以上膨大，内面被柔毛，裂片在花蕾时向左覆盖，雄蕊长圆形，着生于花冠筒膨大处，子房由2枚离生心皮组成，柱头棍棒状。蓇葖果2枚，离生，细长，线形，长20—57厘米。花期6—11月，果期8月至翌年4月。

【分　　布】分布于广西的邕宁、武鸣、合浦、防城、上思、东兴、贵港、陆川、博白、北流、那坡、金秀、宁明、龙州、天等、凭祥等地。生于海拔650米以下的低丘陵山地疏林、丘陵山地疏林。可栽培。

【采　　制】夏、秋二季采收，洗净，晒干或鲜用。

【应　　用】壮医　苦，寒。调气道、谷道，解瘴毒，消肿痛。用于治疗贫痧（感冒），发得（发热），埃病（咳嗽），比耐来（咳痰），墨病（哮喘），唪耶（支气管炎），唉百银（百日咳），能蚌（黄疸），白冻（泄泻），瘴病（疟疾），呗农（痈疮），林得叮相（跌打损伤）。

中医　苦，凉。清热解毒，祛痰止咳，止血消肿。用于治疗感冒发热，肺热咳喘，百日咳，黄疸型肝炎，胃痛吐泻，疟疾，疮疡痈肿，跌打肿痛，外伤出血。

【用法用量】内服煎汤，5—10克。外用适量，捣敷。

【注　　意】脾胃虚弱者慎服。

【备　　注】《广西壮族自治区壮药质量标准（第二卷）》DYB45-GXZYC0127-2011。

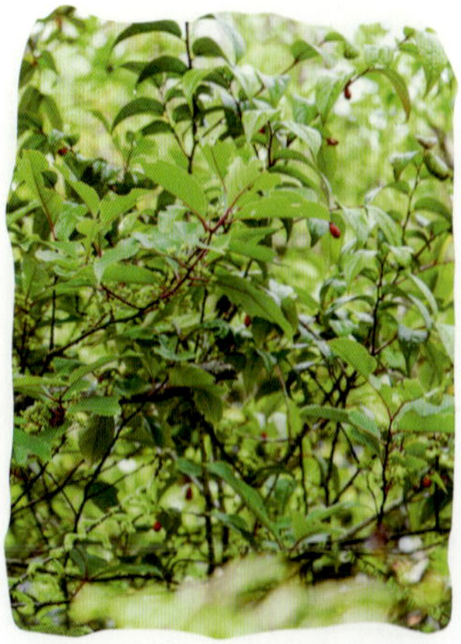

短梗南蛇藤

壮文 Gaeubienvaiz

【壮 药 名】勾边怀。

【中 药 名】短梗南蛇藤。

【药用部位】根、藤茎、叶。

【基源植物】卫矛科植物短梗南蛇藤 *Celastrus rosthornianus* Loes.。

【植物形态】枝具较稀皮孔，腋芽圆锥状或卵状。叶纸质，果期常稍革质，叶片长方椭圆形、长方窄椭圆形，稀倒卵椭圆形，先端急尖或短渐尖，基部楔形或阔楔形，边缘是疏浅锯齿，或基部近全缘，侧脉 4—6 对。花序顶生及腋生，顶生者为总状聚伞花序，长 2—4 厘米，腋生者短小，具 1 至数花，花序梗短，小花梗长 2—6 毫米，关节在中部或稍下。萼片长圆形。花瓣近长方形，花盘浅裂，裂片顶端近平截。雄蕊较花冠稍短，雌蕊长 3—3.5 毫米，子房球状，柱头 3 裂。蒴果近球状。种子阔椭圆状。花期 4—5 月，果期 8—10 月。

【分　　布】分布于甘肃、陕西西部、河南、安徽、浙江、江西、湖北、湖南、贵州、四川、福建、广东、广西、云南。生长于海拔 500—1800 米山坡林缘和丛林下。

【采　　制】根：秋后采收，洗净切片或剥皮晒干。叶：春、秋季采收，切段晒干。

【应　　用】壮医　微苦、微涩、微辣，凉。祛风毒，除湿毒，利水消肿，活血调经。根及藤茎：用于治疗钵唉（肺癌），肺积水，肺、肝纤维化，远年内伤积瘀，发旺（风湿痹痛），林得叮相（跌打损伤）。叶：用于治疗肾病综合征、带状疱疹。

中医　根：辛，平。归肝、胃经。祛风除湿，活血止痛，解毒消肿。用于治疗风湿痹痛，跌打损伤，疝气痛，疮疡肿毒，带状疱疹，湿疹，毒蛇咬伤。叶：辛、苦，平，有小毒。祛风除湿，活血止血，解毒消肿。用于治疗风湿痹痛，跌打损伤，脘腹痛，牙痛，疝气痛，月经不调，经闭，血崩，肌衄，疮肿，带状疱疹，湿疹。

【用法用量】内服煎汤，15—30 克。

【考　证】

《中国中药资源名录》：『短梗南蛇藤，根：用于远年内伤积瘀……』

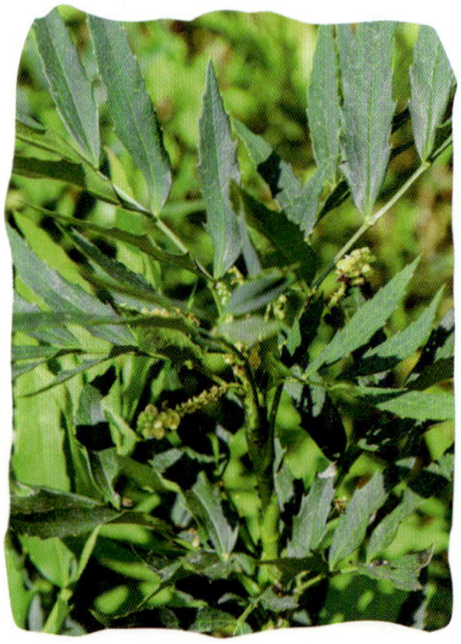

功劳木

壮文 Maexvuengzlienz

【壮 药 名】美黄连。

【中 药 名】功劳木。

【药用部位】干燥茎。

【基源植物】小檗科植物细叶十大功劳 *Mahonia fortunei*（Lindl.）Fedde 或阔叶大功劳 *Mahonia bealei*（Fort.）Carr.。

【植物形态】灌木。奇数羽状复叶，互生，具2—5对小叶，叶倒卵形至倒卵状披针形，上面暗绿至深绿色，叶脉不显，背面淡黄色，偶稍苍白色，叶脉隆起，叶轴节间往上渐短。小叶无柄或近无柄，狭披针形至狭椭圆形，基部楔形，边缘每边具5—10刺齿，先端急尖或渐尖。总状花序4—10个簇生，长3—7厘米。芽鳞披针形至三角状卵形，花梗长2—2.5毫米。苞片卵形，急尖。花黄色，外萼片卵形或三角状卵形，中萼片长圆状椭圆形，内萼片长圆状椭圆形。花瓣长圆形，基部腺体明显，先端微缺裂，裂片急尖。雄蕊药隔不延伸，顶端平截。子房长无花柱，胚珠2枚。浆果球形，紫黑色，被白粉。花期7—9月，果期9—11月。

【分　　布】分布于广西、四川、贵州、湖北、江西、浙江。生于海拔350—2000米的山坡沟谷林中、灌丛中、路边、河边。

【采　　制】全年均可采收，切块片，干燥。

【应　　用】壮医　苦，寒。清热毒，除湿毒，调气道。用于治疗埃病（咳嗽），墨病（哮喘），能蚌（黄疸），白冻（泄泻），啊尿甜（糖尿病），阿意咪（痢疾），能啥能累（湿疹），渗档相（烧伤）。

中医　苦，寒。归肝、胃、大肠经。清热燥湿，泻火解毒。用于治疗湿热泻痢，黄疸尿赤，目赤肿痛，胃火牙痛，疮疖痈肿。

【用法用量】内服煎汤，9—15克。外用适量。

【备　　注】收入《广西壮族自治区壮药材质量标准（第二卷）》DYB45-GXZYC0047-2011。

【考　证】
《广西中药志》：『味苦，性寒。入心、肝二经。清心胃火，解毒。治阳黄……』

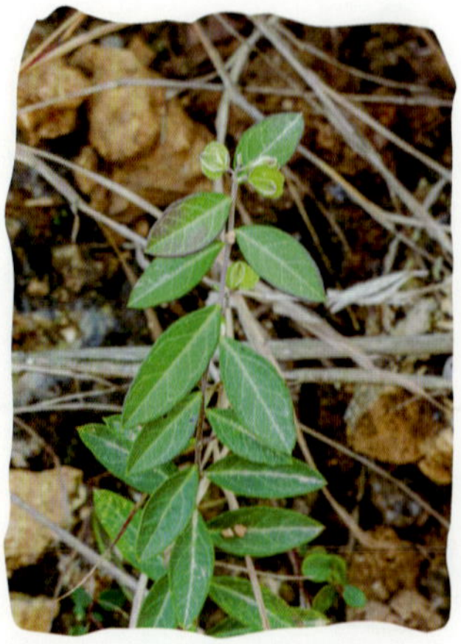

瓜子金

壮文 Gohvaiz

【考证】

《南宁市药物志》：『清热，润燥，解毒。治蛇伤，咳嗽……』

《广西中药资源名录》：『瓜子金，全草用于咳嗽痰多……』

【壮 药 名】多怀。

【中 药 名】瓜子金。

【药用部位】全草。

【基源植物】远志科植物瓜子金 *Polygala japonica* Houtt.。

【植物形态】多年生草本。茎被卷曲短柔毛。单叶互生，叶片厚纸质或亚革质。卵形或卵状披针形，稀狭披针形，先端钝，具短尖头，基部阔楔形至圆形，全缘，叶面绿色，背面淡绿色。总状花序与叶对生，或腋外生，最上1个花序低于茎顶。萼片5枚，宿存，外面3枚披针形，外面被短柔毛，里面2枚花瓣状，卵形至长圆形，先端圆形，具短尖头，基部具爪。花瓣3枚，白色至紫色，基部合生，龙骨瓣舟状，具流苏状鸡冠状附属物。雄蕊8枚，花丝全部合生成鞘，鞘1/2以下与花瓣贴生，且具缘毛，花药顶孔开裂，子房倒卵形，具翅，花柱弯曲，柱头2枚，间隔排列。蒴果圆形，具喙状突尖，边缘具有横脉的阔翅，无缘毛。种子黑色，密被白色短柔毛。花期4—5月，果期5—8月。

【分　　布】分布于东北、华北、西北、华东、华中和西南地区。生于海拔800—2100米的山坡草地或田埂上。

【采　　制】春末花开时采挖，除去泥沙，晒干。

【应　　用】壮医　辣、苦，平。调气道，清热毒，除湿毒。用于治疗埃病（咳嗽），货烟妈（咽痛），发旺（风湿骨痛），林得叮相（跌打损伤），呗叮（疔疮），额哈（毒蛇咬伤）。

中医　辛、苦，平。归肺经。祛痰止咳，活血消肿，解毒止痛。用于治疗咳嗽痰多，咽喉肿痛，跌打损伤，疔疮疖肿，蛇虫咬伤。

【用法用量】内服煎汤，15—30克。

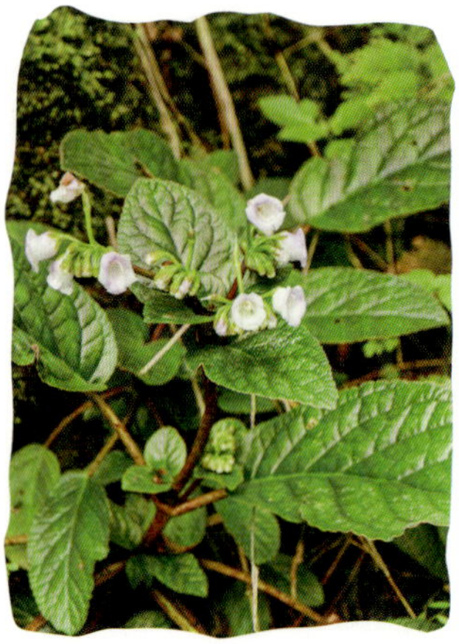

回生草

壮文 Goceng

【考证】

《中国壮药资源名录》："锈色蛛毛苣苔，又叫'石芥菜'（上林），全草用于感冒……"

【壮 药 名】棵祥。

【中 药 名】回生草。

【药用部位】全草。

【基源植物】苣苔科植物锈色蛛毛苣苔 *Paraboea rufescens* (Franch.) Burtt.。

【植物形态】多年生草本。根状茎木质化，茎极短，密被锈色毡毛。叶对生，密集于茎近顶端，具叶柄，叶片长圆形或狭椭圆形，顶端钝，基部圆形，边缘密生小钝齿，上面密被短糙伏毛，下面和叶柄密被锈色或灰色毡毛，侧脉每边 5—6 对，叶柄长 1.5—7 厘米。聚伞花序伞状，成对腋生，通常具 5—10 花。花序梗被锈色毡毛，果期逐渐脱落至近无毛。苞片 2 枚，卵形，被锈色或灰色短毡毛。花梗细，被疏柔毛或近无毛。花萼 5 裂至近基部，裂片相等，线形。花冠狭钟形，淡紫色，稀紫红色，外面无毛，筒短而宽，檐部二唇形。雄蕊 2 枚，着生于花冠近基部，花丝上部膨大似囊状，具腺状短柔毛，下部弯曲变细而扁平，花药狭长圆形，两端尖。退化雄蕊 2 枚，着生于距花冠基部 2 毫米处。无花盘。雌蕊无毛，子房狭长圆形，柱头头状。蒴果线形，螺旋状卷曲。花期 6 月，果期 8 月。

【分　　布】分布于广西西南部、贵州南部及云南。生于海拔 700—1500 米的山坡石山岩石隙间。

【采　　制】全年均可采收。

【应　　用】壮医　辣、微苦、微涩，温。通气道，化痰湿，消肿痛。用于治疗埃病（咳嗽），感冒咳嗽，肺结核咳血，胴尹鹿西（急慢性胃肠炎），牞尹（中耳炎），疮痈肿毒，外伤出血。

中医　无。

【用法用量】内服煎汤，10—15 克。外用适量，捣敷。

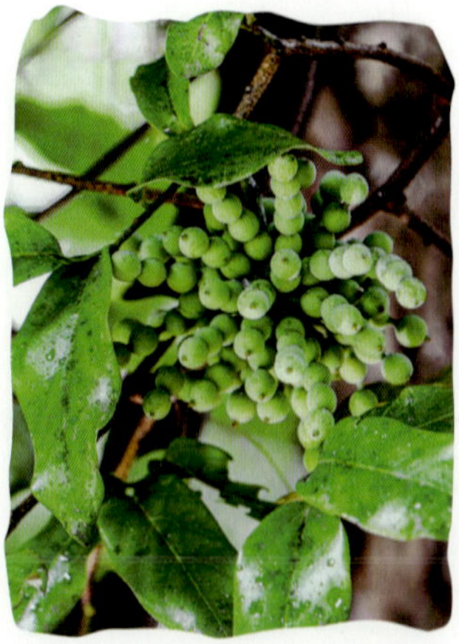

假鹰爪

壮文 Golaeujndo

【考 证】《岭南采药录》：『煎水洗疥癞烂脚，捣敷脚趾湿烂。祛风邪……』

【壮 药 名】棵漏挪。

【中 药 名】假鹰爪。

【药用部位】干燥叶。

【基源植物】番荔枝科植物假鹰爪 *Desmos chinensis* Lour.。

【植物形态】多直立或攀援灌木，有时上枝蔓延。除花外，全株无毛；枝皮粗糙，有纵条纹，有灰白色凸起的皮孔。叶薄纸质或膜质，长圆形或椭圆形，少数为阔卵形，顶端钝或急尖，基部圆形或稍偏斜，上面有光泽，下面粉绿色。花黄白色，单朵与叶对生或互生；花梗无毛；萼片卵圆形，外面被微柔毛；外轮花瓣比内轮花瓣大，长圆形或长圆状披针形，顶端钝，两面被微柔毛，内轮花瓣长圆状披针形，两面被微毛；花托凸起，顶端平坦或略凹陷；雄蕊长圆形，药隔顶端截形；心皮长圆形，被长柔毛，柱头近头状，向外弯，顶端2裂。果有柄，念珠状，内有种子1—7颗；种子球状。花期夏至冬季，果期6月至翌年春季。

【分 布】分布于广西、广东、云南和贵州。生于丘陵山坡、林缘灌木丛中或低海拔旷地、荒野及山谷等地。

【采 制】夏、秋二季采收，晒干。

【应 用】壮医 辣，热，有小毒。祛风毒，除湿毒，消肿痛，杀虫止痒。用于治疗发旺（痹病），笨浮（水肿），产后腹痛，林得叮相（跌打损伤），麦蛮（风疹），痂（癣）。

中医 辛，温，有小毒。归肝、脾经。祛风利湿，化瘀止痛，健脾和胃，截疟杀虫。用于治疗风湿痹痛，产后瘀滞腹痛，水肿，泄泻，完谷不化，脘腹胀痛，疟疾，风疹，跌打损伤，疥癣，烂脚。

【用法用量】内服煎汤，鲜品15—50克。外用适量，煎水洗或捣碎外敷。

【备 注】收入《广西壮族自治区壮药质量标准（第二卷）》DYB45-GXZYC0173-2011。

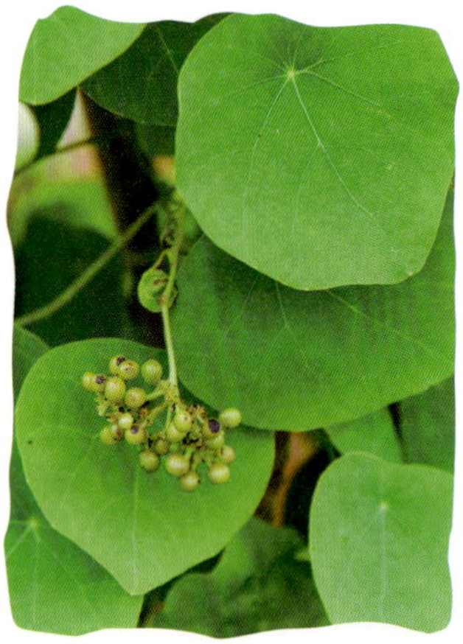

金不换

壮文 Maengzbaegmbouj

【考　证】《广西药用植物名录》：『消炎，止痛，镇静。用于胃脘痛，痢疾……』

【壮 药 名】门崩茂。

【中 药 名】金不换。

【药用部位】干燥块根。

【基源植物】防己科植物广西地不容 *Stephania kwangsiensis* Lo、小花地不容 *Stephania micrantha* H.S.Lo et M.Yang 或桂南地不容 *Stephania kuinanensis* H.S.Lo et M.Yang。

【植物形态】草质、落叶藤本，有时基部有稍木质化老茎；枝圆柱状，有直线纹。叶纸质，三角状圆形至近圆形，长、宽近相等，全缘或有时有角状粗齿。复伞形聚伞花序，腋生。雄花萼片6枚，淡绿色，排成2轮，外轮匙状倒披针形或倒卵形，内轮阔倒卵形，外面均密生透明小乳凸。花瓣3枚，淡黄色，肉质，贝壳状，外面密生透明小乳凸，里面有2个大腺体。聚药雄蕊，花药4个。雌花序较粗壮，伞梗短。雌花萼片1枚，偶有2枚，近卵形。花瓣2枚，偶有3枚，阔卵形或阔卵状圆形。子房无毛。核果红色，果核倒卵圆形，背部有4行刺状凸起，每行约18—19颗，刺稍扁，末端钩状下弯，胎座迹正中穿孔。花期5月。

【分　　布】分布于广西西北部至西南部、云南东南部。生于石灰岩地区的石山上。

【采　　制】全年可采，洗净，切片，干燥。

【应　　用】壮医　苦，寒。调气道、谷道，通龙路、火路，清热毒，散瘀止痛。用于治疗白冻（泄泻），阿意咪（痢疾），胃、十二指肠溃疡，埃病（咳嗽），货烟妈（咽喉炎），神经痛，牙痛，发旺（风湿疼痛），林得叮相（跌打肿痛），产后腹痛，月经不调，北嘻（乳痈），对口疮，额哈（毒蛇咬伤）。

中医　苦，寒。归肺、胃、肝经。清热解毒，散瘀消肿，健胃止痛。用于治疗胃、十二指肠溃疡疼痛，上呼吸道感染，急性胃肠炎，菌痢，牙痛，神经痛，痈疮肿毒，跌打肿痛。

【用法用量】内服煎汤，10—15 克。外用适量。

【注　　意】孕妇忌服。

【备　　注】收入《广西壮族自治区壮药质量标准（第一卷)》DYB45-GXZYC0109-2008。

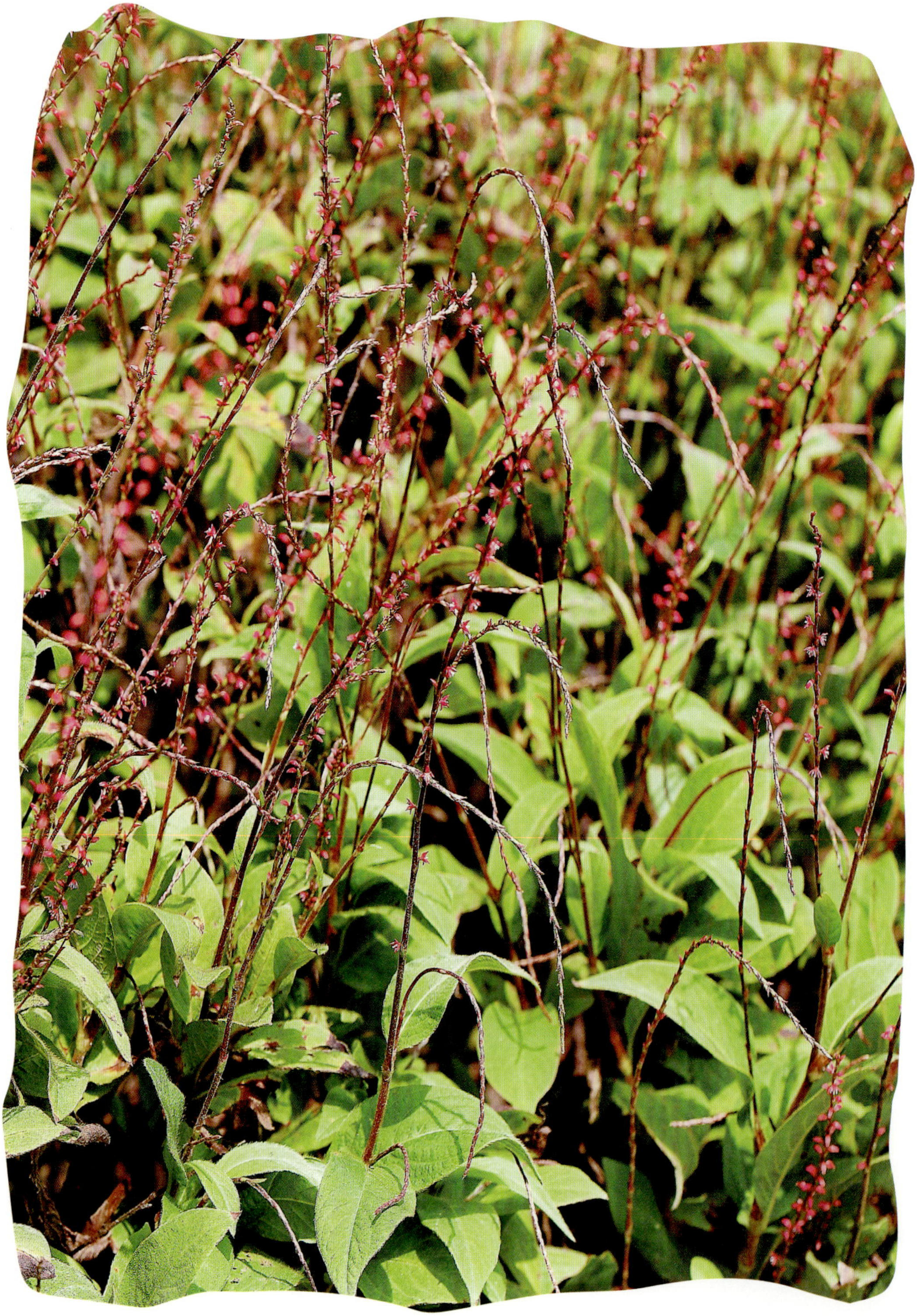

九龙盘

九龙盘

壮文 Goseqmanh

【考　证】

《广西中药志》：『辛、涩，温，有小毒。入脾经。祛风止痛，健脾燥湿……』

【壮 药 名】棵社慢。

【中 药 名】九龙盘。

【药用部位】全草。

【基源植物】蓼科植物金线草 *Antenoron filiforme*（Thunb.）Rob. et Vaut.。

【植物形态】草本。根状茎粗壮。茎直立，具糙伏毛，有纵沟，节部膨大。叶椭圆形或长椭圆形，顶端短渐尖或急尖，基部楔形，全缘，两面均具糙伏毛；叶柄具糙伏毛；托叶鞘筒状，膜质，褐色，具短缘毛。总状花序呈穗状，通常数个，顶生或腋生；花被 4 深裂，红色；花柱果时伸长、硬化，顶端呈钩状，宿存。瘦果卵形，双凸镜状，褐色，有光泽，包于宿存花被内。花期 7—8 月，果期 9—10 月。

【分　　布】分布于陕西南部、甘肃南部、华东、华中、华南及西南地区。生于海拔 100—2500 米的山坡林缘、山谷路旁。

【采　　制】夏、秋二季采收，晒干或鲜用。

【应　　用】壮医　苦、辣，微寒。通气道、谷道，调龙路，清热毒，散瘀止痛。用于治疗埃病（咳嗽），阿意咪（痢疾），白冻（泄泻），陆裂（咳血），渗裂（吐血、衄血），兵淋勒（崩漏），月经不调，京尹（痛经），呗奴（瘰疬），呗农（痈疮），呗（无名肿毒），渗裆相（烫伤），额哈（毒蛇咬伤），发旺（痹病），林得叮相（跌打损伤）。

中医　苦、辛，微寒。归肺、肝、脾、肾经。凉血止血，散瘀止痛，清热解毒。用于治疗咳嗽，咯血，吐血，崩漏，月经不调，痛经，脘腹疼痛，泄泻，痢疾，跌打损伤，风湿痹痛，瘰疬，痈疽肿毒，烫火伤，毒蛇咬伤。

【用法用量】内服煎汤，15—30 克；或炖肉服。外用适量。

【注　　意】孕妇慎服。

【备　　注】收入《广西壮族自治区壮药质量标准（第二卷）》DYB45-GXZYC0003-2011。

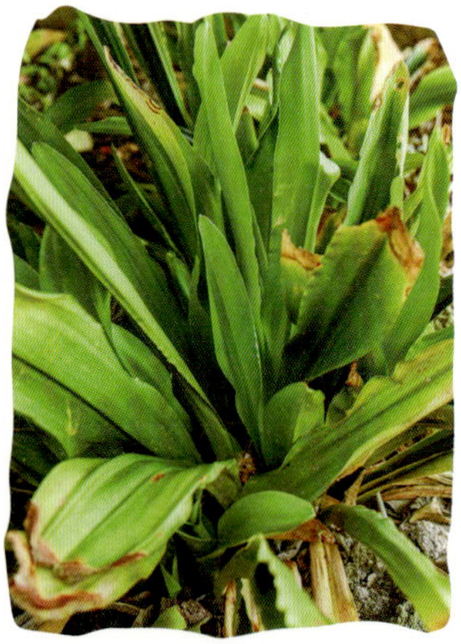

老蛇莲

壮文 Goywgun

【考　证】《广西药用植物名录》：『用于痢疾，毒蛇咬伤，白喉……』

【壮 药 名】棵於捆。

【中 药 名】老蛇莲。

【药用部位】干燥根茎。

【基源植物】百合科植物开口箭 *Campylandra chinensis* (Baker) M. N. Tamura et al.。

【植物形态】根状茎长圆柱形，多节，绿色至黄色。叶基生，近革质或纸质，倒披针形、条状披针形、条形或矩圆状披针形，先端渐尖，基部渐狭。鞘叶2枚，披针形或矩圆形。穗状花序直立，少有弯曲，密生多花；苞片绿色，卵状披针形至披针形，除每花有一枚苞片外，另有几枚无花的苞片在花序顶端聚生成丛。花短钟状，化被裂片卵形，肉质，黄色或黄绿色。浆果球形，熟时紫红色。花期4—6月，果期9—11月。

【分　　布】分布于广西、广东、湖北、湖南、江西、福建、台湾、浙江、安徽、河南、陕西（秦岭以南）、四川、云南。生于海拔1000—2000米林下阴湿处、溪边、路旁。

【采　　制】全年均可采收，除去叶及须根，洗净，晒干。

【应　　用】壮医　苦、辣，寒，有毒。通气道、谷道，清热毒，调龙路、火路，散瘀镇痛。用于治疗货烟妈（咽喉肿痛），心头痛（胃痛），冰霜火豪（白喉），额哈（毒蛇咬伤），呗农（痈疮）。

中医　苦、辛，寒，有毒。归肺、胃、肝经。清热解毒，祛风除湿，散瘀止痛。用于治疗白喉，咽喉肿痛，风湿痹痛，跌打损伤，胃痛，痈肿疮毒，毒蛇咬伤。

【用法用量】内服煎汤，3—6克。外用适量。

【备　　注】收入《广西壮族自治区壮药质量标准（第一卷）》DYB45-GXZYC0070-2008。

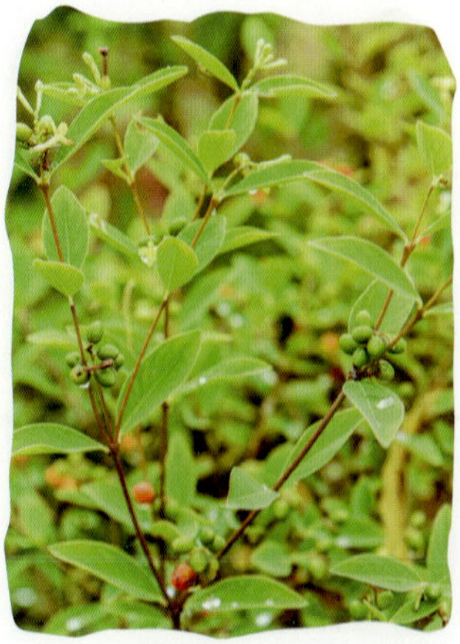

了哥王

壮文 Go'nyozlox

【考 证】《广西中药志》：『味苦、微辛，性寒，有大毒。杀虫拔毒。治麻风，蛊毒……』

【壮 药 名】棵约罗。
【中 药 名】了哥王。
【药用部位】干燥根或根皮。
【基源植物】瑞香科植物了哥王 *Wikstroemia indica*（L.）C. A. Mey.。
【植物形态】灌木。小枝红褐色。叶对生，纸质至近革质，倒卵形、椭圆状长圆形或披针形，先端钝或急尖，基部阔楔形或窄楔形。花黄绿色，数朵组成顶生头状总状花序。果椭圆形，成熟时红色至暗紫色。花果期夏秋间。
【分 布】分布于广西、广东、海南、福建、台湾、湖南、四川、贵州、云南、浙江等地。喜生于海拔 1500 米以下地区的开旷林下或石山上。
【采 制】全年均可采挖，洗净，晒干，或剥取根皮，晒干。
【应 用】壮医 苦、辣，微寒，有毒。通气道、谷道、水道，调龙路、火路，解热毒，消肿止痛，软坚散结。用于治疗发旺（风湿骨痛），埃百银（百日咳），虫蛇咬伤，贝叮（疔疮），狠尹（疖肿），北嘻（乳痈），呗奴（瘰疬），林得叮相（跌打损伤），笨浮（肾炎水肿），埃病（慢性支气管炎），贫痧（感冒）。

中医 苦、辛，微寒，有毒。归肺、肝、肾经。清热解毒，散瘀逐水。用于治疗支气管炎，肺炎，腮腺炎，淋巴结炎，风湿痛，晚期血吸虫病腹水，疮疖痈疽。
【用法用量】内服煎汤，根 15—30 克，根皮 10—20 克，宜久煎后服用。
【注 意】孕妇忌服。
【备 注】收入《广西壮族自治区壮药质量标准（第一卷）》DYB45-GXZYC0011-2008。

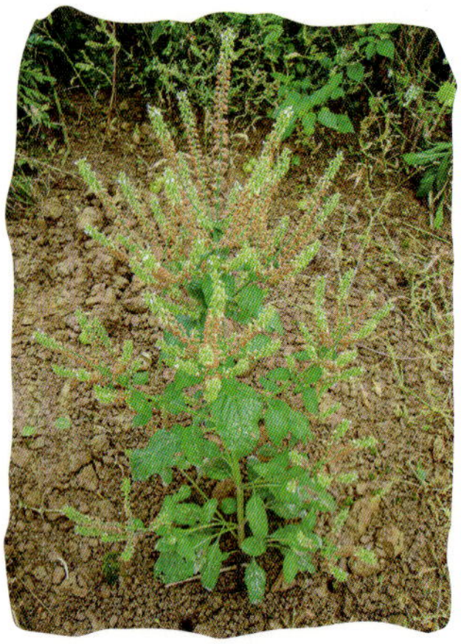

荔枝草

壮文 Hazngganxlaeh

【考　证】

《广西中药资源名录》：『全草用于咽喉肿痛……』

【壮 药 名】哈俺累。

【中 药 名】荔枝草。

【药用部位】地上部分。

【基源植物】唇形科植物荔枝草 *Salvia plebeia* R. Br. 。

【植物形态】一年生或二年生草本。主根肥厚，有多数须根。茎直立，多分枝，被向下的灰白色疏柔毛。叶椭圆状卵圆形或椭圆状披针形，先端钝或急尖，基部圆形或楔形，边缘具圆齿、牙齿或尖锯齿，草质，上面被稀疏的微硬毛，下面被短疏柔毛，余部散布黄褐色腺点。叶柄密被疏柔毛。轮伞花序 6 花，多数，在茎、枝顶端密集组成总状或总状圆锥花序，结果时延长。苞片披针形，长于或短于花萼。花梗花序轴密被疏柔毛。花萼钟形，外面被疏柔毛，散布黄褐色腺点，二唇形，上唇全缘，先端具 3 个小尖头，下唇深裂成 2 齿。花冠淡红、淡紫、紫、蓝紫至蓝色，稀白色，冠筒外面无毛，内面中部有毛环，冠檐二唇形，上唇长圆形，先端微凹，下唇 3 裂，中裂片最大，阔倒心形。能育雄蕊 2。花柱和花冠等长，先端不相等 2 裂。小坚果倒卵圆形。花期 4—5 月，果期 6—7 月。

【分　　布】除新疆、甘肃、青海及西藏外，各地均有分布。生于山坡，路旁，沟边，田野潮湿的土壤上，海拔可至 2800 米。

【采　　制】6—7 月割取地上部分，除净泥土，扎成小把，晒干或鲜用。

【应　　用】壮医　甜、辣，微寒。通气道、水道，清热毒，除湿毒。用于治疗钵咹（肺癌），货烟妈（咽痛），唪耶（支气管炎），笨浮（水肿），呗农（痈疮），北嘻（乳腺炎），仲黑唪尹（痔疮）。

中医　苦、辛，凉。归肺、胃经。清热解毒，凉血散瘀，利水消肿。用于治疗感冒发热，咽喉肿痛，肺热咳嗽，咳血，吐血，尿血，崩漏，痔疮出血，肾炎水肿，白浊，痢疾，痈肿疮毒，湿疹瘙痒，跌打损伤，蛇虫咬伤。

【用法用量】内服煎汤，15—30 克。

【注　　意】入汤剂宜后下。

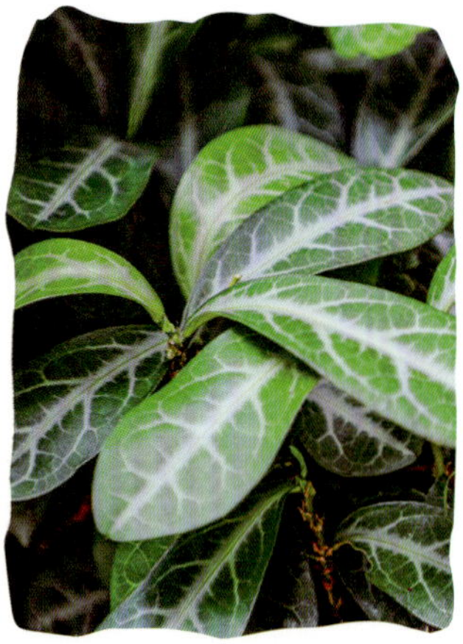

龙脷叶

壮文 Mbawlinxlungz

【考　证】

《广西本草选编》：『味甘，性平。润肺止咳，化痰定喘。支气管炎……』

【壮 药 名】蒙凛垄。

【中 药 名】龙脷叶。

【药用部位】干燥叶。

【基源植物】大戟科植物龙脷叶 *Sauropus spatulifolius* Beille。

【植物形态】小灌木。茎粗糙，蜿蜒状弯曲，节间短。叶通常聚生于小枝上部，常向下弯垂，叶片鲜时近肉质，匙形、倒卵状长圆形或卵形，顶端浑圆或钝，有小凸尖，基部楔形或钝，上面鲜时深绿色，叶脉处呈灰白色，干时黄白色。花红色或紫红色，雌雄同枝，2—5 朵簇生于落叶的枝条中部或下部，或茎花，有时组成短聚伞花序。花期 2—10 月。

【分　　布】分布于广西、广东、福建等地。栽培于药圃、公园、村边及屋旁。

【采　　制】夏、秋二季采收，晒干。

【应　　用】壮医　微甜，平。通气道、谷道，润肺止咳，滑肠通便。用于治疗埃病（肺虚久咳），胸闷，阿意囊（便秘）。

　　中医　甘、淡，平。归肺经。润肺止咳。用于治疗肺燥咳嗽。

【用法用量】内服煎汤，9—30 克。

【备　　注】收入《广西壮族自治区壮药质量标准（第一卷）》DYB45-GXZYC0061-2008。

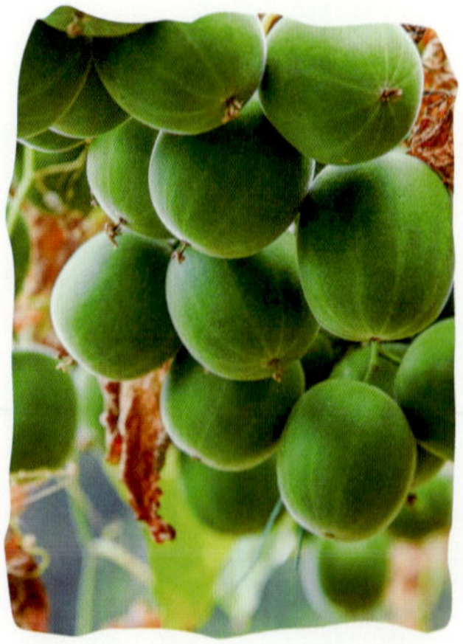

罗汉果

壮文 Maklo zhan

【考 证】《广西中药志》：『止咳清热……』

【壮 药 名】芒裸寒。

【中 药 名】罗汉果。

【药用部位】干燥果实。

【基源植物】葫芦科植物罗汉果 *Momordica grosvenori* Swingle。

【植物形态】攀援草本，根肥大，纺锤形或近球形。茎、枝初被黄褐色柔毛和黑色疣状腺鳞，后毛渐脱落近无毛。叶片膜质，卵形心形、三角状卵形或阔卵状心形，先端渐尖或长渐尖，基部心形，弯缺半圆形或近圆形，边缘微波状，叶面绿色，叶背淡绿，卷须 2 歧。雌雄异株。雄花序总状，花序轴被短柔毛和黑色疣状腺鳞，花萼筒宽钟状，喉部常具 3 枚长圆形、长约 3 毫米的膜质鳞片，花萼裂片 5 枚。花冠黄色，被黑色腺点，裂片 5，先端锐尖，常具 5 脉，雄蕊 5 枚，着生于筒的基部。花药 1 室，药室“S”形折曲。雌花单生或 2—5 朵集生于总梗顶端，花萼和花冠比雄花大，子房长圆形，密生黄褐色茸毛，花柱柱头 3 枚，膨大。果实球形或长圆形。种子多数，扁压状。花期 5—7 月，果期 7—9 月。

【分 布】分布于广西融安、临桂、全州、兴安、永福、资源、蒙山、金秀、贺州、桂林、上林等地。生于山地林中或栽培。

【采 制】秋季果实成熟时采收，晾 8—10 天后果皮由表绿转黄，用火烘炕，经 5—6 天，叩之有声时，即成干燥果实，然后刷毛，纸包，装箱。

【应 用】壮医 甜，微寒。调气道、谷道，清热毒，止咳，通便。用于治疗货烟妈（咽痛），货显（声音嘶哑），唉百银（百日咳），埃病（咳嗽），埃嘞（咳血），阿意囊（肠燥便秘），阿意嘞（便血）。

中医　甘，凉。归肺、大肠经。清热润肺，滑肠通便。用于治疗肺火燥咳，咽痛失音，肠燥便秘。

【用法用量】内服煎汤，15—30克；或开水泡服。

【注　　意】脾胃虚寒者忌服。

【备　　注】1. 收入2000年版《中国药典》一部。2. 收入《广西壮族自治区壮药质量标准第一卷》DYB45-GXZYC0107-2008。

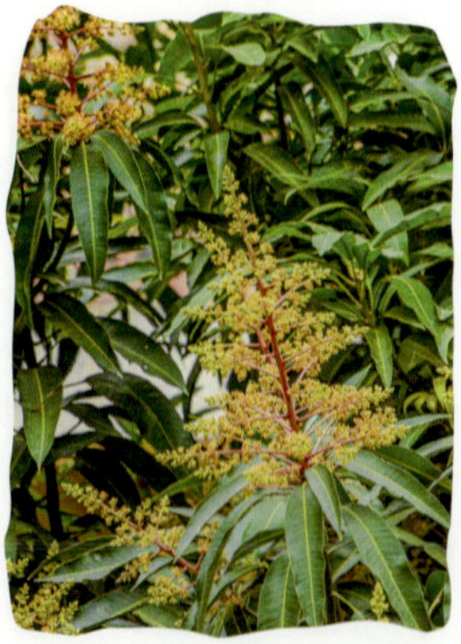

杧果核

壮文 Mangzgoj

【考　证】

《岭南采药录》：『能消食滞。』

《南宁市药物志》：『治疝痛。』

【壮 药 名】芒过。

【中 药 名】杧果核。

【药用部位】果核。

【基源植物】漆树科植物杧果 *Mangifera indica* L.。

【植物形态】常绿大乔木。树皮灰褐色。单叶互生，聚生枝顶，叶形和大小变化较大，薄革质，通常为长圆形或长圆状披针形，先端渐尖、长渐尖或急尖，基部楔形或近圆形，边缘皱波状，叶面略具光泽。圆锥花序，多花密集，有柔毛，花杂性，黄色或淡黄色。萼片 5 枚，卵状披针形，有柔毛。花瓣 5 枚，雄蕊 5 枚，仅 1 枚发育，花丝极短。子房斜卵形，花柱近顶生。核果椭圆形或肾形，成熟时黄色，果核坚硬。花期 3—4 月，果期 7—8 月。

【分　　布】分布于广西东南部、西南部、中部。生于海拔 200—1350 米的山坡、河谷、旷野林中。有大量栽培。

【采　　制】夏季果实成熟时采摘，食用后，收集果核，晒干备用。

【应　　用】壮医　酸、涩，平。散结肿，消积滞。用于治疗兵嘿细勒（疝气），东郎（食滞）。

中医　酸、涩，平。归小肠经。健胃消食，化痰行气。用于治疗饮食积滞，食欲不振，咳嗽，疝气，睾丸炎。

【用法用量】内服煎汤，6—12 克。

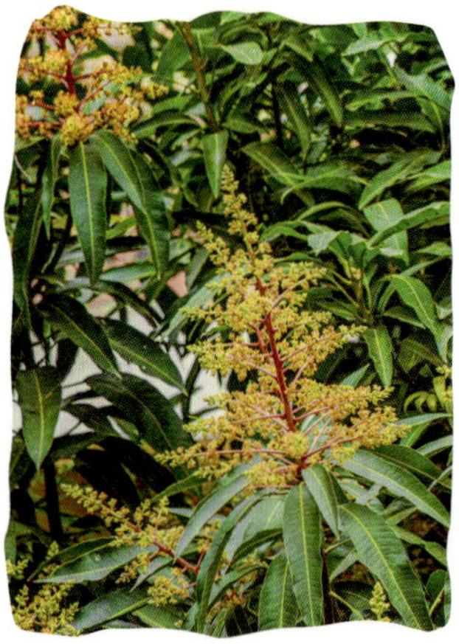

杧果叶

壮文 Mbawmangzgoj

【考　证】

《岭南采药录》：『枪弹伤，以其叶煎水洗。铁屑入肉……』

【壮 药 名】伯莽过。

【中 药 名】杧果叶。

【药用部位】叶。

【基源植物】漆树科植物杧果 *Mangifera indica* L.。

【植物形态】见 Mangzgoj 芒过项下。

【分　　布】见 Mangzgoj 芒过项下。

【采　　制】全年可采收，晒干。

【应　　用】壮医　酸，平。通气道谷道，止咳化痰。用于治疗埃病（咳嗽），喯疳（小儿疳积），肉甜（消渴）。

中医　酸、甘，凉。归肺、脾、胃经。行气疏滞，去痧积。用于治疗热滞腹痛，气胀，小儿疳积，消渴。

【用法用量】内服煎汤，15—30 克。外用适量，煎水洗患处，或捣烂敷患处。

【备　　注】收入《广西壮族自治区壮药质量标准（第一卷）》DYB45-GXZYC0074-2008。

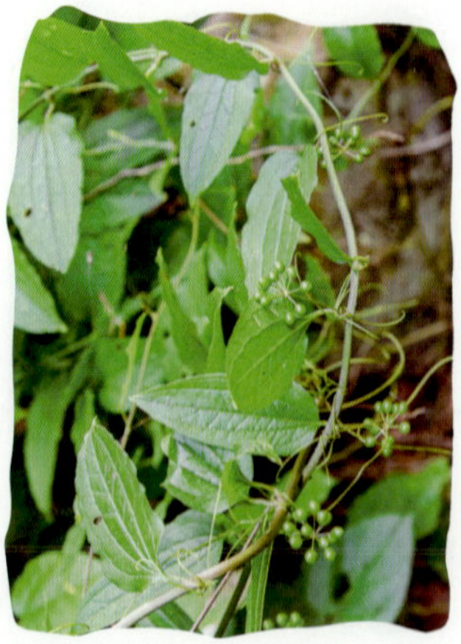

牛尾菜

壮文 Caekdakmox

【壮 药 名】秆当抹。

【中 药 名】牛尾菜。

【药用部位】干燥根及根茎。

【基源植物】百合科植物牛尾菜 *Smilax riparia* A.DC.。

【植物形态】多年生草质藤本。具根茎。茎中空，有少量髓，干后凹瘪并具槽，无刺。叶互生，叶柄脱落点位于上部，中部下有卷须。叶片较厚，卵形，椭圆形至长圆状披针形，下面绿色，无毛。伞形花序腋生，总花梗较纤细，小苞片花期一般不落。花单性，雌雄异株。花被片 6 枚，离生，淡绿色。雄花雄蕊 6 枚，花药条形，有些弯曲。雌花比雄花略小，柱头 3 裂，不具或具钻形退化雄蕊。浆果球形，熟时黑色。花期 6—7 月，果期 10 月。

【分　　布】除内蒙古、新疆、西藏、青海、宁夏以及四川、云南高山地区外，全国都有分布。生于海拔 1600 米以下的林下、灌丛、山沟或山坡草丛中。

【采　　制】夏、秋二季采挖，除去藤茎及泥沙，干燥。

【应　　用】壮医　甘，平。调龙路、火路，通气道、水道，调气补虚，祛痰止咳。用于治疗笨浮（气虚浮肿），发旺（风湿痹痛），埃病（咳嗽），陆裂（咳血）。

中医　甘、苦，平。归肝、肺经。舒筋通络，补气活血，祛痰止咳。用于治疗筋骨疼痛，气虚浮肿，跌打损伤，咳嗽吐血。

【用法用量】内服煎汤，15—30 克。外用适量。

【备　　注】收入《广西壮族自治区壮药质量标准（第一卷）》DYB45-GXZYC0052-2011。

【考　证】

《广西本草选编》：『味甘，性平。祛痰止咳，舒筋通络。治支气管炎……』

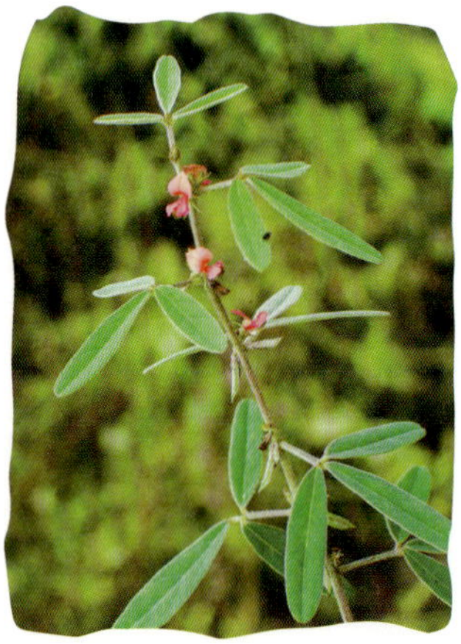

三叶木蓝

壮文 Govaizo

【壮 药 名】棵怀哦。

【中 药 名】三叶木蓝。

【药用部位】全草。

【基源植物】豆科植物三叶木蓝 *Indigofera trifoliata* L. 。

【植物形态】多年生草本。茎平卧或近直立，基部木质化，具细长分枝，初期被毛，后变无毛。三出羽状或掌状复叶。托叶微小，小叶膜质，倒卵状长椭圆形或倒披针形，长 1—2.5 厘米，宽 4—7 毫米，先端圆，基部楔形，有暗褐色或红色腺点，两面被柔毛。总状花序近头状，远较复叶短，花小，密集，总花梗密生长硬毛。花萼钟状，花冠红色，旗瓣倒卵形，被毛，翼瓣无毛，龙骨瓣镰形，外面密被毛。子房无毛。荚果背腹两缝线有明显的棱脊。花期 7—9 月，果期 9—10 月。

【分　　布】分布于广东、海南、广西、四川、云南。生于山坡草地及田边草地，海拔 1700 米以下。

【采　　制】春、夏季采收，洗净，鲜用或晒干。

【应　　用】壮医　苦，寒。调气道，清热毒，消肿痛。用于治疗钵咹（肺癌），肺积水，货烟妈（急慢性咽喉炎、咽痛），发得（发热），巧尹（头痛），北嘻（乳腺炎），航靠谋（腮腺炎）。

中医　微苦，寒。归肝、胃经。清热解毒，凉血止血。用于治疗乙型脑炎，腮腺炎，急性咽喉炎，淋巴结炎，目赤，口疮，痈肿疮疖，丹毒，疥癣，虫蛇咬伤，吐血。

【用法用量】内服煎汤，15—30 克。

【注　　意】入汤剂宜后下。

【考　证】

《广西中药资源名录》：『三叶木蓝，全草用于咽喉肿痛，肺热咳嗽……』

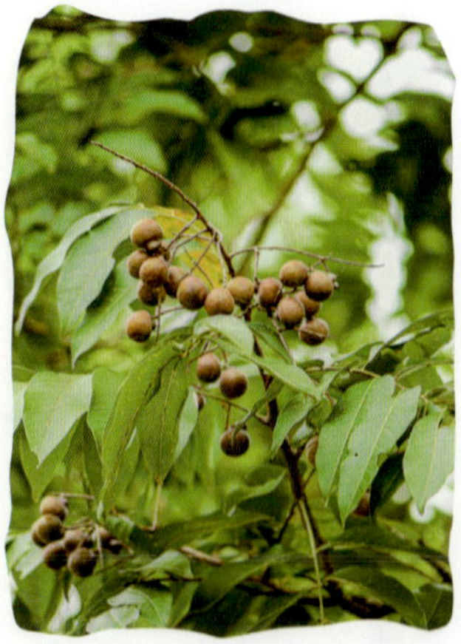

无患子

壮文 Cehmakcangh

【壮 药 名】芒苍。

【中 药 名】无患子。

【药用部位】干燥成熟种子。

【基源植物】无患子科植物无患子 *Sapindus saponaria* Linnaeus。

【植物形态】落叶大乔木。树皮灰褐色或黑褐色，嫩枝绿色，光滑。总复叶长 25—50 厘米，叶轴稍扁，上面中间有槽，光滑或被微柔毛；小叶 5—8 对，常几乎对生，叶片薄纸质，长圆状披针形或弯镰形，先端短尖或短渐尖，基部楔形，稍不对称，腹面有光泽，背面被微柔毛。侧脉细而密，约 15—17 对。小叶柄 5 毫米左右。花序顶生，圆锥形，花小，辐射对称，花梗短。萼片卵形或椭圆状卵形，较长的约 2 毫米，外面基部被疏柔毛。花瓣 5，披针形，有长爪，长约 2.5 毫米，外面基部被长柔毛或光滑，鳞片 2 个。花盘碟状，雄蕊 8，花丝中部以下密被长柔毛，子房光滑。果的发育分果爿近球形，橙黄色，干时变黑。花期春季，果期夏秋。

【分　　布】分布于中国东部、南部至西南部。各地寺庙、庭园和村边常见栽培。

【采　　制】秋季果实成熟时采收，除去果肉，取出种子，干燥。

【应　　用】壮医　苦，寒，有小毒。调气道，通谷道，清热毒，杀虫。用于治疗埃病（咳嗽），喯疳（疳积），墨病（哮喘），货烟妈（咽喉肿痛），额哈（毒蛇咬伤），贫痧（外感发热），唉百银（百日咳）。

中医　苦、涩，平，有小毒。归肺、胃经。清热，祛痰，消积，杀虫。用于治疗喉痹肿痛，咳喘，食滞，白带过多，疳积，疮癣，肿毒。

【用法用量】内服煎汤，1—3 克。

【备　　注】收入《广西壮族自治区壮药质量标准（第一卷）》DYB45-GXZYC0042-2008。

【考　证】

《广西中药志》：『味苦，性寒，有小毒。种子烧灰，研末吹喉，治声哑；种子置火灰中煨破……』

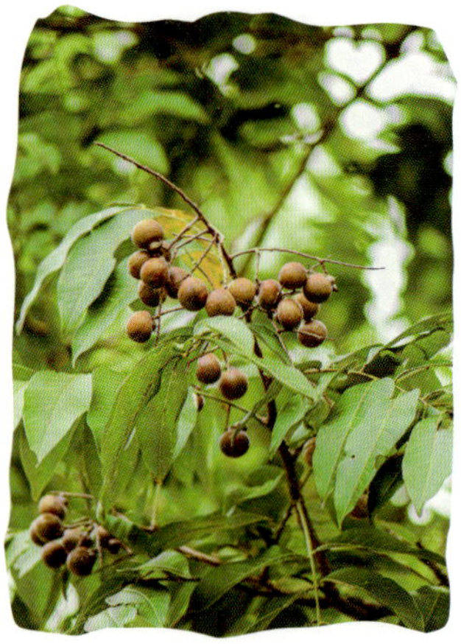

无患子果

壮文 Makcangh

【考　证】

《岭南草药志》：『治厚皮癣：无患子酌量，用好醋煎沸，趁热搽洗患处。』

【壮 药 名】芒苍。

【中 药 名】无患子果。

【药用部位】干燥成熟果实。

【基源植物】无患子科植物无患子 *Sapindus saponaria* Linnaeus。

【植物形态】见 Makcangh 芒苍项下。

【分　　布】见 Makcangh 芒苍项下。

【采　　制】秋季果实成熟时采收，干燥。

【应　　用】壮医　苦，寒，有小毒。通气道谷道，清热毒。用于治疗埃病（咳嗽），墨病（气喘），东郎（食滞），货烟妈（咽痛），额哈（毒蛇咬伤），贫痧（外感发热），唉百银（百日咳）。

中医　苦、微辛，寒，有小毒。归肺、胃经。清热除痰，利咽止泻。用于治疗咽喉肿痛，泄泻，白喉，咽喉炎，扁桃体炎，支气管炎，百日咳，急性胃肠炎。

【用法用量】内服煎汤，6—10 克。

【备　　注】收入《广西壮族自治区壮药质量标准（第一卷）》DYB45-GXZYC0043-2008。

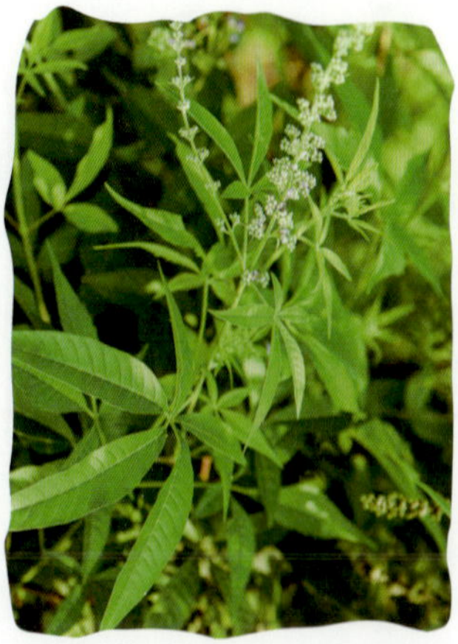

五指柑

壮文 Gogingj

【考　证】《广西本草选编》：『味微苦、辛，性微温。疏风发汗，祛痰化湿。治风湿性关节炎……』

【壮 药 名】棵劲。

【中 药 名】五指柑。

【药用部位】干燥全株。

【基源植物】马鞭草科植物牡荆 *Vitex negundo* L. var. *Cannabifolia*（Sieb. et Zucc.）Hand. -Mazz. 或黄荆 *Vitex negundo* L.。

【植物形态】落叶灌木。小枝四棱形。叶对生，掌状复叶，小叶 5 枚，偶为 3 枚。小叶片披针形或长圆状披针形，顶端渐尖，基部楔形，边缘有粗锯齿，表面绿色，有时带红色，背面淡绿色，通常被柔毛。圆锥花序顶生，长 9—21 厘米。花冠淡紫色。果实球形，黑色。花期 6—7 月，果期 8—11 月。

【分　　布】分布于广东、广西、湖南、湖北、四川、贵州、云南、华东各省及河北。生于山坡路边灌丛中。

【采　　制】夏、秋二季采挖，除去泥沙，洗净，切段，阴干。

【应　　用】壮医　微苦、辣，平。通气道，利水道，调龙路，祛风毒，解瘴毒。用于治疗贫痧（感冒），发旺（风湿骨痛），瘴毒（疟疾），心头痛（胃痛），笨浮（水肿），埃病（咳嗽），痂（癣），兵淋嘞（崩漏）。

中医　微苦、辛，温。归肺、胃经。祛风解表，止咳化痰，理气止痛。用于治疗感冒，咳嗽，慢性支气管炎，哮喘，风湿痹痛，胃痛，泄痢。

【用法用量】内服煎汤，6—30 克。外用鲜品适量，捣烂敷。

【备　　注】收入《广西壮族自治区壮药质量标准（第一卷）》DYB45-GXZYC0046-2008。

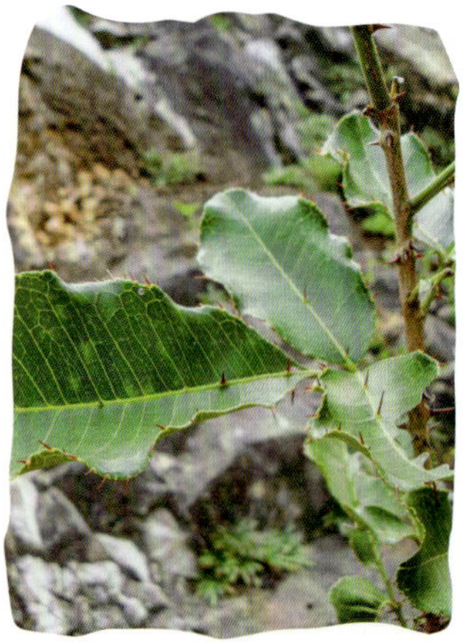

羊山刺

壮文 Goceu

【考　证】

《广西药植名录》：『种子：治眼翳膜。』

《广西中药资源名录》：『种子用于心胃气痛……』

【壮 药 名】棵啸。

【中 药 名】羊山刺。

【药用部位】全株。

【基源植物】芸香科植物异叶花椒 *Zanthoxylum dimorphophyllum* Hemsl. var. *ovalifolium*。

【植物形态】落叶乔木。嫩枝及芽常有红锈色短柔毛，枝很少有刺。单小叶，或指状 3 小叶，2—5 小叶，小叶卵形、椭圆形，有时倒卵形，顶部钝、圆或短尖至渐尖，常有浅凹缺，两侧对称，叶缘无针状锐刺。油点多，在扩大镜下可见。花序顶生，花被片 6—8 枚，大小不相等，形状略不相同，雄花的雄蕊常 6 枚，退化雌蕊垫状。雌花的退化雄蕊 4 或 5 枚，心皮 2—3 个，花柱斜向背弯。分果瓣紫红色，幼嫩时常被疏短毛。花期 4—6 月，果期 9—11 月。

【分　　布】分布于陕西、湖北、湖南、广东、南海、广西、四川、贵州等地。生于海拔 800—1500 米的山坡路旁灌木丛中或密林中。

【采　　制】夏、秋季采收，鲜用或切片晒干备用。

【应　　用】壮医　辣、苦，温。行气活血，消肿止痛。通调气道，消肿止痛。用于治疗发旺（风湿），林得叮相（跌打肿痛），货烟妈（咽喉炎，扁桃体炎），颈、腰椎增生及腰椎间盘突出症。

中医　辛，温，有小毒。归肝、肺经。散寒燥湿。用于治疗寒湿脚气疼痛。

【用法用量】外用适量，煎水洗。

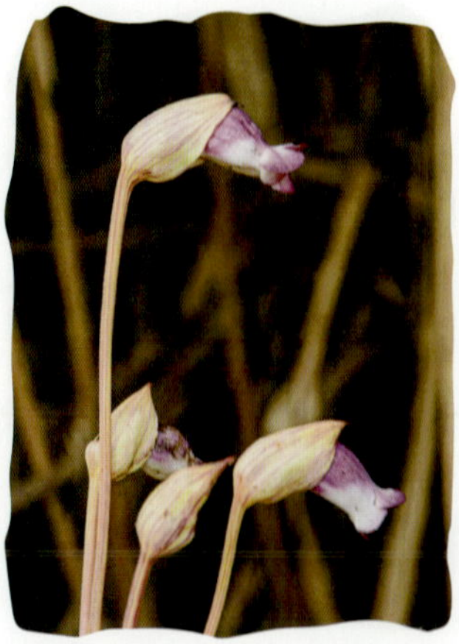

野菰

壮文 Vadaeuyien

【壮 药 名】华抖烟。
【中 药 名】野菰。
【药用部位】全草。
【基源植物】列当科植物野菰 *AeGinetia indica* L.。
【植物形态】一年生寄生草本，高 15—50 厘米。根稍肉质，具树状细小分枝。茎黄褐色或紫红色。叶肉红色，卵状披针形或披针形，两面无毛。花常单生茎端，稍俯垂。花梗直立，无毛，常具紫红色的条纹。花萼一侧裂开至近基部，紫红色、黄色或黄白色，具紫红色条纹，先端急尖或渐尖，两面无毛。花冠带黏液，常与花萼同色，或有时下部白色，上部带紫色，不明显的二唇形，在花丝着生处变窄，顶端 5 浅裂，上唇裂片和下唇的侧裂片较短。雄蕊 4 枚，内藏，紫色，无毛，花药黄色，有黏液，成对黏合，仅 1 室发育，下方一对雄蕊的药隔基部延长成距。子房 1 室，侧膜胎座 4 个，横切面有极多分枝，花柱无毛，盾状。蒴果圆锥状或长卵球形。花期 4—8 月，果期 8—10 月。
【分　　布】分布于江苏、安徽、浙江、江西、福建、台湾、湖南、广东、广西、四川、贵州和云南。喜生于土层深厚、湿润及枯叶多的地方，海拔 200—1800 米。
【采　　制】春、夏二季采收，鲜用或晒干。
【应　　用】壮医　苦，寒，小毒。清热毒，除湿毒，止血，止痛。用于治疗啰根咹（食道癌），老年性能晗（皮肤瘙痒），货烟妈（咽喉肿痛，扁桃体炎），埃病（咳嗽），勒爷发得（小儿发热），幽扭（尿路感染），骨髓炎，额哈（毒蛇咬伤），呗叮（疔疮）。

中医　苦，凉，小毒。归心、肺、肾经。清热解毒。用于治疗咽喉肿痛，咳嗽，小儿高热，尿路感染，骨髓炎，毒蛇咬伤，疔疮。
【用法用量】内服煎汤，6—10 克。外用适量。

【考　证】

《广西中药资源名录》：『野菰，全草用于月经不调……』

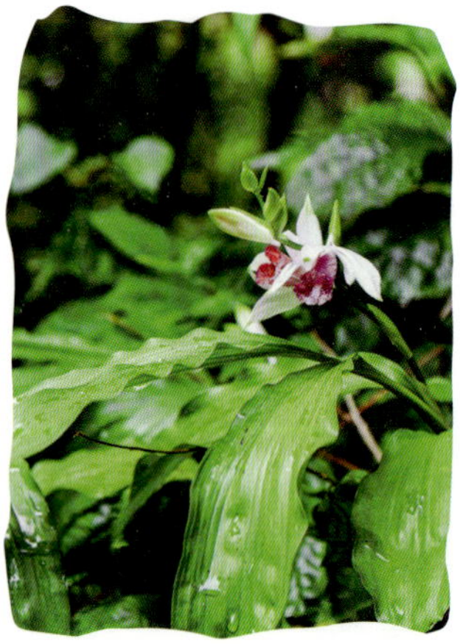

紫花鹤顶兰

壮文 Gogoenheu

【考　证】

未找到。

【壮 药 名】棵琨毫。

【中 药 名】紫花鹤顶兰。

【药用部位】全草。

【基源植物】兰科植物紫花鹤顶兰 *Phaius mishmensis* (Lindl.et Paxt.) Rchb. f. 。

【植物形态】植株假鳞茎直立，圆柱形，下部被3—4枚长4—6厘米的筒状鞘，上部互生5—6枚叶，具多数节，节间长2—10厘米。叶椭圆形或倒卵状披针形，先端急尖，基部收狭为抱茎的鞘。花序侧生于茎的中部节上或中部以上的叶腋，长约30厘米，具2枚的鳞片状鞘，无毛。花序轴纤细，苞片长圆状披针形，凹陷，约等长于花梗和子房，无毛，早落。花梗和子房长2—3厘米，子房无毛，花淡紫红色，不甚开放。萼片近相似，椭圆形，先端稍钝，具5条脉，无毛。花瓣倒披针形，先端钝，具1条主脉和多数侧脉，无毛。唇瓣密布红褐色斑点，约等长于萼片，3裂。侧裂片直立，围抱蕊柱，中裂片近方形或宽倒卵形，唇盘具3—4条密布白色长毛的脊突。距细圆筒形。蕊柱细长，基部两侧密被长毛，蕊喙三角形，不裂，药帽前端收狭，呈喙状。花期10月至翌年1月。

【分　　布】分布于广东、广西、台湾、云南和西藏。生于海拔高达1400米的常绿阔叶林下阴湿处。

【采　　制】全年可采收，阴干。

【应　　用】壮医　淡、微涩，凉。清热毒，通气道，散瘀肿。用于治疗钵痿（肺癌），支气管炎，埃病（咳嗽），墨病（哮喘），唉百银（百日咳），陆裂（咳血），钵痿（肺癌）咳嗽，肉扭（淋症），水蛊（肝硬化腹水）等。

　　中医　未收录。

【用法用量】内服煎汤，15—30克。

伍

通两路药

通龙路药

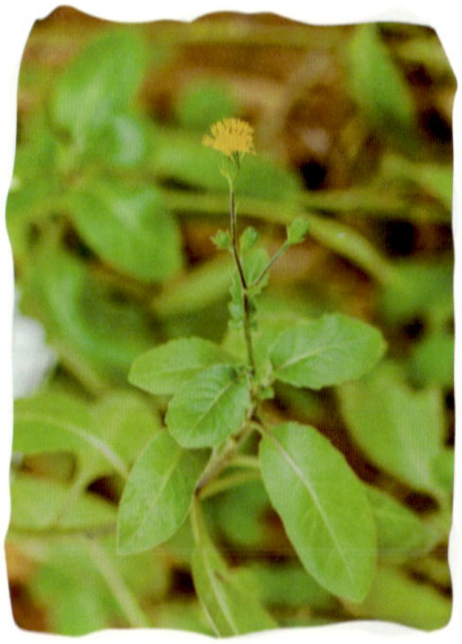

白背三七

壮文 Byaeknajna

【壮 药 名】碰那哪。

【中 药 名】白背三七。

【药用部位】全草。

【基源植物】菊科植物白子菜 *Gynura divaricata*（L.）DC.。

【植物形态】多年生草本。茎直立，或基部多少斜升，干时具条棱，不分枝或有时上部有花序枝，无毛或被短柔毛，稍带紫色。叶质厚，通常集中于下部，具柄或近无柄，叶片卵形，椭圆形或倒披针形，顶端钝或急尖，基部楔状狭或下延成叶柄，近截形或微心形，边缘具粗齿，有时提琴状裂，稀全缘，上面绿色，下面带紫色，侧脉 3—5 对，细脉常连接成近平行的长圆形细网，干时呈清晰的黑线，两面被短柔毛；叶柄基部有卵形或半月形具齿的耳。上部叶渐小。头状花序通常 2—5 个在茎或枝端排成疏伞房状圆锥花序，常呈叉状分枝。总苞钟状，基部有数个线状或丝状小苞片，总苞片 1 层，11—14 个，狭披针形。花冠裂片长圆状卵形，顶端红色，尖。花药基部钝或徽箭形；花柱分枝细，有锥形附器，被乳头状毛。瘦果具 10 条肋。花果期 8—10 月。

【分　　布】分布于广东（广州、南海）、海南（澄迈、崖县、万宁、保亭、琼中、琼山等）、香港、云南（景东、红河、绿春）。常生于山坡草地、荒坡和田边潮湿处。

【采　　制】全年均可采收，鲜用或晒干。

【应　　用】壮医　辣、淡，平。通调龙路、火龙，除湿毒，止血，用于治疗林得叮相（跌打损伤），埃病（咳嗽），呗农（疮疡），发旺（风湿痛），贫淋嘞（崩漏），叮相噢嘞（外伤出血）。

中医　辛、淡，平。清热凉血，活血止痛，止血。用于治疗咳嗽，疮疡，烫火伤，跌打损伤，风湿痛，崩漏，外伤出血。

【用法用量】内服煎汤，6—10 克。本品多鲜用，捣烂，酒炒，外敷。

【考　证】

《广西药植图志》：『味甘，性凉。煮汤内服，凉血解毒，捣烂外敷跌打伤……』

《广西中药志》：『味淡，性平，无毒。』

特色桂药
壮瑶药本草选编
228

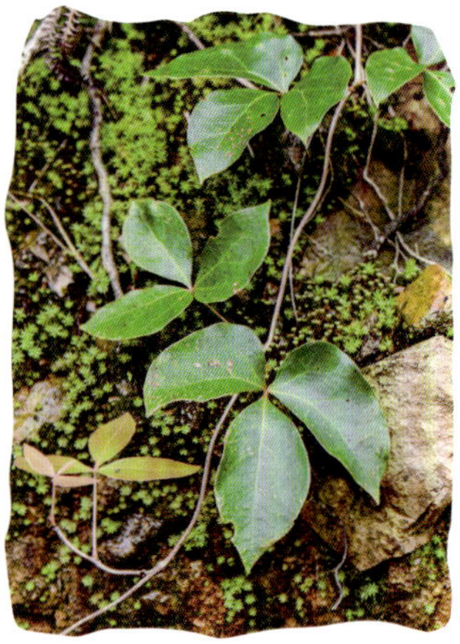

大血藤

壮文 Gaeubengzlaz

【考　证】

《湖南药物志》：『通经补血，强筋壮骨，驱虫。治跌打损伤，风湿疼痛……』

《广西中药资源名录》：『大血藤茎：用于风湿骨痛……』

【壮 药 名】勾柄喇。

【中 药 名】大血藤。

【药用部位】干燥藤茎。

【基源植物】木通科植物大血藤 *Sargentodoxa cuneata*（Oliv.）Rehd.et Wils.。

【植物形态】落叶木质藤本。茎褐色扭曲，砍断时断面有红色液汁掺出。三出复叶互生，中间小叶倒卵形，侧生小叶较大，斜卵形，先端尖，基部两侧不对称。花单性，雌异株，总状花序出自上年生叶腋基部。萼片6枚，花瓣6枚，黄色，雄花有雄蕊6枚。雌花有退化雄蕊6枚，心皮多数，离生，螺旋排列，胚珠1粒。浆果肉质具果柄。种子卵形，黑色。花期3—5月，果期8—10月。

【分　　布】分布于广西西部、北部、西北部地区。生于深山疏林、大山沟畔肥沃土壤的灌丛林中。

【采　　制】秋、冬二季采收，除去侧枝，切厚片，干燥。

【应　　用】壮医　苦，平。通龙路、火路，调谷道，抗癌。用于治疗发旺（风湿骨痛），林得叮相（跌打肿痛），贫痧（癌症），胴尹（胃痛），京瑟（经闭），京尹（痛经）。

中医　苦，平。归大肠、肝经。清热解毒，活血，祛风。用于治疗肠痈腹痛，经闭痛经，风湿痹痛，跌扑肿痛。

【用法用量】内服煎汤，9—15克。或浸酒。

【注　　意】孕妇慎服。

【备　　注】1. 收入2000年版《中国药典》一部。2. 收入《广西壮族自治区壮药质量标准（第一卷）》DYB45-GXZYC0023-2008。

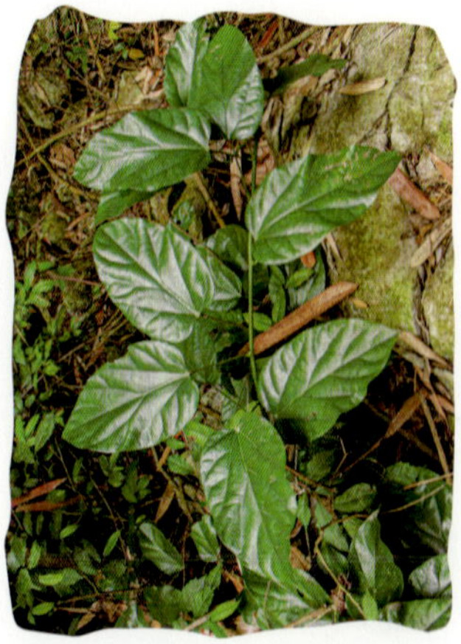

大叶藤

壮文 DuzGanGnaenGh

【考 证】《广西中药资源名录》："大叶藤，茎用于小二麻痹后遗症……"

【壮 药 名】杜康能。

【中 药 名】大叶藤。

【药用部位】藤茎。

【基源植物】防己科植物大叶藤 *Tinomiscium petiolare* Hook. f. et Thoms.。

【植物形态】木质藤本。茎具啮蚀状开裂的树皮，小枝和叶柄有直线纹，折断均有胶丝相连，嫩枝被紫红色绒毛。叶片薄革质，阔卵形，顶端短渐尖或有时骤尖，基部近截平或微心形，掌状脉3—5条，中脉二侧有1—3条侧脉，均在背面凸起，叶柄被疏毛或无毛。总状花序自老枝上生出，多个丛生，常下垂，被紫红色绒毛或柔毛。雄花外轮萼片微小，内轮6—8片，狭倒卵状椭圆形至椭圆形，花瓣6，倒卵状椭圆形至椭圆形，深凹，雄蕊6，药隔伸延，短尖而内弯。雌花未见。核果长圆形。花期春夏，果期秋季。

【分 布】分布于广西（南部）、云南（南部和东南部）。生于林中。

【采 制】全年均可采，洗净，切段，鲜用或晒干备用。

【应 用】壮医 苦，寒。通调龙路、火路，清热毒，祛风毒，除湿毒，消肿痛。用于治疗钵咹（肺癌）及肺积水，发旺（风湿骨痛），核尹（腰痛），林得叮相（跌打损伤），嗒咛（目赤），货烟妈（咽痛）。

中医 苦，寒。归肝经。祛风湿通络，散瘀止痛，解毒。用于治疗风湿痹痛，腰痛，跌打损伤，目赤肿痛，咽喉肿痛。

【用法用量】内服煎汤，15—30克。

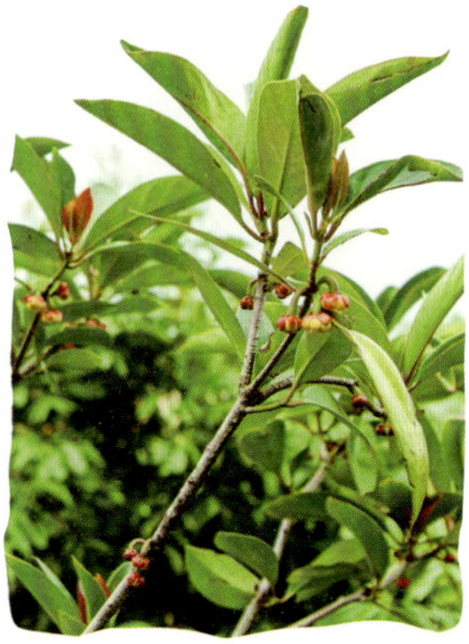

地枫皮

壮文 Makgakbya

【考　证】

《广西本草选编》：『味涩、微辛，气香，性温，有小毒。祛风除湿……』

【壮 药 名】芒抗岜。

【中 药 名】地枫皮。

【药用部位】干燥树皮。

【基源植物】木兰科植物地枫皮 *Illicium difengpi* B. N. Chamg et al. 。

【植物形态】灌木。全株均具八角的芳香气味，根外皮暗红褐色，内皮红褐色。嫩枝褐色。较粗，树皮有纵向皱纹，质松脆易折断，折断面颗粒性，气芳香。叶常 3—5 片聚生或在枝的近顶端簇生，革质或厚革质，倒披针形或长椭圆形，先端短尖或近圆形，基部楔形，边缘稍外卷，两面密布褐色细小油点。中脉在叶上面下凹，干后网脉在两面比较明显。花紫红色或红色，腋生或近顶生，单朵或 2—4 朵簇生；花被片 11—20 枚，最大一片宽椭圆形或近圆形，肉质。雄蕊 20—23 枚，稀 14—17 枚。心皮常为 13 枚。果梗长 1—4 厘米，聚合果直径 2.5—3 厘米，蓇葖 9—11 枚，顶端常有向内弯曲的尖头。花期 4—5 月，果期 8—10 月。

【分　　布】分布于广西都安、马山、德保、龙州等地。常生于海拔 200—500 米的石灰岩石山山顶与有土的石缝中或石山疏林下。海拔 700—1200 米的石山也有分布。

【采　　制】春、秋二季剥取，晒干或低温干燥。

【应　　用】壮医　微辣、涩，热，有小毒。通龙路、火路，祛风毒，除湿毒，散瘀止痛。用于治疗发旺（风湿骨痛），林得叮相（跌打肿痛），腰肌劳损，毒虫咬伤。

中医　微辛、涩，温，有小毒。归膀胱、肾经。祛风除湿，行气止痛。用于治疗风湿痹痛，腰肌劳损。

【用法用量】内服煎汤，6—9 克。外用适量，研粉调酒涂患处。

【备　　注】《广西壮族自治区壮药质量标准（第一卷）》DYB45-GXZYC0071-2008。

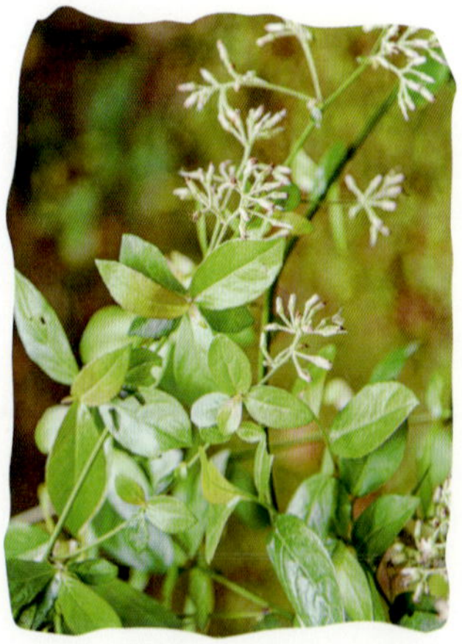

滇桂艾纳香

壮文 Gonzya

【考　证】《广西本草选编》：『味微苦淡，性微温。祛风除湿，活血调经。治风湿骨痛，跌打肿痛，产后血崩。』

【壮 药 名】管牙。

【中 药 名】滇桂艾纳香。

【药用部位】干燥全草。

【基源植物】菊科植物假东风草 *Blumea riparia*（Bl.）DC.。

【植物形态】攀援状草质藤本或基部木质。茎圆柱形，多分枝，无毛或幼枝被锈色密短柔毛，花序轴上的毛更密。叶无柄或有长3—5毫米的短柄，叶片卵状长圆形或狭椭圆形，基部狭，通常圆形，顶端短尖，边缘有疏生的点状细齿，两面无毛或被疏柔毛，幼叶下面的毛较密，中脉在上面平，在下面稍凸起，侧脉5—7对，弧状上升，网状脉明显。头状花序多数，径5—8毫米，在腋生枝顶端排列成密圆锥花序，多数小圆锥花序再排列成具叶的大圆锥花序。总苞钟形或圆柱形，长约7毫米，总苞片5—7层，外层厚质，卵形或宽卵形，顶端钝，背面被密毛，中层披针状长圆形至长圆形，最内层薄质，干膜质，线形，顶端钝，少有近短尖，背面被疏毛。花托被白色密柔毛。花黄色，雌花多数，细管状，檐部2—4齿裂，裂片钝或浑圆，被疏短柔毛。两性花花冠管状，连伸出花冠的花药长约1厘米，檐部5齿裂，裂片三角形，渐尖，被毛或被白色多细胞节毛。瘦果圆柱形，有10条棱，被毛，冠毛白色，宿存，长约6毫米。花期1—8月。

【分　　布】分布广西的百色、德保、龙津，云南西南至东南部及广东西南部。生于林边、山坡灌丛、密林中，在路边、溪旁亦常见。

【采　　制】夏、秋二季采，阴干。

【应　　用】壮医　淡，平。通火路、龙路，祛风毒，除湿毒，止血，调经。用于治疗发旺（风湿骨痛），林得叮相

(跌打肿痛),兵淋勒(崩漏),月经不调,狠尹(疮疖)。

中医　微苦、淡,温。归肝、脾经。活血,止血,利水。用于治疗经期提前,产后血崩,产后浮肿,不孕症,阴疮。

【用法用量】内服煎汤,30—60克。外用适量,捣烂敷患处。

【备　　注】收入《广西壮族自治区壮药质量标准(第一卷)》DYB45-GXZYC0156-2008。

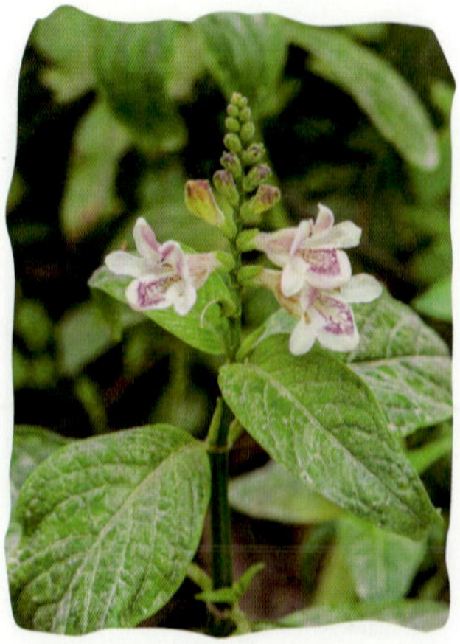

跌打草

壮文 Goywsieng

【考证】

《广西中药资源名录》："全草外治跌打肿痛……"

【壮药名】棵医祥。

【中药名】跌打草。

【药用部位】地上部分。

【基源植物】爵床科植物十万错 *Asystasia nemorum* Nees。

【植物形态】多年生草本。茎两歧分枝，叶狭卵形或卵状披针形，顶端渐尖或长渐尖，基部急尖，具浅波状—圆齿，上面边缘被微柔毛或光滑，钟乳体白色，粗大，明显。花序总状，顶生和侧生，花单生或 3 出而偏向一侧，花梗长 1—2 毫米。苞片和小苞片微小，花萼裂片 5 枚，披针形，与苞片和小苞片均疏生柔毛和腺毛。花冠 2 唇形，白带红色或紫色，冠管钟形，外有短柔毛和腺毛，冠檐裂片 5 枚，略不等，短于花冠管 3—4 倍，雄蕊 2 强，2 药室不等高，基部有白色小尖头；子房和花柱下部有短柔毛。蒴果。

【分　　布】分布于广西、广东、云南。生沟边林下。

【采　　制】全年均可采，多为鲜用。

【应　　用】壮医　淡，凉。续筋接骨，凉血解毒，消肿止痛。用于治疗林得叮相（跌打损伤），夺扼（骨折），发旺（风湿骨痛），夺核拖（腰椎间盘突出），奔寸（子宫脱垂），尊寸（脱肛），痈肿疮毒及毒蛇咬伤。

中医　辛，平。散瘀消肿，接骨止血。用于治疗骨折，跌打肿痛，外伤出血。

【用法用量】外用适量，捣烂敷；或浸酒涂。

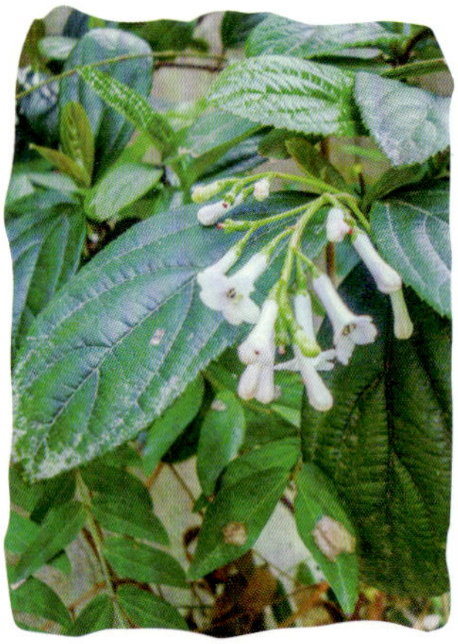

跌马伤

壮文 DanGzndaejmongj

【考 证】

《广西中药资源名录》：『台东荚蒾，枝叶用于骨折……』

【壮 药 名】挡得揍。

【中 药 名】跌马伤。

【药用部位】茎枝叶。

【基源植物】忍冬科植物台东荚蒾 *Viburnum taitoense* Hayata。

【植物形态】灌木。幼枝、芽、叶下面脉上、叶柄及花序均被疏或密的簇状微柔毛。枝具明显凸起的皮孔。冬芽有1对狭长的鳞片。叶厚纸质或带革质，矩圆形、矩圆状披针形或倒卵状矩圆形，顶端短尖至近圆形，基部宽楔形或近圆形，边缘基部除外有浅锯齿，侧脉5—6对。圆锥花序顶生，萼筒筒状钟形，无毛或疏被簇状微毛，花冠白色，漏斗状，雄蕊内藏，花丝极短，花药矩圆形，花柱细长，远高出萼齿，柱头头状。果实红色，核多少呈不规则的六角形，有1条封闭式管形深腹沟。

【分 布】分布于广西北部、台湾东部和湖南南部。生于多石灌丛中或山谷溪涧旁。

【采 制】春、夏二季采收，鲜用。

【应 用】壮医 辣、微苦、微涩，凉。通龙路、火路，散瘀消肿，活血舒筋，接骨。用于治疗林得叮相（跌打损伤），夺扼（骨折），发旺（风湿骨痛）。

中医 微苦、辛，寒。散瘀止痛，通便。用于治疗跌打损伤，便秘。

【用法用量】外用，鲜品适量，捣烂敷。

【注 意】孕妇忌服。

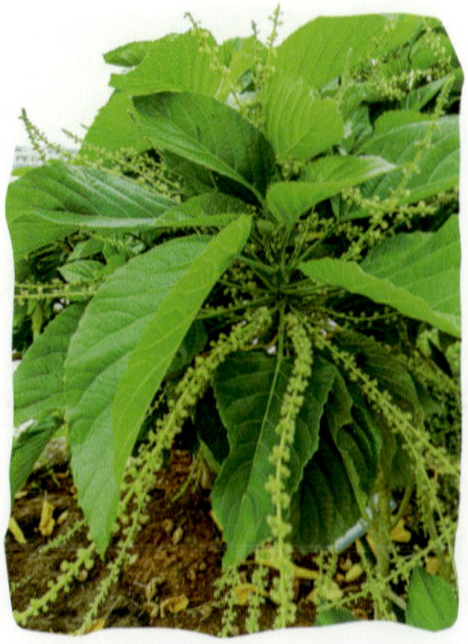

丢了棒根

壮文 Maexgyaeuqvaiz

【壮 药 名】美巧怀。
【中 药 名】丢了棒根。
【药用部位】干燥根。
【基源植物】大戟科植物白桐树 *Claoxylon indicum*（Reinw. ex Bl.）Hassk.。
【植物形态】小乔木或灌木。嫩枝被灰色短绒毛，小枝灰白色，具散生皮孔。叶纸质，通常卵形或卵圆形，顶端钝或急尖，基部楔形或圆钝或稍偏斜，两面均被疏毛，边缘具不规则的小齿或锯齿。叶柄顶部具 2 枚小腺体。雌雄异株，花序各部均被绒毛，苞片三角形。雄花序长 10—30 厘米，雄花 3—7 朵簇生于苞腋。雌花序长 5—20 厘米，雌花通常 1 朵生于苞腋。雄花花萼裂片 3—4 枚，具毛，雄蕊 15—25 枚，花丝长约 2 毫米，靠近雄蕊的腺体，长卵状，顶端具柔毛。雌花萼片 3 枚，近三角形，被绒毛。花盘 3 裂或边缘浅波状。子房被绒毛，花柱 3 枚，具羽毛状突起。蒴果具 3 个分果爿，被灰色短绒毛。种子近球形，外种皮红色。花果期 3—12 月。
【分　　布】分布于广西西南部、广东、海南、云南南部。生于海拔 20—400 米平原、山谷或河谷疏林中。亚洲东南部各国和印度亦有分布。
【采　　制】全年可采，除去杂质，洗净，干燥。
【应　　用】壮医　辣、微苦，平。祛风毒，除湿毒，散瘀肿，调龙路，通水道，调谷道。用于治疗发旺（痹病），核尹（腰痛），扭像（扭挫伤），笨浮（水肿），白冻（泄泻）。

中医　辛、微苦，平，有小毒。归脾、肾经。祛风除湿，散瘀止痛。用于治疗风湿痹痛，腰腿痛，跌扑损伤，脚气水肿，烧、烫伤及外伤出血。
【用法用量】内服煎汤，5—10 克。外用适量，捣碎外敷。
【备　　注】收入《广西壮族自治区壮药质量标准（第二卷）》DYB45-GXZYC0078-2011。

【考　证】

《生草药性备要》：『味甘，性平。祛风湿脚痛，酒顶，用叶七片，擂酒服。』

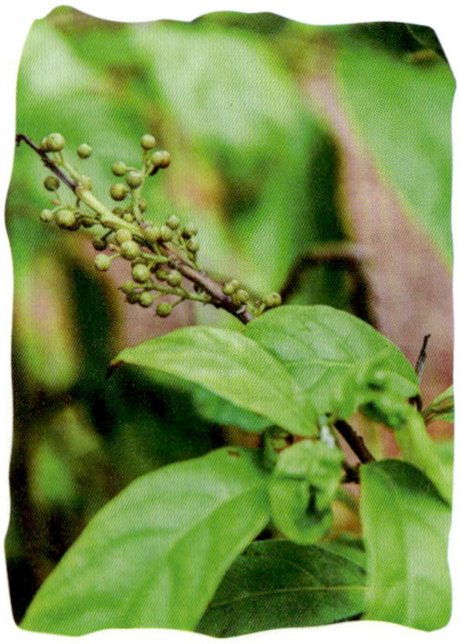

杜茎山

壮文 Godaekbya

【考 证】

《中国壮药资源名录》：『杜茎山，又叫「接骨钻」（鹿寨），根用于骨髓炎……』

【壮 药 名】棵得岜。

【中 药 名】杜茎山。

【药用部位】根、茎叶。

【基源植物】紫金牛科植物杜茎山 *Maesa japonica*（Thunb.）Moritzi. ex Zoll.。

【植物形态】灌木。小枝无毛，疏生皮孔。叶片革质，有时较薄，椭圆形至披针状椭圆形，或倒卵形至长圆状倒卵形，或披针形，顶端渐尖、急尖或钝，有时尾状渐尖，基部楔形、钝或圆形，几全缘或中部以上具疏锯齿，两面无毛，侧脉 5—8 对，叶柄无毛。总状花序或圆锥花序，单 1—3 个腋生，无毛。苞片卵形，长不到 1 毫米，花梗长 2—3 毫米，小苞片广卵形或肾形。花萼长约 2 毫米，萼片长约 1 毫米，卵形至近半圆形，顶端钝或圆形。花冠白色，长钟形，管长 3.5—4 毫米，具明显的脉状腺条纹，裂片长为管的 1/3 或更短，卵形或肾形，雄蕊着生于花冠管中部略上，内藏。花丝与花药等长，花药卵形，柱头分裂。果球形，宿存萼包果顶端，常冠宿存花柱。花期 1—3 月，果期 10 月或 5 月。

【分 布】分布于中国西南至台湾以南。生于海拔 300—2000 米的山坡或石灰山杂木林下阳处，或路旁灌木丛中。

【采 制】全年均可采，洗净，切段晒干或鲜用。

【应 用】壮医 根：苦，寒。通调龙路、火路，祛风毒，除湿毒，消肿毒。用于治疗贫痧（感冒），巧尹（头痛），兰嗪（眩晕），寒热燥渴，笨浮（水肿），核尹（腰痛），隆白呆（带下），不孕症，约京乱（月经不调），贫淋嘞（崩漏），过敏性皮炎，骨髓炎，发旺（风湿骨痛），林得叮相（跌打损伤），夺扼（骨折）。茎叶：用于治疗贫痧（疫病流感），能晗（热性皮肤瘙痒），渗裆相（烧烫伤），竹木刺入肉。

中医　苦，寒。祛风邪，解疫毒，消肿胀。用于治疗热性传染病寒热发歇不定，身疼，烦躁，口渴，水肿，跌打肿痛，外伤出血。

【用法用量】内服煎汤，10—15 克。外用适量，捣敷。

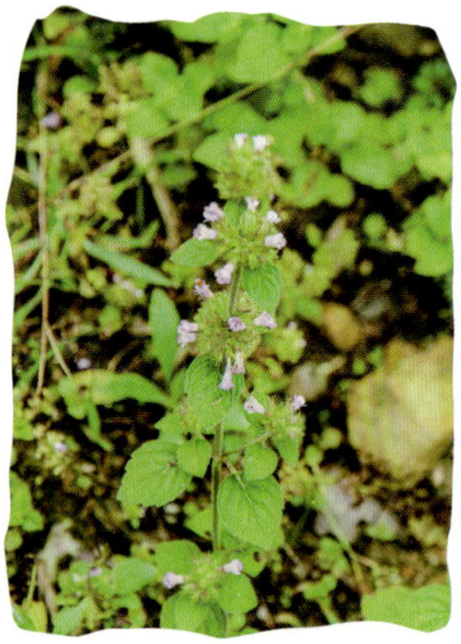

断血流

壮文 Gaeujdaphoengz

【考　证】《中国壮药资源名录》：『地上部分，用于小儿高热……』

【壮 药 名】扣塔红。

【中 药 名】断血流。

【药用部位】地上部分。

【基源植物】唇形科植物风轮菜 *Clinopodium chinense* (Benth.) O. Ktze.。

【植物形态】多年生草本。茎四棱形，具细条纹，密被短柔毛及腺微柔毛。叶卵圆形，先端急尖或钝，基部圆形呈阔楔形，边缘具圆齿状锯齿，坚纸质，上面榄绿色，密被平伏短硬毛，下面灰白色，被疏柔毛，叶柄密被疏柔毛。轮伞花序多花密集，半球状，彼此远隔。苞叶叶状，向上渐小至苞片状，苞片针状，极细，总梗长约1—2毫米，分枝多数。花梗长约2.5毫米。花萼狭管状，紫红色，13脉，外面主要沿脉上被疏柔毛及腺微柔毛，内面在齿上被疏柔毛，果时基部稍一边膨胀。花冠紫红色，外面被微柔毛，内面近水平叉开。花柱先端不相等2浅裂。子房无毛。小坚果倒卵形。花期5—8月，果期8—10月。

【分　　布】分布于山东、浙江、江苏、安徽、江西、福建、台湾、湖南、湖北、广东、广西及云南（东北部）。生于海拔在1000米以下的山坡、草丛、路边、沟边、灌丛、林下。

【采　　制】夏、秋二季采收，洗净，切段，晒干或鲜用。

【应　　用】壮医　微苦、涩，微寒。通（调）龙路、火路，止血。用于治疗贫淋嘞（崩漏），幽嘞（尿血），能嘞（鼻衄），嚎嘞（齿衄），唉耶（支气管炎），麻邦（偏瘫），叮相噢嘞（创伤出血）。对下肢静脉曲张及脉管炎的治疗有较好的疗效。

中医　辛、苦，凉。疏风清热，解毒消肿，止血。用于治疗感冒发热，中暑，咽喉肿痛，白喉，急性胆囊炎，肝炎，肠炎，痢疾，腮腺炎，乳腺炎，疔疮肿毒，过敏性皮炎，急性结膜炎，尿血，崩漏，牙龈出血，外伤出血。

【用法用量】内服煎汤，15—30克。

【备　　注】收入2000年版《中国药典》一部。

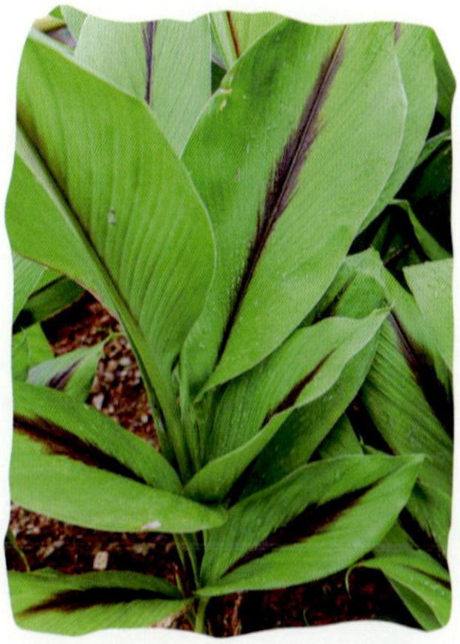

莪术

壮文 Ginghgvun

【考　证】《生草药性备要》：『味辣，性辛。捶敷疮，消肿散瘀止痛。虚火动，食之立效……』

【壮 药 名】京昆。

【中 药 名】莪术。

【药用部位】干燥根茎。

【基源植物】姜科植物广西莪术 *Curcuma kwangsiensis* S. G. Lee et C. F. Liang、蓬莪术 *Curcuma phaeocaulis* Val. 或温郁金 *Curcuma wenyujin* Y.H.Chen et C.Ling。

【植物形态】根茎卵球形，有或多或少呈横纹状的节，节上有残存的褐色、膜质叶鞘，鲜时内部白色或微带淡奶黄色。须根细长，末端常膨大成近纺锤形块根，块根直径 1.4—1.8 厘米，内部乳白色。春季抽叶，叶基生，2—5 片，直立；叶片椭圆状披针形，先端短渐尖至渐尖，尖头边缘向腹面微卷，基部渐狭，下延，两面被柔毛。叶舌高约 1.5 毫米，边缘有长柔毛。叶柄长被短柔毛，叶鞘长约 11—33 厘米，被短柔毛。穗状花序从根茎抽出，和具叶的营养茎分开。总花梗长 7—14 厘米，花序长约 15 厘米。花序下部的苞片阔卵形，淡绿色，上部的苞片长圆形，斜举，淡红色。花生于下部和中部的苞片腋内。花萼白色。花冠管长 2 厘米，喇叭状，喉部密生柔毛，花冠裂片 3 片，卵形，先端尖，略成兜状，两侧的稍狭。侧生退化雄蕊长圆形，与花冠裂片近等长。唇瓣近圆形，淡黄色，先端 3 浅圆裂。花丝扁阔，花药狭长圆形，药室紧贴，基部有距。花柱柱头头状，具缘毛。子房被长柔毛。花期为 5—7 月。

【分　　布】分布于广西、云南。生于山坡草地及灌木丛中。

【采　　制】冬季茎叶枯萎后采挖，洗净，蒸或煮至透心，晒干或低温干燥后除去须根及杂质。

【应　　用】壮医　辣、苦，热。通龙路、火路，破瘀散结。用于治疗肝脾肿大，埃病（咳嗽），京瑟（闭经），食积胀痛，癌肿，林得叮相（跌打损伤），邦巴尹（肩周炎），活邀尹（颈椎痛），妇女产后头痛。

中医　辛、苦，温。归肝、脾经。行气破血，消积止痛。用于治疗燀瘕痞块，瘀血经闭，食积胀痛，早期宫颈癌。

【用法用量】内服煎汤，6—9 克。

【注　　意】孕妇禁用。

【备　　注】收入《广西壮族自治区壮药质量标准（第一卷）》DYB45-GXZYC0126-2008。

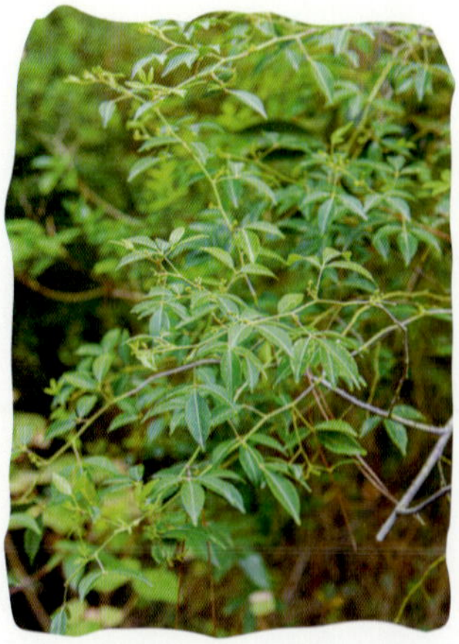

飞龙掌血

壮文 Oenceu

【考　证】

《广西本草选编》：『味辛、微苦，性温，有小毒。祛风散寒，消肿止痛。风湿骨痛……』

【壮 药 名】温肖。

【中 药 名】飞龙掌血。

【药用部位】干燥根。

【基源植物】芸香科植物飞龙掌血 *Toddalia asiatica*（L.）Lam.。

【植物形态】老茎干有较厚的木栓层及黄灰色、纵向细裂且凸起的皮孔，三至四年生枝上的皮孔圆形而细小，茎枝及叶轴有甚多向下弯钩的锐刺，当年生嫩枝的顶部有褐或红锈色甚短的细毛，或密被灰白色短毛。小叶无柄，对光透视可见密生的透明油点，揉之有类似柑橘叶的香气，卵形，倒卵形，椭圆形或倒卵状椭圆形，顶部尾状长尖或急尖而钝头，有时微凹缺，叶缘有细裂齿，侧脉甚多而纤细。花梗甚短，基部有极小的鳞片状苞片，花淡黄白色。萼片长不及1毫米，边缘被短毛。花瓣长2—3.5毫米。雄花序为伞房状圆锥花序。雌花序呈聚伞圆锥花序。果橙红或朱红色。种子种皮褐黑色，有极细小的窝点。花期几乎全年。果期多在秋冬季。

【分　　布】分布于秦岭南坡以南各地，最北限见于陕西西乡县，南至海南，东南至台湾，西南至西藏东南部。生于平地至海拔2000米山地，较常见于灌木、小乔木的次生林中，攀援于它树上，石灰岩山地也常见。

【采　　制】全年可采，除去杂质，切片或段，干燥。

【应　　用】壮医　辣、微苦，热。祛风毒，通龙路，散瘀止血。用于治疗发旺（痹病），核尹（腰痛），胴尹（胃痛），扭像（扭挫伤），各种血证，京瑟（闭经），京尹（痛经）。

中医　辛、苦，温。归肝、肾经。祛风止痛，散瘀止血。用于治疗风湿痹痛，胃痛，跌打损伤，吐血，刀伤出血，痛经，闭经，痢疾，牙痛，疟疾。

【用法用量】内服煎汤，6—15 克。外用适量，捣敷或研末敷患处。

【注　　意】孕妇忌服。

【备　　注】收入《广西壮族自治区壮药质量标准（第二卷）》DYB45-GXZYC0023-2011。

关公须

壮文 Mumhgvangoeng

【考 证】未找到。

【壮 药 名】蒙关公。

【中 药 名】关公须。

【药用部位】带根全草。

【基源植物】唇形科植物关公须 *Salvia kianGsiensis* C. Y. Wu。

【植物形态】一年生草本。根纤维状，簇生。钝四棱形，具沟，被微柔毛。叶大多数基出，茎生叶约2对，叶片均长圆状卵圆形，披针形或卵圆形，先端锐尖或变锐尖，稀有钝或圆形，基部近心形或心形，边缘具浅的钝锯齿，草质，上面绿色，无毛，下面紫色，沿脉略被微柔毛或无毛。基出叶叶柄长3—10厘米，茎生叶叶柄长1厘米至近无柄，被短柔毛或微柔毛。轮伞花序2—6花，疏离，组成顶生或腋生长7—14厘米的总状花序，总状花序单生或组合成总状圆锥花序。苞片披针形，比花萼长或短，先端渐尖，两面无毛。小苞片披针形，比花梗短或与花梗近等长。花梗与花序轴密被微柔毛。花萼筒状钟形，外面紫色，脉上略被疏柔毛，内面在上半部被微硬极短伏毛，萼筒长6毫米，萼檐二唇形。花冠紫色，外被短柔毛，内面在冠筒中部有疏柔毛毛环，冠筒筒状，向上渐增大，内藏或微外伸，冠檐二唇形，上唇直伸，卵圆形，先端微凹，下唇3裂，中裂片最大，倒心形，边缘具小圆齿，基部收缩，侧裂片圆形。能育雄蕊2枚，外伸，在关节处被纤毛，上臂长约为下臂4倍，分离。花柱外伸，先端不相等2浅裂。花期5月。

【分 布】分布于福建，江西及湖南东部。生于林下、山谷或路旁。

【采 制】夏季采收，洗净鲜用或晒干。

【应　　用】壮医　苦、辣，凉。清热毒，通龙路，利水道。用于治疗急劳（白血病）及血小板减少性紫癜。

中医　苦、辛，凉。凉血止血，活血消肿，清热解毒。用于治疗吐血，衄血，便血，崩漏，月经不调，跌打损伤，腰痛，乳腺炎，疖痈肿毒，毒蛇咬伤。

【用法用量】内服煎汤，15—30克。

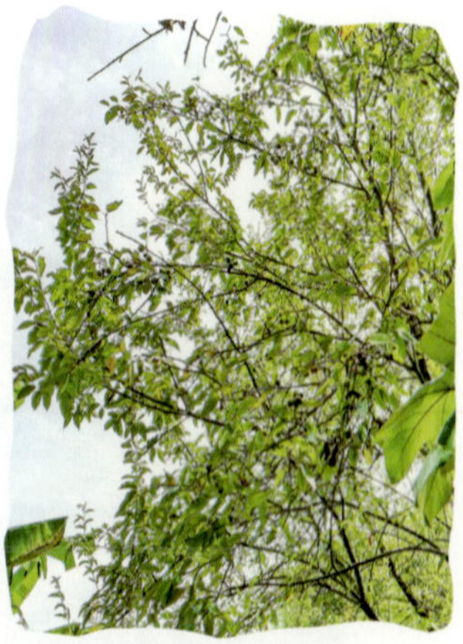

广山楂

壮文 Maksanhcah

【壮 药 名】芒山楂。

【中 药 名】广山楂。

【药用部位】干燥成熟果实。

【基源植物】蔷薇科植物台湾林檎 *Malus doumeri*（Bois.）Chev.。

【植物形态】乔木。小枝圆柱形，嫩枝被长柔毛，老枝暗灰褐色或紫褐色，无毛，具稀疏纵裂皮孔；叶片长椭卵形至卵状披针形，先端渐尖，基部圆形或楔形，边缘有不整齐尖锐锯齿，嫩时两面有白色绒毛，成熟时脱落；托叶膜质，线状披针形，先端渐尖，全缘，无毛，早落。花序近似伞形，有花 4—5 朵，有白色绒毛。苞片膜质，线状披针形，先端钝，全缘，无毛。萼筒倒钟形，外面有绒毛，萼片卵状披针形，先端渐尖，全缘，内面密被白色绒毛，与萼筒等长或稍长。花瓣卵形，基部有短爪，黄白色，雄蕊约 30 枚，花药黄色，花柱 4—5 枚，基部有长绒毛，较雄蕊长，柱头半圆形。果实球形，黄红色。宿萼萼片反折。

【分　　布】分布于台湾。生于海拔 1000—2000 米的林中。

【采　　制】秋季果实成熟时采收，用沸水烫 10 分钟，捞起切片，干燥。

【应　　用】壮医　酸、甜、涩，微温。通龙路，调谷道，散瘀肿。用于治疗东郎（食滞），阿意咪（痢疾），胴尹（胃痛），京瑟（闭经），兵嘿细勒（疝气），高脂血症。

中医　酸、甘、涩，微温。归脾、胃、肝经。消食健胃，行气散瘀。用于治疗肉食积滞，胃脘胀满，泻痢腹痛，瘀血经闭，产后瘀阻，心腹刺痛，疝气疼痛，高脂血症。

【用法用量】内服煎汤，9—12 克。

【注　　意】脾胃虚弱者慎服。孕妇不宜服用。

【备　　注】收入《广西壮族自治区壮药质量标准（第二卷）》DYB45-GXZYC0017-2011。

【考　证】

《广西本草选编》：『味甘、酸、涩，性微温。理气健脾，消食导滞。治食积停滞……』

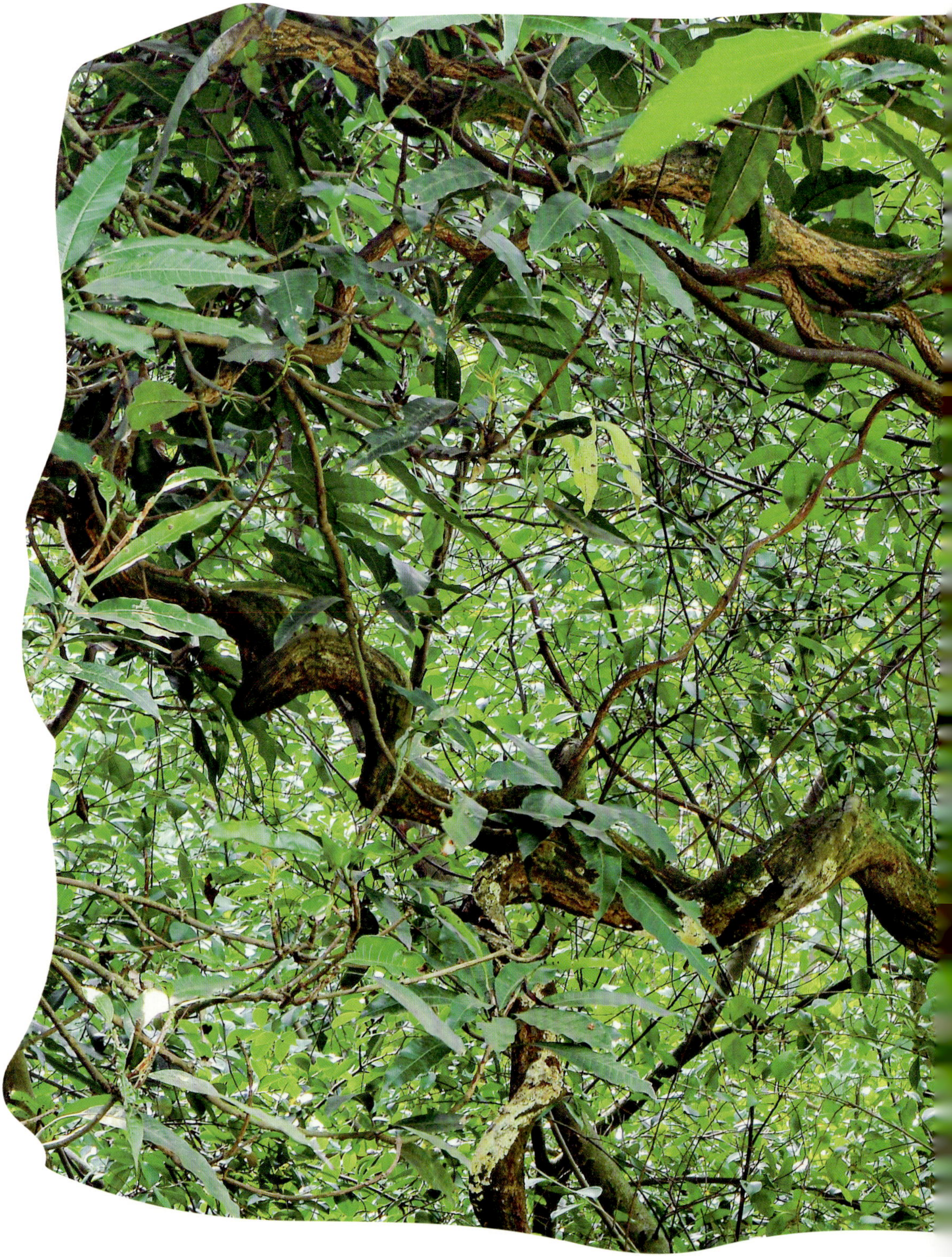

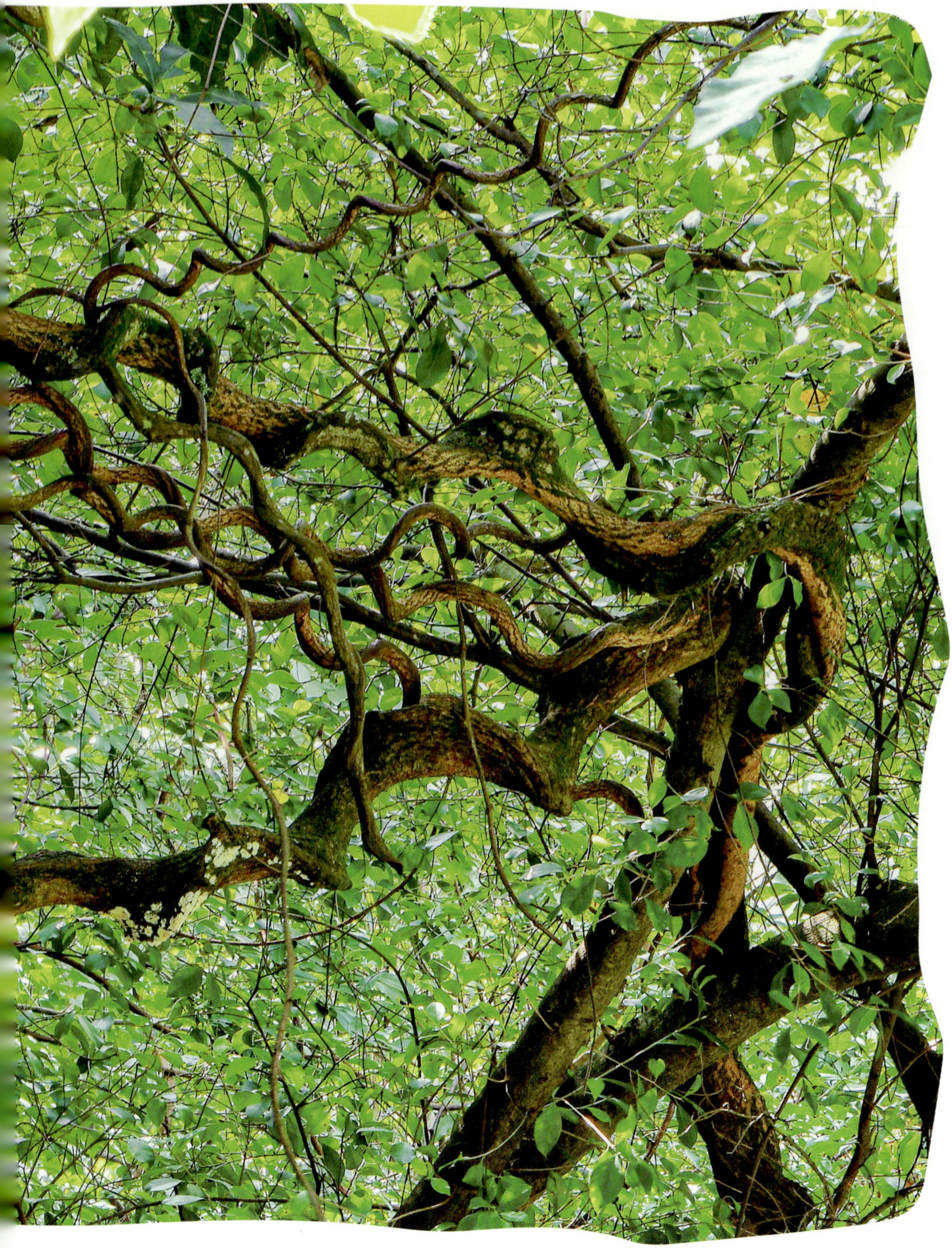

过岗龙

过岗龙

壮文 Gaeulumx

【考　证】

《广西中草药》：『主治风湿骨痛，跌打损伤，治青竹蛇咬伤。』

【壮 药 名】勾拢。

【中 药 名】过岗龙。

【药用部位】干燥藤茎。

【基源植物】豆科植物榼藤 *Entada phaseoloides*（Linn.）Merr.。

【植物形态】常绿、木质大藤本。茎左右扭旋，枝无毛。二回羽状复叶，羽片通常2对，顶生1对羽片变为卷须，小叶2—4对，对生，革质，长椭圆形或长倒卵形，先端钝，微凹，基部略偏斜，主脉稍弯曲，主脉两侧的叶面不等大，网脉两面明显。穗状花序，单生或排成圆锥花序式，被疏柔毛。花细小，白色，密集，略有香味。苞片被毛，花萼阔钟状，具5齿；花瓣5枚，长圆形，顶端尖，无毛，基部稍连合。雄蕊稍长于花冠，子房无毛，花柱丝状。荚果。花期3—6月；果期8—11月。

【分　　布】分布于广西、广东、台湾、福建、云南、西藏等地。生于山涧或山坡混交林中，攀援于大乔木上。东半球热带地区广布。

【采　　制】全年均可采收，洗净，切片，蒸后晒干。

【应　　用】壮医　涩、微苦，凉，有小毒。祛风毒，除湿毒，散瘀止痛。用于治疗发旺（痹病），林得叮相（跌打损伤）。

　　中医　涩、微苦，凉，有小毒。祛风湿，活络行瘀。用于治疗风湿痹痛，腰腿疼痛，跌扑肿痛。

【用法用量】内服煎汤，9—15克。

【备　　注】收入《广西壮族自治区壮药质量标准（第二卷）》DYB45-GXZYC0075-2011。

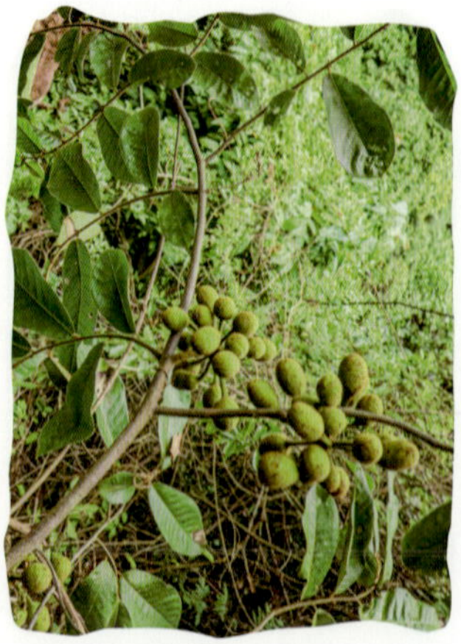

黑风藤

壮文 Gaeugyoilingz

【考证】《广西药用植物名录》：『祛风湿，强筋骨，活血止痛。用于小儿麻痹后遗症……』

【壮 药 名】勾决领。

【中 药 名】黑风藤。

【药用部位】干燥藤茎。

【基源植物】番荔枝科植物黑风藤 *Fissistigma polyanthum*（Hook.f.et Thoms.）Merr。

【植物形态】攀援灌木。根黑色，撕裂有强烈香气。枝条灰黑色或褐色，被短柔毛，老渐无毛。叶近革质，长圆形或倒卵状长圆形，有时椭圆形，顶端急尖或圆形，有时微凹，叶面无毛，叶背被短柔毛；侧脉每边 13—18 条，斜升，上面扁平，下面凸起；叶柄被短柔毛。花小，花蕾圆锥状，顶端急尖，通常 3—7 朵集成密伞花序，花序广布于小枝上，腋生、与叶对生或腋外生，被黄色柔毛。花梗中部以下和基部有小苞片，萼片阔三角形，被柔毛。外轮花瓣卵状长圆形，外面密被黄褐色短柔毛，内面无毛，内轮花瓣长圆形，顶端渐尖，药隔三角形，顶端钝。心皮长圆形，被长柔毛，柱头顶端全缘，每心皮有胚珠 4—6 颗，2 排。果圆球状，被黄色短柔毛。种子椭圆形，红褐色。花期几乎全年，果期 3—10 月。

【分　　布】分布于广西、广东、云南、贵州和西藏。常生于山谷和路旁林下。

【采　　制】全年均可采割，切片，干燥。

【应　　用】壮医　微辣、涩，热。通龙路、火路，祛风毒，活血调经。用于治疗发旺（风湿骨痛），肌肉萎缩，勒爷顽瓦（小儿麻痹后遗症），月经不调，林得叮相（跌打损伤），心头痛（胃痛）。

中医　涩、微辛，温。祛风湿，强筋骨，活血止痛。用于治疗小儿麻痹后遗症，风湿性关节痛。

【用法用量】内服煎汤，60—120 克。外用适量。

【注　　意】孕妇忌服。

【备　　注】收入《广西壮族自治区壮药质量标准（第一卷）》DYB45-GXZYC0151-2008。

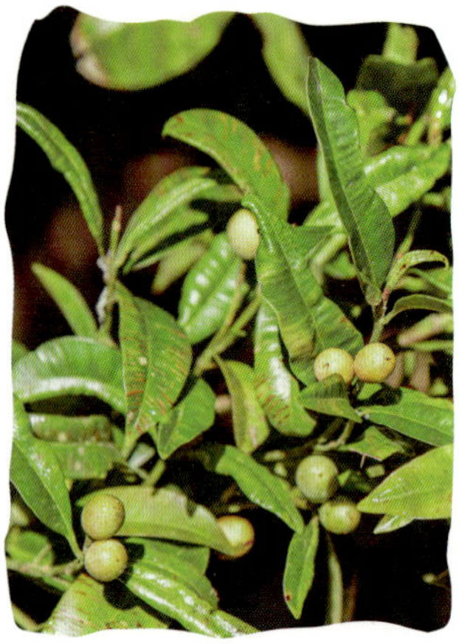

横经席

壮文 Makmanxbyaj

【考　证】
《广西中草药》："祛风湿，壮筋骨，活血止痛。主治风湿腰腿痛，跌打损伤……"

【壮 药 名】芒满岜。
【中 药 名】横经席。
【药用部位】枝叶。
【基源植物】藤黄科植物薄叶红厚壳 *Calophyllum membranaceum* Gardn.et Champ.。
【植物形态】灌木至小乔木。幼枝四棱形，具狭翅。叶薄革质，长圆形或长圆状披针形，顶端渐尖、急尖或尾状渐尖，基部楔形，边缘反卷，两面具光泽，干时暗褐色；中脉两面隆起，侧脉纤细，密集，成规则的横行排列，干后两面明显隆起。聚伞花序腋生，有花1—5枚，通常为3枚，被微柔毛；花两性，白色略带浅红；花梗无毛；花萼裂片4枚，外方2枚较小，近圆形，内方2枚较大，倒卵形；花瓣4，倒卵形，等大；雄蕊多数，花丝基部合生成4束；子房卵球形，花柱细长，柱头钻状。果卵状长圆球形，顶端具短尖头，成熟时黄色。花期3—5月，果期8—10月。
【分　　布】分布于广西（南部）、海南、广东（南部及沿海部分地区）。多生于海拔200—1000米的山地的疏林或密林中。
【采　　制】全年可采，洗净，干燥。
【应　　用】壮医　苦，平。通龙路、火路，祛风毒，除湿毒，补肾。用于治疗林得叮相（跌打损伤），发旺（风湿骨痛），腰痛，勒爷狠风（小儿惊风），能蚌（黄疸），京伊（痛经），月经不调。

中医　苦，平。归肝、肾经。祛风湿，壮筋骨，补肾强腰，活血止痛。用于治疗风湿骨痛，跌打损伤，肾虚腰痛，月经不调，痛经，黄疸，胁痛。
【用法用量】内服煎汤，15—30克。外用适量。
【备　　注】收入《广西壮族自治区壮药质量标准（第一卷）》DYB45-GXZYC0161-2008。

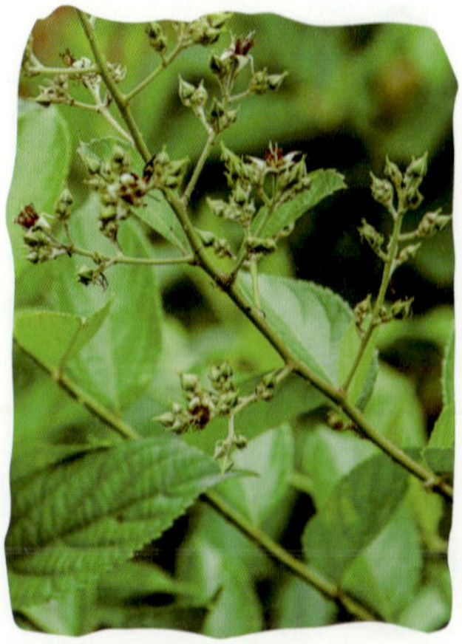

红簕钩

壮文 Dumhdanghbya

【考证】《广西中药资源名录》：『梨叶悬钩子，全株或根用于风湿痹痛……』

【壮 药 名】东当芭。

【中 药 名】红簕钩。

【药用部位】根和藤茎。

【基源植物】蔷薇科植物梨叶悬钩子 *Rubus pirifolius* Smith。

【植物形态】攀援灌木。枝具扁平皮刺和柔毛。单叶，几革质，椭圆状长圆形、卵状长圆形或卵形，顶端尖，基部圆形，两面沿叶脉有柔毛后脱落至无毛，边缘具不整齐的粗锯齿，叶柄伏生粗柔毛，有稀疏皮刺，托叶分离。圆锥花序顶生或腋生，苞片条裂成3—4枚狭状裂片，早落。花直径约1.3厘米，萼筒浅杯状，萼片阔披针形或三角状披针形，内外两面均密被短柔毛。花瓣白色，短于萼片，雄蕊多数。雌蕊5—10枚。果实直径约1.3厘米。花期4—7月，果期8—10月。

【分　　布】分布于广东、广西（都安、大化、来宾、金秀、荔浦、玉林）、福建、台湾、贵州、四川、云南。生于低海拔至中海拔的山地较荫蔽处。

【采　　制】秋、冬二季采收，晒干、切片。

【应　　用】壮医　淡、涩，平。强腰膝，除湿毒，通龙路。用于治疗子宫唪北（子宫肌瘤），宫颈癌，发旺（风湿），麻邦（中风偏瘫），核尹（腰痛），发旺（风湿骨痛），麻邦（半身不遂），活邀尹（颈椎病），邦巴尹（肩周炎），林得叮相（跌打损伤），产呱风穑（产后风湿），京瑟（闭经），京尹（痛经），图爹病（肝脾肿大），前列腺增生肥大等。

中医　淡、涩，凉。根：清肺止咳，行气解郁。用于治疗肺热咳嗽，胸闷，吐血，咯血，气滞胁痛，脘腹胀痛。全株：强筋骨，祛寒湿。用于治疗风湿痹痛，跌打损伤。

【用法用量】内服煎汤，15—30克。

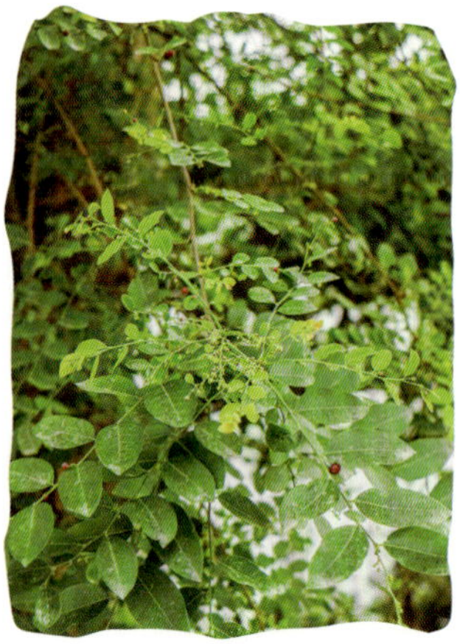

红鱼眼

壮文 Meidingj

【考　证】
《广西药用植物名录》：『全株：祛风活血，散瘀消肿，用于风湿骨痛……』

【壮 药 名】美定。
【中 药 名】红鱼眼。
【药用部位】干燥茎。
【基源植物】大戟科植物无毛龙眼睛 *Phyllanthus reticulatus* Poir.var. *glaber* Muell.Arg. 或龙眼睛 *Phyllanthus reticulatus* Poir.。
【植物形态】无毛龙眼睛　灌木。枝条淡褐色，幼枝、叶及花均无毛。叶片膜质至纸质，椭圆形、卵形至圆形，顶端急尖、钝至圆，基部钝至圆，下面有时灰白色；叶脉通常两面明显，侧脉每边 5—7 条。托叶钻状三角形，干后变硬刺状，褐色。通常 2—10 朵雄花和 1 朵雌花簇生于叶腋，稀组成聚伞花序。雄花花梗纤细，长 5—10 毫米。萼片 5—6 枚，2 轮，卵形或倒卵形，不等大，全缘。雄蕊 5 枚，其中 3 枚较长，花丝合生，2 枚较短而花丝离生，花药三角形，药室纵裂。花粉粒球形，具 3 沟孔。花盘腺体 5 枚，鳞片状。雌花花梗纤细，萼片 5—6 枚，2 轮，不等大，宽卵形，外面基部被微柔毛。花盘腺体 5—6 枚，长圆形或倒卵形；子房圆球形，4—12 室，花柱分离，顶端 2 裂，裂片线形卷曲平贴于子房顶端。蒴果呈浆果状，球形或近球形，红色，种子三棱形，褐色。花期 3—6 月，果期 6—10 月。
【分　　布】分布于广西、广东、台湾、海南、贵州和云南等地。生于山地疏林下、山谷、灌木丛。
【采　　制】夏、秋季采收，除去杂质，切片，干燥。
【应　　用】壮医　涩，平，有小毒。通调龙路、火路，祛风毒，除湿度，散瘀消肿。用于治疗发旺（风湿骨痛），林得叮相（跌打损伤）。

中医　微涩，平，有小毒。归肝经。祛风活血，散瘀消肿。用于治疗风湿关节痛，跌打损伤。
【用法用量】内服煎汤，9—15 克；或浸酒服。外用适量，捣烂外敷。
【备　　注】收入《广西壮族自治区壮药质量标准（第一卷）》DYB45-GXZYC0082-2008。

胡麻草

壮文 DuhsanzndoenG

【考证】

《广西中药资源名录》：『大花胡麻草，全草用于肝炎……』

【壮 药 名】棵甘现。

【中 药 名】胡麻草。

【药用部位】全草。

【基源植物】玄参科植物大花胡麻草 *Centranthera Grandiflora* Benth.。

【植物形态】直立粗壮草本。茎基部圆柱形，上部略成方形而有凹槽，被倒生硬毛。叶无柄，下部的对生，上部的偶有互生，椭圆形，具疏锯齿，两面被硬毛，此种硬毛着生于泡沫状的突起上或圆盘状的鳞片上，下面具 3 条隆起而多少并行的纵脉。花具梗，小苞片钻状，着生于花梗基部。萼卵形，先端收缩成一个长约 2 毫米而稍弯曲的尖头，花冠黄色，长 3.5—4.3 厘米。花期 7—9 月。

【分　　布】分布于贵州、广西、云南等地。生于海拔 800 米之山坡、路旁及空旷处。

【采　　制】夏、秋二季采收，切片，晒干。

【应　　用】壮医　酸、微辣，温。散瘀消肿，止血止痛，通龙路、火路。根：用于治疗脑血栓，脑出血，叠坚（肝硬化）。全草：用于治疗阿意咪（痢疾），肝炎，贫淋嘞（崩漏），京瑟（闭经），林得叮相（跌打损伤），发旺（风湿骨痛）。

中医　根：甘、淡，温。活血调经，散瘀止痛。用于治疗痛经，闭经，崩漏，跌打损伤，风湿骨痛，外伤出血。

【用法用量】内服煎汤，10—15 克。

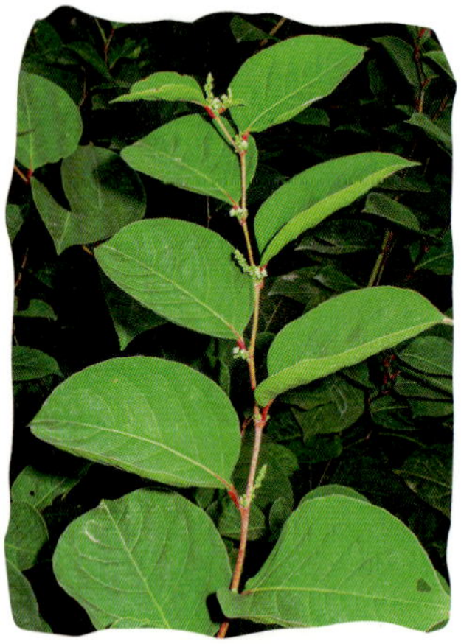

虎杖

壮文 Godengangh

【考　证】

《滇南本草》：『味苦、微涩，性微寒。攻诸肿毒，止咽喉疼痛，利小便，走经络。』

【壮 药 名】棵天岗。

【中 药 名】虎杖。

【药用部位】干燥根茎及根。

【基源植物】蓼科植物虎杖 *Reynoutria japonica* Houtt.。

【植物形态】多年生草本。根状茎粗壮，横走。茎直立，粗壮，空心，具明显的纵棱，具小突起，无毛，散生红色或紫红斑点。叶宽卵形或卵状椭圆形，近革质，顶端渐尖，基部宽楔形、截形或近圆形，边缘全缘，疏生小突起，两面无毛，沿叶脉具小突起。托叶鞘膜质，偏斜，褐色，具纵脉，顶端截形，常破裂，早落。花单性，雌雄异株，花序圆锥状，腋生。苞片漏斗状，顶端渐尖，无缘毛，每苞内具 2—4 花。花梗中下部具关节。花被 5 深裂，淡绿色，雄花花被片具绿色中脉，无翅，雄蕊 8 枚，比花被长。雌花花被片外面 3 片背部具翅，翅扩展下延，花柱 3 枚，柱头流苏状。瘦果卵形，具 3 棱，黑褐色，包于宿存花被内。花期 8—9 月，果期 9—10 月。

【分　　布】分布于陕西南部、甘肃南部、华东、华中、华南、四川、云南及贵州。生于海拔 140—2000 米的山坡灌丛、山谷、路旁、田边湿地。

【采　　制】春、秋二季采挖，除去须根，洗净，趁鲜切短段或厚片，晒干。

【应　　用】壮医　苦，寒。通气道、谷道、水道，解热毒，除湿毒。用于治疗能蚌（黄疸肝炎），肝硬化，胆囊炎，肠炎，盆腔炎，附件炎，胰腺炎，肺结核，痛风，埃病（气管炎），渗裆相（烧烫伤），肉扭（淋病）。

　　中医　微苦，微寒。归肝、胆、肺经。祛风利湿，散瘀定痛，止咳化痰。用于治疗关节痹痛，湿热黄疸，经闭，癥瘕，水火烫伤，跌扑损伤，痈肿疮毒，咳嗽痰多。

【用法用量】内服煎汤，9—15 克。外用适量，制成煎液涂敷。

【注　　意】孕妇忌服。

【备　　注】收入《广西壮族自治区壮药质量标准（第一卷）》DYB45-GXZYC0108-2008。

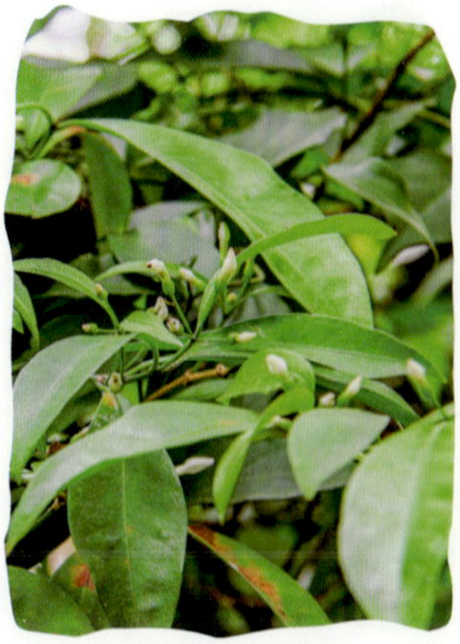

黄根

壮文 Raghenj

【考证】《广西本草选编》："味微苦、辛，性平。祛痰生新……"

【壮 药 名】壤现。

【中 药 名】黄根。

【药用部位】干燥根。

【基源植物】茜草科植物三角瓣花 *Prismatomeris connata* Y. Z. Ruan。

【植物形态】灌木至小乔木。小枝四棱柱形。叶长圆形至披针形，近革质，有时卵形或倒卵形，全缘，顶端渐尖或钝，基部狭楔形。侧脉每边 6—8 条，两面凸起。托叶生叶柄间，每侧 2 片，初时钻形，后下部加厚和连合成具 2 尖头的近三角形，宿存。伞形花序顶生，常兼侧生，无梗或因顶叶脱落而成一假花序梗，具花 3—16 朵。花芳香，两性，偶单性。花萼杯形，背面无毛或具零星腺毛，5 萼齿。花冠碟形，白色，檐部 5 裂，蕾时具棱，镊合状排列。雄蕊 5，与花冠裂片互生，着生冠管中至上部，花药背着，早熟，内藏。花柱异长，内藏或外伸，柱头扩大，二裂，裂片蕾时粘连或分离，开放时通常粘连成一扁纺锤体。子房 2 室。核果近球形，宿萼环状，紫蓝色。种子球形或半球形。花期 5—6 月，果熟期冬季。

【分　　布】分布于广西东南部、广东西南部和福建南部。生于海拔 300—1400 米的疏、密林下或灌丛中。

【采　　制】春、秋二季采挖，洗净，切片，晒干。

【应　　用】壮医　微苦，微寒。调龙路，除湿毒，强筋骨。用于治疗再生障碍性贫血，地中海贫血，白血病，硅肺，肝炎，发旺（痹病），林得叮相（跌打损伤）。

中医　微苦，凉。祛瘀生新，强壮筋骨，利湿退黄。用于治疗风湿骨痛，跌打损伤，肝炎，白血病，再生障碍性贫血，地中海贫血，硅肺。

【用法用量】内服煎汤，15—30 克。

【备　　注】收入《广西壮族自治区壮药质量标准（第二卷）》DYB45-GXZYC0163-2011。

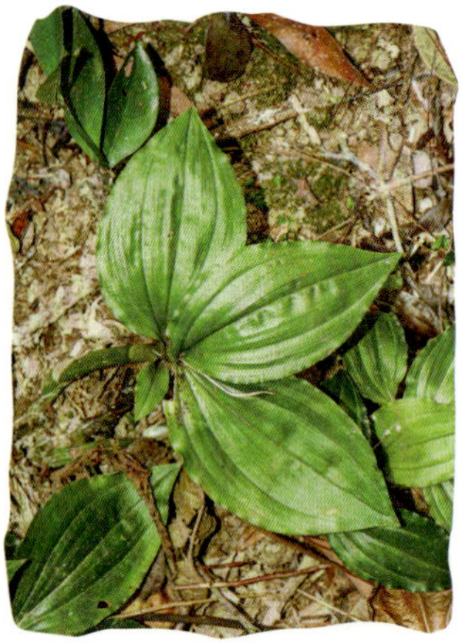

见血青

壮文 Raenlwedcing

【考证】
《广西中药资源名录》："全草用于咳血，吐血……"

【壮 药 名】壬勒晴。

【中 药 名】见血青。

【药用部位】全草。

【基源植物】兰科植物见血青 *Liparis nervosa*（Thunb. ex A. Murray）Lindl.。

【植物形态】地生草本。茎（或假鳞茎）圆柱状，肥厚，肉质，有数节，长2—10厘米，通常包藏于叶鞘之内，上部有时裸露。叶2—5枚，卵形至卵状椭圆形，膜质或草质，先端近渐尖，全缘，基部收狭并下延成鞘状柄，无关节。鞘状柄大部分抱茎。花葶发自茎顶端，总状花序，具数朵至10余朵花，花序轴有时具很窄的翅。花苞片很小，三角形。花紫色，中萼片线形或宽线形，先端钝，边缘外卷，具不明显的3脉，侧萼片狭卵状长圆形，稍斜歪，先端钝，亦具3脉。花瓣丝状，亦具3脉，唇瓣长圆状倒卵形，先端截形并微凹，基部收狭并具2个近长圆形的胼胝体。蕊柱长4—5毫米，上部两侧有狭翅。蒴果。花期2—7月，果期10月。

【分　　布】分布于广东、广西、浙江、江西、福建、台湾、湖南、四川、贵州、云南和西藏。生于林下、溪谷旁、草丛阴处或岩石覆土上，海拔1000—2100米。

【采　　制】夏、秋二季采收，鲜用或切段晒干。

【应　　用】壮医　苦、涩，凉。清热毒，通龙路，凉血止血。用于治疗颈动脉斑块，咳血，吐血，尿血，大便下血，淋浊，崩漏，跌打内伤瘀痛。

中医　甘、酸，平。活血止血，消肿止痛。用于治疗崩漏，产后腹痛，白带过多，扁桃体炎，跌打损伤，烧伤。

【用法用量】内服煎汤，3—10克。

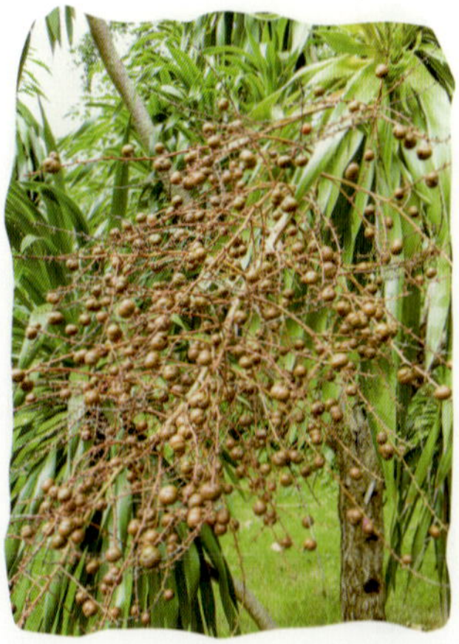

剑叶龙血树

壮文 Faexlwedlungz

【考证】

《滇南本草》：『味苦、涩，微香，性温，出无江界，木高数丈，叶类樱桃，脂液流树中，凝红如血……』

【壮药名】榧勒垄。

【中药名】剑叶龙血树。

【药用部位】含脂木材。

【基源植物】百合科植物剑叶龙血树 *Dracaena cochinchinensis*（Lour.）S.C.Chen.。

【植物形态】乔木状。树皮灰白色，老干皮部灰褐色，片状剥落，幼枝有环状叶痕。叶聚生在茎、分枝或小枝顶端，互相套叠，剑形，薄革质，向基部略变窄而后扩大，抱茎，无柄。圆锥花序，花序轴密生乳突状短柔毛，幼嫩时更甚。花每2—5朵簇生，乳白色，花梗关节位于近顶端，花被片下部约1/4—1/5合生，花丝扁平，上部有红棕色疣点，花药长约1.2毫米，花柱细长。浆果，橘黄色，具1—3颗种子。花期3月，果期7—8月。

【分布】分布于广西南部和云南南部。生于海拔950—1700米的石灰岩上。

【采制】全年均可采收，割取含树脂的木材，阴干。

【应用】壮医 涩，平。通调火路，散瘀止血，止咳平喘。用于治疗陆裂（咳血），肉裂（尿血），阿意嘞（便血），鹿勒（吐血），兵淋嘞（崩漏），林得叮相（跌打损伤），墨病（哮喘），阿意咪（痢疾），喯疳（小儿疳积）。

中医 甘、辛，热。活血散瘀，定痛止血，敛疮生肌。用于治疗跌打损伤，瘀血作痛，妇女气血凝滞，外伤出血，脓疮久不收口。

【用法用量】内服煎汤，3—6克。外用适量。

【注意】孕妇慎用。

【备注】收入《广西壮族自治区壮药质量标准（第一卷）》DYB45-GXZYC0122-2008。

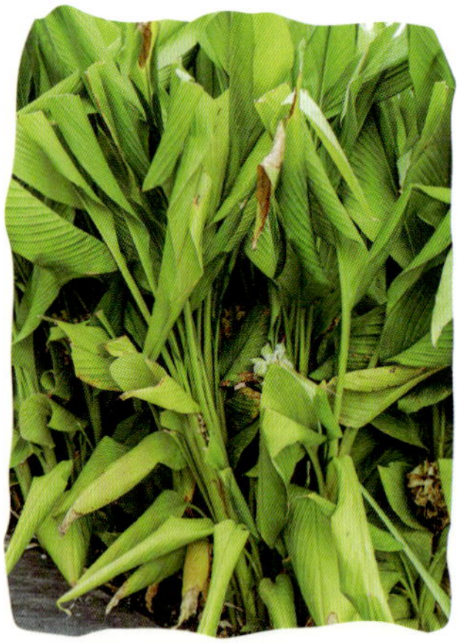

姜黄

壮文 Hinghenj

【考 证】《广西本草选编》：『味辛、苦，性温。破血通经，行气止痛。治瘀血阻滞，胸腹疼痛……』

【壮 药 名】兴现。

【中 药 名】姜黄。

【药用部位】干燥根茎。

【基源植物】姜科植物姜黄 *Curcuma longa* Linn.。

【植物形态】多年生草本。根茎很发达，成丛，分枝很多，椭圆形或圆柱状，橙黄色，极香；根粗壮，末端膨大呈块根。叶每株 5—7 枚，叶片长圆形或椭圆形，顶端短渐尖，基部渐狭，绿色，两面均无毛。花葶由叶鞘内抽出，穗状花序圆柱状。苞片卵形或长圆形，淡绿色，顶端钝，上部无花的较狭，顶端尖，开展，白色，边缘染淡红晕；花萼白色，具不等的钝 3 齿，被微柔毛。花冠淡黄色，上部膨大，裂片三角形，后方的 1 片稍较大，具细尖头。侧生退化雄蕊比唇瓣短，与花丝及唇瓣的基部相连成管状。唇瓣倒卵形，淡黄色，中部深黄，花药无毛，药室基部具 2 角状的距，子房被微毛。花期为 8 月。

【分 布】分布于广西、广东、台湾、福建、云南、西藏等地。喜生于向阳的地方。可栽培。

【采 制】冬季茎叶枯萎时采挖，洗净，煮或蒸至透心，晒干，除去须根。

【应 用】壮医 辣、苦，微热。调龙路、火路，调气，止痛。用于治疗胸胁痛，京瑟（闭经），癥瘕，发旺（痹病），林得叮相（跌打损伤），活邀尹（颈椎病）。

中医 辛、苦，温。归脾、肝经。破血行气，通经止痛。用于治疗胸胁刺痛，胸痹心痛，痛经经闭，癥瘕，风湿肩臂疼痛，跌扑肿痛。

【用法用量】内服煎汤，3—10 克。外用适量。

【注 意】血虚无气滞血瘀者及孕妇慎服。

【备 注】收入《广西壮族自治区壮药质量标准（第二卷）》DYB45-GXZYC0141-2011。

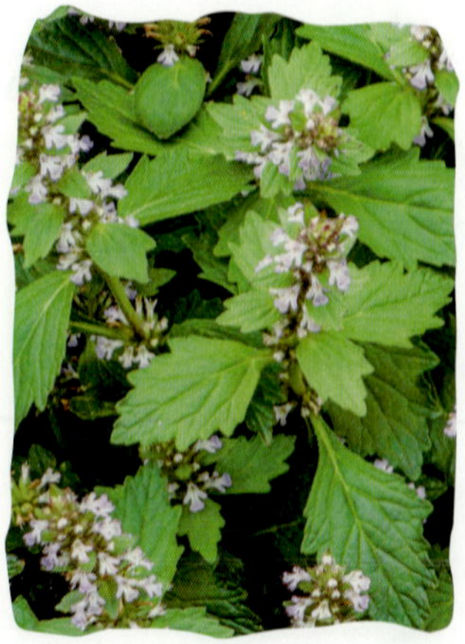

筋骨草

壮文 Gondokgaen

【壮 药 名】棵骼根。
【中 药 名】筋骨草。
【药用部位】全草。
【基源植物】唇形科植物金疮小草 *Ajuga decumbens* Thunb.。
【植物形态】一或二年生草本。具匍匐茎，被白色长柔毛或绵状长柔毛，幼嫩部分尤多，绿色，老茎有时呈紫绿色。基生叶较多，叶柄具狭翅，叶片薄纸质，匙形或倒卵状披针形，先端钝至圆形，基部渐狭，下延，边缘具波状圆齿，具缘毛，两面被疏糙伏毛或疏柔毛，侧脉 4—5 对。轮伞花序多花，排列成间断的穗状花序。下部苞叶与茎叶同形，匙形，上部者呈苞片状，披针形。花萼漏斗状，具 10 脉，萼齿 5 枚，长约为花萼 1/2。花冠淡蓝色或淡红紫色，稀白色，筒状，挺直，基部略膨大，基部有毛环，冠檐二唇形。雄蕊 4 枚，二强。花柱超出雄蕊。花盘环状。子房 4 裂，无毛。小坚果倒卵状三棱形。花期 3—7 月，果期 5—11 月。
【分 布】分布于长江以南各地。生于溪边、路旁及湿润的草坡上，海拔 360—1400 米。
【采 制】第 1 年 9—10 月收获 1 次。但第 2、3 年，则在 5—6 月和 9—10 月各收获 1 次。齐地割起全草，拣净杂质，鲜用或晒干。
【应 用】壮医 苦、甜，寒。通龙路、火路，调气道、谷道，清热毒，消肿痛。用于治疗血压桑（高血压病），唉耶（支气管炎），货烟妈（咽喉肿痛），肺炎，钵农（肺脓疡），胸膜炎，北嘻（乳腺炎），胆囊炎，胴因鹿西（胃肠炎），唉能嚎（白癜风），肝炎，呗农（痈疽），呗叮（疔疮），渗裆相（烧、烫伤），叮相噢嘞（外伤出血），夺扼（骨折）。

中医 苦、甘，寒。归肺、肝经。清热解毒，化瘀止咳，凉血散血。用于治疗咽喉肿痛，肺热咳嗽，肺痈，目赤肿痛，痢疾，痈肿疔疮，毒蛇咬伤，跌打损伤。
【用法用量】内服煎汤，6—10 克。鲜品外用，50—100 克。
【注 意】脾胃虚寒者及孕妇禁用。

【考 证】《中国中药资源名录》：『全草用于高血压……』

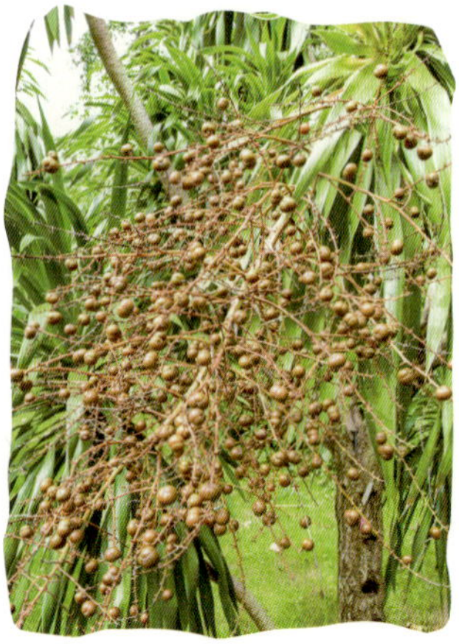

龙血竭

壮文 Meizlwedlungz

【考　证】

《滇南本草》：『味苦涩、微香，性温，出无江界，木高数丈，叶类樱桃，脂液流树中，凝红如血。』

【壮 药 名】美笏垄。

【中 药 名】龙血竭。

【药用部位】含脂木材经提取得到的树脂。

【基源植物】百合科植物剑叶龙血树 *Dracaena cochinchinensis*（Lour.）S.C.Chen.。

【植物形态】见 Faexlwedlungz 榧勒垄项下。

【分　　布】见 Faexlwedlungz 榧勒垄项下。

【采　　制】含脂木材经提取得到的树脂。

【应　　用】壮医　咸、辣、微甜，热。通龙路，调气道，补心养血，散瘀止血，平喘。用于治疗勒内（血虚），肾虚腰痛，发旺（关节痛），林得叮相（跌打损伤），陆裂（咳血），鹿勒（吐血），衄血，肉裂（尿血），阿意勒（便血），兵淋勒（崩漏），墨病（哮喘）。

中医　甘、辛、咸，温。归肺、脾、肾经。活血散瘀，定痛止血，敛疮生肌。用于治疗跌打损伤，瘀血作痛，外伤出血，脓疮久不收口。

【用法用量】内服煎汤，3—6 克。外用适量。

【注　　意】孕妇慎用。

【备　　注】收入《广西壮族自治区壮药质量标准（第一卷）》DYB45-GXZYC060-2008。

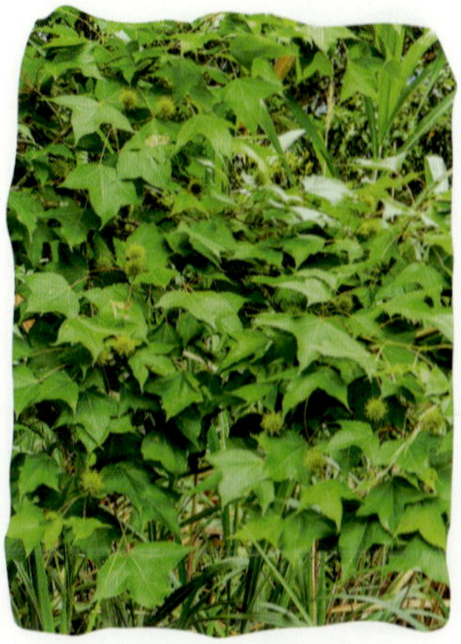

路路通

壮文 Makraeu

【壮 药 名】芒柔。

【中 药 名】路路通。

【药用部位】干燥成熟果序。

【基源植物】金缕梅科植物枫香树 *Liquidambar formosana* Hance。

【植物形态】乔木，树皮灰褐色，方块状剥落。叶薄革质，阔卵形，掌状3裂，中央裂片较长，先端尾状渐尖；两侧裂片平展；基部心形；上面绿色，干后灰绿色，不发亮；下面有短柔毛，或变秃净仅在脉腋间有毛；边缘有锯齿，齿尖有腺状突；叶柄常有短柔毛；托叶线形，游离，或略与叶柄连生，早落。雄性短穗状花序常多个排成总状；雌性头状花序有花24—43朵。头状果序圆球形，木质，蒴果下半部藏于花序轴内，有宿存花柱及针刺状萼齿。种子多数，褐色，多角形或有窄翅。

【分　　布】分布于秦岭及淮河以南各省，北起河南、山东，东至台湾，西至四川、云南及西藏，南至广东。性喜阳光，多生于平地、村落附近、低山的次生林。

【采　　制】冬季果实成熟后采收，除去杂质，干燥。

【应　　用】壮医　苦，平。调火路，通水道，除湿毒。用于治疗发旺（痹病），笨浮（水肿），产呱嘻馁（产后缺乳），京瑟（经闭），巧尹（头痛）。

中医　苦，平。归肝、肾经。祛风活络，利水，通经。用于治疗关节痹痛，麻木拘挛，水肿胀满，乳少，闭经。

【用法用量】内服煎汤，5—10克。

【备　　注】收入《广西壮族自治区壮药质量标准（第二卷）》DYB45-GXZYC0193-2011。

【考　　证】

《岭南采药录》：『主治风湿流注疼痛……』

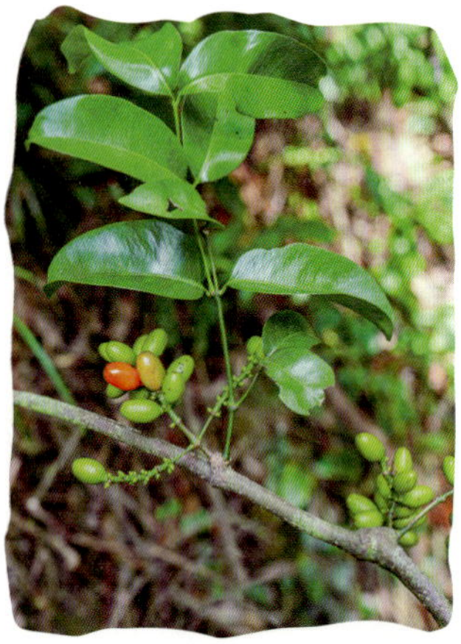

买麻藤

壮文 Gaeuni

【考　证】

《广西药植名录》：『茎叶：接骨，消肿，……根：治鹤膝风。』

《广西中药资源名录》：『买麻藤，又名麻骨风、山花生藤，茎用于咳嗽……』

【壮 药 名】勾泥。

【中 药 名】买麻藤。

【药用部位】藤茎。

【基源植物】买麻藤科植物买麻藤 *Gnetum montanum* Markgr. 。

【植物形态】大藤本。叶形大小多变，通常呈矩圆形，稀矩圆状披针形或椭圆形，革质或半革质，先端具短钝尖头，基部圆或宽楔形。雄球花序一至二回三出分枝，排列疏松，长 2.5—6 厘米，总梗长 6—12 毫米，雄球花穗圆柱形，长 2—3 厘米，具 13—17 轮环状总苞，每轮环状总苞内有雄花 25—45 枚。雌球花序侧生老枝上，单生或数序丛生，总梗长 2—3 厘米，主轴细长，有 3—4 对分枝，雌球花穗长 2—3 厘米，每轮环状总苞内有雌花 5—8 枚，雌球花穗成熟时长约 10 厘米。种子矩圆状卵圆形或矩圆形，长 1.5—2 厘米，径 1—1.2 厘米，熟时黄褐色或红褐色。花期 6—7 月，种子 8—9 月成熟。

【分　　布】分布于广西马山、上林、宾阳、永福、上思、平南、桂平、容县、博白、百色、德保、靖西、那坡、田林、隆林、南丹、天峨、罗城、环江、巴马、都安、象州、金秀、宁明、龙州等地。生于丘陵及山地林中。

【采　　制】全年均可采收，鲜用或晒干。

【应　　用】壮医　苦，微热。通调龙路、火路，祛风毒，除湿毒，止痛。用于治疗发旺（风湿骨痛），核难（腰肌劳损），诺吟阍（筋骨酸软），林得叮相（跌打损伤），夺扼（骨折），唪耶（支气管炎），胴尹（胃痛），幽扭（淋证），呗（蜂窝组织炎）。

　　中医　苦，微温。祛风除湿，散瘀性血，化痰止咳。用于治疗风湿痹痛，腰痛，鹤膝风，跌打损伤，溃疡病出血，慢性气管炎。

【用法用量】内服煎汤，6—9 克。

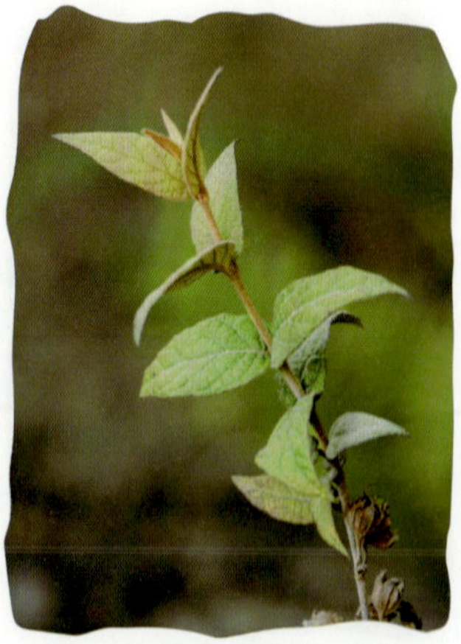

蜜桶花

壮文 Gaeuvameuz

【考　证】《中国壮药资源名录》：『来江藤（全草）……用于发旺（风湿筋骨痛），笨浮（浮肿）……』

【壮 药 名】勾华苗。

【中 药 名】蜜桶花。

【药用部位】全株。

【基源植物】玄参科植物来江藤 *Brandisia hancei* Hook. f. 。

【植物形态】灌木。全体密被锈黄色星状绒毛，枝及叶上面逐渐变无毛。叶片卵状披针形，顶端锐尖头，基部近心脏形，稀圆形，全缘，叶柄短，有锈色绒毛。花单生于叶腋，花梗长达 1 厘米，中上部有 1 对披针形小苞片，均有毛。萼宽钟形，外面密生锈黄色星状绒毛，内面密生绢毛，具脉 10 条，5 裂至 1/3 处。花冠橙红色，外面有星状绒毛，上唇宽大，2 裂，3 裂，雄蕊约与上唇等长。子房卵圆形，与花柱均被星毛。蒴果有短喙，具星状毛。花期 11 月至翌年 2 月，果期 3—4 月。

【分　　布】分布于中国华中、西南、华南。生于海拔 500—2600 米的林中及林缘。

【采　　制】全年均可采收，切段晒干或鲜用。

【应　　用】壮医　微苦，寒。通调龙路、火路，祛风毒，除湿毒，消肿痛。用于治疗骨膜炎，骨髓炎，下肢静脉曲张，能蚌（黄疸肝炎），发旺（风湿筋骨痛），笨浮（浮肿），鹿嘞（吐血），心跳（心悸），林得叮相（跌打损伤），呗农（痈疮），狠尹（疖肿）。

　　中医　微苦，凉。祛风利湿，清热解毒。用于治疗风湿筋骨痛，浮肿，泻痢，黄疸，痨伤吐血，骨髓炎，骨膜炎，疮疖。

【用法用量】内服煎汤，15—30 克。外用适量，捣敷。

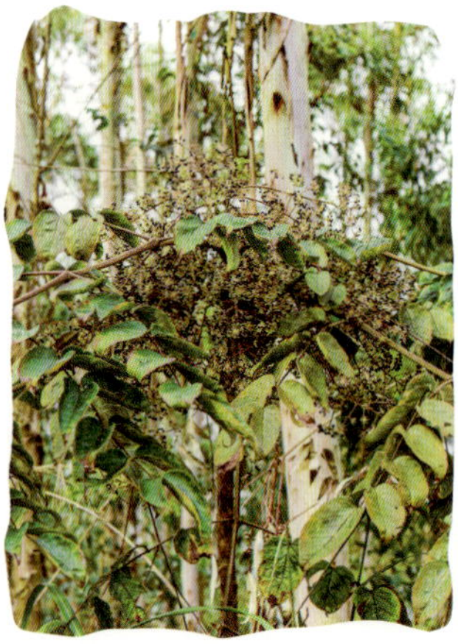

乌不企

壮文 Doengjha

【壮 药 名】动哈。

【中 药 名】乌不企。

【药用部位】干燥根。

【基源植物】五加科植物黄毛楤木 *Aralia decaisneana* Hance。

【植物形态】灌木。茎皮灰色，有纵纹和裂隙；新枝密生黄棕色绒毛，有刺；刺短而直，基部稍膨大。叶为二回羽状复叶；叶柄粗壮，疏生细刺和黄棕色绒毛；托叶和叶柄基部合生，先端离生部分锥形，外面密生锈色绒毛；叶轴和羽片轴密生黄棕色绒毛；羽片有小叶 7—13 枚，基部有小叶 1 对；小叶片革质，卵形至长圆状卵形，先端渐尖或尾尖，基部圆形，稀近心形，边缘有细尖锯齿。圆锥花序大，分枝，密生黄棕色绒毛，疏生细刺；伞形花序，有花 30—50 朵；花淡绿白色。果实球形，黑色，有 5 棱。花期 10 月至翌年 1 月，果期 12 月至翌年 2 月。

【分 布】分布于广西、广东、云南（南部）、贵州、江西、安徽、福建和台湾。生于海拔数十米至 1000 米的阳坡或疏林中。

【采 制】秋后采收，除去杂质，洗净，切片，晒干。

【应 用】壮医 苦、辣，平。清热毒，除湿毒，调谷道、通水道。用于治疗林得叮相（跌打损伤），发旺（痹病），能蚌（黄疸），肉扭（淋证），笨浮（水肿），阿意咪（痢疾），隆白呆（带下），胴尹（胃痛），货烟妈（咽炎），呗农（痈疮），呗（无名肿毒），呗奴（瘰疬）。

中医 苦、辛，平。归肺、脾、肝、肾经。祛风除湿，活血通经，解毒消肿。用于治疗风热感冒头痛，咳嗽，风湿痹痛，腰腿酸痛，湿热黄疸，水肿，淋浊，带下，闭经，产后风痛，跌打损伤，胃脘痛，咽喉肿痛，牙龈肿痛。

【用法用量】内服煎汤，6—15 克；或浸酒。外用适量，捣烂敷。

【注 意】孕妇禁服。

【备 注】收入《广西壮族自治区壮药质量标准（第二卷）》DYB45-GXZYC0069-2011。

【考 证】

《广西药用植物名录》：『根：用于胃脘痛，乳痛，蛇伤，风湿痹痛……』

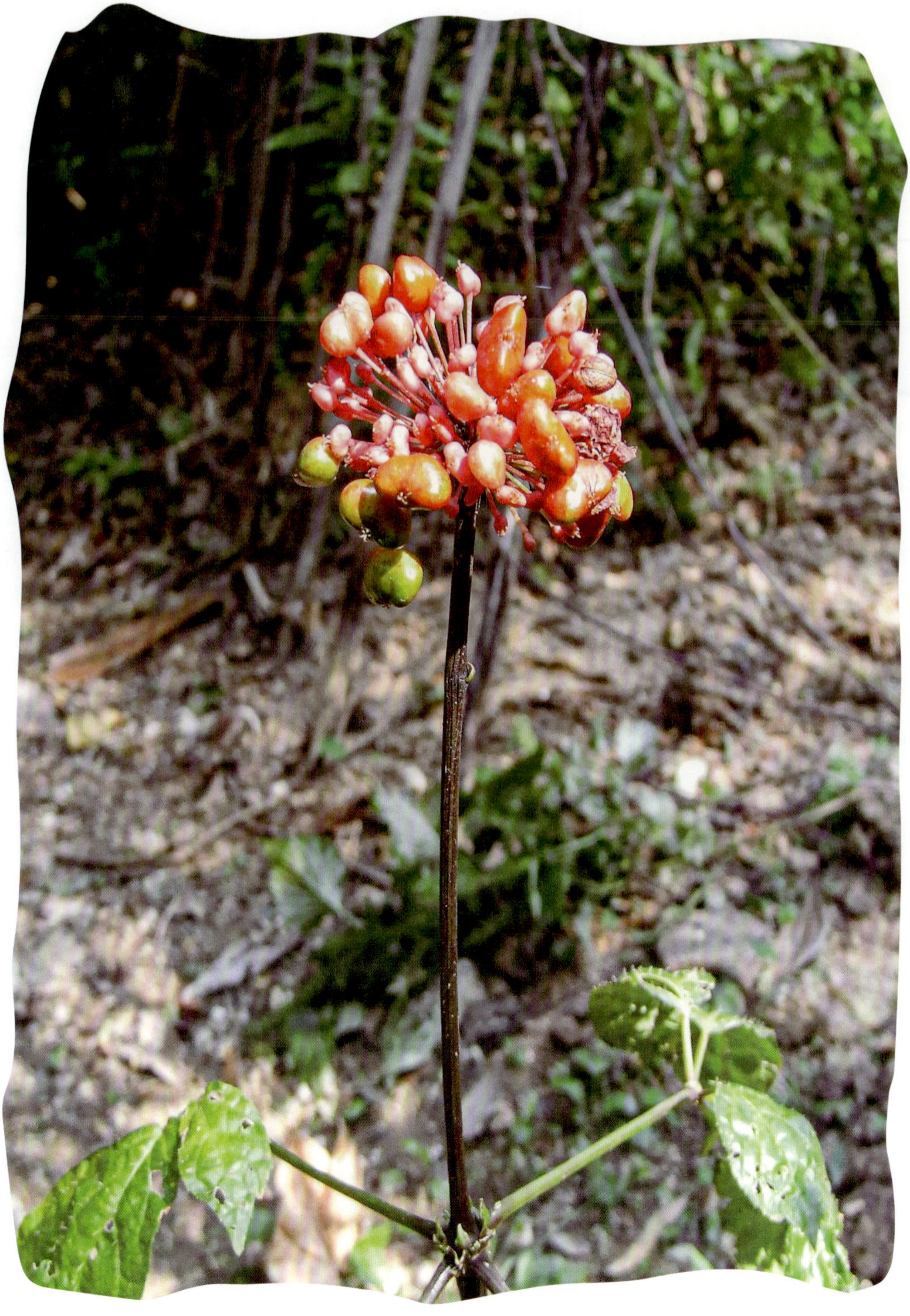

三七

三七

壮文 Godienzcaet

【考　证】

《岭南采药录》：『治痰火吐血，能祛瘀生新。』

【壮 药 名】棵点镇。

【中 药 名】三七。

【药用部位】干燥根及根茎。

【基源植物】五加科植物三七 *Panax notoginseng*（Burk.）F.H.Chen。

【植物形态】多年生直立草本。主根粗壮，肉质，纺锤形、倒圆锥形或圆柱形。常有疣状突起的分枝。茎单一，直立，不分枝。掌状复叶，3—6 片轮生茎顶。托叶线形，簇生，短小。小叶通常 5—17 枚，稀 3—9 枚，膜质，长圆形至倒卵状长圆形，基部一对较小，先端长渐尖，基部近圆形，多不对称，叶缘有细密锯齿，齿端具小刚毛，两面沿脉疏生刚毛。伞形花序单生，有花 80—100 朵或更多，花梗被微柔毛。花小，基部具鳞片状苞片。花萼 5 齿裂，花瓣 5 枚，黄绿色，长圆状卵形，先端尖。雄蕊 5，花丝线形，子房下位，花柱 2 枚，下部合生。核果状浆果，近肾形，熟时鲜红色。种子 1—3 颗，扁球形，白色。花期 6—8 月，果期 8—10 月。

【分　　布】野生于山坡丛林下，多栽培于云南和广西。

【采　　制】种植 3—5 年收获。秋季花开前采挖，洗净，分开主根、支根及根茎，干燥。

【应　　用】壮医　甜，热。调龙路、火路，补血，止血，散瘀止痛。用于治疗产后血虚，陆裂（咯血），渗裂（吐血、衄血），阿意勒（便血），兵淋勒（崩漏），胸痛，心头痛（胃痛），林得叮相（跌打损伤），京尹（月经痛），产后腹痛。

中医　甘、微苦，温。归肝、胃经。散瘀止血，消肿定痛。用于治疗咯血，吐血，衄血，便血，崩漏，外伤出血，胸腹刺痛，跌扑肿痛。

【用法用量】内服煎汤，3—9 克。研粉吞服，每次 1—3 克。补血，用鲜品 50—100 克。外用适量调敷。

【注　　意】孕妇慎用。

【备　　注】收入《广西壮族自治区壮药质量标准（第一卷）》DYB45-GXZYC0012-2008。

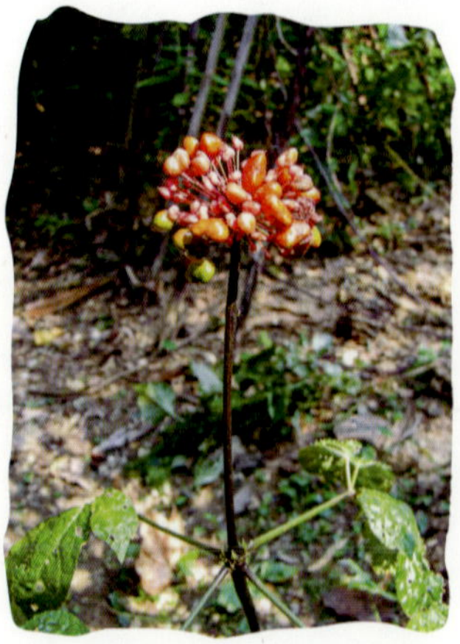

三七花

壮文 Vasamcaet

【考　证】《广西药用植物名录》：『用于咽喉炎，头晕……』

【壮 药 名】华三镇。
【中 药 名】三七花。
【药用部位】干燥花序。
【基源植物】五加科植物三七 *Panax notoginseng*（Burk.）F.H.Chen。
【植物形态】见 Godienzcaet 棵点镇项下。
【分　　布】见 Godienzcaet 棵点镇项下。
【采　　制】夏季花开放前或初开放时采收，干燥。
【应　　用】壮医　甜、微苦，微热。通龙路、火路，补血虚，止血，消肿止痛。用于治疗产呱耐（产后血虚），陆裂（咳血），渗裂（吐血、衄血），阿意勒（便血），兵淋勒（崩漏），阿闷（胸痛），胴尹（胃痛），林得叮相（跌打损伤），京尹（月经痛），产后腹痛。

中医　甘，凉。归肝、肾经。清热，平肝，降压。用于治疗高血压，头昏，目眩，耳鸣，急性咽喉炎。

【用法用量】内服煎汤，1—3 克。
【备　　注】收入《广西壮族自治区壮药质量标准（第二卷）》DYB45-GXZYC0006-2011。

三七叶

壮文 Mbawsamcaet

【考　证】

《生草药性备要》：『味辛。治跌打，消瘀散血，敷毒疮，治痰火……』

【壮 药 名】盟三镇。

【中 药 名】三七叶。

【药用部位】干燥茎叶。

【基源植物】五加科植物三七 *Panax notoginseng*（Burk.）F.H.Chen。

【植物形态】见 Godienzcaet 棵点镇项下。

【分　　布】见 Godienzcaet 棵点镇项下。

【采　　制】夏、秋二季或初冬采割，除去杂质，晒干。

【应　　用】壮医　甜、微苦，温。通龙路、火路，活血止血，散瘀止痛。用于治疗陆裂（咯血），鹿裂（吐血），渗裂（衄血），阿意勒（便血），兵淋勒（崩漏），阿闷（胸痛），胴尹（胃痛），林得叮相（跌打损伤），京尹（月经痛），产后腹痛。

中医　甘、微苦，温。归肝、胃经。止血，消肿，定痛。用于治疗吐血，衄血，外伤出血，痈肿毒疮。

【用法用量】内服煎汤，3—9 克。

【备　　注】收入《广西壮族自治区壮药质量标准（第二卷）》DYB45-GXZYC0005-2011。

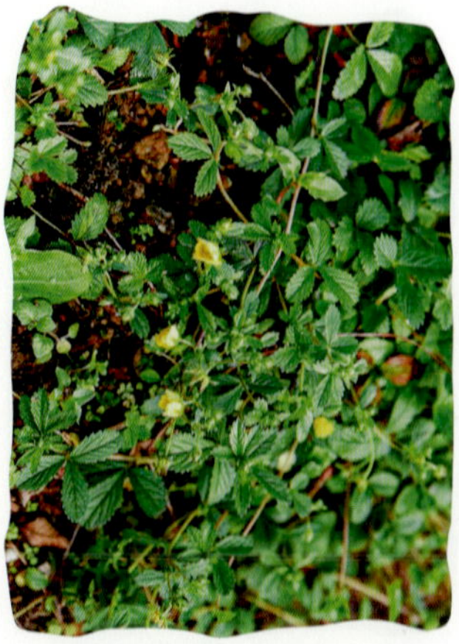

地蜂子

壮文 Byaekvae

【考　证】

《广西中药资源名录》：『三叶委陵菜，又叫「乌豆」（武鸣壮语音），根用于胃痛……』

【壮 药 名】碰威。

【中 药 名】地蜂子。

【药用部位】全草。

【基源植物】蔷薇科植物三叶委陵菜 *Potentilla freyniana* Bornm.。

【植物形态】多年生草本，有纤匍枝或不明显。根分枝多，簇生。花茎被平铺或开展疏柔毛。基生叶掌状 3 出复叶，连叶柄长 4—30 厘米，宽 1—4 厘米。小叶片长圆形、卵形或椭圆形，顶端急尖或圆钝，基部楔形或宽楔形，边缘有多数急尖锯齿，两面绿色，疏生平铺柔毛。茎生叶小叶与基生叶小叶相似，唯叶柄很短，叶边锯齿减少。基生叶托叶膜质，褐色，外面被稀疏长柔毛，茎生叶托叶草质，绿色，呈缺刻状锐裂，有稀疏长柔毛。伞房状聚伞花序顶生，多花，松散，外被疏柔毛。萼片三角卵形，顶端渐尖，副萼片披针形，顶端渐尖，与萼片近等长，外面被平铺柔毛。花瓣淡黄色，长圆倒卵形，顶端微凹或圆钝，花柱近顶生。成熟瘦果卵球形。花果期 3—6 月。

【分　　布】分布于广西、云南、福建、四川、贵州、黑龙江、吉林、辽宁、河北、山西、山东、陕西、甘肃、湖北、湖南、浙江、江西。生于山坡草地、溪边及疏林下阴湿处，海拔 300—2100 米。

【采　　制】全年可采，洗净，晒干。

【应　　用】壮医　苦、涩，凉。清热解毒，散瘀止痛。用于治疗林得叮相（跌打损伤），发旺（风湿骨痛），胃痛，小儿脑瘫，骨结核，骨髓炎。

中医　苦，平。归肺、胃、肝、大肠经。清热解毒，敛疮止血，散瘀止痛。用于治疗咳嗽，胃痛，痢疾，肠炎，痈肿疔疮，崩漏，月经过多，产后出血，外伤出血。

【用法用量】内服煎汤，6—10 克。

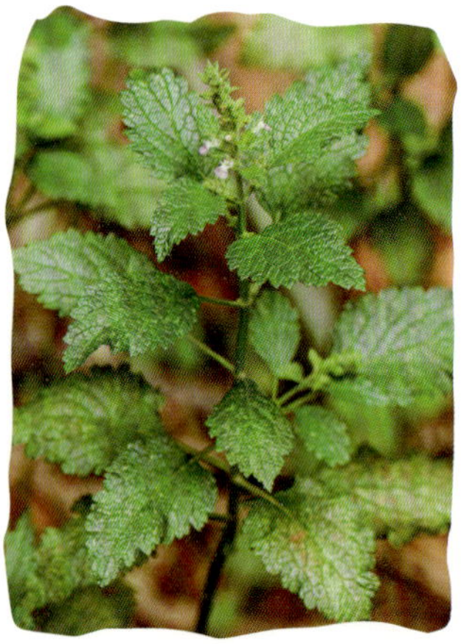

山藿香

壮文 Haznajnyaeuq

【考　证】

《广西中药资源名录》：『全草用于肺脓肿……』

《广东中药》：『散瘀，止血，凉血。治肺痨吐血……』

【壮 药 名】哈那由。

【中 药 名】山藿香。

【药用部位】全草。

【基源植物】唇形科植物血见愁 *Teucrium viscidum* Bl.。

【植物形态】多年生草本，具匍匐茎。茎直立上部具夹生腺毛的短柔毛。叶柄长1—3厘米，叶片卵圆形至卵圆状长圆形，先端急尖或短渐尖，基部圆形、阔楔形至楔形，下延，边缘为带重齿的圆齿，两面近无毛。假穗状花序生于茎及短枝上部。花萼小，钟形，外面密被腺长柔毛，内面在齿下被稀疏微柔毛，萼齿5枚，直伸，长不及萼筒长的1/2，果时花萼呈圆球形，直径3毫米。花冠白色，淡红色或淡紫色。雄蕊伸出，前对与花冠等长。花柱与雄蕊等长。花盘盘状，浅4裂。子房圆球形，顶端被泡状毛。小坚果扁球形，黄棕色。6月至11月。

【分　　布】分布于江苏、浙江、福建、台湾、江西、湖南、广东、广西、云南、四川及西藏。生于山地林下润湿处，海拔120—1530米。

【采　　制】7—8月采收，洗净，鲜用或晒干。

【应　　用】壮医　辣、苦，寒。调龙路，消肿痛。用于治疗子宫啼北（妇女子宫肌瘤），埃嘞（咳血），鹿嘞（吐血），渗嘞（衄血），钵农（肺痈），林得叮相（跌打损伤），呗农（痈疮），仲黑啼尹（痔疮），漆疮，尜痂（脚癣），犸哈（狂犬咬伤），额哈（毒蛇咬伤）。

中医　辛、苦，凉。归肺、大肠经。凉血止血，解毒消肿。用于治疗咳血，吐血，衄血，肺痈，跌打损伤，痈疽肿毒，痔疮肿痛，漆疮，脚癣，狂犬咬伤，毒蛇咬伤。

【用法用量】内服煎汤，15—30克。外用，鲜品50—100克。

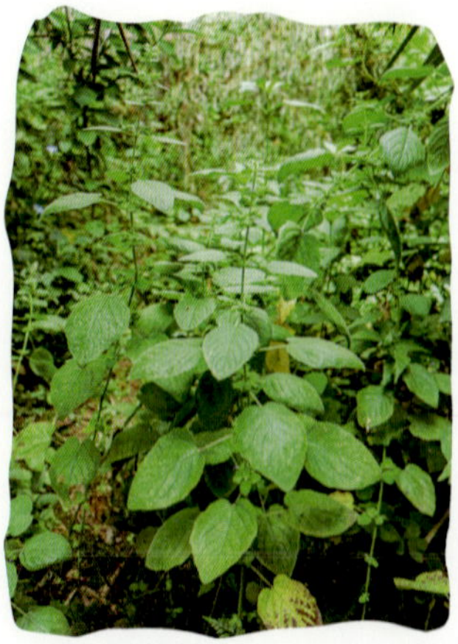

山香

壮文 Gobwnguk

【考　证】

《广西本草选编》：『味辛、微苦，气香，性平。散瘀止痛……』

【壮 药 名】棵盆共。

【中 药 名】山香。

【药用部位】全草。

【基源植物】唇形科植物山香 *Hyptis suaveolens*（L.）Poit.。

【植物形态】一年生，直立、粗壮、多分枝草本，揉之有香气。茎钝四棱形，具四槽，被平展刚毛。叶卵形至宽卵形，生于花枝上的较小，先端近锐尖至钝形，基部圆形或浅心形，常稍偏斜，边缘为不规则的波状，具小锯齿，薄纸质，上面榄绿色，下面较淡，两面均被疏柔毛；叶柄柔弱，腹凹背凸，毛被同茎。聚伞花序2—5花，有些为单花，着生于渐变小叶腋内，成总状花序或圆锥花序排列于枝上。花萼10条脉极凸出，外被长柔毛及淡黄色腺点，内部有柔毛簇，萼齿5，短三角形，先端长锥尖，直伸。花冠蓝色，外面除冠筒下部外被微柔毛，冠檐二唇形，上唇先端2圆裂，裂片外反，下唇3裂，侧裂片与上唇裂片相似，中裂片囊状，略短。雄蕊4枚，花柱先端2浅裂。子房裂片长圆形，无毛。小坚果常2枚成熟，扁平，暗褐色，具细点，基部具二着生点。花、果期一年四季。

【分　　布】分布于广西、广东、福建及台湾。生于开旷荒地上。

【采　　制】夏、秋二季采收，除去杂质，阴干。

【应　　用】壮医　辣、苦，平。祛风毒，除湿毒，调龙路、火路，止痛。用于治疗贫痧（感冒），发旺（风湿骨痛），林得叮相（跌打损伤），刀伤出血，能含能累（湿疹），额哈（毒蛇咬伤）。

中医　辛、苦，平。归肺、肝、胃经。疏风散瘀，行气利湿，解毒，止痛。用于治疗感冒头痛，胃肠胀气，风湿骨痛，跌打肿痛，创伤出血，痈肿疮毒，虫蛇咬伤，湿疹，皮炎。

【用法用量】内服煎汤，6—15克。外用适量，煎水洗患处。

【备　　注】收入《广西壮族自治区壮药质量标准（第一卷）》DYB45-GXZYC0027-2008。

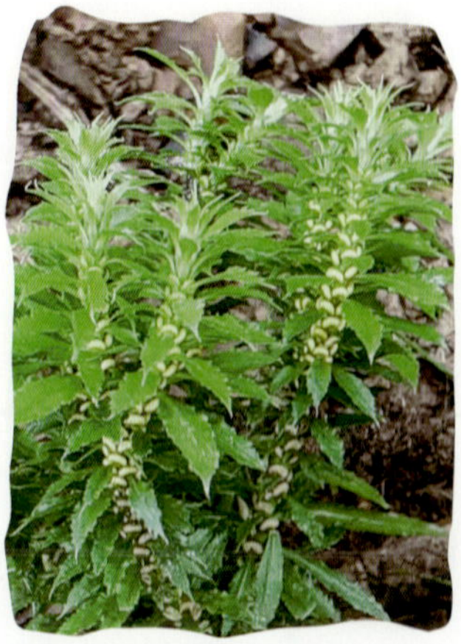

虱子草

壮文 Dapciencaengz

【考　证】

《湖南药物志》：『阴虱：千层塔，煎水洗。』

《广西中药资源名录》：『全草，用于小儿惊风……』

【壮 药 名】塔千层。

【中 药 名】虱子草。

【药用部位】干燥全草。

【基源植物】石杉科植物蛇足石杉 *Huperzia serrata*（Thunb. ex Murray）Trev.。

【植物形态】多年生土生植物。茎直立或斜生，枝连叶2—4回二叉分枝，枝上部常有芽孢。叶螺旋状排列，疏生，狭椭圆形，通直，基部楔形，下延有柄，先端急尖或渐尖，边缘平直不皱曲，有粗大或略小而不整齐的尖齿，两面光滑，有光泽，中脉突出明显，薄革质。孢子叶与不育叶同形；孢子囊生于孢子叶的叶腋，两端露出，肾形，黄色。

【分　　布】除西北地区部分省区、华北地区外，各地均有分布。生于海拔300—2700米的林下、灌丛下、路旁。

【采　　制】全年可采，晒干。

【应　　用】壮医　苦、甜，平，有小毒。通（调）龙路、火路，除湿毒，止疼痛，止血。用于治疗钵哝（肺癌），呗（无名肿痛），核尜尹（坐骨神经痛），勒爷狠风（小儿惊风），胴西咪暖（蛔虫病），胆结石引起的剧痛，胆囊炎，仲嘿喯尹（痔疮），呗农（痈疮），呗叮（疔疮），狠尹（疖肿），渗裆相（烧烫伤），林得叮相（跌打损伤）。

中医　散瘀消肿，止血生肌，镇痛，消肿，杀虱。用于治疗瘀血肿痛，跌打损伤，坐骨神经痛，神经性头痛，烧烫伤。民间用以灭虱，灭臭虫，治疗蛇咬伤等。

【用法用量】内服煎汤，6—10克。外用适量，煎水洗，或捣烂敷患处，或研末撒于患处，或调敷患处。

【注　　意】本品有小毒，内服不宜过量。孕妇禁用。

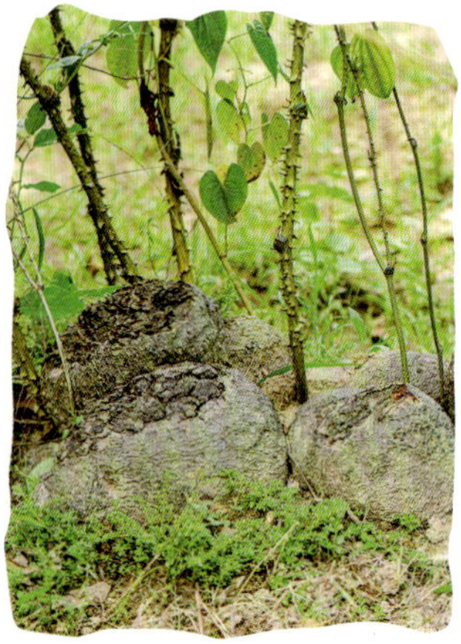

薯莨

壮文 Maenzmouduenh

【壮 药 名】门谋断。

【中 药 名】薯莨。

【药用部位】块茎。

【基源植物】薯蓣科植物薯莨 *Dioscorea cirrhosa* Lour. 。

【植物形态】藤本。块茎一般生长在表土层，为卵形、球形、长圆形或葫芦状，外皮黑褐色，断面新鲜时红色，干后紫黑色，直径达 20 厘米以上。茎绿色，无毛，右旋，下部有刺。单叶，茎下部互生，中部以上对生，叶片革质或近革质，长椭圆形至卵形，或为卵状披针形至狭披针形，先端渐尖，基部圆形，基出脉 3—5 条。雄花序重穗状，呈圆锥状花序。雄花的外轮花被片为宽卵形，内轮倒卵形，雄蕊 6 枚。雌花外轮花被片较内轮大。蒴果近三棱状扁圆形，种子有膜质翅。花期 4—6 月，果期 7 月至翌年 1 月。

【分　　布】分布于广西的岑溪、宁明、邕宁、宾阳、隆安、那坡、田阳、柳州、桂林、玉林、百色等地。生于海拔 350—1500 米的山坡、河谷边杂木林、阔中林中灌丛、路旁。

【采　　制】5—8 月采挖，洗净，捣碎鲜用或切片晒干。

【应　　用】壮医　微苦、涩，微寒。调龙路，止血。用于治疗贫淋嘞（崩漏），产呱噢嘞（产后出血），陆嘞（咯血），幽嘞（尿血），消化道出血，仲嘿喯尹（痔疮），嘞内（贫血）。

中医　苦，凉，有小毒。活血止血，理气止痛，清热解毒。用于治疗咳血，咯血，呕血，衄血，尿血，便血，崩漏，月经不调，痛经，经闭，产后腹痛，脘腹胀痛，痧胀腹痛，热毒血痢，水泻，关节痛，跌打肿痛，疮疖，带状疱疹，外伤出血。

【用法用量】内服煎汤，3—9 克。

【考　证】

《湖南药物志》：『活血，补血，止痛，散气。治筋骨痛……』

《广西中药资源名录》：『薯莨块茎：用于咳血……』

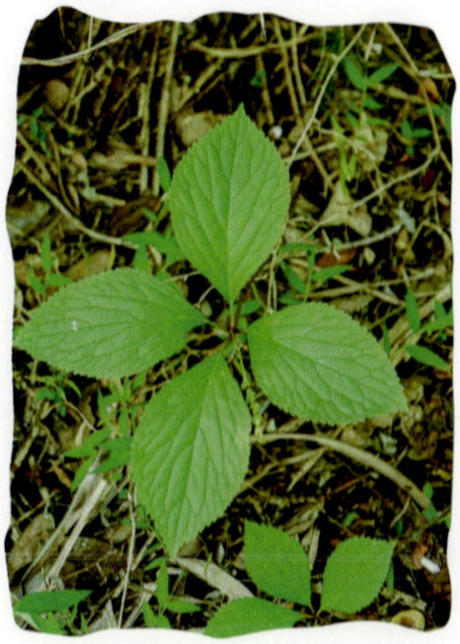

四块瓦

壮文 Goseiqmbaw

【考 证】《广西中药资源名录》：『丝穗金粟兰，又叫「四块瓦」（融安、柳江）全草用于风湿骨痛……』

【壮 药 名】棵绥榻。
【中 药 名】四块瓦。
【药用部位】全草。
【基源植物】金粟兰科植物丝穗金粟兰 *Chloranthus fortunei*（A.Gray）Solms - Laub.。
【植物形态】多年生草本。根茎粗短，密生多数细长须根。茎直立，单生或数个丛生，下部节上对生 2 片鳞状叶。叶对生，一般 4 片生于茎上部。叶片纸质，宽椭圆形、长椭圆形或倒卵形，先端短尖，基部宽楔形，边缘有锯齿，齿尖有一腺体，近基部全缘。穗状花序单一，顶生，苞片倒卵形，通常 2—3 齿裂。花白色，雄蕊 3 枚，药隔基部合生，着生于子房上部外侧，中央药隔具 1 个 2 室的花药，两侧药隔各具 1 个 1 室的花药，药隔伸长成丝状，药室在药隔的基部。子房倒卵形，无花柱。核果球形。花期 4—5 月，果期 5—6 月。
【分 布】分布于广东、广西、湖北、湖南、四川、华东及台湾。生山坡林下阴湿处或草丛中。
【采 制】全年可采，晒干。壮医常使用熏蒸治疗。
【应 用】壮医 辣、苦，热，有毒。通龙路、火路，调气道，解痧毒，消肿毒。用于治疗贫痧（感冒），埃病（咳嗽），墨病（哮喘），发旺（风湿骨痛），京瑟（闭经），林得叮相（跌打损伤），瘀血肿痛，呗农（痈疮），呗叮（疔疮），额哈（毒蛇咬伤）。

中医 辛、苦，温，有小毒。归肺、肝经。祛风散寒，解毒消肿。用于治疗风湿性关节炎，慢性肠胃炎，菌痢，风寒咳嗽，跌打肿痛，疮疖肿毒。
【用法用量】内服煎汤，6—10 克。
【注 意】有心脏病、吐血史及孕妇忌服。

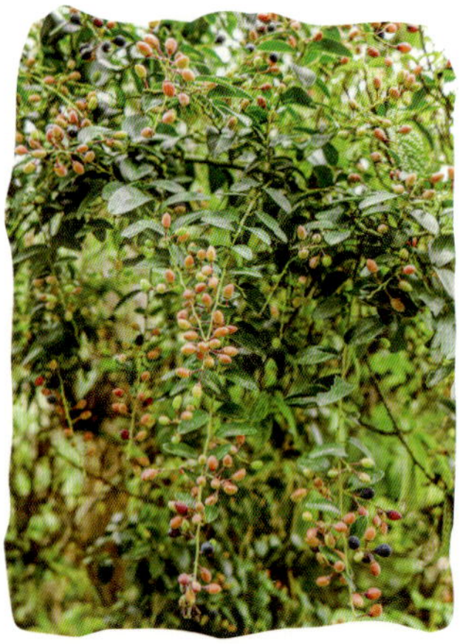

铁包金

壮文 Gohaucanh

【考证】《岭南采药录》:『解蛇毒,理恶疮,捣敷之;理跌打伤……』

【壮药名】棵毫山。

【中药名】铁包金。

【药用部位】干燥根。

【基源植物】鼠李科植物光枝勾儿茶 *Berchemia polyphylla* Wall. ex Laws. var. *leioclada* Hand. -Mazz. 。

【植物形态】藤状灌木。小枝黄褐色,无毛。叶纸质,卵状椭圆形、卵状矩圆形或椭圆形,顶端圆形或钝,稀锐尖,常有小尖头,基部圆形,稀宽楔形,两面无毛,上面深绿色,下面浅绿色,干时常变黄色,侧脉每边 5—7 条。叶柄仅上面有疏短柔毛,托叶小,披针状钻形,基部合生,宿存。花浅绿色或白色,无毛,通常 2—10 个簇生排成具短总梗的聚伞总状,或稀下部具短分枝的窄聚伞圆锥花序,花序顶生,花序轴无毛。花芽锥状,顶端锐尖。萼片卵状三角形或三角形,顶端尖;花瓣近圆形。核果圆柱形,成熟时红色,后变黑色。花果期夏、秋二季。

【分布】分布于广西、广东、四川、云南、贵州、湖南、湖北、福建、陕西。常见于山坡、沟边灌丛或林缘,海拔 100—2100 米。

【采制】全年均可采挖,除去须根,洗净,干燥,或趁鲜切片,干燥。

【应用】壮医 苦、涩,平。解热毒,除湿毒,调龙路,止血,镇痛。用于治疗渗裂(咳血,衄血,胃出血),胴尹(胃痛),巧尹(头痛),腊胴尹(腹痛),钵农(肺结核),喯疳(疳积),啊肉甜(消渴症),笨浮(水肿),发旺(痹病),能蚌(黄疸),林得叮相(跌打损伤),呗农(痈疮),呗叮(疔疮),额哈(蛇虫咬伤)。

中医 淡、涩,平。归心、肺经。散瘀,止血,止痛,镇咳,消滞。用于治疗肺结核咯血,黄疸型肝炎,腹痛,头痛,跌打损伤,痈疔疮疖,毒蛇咬伤。

【用法用量】内服煎汤,9—30 克。外用适量,捣烂外敷。

【备注】收入《广西壮族自治区壮药质量标准(第二卷)》DYB45-GXZYC0148-2011。

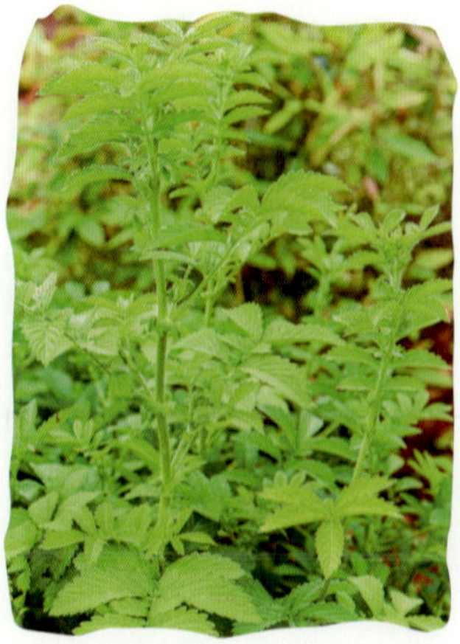

仙鹤草

壮文 Nyacaijmaj

【考证】《生草药性备要》："味甜，性平。理跌打伤，止血……"

【壮药名】牙猜骂。
【中药名】仙鹤草。
【药用部位】干燥地上部分。
【基源植物】蔷薇科植物龙芽草 *Agrimonia pilosa* Ledeb.。
【植物形态】多年生草本。根多呈块茎状、短，基部常有一至数个地下芽。茎被柔毛，稀下部被稀疏长硬毛。叶为间断奇数羽状复叶，小叶常 3—4 对，向上减少至 3 小叶。小叶片柄短或无，倒卵形，倒卵椭圆形或倒卵披针形，顶端急尖至圆钝，基部楔形至扩楔形，边缘有急尖到圆钝锯齿，两面被疏柔毛或无毛，下面有显著腺点。托叶草质，绿色，镰形，顶端急尖或渐尖，边缘有尖锐锯齿或裂片，茎下部托叶有时卵状披针形，常全缘。顶生穗状总状花序，花序轴被柔毛，花梗被柔毛。苞片深 3 裂，裂片带形，小苞片对生，卵形。花萼片 5 枚，三角卵形，花瓣黄色，长圆形，雄蕊 5—15 枚，花柱 2 枚，柱头头状。果实倒卵圆锥形，外面有 10 条肋，顶端有数层钩刺，幼时直立，成熟时靠合。花果期 5—12 月。
【分布】中国南北各省区均有分布。常生于溪边、路旁、草地、灌丛、林缘及疏林下，海拔 100—3800 米。
【采制】夏、秋二季茎叶茂盛时采割，除去杂质，干燥。
【应用】壮医　苦、涩，平。调龙路，止血，止痢，杀虫。用于治疗渗裂（血证），蛊病（肝硬化腹水），白冻（泄泻），阿意囊（痢疾），瘴病，乒白呆（带下病），渗裆相（烧伤），呗（无名肿毒），呗农（痈疮）。

中医　苦、涩，平。归心、肝经。收敛止血，截疟，止痢，解毒，补虚。用于治疗咯血，吐血，崩漏下血，疟疾，血痢，痈肿疮毒，阴痒带下，脱力劳伤。
【用法用量】内服煎汤，6—12 克。外用适量。
【备注】收入《广西壮族自治区壮药质量标准（第二卷）》DYB45-GXZYC0061-2011。

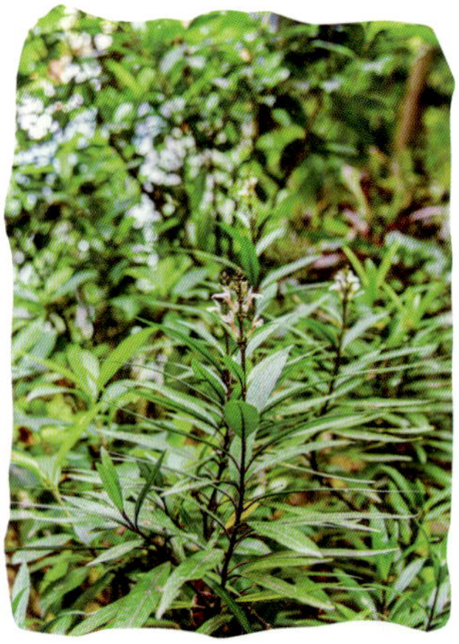

小驳骨

壮文 Hahcangswngh

【考 证】

《广西本草选编》：『味微酸、辛，性平。接骨，消肿。骨折，跌打损伤，用鲜嫩枝叶捣烂……』

【壮 药 名】哈昌僧。

【中 药 名】小驳骨。

【药用部位】干燥地上部分。

【基源植物】爵床科植物小驳骨 *Justicia gendarussa* N. L. Burman。

【植物形态】多年生草本或亚灌木、直立、光滑，高约 1 米；茎圆柱形，节膨大，分枝多，对生，嫩枝常深紫色。叶纸质，狭披针形至长披针状形，顶端渐尖，基部渐狭，全缘。中脉明显，在上面平坦，在背面呈半柱状凸起，侧脉 6—8 对，均呈深紫色或有时侧脉半透明。叶柄短，或上部的叶有时近无柄。顶生穗状花序，下部间断，上部密花；苞片对生，在花序下部的 1 或 2 对呈叶状，比萼长，上部的小，狭披针形，比萼短，内含花 2 朵以上。萼裂片披针状线形，花冠白色或粉红色，上唇长圆状卵形，下唇浅 3 裂。蒴果无毛。花期春季。

【分 布】分布于广西、广东、福建、台湾、香港、海南、云南。见于村旁或路边的灌丛中，有时栽培。

【采 制】全年均可采割，除去杂质，晒干。

【应 用】壮医 酸、辣，平。通龙路、火路，接骨，消肿。用于治疗林得叮相（跌打损伤），夺扼（骨折），风湿骨痛，火眼，软骨病。

中医 辛、微酸，平。归肝经。祛瘀止痛，续筋骨，祛风湿。用于治疗骨折，跌扑扭伤，风湿痹痛。

【用法用量】内服煎汤，15—30 克。外用适量，用火烘鲜叶热后擦患处。

【注 意】孕妇慎服。

【备 注】收入《广西壮族自治区壮药质量标准（第一卷）》DYB45-GXZYC0037-2008。

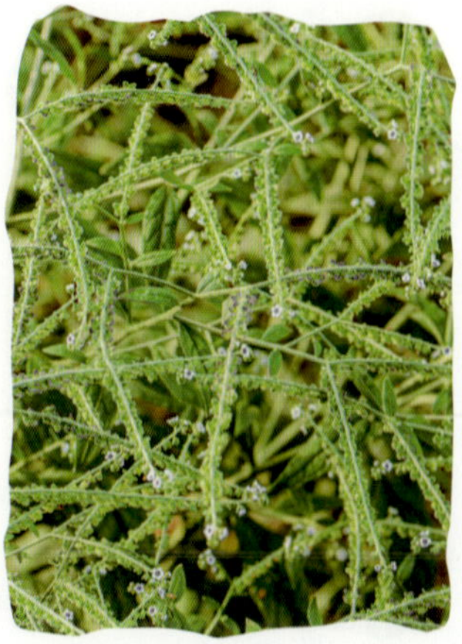

牙痈草

壮文 Lungzbuenqmbienq

【考证】《广西中药资源名录》：『小花琉璃草，全草用于身体虚弱……』

【壮药名】龙半明。

【中药名】牙痈草。

【药用部位】全草。

【基源植物】紫草科小花琉璃草 *Cynoglossum lanceolatum* Forsk.。

【植物形态】多年生草本。茎直立，由中部或下部分枝，分枝开展，密生基部具基盘的硬毛。基生叶及茎下部叶具柄，长圆状披针形，先端尖，基部渐狭，上面被具基盘的硬毛及稠密的伏毛，下面密生短柔毛。茎中部叶无柄或具短柄，披针形，茎上部叶极小。花序顶生及腋生，分枝钝角叉状分开，无苞片，果期延长呈总状。花梗长1—1.5毫米，果期几不增长，花萼裂片卵形，先端钝，外面密生短伏毛，内面无毛，果期稍增大。花冠淡蓝色，钟状，喉部有5个半月形附属物，花药卵圆形，花柱肥厚，四棱形。小坚果卵球形，密生长短不等的锚状刺，边缘锚状刺基部不连合。花果期4—9月。

【分布】分布于西南、华南及华东，河南、陕西及甘肃南部。生海拔300—2800米丘陵、山坡草地及路边。

【采制】5—8月采收，晒干或鲜用。

【应用】壮医　清热毒，利水道，调龙路。用于治疗贫淋嘞（妇女血崩、崩漏），笨浮（肾炎），诺嚎哒（牙周炎），约京乱（月经不调），呗奴（淋巴结炎），林得叮相（跌打损伤），呗（无名肿毒），呗农（痈疮），额哈（毒蛇咬伤）。

中医　苦，凉。归胃、肾经。清热解毒，利水消肿。用于治疗急性肾炎，牙周炎，牙周脓肿，下颌急性淋巴结炎，毒蛇咬伤。

【用法用量】内服煎汤，15—30克。

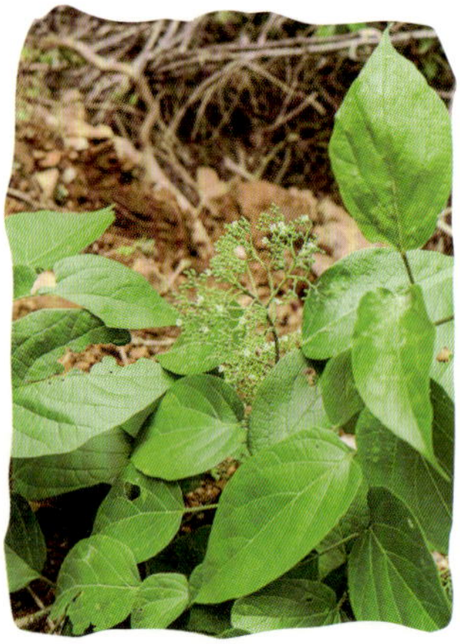

战骨

壮文 Maengmbaek

【考 证】

《广西药用植物名录》："用于风湿骨痛，肥大性脊椎炎……"

【壮 药 名】猛梦。

【中 药 名】战骨。

【药用部位】干燥茎。

【基源植物】马鞭草科植物黄毛豆腐柴 *Premna fulva* Craib。

【植物形态】灌木至乔木，攀援状，幼枝密被黄色平展长柔毛，老枝毛渐脱落且转红褐色。叶片纸质，形状大小多变，长圆状卵圆形、卵形、或长圆状倒卵圆形、卵状披针形、椭圆形或近圆形，顶端锐尖、渐尖、近圆形或倒心形至微凹，基部阔楔形、近圆形，少为近心形，常偏斜，边缘常具锯齿，表面被较疏的稍硬黄毛，毛在叶脉上更密而平展，背面密被柔毛似毡。叶柄每对长短常不等，与小枝被同样柔毛，干后易落。聚伞花序伞房状，顶生，分枝斜升至近平展，约5对，每枝再3—6回二歧分枝；苞片线形，或狭披针形，密被柔毛；花萼外被短柔毛，近二唇形，5分裂，裂齿顶端圆。合生花冠绿白色，4裂近二唇形。雄蕊4枚，二强，子房几无毛，柱头2裂。核果卵形至球形，黑色，有瘤突，果萼杯状，二唇形。

【分 布】分布于广西、贵州及云南。生长于海拔500—1200米的阴处常绿阔叶林或路边疏林中。

【采 制】全年可采，除去杂质，晒干。

【应 用】壮医 淡，平。祛风毒，除湿毒，通龙路，散瘀止痛，强筋健骨。用于治疗肥大性脊髓炎，发旺（风湿骨痛）。

中医 淡、微涩，平。归肝、肾经。活血散瘀，强筋健骨，祛风止痛。用于治疗肥大性脊椎炎，风湿性关节痛。

【用法用量】内服煎汤，15—30克。外用适量，捣烂敷，或水煎洗患处。

【备 注】收入《广西壮族自治区壮药质量标准（第一卷）》DYB45-GXZYC0118-2008。

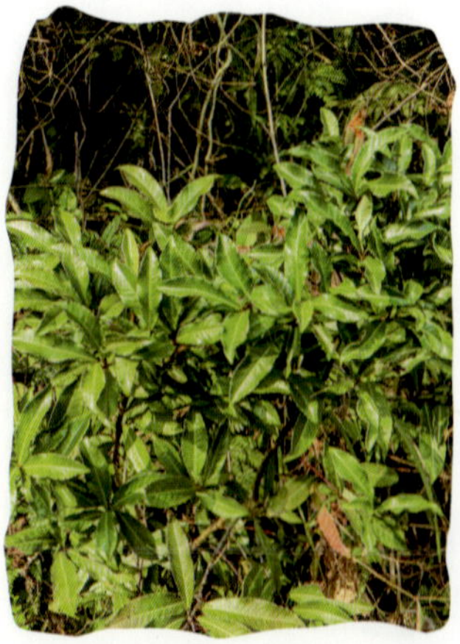

朱砂根

壮文 Meizcaekgaen

【考 证】

《生草药性备要》：『味甘，性平。治痰火，跌打，祛瘀生新……』

【壮 药 名】美色根。
【中 药 名】朱砂根。
【药用部位】干燥根。
【基源植物】紫金牛科植物朱砂根 *Ardisia crenata* Sims。
【植物形态】灌木。茎无毛，除侧生花枝外，无分枝。叶片坚纸质或革质，椭圆形、长圆状披针形至倒披针形，顶端尖，基部楔形，边缘具皱波状或波状齿，边缘具明显的腺点，两面光滑，有时背面具极小的鳞片，侧脉构成不规则的边缘脉。聚伞花序或伞形花序，着生于侧生花枝顶端。花枝近顶端具叶2—3片或更多，无毛。花萼仅基部连合，萼片椭圆状卵形，顶端圆形或钝，全缘，两面光滑，具腺点。花瓣白色，有时带粉红色，盛开时反卷，卵形，顶端急尖，具腺点，里面有时近基部具乳头状突起。雄蕊花药，背面常具腺点。子房卵珠形，光滑，具腺点。胚珠5枚，1轮。果球形，鲜红色，具腺点。花期5—6月，果期10—12月，有时2—4月。
【分　　布】分布于西藏东南部至台湾，湖北至海南岛等地。生于海拔90—2400米的疏、密林下荫湿的灌木丛中。
【采　　制】秋、冬二季采挖，洗净，干燥。
【应　　用】壮医　微苦、辣，平。调龙路、火路，清热毒，祛风毒，除湿毒，消肿止痛。用于治疗发旺（风湿骨痛），林得叮相（跌打损伤），京伊（痛经），劳伤吐血，心头痛（胃痛），头痛，货烟妈（咽喉肿痛），兵霜火豪（白喉），丹毒。

中医　微苦、辛，平。归肺、肝经。解毒消肿，活血止痛，祛风除湿。用于治疗咽喉肿痛，风湿痹痛，跌打损伤。
【用法用量】内服煎汤，3—9克。
【备　　注】收入《广西壮族自治区壮药质量标准（第一卷）》DYB45-GXZYC0078-2008。

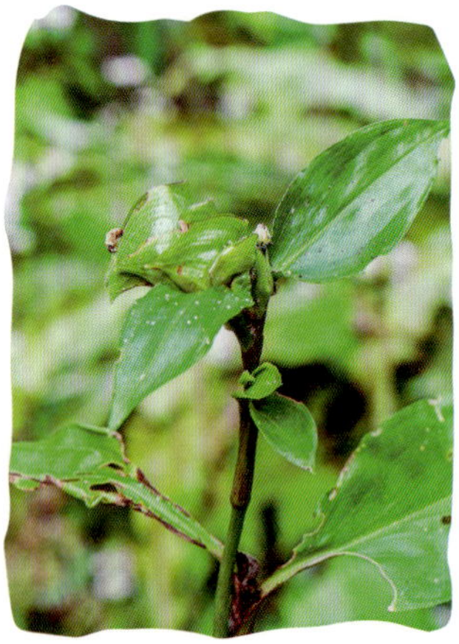

竹叶菜

壮文 Byaekgyaphung

【考　证】《中国壮药资源名录》:『全草,用于感冒发热……』

【壮 药 名】碰甲洪。

【中 药 名】竹叶菜。

【药用部位】全草。

【基源植物】鸭跖草科植物大苞鸭跖草 *Commelina paludosa* Bl.。

【植物形态】多年生草本。茎常直立,无毛或疏生短毛。叶无柄,叶片披针形至卵状披针形,顶端渐尖,两面无毛,叶鞘长 1.8—3 厘米,通常在口沿及一侧密生棕色长刚毛。总苞片漏斗状,无毛,无柄,常数个(4—10)在茎顶端集成状头,下缘合生,上缘急尖或短急尖。蝎尾状聚伞花序有花数朵。萼片膜质,花瓣蓝色,匙形或倒卵状圆形,内面 2 枚具爪。蒴果卵球状三棱形,3 室,3 爿裂,种子黑褐色。花期 8—10 月,果期 10 月至翌年 4 月。

【分　　布】分布于西藏、云南、四川、贵州、广西、湖南、江西、广东、福建和台湾。生于海拔 2800 米以下的林下及山谷溪边。

【采　　制】夏、秋二季采收,洗净,鲜用或晒干。

【应　　用】壮医　苦,寒。通调龙路,利水道,清热毒,除湿毒,解瘴毒,消肿痛。用于治疗笨浮(水肿),尜痂(脚癣),贫痧(感冒),发得(发热),埃病(咳嗽),幽扭(小便不利),航靠谋(腮腺炎),能蚌(黄疸),肝炎,阿意咪(痢疾),瘴病(疟疾),能嘞(鼻衄),幽嘞(尿血),贫淋嘞(血崩),隆白呆(带下),货烟妈(咽喉炎),呗农(痈疽),呗叮(疔疮),麦粒肿。

中医　甘,寒。利水消肿,清热解毒,凉血止血。用于治疗水肿,脚气,小便不利,热淋尿血,鼻衄,血崩,痢疾,咽喉肿痛,丹毒,痈肿疮毒,蛇虫咬伤。

【用法用量】内服煎汤,15—30 克。

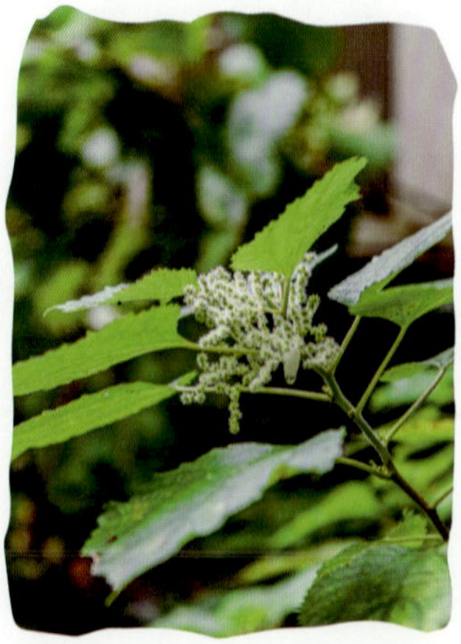

苎麻根

壮文 Gobanh

【考　证】

《广西本草选编》：『味微苦、甘，性寒。清热解毒，利尿止血，安胎。治急性膀胱炎……』

【壮 药 名】棵斑。

【中 药 名】苎麻根。

【药用部位】干燥根及根茎。

【基源植物】荨麻科植物苎麻 *Boehmeria nivea*（L.）Gaud.。

【植物形态】亚灌木或灌木。茎上部与叶柄均密被长硬毛和短糙毛。叶互生，叶片草质，常圆宽卵形或卵形，顶端急尖，基部近截形或宽楔形，边缘在上部有牙齿，叶面稍粗糙，疏被短伏毛，叶背密被雪白色毡毛。托叶分裂，钻状披针形，背面被毛。团伞花序组成圆锥花序腋生，或植株上部的为雌性，其下的为雄性，或同一植株的全为雌性；雄团伞花序直径 1—3 毫米，有少数雄花。雌团伞花序有多数密集的雌花。雄花花被片 4 枚，雄蕊 4 枚，退化雌蕊狭倒卵球形，顶端有短柱头。雌花花被椭圆形，柱头丝形。瘦果近球形，光滑，基部突缩成细柄。花期 8—10 月。

【分　　布】分布于广西、广东、云南、贵州、福建、江西、台湾、浙江、湖北、四川、甘肃、陕西、河南（南部）等地。生于山谷林边或草坡，海拔 200—1700 米。

【采　　制】冬季至翌年春季采挖，除去泥沙，晒干。

【应　　用】壮医　甜，寒。通龙路，清热毒，凉血止血。用于治疗吠偻（胎漏），鹿勒（吐血），肉裂（尿血），奔寸（子宫脱垂），笃麻（小儿麻疹），狠尹（疮疖），夺扼（骨折），隆白呆（带下）。

中医　甘，寒。归肝、肾经。止血，安胎。用于治疗胎动不安，先兆流产，尿血。外治痈肿初起。

【用法用量】内服煎汤，9—30 克。外用适量，捣烂敷患处。

【备　　注】收入《广西壮族自治区壮药质量标准（第一卷）》DYB45-GXZYC0088-2008。

通火路药

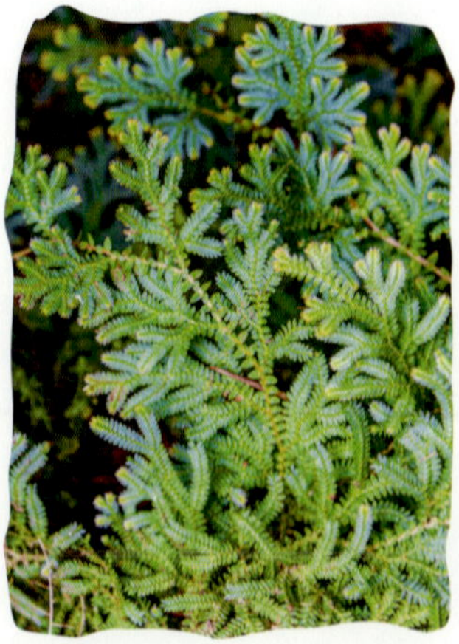

翠云草

壮文 Go'gveihgih

【考　证】《广西本草选编》：『味微苦，性寒。清热利湿，凉血解毒。治黄疸型肝炎，胆囊炎……』

【壮 药 名】棵归讥。

【中 药 名】翠云草。

【药用部位】干燥全草。

【基源植物】卷柏科植物翠云草 *Selaginella uncinata*（Desv.）Spring。

【植物形态】土生，主茎先直立而后攀援状，长50—100厘米或更长，无横走地下茎。根托只生于主茎的下部或沿主茎断续着生，自主茎分叉处下方生出，根少分叉，被毛。主茎自近基部羽状分枝，不呈“之”字形，无关节，禾秆色，主茎圆柱状，具沟槽，无毛，维管束1条，主茎顶端不呈黑褐色，主茎先端鞭形，侧枝5—8对，2回羽状分枝，小枝排列紧密，主茎上相邻分枝相距5—8厘米，分枝无毛，末回分枝连叶宽3.8—6毫米。叶全部交互排列，二形，草质，表面光滑，具虹彩，边缘全缘，明显具白边，主茎上的叶排列较疏，较大，二形，绿色。主茎上的腋叶明显大于分枝上的，肾形，或略心形，分枝上的腋叶对称，基部不呈耳状，近心形。中叶不对称，主茎上的明显大于侧枝上的，侧枝上的叶卵圆形，近覆瓦状排列，背部不呈龙骨状，先端与轴平行或交叉或常向后弯。侧叶不对称，主茎上的明显大于侧枝上的，分枝上的长圆形，上侧基部不扩大，不覆盖小枝，上侧边缘全缘，下侧基部圆形，下侧边缘全缘。孢子叶穗紧密，四棱柱形，单生于小枝末端。孢子叶一形，具白边，先端渐尖，龙骨状。大孢子叶分布于孢子叶穗下部的下侧或中部的下侧或上部的下侧。大孢子灰白色或暗褐色，小孢子淡黄色。

【分　　布】分布于广西、广东、安徽、重庆、福建、贵州、湖北、湖南、江西、四川、陕西、香港、云南、浙江。生于海拔 50—1200 米的林下或溪边阴湿处以及岩洞石缝内。

【采　　制】全年可采，洗净，干燥。

【应　　用】壮医　微苦，寒。通龙路、火路，利水道，清热毒，除湿毒，止血止咳。用于治疗能蚌（黄疸），陆裂（咯血），阿意咪（痢疾），笨浮（水肿），发旺（风湿骨痛），货烟妈（喉痛），仲嘿喯尹（痔疮），肉扭（淋证），渗裆相（烫伤）。

　　中医　甘、淡，凉。归肝、肺经。清热利湿，解毒，消瘀，止血。用于治疗黄疸，痢疾，水肿，风湿痹痛，咳嗽吐血，喉痛，痔漏，烫伤，外伤出血。

【用法用量】内服煎汤，15—30 克。外用适量，捣烂敷患处或煎水洗患处。

【备　　注】收入《广西壮族自治区壮药质量标准（第一卷）》DYB45-GXZYC0159-2008。

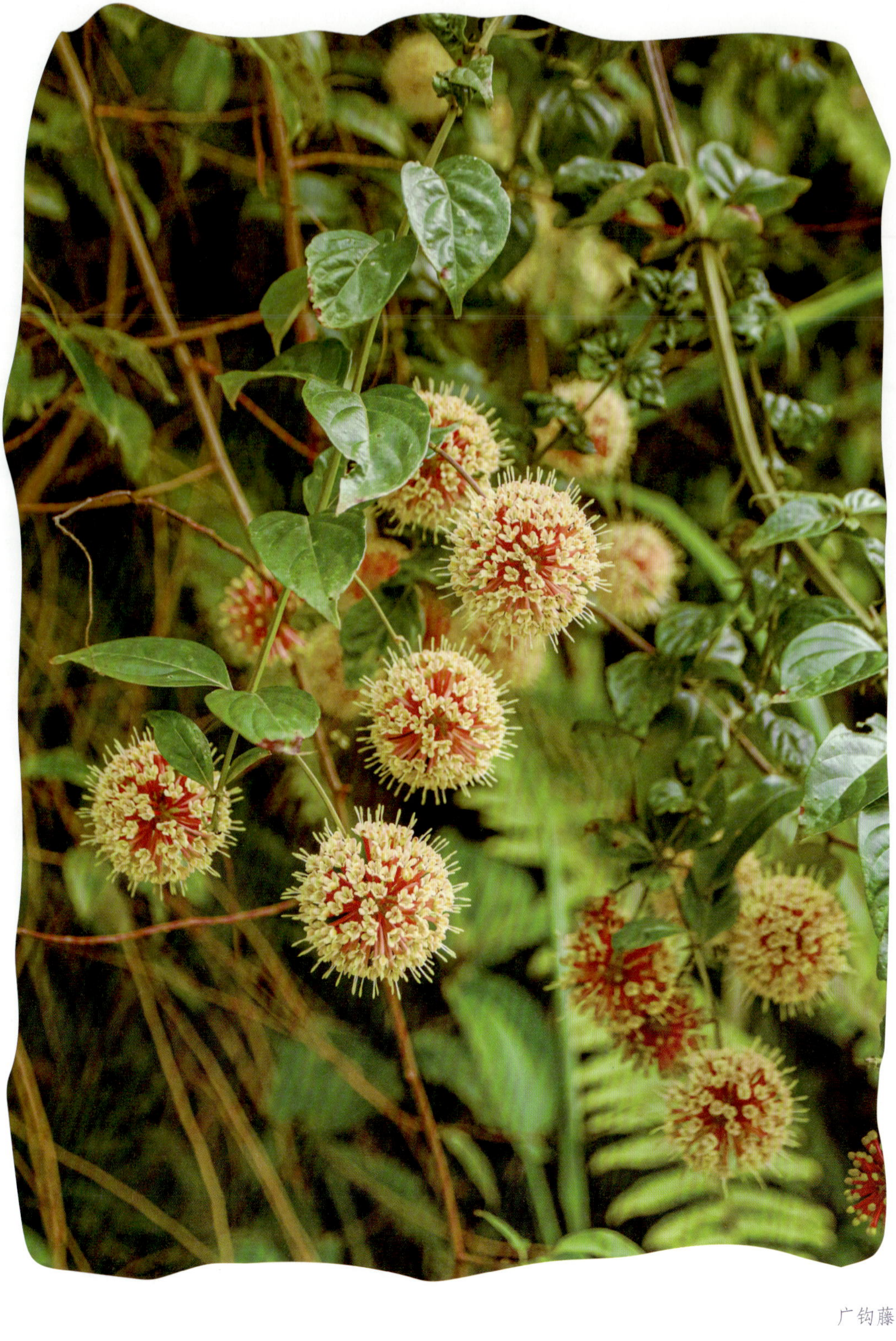

广钩藤

广钩藤

壮文 Gaeuoemngaeu

【考 证】

《广西药用植物名录》：『用于感冒，高热抽搐，高血压病……』

【壮 药 名】扣温钩。
【中 药 名】广钩藤。
【药用部位】干燥带钩茎枝。
【基源植物】茜草科植物侯钩藤 *Uncaria rhynchophylloides* How 或攀茎钩藤 *Uncaria scandens*（Smith）Hutchins.。
【植物形态】侯钩藤　藤本。嫩枝方柱形，无毛。钩刺长约 1 厘米，无毛。叶薄纸质，卵形或椭圆状卵形，顶端渐尖，基部钝圆，两面均无毛。托叶 2 深裂，裂片三角形，脱落。头状花序，单生叶腋，总花梗具一节，苞片微小。小苞片线形或线状匙形。花萼管倒圆锥状圆筒形，密被棕黄色紧贴长硬毛，萼裂片长圆形，密被金黄色绢毛，顶端钝圆。花冠管细长，外面无毛或具疏散的毛，花冠裂片倒卵形或长圆状倒卵形。雄蕊着生于冠喉部，花丝短，花药长圆形，顶端尖锐，基部具 2 骤尖。花柱伸出冠喉外，柱头棒形。蒴果倒卵状椭圆形，有宿存萼裂片。花、果期 5—12 月。
【分　　布】中国特有，分布于广西和广东。生于林中或林缘。
【采　　制】全年均可采收，去叶，切段，晒干。
【应　　用】壮医　甜，微寒。调火路，清热毒，祛风毒。用于治疗血压嗓（高血压）、贫疹头痛、胴尹（胃痛）。小儿狠风（惊风）、扭像（扭挫伤）、发旺（痹病）。

中医　甘，凉。归肝、心包经。息风定惊，清热平肝。用于治疗肝风内动，惊痫抽搐，感冒夹惊，小儿惊啼，妊娠子痫，头痛眩晕。
【用法用量】内服煎汤，3—12 克，后下。
【注　　意】脾肾阳虚腹泻的患者慎用。
【备　　注】收入《广西壮族自治区壮药质量标准（第二卷）》DYB45-GXZYC0019-2011。

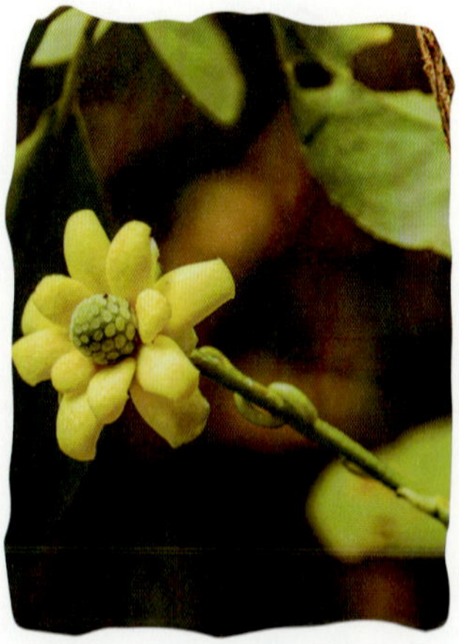

广西海风藤

壮文 Gaeudonj

【考　证】《广西本草选编》：『味苦、辛，性温。祛风镇痛，舒筋活络。主治风湿痹痛……』

【壮 药 名】勾断。
【中 药 名】广西海风藤。
【药用部位】干燥藤茎。
【基源植物】木兰科植物异形南五味子 *Kadsura heteroclita*（Roxb.）Craib。
【植物形态】常绿木质大藤本。小枝褐色，有明显深入的纵条纹，具椭圆形点状皮孔，老茎木栓层厚，块状纵裂。叶卵状椭圆形至阔椭圆形，先端渐尖或急尖，基部阔楔形或近圆钝，全缘或上半部边缘有疏离的小锯齿。花单生于叶腋，雌雄异株，花被片白色或浅黄色，11—15片，外轮和内轮的较小，中轮的最大1片，椭圆形至倒卵形。雄花花托椭圆体形，顶端伸长圆柱状，圆锥状凸出于雄蕊群外。雄蕊群椭圆体形，有雄蕊50—65枚。雌花雌蕊群近球形，有雌蕊30—55枚，子房长圆状倒卵圆形，花柱顶端具盾状的柱头冠。聚合果近球形。花期5—8月，果期8—12月。
【分　　布】分布于广西、广东、海南、湖北、贵州、云南。生于海拔400—900米的山谷、溪边、密林中。
【采　　制】全年可采收，除去枝叶，趁鲜切片，干燥。
【应　　用】壮医　微辣，热。通调火路、龙路，祛风毒，活血止痛，消肿。用于治疗发旺（风湿骨痛），心头痛（胃痛），胴因（腹痛），京伊（痛经），林得叮相（跌打损伤），麻邦（偏瘫）。

中医　甘、微辛，温。归肺、肾、肝经。祛风散寒，行气止痛，舒筋活络。用于治疗风湿性痹痛，腰肌劳损，感冒，产后风瘫。

【用法用量】内服煎汤，15—20克。外用适量。
【注　　意】心脏患者和感冒者不宜服用，孕妇和处于月经期间的女性禁用。
【备　　注】收入《广西壮族自治区壮药质量标准（第一卷）》DYB45-GXZYC0020-2008。

广西土黄芪

壮文 VanGzGizdoj

【考证】

《广西中药资源名录》：『广西土黄芪，根用于肺虚咳嗽……』

【壮药名】黄芪拓。

【中药名】广西土黄芪。

【药用部位】干燥根。

【基源植物】豆科植物广西土黄芪 *NoGra guangxiensis* Wei。

【植物形态】攀援草质藤本，全体疏被粗长毛。叶具单小叶，小叶纸质，两面粗糙，狭长圆形或长披针形，先端渐尖或钝，基部圆或微心形，侧脉9—15对，两而凸起，小叶柄长3—4毫米，小托叶钻状，与小叶柄近等长。总状花序腋生，花具梗，单生或成对着生。苞片小，早落，小苞片2枚，卵状披针形。花萼5裂，裂齿狭披针形，上面2齿与萼管等长，下面3齿稍长于萼管。花冠淡黄色，旗瓣阔椭圆形，翼瓣倒卵状长圆形，龙骨瓣镰形。子房狭长圆形，被粗长毛。花柱微弯，柱头小，头状。荚果狭长圆形或线形，被疏长粗毛。种子圆形。花期8月。

【分布】分布于广西的天峨、蒙山，云南的东南部。生于山地路旁草丛中。

【采制】全年均可采。

【应用】壮医　通龙路、火路，调水道、谷道，祛风毒，除湿毒，益气强筋。用于治疗麻邦（中风偏瘫），肾功能不全，胸膜炎，巠闷（胸痛），发旺（风湿骨痛），笨浮（水肿），尜痂（脚癣），胴尹（胃痛），鹿（呕吐），埃病（咳嗽），病后虚弱。

中医　未收录。

【用法用量】内服煎汤，15—30克。

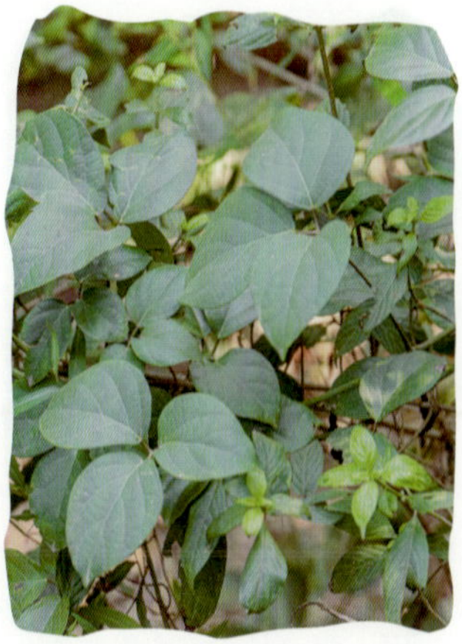

黑吹风

壮文 Gaeulingj

【考证】《广西本草选编》：『味辛，气香，性温。行气止痛。治风湿骨痛……』

【壮 药 名】勾令。
【中 药 名】黑吹风。
【药用部位】干燥藤茎。
【基源植物】莲叶桐科植物香青藤 *Illigera aromatica* S. Z. Huang et S. L. Mo。
【植物形态】藤本。叶为指状 3 小叶。小叶披针形，稀披针状椭圆形，先端渐尖，基部钝至圆形，近革质，干后橄榄色或褐色，上面中脉被疏柔毛，其余两面无毛，侧脉 3—6 对，与中脉成 45 度的角；小叶柄上面稍具沟并被长柔毛。花芽卵球形。萼片具 5 条脉；花瓣具 1 条脉；雄蕊花丝内面被毛，附属物膜质，先端斜的截形，边缘细牙齿状，背部张口状；子房下位；花盘上的腺体薄。果具 2 翅。花期 8—11 月，果期 1—4 月。
【分　　布】分布于广西、云南。生于海拔 700—1000 米林中，分布于印度、缅甸、印度尼西亚及马来西亚。
【采　　制】全年可采收，除去枝、叶，洗净，切片，阴干。
【应　　用】壮医　辣，热。通火路、龙路，散瘀消肿，调气止痛。用于治疗发旺（风湿骨痛），腰脊疼痛，麻邦（偏瘫），心头痛（胃痛），京伊（痛经），林得叮相（跌打损伤），夺扼（骨折）。

中医　辛，温。祛风除湿，行气止痛，舒筋活络。用于治疗风湿骨痛，关节炎，半边瘫痪，咳嗽痰多，消化不良，骨折，跌打损伤肿痛，肥大性脊椎炎。
【用法用量】内服煎汤，10—60 克。
【备　　注】收入《广西壮族自治区壮药质量标准（第一卷）》DYB45-GXZYC0152-2008。

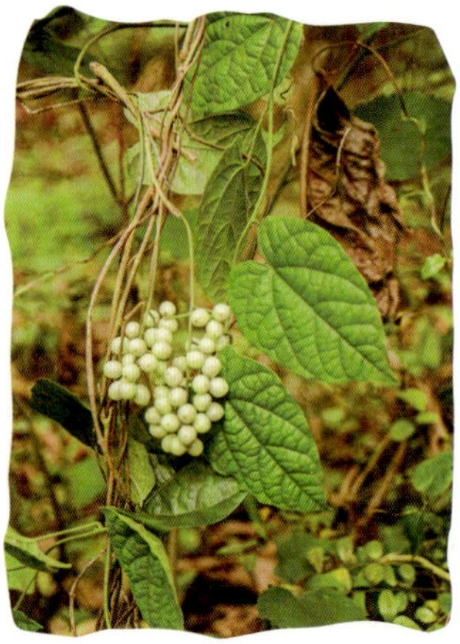

金果榄

壮文 Gimjlamz

【考　证】

《广西本草选编》：『治口腔炎，急性肠胃炎……』

【壮 药 名】尽榄。

【中 药 名】金果榄。

【药用部位】干燥块根。

【基源植物】防己科植物青牛胆 *Tinospora sagittata*（Oliv.）Gagnep.。

【植物形态】草质藤本，具连珠状块根，膨大部分常为不规则球形，黄色；枝纤细，有条纹，常被柔毛。叶纸质至薄革质，通常仅在脉上被短硬毛，有时上面或两面近无毛。掌状脉5条，连同网脉均在下面凸起。花序腋生，常数个或多个簇生，聚伞花序或分枝成疏花的圆锥状花序，总梗、分枝和花梗均丝状。小苞片2枚，紧贴花萼。萼片6枚，或有时较多，花瓣6枚，肉质，常有爪，基部边缘常反折，雄蕊6枚。雌花萼片与雄花相似，花瓣楔形，退化雄蕊6枚，常棒状，心皮3枚，近无毛。核果红色，近球形。果核近半球形。花期4月，果期秋季。

【分　　布】分布于广西、广东、湖北、陕西、四川、西藏、贵州、湖南、江西、福建和海南。常散生于林下、林缘、竹林及草地上。

【采　　制】秋、冬二季采挖，除去须根，洗净，干燥。

【应　　用】壮医　苦，寒。清热毒，调气道，通火路。用于治疗货烟妈（咽喉痛），心头痛（胃痛），埃病（咳嗽），航靠谋（腮腺炎），北嘻（乳痈），呗农（痈疮），呗叮（疔疮），黄蜂蜇伤。

　　中医　苦，寒。归肺、大肠经。清热解毒，利咽，止痛。用于治疗咽喉肿痛，痈疽疔毒，泄泻，痢疾，脘腹热痛。

【用法用量】内服煎汤，3—9克。外用适量，捣烂敷患处。

【注　　意】脾胃虚弱者慎服。

【备　　注】收入《广西壮族自治区壮药质量标准（第一卷）》DYB45-GXZYC0110-2008。

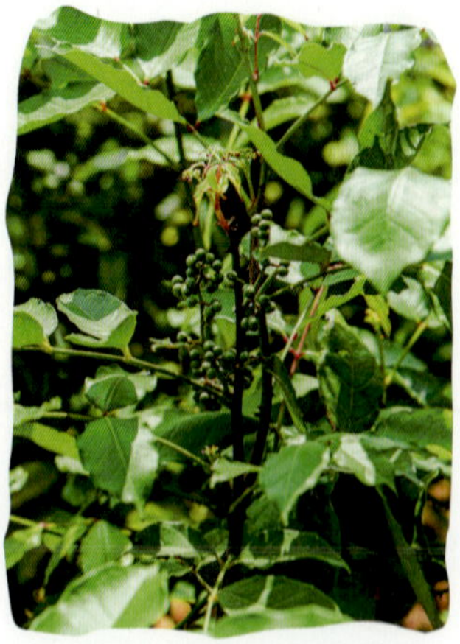

两面针

壮文 Gocaengloj

【壮 药 名】棵剩咯。

【中 药 名】两面针。

【药用部位】干燥根。

【基源植物】芸香科植物两面针 *Zanthoxylum nitidum* (Roxb.) DC.。

【植物形态】藤本。老茎有翼状蜿蜒而上的木栓层，茎枝及叶轴均有弯钩锐刺，粗大茎干上部的皮刺其基部呈长椭圆形枕状凸起，位于中央的针刺短且纤细。小叶3—11片，对生，成长叶硬革质，阔卵形或近圆形，或狭长椭圆形，顶部长或短尾状，顶端有明显凹口，凹口处有油点，边缘有疏浅裂齿，齿缝处有油点，有时全缘。花序腋生。花瓣淡黄绿色。果皮红褐色。花期3—5月，果期9—11月。

【分 布】分布于广西、广东、海南、台湾、福建、贵州及云南。生于海拔800米以下的山地、丘陵、平地的疏林、灌丛中。

【采 制】全年均可采挖，洗净，切片或段，晒干。

【应 用】壮医 苦、辣，热，有小毒。通龙路、火路，祛风毒，清热毒，消肿止痛。用于治疗发旺（风湿骨痛），腰痛，呗奴（瘰疬），贫痧（感冒），牙痛，货烟妈（咽喉肿痛），渗档相（烧烫伤），疝气，额哈（毒蛇咬伤）。

中医 苦、辛，平，有小毒。归肝、胃经。行气止痛，活血化瘀，祛风通络。用于治疗气滞血瘀引起的跌扑损伤，风湿痹痛，胃痛，牙痛，毒蛇咬伤。外治汤火烫伤。

【用法用量】内服煎汤，5—10克。外用适量，煎水洗患处。

【注 意】忌与酸味食物同服。

【备 注】收入《广西壮族自治区壮药质量标准（第一卷）》DYB45-GXZYC0090-2008。

【考 证】

《岭南采药录》：『理跌打及蛇伤。患牙痛……』

《广西本草选编》：『有小毒。行气，主治腰肌劳损……』

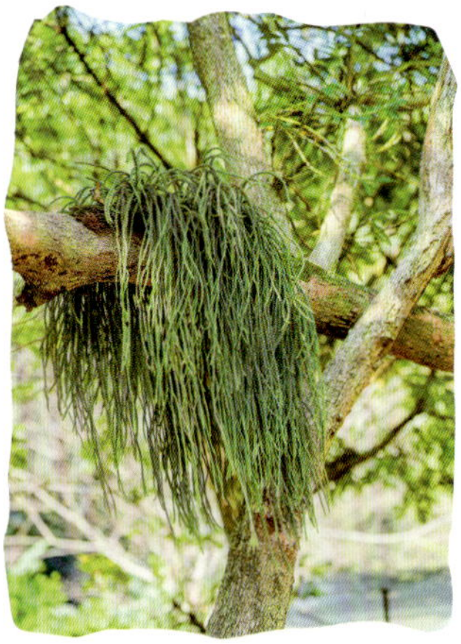

马尾千金草

壮文 Gociengim

【考　证】

《广西中药志》：『舒筋活络，祛风湿。治肌肉痉挛……』

《广西药材》：『治风湿脚症……』

【壮 药 名】棵千金。

【中 药 名】马尾千金草。

【药用部位】全草。

【基源植物】石杉科植物金丝条马尾杉 *phlegmariurus fargesii*（Herter）Ching。

【植物形态】中型附生蕨类。茎簇生，成熟枝下垂，一至多回二叉分枝，第三回分枝连叶直径约 2.0 毫米，侧枝等长。叶螺旋状排列，但扭曲呈二列状。营养叶密生，中上部的叶披针形，长不足 5 毫米，宽约 3 毫米，基部楔形，下延，无柄，顶端渐尖，背面隆起。孢子囊穗顶生。孢子叶卵形和披针形。孢子囊生于孢子叶腋，露出孢子叶外，肾形，2 瓣开裂，黄色。

【分　　布】分布于广西桂林、临桂、兴安、龙胜、资源、金秀等地。生于海拔 100—1900 米的密林中生有苔藓植物的古老树丫或悬崖绝壁上。

【采　　制】全年均可采收，洗净，晒干或鲜用。

【应　　用】壮医　淡，平。通龙路、火路，祛风毒，除湿毒，消肿痛。用于治疗林得叮相（跌打损伤），肌肉痉挛，诺吟尹（筋骨疼痛），发旺（风湿骨痛），心头闷（心脏病）。

中医　淡，平，有毒。归肝、脾经。舒筋活血，祛风除湿。用于治疗跌打损伤，肌肉痉挛，筋骨疼痛，风湿关节痛，肥大性脊柱炎，类风湿性关节炎。

【用法用量】内服煎汤，3—6 克。或浸酒服。

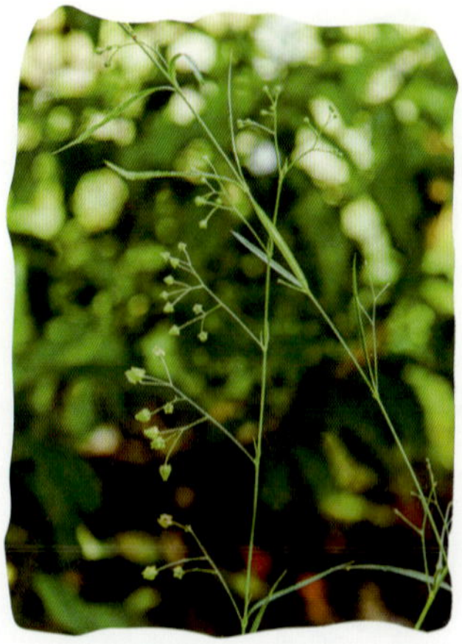

徐长卿

壮文 Baklaghomj

【考　证】

《岭南采药录》：『治小儿腹胀，青筋出现……』

《中草药土方土法战备专辑》：『治带状疱疹……』

【壮 药 名】邦浪唤。

【中 药 名】徐长卿。

【药用部位】干燥根、根茎。

【基源植物】萝藦科牛皮消属植物徐长卿 *Cynanchum paniculatum*（Bge.）Kitag.。

【植物形态】多年生直立草本，根须状，达 50 余条。茎不分枝。叶对生，纸质，披针形至线形，两端锐尖，两面无毛或叶面具疏柔毛，侧脉不明显。圆锥状聚伞花序生于顶端的叶腋内，着花 10 余朵。花萼内的腺体或有或无，花冠黄绿色，近辐状，裂片长达 4 毫米。副花冠裂片 5 枚，基部增厚，顶端钝。花粉块每室 1 个，下垂。子房椭圆形，柱头 5 角形。蓇葖单生，披针形。种子长圆形，种毛白色绢质，长 1 厘米。花期 5—7 月，果期 9—12 月。

【分　　布】分布于广西来宾、融水、三江、桂林、全州、资源、玉林、容县、隆林、金秀、乐业、武鸣、南宁、灌阳等地。野生于丘陵及山坡草丛中。

【采　　制】秋季采挖，除去杂质，迅速洗净，切段，阴干。

【应　　用】壮医　辣，微热。通龙路、火路，祛风毒，除湿毒，止疼痛。用于治疗发旺（风湿骨痛），核尹（腰痛），胴尹（胃痛），嘹尹（牙痛），林得叮相（跌打损伤），麦蛮（风疹，荨麻疹），能啥能累（湿疹），孬咪裆（不孕症）。

中医　辛，温。归肝、胃经。祛风化湿，止痛止痒。用于治疗风湿痹痛，胃痛胀满，牙痛，腰痛，跌扑损伤，荨麻疹，湿疹。

【用法用量】内服煎汤，3—12 克，宜后下；或浸酒。

【备　　注】1. 收入 2000 年版《中国药典》一部。2. 收入《广西壮族自治区壮药质量标准第三卷》DYB45-GXZYC0005-2017。

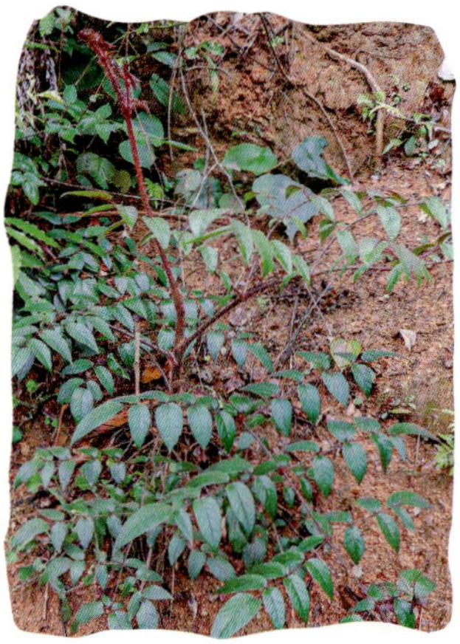

鹰不扑

壮文 Godungjcanz

【考　证】

《广西中药资源名录》：『根、根皮，用于咽喉肿痛……』

【壮 药 名】棵洞伞。

【中 药 名】鹰不扑。

【药用部位】根、根皮。

【基源植物】五加科植物虎刺楤木 *Aralia armata*（Wall.）Seem.。

【植物形态】多刺灌木，刺短，长 4 毫米以下。叶为三回羽状复叶，托叶和叶柄基部合生，叶轴和羽片轴疏生细刺，羽片有小叶 5—9 枚。小叶片纸质，两面脉上疏生小刺，下面密生短柔毛，后毛脱落，边缘有锯齿。圆锥花序大，主轴和分枝有短柔毛或无毛，疏生钩曲短刺。伞形花序，有花多数，总花梗长 1—5 厘米，有刺和短柔毛，花梗长 1—1.5 厘米，有细刺和粗毛。萼无毛，边缘有 5 个三角形小齿，花瓣 5 枚，卵状三角形，雄蕊 5 枚，花柱 5 枚，离生。果实球形。花期 8—10 月，果期 9—11 月。

【分　　布】分布于广西全州、上思、百色。生于山地林中。

【采　　制】全年可采收，切片，晒干。

【应　　用】壮医　苦，平。通火路，调谷道，祛风毒，除湿毒，消肿痛。用于治疗林得叮相（跌打损伤），发旺（风湿骨痛），胴尹（胃痛），白冻（泄泻），阿意咪（痢疾），隆白呆（带下），呗农（痈疮），呗叮（疔疮），肝炎，笨浮（肾炎），前列腺炎。

中医　甘、微苦，平。祛风除湿，利尿消肿，活血止痛。用于治疗肝炎，淋巴结肿大，肾炎水肿，糖尿病，白带，胃痛，风湿关节痛，腰腿痛，跌打损伤。

【用法用量】内服煎汤，9—15 克，或泡酒。

【注　　意】孕妇慎服。

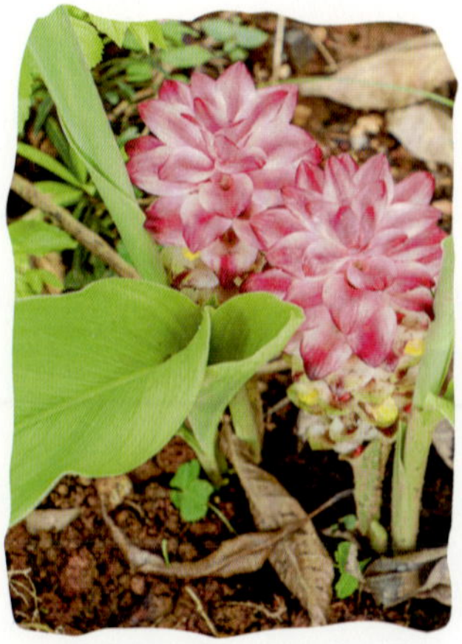

郁金

壮文 Gingjhen

【考　证】《广西药用植物名录》：『用于胸胁胀痛，黄疸……』

【壮 药 名】竞闲。
【中 药 名】郁金。
【药用部位】干燥块根。
【基源植物】姜科植物广西莪术 *Curcuma kwangsiensis* S. G. Lee et C. F. Liang、蓬莪术 *Curcuma phaeocaulis* Val.、姜黄 *Curcuma longa* L. 或温郁金 *Curcuma wenyujin* Y. H. Chen et C. Ling。后两者分别习称"黄丝郁金"和"温郁金"，其余按性状不同习称"桂郁金"或"绿丝郁金"。
【植物形态】株高 1—1.5 米，根茎发达，成丛，分枝很多，椭圆形或圆柱状，橙黄色，极香。根粗壮，末端膨大呈块根。叶每株 5—7 片，叶片长圆形或椭圆形，顶端短渐尖，基部渐狭，绿色，两面均无毛。叶柄长 20—45 厘米。花葶由顶部叶鞘内抽出，总花梗长 12—20 厘米，穗状花序圆柱状。苞片卵形或长圆形淡绿色，顶端钝，上部无花的较狭，顶端尖，开展，白色，边缘染淡红晕。花萼白色，具不等的钝 3 齿，被微柔毛。花冠淡黄色，管长达 3 厘米，上部膨大，裂片三角形。侧生退化雄蕊比唇瓣短，与花丝及唇瓣的基部相连成管状。唇瓣倒卵形，淡黄色，中部深黄，花药无毛，药室基部具 2 角状的距；子房被微毛。花期为秋季。
【分　　布】分布于广西、广东、台湾、福建、云南、西藏等地。喜生于向阳的地方。
【采　　制】冬季茎叶枯萎后采挖，洗净，蒸或煮至透心，晒干或低温干燥后除去须根及杂质。
【应　　用】壮医　辣、苦，热。调龙路、火路，除湿毒，止痛。用于治疗心头痛（胃痛），京瑟（经闭），产后腹痛，林得叮相（跌打损伤），呗农（痈肿）。

中医　辛、苦，寒。归肝、心、肺经。行气化瘀，清心解郁，利胆退黄。用于治疗经闭痛经，胸腹胀痛、刺痛，热病神昏，癫痫发狂，黄疸尿赤。

【用法用量】内服煎汤，3—9克。外用适量。

【备　　注】《广西壮族自治区壮药质量标准（第一卷）》DYB45-GXZYC0105-2008。

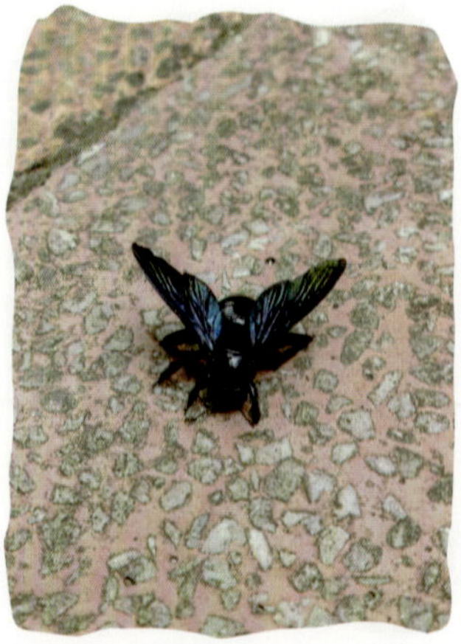

竹蜂

壮文 Duzbiux

【考证】《广西中药志》：『清热泻火，祛风。口疮……』

【壮药名】堵表。

【中药名】竹蜂。

【药用部位】竹蜂个体。

【基源动物】木蜂科动物竹蜂 *Xylocopa dissimilis*（Lep.）。

【动物形态】体形钝圆肥大，长约25毫米。体黑色，密生柔软的黑绒毛，复眼1对。触角稍弯曲，胸部和背面密生黄毛。翅紫蓝色，全翅闪现金色光辉。足3对，黑色而短。

【分　　布】分布于广西各地，天等、上林、大新、容县、平乐等地最多。常钻穴于枯朽竹木内或檐下桁木中，深达30厘米，用钻穴的竹屑或木屑与唾液混成隔板，将巢穴隔成若干间格，每格贮有花粉同蜜汁混合成的混合物，并产卵于其中。

【采　　制】秋、冬二季蜂群居竹内时捕捉，晒干。

【应　　用】壮医　甜、酸，寒。调火路，清热毒，祛风毒，止痛。用于治疗勒爷狠风（小儿惊风），嚎尹（牙痛），口疮，货烟妈（咽痛）。

中医　甘，寒。归胃、大肠经。清热化痰，定惊。用于治疗小儿惊风，风水痛肿，乳蛾，口疮。

【用法用量】内服煎汤，3—5只；或浸酒。

【注　　意】虚寒无火者禁用。

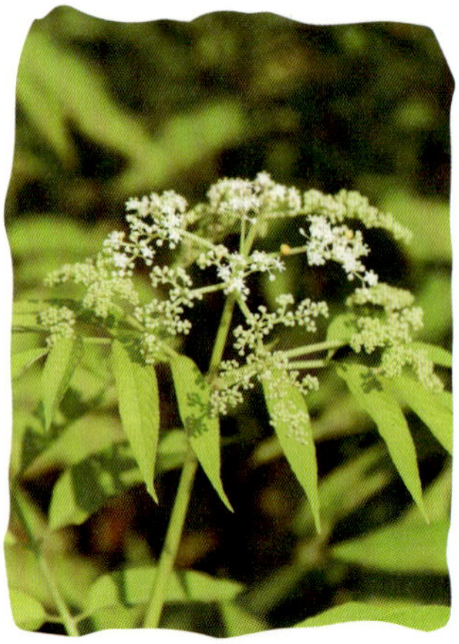

走马风

壮文 Nyayouzfanj

【考　证】
《广西药植名录》：『治外伤肿痛。』
《广西民间常用草药》：『治妇女产后骨痛，头痛……』
《广西中草药》：『驱风除湿……』

【壮 药 名】雅友泛。
【中 药 名】走马风。
【药用部位】全株。
【基源植物】忍冬科植物接骨草 *Sambucus javanica* Blume。
【植物形态】草本或半灌木。茎有棱条，髓部白色。羽状复叶，托叶叶状或退化成蓝色的腺体。小叶 2—3 对，互生或对生，先端尖，基部钝圆，两侧不等，边缘具细锯齿，中部以下边缘常有 1 或数枚腺齿。顶生小叶倒卵形或卵形，基部楔形，有时与第一对小叶相连，小叶无托叶。复伞形花序顶生，花冠白色，仅基部联合，花药黄色或紫色。果实红色，近圆形。花期 4—5 月，果熟期 8—9 月。
【分　　布】分布于广西、广东、福建、台湾、湖南、四川、贵州、云南、陕西、甘肃、江苏、安徽、浙江、江西、河南、湖北、西藏等地。生于海拔 300—2600 米的山坡、林下、沟边和草丛中，亦有栽种。
【采　　制】全年可采收，洗净切段，干燥。
【应　　用】壮医　微甜、酸，微热。通火路、龙路，利水道，祛风毒，除湿毒，止痛。用于治疗中风偏瘫，肝炎及肝功能异常，林得叮相（跌打损伤），夺扼（骨折），发旺（风湿骨痛），笨浮（水肿），坐骨神经痛，外伤吐血。根：通龙路、火路，通谷道，除湿毒。叶：祛风毒，除湿毒。外洗治疗嘞爷能显（新生儿黄疸）。

　　中医　甘、酸，温。归肝、肾经。活血消肿，祛风除湿。用于治疗跌打损伤，骨折疼痛，风湿关节炎，肾炎水肿，脚气，瘰疬，风疹瘙痒，疮痈肿毒。
【用法用量】内服煎汤，15—30 克。外用鲜品，50—100 克，捣敷；或煎水洗。
【注　　意】孕妇忌服。
【备　　注】《广西壮族自治区壮药质量标准（第一册）》DYB45-GXZYC0084-2008。

陆 治『巧坞』病药

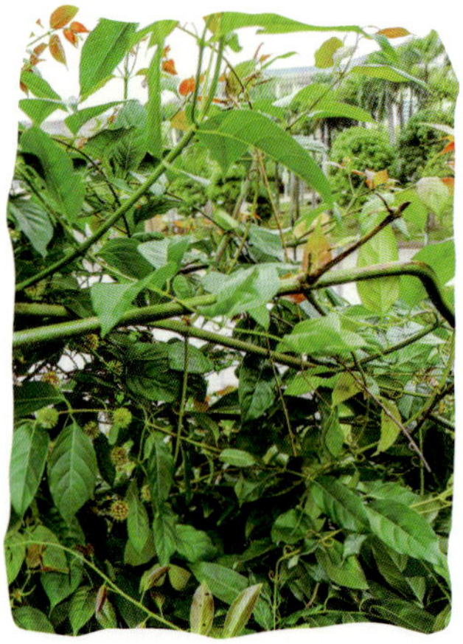

钩藤

壮文 Gaeugvaqngaeu

【考 证】《广西本草选编》：『味甘，性微寒。清热镇痉，平肝熄风。治感冒风热，高烧抽搐……』

【壮 药 名】勾刮欧。

【中 药 名】钩藤。

【药用部位】干燥带钩茎枝。

【基源植物】茜草科植物钩藤 *Uncaria rhynchophylla*（Miq.）Miq. ex Havil.、大叶钩藤 *Uncaria macrophylla* Wall.、毛钩藤 *Uncaria hirsuta* Havil.、华钩藤 *Uncaria sinensis*（Oliv.）Havil. 或无柄果钩藤 *Uncaria sessilifructus* Roxb.。

【植物形态】藤本。嫩枝较纤细，方柱形或略有 4 棱角，无毛。叶纸质，椭圆形或椭圆状长圆形，两面均无毛，干时褐色或红褐色，下面有时有白粉，顶端短尖或骤尖，基部楔形至截形，有时稍下延；侧脉 4—8 对，脉腋窝陷有黏液毛。托叶狭三角形，深 2 裂达全长 2/3，外面无毛，里面无毛或基部具黏液毛，裂片线形至三角状披针形。头状花序不计花冠直径 5—8 毫米，单生叶腋，总花梗具一节，苞片微小，或成单聚伞状排列，总花梗腋生，长 5 厘米。小苞片线形或线状匙形。花近无梗。花萼管疏被毛，萼裂片近三角形，长 0.5 毫米，疏被短柔毛，顶端锐尖。花冠管外面无毛，花冠裂片卵圆形，外面无毛，边缘有时有纤毛。花柱伸出冠喉外，柱头棒形。果序直径 10—12 毫米。小蒴果被短柔毛，宿存萼裂片。花、果期 5—12 月。

【分　　布】分布于广西、广东、云南、贵州、福建、湖南、湖北及江西。常生于山谷溪边的疏林或灌丛中。

【采　　制】秋、冬二季采收，去叶，切段，干燥。

【应　　用】壮医　微甜，寒。通火路、龙路，清热毒，祛风毒。用于治疗兰奔（眩晕），头痛，贫痧（感冒），狠风（小儿高热惊风），唪疳（小儿疳积），心头痛（胃痛），林得叮相（跌打损伤），发旺（风湿骨痛），麻邦（中风），面瘫。

中医　甘，凉。归肝、心包经。清热平肝，息风定惊。用于治疗头痛眩晕，感冒夹惊，惊痫抽搐，妊娠子痫，高血压。

【用法用量】内服煎汤，3—12 克，宜后下。

【注　　意】虚者慎用。

【备　　注】收入《广西壮族自治区壮药质量标准（第一卷）》DYB45-GXZYC0119-2008。

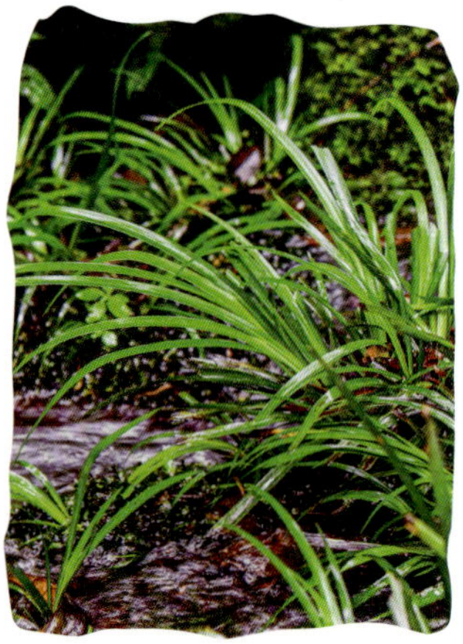

石菖蒲

壮文 Gosipraemx

【考　证】

《广西本草选编》：『味辛，气香，性温。化痰开窍，祛风除湿，理气止痛。治癫狂……』

【壮 药 名】棵息忍。

【中 药 名】石菖蒲。

【药用部位】干燥根茎。

【基源植物】天南星科植物石菖蒲 *Acorus tatarinowii* Schott。

【植物形态】多年生草本。根茎芳香，外部淡褐色，节间长 3—5 毫米，根肉质，具多数须根，根茎上部分枝甚密，植株因而成丛生状，分枝常被纤维状宿存叶基。叶无柄，叶片薄，基部两侧膜质叶鞘宽可达 5 毫米，上延几达叶片中部，渐狭，脱落。叶片暗绿色，线形，长 20—50 厘米，基部对折，中部以上平展，宽 7—13 毫米，先端渐狭，无中肋，平行脉多数，稍隆起。花序柄腋生，长 4—15 厘米，三棱形。叶状佛焰苞长 13—25 厘米，为肉穗花序长的 2—5 倍或更长。肉穗花序圆柱状，长 2.5—8.5 厘米，花白色。果序长 7—8 厘米。花果期 2—6 月。

【分　　布】黄河以南各省区均有分布。常见于海拔 20—2600 米的密林下，生长于湿地或溪旁石上。

【采　　制】秋、冬二季采挖，除去须根和泥沙，晒干。

【应　　用】壮医　辣、苦，微热。调巧坞，通火路，除湿毒。用于治疗神昏，健忘，耳聋，阿意咪（痢疾），笨浮（水肿），发旺（痹病）。

中医　辛、苦，温。归心、胃经。开窍豁痰，醒神益智，化湿开胃。用于治疗神昏癫痫，健忘失眠，耳鸣耳聋，脘痞不饥，噤口下痢。

【用法用量】内服煎汤，3—10 克。

【备　　注】收入《广西壮族自治区壮药质量标准（第二卷）》DYB45-GXZYC0050-2011。

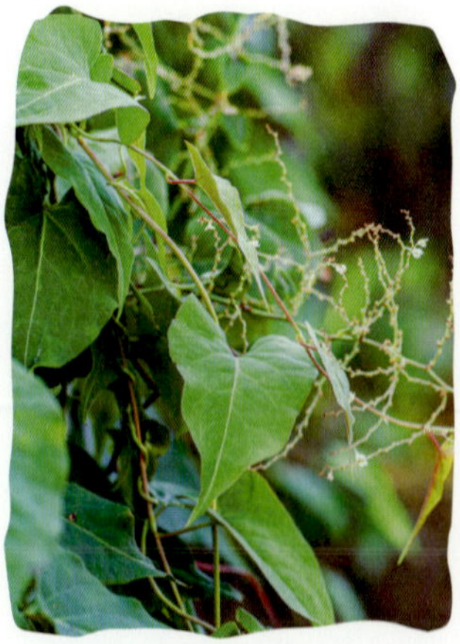

夜交藤

壮文 Gaeulij

【考证】

《广西中药资源名录》：『茎（首乌藤、夜交藤）：养血安神……』

【壮药名】勾粟。
【中药名】夜交藤。
【药用部位】藤茎。
【基源植物】蓼科植物何首乌 *Polygonum multiflorum* Thunb.。
【植物形态】多年生缠绕藤本。根细长，末端成肥大的块根，外表红褐色至暗褐色。茎基部略呈木质。叶互生，托叶鞘膜质，褐色，叶片狭卵形或心形，先端渐尖，基部心形或箭形，全缘或微带波状，两面均光滑无毛。圆锥花序。花小，花被绿白色，5裂，大小不等，外面3片的背部有翅，雄蕊8枚，不等长，短于花被。雌蕊1，柱头3裂，头状。瘦果椭圆形，有3棱，宿存花被。花期8—10月，果期9—11月。
【分　　布】分布于广西各地。生于山谷灌丛或石山上。
【采　　制】夏、秋采割带叶藤茎，或秋、冬采割藤茎，除支残叶，捆成把，晒干或烘干。
【应　　用】壮医　甜，平。调巧坞，补血虚，祛风毒，除湿毒。用于治疗年闹诺（失眠），邦印（腰痛），发旺（风湿骨痛），巧豪（毛发早白），隆白呆（带下），能哈（瘙痒）。

中医　甘、微苦，平。归心，肝经。养心安神，祛风，通络。用于治疗失眠，多梦，血虚身痛，肌肤麻木，风湿痹痛，风疹瘙痒。
【用法用量】内服煎汤，10—20克。外用适量，煎水洗。
【注　　意】实火者慎服。
【备　　注】收入2000年版《中国药典》一部。

珍珠

壮文 Caw

【考证】

《本草汇言》："珍珠，镇心，定志，安魂，解结毒，化恶疮……"

《广西中药资源名录》："珍珠，用于癫痫、失眠……"

【壮 药 名】舌。

【中 药 名】珍珠。

【药用部位】受刺激形成的珍珠、贝壳。

【基源动物】珍珠贝科动物马氏珍珠贝 *Pteria martensii*（Dunker）、解氏珠母贝 *Pinctada chemnitzi*（Philippi）、珠母贝 *Pinctada margaritifera*（Linnaeus）、大珠母贝 *Pinctada maxima*（Jameson）、蚌科动物三角帆蚌 *Hyriopsis cumingii*（Lea）或褶纹冠蚌 *Cristaria plicata*（Leach）。

【动物形态】贝壳为斜四方形，壳质较脆，高与长相近。壳顶位于前方，两侧有耳，前耳较后耳稍小。两壳不等，右壳较平，左壳稍凸，右壳前耳下方有一明显的足丝凹陷。背缘平直，腹缘圆，壳面淡黄褐色，同心生长轮脉极细密，成片状，薄脆易脱落，足丝孔大，毛发状。壳内面中部珍珠层厚而发达，具极强的珍珠光泽。外套膜受刺激后，上皮组织急剧裂殖，形成珍珠囊，且不断分泌珍珠质，才逐渐形成珍珠。韧带紫褐色，位于壳顶下方，闭壳肌痕大，位于壳中央稍近后方。

【分　　布】分布于广西沿海。马氏珍珠贝栖息于风浪较平静的海湾中，泥沙、岩礁或砾较多的海底，以足丝固着生活于岩礁或石块上，以潮流通畅、水质较肥的海区生长较好。解氏珠母贝、珠母贝、大珠母贝栖息于风浪较平静的海湾中，泥沙、岩礁或砾较多的海底。三角帆蚌栖息于浅滩泥质底或浅水层中，营埋栖生活，靠伸出斧足来活动。褶纹冠蚌栖息于淡水缓流及静水水域的湖泊、河流以及沟渠和池塘的泥底或泥沙底里。

【采　　制】天然珍珠，全年可采。从海中捞起珠蚌，剖取珍珠，洗净即可。人工养殖的无核珍珠，在接种后2—

3年秋末采收。采收的珍珠及时置于饱和盐水中浸5—10分钟，洗去黏液，洗净即可。

【应　　用】壮医　珍珠：甜、咸，寒。通调龙路、火路，清热毒，止痛，养神。用于治疗年闹诺（失眠），狠风（惊风），癫痨（癫痫），嗒吁（目赤），口舌生疮，货咽妈（咽喉肿痛），呗农（疮疡久不收口）。贝壳：咸，寒。通龙路、火路，养神，明目。用于治疗巧尹（头痛），兰喙（眩晕），心跳（惊悸），年闹诺（失眠），嗒吁（目赤），嗒花（视物昏花）。

　　中医　珍珠：甘、咸，寒。归心，肝经。安神定惊，清肝明目，解毒生肌。用于治疗惊悸怔忡，心烦失眠，惊风癫痫，目赤翳障，口舌生疮，咽喉溃腐，疮疡久不收口。

【用法用量】入丸、散内服，不入汤剂。研末，每次0.3—1克。外用适量，研末干撒。

【注　　意】孕妇慎服。

【备　　注】1. 收入2000年版《中国药典》一部。2. 收入《广西壮族自治区壮药质量标准第一卷》DYB45-GXZYC0116-2008。

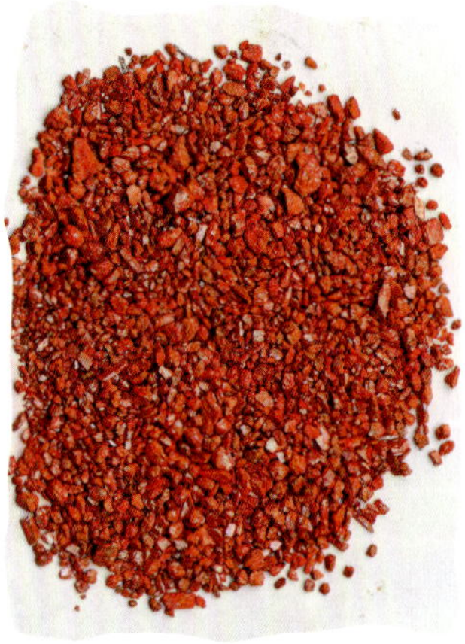

朱砂

壮文 Sahoengz

【考　证】

《神农本草经》：『养精神，安魂魄……』

《广西中药资源名录》：『朱砂，用于心血虚……』

【壮 药 名】砂红。

【中 药 名】朱砂。

【药用部位】硫化汞（HgS）。

【基源矿物】常呈矿脉产于石灰岩、板岩、砂岩中，主含硫化汞（HgS）。

【矿物形态】三方晶系。晶体成厚板状或菱面体，在自然界中多呈粒状、致密状块体出现。朱红色至黑红色，条痕为红色。金刚光泽，半透明，有平行的完全解理。断口呈半贝壳状或参差状，硬度 2—2.5，比重 8.09—8.2。性脆。

【分　　布】分布于广西西部地区。

【采　　制】采挖后，用磁铁吸净含铁杂质，再用水淘去杂石和泥沙。

【应　　用】壮医　微甜，微寒，有毒。通调巧坞、火路，安神志，清热毒，散结肿。用于治疗心跳（心悸易惊），年闹诺（失眠），巧坞乱（癫狂），勒爷狠风（小儿惊风），嗒花（视物昏花），货烟妈（喉痹），脑囊虫，贫北（症瘕痞块），白内障，呗（无名肿毒），呗农（痈疮）。

中医　甘，微寒，有毒。归心经。清心镇惊，安神解毒。用于治疗心悸易惊，失眠多梦，癫痫发狂，小儿惊风，视物昏花，口疮，喉痹，疮疡肿毒。

【用法用量】入丸散内服，不宜入煎剂，0.1—0.5 克。外用适量。

【注　　意】有毒，量不宜大，肝肾功能不全者禁服。

【备　　注】1. 收入 2000 年版《中国药典》一部。2. 收入《广西壮族自治区壮药质量标准第一卷》DYB45-GXZYC0077-2008。

传统常用壮药

壹 解毒药

解痧毒药

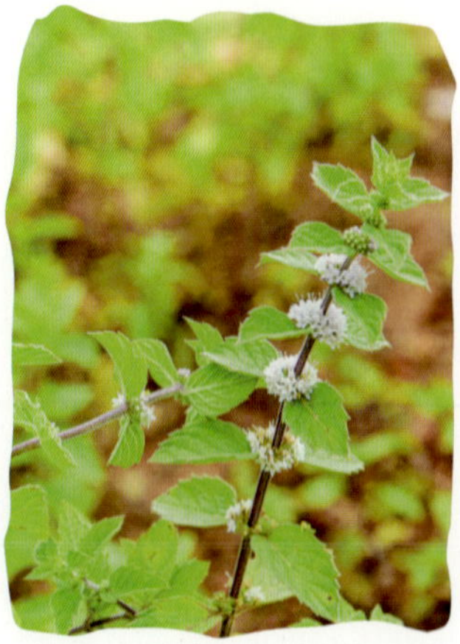

薄荷

壮文 Gobozhoz

【考　证】《滇南本草》：『味辛、微苦、麻，性微温。上清头目诸风，止头痛眩晕发热……』

【壮 药 名】棵薄荷。
【中 药 名】薄荷。
【药用部位】地上部分。
【基源植物】唇形科植物薄荷 *Mentha canadensis* L. 。
【植物形态】多年生草本。茎直立，下部数节具纤细的须根及水平匍匐根状茎，锐四棱形，具四槽，上部被倒向微柔毛，下部仅沿棱上被微柔毛，多分枝。叶片长圆状披针形，披针形，椭圆形或卵状披针形，稀长圆形，先端锐尖，基部楔形至近圆形，边缘在基部以上疏生粗大的牙齿状锯齿，侧脉约 5—6 对，与中肋在上面微凹陷下面显著，上面绿色；沿脉上密生余部疏生微柔毛，或除脉外余部近于无毛，上面淡绿色，通常沿脉上密生微柔毛。叶柄被微柔毛。轮伞花序腋生，轮廓球形，花时径约 18 毫米，具梗或无梗，被微柔毛。花梗纤细，被微柔毛或近于无毛。花萼管状钟形，外被微柔毛及腺点，内面无毛，10 脉，萼齿 5，狭三角状钻形。花冠淡紫，长 4 毫米，外面略被微柔毛，内面在喉部以下被微柔毛，冠檐 4 裂，上裂片先端 2 裂，较大，其余 3 裂片近等大。雄蕊 4 枚，前对较长，长约 5 毫米，均伸出于花冠之外，花丝丝状，无毛，花药卵圆形，2 室。花柱略超出雄蕊。花盘平顶。小坚果卵珠形，黄褐色，具小腺窝。花期 7—9 月，果期 10 月。
【分　　布】分布于南北各地。生于水旁潮湿地，海拔可高达 3500 米。
【采　　制】夏、秋二季茎叶茂盛或花开至三轮时，晒干或阴干。
【应　　用】壮医　辣，凉。祛风毒，清热毒。用于治疗痧病，邦印（痛症），货烟妈（咽痛），笃麻（麻疹），麦蛮

（风疹）。

中医　辛，凉。归肺、肝经。疏散风热，清利头目，利咽，透疹，疏肝行气。用于治疗风热感冒，风温初起，头痛，目赤，喉痹，口疮，风疹，麻疹，胸胁胀闷。

【用法用量】内服煎汤，3克，后下。

【备　　注】收入《广西壮族自治区壮药质量标准（第二卷）》DYB45-GXZYC0207-2011。

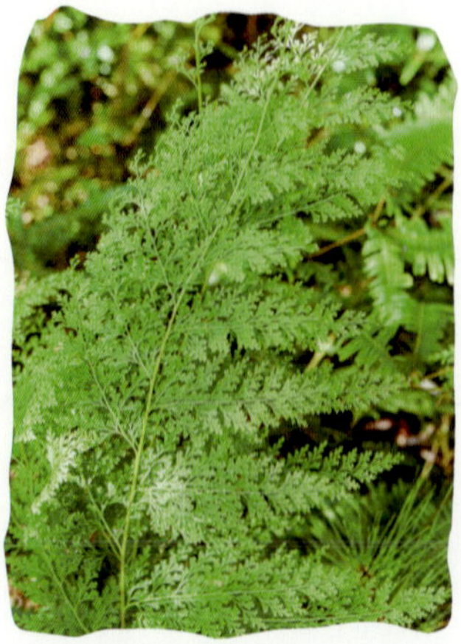

大金花草

壮文 Gutmong

【壮 药 名】棍朦。

【中 药 名】大金花草。

【药用部位】全草或根茎。

【基源植物】鳞始蕨科植物乌蕨 *Odontosoria chinensis* J. Sm.。

【植物形态】植株根状茎短而横走，粗壮，密被赤褐色的钻状鳞片。叶近生，叶柄禾秆色至褐禾秆色，有光泽，除基部外，通体光滑；叶片披针形，先端渐尖，基部不变狭，四回羽状。羽片15—20对，互生，密接，先端渐尖，基部楔形，下部三回羽状。一回小羽片在一回羽状的顶部下有10—15对，连接，有短柄，近菱形，先端钝，基部不对称，楔形，上先出，一回羽状或基部二回羽状。二回（或末回）小羽片小，倒披针形，先端截形，有齿牙，基部楔形，下延，其下部小羽片常再分裂成具有1—2条细脉的短而同形的裂片。叶脉上面不显，下面明显，在小裂片上为二叉分枝。叶坚草质。孢子囊群边缘着生，每裂片上1枚或2枚，顶生1—2条细脉上。囊群盖灰棕色，革质，半杯形，宽与叶缘等长，近全缘或多少啮蚀，宿存。

【分 布】分布于广西、湖南、江西、广东、浙江、福建、台湾、安徽、海南岛、香港、湖北、四川、贵州及云南。生于林下或灌丛中阴湿地，海拔200—1900米。

【采 制】全年可采，夏秋较佳。洗净，晒干或鲜用。

【应 用】壮医 苦，寒。解痧毒，除湿毒，止咳，敛带。用于治疗贫痧（感冒），埃病（咳嗽），呗农（痈疮），狠尹（疖肿），隆白呆（带下），阿意咪（痢疾），渗裆相（烧烫伤），阿意勒（便血），能啥能累（湿疹），航靠谋（腮腺炎），白冻（泄泻），货烟妈（咽痛），牙疳，脉漏等。

【考 证】《广西中药志》：『味微苦，性寒，无毒。入心、肺、大肠三经。治热咳吐血，红白痢症……』

中医　苦，寒。归肝、肺、大肠经。清热解毒，利湿。用于治疗感冒发热，咳嗽，扁桃体炎，腮腺炎，肠炎，痢疾，肝炎，食物中毒，农药中毒。外用治烧烫伤，皮肤湿疹。

【用法用量】内服煎汤，15—30克（鲜品30—60克）。外用适量，捣敷。

狗肝菜

壮文 Gobahcim

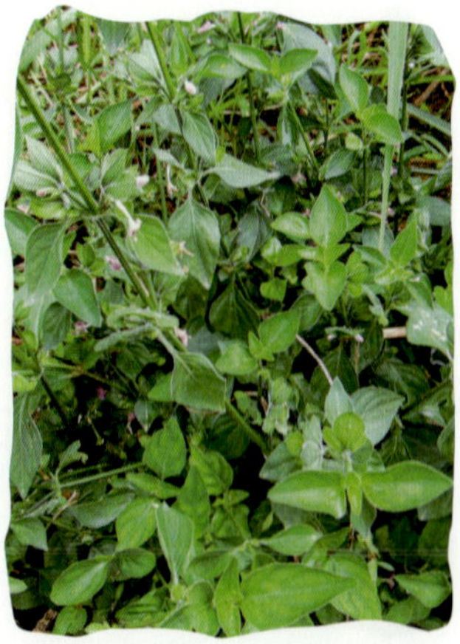

【壮 药 名】棵巴针。
【中 药 名】狗肝菜。
【药用部位】干燥全草。
【基源植物】爵床科植物狗肝菜 *Dicliptera chinensis*（L.）Ness。
【植物形态】草本。茎外倾或上升，具 6 条钝棱和浅沟，节常膨大膝曲状，近无毛或节处被疏柔毛。叶卵状椭圆形，顶端短渐尖，基部阔楔形或稍下延，纸质，绿深色，两面近无毛或背面脉上被疏柔毛。花序腋生或顶生，由 3—4 个聚伞花序组成，每个聚伞花序有 1 至少数花，下面有 2 枚总苞状苞片，总苞片阔倒卵形或近圆形，顶端有小凸尖，具脉纹，被柔毛。小苞片线状披针形。花萼裂片 5 枚，钻形。花冠淡紫红色，外面被柔毛，2 唇形，上唇有紫红色斑点，下唇长圆形，3 浅裂。雄蕊 2，花丝被柔毛，药室 2 个，卵形，一上一下。蒴果。
【分　　布】分布于广西、广东、福建、台湾、海南、香港、澳门、云南、贵州、四川。生于海拔 1800 米以下疏林下、溪边、路旁。
【采　　制】夏、秋二季采挖，洗净，干燥。
【应　　用】壮医　微甜，寒。解热毒，调气道、谷道，利水道。用于治疗贫痧（感冒），埃病（咳嗽），火眼，呗叮（疔疮），阿意勒（便血），肉裂（尿血），兰奔（眩晕），肉扭（淋证）。

中医　甘、淡，凉。归肺、肝经。清热，解毒，凉血，生津。用于治疗感冒，斑疹发热，暑热烦渴，眼结膜炎。

【注　　意】1. 脾胃虚寒者慎服。2. 排尿通畅者不宜大量服用。
【用法用量】内服煎汤，15—30 克。外用适量。
【备　　注】收入《广西壮族自治区壮药质量标准（第一卷）》DYB45-GXZYC-0113-2008。

【考　证】

《岭南采药录》：『梗青色，叶像杏仁，性寒凉，散热。有「本地羚羊」之称。凡觉热气盛……』

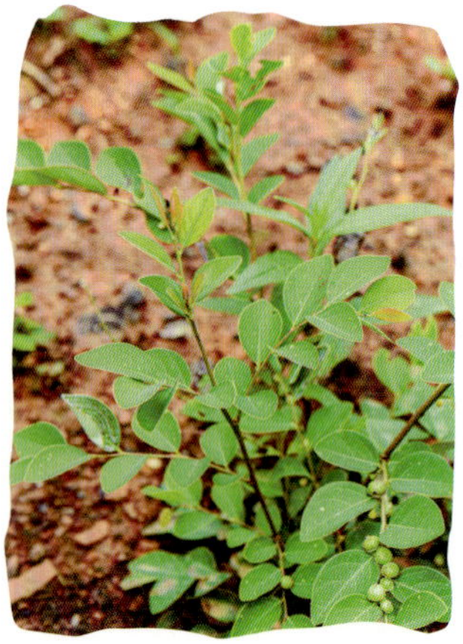

鬼画符

壮文 Meizbijnding

【考　证】

《岭南采药录》：『味甘，性寒，散疮消毒，洗烂肉，治漆疮……』

【壮 药 名】美必宁。

【中 药 名】鬼画符。

【药用部位】干燥全株。

【基源植物】大戟科植物黑面神 *Breynia fruticosa*（L.）Hook. f.。

【植物形态】灌木。茎皮灰褐色，枝条上部常呈扁压状，紫红色，小枝绿色。全株均无毛。叶片革质，卵形、阔卵形或菱状卵形，两端钝或急尖，上面深绿色，下面粉绿色，具有小斑点。托叶三角状披针形。花小，单生或2—4朵簇生于叶腋内，雌花位于小枝上部，雄花则位于小枝的下部。雄花花萼陀螺状，顶端6齿裂，雄蕊3枚，合生呈柱状；雌花：花萼钟状，6浅裂，萼片近相等，顶端近截形，中间有突尖，上部辐射张开呈盘状；子房卵状，花柱3，顶端2裂，裂片外弯。蒴果圆球状，有宿存的花萼。花期4—9月，果期5—12月。

【分　　布】分布于广西、广东、浙江、福建、海南、四川、贵州、云南等地。散生于山坡、平地旷野灌木丛中或林缘。

【采　　制】全年均可采挖，除去泥沙，晒干。

【应　　用】壮医　微苦、涩，寒，有小毒。通龙路、火路，清热毒，除湿毒，化瘀消肿。用于治疗胴因鹿西（腹痛吐泻），乳汁缺少，能含能累（湿疹），林得叮相（跌打损伤），货烟妈（咽喉肿痛），呗疔（疔疮），疮疖、皮炎，漆疮，鹤膝风。

中医　微苦、涩，凉，有小毒。归肺、胃、肝经。清热解毒，散瘀止痛，收敛止痒。用于治疗瘢痧发热，头痛，急性胃肠炎，扁桃体炎，产后宫缩痛，功能性子宫出血，毒疮痈肿，漆毒，皮肤湿疹，过敏性皮炎，蛇伤。

【用法用量】内服煎汤，15—30克。外用适量，水煎洗患处。

【注　　意】孕妇忌服。

【备　　注】收入《广西壮族自治区壮药质量标准（第一卷）》DYB45-GXZYC0121-2008。

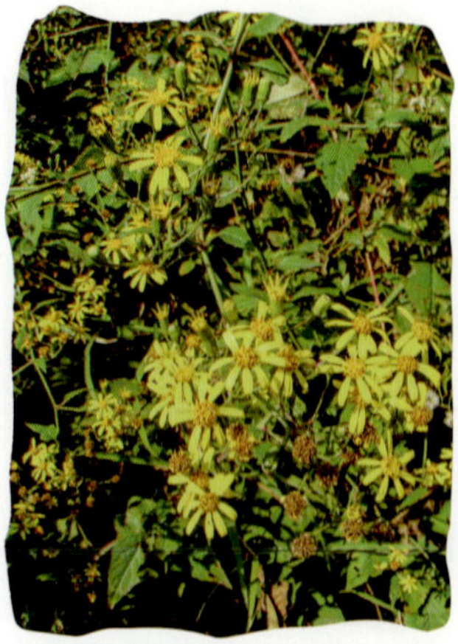

九里明

壮文 Godanyenj

【考 证】《滇南本草》：『味苦，性寒。洗疥癞癣疮……』

【壮 药 名】棵旦染。

【中 药 名】九里明。

【药用部位】地上部分。

【基源植物】菊科植物千里光 *Senecio scandens* Buch.-Ham. ex D. Don.。

【植物形态】草本。根状茎木质。茎弯曲，多分枝，被柔毛或无毛，老时变木质，皮淡色。叶具柄，叶片卵状披针形至长三角形，顶端渐尖，基部宽楔形，截形，戟形或稀心形，通常具浅或深齿，稀全缘，两面被短柔毛至无毛；叶柄具柔毛或近无毛。头状花序有舌状花，多数，在茎枝端排列成顶生复聚伞圆锥花序；分枝和花序梗被密至疏短柔毛。舌状花黄色，管状花多数，花冠黄色。瘦果圆柱形，被柔毛；冠毛白色。

【分 布】分布于广西、广东、湖北、四川、西藏、陕西、贵州、云南、安徽、浙江、江西、福建、湖南、台湾等地。常生于海拔 50—3200 米的森林、灌丛中，攀援于灌木、岩石上或溪边。

【采 制】9—10 月收割全草，晒干或鲜用。

【应 用】壮医 苦、辣，寒，有小毒。解痧毒，清热毒，除湿毒，调谷道。用于治疗贫痧（感冒），嗒咛（目赤），航靠谋（腮腺炎），白冻（泄泻），阿意咪（痢疾），能啥能累（湿疹），呗农（痈疮），渗裆相（烧烫伤），夺扼（骨折），林得叮相（跌打损伤），额哈（毒蛇咬伤）。

中医 苦、辛，寒。清热解毒，明目退翳，杀虫止痒。用于治疗流感，上呼吸道感染，肺炎，急性扁桃体炎，腮腺炎，急性肠炎，菌痢，黄疸型肝炎，胆囊炎，急性尿路感染，目赤肿痛，翳障，痈肿疖毒，丹毒，湿疹，干湿癣疮，滴虫性阴道炎，烧烫伤。

【用法用量】内服煎汤，15—30 克（鲜品加倍）。外用适量，煎水洗或捣敷。

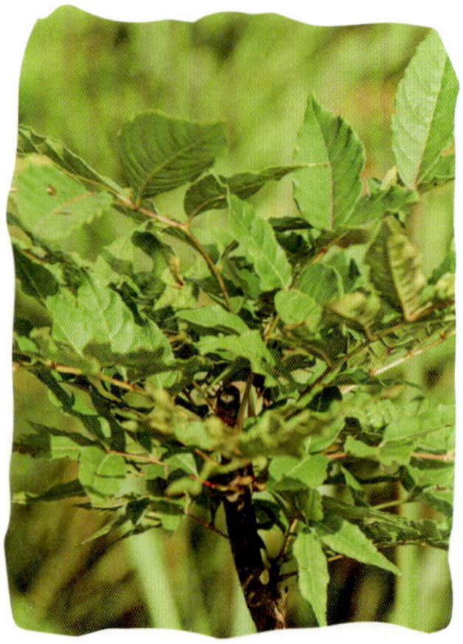

苦木

壮文 Gofaexhaemz

【考 证】

《广西本草选编》：『味苦，性寒，有小毒。清热解毒……』

【壮 药 名】棵樱含。

【中 药 名】苦木。

【药用部位】干燥枝及叶。

【基源植物】苦木科植物苦树 *Picrasma quassioides*（D. Don）Benn.。

【植物形态】乔木。全株有苦味。奇数羽状复叶；小叶9—15，卵状披针形或广卵形，边缘具不整齐的粗锯齿，先端渐尖，基部楔形，除顶生叶外，其余小叶基部均不对称。花雌雄异株，组成腋生复聚伞花序，花序轴密被黄褐色微柔毛；花瓣与萼片同数。核果成熟后蓝绿色，萼宿存。花期4—5月，果期6—9月。

【分 布】分布于黄河流域及其以南各省区。生于海拔（1400—）1650—2400米的山地杂木林中。

【采 制】夏、秋二季采收，干燥。

【应 用】壮医 苦，寒，有小毒。清热毒，除湿毒。用于治疗阿意咪（痢疾），胴因鹿西（腹痛吐泻），能蚌（黄疸），胴西咪暖（蛔虫病，钩虫病，蛲虫病），呗农（痈疮），航靠谋（腮腺炎），贫痧（感冒），疥癣，能晗能累（湿疹瘙痒），渗裆相（烫伤）。

中医 苦，寒，有小毒。归肺、大肠经。清热解毒，燥湿杀虫。用于治疗感冒，急性扁桃体炎，咽喉炎，肠炎，细菌性痢疾，湿疹，疮疖，毒蛇咬伤。

【注 意】内服不宜过量。孕妇慎服。

【用法用量】内服煎汤：枝，3—4.5克；叶，1—3克。外用适量。

【备 注】收入《广西壮族自治区壮质量标准（第一卷）》DYB45-GXZYC0101-2008。

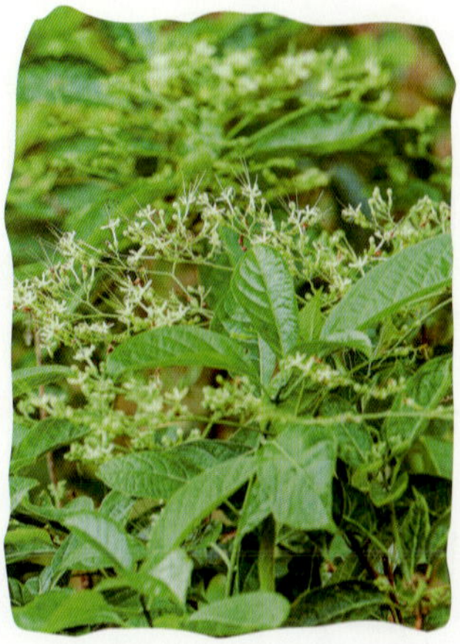

路边青

壮文 Godaihcing

【考　证】《广西本草选编》：『清热解毒，凉血。』

【壮 药 名】棵胎晴。

【中 药 名】路边青。

【药用部位】干燥全株。

【基源植物】马鞭草科植物大青 *Clerodendrum cyrtophyllum* Turcz.。

【植物形态】灌木或小乔木。幼枝被短柔毛。叶片纸质，椭圆形、卵状椭圆形、长圆形或长圆状披针形，顶端渐尖或急尖，基部圆形或宽楔形，通常全缘，两面无毛或沿脉疏生短柔毛，背面常有腺点。伞房状聚伞花序，生于枝顶或叶腋；花冠白色，外面疏生细毛和腺点，花冠管细长。果实球形或倒卵形，绿色，成熟时蓝紫色，为红色的宿萼所托。花果期 6 月至翌年 2 月。

【分　　布】分布于中国华东、中南、西南各省区。生于海拔 1700 米以下的平原、丘陵、山地、林下、溪谷旁。

【采　　制】夏、秋二季采，洗净，晒干。

【应　　用】壮医　苦，寒。调气道、谷道。清热毒，除湿毒。用于治疗痧病，发得（高热），货烟妈（咽痛），巧尹（头痛），阿意咪（痢疾），能蚌（黄疸），航靠谋（痄腮），丹毒，火眼。

中医　苦，寒。清热解毒，凉血，利湿。用于治疗感冒高热，头痛，热痢，痄腮，喉痹，丹毒，黄疸。

【用法用量】内服煎汤，9—15 克。

【备　　注】收入《广西壮族自治区壮药质量标准（第二卷）》DYB45-GXZYC0191-2011。

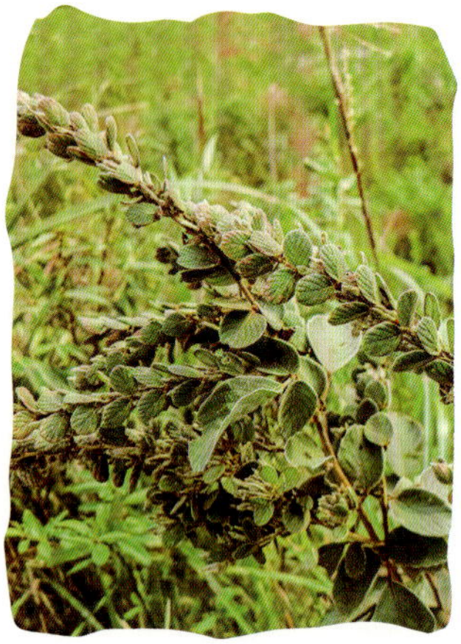

毛排钱草

壮文 Daebcienzbwn

【壮 药 名】叠钱盆。

【中 药 名】毛排钱草。

【药用部位】全株。

【基源植物】豆科植物毛排钱树 *Phyllodium elegans*(Lour.) Desv. 。

【植物形态】灌木。茎、枝和叶柄均密被黄色绒毛。托叶宽三角形；小叶革质，顶生小叶卵形、椭圆形至倒卵形，侧生小叶斜卵形，长比顶生小叶约短 1 倍，两端钝，两面均密被绒毛，下面尤密。花通常 4—9 朵组成伞形花序生于叶状苞片内，叶状苞片排列成总状圆锥花序状，顶生或侧生，苞片与总轴均密被黄色绒毛；苞片宽椭圆形，先端凹入，基部偏斜；花冠白色或淡绿色。荚果密被银灰色绒毛，通常有荚节 3—4 个。花期 7—8 月，果期 10—11 月。

【分　　布】分布于广西、广东、海南、福建及云南等省区。生于海拔 40—1100 米的平原、丘陵荒地或山坡草地、疏林或灌丛中。

【采　　制】夏季采收，鲜用或晒干。

【应　　用】壮医　淡、涩，平，有小毒。调气道，利水道，解痧毒、瘴毒，清热毒，除湿毒。用于治疗贫痧（感冒），发得（发热），瘴病（疟疾），肝炎，蛊病（肝硬化腹水、血吸虫病肝脾肿大），发旺（风湿骨痛），血吸虫病，幽卡（尿路结石），林得叮相（跌打损伤）。

中医　苦、涩，平。归肺、脾经。散瘀消积，止血，清热利湿。用于治疗跌打瘀肿，衄血，咳血，血淋，风湿痹痛，慢性肝炎，湿热下痢，小儿疳积，乳痈，瘰疬。

【用法用量】内服煎汤，15—30 克。外用适量，捣敷。

【考　证】

《广西中药志》：『味涩，性平，无毒。入肺、脾二经。止血，破积，祛湿滞，祛风消肿。治跌打肿痛……』

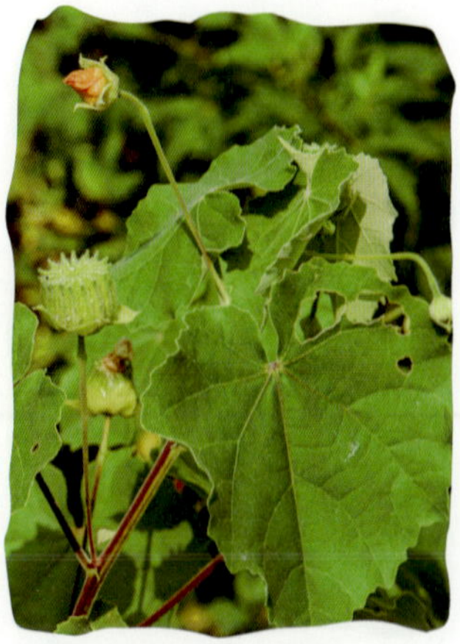

磨盘草

壮文 Gomakmuh

【考　证】

《生草药性备要》：『味甜、辛，性平，无毒……』

《岭南采药录》：『磨盘草，能升清降浊，开窍活血……』

【壮 药 名】棵芒牧。

【中 药 名】磨盘草。

【药用部位】干燥地上部分。

【基源植物】锦葵科植物磨盘草 *Abutilon indicum*（Linn.）Sweet。

【植物形态】亚灌木状草本，全株均被灰色短柔毛。叶卵圆形或近圆形，先端短尖或渐尖，基部心形，边缘具不规则锯齿，两面均密被灰色星状柔毛；叶柄被灰色短柔毛和疏丝状长毛；托叶钻形，外弯。花单生于叶腋；花黄色。果为倒圆形似磨盘，黑色，分果爿 15—20，先端截形，具短芒，被星状长硬毛；种子肾形，被星状疏柔毛。花期 7—10 月。

【分　　布】分布于广西、广东、台湾、福建、贵州和云南等省区。常生于海拔 800 米以下的地带，如平原、海边、砂地、旷野、山坡、河谷及路旁等处。

【采　　制】夏、秋二季采收，除去杂质，晒干。

【应　　用】壮医　甜、淡，平。解痧毒，祛风毒，清热毒，通气道，通水道。用于治疗痧病，发得（发热），勒爷埃病（小儿咳嗽），能啥能累（湿疹），笨隆（风疹），肉扭（淋证），笨浮（水肿），航靠谋（痄腮）。

中医　甘、淡，平。归肺、肾经。疏风清热，益气通窍，祛痰利尿。用于治疗风热感冒，久热不退，痄腮，耳鸣，耳聋，肺痨，小便不利。

【用法用量】内服煎汤，15—30 克。

【注　　意】孕妇慎用。

【备　　注】收入《广西壮族自治区壮药质量标准（第二卷）》DYB45-GXZYC0208-2011。

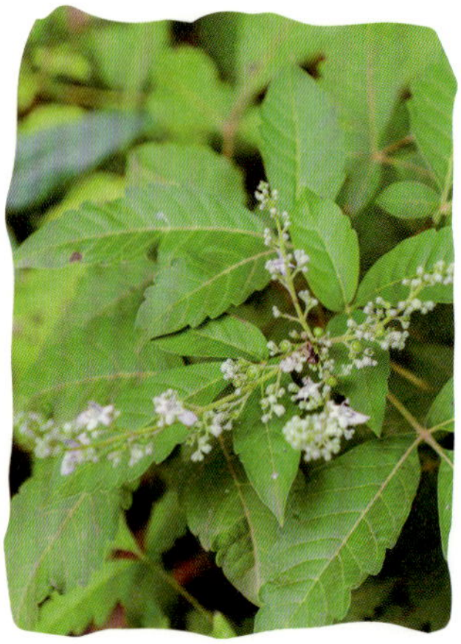

牡荆叶

壮文 Mbawgingj

【考　证】

《广西中药志》：『治感冒。外用煎水洗治皮肤病……』

【壮 药 名】盟劲。
【中 药 名】牡荆叶。
【药用部位】新鲜叶。
【基源植物】马鞭草科植物牡荆 *Vitex negundo* L. var. *cannabifolia*（Sieb. et Zuce.）Hand. -Mazz.。
【植物形态】见 Gogingj 棵劲项下。
【分　　布】见 Gogingj 棵劲项下。
【采　　制】夏、秋二季叶茂盛时采收，除去茎枝。
【应　　用】壮医　微苦、辣，平。除湿毒，祛风毒，调气道、谷道，止咳喘。用于治疗痧病，瘴病，埃病（咳嗽），墨病（哮喘），胴尹（胃痛），腊胴尹（腹痛），白冻（泄泻），阿意咪（痢疾），脚气肿胀，风疹瘙痒，痂（癣）。

中医　微苦、辛，平。归肺经。祛痰，止咳，平喘。用于治疗咳嗽痰多。

【用法用量】鲜用，供提取牡荆油用。
【备　　注】收入《广西壮族自治区壮药质量标准（第二卷）》DYB45-GXZYC0092-2011。

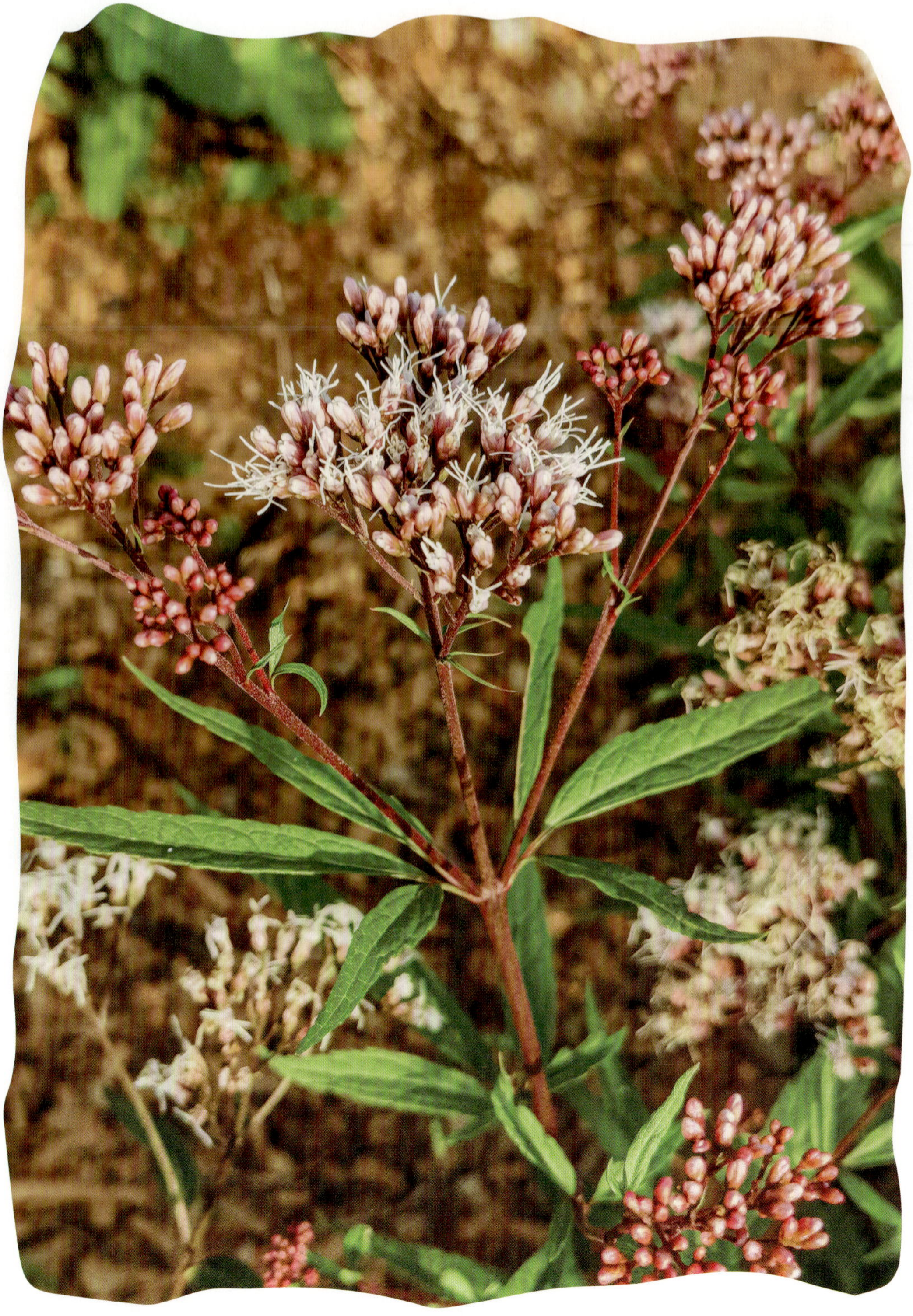

佩兰

佩兰

壮文 Gobeilanh

【考　证】

《广西药用植物名录》：『用于伤暑头重，胸脘胀闷……』

【壮 药 名】棵培兰。

【中 药 名】佩兰。

【药用部位】干燥地上部分。

【基源植物】菊科植物佩兰 *Eupatorium fortunei* Turcz.。

【植物形态】多年生草本。根茎横走，淡红褐色。茎直立，绿色或红紫色，基部茎分枝少或仅在茎顶有伞房状花序分枝。全部茎枝被稀疏的短柔毛，花序分枝及花序梗上的毛较密。中部茎叶较大，三全裂或三深裂；中裂片较大，长椭圆形或长椭圆状披针形或倒披针形，顶端渐尖，上部的茎叶常不分裂；或全部茎叶不裂，披针形或长椭圆状披针形或长椭圆形。全部茎叶两面光滑，无毛无腺点，羽状脉，边缘有粗齿或不规则的细齿。中部以下茎叶渐小，基部叶花期枯萎。头状花序多数在茎顶及枝端排成复伞房花序。总苞钟状，总苞片2—3层，覆瓦状排列，外层短，卵状披针形，中内层苞片渐长，长椭圆形；全部苞片紫红色，外面无毛无腺点，顶端钝。花白色或带微红色，花冠外面无腺点。全株及花揉之有香味，似薰衣草。瘦果黑褐色，长椭圆形，5棱，无毛无腺点；冠毛白色。花果期7—11月。

【分　　布】分布于广西、广东、山东、江苏、浙江、江西、湖北、湖南、云南、四川、贵州及陕西。野生罕见，栽培者多。野生者生路边灌丛及山沟路旁。

【采　　制】夏、秋二季分两次采割，除去杂质，晒干。

【应　　用】壮医　辣，平。解痧毒，除湿毒，调气道、谷道。用于治疗痧病，东郎（食欲不振），白冻（泄泻），口臭。

中医　辛，平。归脾、胃、肺经。芳香化湿，醒脾开胃，发表解暑。用于治疗湿浊中阻，脘痞呕恶，口中甜腻，口臭，多涎，暑湿表证，湿温初起，发热倦怠，胸闷不舒。

【用法用量】内服煎汤，3—10克。

【备　　注】收入《广西壮族自治区壮药质量标准（第二卷）》DYB45-GXZYC0116-2011。

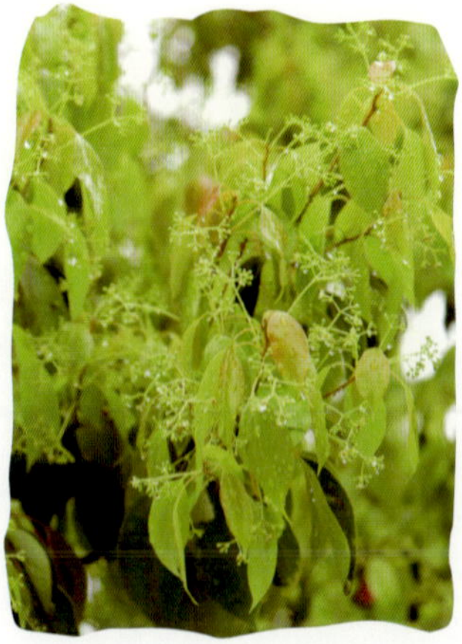

香樟

壮文 Gaucah

【考证】《广西本草选编》：『味辛、甘，气香，性温。祛风散寒……』

【壮 药 名】高差。
【中 药 名】香樟（樟木子、樟树叶）。
【药用部位】干燥根、茎基、果、叶。
【基源植物】樟科植物黄樟 *Cinnamomum parthenoxylon* (Jack) Meisner 或樟 *Cinnamomum camphora* (L.) Presl。
【植物形态】黄樟　常绿乔木，树干发达，树皮暗灰褐色，上部为灰黄色，纵裂明显，小片剥落，内皮红色，具有樟脑气味。枝条粗壮，圆柱形，绿褐色，小枝具棱角，灰绿色，光滑。芽卵形，鳞片近圆形，被绢状毛。叶互生，通常为椭圆状卵形或长卵形，在花枝上的较小，先端多急尖或短渐尖，基部楔形或阔楔形，革质，上面深绿色，叶背色稍浅，两面无毛或仅下面腺窝具毛簇，羽状脉，侧脉每边4—5条，与中脉两面明显，侧脉脉腋上面不明显凸起，下面无明显的腺窝。腋生或近顶生的圆锥花序长4.5—8厘米，总梗长3—5.5厘米，与各级序轴及花梗无毛。花小，绿带黄色，花梗纤细。能育雄蕊9枚，花丝被短柔毛，退化雄蕊3枚，位于最内轮。子房卵珠形，无毛，花柱弯曲。果球形，黑色。果托窄长倒锥形。花期3—5月，果期4—10月。

樟　与黄樟主要区别：叶卵状椭圆形，下面干时带白色，具离基三出脉，侧脉及支脉脉腋上面明显隆起下面有明显腺窝，窝内常被柔毛。

【分　　布】黄樟　分布于广西、广东、湖南、福建、江西、贵州、四川、云南。生于海拔1500米以下的常绿阔叶林或灌木丛中，后一生境中多呈矮生灌木型，云南南部有利用野生乔木辟为栽培的樟茶混交林。

樟　分布于南方及西南各地。常生于山坡或沟谷中，但常有栽培。

【采　　制】根、茎基、叶全年可采，洗净，切段，阴干。10—11月间采摘成熟果实，晒干。3月下旬以前及5月上旬后叶含油多时采，鲜用或晾干。

【应　　用】壮医　辣，热。通调谷道、水道，祛风毒，散寒毒，理气止痛。用于治疗心头痛（胃痛），发旺（风湿骨痛），沙呃（呃逆），胃肠炎，京尹（痛经），疝气疼痛，肉扭（小便不畅）。

中医　香樟：辛，温。归肺、胃经。祛风散寒，行气止痛。用于治疗风湿骨痛，胃痛，胃肠炎，痛经，跌打损伤，感冒。樟木子：辛，温。祛风散寒，温胃和中，理气止痛。用于治疗脘腹冷痛，寒湿吐泻，气滞腹胀，脚气。樟树：辛，温。归心、脾、肺经。祛风，除湿，解毒，杀虫。用于治疗风湿痹痛，胃痛，疮疡肿毒，慢性下肢溃疡，水火烫伤，疥癣，皮肤瘙痒，毒虫咬伤。

【用法用量】香樟：内服煎汤，15—25克；或浸酒。外用适量，煎水熏洗。樟木子：内服煎汤，10—15克。外用适量，煎汤洗。樟树叶：内服煎汤，3—10克。外用适量，煎水洗或捣敷。

【注　　意】孕妇忌服。

【备　　注】收入《广西壮族自治区壮药质量标准（第一卷）》DYB45-GXZYC0120-2008。

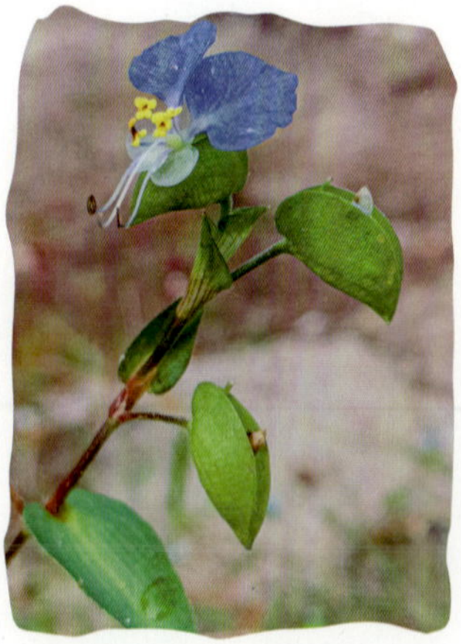

鸭跖草

壮文 Nyavangxbeuj

【壮 药 名】牙网表。

【中 药 名】鸭跖草。

【药用部位】干燥地上部分。

【基源植物】鸭跖草科植物鸭跖草 *Commelina communis* Linn.。

【植物形态】一年生草本。茎匍匐生不定根，多分枝，长可达1米，下部无毛，上部被短毛。叶披针形至卵状披针形。总苞片佛焰苞状，有1.6—4厘米的柄，与叶对生，折叠状，展开后为心形，顶端短急尖，基部心形，长1.3—2.5厘米，边缘常有硬毛。聚伞花序，下面一枝仅有花1朵，不孕；上面一枝具花3—4朵，梗短，几乎不伸出佛焰苞。萼片膜质，长约5毫米，内面2枚常靠近或合生。花瓣深蓝色，内面2枚具爪，长近1厘米。蒴果椭圆形，2室，2爿裂，有种子4颗。种子棕黄色，一端平截，腹面平，有不规则窝孔。

【分　　布】分布于广西、云南、四川、甘肃以东的南北各地。常见，生于湿地。

【采　　制】夏、秋二季采收，晒干。

【应　　用】壮医　甜、淡，寒。解痧毒，清热毒，调水道，消肿。用于治疗痧病，瘴病，货咽妈（咽痛），呗农（痈疮），呗叮（叮疮），发得（发热），航靠谋（流行性腮腺炎），笨浮（水肿），血压嗓（高血压），能蚌（黄疸），肉扭（尿路感染）。

中医　甘、淡，寒。归肺、胃、小肠经。清热泻火，解毒，利水消肿。用于治疗感冒发热，热病烦渴，咽喉肿痛，水肿尿少，热淋涩痛，痈肿疔毒。

【用法用量】内服煎汤，15—30克。外用适量。

【备　　注】收入《广西壮族自治区壮药质量标准（第二卷）》DYB45-GXZYC0147-2011。

【考　证】

《本草拾遗》：『味苦，大寒，主寒热瘴疟，痰饮丁肿，肉癥涩滞……』

解瘴毒药

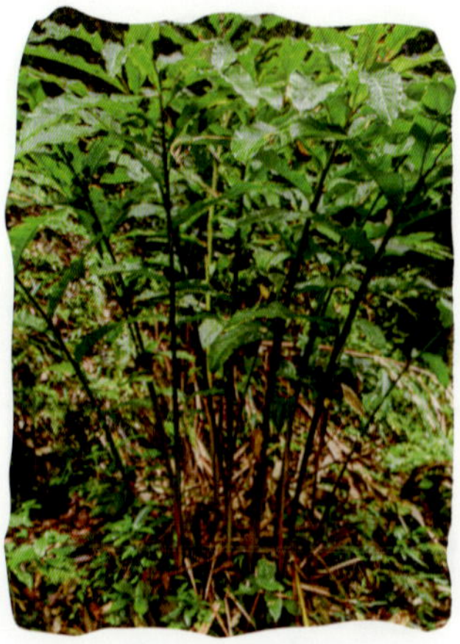

草果

壮文 Makhaeuq

【考　证】《广西本草选编》："味辛，性温。散寒燥湿，除痰截疟，消食。治慢性胃炎……"

【壮 药 名】芒侯。

【中 药 名】草果。

【药用部位】干燥成熟果实。

【基源植物】姜科植物草果 *Amomum tsaoko* Crevost et Lemarie。

【植物形态】茎丛生，全株有辛香气，地下部分略似生姜。叶片长椭圆形或长圆形，顶端渐尖，基部渐狭，边缘干膜质，两面光滑无毛，无柄或具短柄，叶舌全缘，顶端钝圆，长 0.8—1.2 厘米。穗状花序不分枝，每花序约有花 5—30 朵。总花梗长 10 厘米或更长，被密集的鳞片，鳞片长圆形或长椭圆形，顶端圆形，革质，干后褐色。苞片披针形，顶端渐尖。小苞片管状，一侧裂至中部，顶端 2—3 齿裂，萼管约与小苞片等长，顶端具钝三齿。花冠红色，管裂片长圆形。唇瓣椭圆形，顶端微齿裂。花药长 1.3 厘米，药隔附属体 3 裂，中间裂片四方形，两侧裂片稍狭。蒴果密生，熟时红色，干后褐色，不开裂，长圆形或长椭圆形，长 2.5—4.5 厘米，宽约 2 厘米，无毛，顶端具宿存花柱残迹，干后具皱缩的纵线条，果梗基部常具宿存苞片，种子多角形，有浓郁香味。花期 4—6 月，果期 9—12 月。

【分　　布】分布于广西、云南、贵州等地。栽培或野生于疏林下，海拔 1100—1800 米。

【采　　制】秋季果实成熟时采收，除去杂质，晒干或低温干燥。

【应　　用】壮医　辣，热。通调谷通气道，除湿毒，解瘴毒。用于治疗瘴病，腹胀腹痛，东郎（食滞），鹿（呕吐），瘴病（疟疾），痧病。

　　中医　辛，温。归脾、胃经。燥湿温中，截疟除痰。用于治疗寒湿内阻，脘腹胀痛，痞满呕吐，疟疾寒热，瘟疫发热。

【用法用量】内服煎汤，3—6 克。

【备　　注】收入《广西壮族自治区壮药质量标准（第二卷）》DYB45-GXZYC0125-2011。

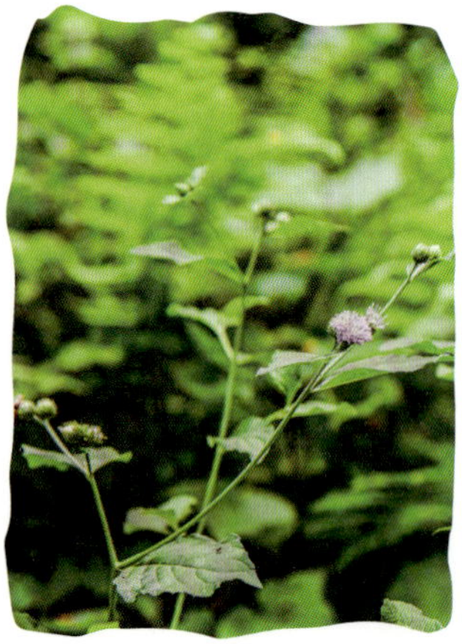

狗仔花

壮文 Yokloegma

【考　证】
《广西本草选编》：『疏风清热，凉血解毒。治感冒发热，头痛，久热不退……』

【壮 药 名】用拢麻。
【中 药 名】狗仔花。
【药用部位】全草。
【基源植物】菊科植物咸虾花 *Vernonia patula*（Dryand.）Merr.。
【植物形态】一年生草本。根垂直，具多数纤维状根。茎直立，多分枝，枝圆柱形，具明显条纹，被灰色短柔毛。基部和下部叶在花期常凋落，中部叶具柄，卵形，卵状椭圆形，稀近圆形，顶端钝或稍尖，基部宽楔状狭成叶柄，边缘具圆齿状具小尖的浅齿，波状，或近全缘，侧脉4—5对，弧状斜升，上面绿色，被疏短毛或近无毛，下面被灰色绢状柔毛，具腺点，下部无翅，上部叶向上渐小。头状花序通常2—3个生于枝顶端，或排列成分枝宽圆锥状或伞房状；总苞扁球状，总苞片4—5层，绿色，披针形。花托稍凸起，具边缘具细齿的窝孔。花淡红紫色，花冠管状，裂片线状披针形。瘦果近圆柱状，具4—5棱。花期7月至翌年5月。
【分　　布】分布于广西、广东、福建、台湾、贵州及云南等地。常见于荒坡旷野、田边、路旁。
【采　　制】夏、秋二季采收，除去杂质，切段，晒干。
【应　　用】壮医　苦、辣，平。解瘴毒，清热毒，除湿毒。用于治疗瘴病（疟疾），痧痧，白冻（泄泻），能啥能累（湿疹），麦蛮（风疹），血压嗓（高血压病），呗嘻（奶疮）。

中医　苦、辛，平。归肝、肺经。发表散寒，凉血解毒，清热止泻。用于治疗感冒发热，疟疾，热泻，痧气，湿疹，荨麻疹，久热不退，高血压，乳腺炎。
【用法用量】内服煎汤，10—20克。外用适量。
【注　　意】孕妇忌服。
【备　　注】收入《广西壮族自治区壮药质量标准（第三卷）》DYB45-GXZYC0073-2017。

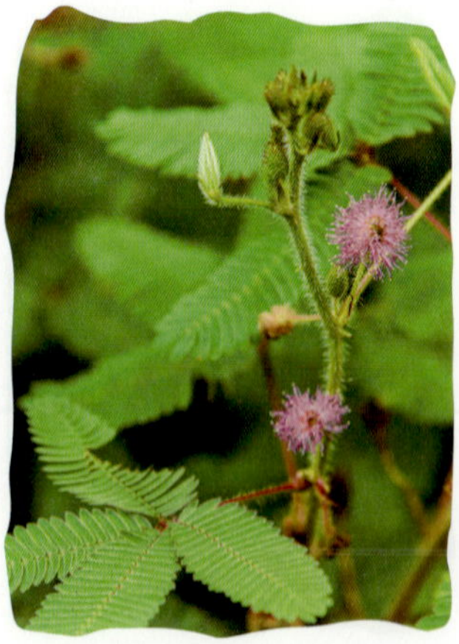

含羞草

壮文 Gonajhaej

【考　证】

《岭南采药录》：『治眼热作痛。』

《广西中药志》：『止痛，消肿，散瘀。治跌打损伤……』

《广西本草选编》：『凉血止血。主治急性肝炎，肺结核咯血，鼻衄，血尿……』

【壮 药 名】棵那嘿。

【中 药 名】含羞草。

【药用部位】全草。

【基源植物】豆科植物含羞草 *Mimosa pudica* L.。

【植物形态】披散、亚灌木状草本。茎圆柱状，具分枝，有散生、下弯的钩刺及倒生刺毛。托叶披针形，长 5—10 毫米，有刚毛。羽片和小叶触之即闭合而下垂。羽片通常 2 对，指状排列于总叶柄之顶端。小叶 10—20 对，线状长圆形，先端急尖，边缘具刚毛。头状花序圆球形，直径约 1 厘米，具长总花梗，单生或 2—3 个生于叶腋。花小，淡红色，多数。苞片线形，花萼极小，花冠钟状，裂片 4 枚，外面被短柔毛，雄蕊 4 枚，伸出于花冠之外。子房有短柄，无毛，胚珠 3—4 颗，花柱柱头小。荚果长圆形，荚缘波状，具刺毛，成熟时荚节脱落，荚缘宿存。种子卵形。花期 3—10 月，果期 5—11 月。

【分　　布】分布广西、广东、台湾、福建、云南等地。生于旷野荒地、灌木丛中，长江流域常有栽培供观赏。

【采　　制】夏季采收全草，除去泥沙，洗净，鲜用，或扎成把，晒干。

【应　　用】壮医　甜、涩，寒，有毒。调气道、谷道，解瘴毒，清热毒，利水道，止疼痛。用于治疗贫痧（感冒），发得（发热），嗒哼（目赤），唉耶（支气管炎），胴因鹿西（急性肠胃炎），幽卡（尿路结石），瘴病（疟疾），呗（无名肿毒），呗农（痈疮），林得叮相（跌打损伤）。

中医　甘、涩、微苦，微寒，小毒。凉血解毒，清热利湿，镇静安神。用于治疗感冒，小儿高热，支气管炎，肝炎，胃炎，肠炎，结膜炎，泌尿系结石，水肿，劳伤咳血，血衄，血尿，神经衰弱，失眠，疮疡肿毒，带状疱疹，跌打损伤。

【用法用量】内服煎汤，15—30 克（鲜品 30—60 克）。外用适量，捣敷。

【注　　意】孕妇禁服。

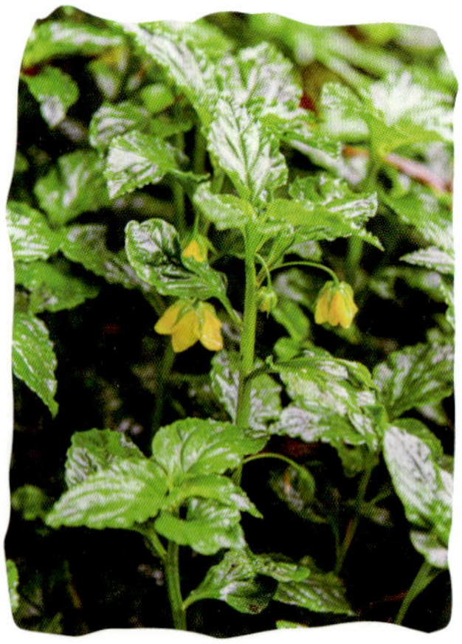

灵香草

壮文 Nyahom

【考　证】

《岭外代答》：『零陵香出瑶侗及静江……』

《广西中药志》：『味甘，气香，性平，无毒。散风寒，辟瘟疫岚瘴。』

【壮 药 名】牙函。

【中 药 名】灵香草。

【药用部位】干燥地上部分。

【基源植物】报春花科植物灵香草 *Lysimachia foenum-graecum* Hance。

【植物形态】植株干后有浓郁香气。老茎匍匐，发出多数纤细的须根，当年生茎部为老茎的单轴延伸，上升或近直立，草质，具棱，棱边有时呈狭翅状，绿色。叶互生，位于茎端的通常较下部的大1—2倍，叶片广卵形至椭圆形，先端锐尖或稍钝，具短骤尖头，基部渐狭或为阔楔形，边缘微皱呈波状，草质，干时两面密布极不明显的下陷小点和稀疏的褐色无柄腺体，侧脉3—4对，网脉通常不明显，叶柄具狭翅。花单出腋生，花梗纤细，花萼深裂近达基部，裂片卵状披针形或披针形，先端渐尖，有时呈钻状，草质，两面多少被褐色无柄腺体。花冠黄色，分裂近达基部，裂片长圆形，先端圆钝。花丝基部与花冠合生约0.5毫米，花药长4—5毫米，基部心形，顶孔开裂。花粉粒具3孔沟，圆球形，表面微皱，花柱长5—7毫米。蒴果近球形，灰白色，不开裂或顶端浅裂。花期5月，果期8—9月。

【分　　布】分布于云南（东南部）、广西、广东（北部）和湖南（西南部）。生于海拔800—1700米的山谷溪边和林下的腐殖质土壤中。

【采　　制】夏、秋季茎叶茂盛时采收，除去杂质，阴干。

【应　　用】壮医　甜，平。调气道，避秽除瘴，止痛。用于治疗痧病，瘴病，巧尹（头痛），牙痛，胸闷腹胀。

中医　甘，平。归肺经。祛风寒，辟避秽。用于治疗鼻塞，伤风，感冒头痛，下痢，遗精，牙痛，胸闷腹胀。

【用法用量】内服煎汤，6—9克。

【备　　注】收入《广西壮族自治区壮药质量标准（第二卷）》DYB45-GXZYC0099-2011。

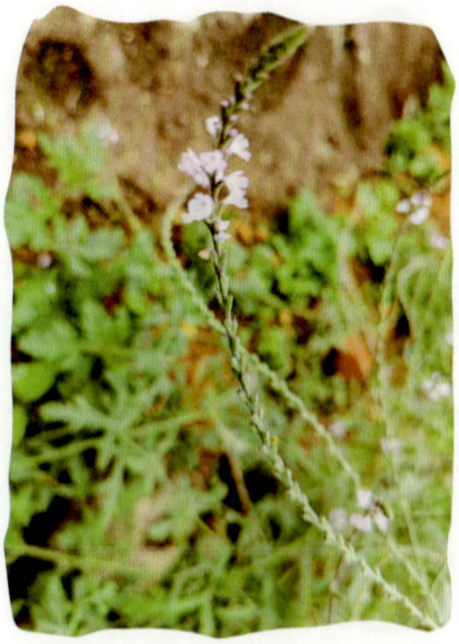

马鞭草

壮文 Gobiennmax

【考　证】《广西中药志》："味苦，性微寒，无毒。破血，凉血，通涩，杀虫，消胀。治痈疮阴肿……"

【壮 药 名】棵鞭马。

【中 药 名】马鞭草。

【药用部位】干燥地上部分。

【基源植物】马鞭草科植物马鞭草 *Verbena officinalis* Linn.。

【植物形态】草本。茎四方形。叶片卵圆形至倒卵形或长圆状披针形，基生叶的边缘通常有粗锯齿和缺刻，茎生叶多数 3 深裂，裂片边缘有不整齐锯齿，两面均有硬毛，背面脉上尤多。穗状花序顶生和腋生；花小，无柄；花冠淡紫至蓝色。果长圆形，成熟时 4 瓣裂。花期 6—8 月，果期 7—10 月。

【分　　布】分布于广西、广东、湖南、湖北、四川、云南、山西、陕西、甘肃、江苏、安徽、浙江、福建、江西、贵州、新疆、西藏。常生长在低至高海拔的路边、山坡、溪边或林旁。

【采　　制】6—8 月花开时采割，除去杂质，晒干。

【应　　用】壮医　苦，凉。通龙路，调水道，解瘴毒，清热毒，除湿毒。用于治疗瘴病，肝胆肿大，京瑟（经闭），京尹（痛经），血精，货烟妈（咽痛），呗农（痈疮），笨浮（水肿），肉扭（淋证）。

中医　苦，凉。归肝、脾经。活血散瘀，解毒，利水，退黄，截疟。用于治疗癥瘕积聚，痛经经闭，喉痹，痈肿，水肿，黄疸，疟疾。

【用法用量】内服煎汤，5—10 克。

【备　　注】收入《广西壮族自治区壮药质量标准（第二卷）》DYB45-GXZYC0026-2011。

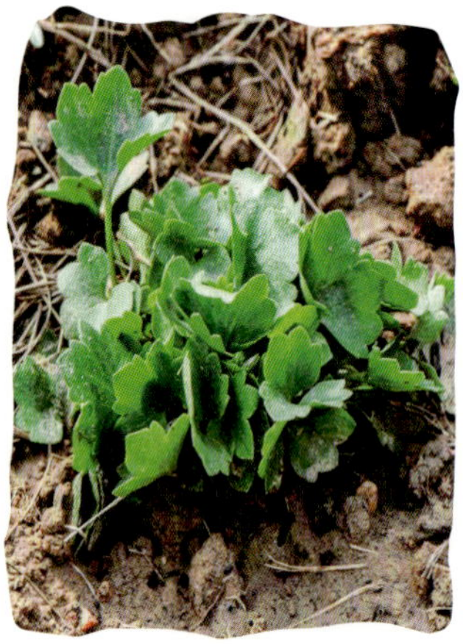

猫爪草

壮文 Nya'nyaujmeuz

【考　证】
《广西中药志》：『去火，化痰结。』

【壮 药 名】牙要秒。
【中 药 名】猫爪草。
【药用部位】干燥块根。
【基源植物】毛茛科植物猫爪草 *Ranunculus ternatus* Thunb.。
【植物形态】草本。簇生多数肉质小块根，块根卵球形或纺锤形，顶端质硬，形似猫爪。茎铺散，多分枝，较柔软。基生叶有长柄；叶片形状多变，单叶或3出复叶，宽卵形至圆肾形，小叶3浅裂至3深裂或多次细裂。叶柄长6—10cm。茎生叶无柄，叶片较小，全裂或细裂，裂片线形。花单生茎顶和分枝顶端。花瓣黄色或后变白色。聚合果近球形。瘦果卵球形，边缘有纵肋，喙细短。花期3月，果期4月至7月。
【分　　布】分布于广西、台湾、江苏、浙江、江西、湖南、安徽、湖北、河南等地。生于平原湿草地或田边荒地。
【采　　制】春季采挖，除去须根和泥沙，晒干。
【应　　用】壮医　甜、辣，温。通火路，散肿结。用于治疗呗奴（瘰疬），癌症。

中医　甘、辛，温。归肝、肺经。化痰散结，解毒消肿。用于治疗瘰疬痰核，疔疮肿毒，蛇虫咬伤。
【用法用量】内服煎汤，15—30克，单用至120克。
【备　　注】收入《广西壮族自治区壮药质量标准（第二卷）》DYB45-GXZYC0174-2011。

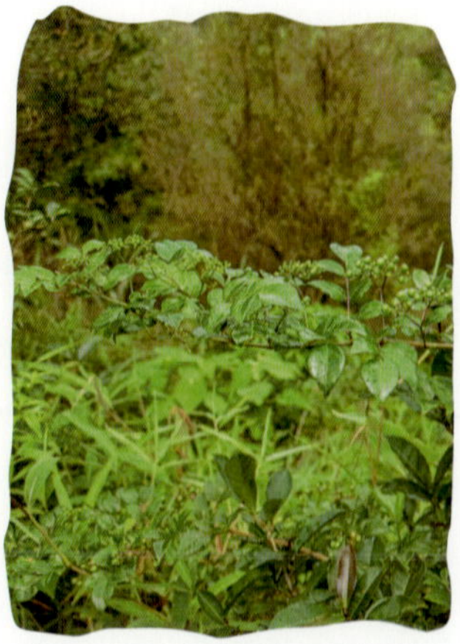

甜茶

壮文 Cazvan

【考　证】

《广西本草选编》："味甘、淡，性凉。清热解毒。治黄疸型肝炎……"

【壮 药 名】茶完。

【中 药 名】甜茶。

【药用部位】干燥叶。

【基源植物】蔷薇科植物甜叶悬钩子 *Rubus chingii* var. *suavissimus*（S. Lee）L. T. Lu。

【植物形态】落叶灌木，茎直立或倾斜，常被白粉，幼苗时紫红色，上端皮较密，成长后变绿色，上半部无皮刺或稀具皮刺，先端常弯垂，髓心大。枝条稀疏，亦常弯垂，绿色，被白粉，疏生皮刺，上端多平滑，二年生枝条具短枝数条至十余条不等。叶甚甜，单叶，互生，幼苗时初生叶 5 深裂，成长叶较大，纸质，近圆形，基部近心形或狭心形，掌状 7 深裂或 5 深裂，裂片披针形或椭圆形，中央裂片较长，先端渐尖或尾状渐尖，边缘具重锯齿，上面绿色，下面淡绿色，基础脉通常 7 或 5 条，被灰白色或灰褐色短柔毛，间或有 1—2 枚小刺，裂片上有侧脉数对至 12 对。叶柄绿色，上面有浅槽，下面具有小刺 1—2 枚。托叶小，绿色，常不脱落，下半部贴生于叶柄。苗期初生叶托叶大些，下部于叶柄两侧延伸成翼状，紫红色。花单生于短枝先端，弯垂。花萼 5 深裂，内外两面均密被灰褐色或灰白色短柔毛，裂片先端具骤然突出的细尖头。花瓣 5 片，与花萼裂片互生，白色，倒卵形。雄蕊多数，插生在花萼口部，基部合生，排成不规则的三层，花药背着。雌蕊多数，生于突起的花托上，子房密生灰白色短柔毛，花柱丝状，柱头小头状。聚合果卵球形，熟时橙红色。

【分　　布】分布于广西、广东等地。在山坡、路边阳处或阴处灌木丛中常见。

【采　　制】4—11 月采收，晒干，或炒后干燥。

【应　　用】壮医　甜、平，凉。解热毒，通龙路，调气道、水道。用于治疗瘴病，啊肉甜（糖尿病），血压嗓（高血压），肉扭（尿路感染）。

中医　甘，平。归肝、肺、膀胱经。清热，润肺，祛痰，止咳。用于治疗痰多咳嗽，或作甜味剂。

【用法用量】内服煎汤，10—20克。外用适量。

【备　　注】收入《广西壮族自治区壮药质量标准（第二卷）》DYB45-GXZYC0171-2011。

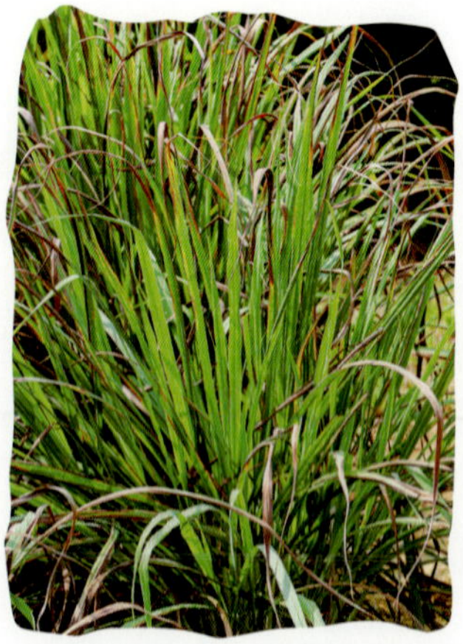

香茅

壮文 Gocazhaz

【考　证】《本草拾遗》：『茅香。味甘，性平。生安南，如茅根。白茅香，味甘，性平，无毒。主恶气……』

【壮 药 名】棵查哈。

【中 药 名】香茅。

【药用部位】干燥全草。

【基源植物】禾本科植物柠檬草 *Cymbopogon citratus*（D. C.）Stapf。

【植物形态】多年生密丛型具香味草本。秆高达2米，节下被白色蜡粉。叶鞘无毛，不向外反卷，内面浅绿色。叶舌质厚，长1毫米左右；叶片，顶端长渐尖，平滑或边缘粗糙。伪圆锥花序具多次复合分枝，长约50厘米，疏散，分枝细长，顶端下垂。佛焰苞长1.5—2厘米。总状花序长短不一，具3—6节，长约1.5厘米。总状花序轴节间及小穗柄长2.5—4毫米，边缘疏生柔毛，顶端膨大或具齿裂。柄短小穗线状披针形。第一颖背部扁平或下凹成槽，无脉，上部具狭翼，边缘有短纤毛。第二外稃狭小，先端具2微齿，无芒或具短芒尖。有柄小穗长4.5—5毫米。花果期夏季，少见有开花者。

【分　　布】广东、海南、台湾有栽培。广泛种植于热带地区。

【采　　制】全年可采，除去杂质，阴干。

【应　　用】壮医　辣、甜，温。除瘴毒，祛风毒，通龙路，通谷道，止疼痛。用于治疗瘴病（疟疾），痧病（感冒），巧尹（头痛），腊胴尹（腹痛），胴尹（胃痛），白冻（泄泻），发旺（痹病），林得叮相（跌打损伤）。

中医　辛、甘，温。归肺、脾经。散寒解表，祛风通络，温中止痛。用于治疗外感风寒，风寒湿痹，脘腹冷痛，跌打损伤，寒湿泄泻。

【用法用量】内服煎汤，6—15克。外用适量，水煎洗。

【备　　注】收入《广西壮族自治区壮药质量标准（第二卷）》DY45-GXZYC0138-2011。

解风毒药

大叶骨碎补

壮文 Goboujndok

【考　证】

《广西药用植物名录》："又名小骨碎补。根状茎用于骨折，跌打损伤……"

【壮 药 名】棵布骼。

【中 药 名】大叶骨碎补。

【药用部位】干燥根状茎。

【基源植物】骨碎补科植物大叶骨碎补 *Davallia divaricata* Dutch et Tutch.。

【植物形态】植株高达 1 米。根状茎长而横走，密被蓬松的鳞片。鳞片阔披针形，长约 1 厘米，先端长渐尖，边缘有睫毛，红棕色，膜质。叶远生，相距 3—5 厘米。柄长 30—60 厘米，与叶轴均为亮棕色或暗褐色，上面有深纵沟。叶片大，三角形或卵状三角形，先端渐尖，四回羽状或五回羽裂。羽片约 10 对，互生，斜展，基部一对最大，长三角形，先端长渐尖，基部偏斜。一回小羽片约 10 对，互生，下部的柄长 3—5 毫米，斜展，基部上侧一片最大，三角形，渐尖头，基部圆楔形。二回小羽片 7—10 对，互生，有短柄，斜向上，基部上侧一片略较大，长卵形，尖头，基部下延。末回小羽片椭圆形，钝头，基部下侧下延，深羽裂，裂片斜三角形，斜向上，常二裂为不等长的尖齿。中部羽片为阔披针形，向上的逐渐缩小并为披针形。叶脉可见，叉状分枝，每尖齿有小脉 1 条，几达叶边。叶坚草质或纸质，干后褐棕色，无毛。孢子囊群多数，每裂片有 1 枚，生于小脉中部稍下的弯弓处或生于小脉分叉处，远离叶边及尖齿的弯缺处。囊群盖管状，长约为宽的 2 倍，先端截形，褐色并有金黄色光泽，厚膜质。

【分　　布】分布于广西、广东、海南、台湾、福建、云南。生于海拔 600—700 米的低山山谷的岩石上或树干上。

【采　　制】全年可采，除去叶片及泥沙，干燥或蒸后干燥，用火烧去绒毛。

【应　　用】壮医　苦，热。祛风毒，除湿毒，通龙路、火路，散瘀止痛。用于治疗发旺（风湿骨痛），核尹（腰痛），林得叮相（跌打损伤）。

　　中医　苦，温。归肝、肾经。祛风湿，补肾，强筋骨，活血止痛。用于治疗跌打损伤，腰腿痛，风湿性关节炎。

【用法用量】内服煎汤，3—9 克。外用适量，捣烂敷患处。

【备　　注】收入《广西壮族自治区壮药质量标准（第一卷）》DYB45-GXZYC0019-2008。

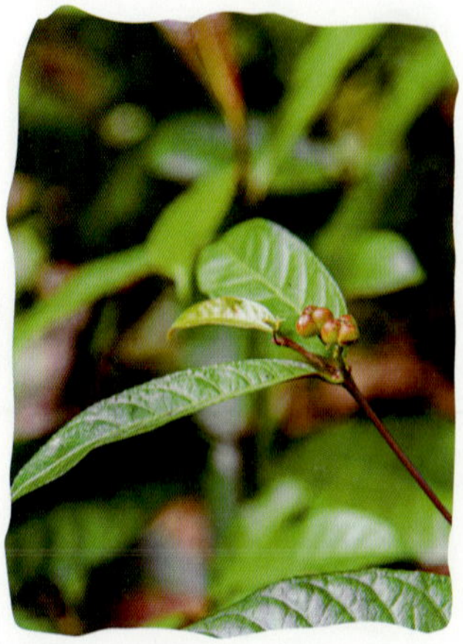

红背桂

壮文 Mbawlaenghoengz

【考证】《广西本草选编》：『多为鲜用。味辛，性温，有毒。杀虫止痒。』

【壮 药 名】盟楞红。

【中 药 名】红背桂。

【药用部位】干燥全株。

【基源植物】大戟科植物红背桂 *Excoecaria cochinchinensis* Lour。

【植物形态】常绿灌木。枝无毛，具多数皮孔。叶对生，稀兼有互生或近3片轮生，纸质，叶片狭椭圆形或长圆形，顶端长渐尖，基部渐狭，边缘有疏细齿，两面均无毛，腹面绿色，背面紫红或血红色；托叶卵形，顶端尖，长约1毫米。花单性，雌雄异株，聚集成腋生或稀兼有顶生的总状花序。雄花苞片阔卵形，长和宽近相等，顶端凸尖而具细齿，基部于腹面两侧各具1腺体，每一苞片仅有1朵花。小苞片2枚，线形，顶端尖，上部具撕裂状细齿，基部两侧亦各具1腺体。萼片3枚，披针形，顶端有细齿。雄蕊长伸出于萼片之外，花药圆形，略短于花丝。雌花花梗粗壮，苞片和小苞片与雄花的相同，萼片3枚，基部稍连合，卵形。子房球形，无毛，花柱3枚，分离或基部多少合生。蒴果球形，基部截平，顶端凹陷。花期全年。

【分　　布】广西、广东、云南、台湾等地普遍栽培。生于丘陵灌丛中。

【采　　制】全年均可采，洗净，晒干或者鲜用。

【应　　用】壮医　辣、微苦，平。祛风毒，除湿毒，通龙路、火路。用于治疗发旺（痹病），兵吟（筋病），林得叮相（跌打损伤）。

中医　辛、微苦，平。归肝经。祛风除湿，通络止痛，活血。用于治疗风湿痹痛，腰肌劳损，跌打损伤。

【用法用量】内服煎汤，3—6克。外用适量，捣敷。

【注　　意】孕妇慎用。

【备　　注】收入《广西壮族自治区壮药质量标准（第二卷）》DYB45-GXZYC0088-2011。

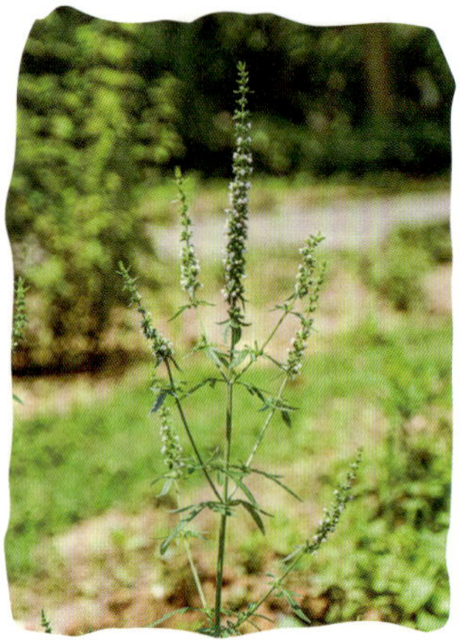

荆芥

壮文 Goginghgai

【考　证】

《滇南本草》：『上清头目诸风，止头痛明目。解肺、肝、咽喉热痛，消肿，除诸毒，发散疮痈。治便血……』

【壮 药 名】棵荆该。

【中 药 名】荆芥。

【药用部位】干燥地上部分。

【基源植物】唇形科植物裂叶荆芥 *Schizonepeta tenuifolia* Briq.。

【植物形态】草本。茎四棱形，多分枝，被灰白色疏短柔毛。叶通常为指状三裂，大小不等。花序为多数轮伞花序组成的顶生穗状花序，通常生于主茎上的较长大而多花，生于侧枝上的较小而疏花。花冠青紫色，花药蓝色。小坚果长圆状三棱形，褐色，有小点。花期7—9月，果期在9月以后。

【分　　布】分布于黑龙江、辽宁、河北、河南、山西、陕西、甘肃、青海、浙江、江苏、福建、云南、四川、贵州等地。生于海拔540—2700米的山坡路边、山谷、林缘。

【采　　制】夏、秋二季花开到顶、穗绿时采割，除去杂质，晒干。

【应　　用】壮医　辣，微温。通气道，透麻疹，消疮毒。用于治疗痧病，巧尹（头痛），笃麻（麻疹），麦蛮（风疹），呗农（痈疮）初起。

中医　辛，微温。归肺、肝经。解表散风，透疹，消疮。用于治疗感冒，头痛，麻疹，风疹，疮疡初起。

【用法用量】内服煎汤，5—10克。

【注　　意】表虚自汗、阴虚头痛者忌服。

【备　　注】收入《广西壮族自治区壮药质量标准（第二卷）》DYB45-GXZYC0123-2011。

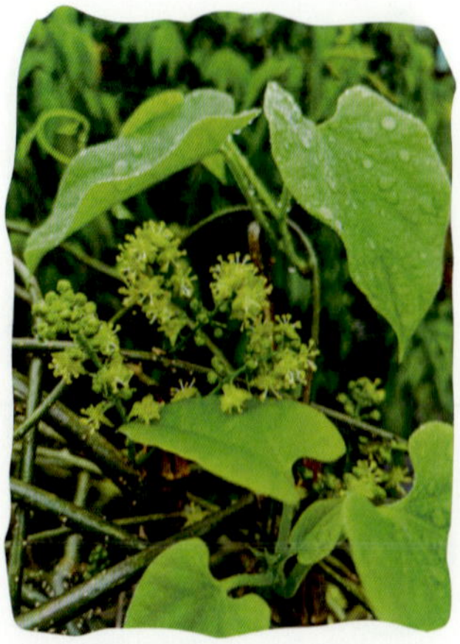

宽筋藤

壮文 Ganeusongx

【考证】

《南宁市药物志》：『苦，寒。舒筋活络，杀虫。外敷治跌打筋断……』

【壮 药 名】勾丛。

【中 药 名】宽筋藤。

【药用部位】干燥藤茎。

【基源植物】防己科植物中华青牛胆 *Tinospora sinensis* (Lour.) Merr.。

【植物形态】藤本。枝稍肉质，嫩枝绿色，被柔毛，老枝常无毛，皮孔凸起。叶纸质，阔卵状近圆形，顶端骤尖，基部深心形至浅心形，全缘，两面被短柔毛。总状花序先叶抽出，雄花序单生或有时几个簇生；雌花序单生。核果红色，近球形。花期4月，果期5—6月。

【分　　布】分布于广西、广东和云南三省区之南部。生于林中，也常见栽培。

【采　　制】全年可采，切段或厚片，干燥。

【应　　用】壮医　微苦，寒。通龙路、火路，祛风毒，除湿毒，舒筋活血。用于治疗林得叮相（跌打损伤），发旺（风湿骨痛），腰酸背痛，麻邦（半身不遂），抽筋，坐骨神经痛，水蛊（肝硬化腹水）。

中医　微苦，凉。归肝、肾经。舒筋活络，祛风止痛。用于治疗风湿痹痛，腰肌劳损，坐骨神经痛，跌打损伤。

【用法用量】内服煎汤，9—15克。外用适量。

【注　　意】孕妇慎服。

【备　　注】收入《广西壮族自治区壮药质量标准（第一卷）》DYB45-GXZYC0133-2008。

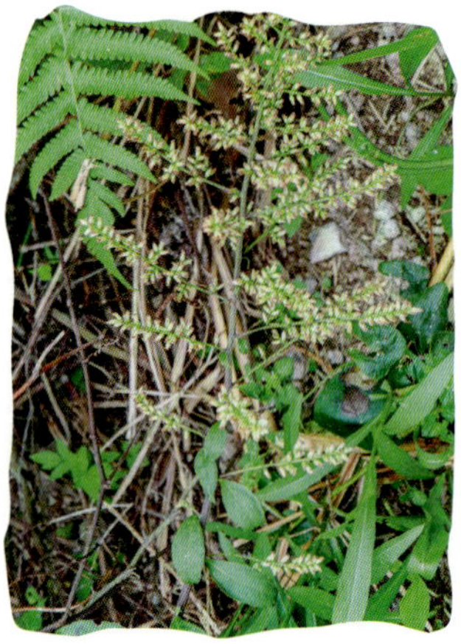

刘寄奴

壮文 Ngaihdinbit

【考　证】

《广西本草选编》："味微苦、辛，性温。活血散瘀，理气止痛。治慢性肝炎……"

【壮 药 名】埃丁聘。
【中 药 名】刘寄奴。
【药用部位】干燥地上部分。
【基源植物】菊科植物奇蒿 *Artemisia anomala* S. Moore。
【植物形态】草本。根状茎稍粗。茎具纵棱，黄褐色或紫褐色。叶厚纸质或纸质，上面绿色或淡绿色，初时微有疏短柔毛，后无毛，背面黄绿色，初时微有蛛丝状绵毛，后脱落；下部叶卵形或长卵形，稀倒卵形；中部叶卵形、长卵形或卵状披针形，上部叶与苞片叶小，无柄。头状花序长圆形或卵形，在分枝上端或分枝的小枝上排成密穗状花序，并在茎上端组成狭窄或稍开展的圆锥花序；总苞片 3—4 层；雌花 4—6 朵，花冠狭管状；两性花 6—8 朵，花冠管状。瘦果倒卵形或长圆状倒卵形。花果期 6—11 月。
【分　　布】分布于广西、广东、湖南、湖北、河南、江苏、浙江、安徽、江西、福建、台湾、四川、贵州。生于低海拔地区林缘、路旁、沟边、河岸、灌丛及荒坡等地。
【采　　制】夏、秋二季开花时采割，除去杂质，晒干。
【应　　用】壮医　苦，温。调龙路，调经，止痛，除胀。用于治疗产后腹痛，约京乱（月经不调），京瑟（闭经），林得叮相（跌打损伤），东郎（食滞），腹胀，盆腔炎。

中医　苦，温。归心、脾经。活血通经，消肿止痛。用于治疗跌扑损伤，瘀血作痛，妇女血瘀经闭，经痛。
【用法用量】内服煎汤，4.5—9 克。外用适量，研末撒患处。
【注　　意】孕妇忌服。
【备　　注】收入《广西壮族自治区壮药质量标准（第二卷）》DYB45-GXZYC0081-2011。

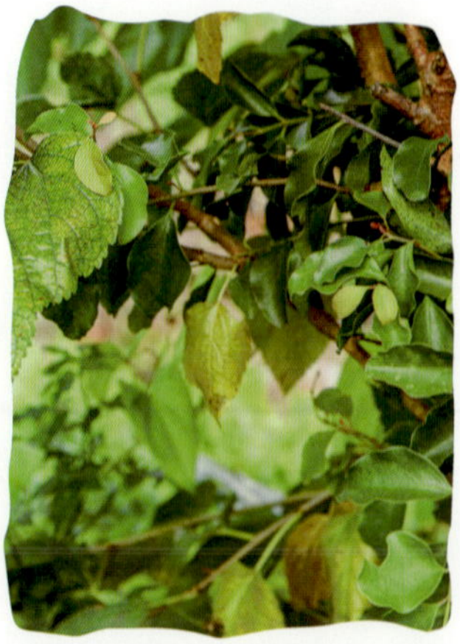

桑寄生

壮文 Gosiengz

【考　证】《滇南本草》：『别名桑上寄生。生桑树者，治筋骨疼痛……』

【壮 药 名】棵想。

【中 药 名】桑寄生。

【药用部位】干燥带叶茎枝。

【基源植物】桑寄生科植物广寄生 *Taxillus chinensis*（DC.）Danser。

【植物形态】灌木。嫩枝、叶密被锈色星状毛，有时具疏生叠生星状毛，稍后绒毛呈粉状脱落，枝、叶变无毛。小枝灰褐色，具细小皮孔。叶对生或近对生，厚纸质，卵形至长卵形，顶端圆钝，基部楔形或阔楔形，侧脉 3—4 对，略明显。伞形花序，1—2 个腋生或生于小枝已落叶腋部，具花 1—4 朵，通常 2 朵，花序和花被星状毛，总花梗长 2—4 毫米。花梗长 6—7 毫米，片鳞片状。花褐色，花托椭圆状或卵球形，副萼环状，花冠花蕾时管状，长 2.5—2.7 厘米，稍弯，下半部膨胀，顶部卵球形，裂片 4 枚，匙形，长约 6 毫米，反折，花丝长约 1 毫米，花药长 3 毫米，药室具横隔。花盘环状，花柱线状，柱头头状。果椭圆状或近球形，果皮密生小瘤体，具疏毛，成熟果浅黄色，果皮变平滑。花果期 4 月至翌年 1 月。

【分　　布】分布于广西、广东、福建南部。海拔 20—400 米平原或低山常绿阔叶林中，寄生于桑树，桃树，李树，龙眼，荔枝，阳桃，油茶，油桐，橡胶树，榕树，木棉或马尾松，水松等多种植物上。

【采　　制】冬季至次春采割，除去粗茎，切段，干燥，或蒸后干燥。

【应　　用】壮医　苦、甜，平。通龙路，祛风毒，除湿毒，补虚，安胎。用于治疗胴尹（胃痛），发旺（风湿痹痛），腰膝酸痛，体虚，头晕眼花，兰奔（眩晕），咪裆噜

（胎动不安），兵淋嘞（崩漏），产呱嘻馁（缺乳），委哟（阳痿），漏精（遗精），林得叮相（跌打损伤），呗农（痈疮）。

中医　苦、甘，平。归肝、肾经。祛风湿，补肝肾，强筋骨，安胎元。用于治疗风湿痹痛，腰膝酸软，筋骨无力，崩漏经多，妊娠漏血，胎动不安，头晕目眩。

【用法用量】内服煎汤，9—15克。

【备　　注】收入《广西壮族自治区壮药质量标准（第二卷）》DYB45-GXZYC0159-2011。

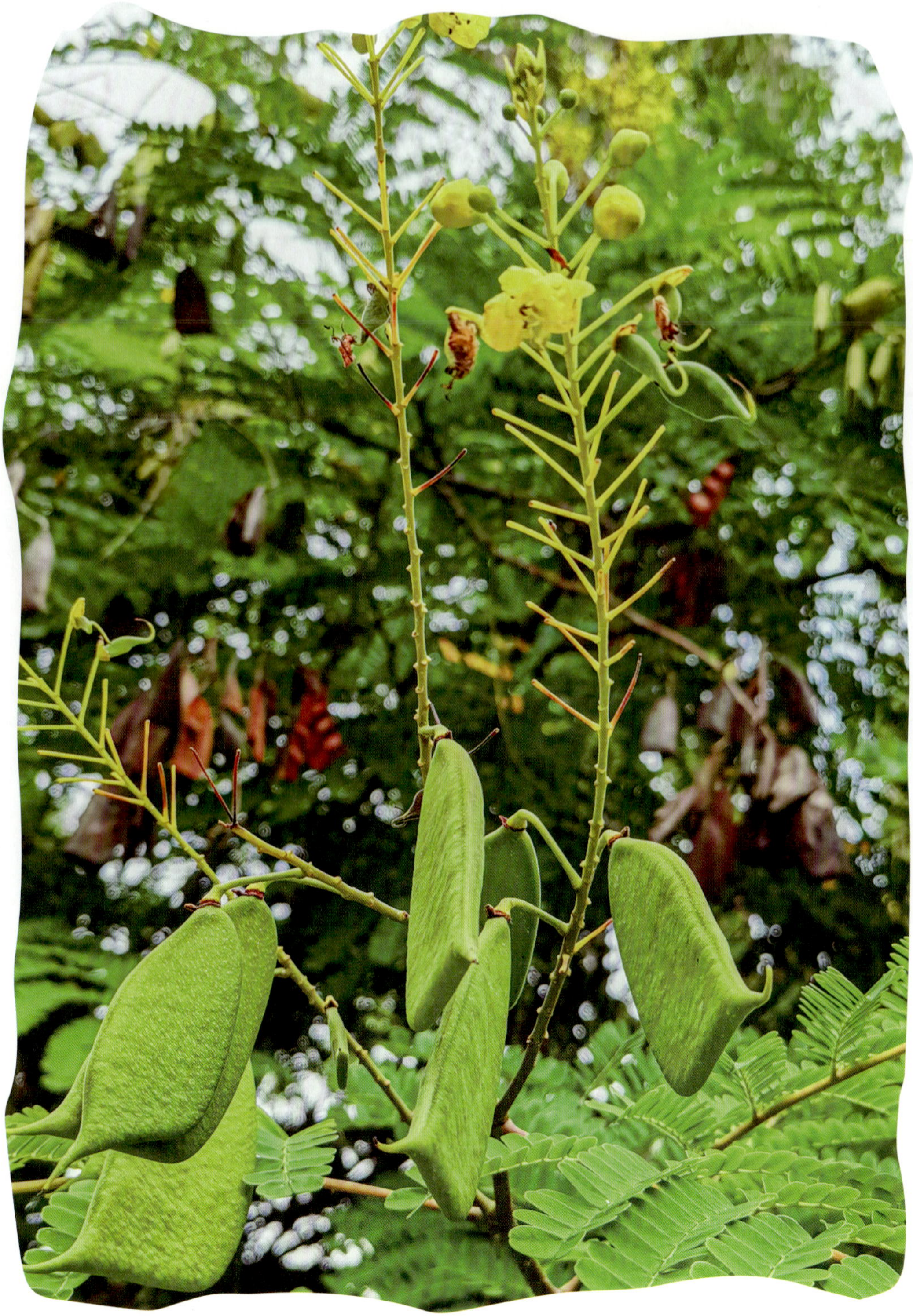

苏木

苏木

壮文 Gosoqmoeg

【考　证】

苏木原名苏枋，始见于《南方草木状》。《植物名实图考》：『《唐本草》始著录。广西亦有之……』

【壮 药 名】棵苏木。

【中 药 名】苏木。

【药用部位】干燥心材。

【基源植物】豆科植物苏木 *Caesalpinia sappan* L.。

【植物形态】小乔木，具疏刺，除老枝、叶下面和荚果外，多少被细柔毛。枝上的皮孔密而显著。二回羽状复叶，羽片 7—13 对，对生，小叶 10—17 对，紧靠，无柄，小叶片纸质，长圆形至长圆状菱形，先端微缺，基部歪斜，以斜角着生于羽轴上。侧脉纤细，在两面明显，至边缘附近连接。圆锥花序顶生或腋生，长约与叶相等。苞片大，披针形，早落。花梗被细柔毛。花托浅钟形。萼片 5 枚，稍不等，呈兜状。花瓣黄色，阔倒卵形，最上面一片基部带粉红色，具柄。雄蕊稍伸出，花丝下部密被柔毛。子房被灰色绒毛，具柄，花柱细长，被毛，柱头截平。荚果木质，稍压扁，近长圆形至长圆状倒卵形，上角有外弯或上翘的硬喙，不开裂，红棕色。种子 3—4 颗，长圆形，浅褐色。花期 5—10 月，果期 7 月至翌年 3 月。

【分　　布】广西、广东、云南、贵州、四川、福建和台湾等地有栽培。云南金沙江河谷和红河河谷有野生分布。

【采　　制】多于秋季采伐，除去白色边材，干燥。锯成长约 3 厘米的段，再劈成片或碾成粗粉。

【应　　用】壮医　甜、咸，微辣，平。通龙路、火路，消肿止痛。用于治疗腊胴尹（腹痛），核尹（腰痛），京瑟（闭经），京尹（痛经），发旺（风湿），林得叮相（跌打损伤），兵吟（筋病），白癜风，阿意咪（痢疾），破伤风，呗农（痈肿），痂（足癣）。

中医　甘、咸，平。归心、肝、脾经。活血祛瘀，消肿止痛。用于治疗跌打损伤，骨折筋伤，瘀滞肿痛，经闭痛经，产后瘀阻，胸腹刺痛。痈疽肿痛。

【用法用量】内服煎汤，3—9 克；或浸酒。

【注　　意】孕妇慎用。

【备　　注】收入《广西壮族自治区壮药质量标准（第二卷）》DYB45-GXZYC0090-2011。

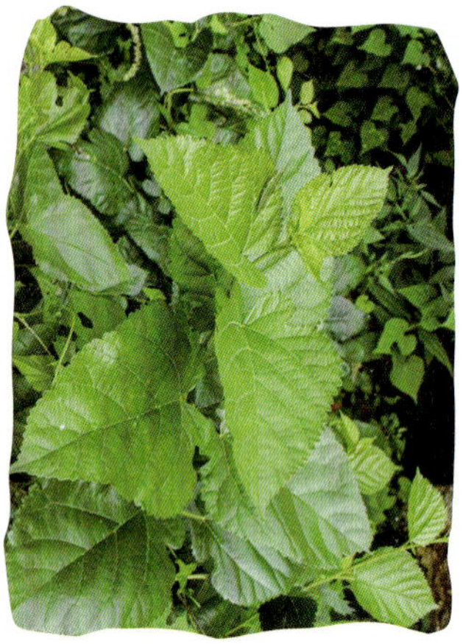

桑叶

壮文 Mbawnengznuengx

【考　证】《广西本草选编》：『味甘、微苦，性凉。疏风清热，凉血明目。感冒发热……』

【壮 药 名】盟娘侬。

【中 药 名】桑叶。

【药用部位】干燥叶。

【基源植物】桑科植物桑 *Morus alba* Linn. 。

【植物形态】乔木或为灌木，树皮厚，灰色，具不规则浅纵裂；冬芽红褐色，卵形，芽鳞覆瓦状排列，灰褐色，有细毛；小枝有细毛。叶卵形或广卵形，先端急尖、渐尖或圆钝，基部圆形至浅心形，边缘锯齿粗钝，有时叶为各种分裂，表面鲜绿色，无毛，背面沿脉有疏毛，脉腋有簇毛；叶柄具柔毛；托叶披针形，早落，外面密被细硬毛。花单性，腋生或生于芽鳞腋内，与叶同时生出；雄花序下垂，密被白色柔毛，雄花。花被片宽椭圆形，淡绿色。花丝在芽时内折，花药2室，球形至肾形，纵裂；雌花序被毛，总花梗被柔毛，雌花无梗，花被片倒卵形，顶端圆钝，外面和边缘被毛，两侧紧抱子房，无花柱，柱头2裂，内面有乳头状突起。聚花果卵状椭圆形，成熟时红色或暗紫色。花期4—5月，果期5—8月。

【分　　布】原产于中国中部和北部，现东北至西南各省区、西北直至新疆均有栽培。

【采　　制】果穗：4—6月果实变红时采收，晒干，或略蒸后晒干。叶：初霜后采收，除去杂质，晒干。

【应　　用】壮医　甜、苦，寒。祛风毒，解痧毒，清热毒，明目，调气道。用于治疗痧病，埃病（咳嗽），兰喯（眩晕），火眼，年闹诺（失眠）。

中医　甘、苦，寒。归肺、肝经。疏散风热，清肺润燥，清肝明目。用于治疗风热感冒，肺热燥咳，头晕头痛，目赤昏花。

【用法用量】内服煎汤，5—10克。

【备　　注】收入《广西壮族自治区壮药质量标准（第二卷）》DYB45-GXZYC0158-2011。

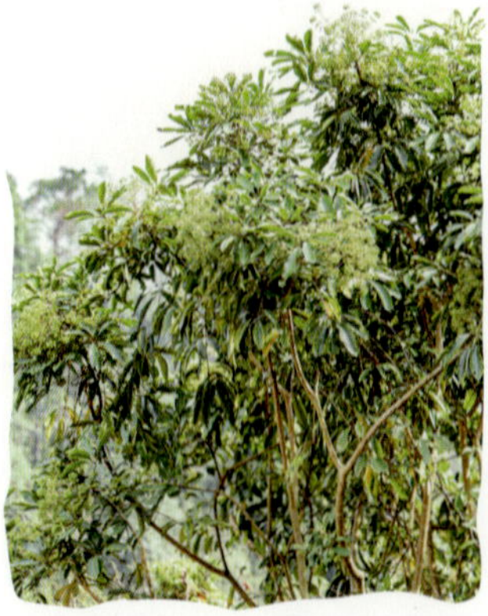

鸭脚木皮

壮文 Naengfaexdinbit

【考 证】

《岭南采药录》:『味苦,性散。治斑痧毒……』

【壮 药 名】能榧丁聘。

【中 药 名】鸭脚木皮。

【药用部位】干燥树皮及根皮。

【基源植物】五加科植物鹅掌柴 *Schefflera heptaphylla* (Linn.) Frodin。

【植物形态】乔木或灌木。小枝粗壮,幼时密生星状短柔毛,不久毛渐脱稀。叶有小叶6—11枚,叶柄疏生星状短柔毛或无。小叶片纸质至革质,椭圆形、长椭圆形或倒卵状椭圆形,幼时密生星状短柔毛,后脱落,除下面沿中脉和脉腋间外均无毛,或全部无毛,先端急尖或短渐尖,少圆形,基部渐狭,楔形或钝形,边缘全缘,但幼树时常有锯齿或羽状分裂,侧脉7—10对。小叶柄长1.5—5厘米,中央的较长,两侧的较短,疏生星状短柔毛或无毛。顶生圆锥花序,长20—30厘米,主轴和分枝幼时密生星状短柔毛。分枝斜生,有总状排列的伞形花序多数,间或有单生花1—2枚。伞形花序有花10—15朵。总花梗及花梗均有星状短柔毛。小苞片宿存。花白色。果实球形,黑色,花柱宿存,柱头头状。花期11—12月,果期12月。

【分 布】广布于广西、广东、云南、浙江、西藏、福建和台湾。为热带、亚热带地区常绿阔叶林常见的植物,有时也生于阳坡上,海拔100—2100米。

【采 制】全年可采剥,干燥。

【应 用】壮医 辣、苦,凉。清热毒,祛风毒,除湿毒,止痛,调龙路、火路。用于治疗痧病,发得(发热),货咽妈(咽炎),渗裆相(烧伤),呗(无名肿毒),发旺(痹病),林得叮相(跌打损伤),夺扼(骨折),肝炎。

中医 苦,凉。归肺经。发汗解表,祛风除湿,舒筋活络，消肿止痛。用于治疗感冒发热，咽喉肿痛，风湿关节痛，跌打损伤，骨折。

【用法用量】内服煎汤，9—15 克。外用适量，或煎水洗患处。

【备　　注】收入《广西壮族自治区壮药质量标准（第二卷）》DYB45-GXZYC0146-2011。

解热毒药

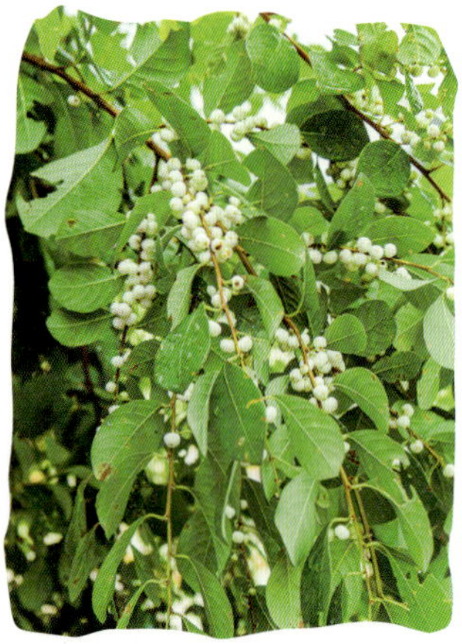

白饭树

壮文 Gorabya

【考　证】

《广西本草选编》：『杀虫止痒，拔脓敛疮。主治湿疹……』

【壮 药 名】棵拉拔。

【中 药 名】白饭树。

【药用部位】干燥全株。

【基源植物】大戟科植物白饭树 *Flueggea virosa*（Roxb. ex Willd.）Voigt。

【植物形态】灌木。小枝具纵棱槽，有皮孔，全株无毛。叶片纸质，椭圆形、长圆形、倒卵形或近圆形，顶端圆至急尖，有小尖头，基部钝至楔形，全缘，下面白绿色，侧脉每边 5—8 条。托叶披针形，边缘全缘或微撕裂。花小，淡黄色，雌雄异株，多朵簇生于叶腋。苞片鳞片状。雄花花梗纤细，萼片 5，卵形，全缘或有不明显的细齿。雄蕊 5 枚，花丝长 1—3 毫米，花药椭圆形，伸出萼片之外。花盘腺体 5 枚，与雄蕊互生，退化雌蕊通常 3 深裂，顶端弯曲。雌花 3—10 朵簇生，有时单生，花梗长 1.5—12 毫米，萼片与雄花的相同。花盘环状，顶端全缘，围绕子房基部。子房卵圆形，3 室，花柱 3 枚，基部合生，顶部 2 裂，裂片外弯。蒴果浆果状，近圆球形，果皮淡白色，不开裂。种子栗褐色，具光泽，有小疣状凸起及网纹。花期 3—8 月，果期 7—12 月。

【分　　布】分布于华东、华南及西南各地。生于海拔 100—2000 米山地灌木丛中。

【采　　制】全年均可采收，洗净，干燥。

【应　　用】壮医　苦、微涩，凉，有小毒。祛风毒，除湿毒，杀虫，拔脓毒，敛疮。用于治疗发旺（痹病），能哈能累（湿疹），能哈（瘙痒），呗农显（脓疱疮），呗农（痈疮），隆白呆（带下病），小儿水痘。

中医　苦，凉，有小毒。归肺、心经。祛风湿，清湿热，化瘀止痛，杀虫止痒。用于治疗风湿痹痛，湿热带下，湿疹，脓疱疮，疮疖溃烂，跌打损伤。

【用法用量】内服煎汤，5—15 克。外用适量。

【备　　注】收入《广西壮族自治区壮药质量标准（第三卷）》DYB45-GXZYC0040-2017。

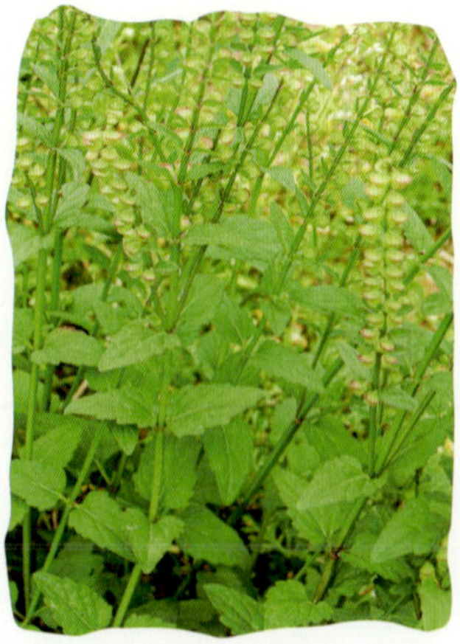

半枝莲

壮文 Nomjsoemzsaeh

【考证】《南宁市药物志》：『消肿，止痛。治跌打……』

【壮药名】那虽松。
【中药名】半枝莲。
【药用部位】干燥全草。
【基源植物】唇形科植物半枝莲 *Scutellaria barbata* D. Don。
【植物形态】根茎短粗，生出簇生的须状根。茎直立，四棱形，无毛或在序轴上部疏被紧贴的小毛，不分枝或具或多或少的分枝。叶具短柄或近无柄，柄长1—3毫米，腹凹背凸，疏被小毛；叶片三角状卵圆形或卵圆状披针形，有时卵圆形，先端急尖，基部宽楔形或近截形，边缘生有疏而钝的浅牙齿，上面橄榄绿色，下面淡绿有时带紫色，两面沿脉上疏被紧贴的小毛或几无毛，侧脉2—3对，与中脉在上面凹陷下面凸起。花单生于茎或分枝上部叶腋内，具花的茎部长4—11厘米；苞叶下部者似叶，但较小，长达8毫米，上部者更变小，长2—4.5毫米，椭圆形至长椭圆形，全缘，上面散布下面沿脉疏被小毛。花梗被微柔毛，中部有一对长约0.5毫米具纤毛的针状小苞片。花萼开花时长约2毫米，外面沿脉被微柔毛，边缘具短缘毛，盾片高约1毫米，果时花萼长4.5毫米，盾片高2毫米。花冠紫蓝色，外被短柔毛，内在喉部疏被疏柔毛。冠筒基部囊大，冠檐2唇形，上唇盔状，半圆形，先端圆，下唇中裂片梯形，全缘，2侧裂片三角状卵圆形，先端急尖。雄蕊4枚，前对较长，微露出，具能育半药，退化半药不明显，后对较短，内藏，具全药，药室裂口具髯毛。花丝扁平，前对内侧后对两侧下部被小疏柔毛。花柱先端锐尖，微裂。花盘盘状，前方隆起，后方延伸成短子房柄。子房4裂。小坚果褐色，扁球形，径约1毫米，具小疣状突起。花果期 4—7 月。

【分　　布】分布于广西、广东、湖南、湖北、河南、河北、山东、陕西、江苏、浙江、台湾、福建、江西、四川、贵州、云南等地。生于水田边、溪边或湿润草地上，海拔 2000 米以下。

【采　　制】夏、秋二季茎叶茂盛时采挖，洗净，晒干。

【应　　用】壮医　辣、苦，寒。清热毒，除湿毒，通水道。用于治疗呗农（痈疮肿毒），货咽妈（咽痛），林得叮相（跌打损伤），笨浮（水肿），能蚌（黄疸），额哈（毒蛇咬伤）。

中医　辛、苦，寒。归肺、肝、肾经。清热解毒，化瘀利尿。用于治疗疔疮肿毒，咽喉肿痛，跌扑伤痛，水肿，黄疸，蛇虫咬伤。

【用法用量】内服煎汤，15—30 克。

【备　　注】收入《广西壮族自治区壮药质量标准（第二卷）》DYB45-GXZYC0071-2011。

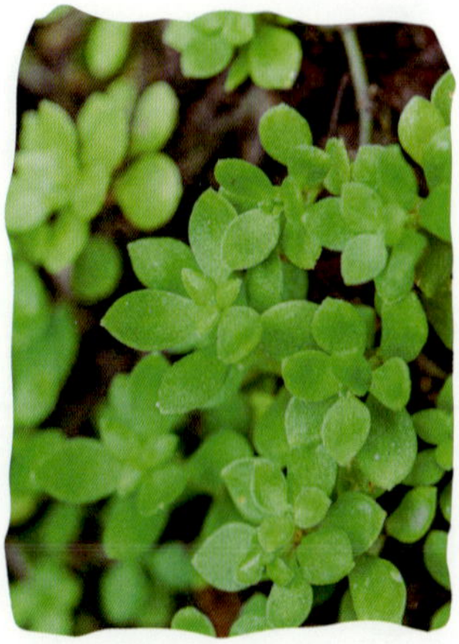

垂盆草

壮文 Nyafaengzbengj

【考 证】

《广西本草选编》："名垂盆草、瓜子莲、黄瓜子草。味甘，性寒。清热利湿……"

【壮 药 名】牙讽遍。

【中 药 名】垂盆草。

【药用部位】干燥全草。

【基源植物】景天科植物垂盆草 *Sedum sarmentosum* Bunge。

【植物形态】多年生草本。不育枝及花茎细，匍匐而节上生根，直到花序之下。3 叶轮生，叶倒披针形至长圆形，先端近急尖，基部急狭，有距。聚伞花序，有 3—5 分枝，花少，花无梗。萼片 5 枚，披针形至长圆形，先端钝，基部无距。花瓣 5 枚，黄色，披针形至长圆形，先端有稍长的短尖。雄蕊 10 枚，较花瓣短。鳞片 10 枚，楔状四方形，先端稍有微缺。心皮 5 枚，长圆形，长 5—6 毫米，略叉开，有长花柱。种子卵形，长 0.5 毫米。花期 5—7 月，果期 8 月。

【分 布】分布于广西、福建、贵州、四川、湖北、湖南、江西、安徽、浙江、江苏、甘肃、陕西、河南、山东、山西、河北、辽宁、吉林、北京。生于海拔 1600 米以下的山坡阳处或石上。

【采 制】夏、秋二季采收，除去杂质，干燥。

【应 用】壮医 甜、淡，微寒。清热毒，除湿毒。用于治疗能蚌（黄疸），肉扭（淋证），呗叮（疔疮）。

中医 酸、甘、淡，凉。归肝、胆、小肠经。利湿退黄，清热解毒。用于治疗湿热黄疸，小便不利，痈肿疮疡。

【用法用量】内服煎汤，15—30 克。

【备 注】收入《广西壮族自治区壮药质量标准（第二卷）》DYB45-GXZYC0115-2011。

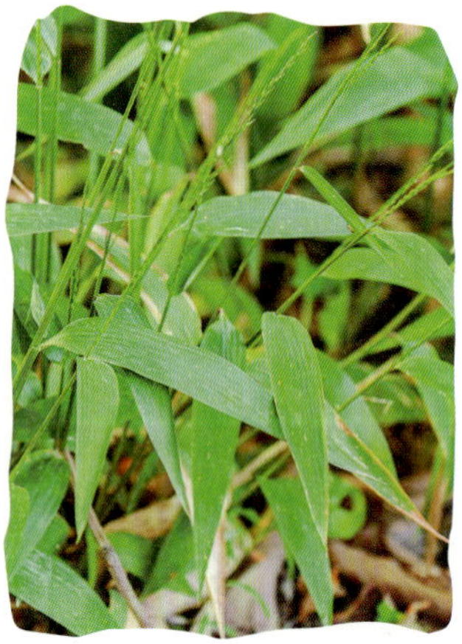

淡竹叶

壮文 Gogaekboux

【考 证】《滇南本草》：『淡竹叶，味甘、淡，性寒，治肺热咳嗽，肺气上逆。治虚烦……』

【壮 药 名】棵坑补。
【中 药 名】淡竹叶。
【药用部位】干燥茎叶。
【基源植物】禾本科植物淡竹叶 *Lophatherum gracile* Brongn. 。
【植物形态】多年生。须根中部膨大呈纺锤形小块根。秆直立，疏丛生，具 5—6 节。叶鞘平滑或外侧边缘具纤毛，叶舌质硬，长 0.5—1 毫米，褐色，背有糙毛。叶片披针形，具横脉，有时被柔毛或疣基小刺毛，基部收窄成柄状。圆锥花序长 12—25 厘米，分枝斜升或开展，长 5—10 厘米。小穗线状披针形，颖顶端钝，具 5 脉，边缘膜质。第一颖长 3—4.5 毫米，第二颖长 4.5—5 毫米。第一外稃长 5—6.5 毫米，宽约 3 毫米，具 7 脉，顶端具尖头，内稃较短，其后具长约 3 毫米的小穗轴。不育外稃向上渐狭小，互相密集包卷，顶端具长约 1.5 毫米的短芒；雄蕊 2 枚。颖果长椭圆形。花果期 6—10 月。
【分 布】分布于广西、广东、江苏、安徽、浙江、江西、福建、台湾、湖南、四川、云南。生于山坡、林地或林缘、道旁荫蔽处。
【采 制】夏季未抽花穗前采割，晒干。
【应 用】壮医 甜、淡，寒。清热毒，通水道。用于治疗发得（发热），肉扭（淋证），呗叮（口舌生疮）。

中医 甘、淡，寒。归心、胃、小肠经。清热泻火，除烦止渴，利尿通淋。用于治疗热病烦渴，小便短赤涩痛，口舌生疮。
【用法用量】内服煎汤，6—10 克。
【备 注】收入《广西壮族自治区壮药质量标准（第二卷）》DYB45-GXZYC0179-2011。

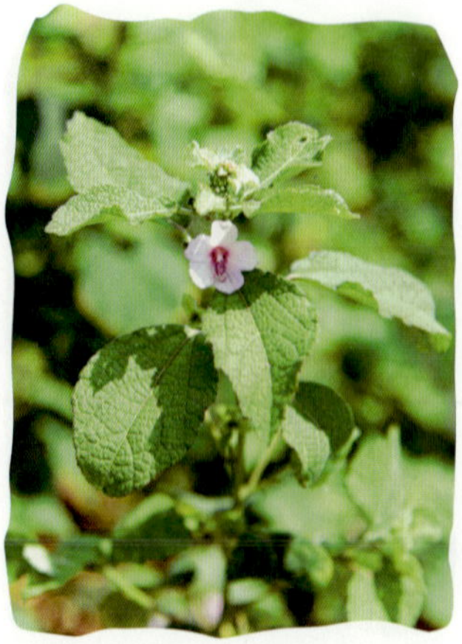

地桃花

壮文 Vadauznamh

【壮 药 名】华讨南。

【中 药 名】地桃花。

【药用部位】干燥地上部分。

【基源植物】锦葵科植物地桃花 *Urena lobata* Linn. 。

【植物形态】直立亚灌木状草本，小枝被星状绒毛。茎下部的叶近圆形，先端浅3裂，基部圆形或近心形，边缘具锯齿。中部的叶卵形。上部的叶长圆形至披针形。叶上面被柔毛，下面被灰白色星状绒毛。叶柄被灰白色星状毛，托叶线形，早落。花腋生，单生或稍丛生，淡红色，花梗长约3毫米，被绵毛。小苞片5枚，长约6毫米，基部1/3合生。花萼杯状，裂片5枚，较小苞片略短，两者均被星状柔毛。花瓣5枚，倒卵形，外面被星状柔毛，雄蕊柱长约15毫米，无毛。花柱枝10枚，微被长硬毛。果扁球形，分果爿被星状短柔毛和锚状刺。花期7—10月。

【分 布】分布于中国长江以南各省区。中国长江以南常见的野生植物，喜生于干热的空旷地、草坡、疏林下。

【采 制】秋季采收，除去杂质，晒干。

【应 用】壮医 淡、涩，平。清热毒，祛风毒，除湿毒，通气道谷道水道。用于治疗贫痧（感冒），货烟妈（咽喉肿痛），唉病（咳嗽），白冻（泄泻），阿意咪（痢疾），发旺（风湿骨痛），慢性肾炎。

中医 甘、辛，凉。归肺、脾经。祛风利湿，活血消肿，清热解毒。用于治疗感冒发烧，风湿骨痛，痢疾，水肿，淋病，白带过多，吐血，痈肿，外伤出血。

【用法用量】内服煎汤，15—30克（鲜品50—100克）。外用适量，捣烂敷患处。

【备 注】收入《广西壮族自治区壮药质量标准（第一卷）》DYB45-GXZYC0073-2008。

【考 证】

《生草药性备要》：『味淡，性平。治跌打正根。煲酒饮……』

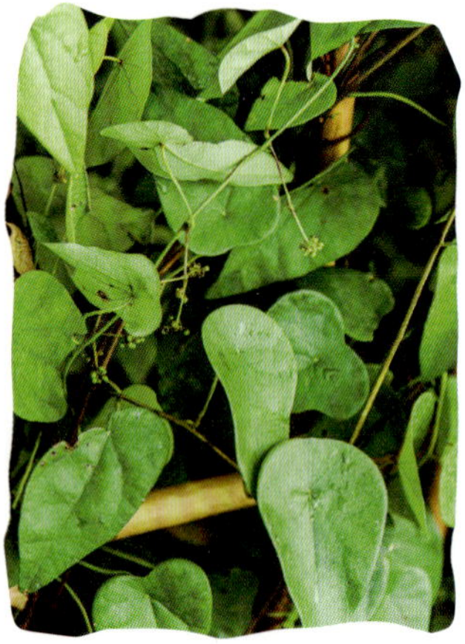

粪箕笃

壮文 Gaeuvad

【考　证】

《岭南采药录》：『味腥，性平。生肌止血。』

《广西本草选编》：『又名屌斗藤。味苦，性寒。清热解毒……』

【壮 药 名】勾弯。

【中 药 名】粪箕笃。

【药用部位】茎叶。

【基源植物】防已科植物粪箕笃 *Stephania longa* Lour.。

【植物形态】草质藤本。除花序外全株无毛。枝纤细，有条纹。叶纸质，三角状卵形，顶端钝，有小凸尖；基部近截平或微圆，很少微凹；上面深绿色，下面淡绿色，有时粉绿色。掌状脉 10—11 条，向下的常纤细；叶柄基部常扭曲。复伞形聚伞花序腋生，雄花序较纤细，被短硬毛。雄花萼片 8 枚，偶有 6 枚，排成 2 轮，楔形或倒卵形，背面被乳头状短毛，花瓣 4 枚或有时 3 枚，绿黄色，通常近圆形，聚药雄蕊。雌花萼片和花瓣均 4 枚，子房无毛，柱头裂片平叉。核果红色，果核背部有 2 行小横肋，每行约 9—10 条。

【分　　布】分布于广西、广东、云南东南部、海南、福建和台湾。生于灌丛或林缘。

【采　　制】夏、秋二季采收，晒干或鲜用。

【应　　用】壮医　微苦、涩，平。清热毒，祛风毒，调龙路、火路，通谷道。用于治疗能蚌（黄疸），阿意咪（痢疾），阿意囊（便秘），呗农（痈疮），额哈（毒蛇咬伤）。

中医　苦，寒。归经大肠、膀胱、肝经。清热解毒，利湿消肿，祛风活络。用于治疗热病发狂、泄泻，痢疾，小便淋涩，水肿，黄疸，风湿痹痛，喉痹，疮痈肿毒，毒蛇咬伤。

【用法用量】内服煎汤，3—9 克（鲜品 15—30 克）。外用适量，捣敷。

【备　　注】收入《广西壮族自治区壮药质量标准（第二卷）》DYB45-GXZYC0187-2011。

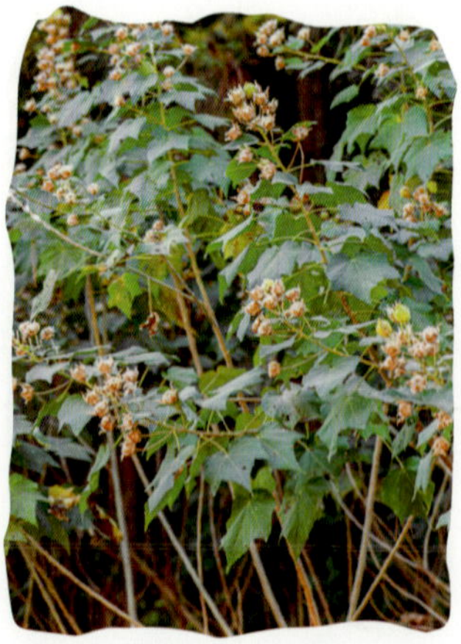

芙蓉叶

壮文 Cahbaizbeih

【考证】

《本草图经》:『味辛，平，无毒。叶以敷贴肿毒。』

《滇南本草》:『其叶箍疮出头。』

【壮 药 名】沙排杯。

【中 药 名】芙蓉叶。

【药用部位】干燥叶。

【基源植物】锦葵科植物木芙蓉 *Hibiscus mutabilis* L. 。

【植物形态】落叶灌木或小乔木。小枝、叶柄、花梗和花萼均密被星状毛与直毛相混的细绵毛。叶宽卵形至圆卵形或心形，常 5—7 裂，裂片三角形，先端渐尖，具钝圆锯齿，上面疏被星状细毛和点，下面密被星状细绒毛。主脉 7—11 条，托叶披针形，常早落。花单生于枝端叶腋间节。小苞片 8 枚，线形，密被星状绵毛，基部合生。萼钟形，裂片 5 枚，卵形，渐尖头。花初开时白色或淡红色，后变深红色，花瓣近圆形，外面被毛，基部具髯毛。雄蕊柱无毛，花柱枝 5 枚，疏被毛。蒴果扁球形，被淡黄色刚毛和绵毛。种子肾形，背面被长柔毛。花期 8—10 月。

【分　　布】广西、广东、湖南、湖北、安徽、江苏、浙江、江西、辽宁、河北、山东、陕西、福建、台湾、四川、贵州和云南等省有栽培，系中国湖南原产。

【采　　制】夏、秋二季采收，干燥。

【应　　用】壮医　淡，平。清热毒，消痈肿，止血生肌。用于治疗呗农（痈疮），呗叮（疔疮），阑尾炎，北嘻（奶疮），急性中耳炎，渗裆相（烧烫伤），呗奴（瘰疬），埃病（咳嗽），能含能累（湿疹），贫痧（感冒），慢性肝炎。

中医　微辛，凉。归肺、心经。清肺凉血，解毒，消肿排脓。用于治疗肺热咳嗽，肥厚性鼻炎，淋巴结炎，阑尾炎，痈疖脓肿，急性中耳炎，烧、烫伤。

【用法用量】内服煎汤，10—30 克。外用适量，捣烂敷患处。

【注　　意】孕妇、婴幼儿禁服。

【备　　注】收入《广西壮族自治区壮药质量标准（第一卷）》DYB45-GXZYC0086-2008。

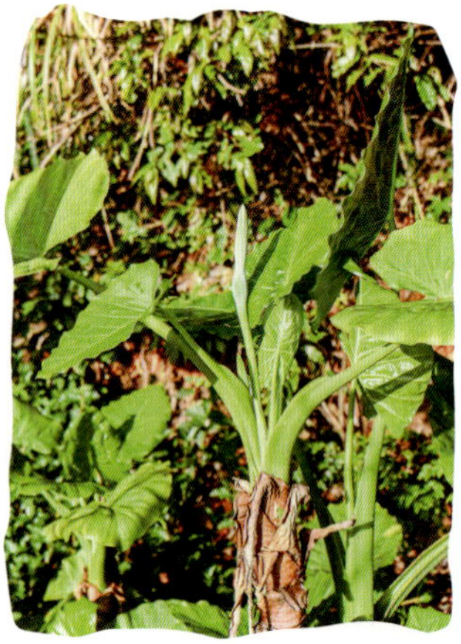

广狼毒

壮文 Gofangzlengj

【考证】

《岭南采药录》：『名野芋、木芋头』。

《本草纲目》：『辛，有大毒。疟瘴毒肿……』

【壮 药 名】棵法亮。

【中 药 名】广狼毒。

【药用部位】干燥根状茎。

【基源植物】天南星科植物海芋 *Alocasia odora*（Roxburgh）K. Koch。

【植物形态】大型常绿草本植物，具匍匐根茎，有直立的地上茎。叶多数，叶柄绿色或污紫色，螺状排列，粗厚，基部鞘状展开。叶片亚革质，草绿色，箭状卵形，边缘波状。花序柄2—3枚丛生，圆柱形，通常绿色，有时污紫色。佛焰苞管部绿色，卵形或短椭圆形。檐部蕾时绿色，花时黄绿色、绿白色，凋萎时变黄色、白色，舟状，长圆形，略下弯，先端喙状。肉穗花序芳香，雌花序白色，不育雄花序绿白色，能育雄花序淡黄色。附属器淡绿色至乳黄色，圆锥状，嵌以不规则的槽纹。浆果，红色，卵状。花期四季，但在密阴的林下常不开花。

【分　　布】分布于广西、广东、江西、福建、台湾、湖南、四川、贵州、云南等地，海拔1700米以下。常成片生长于热带雨林林缘或河谷野芭蕉林下。

【采　　制】全年均可采挖，洗净，除去外层粗皮，切片，干燥。

【应　　用】壮医　辣，寒，有毒。清热毒，通龙路，调气道，驱瘴毒，消肿。用于治疗贫痧（感冒），发得（发热），瘴毒，能蚌（黄疸），肺痨，呗叮（疔疮）。

中医　辛，寒，有毒。归肺、肝经。清热解毒，消肿散结。用于治疗热病高热，流行性感冒，肠伤寒，疔疮肿毒。

【用法用量】内服煎汤，3—9克，宜久煎。外用适量，捣烂敷患处。

【注　　意】内服宜慎。体弱及孕妇忌服。

【备　　注】收入《广西壮族自治区壮药质量标准（第一卷）》DYB45-GXZYC0035-2008。

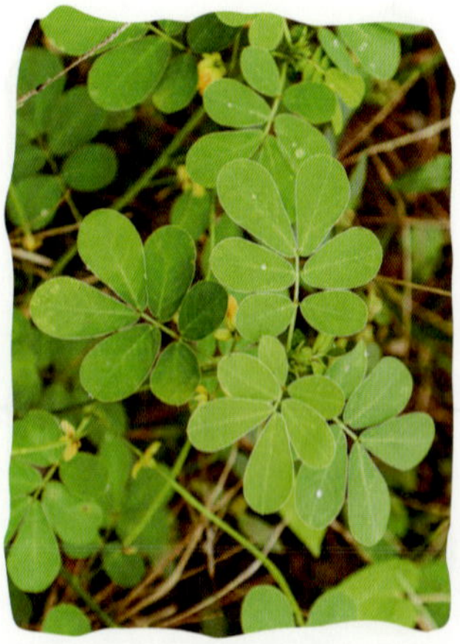

决明子

壮文 Cehyiengzmbeq

【考　证】《生草药性备要》："味甜，性寒。治小儿五疳……"

【壮 药 名】些羊灭。
【中 药 名】决明子。
【药用部位】成熟种子。
【基源植物】豆科植物决明 *Senna tora*（L.）Roxb.。
【植物形态】一年生亚灌木状草本。叶柄上无腺体，叶轴上每对小叶间有棒状的腺体 1 枚，小叶 3 对，膜质，倒卵形或倒卵状长椭圆形，顶端圆钝而有小尖头，基部渐狭，偏斜，上面被稀疏柔毛，下面被柔毛。托叶线状，被柔毛，早落。花腋生，通常 2 朵聚生。总花梗长 6—10 毫米，花梗长 1—1.5 厘米，丝状。萼片稍不等大，卵形或卵状长圆形，膜质，外面被柔毛。花瓣黄色，下面二片略长，能育雄蕊 7 枚，花药四方形，顶孔开裂，长约 4 毫米，花丝短于花药。子房无柄，被白色柔毛。荚果纤细，近四棱形，两端渐尖，膜质。种子约 25 颗，菱形，光亮。花果期 8—11 月。
【分　　布】中国长江以南各省区普遍分布。生于山坡、旷野及河滩沙地上。
【采　　制】秋季采收成熟果实，晒干，打下种子，除去杂质。
【应　　用】壮医　甜、苦、咸，微寒。调火路，清热毒，明目。用于治疗火眼，兰奔（眩晕），年闹诺（失眠），视力下降，阿意囊（便秘）。

中医　甘、苦、咸，微寒。归肝、大肠经。清热明目，润肠通便。用于治疗目赤涩痛，羞明多泪，头痛眩晕，目暗不明，大便秘结。
【用法用量】内服煎汤，9—15 克。
【注　　意】泄泻者和血压低者慎用。
【备　　注】收入《广西壮族自治区壮药质量标准（第二卷）》DYB45-GXZYC0082-2011。

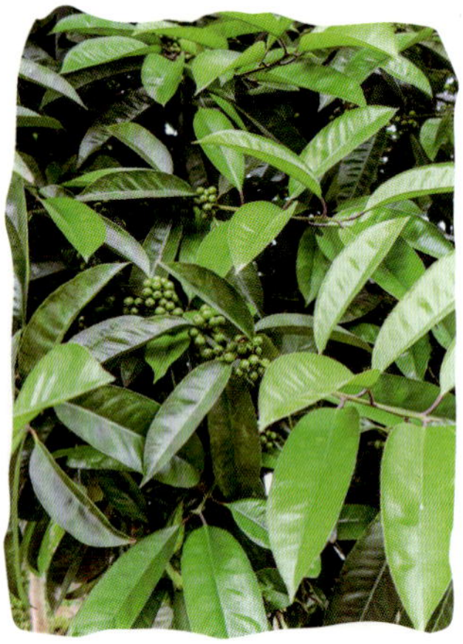

苦丁茶

壮文 Cazdaeng

【考　证】

《广西本草选编》：『味苦、甘，性凉。清暑解毒。主治伤暑高烧……』

【壮 药 名】茶灯。

【中 药 名】苦丁茶。

【药用部位】干燥嫩叶。

【基源植物】冬青科植物苦丁茶冬青 *Ilex kudingcha* C. J. Tseng。

【植物形态】常绿乔木，幼枝无小凸点，无毛；叶片长圆状椭圆形，基部楔形。花萼直径只有 2.5 毫米，裂片无缘毛，花瓣长圆形至倒卵形，雄蕊比花瓣短。果实较大，直径 1—1.2 厘米。

【分　　布】分布于广西、广东、湖南、湖北等地。

【采　　制】在清明前后采摘嫩叶，头轮多采，次轮少采，长梢多采，短梢少采。叶采摘后，放在竹筛上通风，晾干或晒干。

【应　　用】壮医　甜、苦，微寒。清热毒，调火路，除湿毒。用于治疗巧尹（头痛），牙痛，火眼，耳鸣，中耳炎，口渴，阿意咪（痢疾）。

中医　甘、苦，凉。归肝、肺、胃经。散风热，清头目，除烦渴。用于治疗头痛，齿痛，目赤，耳鸣，耳中流脓，热病烦渴，痢疾。

【用法用量】内服煎汤，3—10 克。

【备　　注】收入《广西壮族自治区壮药质量标准（第二卷）》DYB45-GXZYC0107-2011。

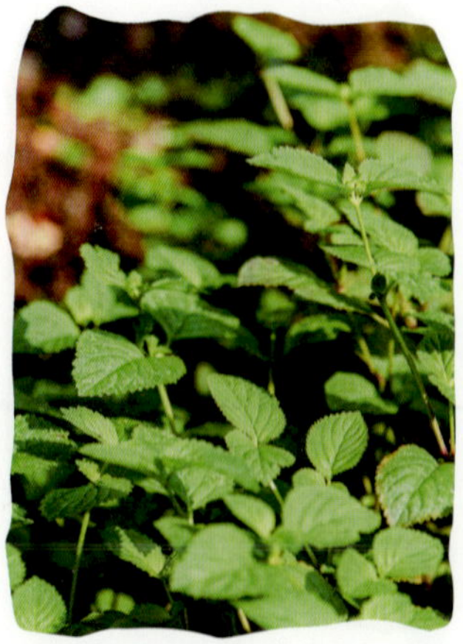

苦玄参

壮文 Godouh

【考证】

《广西本草选编》：『味苦，性凉。清热解毒……』

【壮 药 名】棵兜。

【中 药 名】苦玄参。

【药用部位】干燥全草。

【基源植物】玄参科植物苦玄参 *Picria felterrae* Lour.。

【植物形态】草本，节上生根，常膨大。叶对生，有长柄；叶片卵形，有时几为圆形，顶端急尖，基部常多少不等，延下于柄，边缘有圆钝锯齿。花序总状排列；花冠白色或红褐色。蒴果卵形，包于宿存的萼片内；种子多数。

【分　　布】分布于广西、广东、贵州和云南南部。生于海拔 750—1400 米的疏林中及荒田中。

【采　　制】秋季采收，除去杂质，干燥。

【应　　用】壮医　苦，寒。通气道，谷道，解热毒，消肿止痛。用于治疗贫疹（风热感冒），货烟妈（咽喉肿痛），心头痛（胃痛），喯疳（疳积），阿意咪（痢疾），埃病（咳嗽），航靠谋（痄腮），林得叮相（跌打损伤），狠尹（疖肿）。

　　中医　苦，寒。归肺、胃、肝经。清热解毒，消肿止痛。用于治疗感冒风热，咽喉肿痛，痄腮，胃热腹痛，痢疾，跌打损伤，疖肿，毒蛇咬伤。

【用法用量】内服煎汤，9—15 克。外用适量，煎水洗患处。

【备　　注】收入《广西壮族自治区壮药质量标准（第一卷）》DYB45-GXZYC0102-2008。

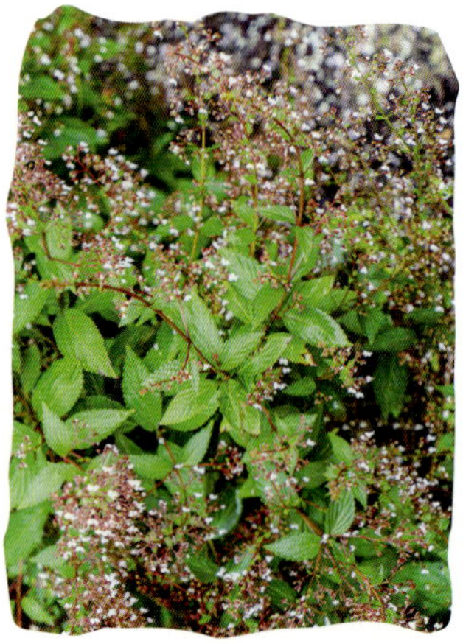

蓝花柴胡

壮文 Golailoj

【考证】《广西中草药》：『味苦，性寒。清热解毒，除湿消肿。用于急性传染性肝炎……』

【壮 药 名】棵来落。

【中 药 名】蓝花柴胡。

【药用部位】干燥地上部分。

【基源植物】唇形科植物溪黄草 *Isodon serra*（Maxim.）Kudo。

【植物形态】草本。根茎肥大，粗壮，有时呈疙瘩状。茎直立，钝四棱形，具四浅槽，有细条纹，带紫色，上部多分枝。茎叶对生，卵圆形或卵圆状披针形或披针形，先端近渐尖，基部楔形，边缘具粗大内弯的锯齿。圆锥花序生于茎及分枝顶上，下部常分枝，因而植株上部全体组成庞大疏松的圆锥花序。花冠紫色，冠檐二唇形，上唇外反，下唇阔卵圆形，内凹。成熟小坚果阔卵圆形，顶端圆，具腺点及白色髯毛。花、果期为 8—9 月。

【分　　布】分布于广西，广东，湖南，江西，安徽，浙江，河南，陕西，甘肃，四川，贵州，黑龙江，吉林，辽宁，山西，江苏及台湾。常成丛生于海拔 120—1250 米的山坡、路旁、田边、溪旁、河岸、草丛、灌丛、林下沙壤土上。

【采　　制】夏秋季采割，除去杂质，干燥。

【应　　用】壮医　苦，寒。通谷道、水道，清热毒，除湿毒。用于治疗能蚌（黄疸），贫痧（感冒），瘴毒，林得叮相（跌打肿痛），渗裆相（烧烫伤），刀伤出血，额哈（毒蛇咬伤），呗农（痈疮），能含能累（湿疹）。

中医　苦，寒。归肝、大肠经。清热解毒，除湿消肿。用于治疗急慢性肝炎，肝大，阑尾炎，胆囊炎，跌打肿痛，刀伤出血，毒蛇咬伤，口腔溃疡，脓疱疮，湿疹，皮肤瘙痒。

【用法用量】内服煎汤，15—30 克。外用适量，水煎洗患处。

【备　　注】收入《广西壮族自治区壮药质量标准（第一卷）》DYB45-GXZYC0155-2008。

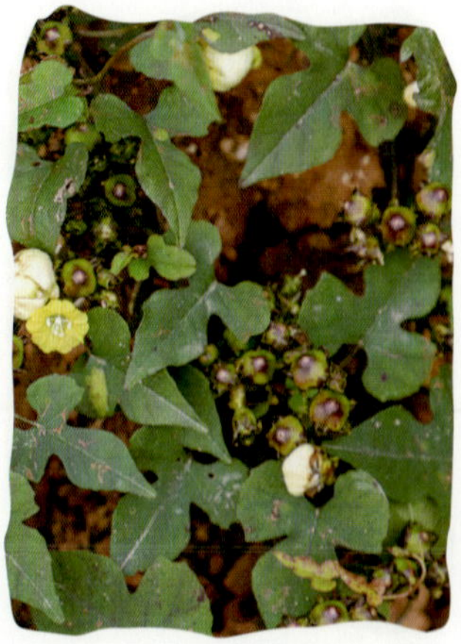

篱栏网

壮文 Gaeumuengxbya

【考证】《岭南采药录》：『清热解毒，治喉痛，去痰火……』

【壮 药 名】勾莽拔。

【中 药 名】篱栏网。

【药用部位】干燥地上部分。

【基源植物】旋花科植物篱栏网 *Merremia hederacea*（Burm. F.）Hall. f.。

【植物形态】缠绕或匍匐草本。茎细长，有细棱。叶心状卵形，顶端钝，渐尖或长渐尖，具小短尖头，基部心形或深凹，全缘或通常具不规则的粗齿或锐裂齿，有时为深或浅3裂。聚伞花序腋生；花冠黄色，钟状。蒴果扁球形或宽圆锥形，4瓣裂，果瓣有皱纹。

【分　　布】分布于广西、广东、海南、台湾、江西、云南。生于海拔130—760米的灌丛或路旁草丛。

【采　　制】夏、秋二季采收，除去杂质，干燥。

【应　　用】壮医　微甜、淡，寒。调龙路、火路，通气道、水道，清热毒，除湿毒。用于治疗贫痧（感冒发热），货烟妈（咽喉肿痛），火眼（急性结膜炎），肉扭（淋证），隆白呆（带下）。

　　中医　甘、淡，凉。归肺经。清热解毒，利咽喉。用于治疗外感发热，咽喉肿痛。

【用法用量】内服煎汤，15—30克。

【备　　注】收入《广西壮族自治区壮药质量标准（第一卷）》DYB45-GXZYC0164-2008。

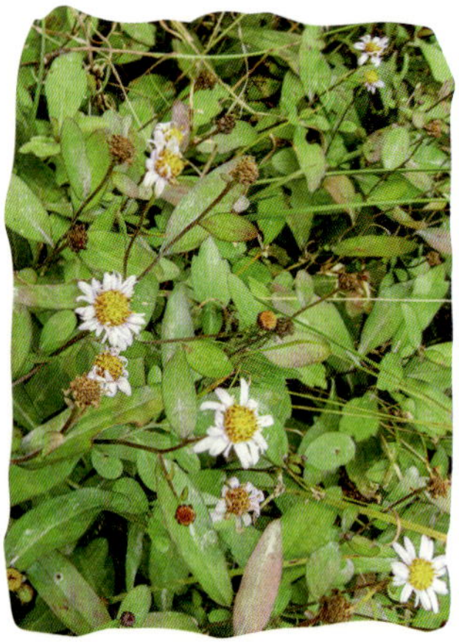

路边菊

壮文 Govaihag

【考　证】

《广西本草选编》："味苦、微辛，性凉。祛风清热，凉血解毒。治感冒风热，咽喉肿痛……"

【壮 药 名】棵怀航。

【中 药 名】路边菊。

【药用部位】干燥全草。

【基源植物】菊科植物马兰 *Aster indicus* L.。

【植物形态】草本。基部叶在花期枯萎；茎部叶倒披针形或倒卵状矩圆形，顶端钝或尖，基部渐狭成具翅的长柄，边缘从中部以上具有小尖头的钝或尖齿或有羽状裂片，上部叶小，全缘，基部急狭无柄，全部叶稍薄质，两面或上面有疏微毛或近无毛，边缘及下面沿脉有短粗毛，中脉在下面凸起。头状花序单生于枝端并排列成疏伞房状。舌状花 1 层。舌片浅紫色；管状花被短密毛。瘦果倒卵状矩圆形，极扁，褐色。花期 5—9 月，果期 8—10 月。

【分　　布】广泛分布于亚洲南部及东部。

【采　　制】夏、秋二季采收。洗净，晒干或鲜用。

【应　　用】壮医　辣、苦，寒。清热毒，除湿毒，调龙路，消食积。用于治疗痧病（感冒发热），埃病（咳嗽），货烟妈（咽炎），航靠谋（痄腮），能蚌（黄疸），胴尹（胃痛），腊胴尹（腹痛），渗裂（血证），约京乱（月经不调），呗叮（疔疮）。

中医　辛、苦，寒。归肺、肝、胃、大肠经。清热解毒，散瘀止血，消积。用于治疗感冒发热，咳嗽，咽喉疼痛，痄腮，黄疸，胃脘疼痛，泄泻痢疾，小儿疳积，吐血，崩漏，月经不调，疮疖肿痛，乳痈，外伤出血。

【用法用量】内服煎汤，10—30 克（鲜品 30—60 克）。外用适量，捣敷。

【注　　意】孕妇慎用。

【备　　注】收入《广西壮族自治区壮药质量标准（第二卷）》DYB45-GXZYC0192-2011。

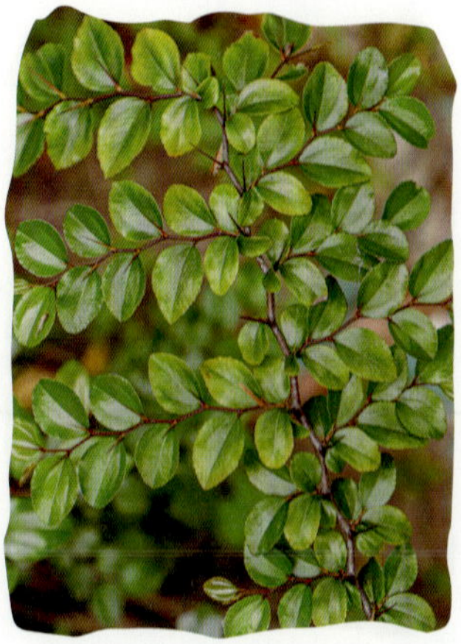

马甲子

壮文 Goleddiet

【考 证】《广西药用植物名录》：『根：止血，祛湿，止泻。用于风湿痹痛，跌打损伤，肝硬化……』

【壮 药 名】棵连填。

【中 药 名】马甲子叶、马甲子根。

【药用部位】叶、根。

【基源植物】鼠李科植物马甲子 *Paliurus ramosissimus* (Lour.) Poir.。

【植物形态】灌木。小枝褐色或深褐色。叶互生，纸质，宽卵少队卵状椭圆形或近圆形，顶端钝或圆形，基部宽楔形、楔形或近圆形，稍偏斜，边缘具钝细锯齿或细锯齿，稀上部近全缘，基生三出脉。叶柄基部有2个紫红色斜向直立的针刺。腋生聚伞花序，被黄色绒毛。花瓣匙形，短于萼片。核果杯状，被黄褐色或棕褐色绒毛，周围具木栓质3浅裂的窄翅。花期5—8月，果期9—10月。

【分 布】分布于广西、广东、湖南、湖北、江苏、浙江、安徽、江西、福建、台湾、云南、贵州、四川。生于海拔2000米以下的山地和平原，野生或栽培。

【采 制】叶：全年均可采，鲜用或晒干。根：全年采根，晒干。

【应 用】壮医 叶：清热毒，除湿毒。用于治疗嗒呓（目赤），呗农（痈疮），皮肤溃疡。根：苦、平。祛风毒，除湿毒，消肿痛。用于治疗发旺（风湿骨痛），林得叮相（跌打损伤），货烟妈（咽痛），呗农（痈疮）。

中医 叶：苦，平。清热解毒。用于治疗疔疮痈肿，无名肿毒，下肢溃疡，眼目赤痛。根：苦，平。祛风散瘀，解毒消肿。用于治疗风湿痹痛，跌打损伤，咽喉肿痛，痈疽。

【用法用量】内服煎汤，15—30克。外用适量，捣敷。

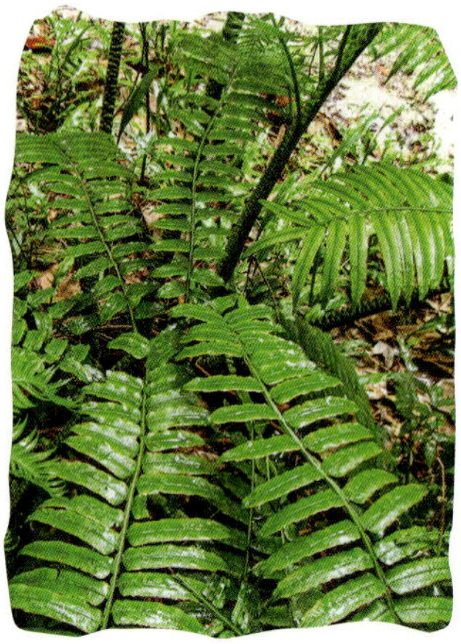

马蹄蕨

壮文 Gutdaezmax

【考　证】

《广西本草选编》：『味微甘、涩，性凉。清热解毒……』

【壮 药 名】棍蹄马。

【中 药 名】马蹄蕨。

【药用部位】根状茎。

【基源植物】观音座莲科植物福建观音座莲 *Angiopteris fokiensis* Hieron.。

【植物形态】根状茎块状，直立，下面簇生有圆柱状的粗根。叶柄粗壮。叶片宽广，宽卵形。羽片5—7对，互生，狭长圆形，基部不变狭，奇数羽状。小羽片35—40对，对生或互生，平展，上部的稍斜向上，具短柄，披针形，渐尖头，基部近截形或几圆形，顶部向上微弯，下部小羽片较短，顶生小羽片分离，有柄，和下面的同形，叶缘全部具有规则的浅三角形锯齿。叶为草质。叶轴干后淡褐色，光滑，腹部具纵沟。孢子囊群棕色，长圆形，彼此接近，由8—10个孢子囊组成。

【分　　布】分布于广西、广东、福建、湖北、贵州、香港。生林下溪沟边。

【采　　制】全年均可采收，洗净，去叶和须根，切片，晒干或鲜用。

【应　　用】壮医　苦，寒。调气道、谷道，清热毒，祛风毒，除湿毒，止血，止痛。用于治疗预防流感，胴尹（胃痛），发旺（风湿骨痛），航靠谋（痄腮），呗农（痈疮），呗叮（疔疮），额哈（毒蛇咬伤），林得叮相（跌打损伤），贫淋嘞（崩漏），叮相噢嘞（外伤出血），北嘻（乳腺炎），淋巴结肿大，产呱胴尹（产后腹痛），年闹诺（失眠）。

中医　微苦，凉。清热凉血，祛瘀止血，镇痛安神。用于治疗跌打肿痛，外伤出血，崩漏，乳痈，痄腮，痈疮疔疮，风湿痹痛，产后腹痛，心烦失眠，毒蛇咬伤。

【用法用量】内服煎汤，10—30克（鲜品30—60克）。外用适量，捣烂敷。

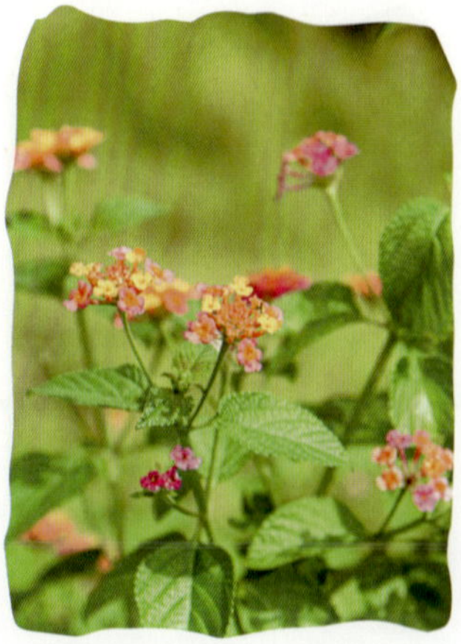

臭花根

壮文 Govahaeu

【考证】《广西中药志》：『活血，祛风湿。治跌打……』

【壮 药 名】棵华侯。

【中 药 名】臭花根。

【药用部位】根。

【基源植物】马鞭草科植物马缨丹 *Lantana camara* L.。

【植物形态】灌木。茎枝均呈四方形，有短柔毛，通常有短而倒钩状刺。单叶对生，揉烂后有强烈的气味，叶片卵形至卵状长圆形，顶端急尖或渐尖，基部心形或楔形，边缘有钝齿，表面有粗糙的皱纹和短柔毛，背面有小刚毛。花序梗粗壮，长于叶柄；花萼管状；花冠黄色或橙黄色，开花后不久转为深红色。果圆球形，成熟时紫黑色。全年开花。

【分　　布】原产美洲热带地区，现中国广西、广东、台湾、福建有逸生。常生长于海拔 80—1500 米的海边沙滩和空旷地区。

【采　　制】全年可采，鲜用或切片晒干。

【应　　用】壮医　淡，寒。止痒，清热毒，除湿毒，消肿痛。用于治疗贫痧（感冒），发得（发热），肺结核，呗奴（瘰疬），胴尹（胃痛），发旺（风湿骨痛），林得叮相（跌打损伤），诺吟尹（筋骨疼痛），能啥能累（湿疹），阴囊发炎，能啥（瘙痒）。

中医　苦，寒。清热泻火，解毒散结。用于治疗感冒发热，伤暑头痛，胃火牙痛，咽喉炎，痄腮，风湿痹痛，瘰疬痰核。

【用法用量】内服煎汤，15—30 克（鲜品加倍）。外用适量，煎水含漱。

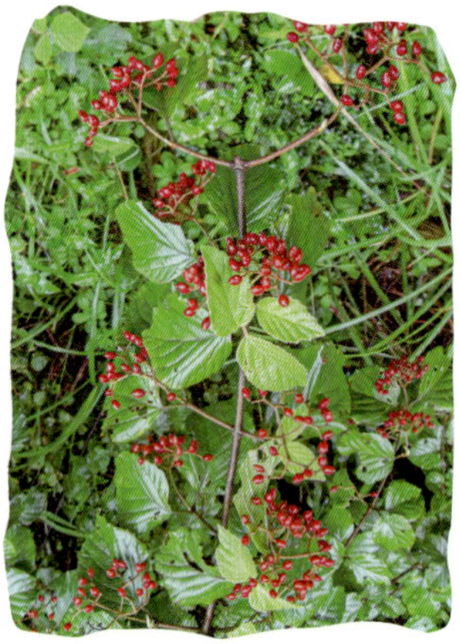

满山红

壮文 Gogyangngoenz

【考 证】
《广西本草选编》："火柴树，别名荚蒾、满山红、苍伴木。味苦，性凉。"

【壮 药 名】棵强垠。
【中 药 名】满山红。
【药用部位】根。
【基源植物】忍冬科植物南方荚蒾 *Viburnum fordiae* Hance。
【植物形态】灌木或小乔木。幼枝、芽、叶柄、花序、萼和花冠外面均被由暗黄色或黄褐色簇状毛组成的绒毛。叶纸质至厚纸质，宽卵形或菱状卵形，顶端钝或短尖至短渐尖，基部圆形至截形或宽楔形，稀楔形，边缘基部除外常有小尖齿；壮枝上的叶带革质，常较大。复伞形式聚伞花序顶生或生于具 1 对叶的侧生小枝之顶；花冠白色。果实红色，卵圆形。花期 4—5 月，果熟期 10—11 月。
【分 布】分布于广西、广东、安徽南部、浙江南部、江西西部至南部、福建、湖南东南部至西南部，贵州及云南。生于海拔数十米至 1300 米的山谷溪涧旁疏林、山坡灌丛中或平原旷野。
【采 制】全年可采，洗净，切片，晒干。
【应 用】壮医 苦，寒。清热毒，除湿毒，通气道，散瘀血。用于治疗贫痧（感冒），发得（发热），能啥能累（湿疹），发旺（痹病），林得叮相（跌打损伤），夺扼（骨折）。

中医 苦、涩，凉。归肺、脾经。祛风清热，散瘀活血。用于治疗感冒，发热，月经不调．风湿痹痛，跌打损伤，骨折，湿疹。
【用法用量】内服煎汤，15—30 克。外用适量，捣碎外敷或煎水洗。
【备 注】收入《广西壮族自治区壮药质量标准（第二卷）》DYB45-GXZYC0199-2011。

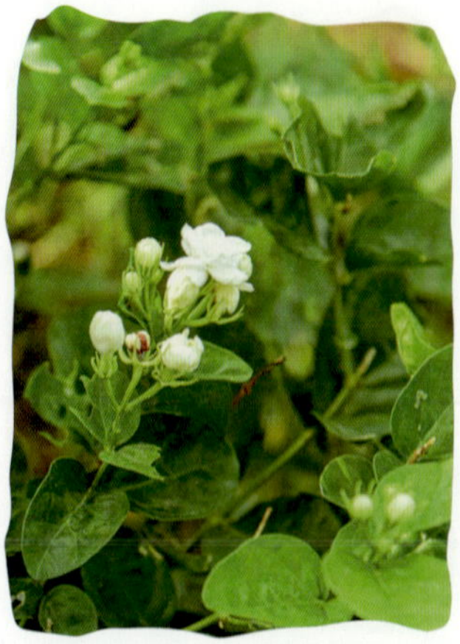

茉莉花

壮文 Vamaedleih

【考 证】《南方草木状》："末利花似蔷薇之白者，香愈于耶悉茗。"

【壮 药 名】华闷擂。

【中 药 名】茉莉花。

【药用部位】干燥花蕾及初开的花。

【基源植物】木犀科植物茉莉花 *Jasminum sambac*（Linn.）Ait.。

【植物形态】灌木。小枝疏被柔毛。叶对生，单叶，叶片纸质，圆形、椭圆形、卵状椭圆形或倒卵形，两端圆或钝，基部有时微心形；叶柄被短柔毛，具关节。聚伞花序顶生，通常有花 3 朵，有时单花或多达 5 朵；花极芳香；花冠白色。果球形，呈紫黑色。花期 5—8 月，果期 7—9 月。

【分 布】中国南方广泛栽培。

【采 制】春、夏二季花开放前或花初开放时采收，干燥。

【应 用】壮医 温、辣，甜。清热毒，调谷道。用于治疗阿意咪（痢疾），火眼（结膜炎），呗农（痈疮），呗叮（叮疮）。

中医 辛、微甘，温。归肝、脾、胃经。理气止痛，辟秽开郁。用于治疗湿浊中阻，胸膈不舒，泻痢腹痛，头晕头痛，目赤，疮毒。

【用法用量】内服煎汤，2—4 克。或泡茶服。外用适量。

【注 意】孕妇忌服。

【备 注】收入《广西壮族自治区壮药质量标准（第二卷）》DYB45-GXZYC0105-2011。

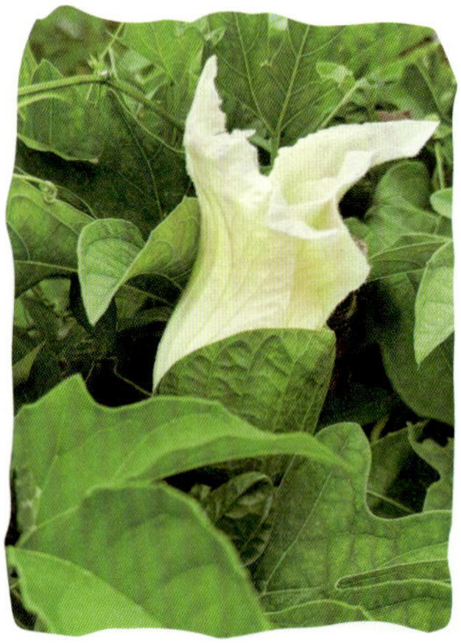

木鳖子

壮文 Cehmoegbiet

【考 证】

《广西本草选编》：『味苦、微甘，性寒，有毒。清热嫉妒，消肿止痛。治痈疮疔毒……』

【壮 药 名】些木变。

【中 药 名】木鳖子。

【药用部位】干燥成熟种子。

【基源植物】葫芦科植物木鳖子 *Momordica cochinchinensis* (Lour.) Spreng.。

【植物形态】藤本，具块状根。叶柄粗壮，在基部或中部有 2—4 个腺体；叶片卵状心形或宽卵状圆形，质稍硬，3—5 中裂至深裂或不分裂，中间的裂片最大，倒卵形或长圆状披针形，先端急尖或渐尖，有短尖头，边缘有波状小齿或稀近全缘，侧裂片较小，卵形或长圆状披针形，基部心形。卷须颇粗壮，不分歧。雌雄异株。雄花：单生于叶腋或有时 3—4 朵着生在极短的总状花序轴上；花冠黄色；雌花：单生于叶腋；花冠同雄花；子房密生刺状毛。果实卵球形，顶端有 1 短喙，密生，长 3—4 毫米的具刺尖的突起。种子多数，卵形或方形，干后黑褐色，边缘有齿，具雕纹。花期 6—8 月，果期 8—10 月。

【分 布】分布于广西、广东、湖南、江苏、安徽、江西、福建、台湾、四川、贵州、云南和西藏。常生于海拔 450—1100 米的山沟、林缘及路旁。

【采 制】冬季采收成熟果实，剖开，晒至半干，除去果肉，取出种子，干燥。

【应 用】壮医 苦、微甜，凉。清热毒，祛风毒，止痛，消肿散结。用于治疗牙痛，呗农（痈疮），呗农显（脓疱疮），仲嘿喯尹（痔疮），乳痈，呗奴（瘰疬），发旺（风湿痹痛），痂（癣）。牙痛调醋外涂患处。

中医 苦、微甘，凉，有毒。归肝、脾、胃经。散结消肿，攻毒疗疮。用于治疗疮疡肿毒，乳痈，瘰疬，痔瘘，干癣，秃疮。

【用法用量】内服煎汤，0.9—1.2 克。外用适量，研末，醋调涂患处。

【注 意】孕妇慎用。

【备 注】收入《广西壮族自治区壮药质量标准》（第二卷）DYB45-GXZYC0030-2011。

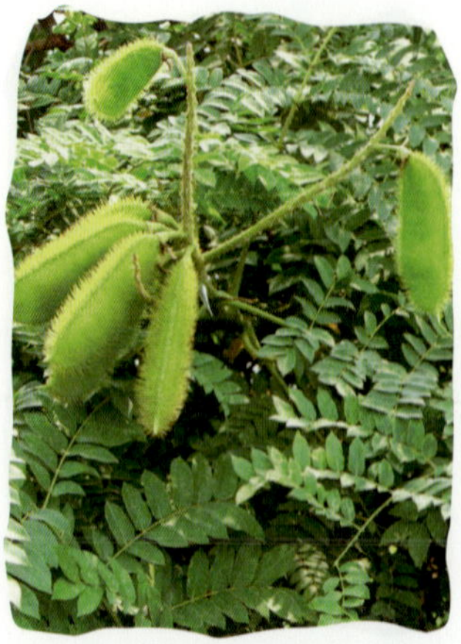

南蛇簕

壮文 Gaeuoenmeuz

【考证】《生草药性备要》："治跌打伤……"

【壮药名】勾温秒。

【中药名】南蛇簕。

【药用部位】干燥茎。

【基源植物】豆科植物南蛇簕 *Caesalpinia minax* Hance。

【植物形态】有刺藤本。二回羽状复叶。托叶锥状而硬。羽片 5—8 对，小叶 6—12 对，椭圆形或长圆形，先端圆钝或急尖，基部圆形，微偏斜，两面沿中脉被短柔毛。总状花序或圆锥花序顶生；花瓣白色，有紫色斑点。荚果长圆形，先端圆钝而有喙，果瓣表面密生针状刺，有种子 4—8 颗。种子椭圆形与莲子相仿，有环状纹。花期 4—5 月；果期 7 月。

【分　　布】分布于广东、广西、云南、贵州、四川。福建有栽培。生于海拔 400—1500 米的山沟、溪旁或灌丛中。

【采　　制】全年可采，切片，晒干。

【应　　用】壮医　苦，凉。清热毒，祛风毒，解痧毒。用于治疗痧病，发旺（痹病），林得叮相（跌打损伤），夺扼（骨折），呗农（痈疮），麦蚕（皮肤瘙痒），额哈（毒蛇咬伤）。

中医　苦，凉。归肺、脾经。清热利湿，散瘀止痛。用于治疗外感风热，痢疾，淋浊，呃逆，痈肿，疮癣，跌打损伤，毒蛇咬伤。

【用法用量】内服煎汤，6—15 克。外用适量。

【备　　注】收入《广西壮族自治区壮药质量标准》（第二卷）DYB45—GXZYC0128-2011。

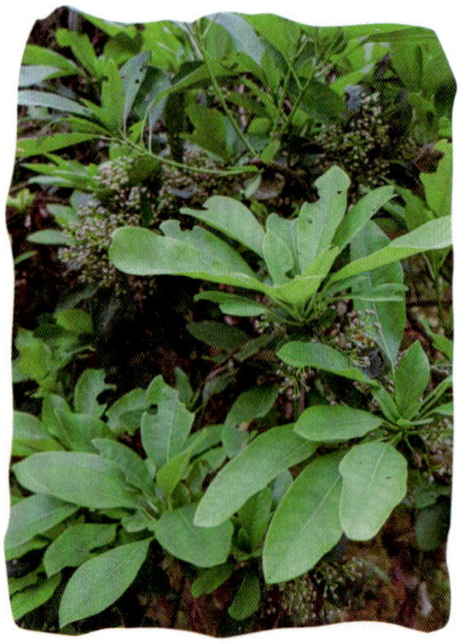

牛耳枫

壮文 Meizcjhmbe

【考证】

《广西药用植物名录》："祛风，散寒，消肿止痛。"

【壮 药 名】美西咩。

【中 药 名】牛耳枫。

【药用部位】干燥全株。

【基源植物】虎皮楠科植物牛耳枫 *Daphniphyllum calycinum* Benth.。

【植物形态】灌木。小枝灰褐色。具稀疏皮孔。叶纸质，阔椭圆形或倒卵形，先端钝或圆形，具短尖头，基部阔楔形，全缘，略反卷，干后两面绿色，叶面具光泽，叶背多少被白粉，具细小乳突体；叶柄上面平或略具槽。总状花序腋生；雄花花萼盘状，3—4 浅裂，裂片阔三角形；雌花萼片 3—4 片，阔三角形。果序密集排列；果卵圆形，较小，被白粉，具小疣状突起，先端具宿存柱头，基部具宿萼。花期 4—6 月，果期 8—11 月。

【分　　布】分布于广西、广东、福建、江西等地。生于海拔 80—700 米的疏林或灌丛中。

【采　　制】全年可采收，除去杂质，晒干。

【应　　用】壮医　苦、辣，寒，有小毒。调龙路、火路，清热毒，活血止痛。用于治疗贫痧（感冒发热），货烟妈（扁桃体炎），北嘻（乳腺炎），白冻（泄泻），阿意咪（痢疾），发旺（风湿骨痛），夺扼（骨折），林得叮相（跌打肿痛），额哈（毒蛇咬伤）。

中医　辛、苦，凉，有毒。归肺、肝经。清热解毒，活血舒筋。用于治疗感冒发热，泄泻，扁桃体炎，风湿关节痛。跌打肿痛，骨折，毒蛇咬伤，疮疡肿毒，乳腺炎，皮炎，无名肿毒。

【用法用量】内服煎汤，10—15 克。外用适量，加食盐捣烂敷患处。

【注　　意】孕妇忌服。

【备　　注】收入《广西壮族自治区壮药质量标准（第一卷）》DYB45-GXZYC0050-2008。

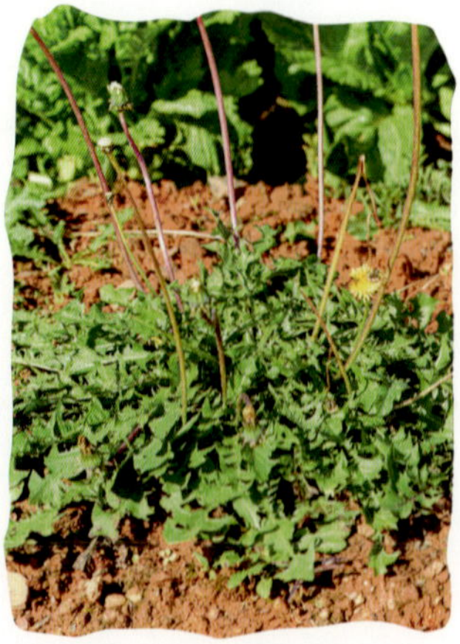

蒲公英

壮文 Golinzgaeq

【考　证】

《滇南本草》：『治妇人乳结、乳痈，红肿疼痛，乳筋梗硬作胀，服之立效。敷诸疮肿毒……』

【壮 药 名】棵凛给。

【中 药 名】蒲公英。

【药用部位】干燥全草。

【基源植物】菊科植物蒲公英 *Taraxacum mongolicum* Hand. -Mazz.。

【植物形态】多年生草本。根圆柱状，黑褐色，粗壮。叶倒卵状披针形、倒披针形或长圆状披针形，先端钝或急尖，边缘有时具波状齿或羽状深裂，有时倒向羽状深裂或大头羽状深裂，顶端裂片较大，三角形或三角状戟形，全缘或具齿，每侧裂片3—5片，裂片三角形或三角状披针形，通常具齿，平展或倒向，裂片间常夹生小齿，基部渐狭成叶柄，叶柄及主脉常带红紫色，疏被蛛丝状白色柔毛或几无毛。花葶一至数个，与叶等长或稍长，上部紫红色，密被蛛丝状白色长柔毛。头状花序。总苞钟状，总苞片2—3层，外层总苞片卵状披针形或披针形，边缘宽膜质，基部淡绿色，上部紫红色，先端增厚或具小到中等的角状突起，内层总苞片线状披针形，先端紫红色，具小角状突起。舌状花黄色，边缘花舌片背面具紫红色条纹，花药和柱头暗绿色。瘦果倒卵状披针形，暗褐色，上部具小刺，下部具成行排列的小瘤，顶端为长约1毫米的圆锥至圆柱形喙基，冠毛白色。花期4—9月，果期5—10月。

【分　　布】分布于广西、广东、湖南、湖北、江苏、安徽、浙江、福建、台湾、河南、四川、贵州、云南、黑龙江、吉林、辽宁、内蒙古、河北、山西、陕西、甘肃、青海、山东等地。广泛生于中、低海拔地区的山坡草地、路边、田野、河滩。

【采　　制】春至秋季花初开时采挖，除去杂质，洗净，晒干。

【应　　用】壮医　苦、甜，寒。清热毒，除湿毒，调谷道。用于治疗货烟妈（咽痛），钵农（肺痈），兵西弓（肠痈），能蚌（黄疸），肉扭（淋证），火眼，胴尹（胃痛），呗叮（疔疮），呗嘻（乳痈），呗奴（瘰疬）。

中医　苦、甘，寒。归肝、胃经。清热解毒，消肿散结，利尿通淋。用于治疗疔疮肿毒，乳痈，瘰疬，目赤，咽痛，肺痈，肠痈，湿热黄疸，热淋涩痛。

【用法用量】内服煎汤，10—30 克。外用适量，捣敷。

【备　　注】收入《广西壮族自治区壮药质量标准（第二卷）》DYB45-GXZYC0189-2011。

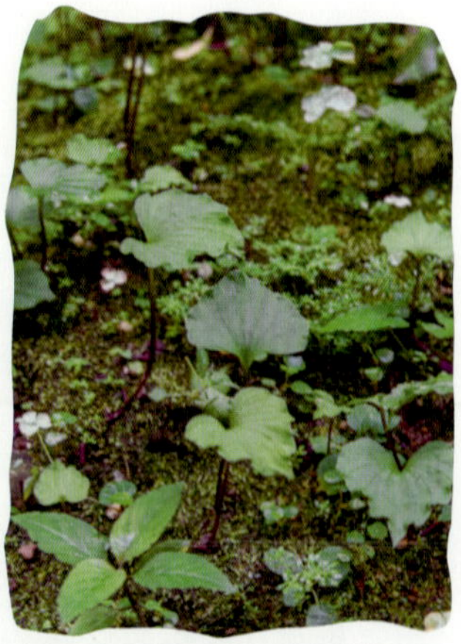

青天葵

壮文 Gocihcwz

【考 证】

《岭南采药录》：『青天葵，产于连州，山岩石壁上有之。味甘，性和。』

【壮 药 名】棵盟朵。

【中 药 名】青天葵。

【药用部位】干燥地上部分。

【基源植物】兰科植物毛唇芋兰 *Nervilia fordii*（Hance）Schltr.。

【植物形态】块茎圆球形。叶 1 枚，在花凋谢后长出，淡绿色，质地较薄，干后带黄色，心状卵形，先端急尖，基部心形，边缘波状，具约 20 条在叶两面隆起的粗脉，两面脉上和脉间均无毛。花葶下部具 3—6 枚筒状鞘。总状花序具 3—5 朵花。花苞片线形，反折，较子房和花梗长。子房椭圆形，棱上具狭翅。花梗细，常多少下弯。花半张开，萼片和花瓣淡绿色，具紫色脉，近等大，线状长圆形，先端钝或急尖。唇瓣白色，具紫色脉，倒卵形，凹陷，内面密生长柔毛，顶部的毛尤密集成丛，基部楔形，前部 3 裂。侧裂片三角形，先端急尖，直立，围抱蕊柱。中裂片横的椭圆形，先端钝。花期 5 月。

【分 布】分布于广西、广东、香港和四川等地。生于海拔 220—1000 米的山坡或沟谷林下阴湿处。

【采 制】夏、秋二季采挖，洗净，晒干。

【应 用】壮医 甜，凉。清热毒，散瘀肿，调气道，调龙路。用于治疗陆裂（咳血），发得（发热），渗裂（过敏性紫癜），呗农（痈疮），呗叮（叮疮）。

中医 甘，凉。归心、肺、肝经。润肺止咳，清热凉血，散瘀止痛。用于治疗肺痨咯血，肺热咳嗽，口舌生疮，咽喉肿痛，瘰疬，疮疡肿毒，跌打损伤。

【用法用量】内服煎汤，9—15 克。

【备 注】收入《广西壮族自治区壮药质量标准（第二卷）》DYB45-GXZYC0103-2011。

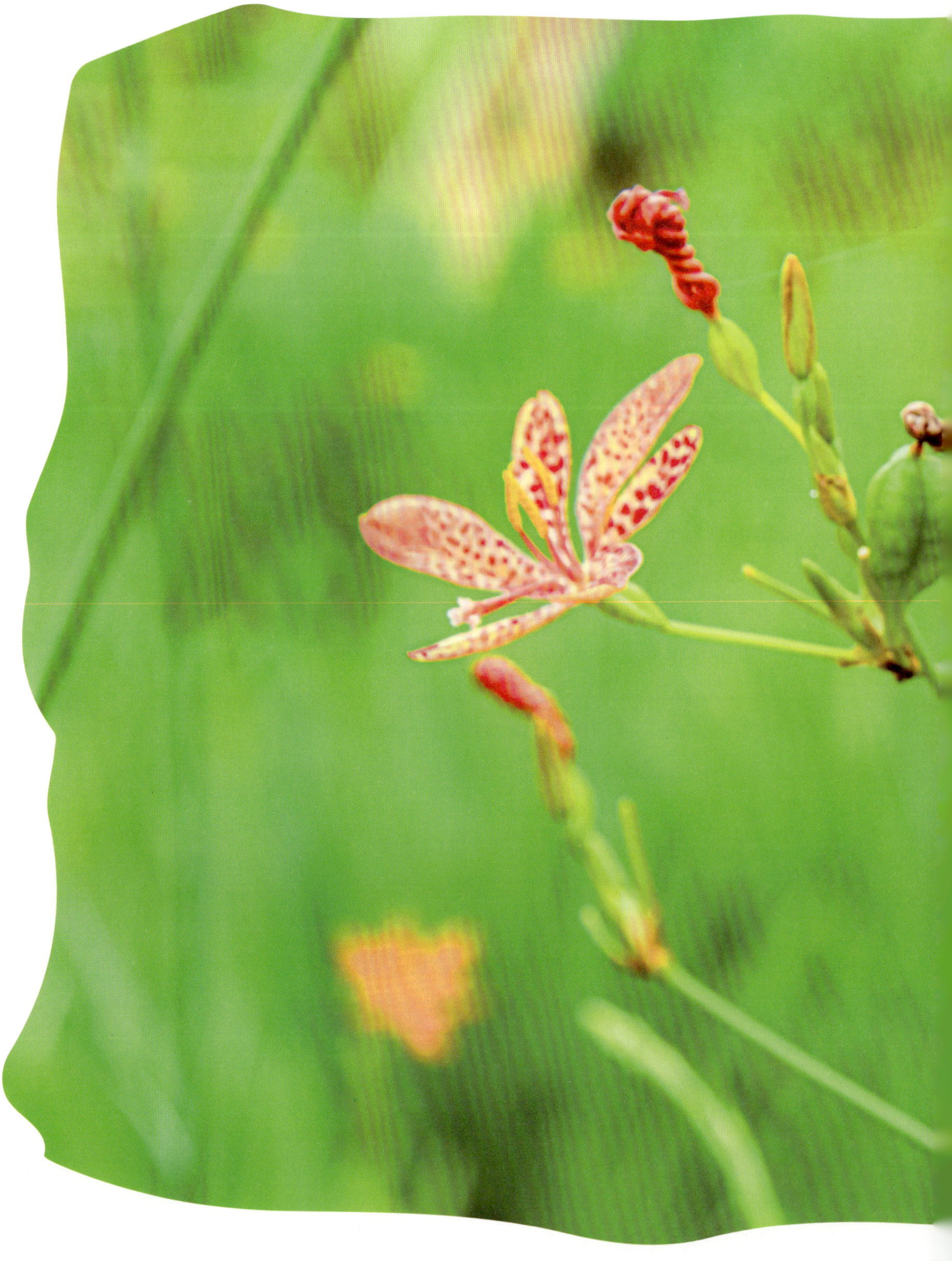

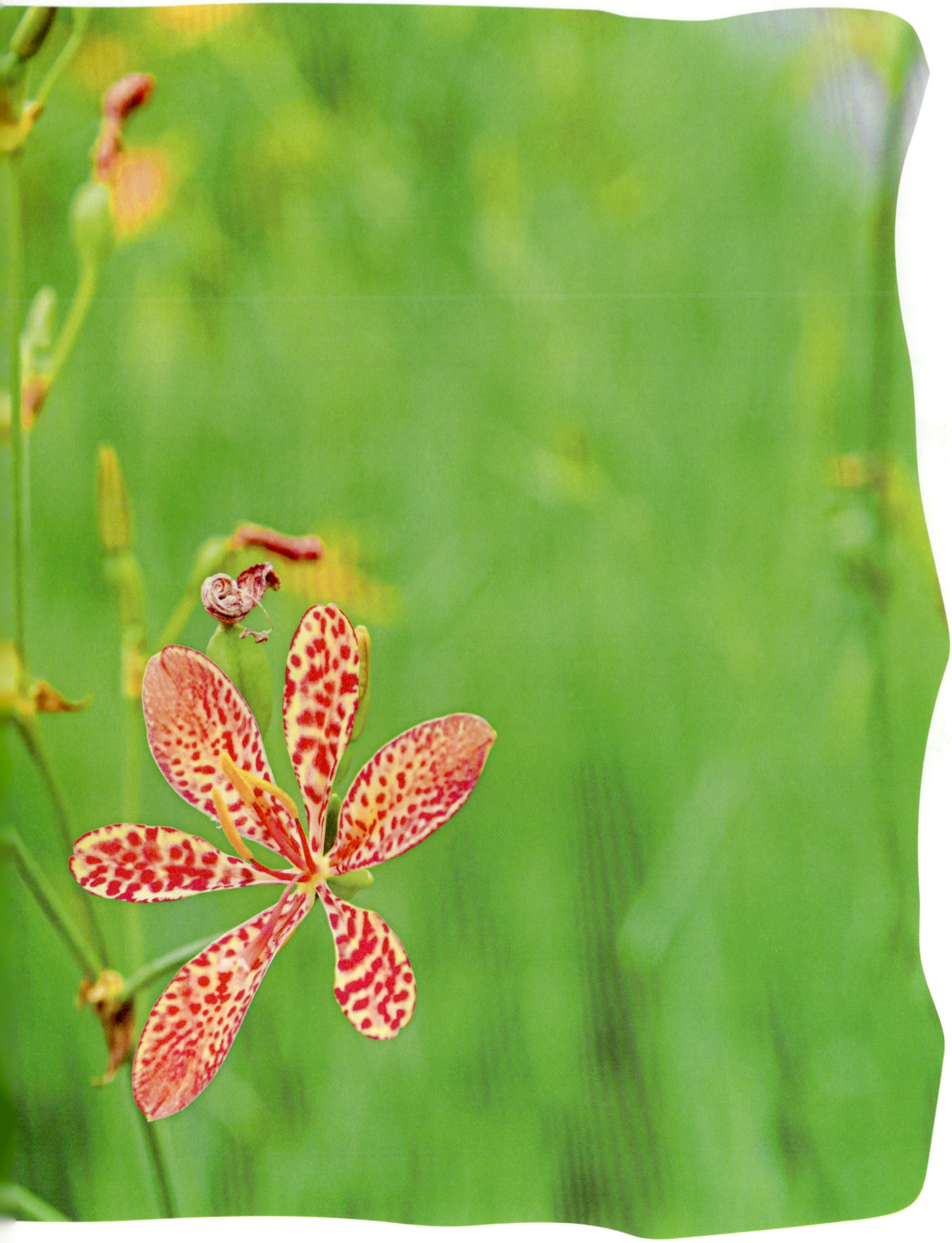

射干

射干

壮文 Goceganh

【考　证】

《滇南本草》：『性微寒，味苦、辛。治咽喉肿痛，咽闭喉风，乳蛾，痄腮红肿……』

【壮 药 名】棵射干。

【中 药 名】射干。

【药用部位】干燥根茎。

【基源植物】鸢尾科植物射干 *Belamcanda chinensis* (Linn.) DC.。

【植物形态】多年生草本。根状茎为不规则的块状，黄色或黄褐色，斜伸；须根多数，带黄色。茎直立，实心。叶茎互生，嵌迭状2列，剑形，基部鞘状抱茎，顶端渐尖，无中脉。二歧状伞房花序顶生。每分枝的顶端聚生有数朵花。花梗细，花梗及花序的分枝处均包有膜质的苞片。花橙红色，散生紫褐色的斑点，花被管甚短，花被裂片6枚，2轮排列，外轮的略宽大，雄蕊3枚，着生于外花被裂片的基部，花药条形，外向开裂，花丝近圆柱形，基部稍扁而宽。花柱圆柱形，柱头3浅裂，子房下位，倒卵形。蒴果倒卵形或长椭圆形，黄绿色，成熟时3瓣裂。种子圆球形，黑紫色，有光泽。花期6—8月，果期7—9月。

【分　　布】分布于全国大部分地区。生于林缘或山坡草地，大部分生于海拔较低的地方。

【采　　制】春初刚发芽或秋末茎叶枯萎时采挖，除去须根和泥沙，干燥。

【应　　用】壮医　苦，寒。清热毒，调气道，化痰，止咳，利咽。用于治疗货烟妈（咽痛），埃病（咳嗽），墨病（哮喘）。

中医　苦，寒。归肺经。清热解毒，消痰，利咽。用于治疗热毒痰火郁结，咽喉肿痛，痰涎壅盛，咳嗽气喘。

【用法用量】内服煎汤，5—10克；或鲜品捣汁。外用适量，煎水洗或捣烂敷。

【备　　注】收入《广西壮族自治区壮药质量标准（第二卷）》DYB45-GXZYC0151-2011。

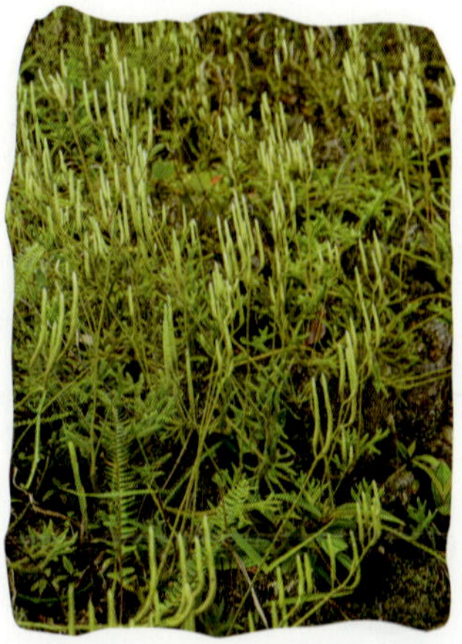

伸筋草

壮文 Goyietnginz

【考 证】《滇南本草》：『味苦、辣，性微寒。有小毒。降也。下气，消胸中痞满横膈之气……』

【壮 药 名】棵烟银。

【中 药 名】伸筋草。

【药用部位】干燥全草。

【基源植物】石松科植物石松 *Lycopodium japonicum* Thunb. ex Murray。

【植物形态】多年生土生植物。匍匐茎地上生，横走，2—3回分叉，被稀疏的叶。侧枝直立，多回二叉分枝，稀疏，压扁状（幼枝圆柱状）。叶螺旋状排列，密集，上斜，披针形或线状披针形，叶薄而软，基部楔形，下延，无柄，先端渐尖，具透明发丝，边缘全缘，草质，中脉不明显。孢子囊穗3—8个集生于总柄，总柄上苞片螺旋状稀疏着生，薄草质，形状如叶片。孢子囊穗不等位着生（即小柄不等长），直立，圆柱形，具小柄。孢子叶长2.5—3.5毫米，宽约2毫米，阔卵形，先端急尖，具芒状长尖头，边缘膜质，啮蚀状，纸质。孢子囊生于孢子叶腋，略外露，圆肾形，黄色。

【分 布】除东北、华北外，各地均有分布。生于海拔100—3300米的林下、灌丛下、草坡、路边、岩石上。

【采 制】夏、秋二季茎叶茂盛时采收，除去杂质，晒干。

【应 用】壮医 微苦、辣，温。祛风毒，除湿毒，通龙路。用于治疗勒爷狠风（小儿惊风），小儿麻痹后遗症，发旺（痹病），关节酸痛，缩印糯哨（四肢软弱），能蚌（黄疸），肺痨咳嗽，林得叮相（跌打损伤），呗农（痈疮），奔呗郎（带状疱疹），渗裆相（烫伤），外伤出血。

中医 微苦、辛，温。归肝、脾、肾经。祛风除湿，舒筋活络。用于治疗关节酸痛，屈伸不利。

【用法用量】内服煎汤，3—12克。外用适量。

【备 注】收入《广西壮族自治区壮药质量标准（第二卷）》DYB45-GXZYC0095-2011。

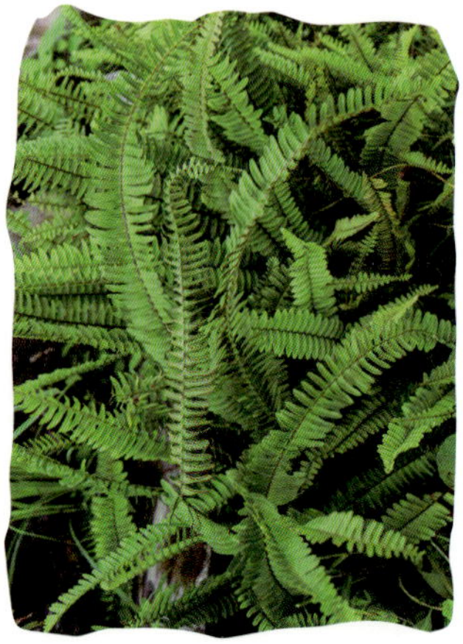

肾蕨

壮文 Gutrongh

【考　证】

《广西药用植物图志》：『味甘清带涩，气薄，性平……』

【壮 药 名】棍熔。

【中 药 名】肾蕨。

【药用部位】地下块茎。

【基源植物】肾蕨科植物肾蕨 *Nephrolepis cordifolia* (Linnaeus) C. Presl。

【植物形态】附生或土生。根状茎直立，被蓬松的淡棕色长钻形鳞片，下部有粗铁丝状的匍匐茎向四方横展，匍匐茎棕褐色，不分枝，疏被鳞片，有纤细的褐棕色须根。匍匐茎上生有近圆形的块茎，密被与根状茎上同样的鳞片。叶簇生，密被淡棕色线形鳞片。叶片线状披针形或狭披针形，先端短尖，叶轴两侧被纤维状鳞片。一回羽状，约45—120对，互生，常密集而呈覆瓦状排列，披针形，中部的一般长约2厘米，宽6—7毫米，先端钝圆或有时为急尖头，基部心脏形，通常不对称，下侧为圆楔形或圆形，上侧为三角状耳形，几无柄，以关节着生于叶轴，叶缘有疏浅的钝锯齿，向基部的羽片渐短，常变为卵状三角形。叶脉明显，小脉直达叶边附近，顶端具纺锤形水囊。叶坚草质或草质，干后棕绿色或褐棕色，光滑。孢子囊群成1行位于主脉两侧，肾形，生于每组侧脉的上侧小脉顶端，位于从叶边至主脉的1/3处。囊群盖肾形，褐棕色，边缘色较淡，无毛。

【分　　布】分布于广西、广东、湖南南部、浙江、福建、台湾、海南、贵州、云南和西藏。生于海拔30—1500米的溪边林下。

【采　　制】全年可采，晒干或鲜用。

【应　　用】壮医　甜、淡，凉。清热毒，除湿毒，通气道、水道。用于治疗能蚌（黄疸），肉扭（淋证），阿意咪（痢疾），埃病（咳嗽），兵嘿细勒（疝气），呗嘻（乳痈），呗奴（瘰疬），渗裆相（烫伤），额哈（毒蛇咬伤）。

中医　甘、淡、微涩，凉。归肝、肾、胃、小肠经。清热利湿，止咳通淋，消肿解毒。用于治疗外感发热，肺热咳嗽，黄疸，淋浊，小便涩痛，泄泻，痢疾，带下，疝气，乳痈、疮疡，瘰疬痰核，水火烫伤，金刃损伤。

【用法用量】内服煎汤，6—15 克（鲜品 30—60 克）。外用适量，捣碎外敷。

【备　　注】收入《广西壮族自治区壮药质量标准（第二卷）》DYB45-GXZYC0112-2011。

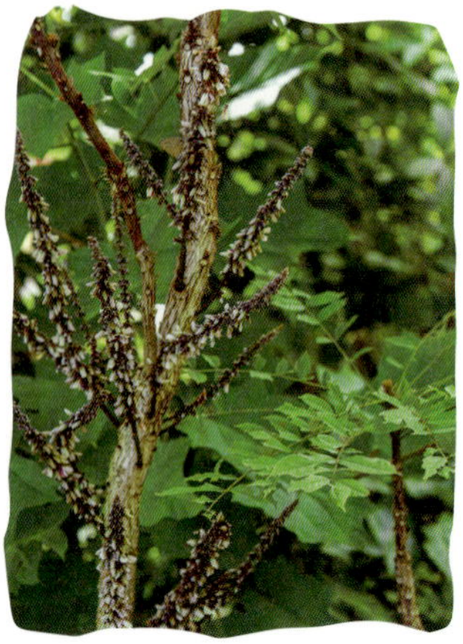

水罗伞

壮文 Goliengjraemx

【考　证】

《广西药用植物名录》：『病后体虚，胃脘痛，偏头痛，肾虚腰痛，小儿疳积……』

【壮 药 名】棵亮忍。

【中 药 名】水罗伞。

【药用部位】干燥块根。

【基源植物】豆科植物干花豆 *Fordia cauliflora* Hemsl. 。

【植物形态】灌木。幼枝密生锈色短毛。奇数羽状复叶，小叶 17—25 枚，披针形、椭圆形或长圆形，先端尾状渐尖，基部圆形，幼时上面有疏毛。下面疏生白色短柔毛。托叶锥状，宿存。总状花序自干上发出。总花梗、序轴密生锈色短柔毛。花萼浅杯状，有短柔毛。花冠淡紫色，旗瓣外面疏生柔毛。雄蕊 10 枚，二体，子房有淡黄色柔毛。荚果扁，革质，棕褐色，上部较宽，无毛。种子圆形，扁，褐色，有光泽。花期 8 月，果期 11 月。

【分　　布】分布于广西、广东、云南等地。生于山地疏林中或水沟旁。

【采　　制】全年可采挖，除去须根，洗净，切片，晒干。

【应　　用】壮医　辣、甜、微酸，平。清热毒，除湿毒，通龙路，调气道。用于治疗发旺（痹病），林得叮相（跌打损伤），夺扼（骨折），埃病（咳嗽），呗叮（叮疮）。

中医　辛、甘，平。归肝经。活血散瘀，消肿止痛，化痰止咳。用于治疗风湿痹痛，跌打损伤，痈疮肿痛，咳嗽。

【用法用量】内服煎汤，15—25 克。外用适量，捣敷或水煎洗。

【注　　意】孕妇忌服。

【备　　注】收入《广西壮族自治区壮药质量标准（第二卷）》DYB45-GXZYC0044-2011。

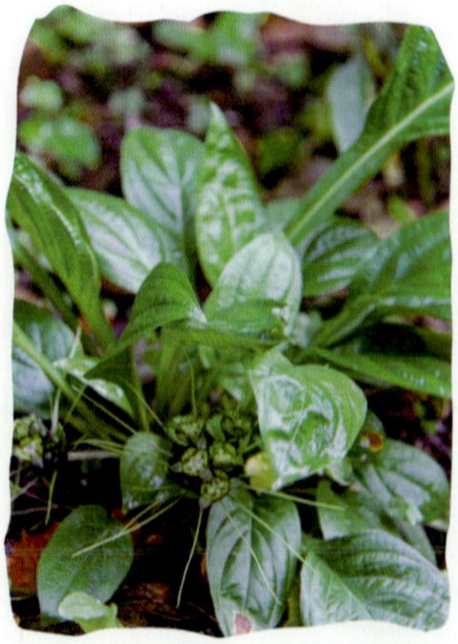

水田七

壮文 Lauxbaegraemx

【壮 药 名】老朋忍。

【中 药 名】水田七。

【药用部位】根茎。

【基源植物】蒟蒻薯科植物裂果薯 *Schizocapsa plantainea* Hance。

【植物形态】多年生草本。根状茎粗短，常弯曲。叶片狭椭圆形或狭椭圆状披针形，顶端渐尖，基部下延，沿叶柄两侧成狭翅。叶柄基部有鞘。总苞片 4 枚，卵形或三角状卵形，内轮 2 枚常较小。小苞片线形。伞形花序有花 8—20 朵。花被裂片 6 枚，淡绿色、青绿色、淡紫色、暗色，外轮 3 片披针形，内轮 3 片卵圆形，较外轮短而宽，顶端具小尖头。雄蕊 6 枚，花丝极短，顶端兜状，柱头 3 裂，每裂又 2 浅裂。蒴果近倒卵形，3 瓣裂。种子半月形、长圆形或为不规则长圆形，有条纹。花果期 4—11 月。

【分　　布】分布于广西、广东、湖南、江西、贵州、云南。生于海拔 200—600 米的水边、沟边、山谷、林下、路边、田边潮湿地方。

【采　　制】春、夏二季采挖，除去杂质，晒干或鲜用。

【应　　用】壮医　苦、微甜，凉。清热毒，调气道、谷道，通龙路。用于治疗发得（感冒发热），埃病（咳嗽），唉百银（百日咳），腊胴尹（腹痛），阿意咪（痢疾），东郎（消化不良引起的食滞），喯疳（疳积），肝炎，货烟妈（咽炎），诺嚎哒（牙髓炎，牙周炎），航靠谋（痄腮），呗奴（瘰疬），呗农（痈疮），渗裆相（烫伤），呗郎（带状疱疹），林得叮相（跌打损伤），外伤出血。

　　中医　苦、微甘，凉，有小毒。归肺、肝经。清热解毒，祛痰止咳，理气止痛，散瘀止血。用于治疗感冒发热，痰热咳嗽，百日咳，脘腹胀痛，泻痢腹痛，消化不良，小儿疳积，肝炎，咽喉肿痛，牙痛，痄腮，瘰疬，疮肿，烧烫伤，带状疱疹，跌打损伤，外伤出血。

【用法用量】内服煎汤，9—15 克。外用适量，捣烂敷。

【备　　注】收入《广西壮族自治区壮药质量标准（第二卷）》DYB45-GXZYC0043-2011。

【考　证】

《广西中药志》：『味苦，性寒。止血，跌打损伤。止咳化痰……』

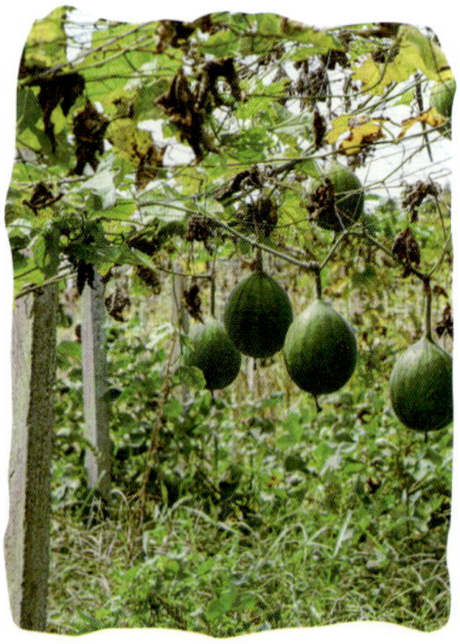

天花粉

壮文 Ragbuzlung

【考 证】
《滇南本草》：『味苦，性寒。治肺痈，排脓，消烦渴，止肺热，消跌打损伤淤血。』

【壮 药 名】壤补龙。
【中 药 名】天花粉。
【药用部位】根。
【基源植物】葫芦科植物栝楼 *Trichosanthes kirilowii* Maxim. 或中华栝楼 *Trichosanthes rosthornii* Harms。
【植物形态】栝楼 攀援藤本。块根圆柱状，粗大肥厚，富含淀粉。茎较粗，多分枝，具纵棱及槽，被白色伸展柔毛。叶片纸质，近圆形，常3—7浅裂至中裂，裂片菱状倒卵形、长圆形，先端钝，急尖，边缘常再浅裂，叶基心形，弯缺深2—4厘米，上表面深绿色。卷须3—7歧，被柔毛。苞片大，长15—30毫米，宽10—20毫米。雌雄异株。雄花数朵总状花序，少单生。花萼裂片披针形。花冠裂片倒卵形。雌花单生，被短柔毛。花萼筒圆筒形，裂片和花冠同雄花，子房椭圆形，绿色，柱头3枚。果实椭圆形或圆形。种子棱线近边缘。花期5—8月，果期8—10月。

中华栝楼 与栝楼的主要区别是：前者叶片阔卵形至近圆形，3—7深裂，通常5深裂，几达基部，裂片披针形或倒披针形，极稀具小裂片。苞片小，长5—16毫米，宽5—11毫米。花萼裂片线形。种子棱线距边缘较远。
【分 布】栝楼 分布于广西、云南、贵州、陕西、甘肃、四川、和辽宁。生于海拔200—1800米的山坡林下、灌丛中、草地和村旁田边。

中华栝楼 分布于甘肃（东南部）、陕西（南部）、湖北（西南部）、四川（东部）、贵州、云南（东北部）、江西（寻乌）。生于海拔400—1850米的山谷密林中、山坡灌丛中及草丛中。

【采　　制】秋、冬二季采挖，洗净，除去外皮，切段或纵剖成瓣，干燥。

【应　　用】壮医　甜、微苦，微寒。解热毒，消脓肿，补阴虚。用于治疗啊肉甜（糖尿病），埃病（咳嗽），陆裂（咳血），发得（发热），呗农（痈疮）。

中医　甘、微苦，微寒。归肺、胃经。清热泻火，生津止渴，消肿排脓。用于治疗热病烦渴，肺热燥咳，内热消渴，疮疡肿毒。

【用法用量】内服煎汤，10—15 克。

【注　　意】孕妇慎用。不宜与川乌、制川乌、草乌、制草乌、附子同用。

【备　　注】收入《广西壮族自治区壮药质量标准（第二卷）》DYB45-GXZYC0027-2011。

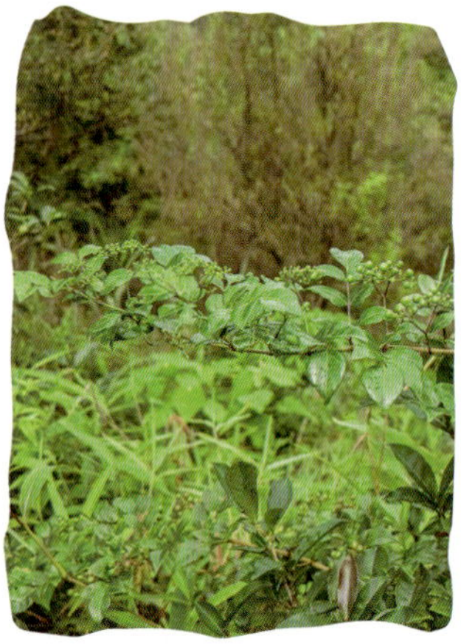

甜茶藤

壮文 Cazvan

【考 证】

《广西本草选编》：『味甘淡，性凉，清热解毒。』

【壮 药 名】茶完。

【中 药 名】甜茶藤。

【药用部位】干燥地上部分。

【基源植物】葡萄科植物显齿蛇葡萄 *Ampelopsis grossedentata*（Hand. -Mazz.）W. T. Wang.。

【植物形态】木质藤本。小枝圆柱形，有显著纵棱纹，无毛。卷须2叉分枝，相隔2节间断与叶对生。叶为1—2回羽状复叶，2回羽状复叶者基部一对为3小叶，小叶卵圆形，卵椭圆形或长椭圆形，顶端急尖或渐尖，基部阔楔形或近圆形，边缘每侧有2—5个锯齿，上面绿色，下面浅绿色，两面均无毛。侧脉3—5对，网脉微突出。叶柄无毛，托叶早落。花序为伞房状多歧聚伞花序，与叶对生。花蕾卵圆形，顶端圆形。萼碟形，边缘波状浅裂。花瓣5，卵椭圆形，雄蕊5，花药卵圆形，长略甚于宽，花盘发达，波状浅裂。子房下部与花盘合生，花柱钻形，柱头不明显扩大。果近球形，种子倒卵圆形，基部有短喙。花期5—8月，果期8—12月。

【分 布】分布于广西、广东、贵州、江西、福建、湖北、湖南、云南。生于海拔200—1500米的沟谷林中或山坡灌丛。

【采 制】夏、秋二季采收，除去杂质，晒干。

【应 用】壮医 甜、淡，寒。清热毒，除湿毒，调气道谷道。用于治疗能蚌（黄疸），贫痧（感冒发热），货烟妈（咽喉肿痛），火眼，呗农（痈肿），狠尹（疖子）。

中医 甘、淡，凉。归肝、胆、肺经。利湿退黄，疏风清热。用于治疗黄疸型肝炎，感冒风热，咽喉肿痛。

【用法用量】内服煎汤，15—30克。外用适量，水煎洗患处。

【备 注】收入《广西壮族自治区壮药质量标准（第一卷）》DYB45-GXZYC0141-2008。

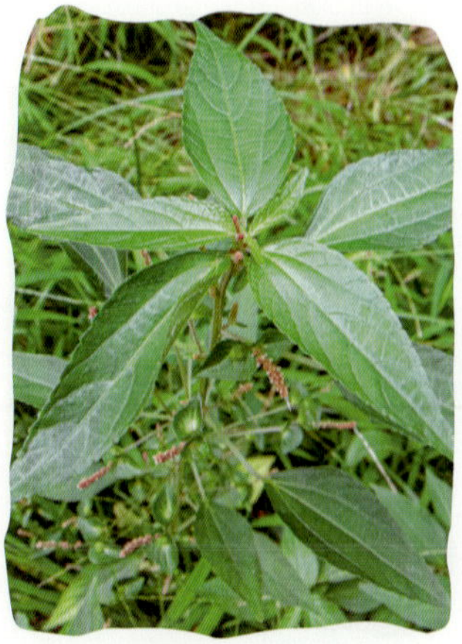

铁苋菜

壮文 Nyadameuz

【壮 药 名】牙打秒。

【中 药 名】铁苋菜。

【药用部位】干燥地上部分。

【基源植物】大戟科植物铁苋菜 *Acalypha australis* Linn.。

【植物形态】一年生草本。被贴毛柔毛，毛逐渐稀疏。叶膜质，长卵形、近菱状卵形或阔披针形，顶端短渐尖，基部楔形，稀圆钝，边缘具圆锯，上面无毛，下面沿中脉具柔毛。基出脉3条，侧脉3对。叶柄具短柔毛。托叶披针形，具短柔毛。雌雄花同序，花序腋生，稀顶生。花序轴具短毛，雌花苞片1—4枚，卵状心形，花后增大，边缘具三角形齿，外面沿掌状脉具疏柔毛，苞腋具雌花1—3朵。花梗无，雄花生于花序上部，排列呈穗状或头状，雄花苞片卵形，苞腋具雄花5—7朵，簇生。雄花花蕾时近球形，无毛，花萼裂片4枚，卵形。雄蕊7—8枚。雌花萼片3枚，长卵形，具疏毛。子房具疏毛，花柱3枚，撕裂5—7条。蒴果具3个分果爿，果皮具小瘤体。种子近卵状。花果期4—12月。

【分　　布】中国除西部高原或干燥地区外，大部分省区均产。生于海拔20—1900米的平原或山坡较湿润耕地和空旷草地，或石灰岩山疏林下。

【采　　制】夏、秋二季采割，除去杂质，晒干。

【应　　用】壮医　苦、涩，凉。解热毒，除湿毒，调谷道，杀虫，止血。用于治疗阿意咪（痢疾），白冻（泄泻），喯疳（疳积），埃病（咳嗽），陆裂（咳血），阿意囊（便血），肉裂（尿血），兵淋勒（崩漏），麦蛮（风疹），能啥能累（湿疹），渗裂（创伤出血），额哈（蛇虫咬伤）。

中医　苦、涩，凉。归心、肺、大肠、小肠经。清解热毒，利湿，收敛止血。用于治疗肠炎，痢疾，吐血，衄血，便血，尿血，崩漏，痈疖疮疡，皮炎湿疹。

【用法用量】内服煎汤，15—30克。外用适量，捣烂敷患处。

【备　　注】收入《广西壮族自治区壮药质量标准（第二卷）》DYB45-GXZYC0149-2011。

【考　证】

《广西药用植物名录》：『清热利湿，止血。用于肠炎……』

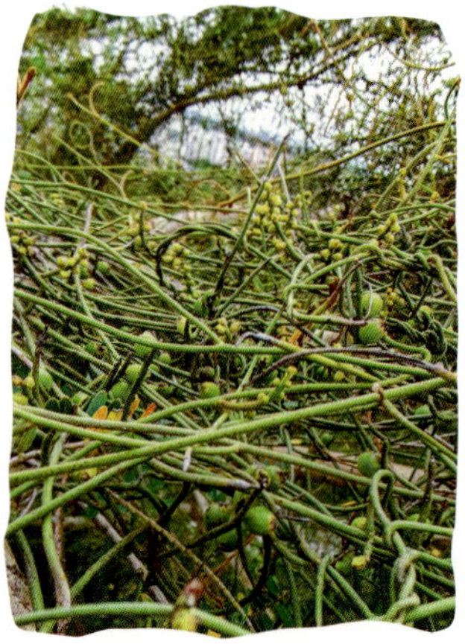

无根藤

壮文 Fazgyaz

【考　证】

《广西中草药》："味淡，性凉。清热解毒，散瘀消肿，滑肠通便，止血，止痒。主治咯血……"

【壮 药 名】法夹。

【中 药 名】无根藤。

【药用部位】干燥全草。

【基源植物】樟科植物无根藤 *Cassytha filiformis* Linn.。

【植物形态】寄生缠绕草本。借盘状吸根攀附于寄主植物上。茎绿色或黄绿色，稍木质，嫩茎被锈色短柔毛，老茎被稀疏毛或变无毛。叶为微小的鳞片。穗状花序长 2—5 厘米，密被锈色短柔毛；苞片和小苞片微小，阔卵圆形，长约 1 毫米，褐色，被缘毛。花小，白色，长不及 2 毫米，无梗。花被裂片 6 枚，二轮排列，外轮 3 枚小，圆形，内轮 3 枚较大，卵形。能育雄蕊 9 枚，第一轮雄蕊花丝瓣状，其余的为线状，第一、二轮雄蕊花丝无腺体，花药 2 室，室内向，第三轮雄蕊花丝基部有一对无柄腺体，花药 2 室，室外向。退化雄蕊 3 枚，位于最内轮，三角形，具柄。子房卵圆形，花柱短，具小棱，柱头小，头状。果小，卵球形，包于肉质果托内，但彼此分离，先端有宿存的花被片。花、果期 5—12 月。

【分　　布】分布于广西、广东、云南、贵州、湖南、江西、浙江、福建及台湾等地。生于山坡灌木丛或疏林中，海拔 980—1600 米。

【采　　制】全年可采，除去杂质，干燥。

【应　　用】壮医　甜、苦，寒。清热毒，除湿毒，通龙路。用于治疗火眼（结膜炎），埃病（咳嗽），能蚌（黄疸），阿意囊（痢疾），喯疳（疳积），渗裂（鼻出血，尿血），笨浮（水肿），呗农（痈疮），呗叮（疖疮），渗档相（烫伤）。

中医　淡，凉。归肝、肾经。清热利湿，凉血解毒。用于治疗结膜炎，黄疸型肝炎，小儿疳积，水肿，咯血，疮痈，烫伤。

【用法用量】内服煎汤，9—15 克。外用适量，捣烂敷患处。

【注　　意】孕妇忌服。

【备　　注】收入《广西壮族自治区壮药质量标准（第二卷）》DYB45-GXZYC0028-2011。

溪黄草

壮文 Goloedcaemj

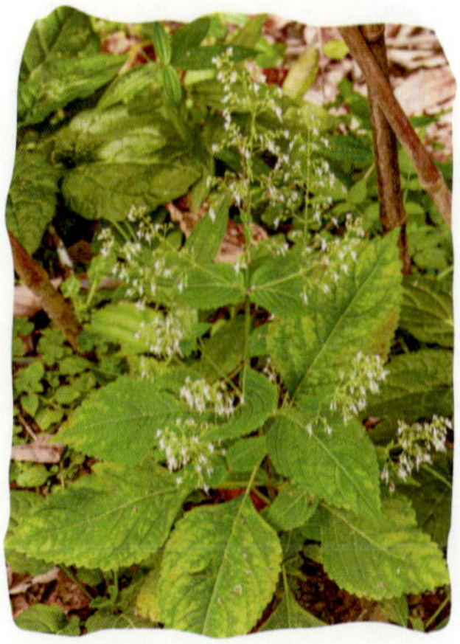

【壮 药 名】棵茏趁。

【中 药 名】溪黄草。

【药用部位】干燥地上部分。

【基源植物】唇形科植物线纹香茶菜 *Isodon lophanthoides*（Buch. -Ham. ex D. Don）H. Hara。

【植物形态】多年生草本。基部匍匐生不定根，并具小球形块根。茎直立或上升，四棱形，具槽，被柔毛，下部常具叶较多。茎叶卵形或长圆状卵形，先端钝，基部楔形，圆形或阔楔形，少浅心形，边缘具圆齿，草质，上面榄绿色，密被微硬毛，下面淡绿色，被微硬毛和满布褐色腺点。由聚伞花序组成的圆锥花序顶生或侧生，长 7—20 厘米，宽 3—6 厘米。花冠白色或粉红色，具紫色斑点，长约 6 毫米，冠檐外面被稀疏小黄色腺点，二唇形，上唇极外反，具 4 深圆裂，裂片近长方形，下唇稍长于上唇，极阔的卵形，伸展，扁平。雄蕊及花柱长于花瓣。花、果期 8—12 月。

【分　　布】分布于广西、广东、福建、江西、湖南、湖北、浙江、云南、四川、贵州、西藏。生于海拔 500—2700 米的沼泽地上或林下潮湿处。

【采　　制】夏、秋二季采收，除去杂质，干燥。

【应　　用】壮医　苦，寒。通水道、谷道，清热毒，除湿毒，散瘀消肿。用于治疗能蚌（黄疸），胆囊炎，白冻（泄泻），狠尹（疮疖），林得叮相（跌打伤痛），能含能累（湿疹）。

中医　苦，寒。归肝、胆经。清热利湿，凉血散瘀。用于治疗黄疸，泄泻，急性肝炎，急性胆囊炎，痢疾，肠炎，跌打瘀肿。

【用法用量】内服煎汤，15—30 克。外用适量，水煎洗患处。

【备　　注】收入《广西壮族自治区壮药质量标准（第一卷）》DYB45-GXZYC0157-2008。

【考　证】

《广西中草药》：『味苦，性寒。清热利湿……』

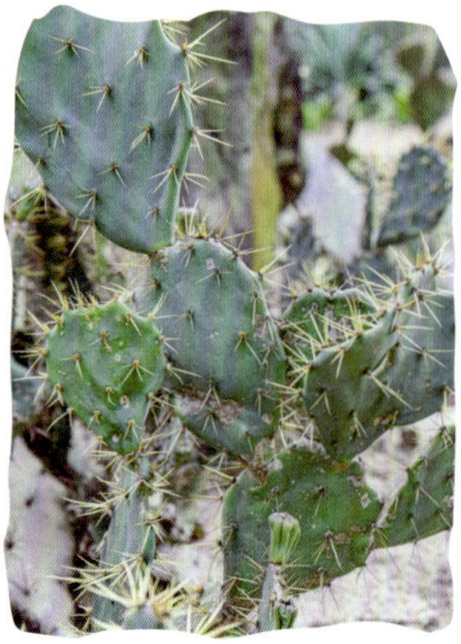

仙人掌

壮文 Gohaizdaej

【考　证】

《广西药用植物名录》：『用于肺热咳嗽，痰中带血；外用治痈疮肿毒……』

【壮 药 名】棵海低。

【中 药 名】仙人掌。

【药用部位】干燥地上部分。

【基源植物】仙人掌科植物仙人掌 *Opuntia dillenii*（Ker-Gawl.）Haw.。

【植物形态】丛生肉质灌木。上部分枝宽倒卵形、椭圆形或近圆形，先端圆形，边缘通常不规则波状，基部楔形或渐狭，绿色至蓝绿色，光滑。小窠疏生，明显突出，成长后刺常增粗并增多，每小窠具1—20根刺，密生短绵毛和倒刺刚毛。刺黄色，有浅褐色横纹，粗钻形，多少开展并内弯，基部扁，坚硬，倒刺刚毛深褐色，直立，几宿存。短绵毛灰色，短于倒刺刚毛，宿存。叶钻形，绿色，早落。花辐状，花托倒卵形，顶端截形并凹陷，基部渐狭，绿色，疏生突出的小窠，小窠具短绵毛、倒刺刚毛和钻形刺。萼状花被片倒卵形，宽狭不一，先端急尖或圆形，具小尖头，黄色，具绿色中肋。瓣状花被片倒卵形或匙状倒卵形，先端圆形、截形或微凹，边缘全缘或浅啮蚀状。花丝淡黄色，花药黄色，花柱淡黄色，柱头黄白色，5。浆果倒卵球形，顶端凹陷，表面平滑无毛，紫红色，每侧具5—10个突起的小窠，小窠具短绵毛、倒刺刚毛和钻形刺。种子无毛，淡黄褐色。花期6—12月。

【分　　布】南方沿海地区常见栽培或逸为野生。

【采　　制】全年可采，用刀削除小瘤体上的利刺和刺毛，除去杂质，晒干。

【应　　用】壮医　苦，寒。清热毒，除湿毒，调气道，通龙路，止血。用于治疗货咽妈（咽喉痛），埃病（咳嗽），渗裂（咯血，吐血），心跳（心悸），年闹诺（失眠），航靠谋（腮腺炎），胴尹（胃痛），能啥能累（湿疹），阿意囊（痢疾），钵农（肺痈），北嘻（乳痈），呗农（痈疮），仲嘿喯尹（痔疮），痂（癣疾），额哈（蛇虫咬伤），渗裆相（烧伤），咹唠北（冻伤）。

中医　苦，寒。行气活血，清热解毒。用于治疗心胃气痛，痞块，痢疾，肝炎，胃痛，结膜炎，痔血，咳嗽，喉痛，肺痈，乳痈，疔疮，烫火伤，蛇伤。

【用法用量】内服煎汤，10—20克。外用适量，研末调敷。

【注　　意】仙人掌汁入目，可致失明。

【备　　注】收入《广西壮族自治区壮药质量标准（第二卷）》DYB45-GXZYC0059-2011。

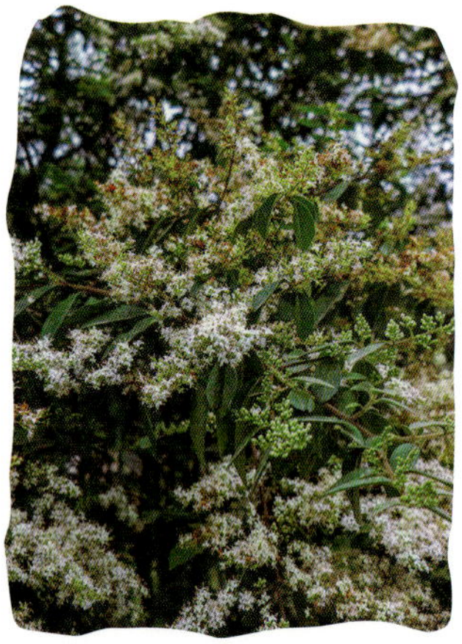

小蜡树叶

壮文 Mbawgaemhgaet

【考 证】《广西药用植物名录》:『根、叶,清热解毒,止痛止痒。用于口腔溃疡……』

【壮 药 名】盟甘课。

【中 药 名】小蜡树叶。

【药用部位】干燥叶。

【基源植物】木犀科植物小蜡 *Ligustrum sinense* Lour.。

【植物形态】落叶灌木或小乔木。小枝圆柱形,幼时被淡黄色短柔毛或柔毛,老时近无毛。叶片纸质或薄革质,卵形、椭圆状卵形、长圆形、长圆状椭圆形至披针形,或近圆形,先端锐尖、短渐尖至渐尖,或钝而微凹,基部宽楔形至近圆形,或为楔形,上面深绿色,疏被短柔毛或无毛,侧脉 4—8 对,上面微凹入,下面略凸起;叶柄长 28 毫米,被短柔毛。圆锥花序顶生或腋生,塔形,长 4—11 厘米,宽 3—8 厘米。花序轴被较密淡黄色短柔毛或柔毛以至近无毛;花梗长 1—3 毫米,被短柔毛或无毛。花萼无毛,先端呈截形或呈浅波状齿。花冠管长 1.5—2.5 毫米,裂片长圆状椭圆形或卵状椭圆形。花丝与裂片近等长或长于裂片,花药长圆形。果近球形。花期 3—6 月,果期 9—12 月。

【分 布】分布于广西、广东、湖南、湖北、江苏、浙江、安徽、江西、福建、台湾、贵州、四川、云南。生于海拔 200—2600 米的山坡、山谷、溪边、河旁、路边的密林、疏林或混交林中。

【采 制】夏、秋二季采收,晒干。

【应 用】壮医 苦,凉。清热毒,除湿毒,通龙路。用于治疗痧病(感冒),发得(发热),埃病(咳嗽),货烟妈(咽炎),口疮(口腔溃疡),能蚌(黄疸),阿意咪(痢疾),呗农(痈疮),能啥能累(湿疹),林得叮相(跌打损伤),渗裆相(烫伤)。

中医 苦,凉。归肺、脾经。清热利湿,解毒消肿。用于治疗感冒发热,肺热咳嗽,咽喉肿痛,口舌生疮,湿热黄疸,痢疾,痈肿疮毒,湿疹,皮炎,跌打损伤,烫伤。

【用法用量】内服煎汤,10—15 克。外用适量。

【备 注】收入《广西壮族自治区壮药质量标准(第二卷)》DYB45-GXZYC0022-2011。

野菊花

壮文 Vagutndoeng

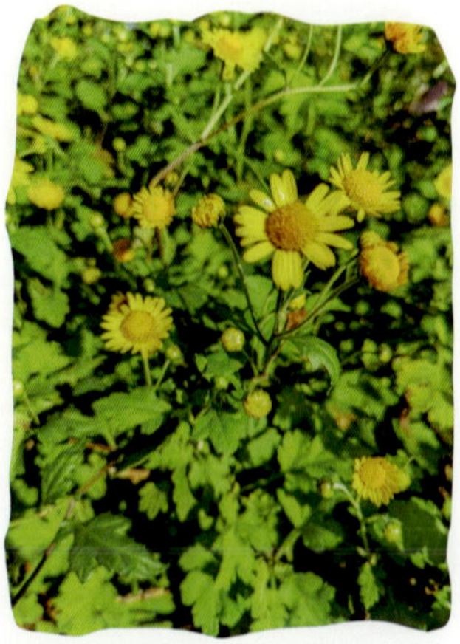

【壮 药 名】华库农。

【中 药 名】野菊花。

【药用部位】干燥头状花序。

【基源植物】菊科植物野菊 *Chrysanthemum indicum* Linn.。

【植物形态】多年生草本，有地下匍匐茎。茎直立或铺散，分枝或仅在茎顶有伞房状花序分枝。茎枝被稀疏的毛，上部及花序枝上的毛较多。下部叶花期脱落。中部茎叶卵形或椭圆状卵形，羽状半裂、分裂不明显而边缘有浅锯齿。基部截形或稍心形或宽楔形，叶柄柄基有分裂的叶耳或无。两面几同色，淡绿色，有稀疏的短柔毛，或下面的毛稍多。头状花序直径 1.3—2.5 厘米，排成疏松的伞房圆锥花序或伞房花序，着生在茎枝顶端。全部苞片边缘白色或褐色宽膜质，顶端钝或圆。舌状花黄色。瘦果长 1.5—1.8 毫米。花期 6—11 月。

【分　　布】广布于东北、华北、华中、华南及西南各地。生于山坡草地、灌丛、河边水湿地、滨海盐渍地、田边及路旁。

【采　　制】秋、冬二季花初开放时采摘，晒干，或蒸后晒干。

【应　　用】壮医　苦、辣，微寒。清热毒，通火路。用于治疗呗农（痈疮），呗叮（叮疮），火眼（急性结膜炎），巧尹（头痛），兰奔（眩晕）。

中医　苦、辛，微寒。归肝、心经。清热解毒，泻火平肝。用于治疗疔疮痈肿，目赤肿痛，头痛眩晕。

【用法用量】内服煎汤，9—15 克。外用适量，煎汤外洗。

【备　　注】收入《广西壮族自治区壮药质量标准（第二卷）》DYB45-GXZYC0168-2011。

【考　证】《广西本草选编》：『味甘、苦、微辛，性凉。清热解毒，凉血平肝。治疗感冒，流感……』

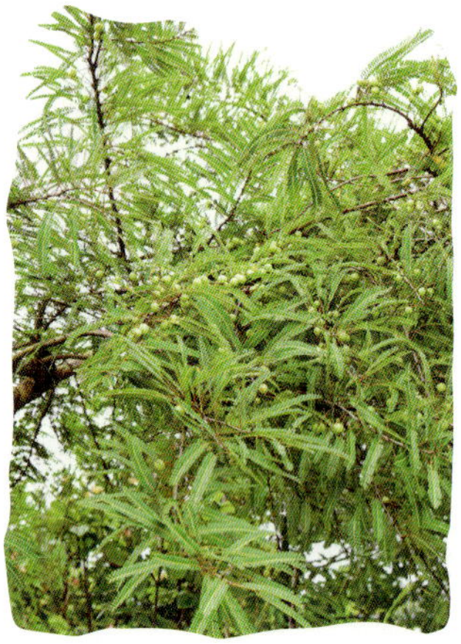

余甘子

壮文 Makyid

【考　证】

《广西本草选编》："味涩，性平。解郁定痛……"

【壮 药 名】芒音。

【中 药 名】余甘子。

【药用部位】干燥成熟果实。

【基源植物】大戟科植物余甘子 *Phyllanthus emblica* L.。

【植物形态】乔木。树皮浅褐色，枝条具纵细条纹，被黄褐色短柔毛。叶片纸质至革质，二列，狭长圆形，顶端截平或钝圆，有锐尖头或微凹，基部浅心形而稍偏斜，叶面绿色，叶背浅绿色，干后带红色或淡褐色。叶柄较短。托叶三角形，褐红色，边缘有睫毛。多朵雄花和1朵雌花或全为雄花组成腋生的聚伞花序。萼片膜质，黄色，长倒卵形或匙形，近相等，顶端钝或圆，边缘全缘或有浅齿。雄蕊3枚，花丝合生成柱，花药直立，长圆形。花粉近球形。花盘腺体6枚，雌花萼片长圆形或匙形，顶端钝或圆，较厚，边缘膜质，具浅齿。花盘杯状，边缘撕裂，子房卵圆形。蒴果呈核果状，圆球形，外果皮肉质，绿白色或淡黄白色。种子略带红色。花期4—6月，果期7—9月。

【分　　布】分布于广西、广东、海南、江西、福建、台湾、四川、贵州和云南等地。生于海拔200—2300米山地疏林、灌丛、荒地或山沟向阳处。

【采　　制】冬季至翌年春季果实成熟时采收，除去杂质，干燥。

【应　　用】壮医　苦、甜、涩，微寒。通火路，调气道、谷道，解毒生津，止咳化痰。用于治疗贫痧（感冒），口干烦渴，风火牙痛，兵霜火豪（白喉），埃病（支气管炎），心头痛（胃痛），能蚌（黄疸），火眼。

中医　甘、酸、涩，凉。归肺、胃经。清热解毒，消食健胃，生津，止咳。用于治疗咽喉肿痛，口干口渴，消化不良，腹胀，咳嗽。

【用法用量】内服煎汤，20—50克。

【备　　注】收入《广西壮族自治区壮药质量标准（第一卷）》DYB45-GXZYC0098-2008。

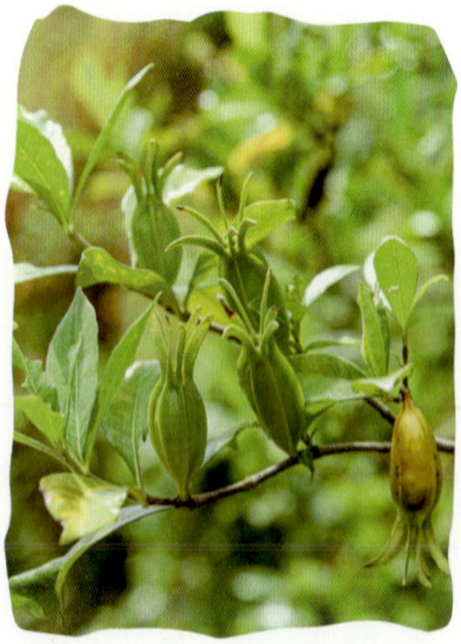

栀子

壮文 Faenzgaehhenj

【壮 药 名】粉给现。

【中 药 名】栀子。

【药用部位】干燥成熟果实。

【基源植物】茜草科植物栀子 *Gardenia jasminoides* Ellis。

【植物形态】灌木。幼枝常被短毛，枝圆柱形，灰色。叶对生，革质，稀为纸质，少为 3 枚轮生，叶形多变，常为椭圆形、阔状披针形、倒卵状长圆形或卵形，顶端渐尖、急长渐尖或短尖而钝，基部楔形或短尖，两面光滑，上面亮绿，下面色较暗。托叶膜质。花芳香，常单朵生于枝顶。萼管钟形或卵形，有纵棱，萼檐管形，膨大，顶部 5—8 裂，多 6 裂，裂片披针形或狭披针形，结果时增长，宿存。花冠白色或乳黄色，高脚碟状，喉部有柔毛，冠管狭圆筒形，顶部 5 至 8 裂，多为 6 裂，裂片倒卵形或倒卵状长圆形。花丝几无，花药线形，伸出。花柱长约 4.6 厘米，柱头纺锤形，伸出，长约 1.3 厘米，子房黄色，平滑。果卵形、近球形、椭圆形或长圆形，黄色或橙红色，有翅状纵棱 5—9 条，顶部具宿存萼片。种子近圆形而稍有棱角。花期 3—7 月，果期 5 月至翌年 2 月。

【分 布】分布于广西、广东、香港、山东、江苏、安徽、浙江、江西、福建、台湾、湖北、湖南、海南、四川、贵州和云南等地。河北、陕西和甘肃亦有栽培。生于海拔 10—1500 米处的旷野、丘陵、山谷、山坡、溪边的灌丛或林中。

【采 制】9—11 月果实成熟呈红黄色时采收，除去果梗及杂质，蒸至上汽或置沸水中略烫，取出，干燥。

【应 用】壮医 苦，寒。清热毒，利湿毒，通龙路、火路。用于治疗发得（发热），火眼（急性结膜炎），巧尹

【考 证】

《广西本草选编》：『味苦，性寒。清热泻火，凉血解毒。外感高热，黄疸型肝炎……』

(头痛)，能蚌（黄疸），白冻（泄泻），笨浮（水肿），血压嗓（高血压病），肉扭（尿路感染），渗裂（血证），口疮（口腔溃疡），呗农（痈疮），邦印（痛症）。

中医　苦，寒。归心、肺、三焦经。泻火除烦，清热利湿，凉血解毒，消肿止痛。用于治疗热病心烦，湿热黄疸，淋证涩痛，血热吐衄，目赤肿痛，火毒疮疡，扭挫伤痛。

【用法用量】内服煎汤，6—10克。外用适量，研末调敷。

【备　　注】收入《广西壮族自治区壮药质量标准（第二卷）》DYB45-GXZYC0129-2011。

解寒毒药

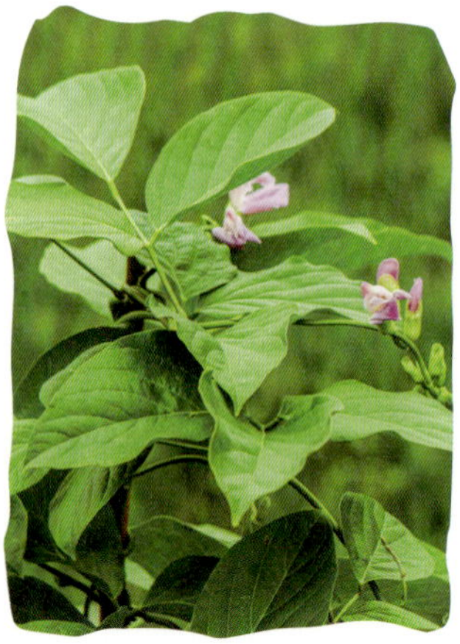

刀豆

壮文 Duhyangj

【考 证】

《滇南本草》：『刀豆，味甘，性寒。治风寒湿气……』

【壮 药 名】督样。

【中 药 名】刀豆。

【药用部位】干燥成熟种子。

【基源植物】豆科植物刀豆 *Canavalia gladiata*（Jacq.）DC.。

【植物形态】缠绕草本，无毛或稍被毛。羽状复叶具3小叶，小叶卵形，先端渐尖或具急尖的尖头，基部宽楔形，两面薄被微柔毛或近无毛，侧生小叶偏斜。叶柄常较小叶片为短，小叶柄被毛。总状花序具长总花梗，有花数朵生于总轴中部以上。花梗极短，生于花序轴隆起的节上。小苞片卵形，早落。花萼稍被毛，上唇约为萼管长的1/3，具2枚阔而圆的裂齿，下唇3裂，急尖。花冠白色或粉红，旗瓣宽椭圆形，顶端凹入，基部具不明显的耳及阔瓣柄，翼瓣和龙骨瓣均弯曲，具向下的耳。子房线形，被毛。荚果带状，略弯曲，长20—35厘米，宽4—6厘米，离缝线约5毫米处有棱。种子椭圆形或长椭圆形，种皮红色或褐色，种脐约为种子周长的3/4。花期7—9月，果期10月。

【分 布】中国长江以南各省区间有栽培。

【采 制】秋季采收成熟果实，剥取种子，晒干。

【应 用】壮医 甜，热。散寒毒，调谷道。用于治疗鹿（呕吐），东郎（食滞），打嗝（呃逆）。

中医 甘，温。归胃、肾经。温中，下气，止呃。用于治疗虚寒呃逆，呕吐。

【用法用量】内服煎汤，6—9克。

【备 注】收入《广西壮族自治区壮药质量标准（第二卷）》DYB45-GXZYC0004-2011。

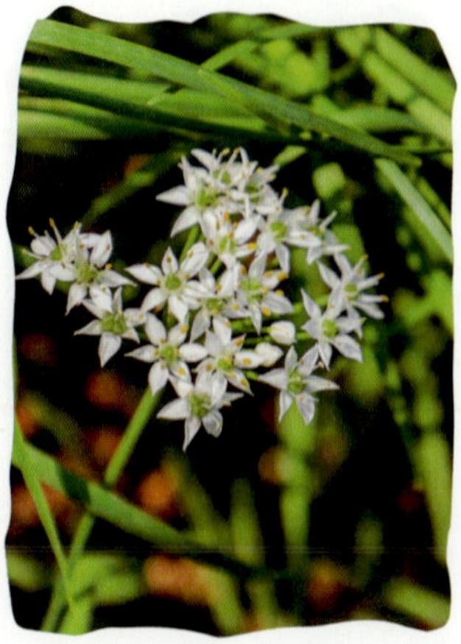

韭菜

壮文 Coenggep

【壮 药 名】从决。

【中 药 名】韭菜。

【药用部位】全草。

【基源植物】石蒜科植物韭 *Allium tuberosum* Rottl. ex Spreng.。

【植物形态】鳞茎簇生，鳞茎外皮暗黄色至黄褐色。叶条形，扁平，实心，比花葶短，边缘平滑。花葶圆柱状，常具 2 纵棱，下部被叶鞘；总苞单侧开裂，宿存；伞形花序半球状或近球状，具多但较稀疏的花；花白色；花被片常具绿色或黄绿色的中脉；子房倒圆锥状球形，具 3 圆棱。花果期 7—9 月。

【分　　布】全国广泛栽培。

【采　　制】全年均可采收，除去杂质，晒干或鲜用。

【应　　用】壮医　辣、甜，温。祛寒毒，补肾虚，调谷道，调龙路。用于治疗委哟（阳痿），漏精（遗精），食滞（消化不良），优平（汗症），乒白呆（月经过多），林得叮相（跌打损伤），邦印（痛症），渗裂（出血）。

中医　辛，温。归肾、胃、肺、肝经。补肾，温中行气，散瘀，解毒。用于治疗肾虚阳痿，胃寒腹痛，噎膈反胃，胸痹疼痛，衄血，吐血，尿血，痢疾，痔疮，痈疮肿毒，漆疮，跌打损伤。

【注　　意】阴虚内热及疮疡、目疾患者均忌食。

【用法用量】内服煎汤，15—30 克（鲜品 60—120 克）；或作羹。外用适量。

【备　　注】收入《广西壮族自治区壮药质量标准（第二卷）》DYB45-GXZYC0135-2011。

【考　证】

《滇南本草》：『味辛、咸，性温。温中下气，补虚益阳，补肾兴阳，泄精，除噎散结。』

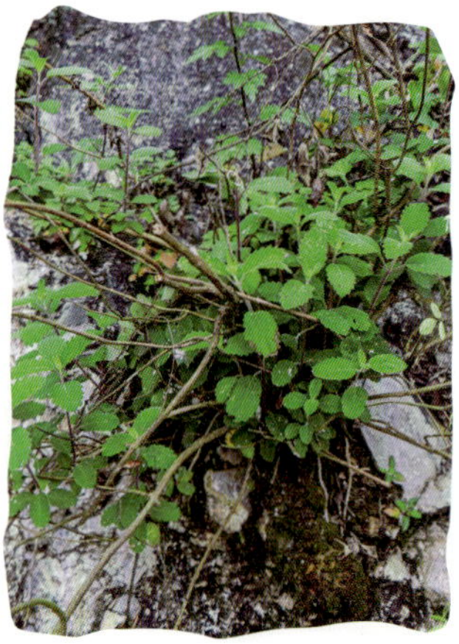

山薄荷

壮文 Goujcaengzlaeuz

【考证】

《岭南采药录》：『祛风散瘀，凡产后风迷或瘀血作痛……』

【壮 药 名】扣层楼。

【中 药 名】山薄荷。

【药用部位】全草。

【基源植物】马鞭草科植物兰香草 *Caryopteris incana*（Thunb. ex Hout.）Miq.。

【植物形态】小灌木。嫩枝圆柱形，略带紫色，被灰白色柔毛，老枝毛渐脱落。叶片厚纸质，披针形、卵形或长圆形，顶端钝或尖，基部楔形或近圆形至截平，边缘有粗齿，很少近全缘，被短柔毛，表面色较淡，两面有黄色腺点，背脉明显。叶柄被柔毛。聚伞花序紧密，腋生和顶生，无苞片和小苞片。花萼杯状，开花时长约 2 毫米，果萼长 4—5 毫米，外面密被短柔毛。花冠淡紫色或淡兰色，二唇形，外面具短柔毛，花冠管喉部有毛环，花冠 5 裂，下唇中裂片较大，边缘流苏状。雄蕊 4 枚，子房顶端被短毛，柱头 2 裂。蒴果倒卵状球形，被粗毛，果瓣有宽翅。花果期 6—10 月。

【分　　布】分布于江苏、安徽、浙江、江西、湖南、湖北、福建、广东、广西。多生长于较干旱的山坡、路旁或林边。

【采　　制】夏、秋二季采收，洗净，切段晒干或鲜用。

【应　　用】壮医　辣，热。散寒毒，祛风毒，除湿毒，消肿痛。用于治疗贫痧（风寒感冒），巧尹（头痛），埃病（咳嗽），能嘞（鼻衄），腊胴尹（脘腹冷痛），白冻（泄泻），京尹（痛经），产呱胴尹（产后腹痛），发旺（风寒湿痹），林得叮相（跌打瘀肿），能哈能累（湿疹），额哈（蛇伤）。

中医　辛，温。疏风解表，祛寒除湿，散瘀止痛。用于治疗风寒感冒，头痛，咳嗽，脘腹冷痛，伤食吐泻，寒瘀痛经，产后瘀滞腹痛，风寒湿痹，跌打瘀肿，阴疽不消，湿疹，蛇伤。

【用法用量】内服煎汤，10—15 克；或浸酒。外用适量，捣烂敷或煎水熏洗。

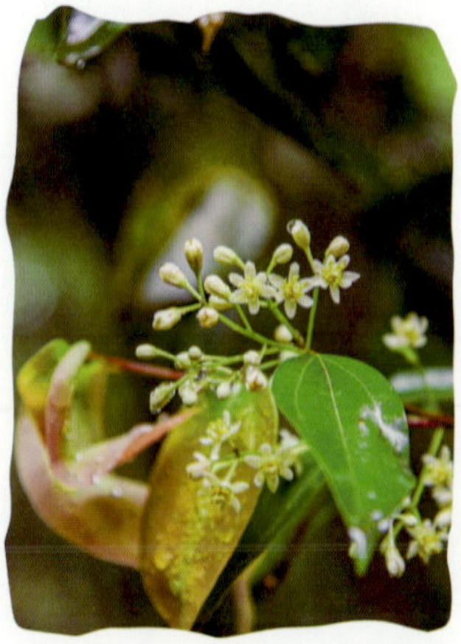

阴香皮

壮文 Maexcungdwnh

【考证】《岭南采药录》：『味辛，性温。能健胃及祛风。凡恶毒大疮……』

【壮 药 名】美中吞。

【中 药 名】阴香皮。

【药用部位】树皮。

【基源植物】樟科植物阴香 *Cinnamomum burmannii*（C. G. et Th. Nees）Bl. 。

【植物形态】乔木。树皮光滑，灰褐色至黑褐色，内皮红色，味似肉桂。枝条绿色或褐绿色，具纵向细条纹，光滑。叶互生或近对生，卵圆形、长圆形至披针形，先端短渐尖，基部宽楔形，革质，叶上面绿色，光亮，叶下面粉绿色，晦暗，两面光滑，具离基三出脉，中脉及侧脉在上面明显，在叶背凸起显著。腋生或近顶生圆锥花序，长2—6厘米，花少，疏散，密被灰白微柔毛，最末分枝为3花的聚伞花序。花绿白色，花梗被灰白微柔毛。花被内外两面密被灰白微柔毛，花被筒短小，倒锥形，花被裂片长卵圆形，先端锐尖。能育雄蕊9，花丝及花药背面被微柔毛，第一、二轮雄蕊花丝上无腺体，花药长圆形，第三轮雄蕊花丝中部有一对近无柄的圆形腺体，花药长圆形。退化雄蕊3，位于最内轮，被微柔毛。子房近球形，略被微柔毛，花柱长2毫米。果卵球形。花期主要在秋、冬二季，果期主要在冬末及春季。

【分　　布】分布于广西、广东、云南及福建。生于疏林、密林或灌丛中，或溪边路旁等处，海拔100—1400米。

【采　　制】全年可采剥，阴干。

【应　　用】壮医　辣、微甜，温。散寒毒，调谷道，止痛。用于治疗胴尹（胃痛），白冻（腹泻），发旺（痹病），扭像（扭挫伤），呗叮（疔疮）。

中医　辛、微甘，温。归脾、胃经。温中止痛，祛风散寒，解毒消肿，止血。用于治疗寒性胃痛，腹痛，泄泻，食欲不振，风寒湿痹，腰腿疼痛，跌打损伤，创伤出血，疮疖肿毒。

【用法用量】内服煎汤，10克。外用适量。

【备　　注】收入《广西壮族自治区壮药质量标准（第二卷）》DYB45-GXZYC0085-2011。

解湿毒药

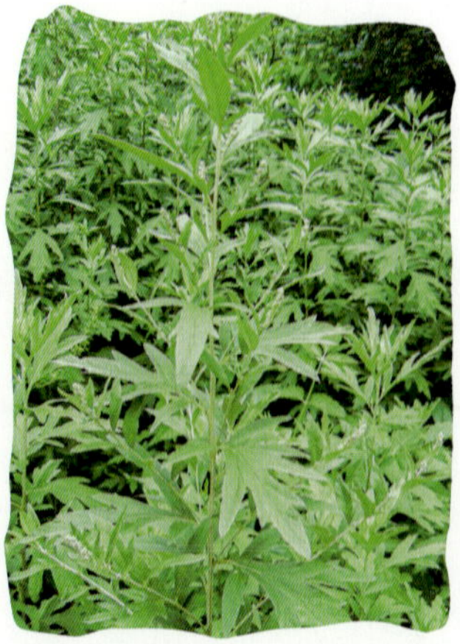

艾叶

壮文 Gocangzngaih

【考证】《滇南本草》：『艾叶，味苦，性温。治安胎、止吐血、红崩下血……』

【壮 药 名】盟埃。
【中 药 名】艾叶。
【药用部位】叶。
【基源植物】菊科植物艾 *Artemisia argyi* Levl. et Van. 。
【植物形态】多年生草本或略成半灌木状，植株有浓烈香气。主根明显，常有横卧地下根状茎及营养枝。茎单生或少数，茎、枝均被灰色蛛丝状柔毛。叶厚纸质，上面被灰白色短柔毛，并有白色腺点与小凹点，背面密被灰白色蛛丝状密绒毛。基生叶具长柄，花期萎谢。茎下部叶近圆形或宽卵形，羽状深裂，每侧具裂片 2—3 枚，裂片椭圆形或倒卵状长椭圆形，每裂片有 2—3 枚小裂齿。中部叶卵形、三角状卵形或近菱形，一至二回羽状深裂至半裂，每侧裂片 2—3 枚，裂片卵形、卵状披针形或披针形，不再分裂或每侧有 1—2 枚缺齿。上部叶与苞片叶羽状半裂、浅裂或 3 深裂或 3 浅裂，或不分裂。头状花序椭圆形，无梗，在分枝上排成穗状花序或复穗状花序，并在茎上通常再组成狭窄、尖塔形的圆锥花序，花后头状花序下倾。总苞片 3—4 层，覆瓦状排列，外层总苞片小，背面密被灰白色蛛丝状绵毛，边缘膜质，中层背面被蛛丝状绵毛，内层总苞片质薄，背面近无毛。花序托小，雌花 6—10 朵，花冠。两性花 8—12 朵，花冠管状或高脚杯状，花药狭线形，先端附属物尖，花柱与花冠近等长或略长于花冠。瘦果长卵形或长圆形。花果期 7—10 月。
【分　　布】分布几乎遍及全国。生于低海拔至中海拔地区的荒地、路旁河边及山坡等地，也见于森林草原及草原地区。
【采　　制】夏季花未开时采摘，除去杂质，晒干。

【应　　用】壮医　辣、苦，热，有小毒。解痧毒，祛寒毒，除湿毒，调龙路，止血。用于治疗贫痧（感冒），渗嘞（血证），贫淋嘞（崩漏），京尹（痛经），腊胴尹（腹痛），经寒不调，孬咪裆（不孕症），能唅（瘙痒）。醋艾炭温经止血，用于虚寒性出血。

中医　辛、苦，温，有小毒。归肝、脾、肾经。温经止血，散寒止痛，祛湿止痒。用于治疗吐血，衄血，崩漏，月经过多，胎漏下血，少腹冷痛，经寒不调，宫冷不孕，皮肤瘙痒。醋艾炭温经止血，用于治疗虚寒性出血。

【用法用量】内服煎汤，3—9 克。外用适量，供灸治或熏洗用。

【备　　注】收入《广西壮族自治区壮药质量标准（第二卷）》DYB45-GXZYC0048-2011。

白英

壮文 Gaeubwnhgauh

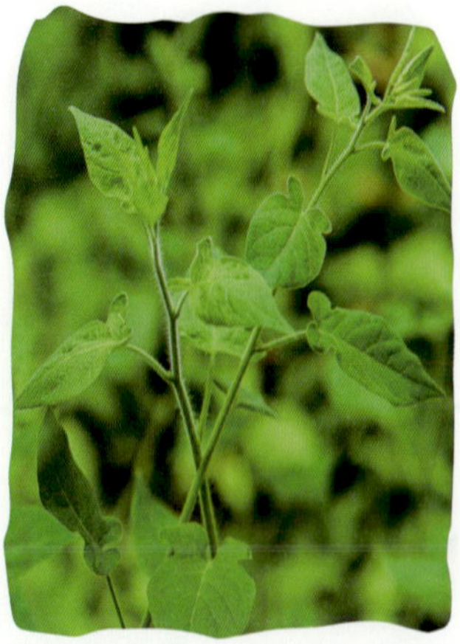

【考　证】《广西本草选编》："味甘、苦，性微寒，有小毒。清热解毒，利尿消肿。治咽喉肿痛……"

【壮 药 名】勾奔高。
【中 药 名】白英。
【药用部位】干燥全草。
【基源植物】茄科植物白英 *Solanum lyratum* Thunb.。
【植物形态】草质藤本，茎及小枝均密被具节长柔毛。叶互生，多数为琴形，基部常3—5深裂，裂片全缘，侧裂片愈近基部的愈小，端钝，中裂片较大，通常卵形，先端渐尖，两面均被白色发亮的长柔毛，中脉明显，侧脉在下面较清晰，通常每边5—7条。少数在小枝上部的为心脏形。聚伞花序顶生或腋外生，疏花，总花梗被具节的长柔毛，花梗无毛，顶端稍膨大，基部具关节。萼环状，无毛，萼齿5枚，圆形，顶端具短尖头。花冠蓝紫色或白色，花冠筒隐于萼内，长约1毫米，冠檐5深裂，裂片椭圆状披针形，先端被微柔毛。花药长圆形，长约3毫米，顶孔略向上。子房卵形，花柱丝状柱头小，头状。浆果球状，成熟时红黑色，种子近盘状，扁平。花期夏秋，果熟期秋末。
【分　　布】分布于广西、广东、湖南、湖北、四川、云南、甘肃、陕西、山西、河南、山东、江苏、浙江、安徽、江西、福建、台湾等地。生于海拔600—2800米的山谷草地、路旁、田边。
【采　　制】夏、秋二季采，洗净，晒干或鲜用。
【应　　用】壮医　甜、苦，寒，有小毒。清热毒，除湿毒。用于治疗瘴病，能蚌（黄疸），笨浮（水肿），肉扭（淋证），发旺（痹病）、隆白呆（白带）、呗叮（疔疮）。

中医　甘、苦，寒，有小毒。归肝、胆经。清热利湿，解毒消肿。用于治疗疟疾，黄疸，水肿，淋病，风湿关节痛，胆囊炎，癌症，子宫糜烂，白带，丹毒，疔疮。
【用法用量】内服煎汤，10—15克。外用适量，煎水洗或捣敷。
【备　　注】收入《广西壮族自治区壮药质量标准（第二卷）》DYB45-GXZYC0065-2011。

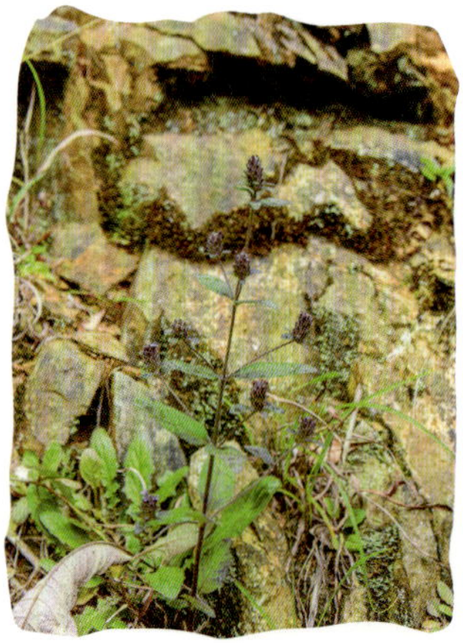

大头陈

壮文 Yeyangjdoq

【考证】

《岭南采药录》：『发表祛风，治外感头痛。』

【壮药名】野样夺。
【中药名】大头陈。
【药用部位】干燥全草。
【基源植物】玄参科植物球花毛麝香 *Adenosma indianum* (Lour.) Merr.。
【植物形态】一年生草本，密被白色多细胞长毛。茎直立，有分枝。叶具长2—6毫米之柄。叶片卵形至长椭圆形，钝头，边缘具锯齿。上面被多细胞长柔毛，干时多少黑色。下面仅脉上被多细胞长柔毛，干时褐色，密被腺点。花无梗，排列成紧密的穗状花序。穗状花序球形或圆柱形。苞片长卵形，在花序基部的集成总苞状，小苞片条形。萼齿长卵形至矩圆状披针形，先端渐尖。花冠淡蓝紫色至深蓝色，长约6毫米，喉部有柔毛。上唇先端微凹或浅二裂。下唇3裂片彼此几相等，近圆形。雄蕊前方一对较长，花药仅一室成熟。花丝着生处有白色柔毛，子房长卵形，基部为一歪斜的杯状花盘所托。花柱顶端扩大，有狭翅，柱头头状。蒴果长卵珠形，有2条纵沟。种子黄色，有网纹。花果期9—11月。
【分　　布】分布于广西、广东、云南等地。生于海拔200—600米的瘠地、干燥山坡、溪旁、荒地等处。南亚，东南亚也有。
【采　　制】秋季花开时采挖，除去杂质，干燥。
【应　　用】壮医　微苦、辣，微热。祛寒毒，除湿毒，通谷道。用于治疗贫痧（感冒），呗叮（疮疔），货烟妈（咽喉肿痛），喯疳（疳积），白冻（泄泻）。

中医　辛，微温。归肺、胃经。疏风解表，化湿消滞。用于治疗风寒感冒，咳嗽，头痛，消化不良，腹胀泄泻。
【用法用量】内服煎汤，15—30克。
【备　　注】收入《广西壮族自治区壮药质量标准（第一卷）》DYB45-GXZYC0022-2008。

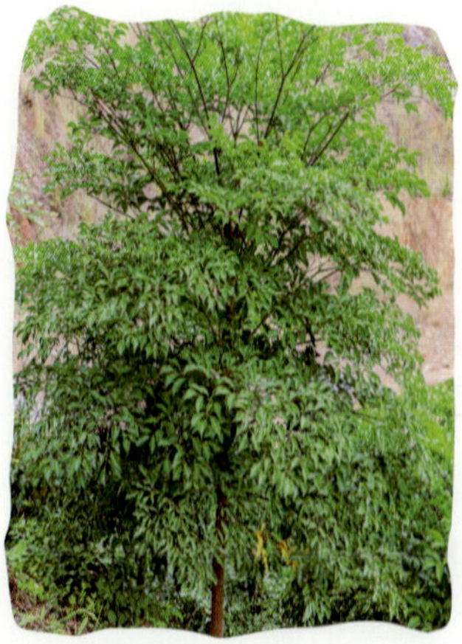

幌伞枫皮

壮文 Ywdanghlaux

【考　证】

《广西药用植物名录》："清热解毒，活血消肿，止痛。用于感冒，中暑……"

【壮 药 名】雅当老。

【中 药 名】幌伞枫皮。

【药用部位】干燥茎皮。

【基源植物】五加科植物幌伞枫 *Heteropanax fragrans* (Roxb.) Seem.。

【植物形态】常绿乔木。树皮淡灰棕色，枝无刺。叶大，三至五回羽状复叶；叶柄无毛或几无毛。托叶小，和叶柄基部合生。小叶片在羽片轴上对生，纸质，椭圆形，先端短尖，基部楔形，两面均无毛，边缘全缘，侧脉 6—10 对，下面隆起，两面明显。圆锥花序顶生，主轴及分枝密生锈色星状绒毛，后毛脱落。伞形花序头状，有花多数。苞片小，卵形，宿存。花淡黄白色，芳香。萼有绒毛，边缘有 5 个三角形小齿。花瓣 5 枚，卵形，外面疏生绒毛。雄蕊 5 枚，子房 2 室，花柱 2 枚，离生，开展。果实卵球形，黑色。花期 10—12 月，果期翌年 2—3 月。

【分　　布】分布于广西（龙州）、云南、广东。生于森林中，有栽培，海拔数 10—1000 米。

【采　　制】全年可采，剥取树皮，除去杂质，晒干。

【应　　用】壮医　苦，寒。清热毒，化瘀肿，止疼痛。用于治疗发得（发热），呗农（痈疮）、呗叮（疔疮），发旺（痹病），扭像（扭挫伤），额哈（毒蛇咬伤）。

中医　苦，凉。归肺、肝经。清热解毒，消肿止痛。用于治疗感冒发热，中暑头痛，痈疖肿毒，瘰疬，风湿痹痛，跌打损伤，毒蛇咬伤。

【用法用量】内服煎汤，15—30 克。外用适量，捣敷或水煎洗。

【备　　注】收入《广西壮族自治区壮药质量标准（第二卷）》DYB45-GXZYC0196-2011。

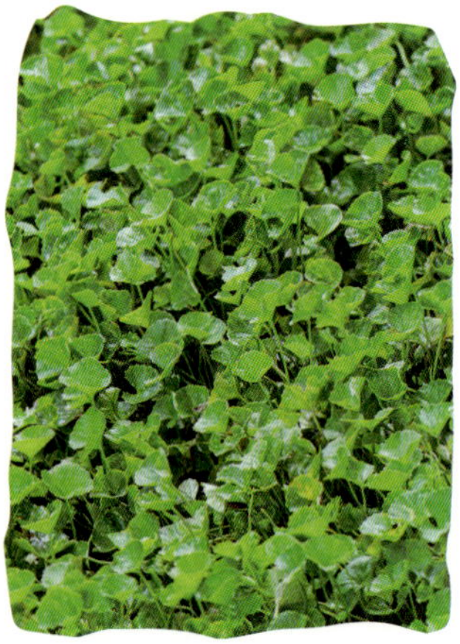

积雪草

壮文 Byaeknok

【壮药名】碰喏。

【中药名】积雪草。

【药用部位】干燥全草。

【基源植物】伞形科植物积雪草 *Centella asiatica*（L.）Urb.。

【植物形态】多年生草本，茎匍匐，节上生根。叶片膜质至草质，圆形、肾形或马蹄形，边缘有钝锯齿，基部阔心形，两面无毛或在背面脉上疏生柔毛。掌状脉 5—7 条，两面隆起，脉上部分叉。叶柄无毛或上部有柔毛，基部叶鞘透明，膜质。伞形花序梗 2—4 个，聚生于叶腋，有或无毛。苞片通常 2，很少 3，卵形，膜质。每一伞形花序有花 3—4 枚，聚集呈头状，花无柄或有 1 毫米长的短柄。花瓣卵形，紫红色或乳白色，膜质。花丝短于花瓣，与花柱等长。果实两侧扁压，圆球形，网状，表面有毛或平滑。花果期 4—10 月。

【分布】分布于广西、广东、福建、湖南、湖北、陕西、江苏、安徽、浙江、江西、台湾、四川、云南等地。喜生于海拔 200—1900 米阴湿的草地或水沟边。

【采制】夏、秋二季采收，除去泥沙，晒干。

【应用】壮医　苦，寒。通龙路、火路，利水道，清热毒，除湿毒。用于治疗能蚌（湿热黄疸），中暑，贫疹（感冒），阿意咪（痢疾），阿意囊（便秘），肉扭（淋病），陆裂（咳血），目赤，货烟妈（咽喉肿痛），呗农（痈疮肿毒）。

中医　苦、辛，寒。归肝、脾、肾经。清热利湿，解毒消肿。用于治疗湿热黄疸，中暑腹泻，砂淋血淋，痈肿疮毒，跌扑损伤。

【注意】虚寒者不宜用。

【用法用量】内服煎汤，15—30 克（鲜品 30—60 克）。外用适量。

【备注】收入《广西壮族自治区壮药质量标准（第一卷）》DYB45-GXZYC0131-2008。

【考证】

《滇南本草》：『味苦，性寒。子午潮热、头晕怕冷、肢体酸困、饮食无味……』

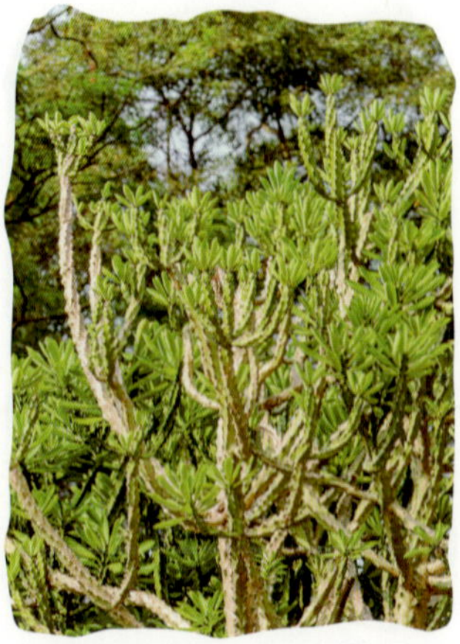

金刚纂

壮文 Gogvetlungz

【壮 药 名】棵棍垄。

【中 药 名】金刚纂。

【药用部位】茎。

【基源植物】大戟科植物金刚纂 *Euphorbia neriifolia* L.。

【植物形态】肉质灌木状小乔木，乳汁丰富。茎圆柱状，上部多分枝，具不明显5条隆起、且呈螺旋状旋转排列的脊，绿色。髓近五棱形，糠质。叶互生，少而稀疏，肉质，常呈五列生于嫩枝顶端脊上，倒卵形、倒卵状长圆形至匙形，顶端钝圆，具小凸尖，基部渐狭，全缘。叶脉不明显。柄短，托叶刺状，长2—3毫米，宿存。花序二歧状腋生，基部具柄。苞叶2枚，膜质，早落。总苞阔钟状，边缘5裂，裂片半圆形，边缘具缘毛，内弯。腺体5枚，肉质，边缘厚，全缘。雄花多枚。苞片丝状。雌花1枚。花期6—9月。

【分　　布】原产于印度，中国南北方均有栽培。

【采　　制】全年均可采收，去皮、刺，鲜用；或切片，晒干，炒成焦黄。

【应　　用】壮医　苦，寒，小毒。调谷道，祛风毒，除湿毒，消肿痛。用于治疗鹿嘞（吐血），急慢性肝炎，呗（无名肿痛），图爹病（肝硬化），胴因鹿西（急性胃肠炎），皮肤黑痣，竹木刺入肉不出，大小便不通，痂（癣）。

中医　苦，寒，有毒。归胃、大肠、肝经。利尿通便，拔毒去腐，杀虫止痒。用于治疗水肿，臌胀，泄泻，痢疾，食积，痞块，疔疮，痈疽，疥癣。

【用法用量】内服煎汤，1—3克。外用适量，剖开焙热贴。

【考　证】

《滇南本草》：『味苦，性寒。有小毒。主治一切丹毒，单腹胀，水气……』

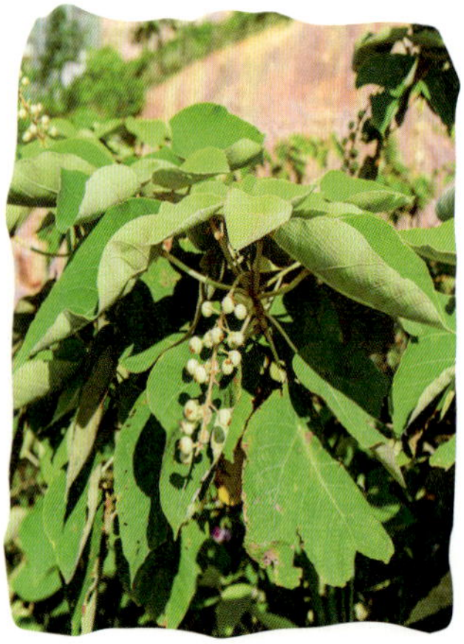

毛桐

壮文 Godungzbwn

【考 证】

《广西本草选编》：『根：用于牙痛……』

【壮 药 名】棵憧盆。

【中 药 名】毛桐。

【药用部位】干燥根。

【基源植物】大戟科植物毛桐 *Mallotus barbatus*（Wall.）Muell. Arg.。

【植物形态】小乔木。嫩枝、叶柄和花序均被黄棕色星状长绒毛。叶互生、纸质，卵状三角形或卵状菱形，顶端渐尖，基部圆形或截形，边缘具锯齿或波状，上部有时具2裂片或粗齿，上面除叶脉外无毛，下面密被黄棕色星状长绒毛，散生黄色颗粒状腺体，近叶柄着生处有时具黑色斑状腺体数个。雌雄异株，总状花序顶生；雄花序下部常多分枝；雌花序苞片线形，苞腋有雌花1—2朵。蒴果排列较稀疏，球形，密被淡黄色星状毛和紫红色的软刺，形成连续的厚毛层。花期4—5月，果期9—10月。

【分　　布】分布于广西、广东、云南、四川、贵州和湖南等。生于海拔400—1300米林缘或灌丛中。

【采　　制】7—10月采收，切段，干燥。

【应　　用】壮医　微苦，平。清热毒，除湿毒，调龙路，止血。用于治疗外伤出血，白冻（泄泻），肉扭（淋证），隆白呆（带下），兵淋勒（崩漏）。

中医　微苦、涩，平。归脾、胃经。清热利尿。用于治疗肠炎腹泻，消化不良，尿道炎，白带。

【用法用量】内服煎汤，15—30克。外用适量。

【备　　注】收入《广西壮族自治区壮药质量标准（第三卷）》DYB45-GXZYC0033-2017。

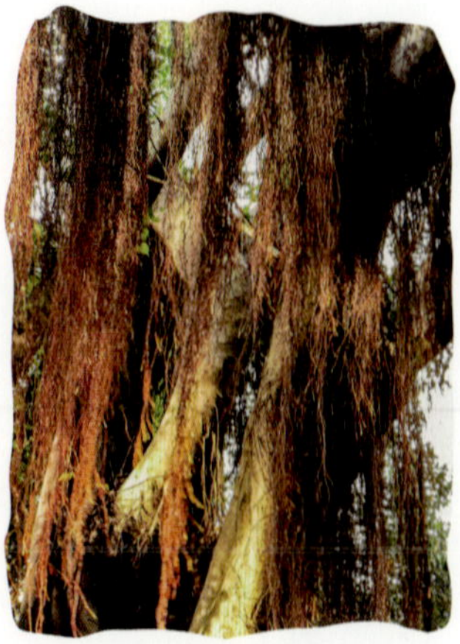

榕树须

壮文 Mumhgoreiz

【考　证】《岭南采药录》：『凡患痔疮，以之煎水熏洗，以之浸酒……』

【壮 药 名】蒙棵垒。

【中 药 名】榕树须、榕树叶。

【药用部位】干燥的气根、干燥的叶。

【基源植物】桑科植物榕树 *Ficus microparpa* Linn.。

【植物形态】大乔木。老树常有锈褐色气根。树皮深灰色。叶薄革质，狭椭圆形，先端钝尖，基部楔形，表面深绿色，干后深褐色，有光泽，全缘，基生叶脉延长，侧脉 3—10 对。叶柄无毛。托叶小，披针形。榕果成对腋生或生于已落叶枝叶腋，成熟时黄或微红色，扁球形，无总梗，基生苞片 3 枚，广卵形，宿存。雄花、雌花、瘿花同生于一榕果内，花间有少许短刚毛。雄花无柄或具柄，散生内壁，花丝与花药等长；雌花与瘿花相似，花被片 3 枚，广卵形，花柱近侧生，柱头短，棒形。瘦果卵圆形。花期 5—6 月。

【分　　布】分布于广西、广东、湖北、贵州、台湾、浙江、福建、云南等地。

【采　　制】根：全年均可采，割下气生根，扎成小把，鲜用或晒干。叶：秋、冬季采收，除去杂质，晒干或鲜用。

【应　　用】壮医　根：苦、涩，平。清热毒，祛风毒，通龙路。用于治疗发旺（痹病），骨质增生症，林得叮相（跌打损伤），流行性感冒，唉百银（百日咳），笃麻（麻疹不透），货烟妈（咽痛），火眼，腊胴尹（腹痛），鼻衄，肉扭（淋证）。叶：微苦、涩，微寒。清热毒，除湿毒，调气道、谷道，通龙路。用于治疗痧病（感冒发热）、埃病（咳嗽）、阿意咪（痢疾），扭像（扭挫伤）、能晗能累（湿疹）、仲嘿喯尹（痔疮）。

中医　根：苦、涩，平。归心、小肠经。清热解毒，祛风活血，发汗，透疹。用于治疗感冒，麻疹不透，风湿骨痛，跌扑损伤。叶：微苦、涩，微寒。归肝、肺、大肠经。清热祛湿，化痰止咳，活血散瘀，祛风止痒。用于治疗感冒高热，湿热泻痢，痰多咳嗽，跌打瘀肿，湿疹，痔疮。

【用法用量】内服煎汤：根，9—15克；叶，9—15克。外用适量，捣敷患处。

【备　　注】收入《广西壮族自治区壮药质量标准（第二卷）》DYB45-GXZYC0201-2011、DYB45-GXZYC0202-2011。

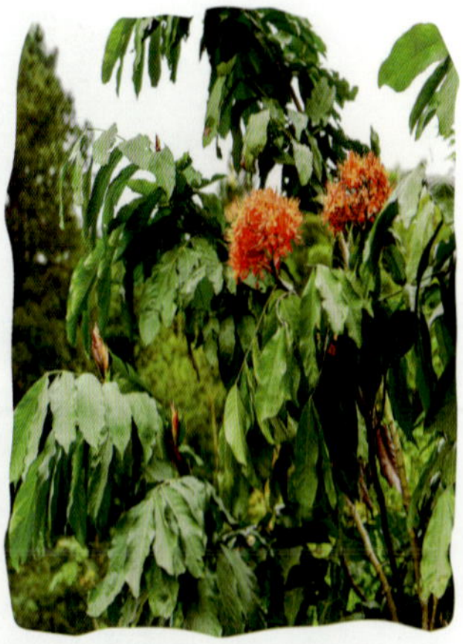

四方木皮

壮文 Meizlangmax

【壮 药 名】美狼马。

【中 药 名】四方木皮。

【药用部位】树皮。

【基源植物】豆科植物中国无忧花 *Saraca dives* Pierre 。

【植物形态】乔木。叶有小叶5—6对，嫩叶略带紫红色，下垂。小叶近革质，长椭圆形、卵状披针形或长倒卵形，基部1对常较小，先端渐尖、急尖或钝，基部楔形，侧脉8—11对。花序腋生，较大，总轴被毛或近无毛。总苞大，阔卵形，被毛，早落。苞片卵形、披针形或长圆形。下部的1片最大，往上逐渐变小，被毛或无毛，早落或迟落。小苞片与苞片同形，但远较苞片为小。花黄色，后部分变红色，两性或单性。花梗短于萼管，无关节。萼裂片长圆形，具缘毛。雄蕊8—10枚，其中1—2枚常退化呈钻状，花丝突出，花药长圆形。子房微弯，无毛或沿两缝线及柄被毛。荚果棕褐色，扁平，果瓣卷曲。种子5—9颗。花期4—5月，果期7—10月。

【分　　布】分布于广西、云南等地。普遍生于海拔200—1000米的密林或疏林中，常见于河流或溪谷两旁。

【采　　制】夏、秋二季剥取，晒干。

【应　　用】壮医　苦、涩，平。通火路、龙路，解风毒，除湿毒，消肿止痛。用于治疗发旺（风湿骨痛），林得叮相（跌打肿痛）。

中医　苦、涩，平。归肝、脾经。祛风除湿，消肿止痛。用于治疗风湿骨痛，跌打肿痛。

【用法用量】内服煎汤，15—30克；或浸酒。外用适量。

【备　　注】收入《广西壮族自治区壮药质量标准（第一卷）》DYB45-GXZYC0063-2008。

【考　证】

《广西药用植物名录》：『祛风活络，消肿止痛。用于跌打损伤……』

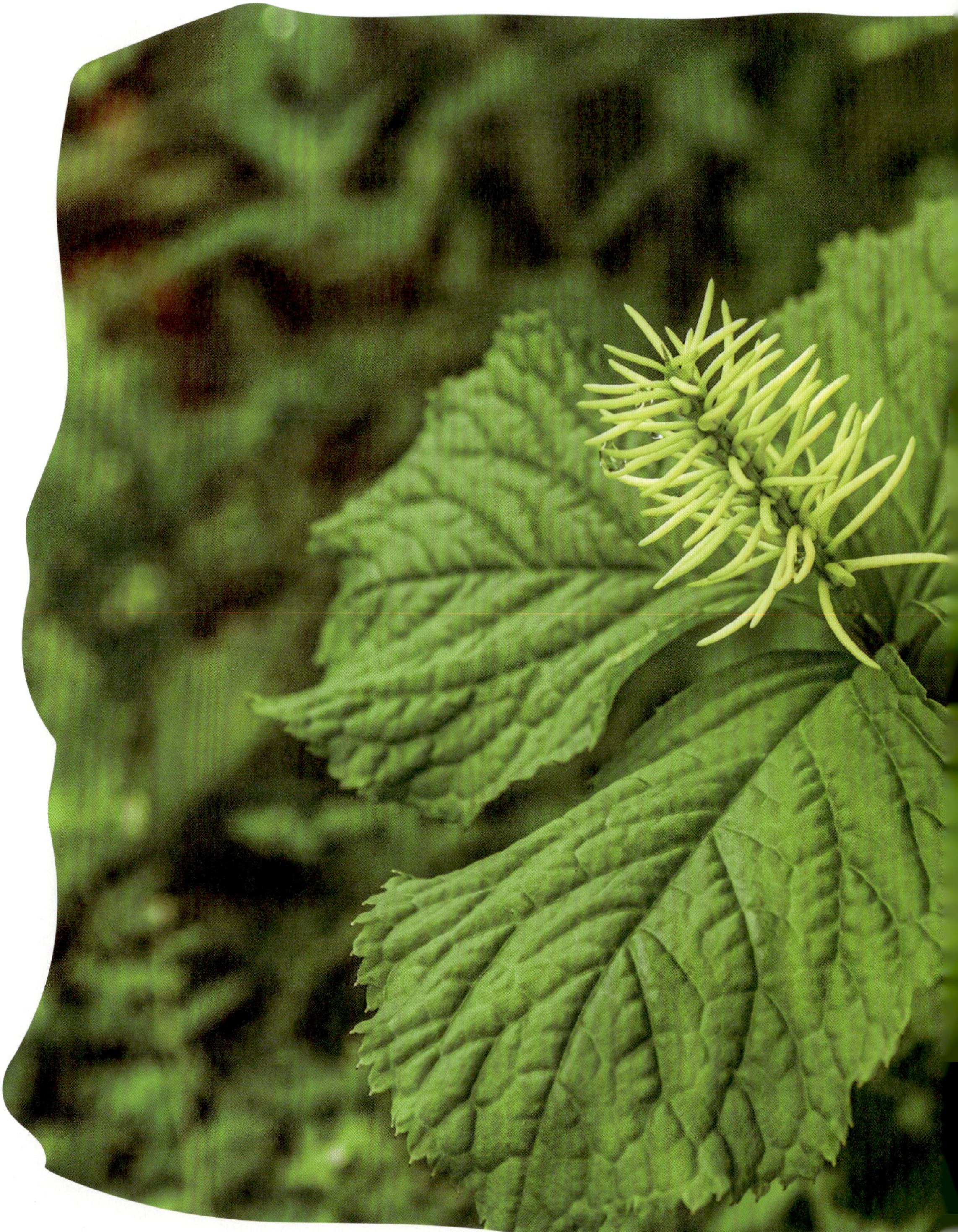

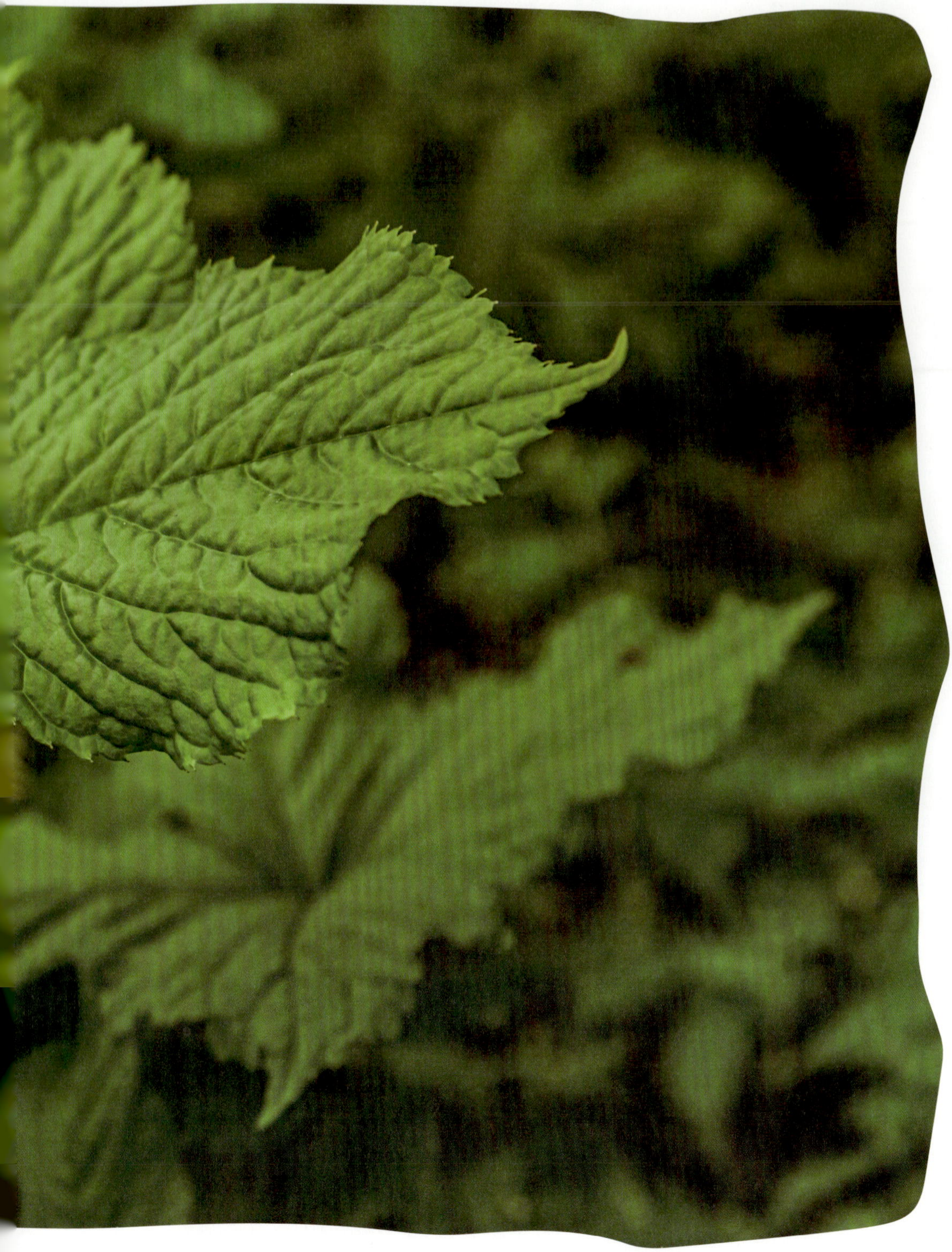

四块瓦

四块瓦

壮文 Goseiqmbaw

【考　证】

《广西药用植物名录》：『用于风湿骨痛，痢疾；外用治淤血肿毒……』

【壮 药 名】棵绥盟。

【中 药 名】四块瓦。

【药用部位】干燥全草。

【基源植物】金粟兰科植物全缘金粟兰 *Chloranthus holostegius*（Hand. -Mazz.）Pei et Shan。

【植物形态】多年生草本。根状茎生多数须根。茎直立，通常不分枝，下部节上对生 2 片鳞状叶。叶对生，通常 4 片生于茎顶，呈轮生状，坚纸质，宽椭圆形或倒卵形，顶端渐尖，基部宽楔形，边缘有锯齿，齿端有一腺体，两面无毛，侧脉 6—8 对。鳞状叶宽卵形或三角形。托叶微小。穗状花序顶生和腋生，通常 1—5 聚生。苞片宽卵形或近半圆形，不分裂。花白色，雄蕊 3 枚，药隔基部连合，着生于子房顶部柱头外侧，中央药隔具 1 个 2 室的花药，两侧药隔各具 1 个 1 室的花药，药隔伸长成线形。子房卵形。核果近球形或倒卵形。花期 5—6 月，果期 7—8 月。

【分　　布】分布于广西、云南、四川、贵州。生于海拔 700—1600 米的山坡、沟谷密林下或灌丛中。

【采　　制】全年可采，除去杂质，晒干。

【应　　用】壮医　辣，温，有小毒。祛风毒，除湿毒，通龙路，散瘀血，杀疥虫，解疮毒。用于治疗发旺（痹病），林得叮相（跌打损伤），兵淋嘞（功能性子宫出血），呗农（痈疮），呗叮（疔疮），痂（癣），麦蛮（风疹），额哈（毒蛇咬伤）。

　　中医　辛、苦，温，有小毒。归肺、肝经。祛风除湿，散寒止痛，散瘀消肿，止咳。用于治疗风寒感冒，风湿痹痛，脘腹疼痛，跌打损伤，疖肿疔疮，毒蛇咬伤，咳嗽。

【用法用量】内服煎汤，6—9 克。外用适量，捣敷。

【备　　注】收入《广西壮族自治区壮药质量标准（第二卷）》DYB45-GXZYC0057-2011。

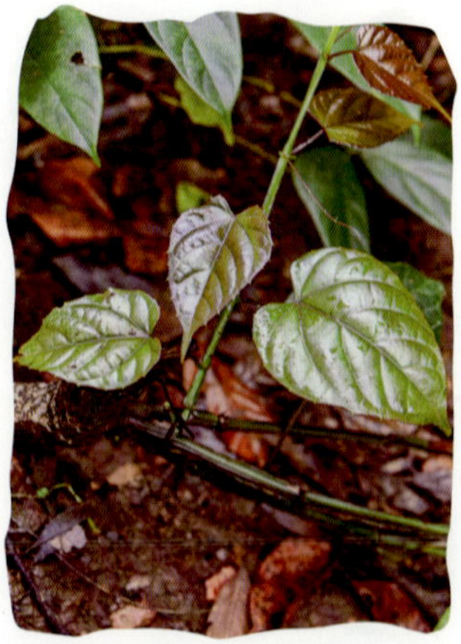

四方藤

壮文 Gaeuseiqfueng

【考　证】《广西中药志》："味微苦，性平。入肝经。舒筋活络，祛瘀生新。治跌打内伤……"

【壮 药 名】勾随方。

【中 药 名】四方藤。

【药用部位】干燥藤茎。

【基源植物】葡萄科植物翼茎白粉藤 *Cissus pteroclada* Hayata。

【植物形态】草质藤本。小枝 4 棱形，棱有翅，棱间有纵棱纹，无毛。卷须 2 叉分枝，相隔 2 节间断与叶对生。叶卵圆形或长卵圆形，顶端短尾尖或急尖，基部心形，基缺张开呈钝角，小枝上部叶有时基部近截形，边缘每侧有 6—9 个细牙齿，上面暗绿色，下面浅绿色，两面均无毛。基出脉 5，中脉有侧脉 3—4 对，网脉在下面常明显突出。叶柄无毛。托叶草质，褐色，卵圆形，顶端钝，无毛。花序顶生或与叶对生，集生成伞形花序。花序梗被短柔毛。花梗无毛。花蕾卵圆形，顶端钝或圆形。萼杯形，边缘全缘，无毛。花瓣 4，花药卵圆形，长宽近相等，花盘明显，4 裂。子房下部与花盘合生，钻形，柱头微扩大。果实倒卵椭圆形。种子倒卵长椭圆形，基部喙显著，表面棱纹尖锐，种脊突出，腹部中棱脊突出。花期 6—8 月，果期 8—12 月。

【分　　布】分布于广西、广东、福建、台湾、海南、云南。生于海拔 300—2100 米的山谷疏林或灌丛。

【采　　制】秋季采割，截段，干燥。

【应　　用】壮医　酸、涩，平。通火路，祛风毒，除湿毒，活血消肿。用于治疗发旺（风湿骨痛），麻抹（四肢麻木），林得叮相（跌打损伤），活邀尹（颈椎病），邦巴尹（肩周炎），阿意咪（痢疾），狠尹（疮疖）。

中医　酸、辛，平。归肝、脾经。祛风湿，舒筋络。用于治疗风湿痹痛，腰肌劳损。

【用法用量】内服煎汤，10—30 克。外用适量，捣敷。

【注　　意】虚寒无瘀者勿服。

【备　　注】收入《广西壮族自治区壮药质量标准（第二卷）》DYB45-GXZYC0056-2011。

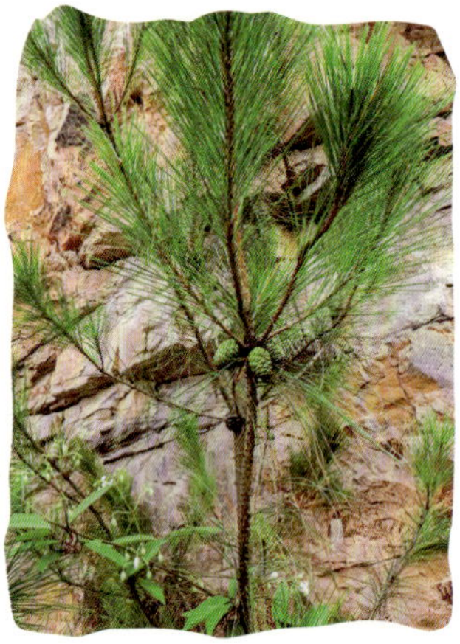

松叶

壮文 Mbawcoengz

【考　证】

《生草药性备要》：『杀蛀，干水，止痒，埋口（合疮口），洗疳疮……』

【壮 药 名】伯耸。

【中 药 名】松叶。

【药用部位】叶。

【基源植物】松科植物马尾松 *Pinus massoniana* Lamb.。

【植物形态】乔木。树皮红褐色，下部灰褐色，裂成不规则的鳞状块片；枝平展或斜展，树冠宽塔形或伞形，枝条每年生长一轮，但在广东南部则通常生长两轮，淡黄褐色，无白粉，稀有白粉，无毛；冬芽卵状圆柱形或圆柱形，褐色，顶端尖，芽鳞边缘丝状，先端尖或成渐尖的长尖头，微反曲。针叶 2 针 1 束，稀 3 针 1 束，细柔，微扭曲，两面有气孔线，边缘有细锯齿；叶鞘初呈褐色，后渐变成灰黑色，宿存。雄球花淡红褐色，圆柱形，弯垂，聚生于新枝下部苞腋，穗状。雌球花单生或 2—4 个聚生于新枝近顶端，淡紫红色，一年生小球果圆球形或卵圆形，褐色或紫褐色，上部珠鳞的鳞脐具向上直立的短刺，下部珠鳞的鳞脐平钝无刺。球果卵圆形或圆锥状卵圆形，有短梗，下垂，栗褐色。中部种鳞近矩圆状倒卵形，或近长方形。鳞盾菱形，微隆起或平，鳞脐微凹，无刺。种子长卵圆形，有翅。子叶 5—8 枚。花期 4—5 月，球果第二年 10—12 月成熟。

【分　　布】分布于广西、广东、江苏、安徽，河南、陕西、福建、台湾、四川、贵州、云南。在长江下游，分布于垂直海拔 700 米以下；在长江中游，分布于海拔 1100—1200 米以下；在西部，分布于海拔 1500 米以下。

【采　　制】全年可采，除去杂质，鲜用或干燥。

【应　　用】壮医　苦，热。利水道，祛风毒，除湿毒。用于治疗发旺（风湿骨痛），笨浮（浮肿），贫痧（感冒)，兰奔（高血压眩晕)，林得叮相（跌打肿痛)，咹唠北(冻疮)。

中医　苦，温。归脾、心经。祛风燥湿，杀虫，止痒。用于治疗风湿痿痹，跌打损伤，疮疖肿痛，湿疹，疥癣，皮肤瘙痒；也可用于防治流脑，流感，钩虫病。

【用法用量】内服煎汤，9—15克（鲜品50—100克)。外用适量，水煎洗患处。

【备　　注】收入《广西壮族自治区壮药质量标准（第一卷)》DYB45-GXZYC0104-2011。

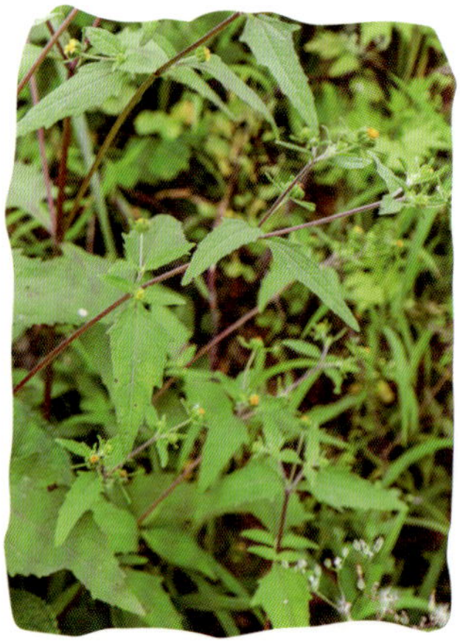

豨莶草

壮文 Gohihcenh

【考 证】

《生草药性备要》：『味辛，性温。洗痔疮……』

【壮 药 名】棵豨莶。

【中 药 名】豨莶草。

【药用部位】干燥地上部分。

【基源植物】菊科植物豨莶 *Siegesbeckia orientalis* Linn.。

【植物形态】一年生草本。茎直立，分枝斜升，上部的分枝多为复二歧状，被灰白色短柔毛。基部叶花期枯萎。中部叶三角状卵圆形或圆披针形，基部阔楔形，下延成具翼的柄，顶端渐尖，边缘有规则的浅裂或粗齿，纸质，上面绿色，下面浅绿，具腺点，两面被毛，三出基脉，叶脉明显。上部叶渐小，卵状长圆形，边缘浅波状或全缘，近无柄。生于枝端的头状花序排列成具叶的圆锥花序。花梗密生短柔毛。总苞阔钟状，总苞片 2 层，叶质，背面被紫褐色腺毛，外层苞片 5—6 枚，狭匙形或匙形。内层苞片卵状长圆形。外托片长圆形，内弯，内托片倒卵状长圆形。花黄色；两性管状花上部钟状，具 4—5 卵圆形裂片。瘦果倒卵圆形，有 4 棱。花期 4—9 月，果期 6—11 月。

【分 布】分布于广西、广东、江苏、浙江、安徽、江西、湖南、四川、贵州、福建、台湾、云南、陕西、甘肃等地。生于山野、荒草地、灌丛、林缘及林下，也常见于耕地中，海拔 110—2700 米。

【采 制】夏、秋二季花开前和花期均可采割，除去杂质，晒干。

【应 用】壮医 苦、辣，寒，有小毒。除湿毒，祛风毒，清热毒，解瘴毒，通龙路。用于治疗发旺（痹），麻邦（半身不遂），缩印糯哨（痿证），血压嗓（高血压），笨浮（慢性肾炎），瘴病，呗农（痈疮），麦蛮（风疹），能啥能累（湿疹），额哈（蛇虫咬伤）。

中医 辛、苦，寒。归肝、肾经。祛风湿，利关节，解毒。用于治疗风湿痹痛，筋骨无力，腰膝酸软，四肢麻痹，半身不遂，风疹湿疮。

【用法用量】内服煎汤，9—12 克。外用适量，捣敷。

【备 注】收入《广西壮族自治区壮药质量标准》（第二卷）DYB45-GXZYC0204-2011。

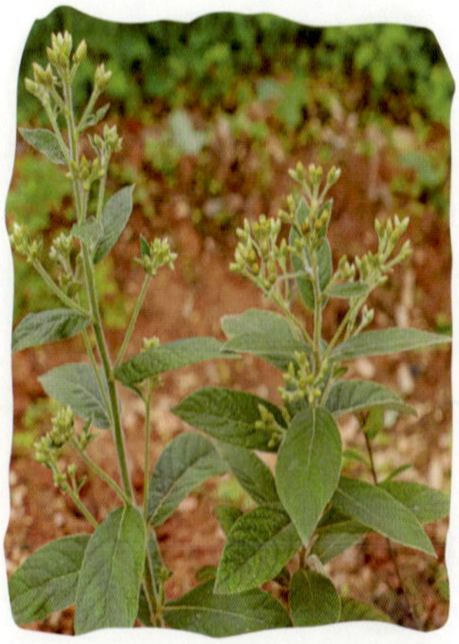

羊耳菊

壮文 Nyafaedmox

【考证】《广西本草选编》："味微苦、辛、甘，气香，性温。行气止痛……"

【壮药名】雅粉抹。
【中药名】羊耳菊。
【药用部位】干燥地上部分。
【基源植物】菊科植物羊耳菊 *Duhaldea cappa*。
【植物形态】亚灌木。根状茎粗壮，多分枝。直立茎，全部被污白色或浅褐色绢状密茸毛，叶密生，下部叶脱落后留有被白色或污白色棉毛的腋芽。叶开展，长圆形或长圆状披针形。中部叶有短柄，上部叶渐小近无柄。全部叶基部圆形或近楔形，顶端钝或急尖，边缘有小尖头状细齿，叶面被基部疣状的密糙毛，沿中脉被较密的毛，叶背被白色或污白色绢状厚茸毛。中脉和侧脉在叶背高起，网脉明显。密集于茎和枝端头状花序倒卵圆形成聚伞圆锥花序。被绢状密茸毛。有线形的苞叶。总苞近钟形，外面被污白色或带褐色绢状茸毛。边缘的小花舌片短小，冠毛污白色，约与管状花花冠同长。瘦果长圆柱形，长约 1.8 毫米，被白色长绢毛。花期 6—10 月，果期 8—12 月。
【分布】分布于广西、广东、福建、江西、四川、云南、贵州、浙江等地。生于亚热带和热带的低山和亚高山的湿润或干燥丘陵地、荒地、灌丛或草地，在酸性土、砂土和黏土上都常见，海拔 500—3200 米。
【采制】夏、秋二季采割，除去杂质，干燥。
【应用】壮医　苦，微热。祛风毒，除湿毒，通气道、谷道。用于治疗发旺（风湿骨痛），林得叮相（跌打损伤），贫痧（感冒），瘴气，埃病（咳嗽），慢性肝炎，心头痛（胃痛），月经不调，京尹（痛经），下肢溃疡，额哈（毒蛇咬伤）。

中医　辛、微苦，温。归肝、脾经。祛风，利湿，行气化滞。用于治疗风湿关节痛，胸膈痞闷，疟疾，痢疾，泄泻，产后感冒，肝炎，痔疮，疥癣。
【用法用量】内服煎汤，15—30 克。
【备注】收入《广西壮族自治区壮药质量标准（第一卷）》DYB45-GXZYC0080-2008。

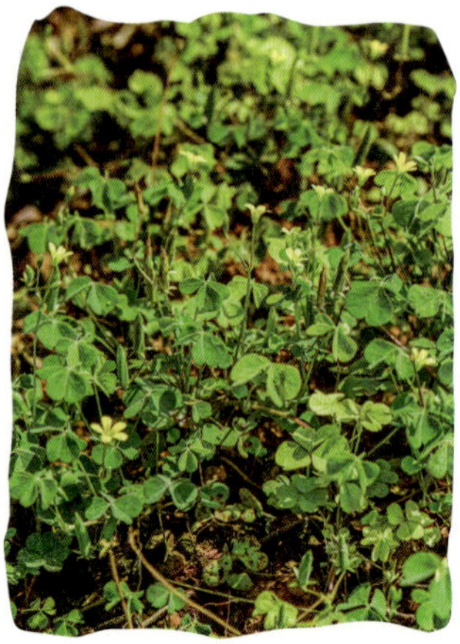

酢浆草

壮文 Gosoemjmeiq

【考　证】

《生草药性备要》：『止痛，散热消肿……』

【壮 药 名】棵送梅。

【中 药 名】酢浆草。

【药用部位】全草。

【基源植物】酢浆草科植物酢浆草 *Oxalis corniculata* Linn.。

【植物形态】草本。全株被柔毛。根茎肥厚。茎纤细，分枝多，直立或匍匐。叶基生或茎生。托叶小，基部与叶柄合生；叶柄长 1.5—13 厘米，基部具关节。小叶 3 枚，柄短，倒心形，先端凹，基部宽楔形。花单生或数朵组成伞形花序状，腋生，总花梗淡红色。萼片 5 枚，披针形或长阔披针形，宿存。花瓣 5 枚，黄色，长阔状倒卵形，长 6—8 毫米，宽 4—5 毫米。雄蕊 10 枚，蒴果长圆柱形，5 室，长约 1.8 厘米，5 棱。种子长卵形，褐色或红棕色，具横向肋状网纹。花、果期 2—9 月。

【分　　布】全国广布。生于山坡草池、河谷沿岸、路边、田边、荒地或林下阴湿处等。

【采　　制】全年均可采收，洗净，切段，晒干或鲜用。

【应　　用】壮医　酸，寒。清热毒，除湿毒，调谷道、水道，调龙路，散瘀消肿。用于治疗白冻（泄泻），阿意咪（痢疾），能蚌（黄疸），肉扭（淋证），隆白呆（带下），渗裂（吐血、衄血），货烟妈（咽痛），呗农（痈疮），呗叮（疔疮），能啥能累（湿疹），仲嘿喯尹（痔疮），笃麻（麻疹），痂（癣），渗裆相（烫伤），林得叮相（跌打损伤）。

中医　酸，寒。归肝、肺、膀胱经。清热利湿，凉血散瘀，解毒消肿。用于治疗湿热泄泻，痢疾，黄疸，淋证，带下，吐血，衄血，尿血，月经不调，跌打损伤，咽喉肿痛，痈肿疔疮，丹毒，湿疹，疥癣，痔疮，麻疹，烫火伤，蛇虫咬伤。

【用法用量】内服煎汤，9—15 克（鲜品 30—60 克）。外用适量，捣敷。

【注　　意】孕妇及体虚者慎服。

【备　　注】收入《广西壮族自治区壮药质量标准》（第二卷）DYB45-GXZYC0181-2011。

贰

补虚药

补气药

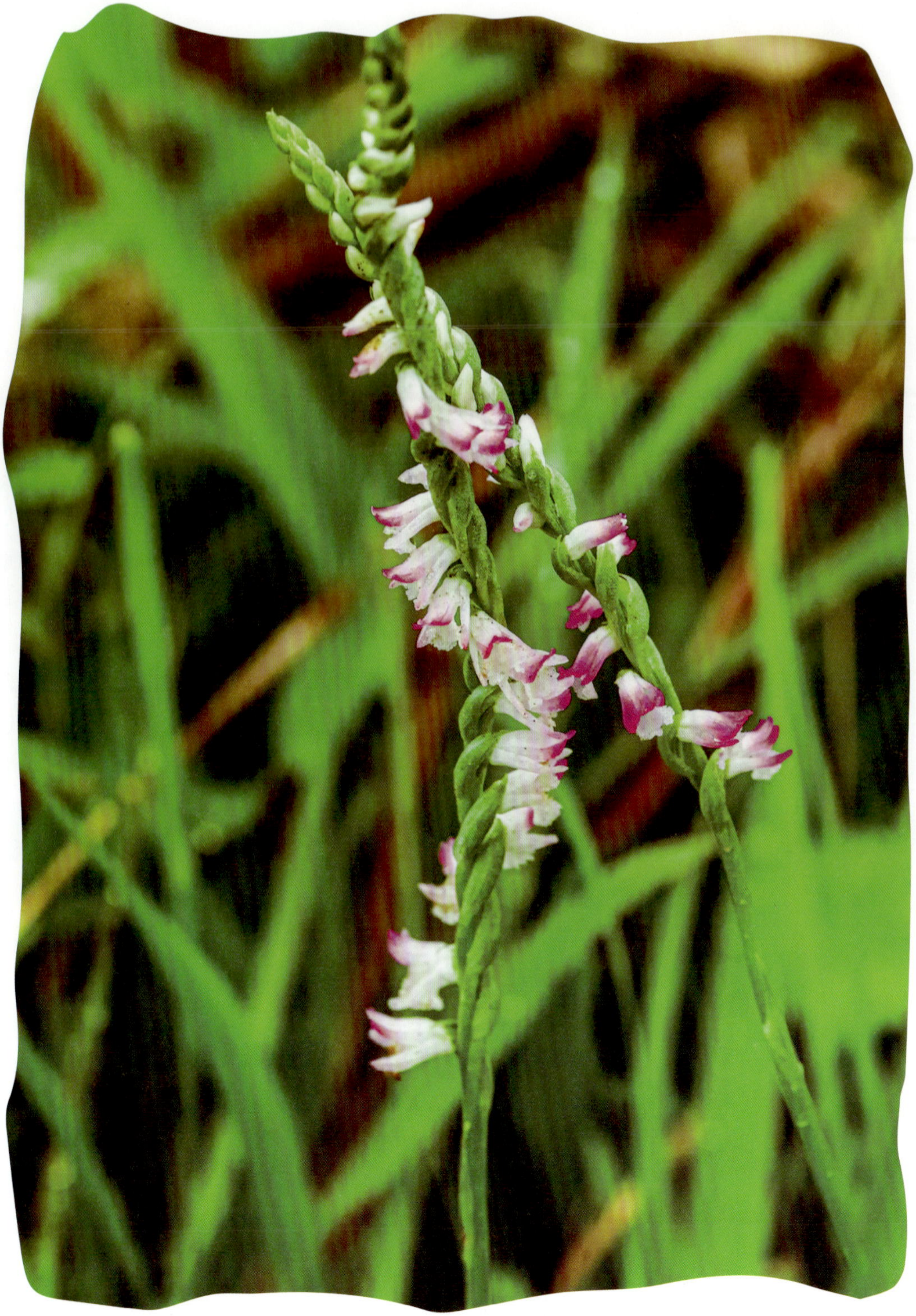

盘龙参

盘龙参

壮文 Hazcinh

【考　证】

《滇南本草》：『盘龙参，又名绶草。味甘，性温。入肺、肝、肾三经。滋阴补虚，治腰脊痛……』

【壮 药 名】哈参。

【中 药 名】盘龙参。

【药用部位】干燥全草。

【基源植物】兰科植物绶草 *Spiranthes sinensis*（Pers.）Ames。

【植物形态】草本。根数条，指状，肉质，簇生于茎基部。茎较短，近基部生 2—5 枚叶。叶片宽线形或宽线状披针形，直立伸展，先端急尖或渐尖，基部收狭具柄状抱茎的鞘。花茎直立，上部被腺状柔毛至无毛。总状花序具多数密生的花，呈螺旋状扭转。花苞片卵状披针形，先端长渐尖，下部的长于子房。子房纺锤形，扭转，被腺状柔毛。花小，紫红色、粉红色或白色，在花序轴上呈螺旋状排生。萼片的下部靠合，中萼片狭长圆形，舟状，先端稍尖，与花瓣靠合呈兜状；侧萼片偏斜，披针形，先端稍尖。花瓣斜菱状长圆形，先端钝，与中萼片等长但较薄。唇瓣宽长圆形，凹陷，先端极钝，前半部上面具长硬毛且边缘具强烈皱波状啮齿，唇瓣基部凹陷呈浅囊状，囊内具 2 枚胼胝体。花期 7—8 月。

【分　　布】分布于全国各地。生于海拔 200—3400 米的山坡林、灌丛、草地、河滩、沼泽、草甸。

【采　　制】夏、秋二季采收，除去杂质，干燥。

【应　　用】壮医　甜，平。通气道，清热毒，止咳化痰，消肿散结。用于治疗身体虚弱，埃病（咳嗽），陆裂（咳血），肺结核，嘀疳（疳积），神经衰弱，额哈（毒蛇咬伤），呗农（痈疮），货烟妈（咽喉肿痛），小儿夏季热。

中医　甘、苦，平。归肺、脾、肾经。益气养阴，清热解毒，润肺止咳。用于治疗病后虚弱，阴虚内热，咳嗽吐血，头晕，腰痛酸软，糖尿病，遗精，淋浊带下，咽喉肿痛，毒蛇咬伤，烫火伤，疮疡痛肿。

【用法用量】内服煎汤，9—15克。外用鲜品适量，捣敷患处。

【备　　注】收入《广西壮族自治区壮药质量标准》第一卷 DYB45-GXZYC0142-2008。

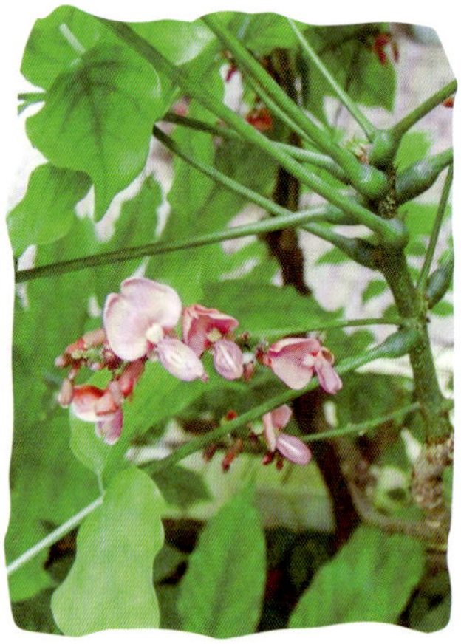

玉郎伞

壮文 Bangj dunh

【考 证】

《广西中药志》：『味甘、微辛，性平，无毒。入肝经。散瘀消肿，止痛……』

【壮 药 名】捧吞。

【中 药 名】玉郎伞。

【药用部位】干燥块根。

【基源植物】豆科植物疏叶崖豆 *Millettia pulchra* var. *laxior*（Dunn）Z.Wei。

【植物形态】灌木或小乔木。树皮粗糙，散布小皮孔。叶和花序均散布在枝上，枝、叶轴、花序均被灰黄色柔毛，后渐脱落。羽状复叶长 7—20 厘米。叶轴上面具沟。托叶披针形，密被黄色柔毛。小叶 6—9 对，间隔约 2 厘米，纸质，披针形或窄椭圆形，先端急尖，基部渐狭或钝，叶面暗绿色，具稀疏细毛，叶背浅绿色，被平伏柔毛，中脉隆起。小托叶刺毛状，被毛。总状圆锥花序腋生，短于复叶，密被灰黄色柔毛，生花节短，远离。花 3—4 朵着生节上。苞片小，披针形，小苞片小，贴萼生。花萼钟状，密被柔毛，萼齿短，上方 2 齿全合生。花冠淡红色至紫红色，旗瓣长圆形，先端微凹，被线状细柔毛，基部截形，瓣柄短，翼瓣长圆形，具 1 耳，龙骨瓣长圆状镰形，与翼瓣均具长约 2.6 毫米的瓣柄。雄蕊单体，1 枚基部分离。子房线形，密被柔毛，花柱短于子房。荚果线形，扁平，初被灰黄色柔毛，后渐脱落，瓣裂，果瓣薄木质。种子褐色，椭圆形。花期 4—8 月，果期 6—10 月。

【分 布】分布于广西、广东、海南、江西、福建、湖南、贵州、云南。

【采 制】秋、冬二季采挖，除去须根，洗净，切片，干燥。

【应 用】壮医 甜、微辛，平。调龙路、火路，通谷道、气道、水道，补脑益气，散瘀消肿。用于治疗病后体虚，发旺（风湿骨痛），腰肌劳损，林得叮相（跌打肿痛），慢性肝炎，遗精，隆白呆（带下），埃病（咳嗽），肺痨。

中医　甘、微辛，平。归肝、肾经。散瘀，消肿，止痛，宁神。用于治疗跌打肿痛。

【用法用量】内服煎汤，15—25克。

【备　　注】《广西壮族自治区壮药质量标准（第一卷）》DYB45-GXZYC0058-2008。

补血药

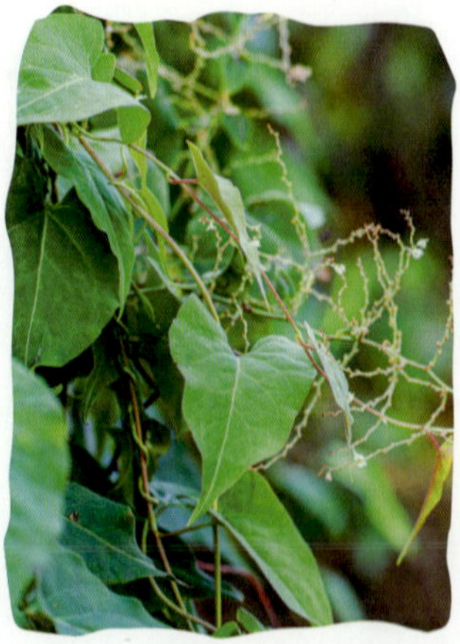

何首乌

壮文 Maenzgya

【考 证】

《滇南本草》："涩精，坚肾气，止赤白便浊，缩小便，入血分，消痰毒。治赤白癫风……"

【壮 药 名】门甲。

【中 药 名】何首乌。

【药用部位】干燥块根。

【基源植物】蓼科植物何首乌 *Fallopia multiflora*（Thunb.）Harald.。

【植物形态】见 Gaeulij 勾粟项下。

【分　　布】见 Gaeulij 勾粟项下。

【采　　制】秋、冬二季叶枯萎时采挖，削去两端，洗净，个大的切成块，干燥。

【应　　用】壮医　苦、甜、涩，微热。通谷道，补血虚，除湿毒。用于治疗勒内（血虚），毛发早白，腰腿无力，头晕眼花，呗奴（瘰疬），呗农（痈疮），能啥能累（湿疹），麦蛮（风疹），阿意囊（便秘），高血脂，胴尹（胃痛）。

中医　苦、甘、涩，微温。归肝、心、肾经。解毒，消痈，截疟，润肠通便。用于治疗疮痈，瘰疬，风疹瘙痒，久疟体虚，肠燥便秘。

【用法用量】内服煎汤，3—6 克。

【注　　意】大便溏泄及有湿痰者慎服。忌铁器。

【备　　注】收入《广西壮族自治区壮药质量标准（第二卷）》DYB45-GXZYC0094-2011。

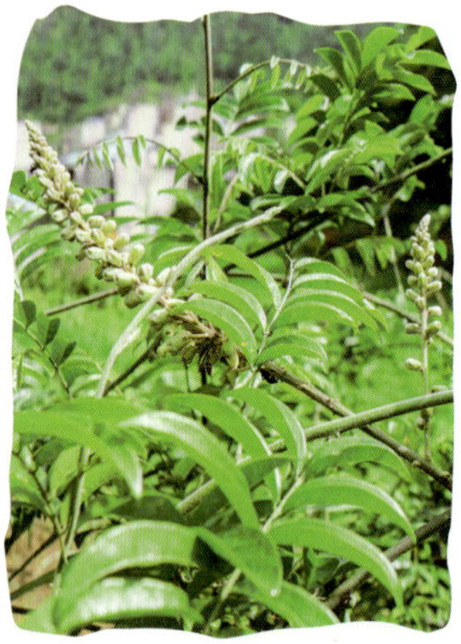

牛大力

壮文 Gorengxmox

【考　证】

《岭南采药录》：『扮山虎、牛大力。味甘，性涩，壮筋骨，解热……』

【壮 药 名】勾两抹。

【中 药 名】牛大力。

【药用部位】干燥块根。

【基源植物】豆科植物美丽崖豆藤 *Millettia speciosa* Champ.。

【植物形态】藤本。小枝圆柱形，初被褐色绒毛，后渐脱落。羽状复叶。叶轴被毛，上面有沟。托叶披针形，宿存。小叶通常6对，硬纸质，长圆状披针形或椭圆状披针形，先端钝圆，短尖，基部钝圆，边缘略反卷，上面无毛，干后粉绿色，光亮，下面被锈色柔毛或无毛，干后红褐色。圆锥花序腋生，常聚集枝梢成带叶的大型花序，密被黄褐色绒毛。花大，有香气。花冠白色、米黄色至淡红色。荚果线状，具喙，密被褐色绒毛，开裂，有种子4—6粒。花期7—10月，果期翌年2月。

【分　　布】分布于广西、广东、海南、福建、湖南、贵州、云南。生于海拔1500米以下的灌丛、疏林和旷野。

【采　　制】全年可采，晒干。

【应　　用】壮医　甜，平。调龙路、火路，通气道、水道，除热毒，补虚。用于治疗埃病（肺虚咳嗽），腰腿痛，慢性肝炎，遗精，隆白呆（带下），肺结核。

中医　甘，平。归肝、肺经。舒筋活络，补虚润肺。用于治疗腰腿痛，风湿痛，慢性肝炎，肺结核。

【用法用量】内服煎汤，10—15克。

【备　　注】《广西壮族自治区壮药质量标准（第一卷）》DYB45-GXZYC0048-2008。

补阴药

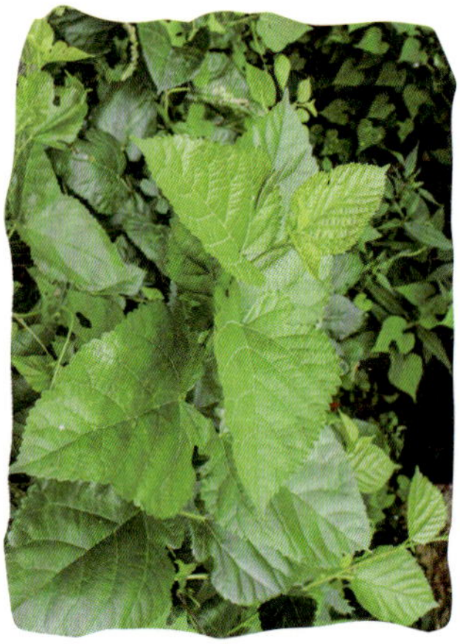

桑椹

壮文 Lwgnengznuengx

【考 证】

《滇南本草》：『甘、酸。益肾脏而固精，久服黑。』

【壮 药 名】冷娘侬。

【中 药 名】桑椹。

【药用部位】干燥果穗。

【基源植物】桑科植物桑 *Morus alba* Linn.。

【植物形态】见 Mbawnengznuengx 盟娘侬项下。

【分　　布】见 Mbawnengznuengx 盟娘侬 项下。

【采　　制】果穗：4—6 月果实变红时采收，晒干，或略蒸后晒干。

【应　　用】壮医　甘、酸，寒。补血虚，补阴虚。用于治疗勒内（血虚），兰奔（眩晕），年闹诺（失眠），毛发早白，口渴，啊肉甜（糖尿病），阿意囊（便秘），答网（视力下降）。

中医　甘、酸，寒。归心、肝、肾经。滋阴补血，生津润燥。用于治疗肝肾阴虚，眩晕耳鸣，心悸失眠，须发早白，津伤口渴，内热消渴，肠燥便秘。

【用法用量】内服煎汤，9—15 克。

【备　　注】收入《广西壮族自治区壮药质量标准（第二卷）》DYB45-GXZYC0160-2011。

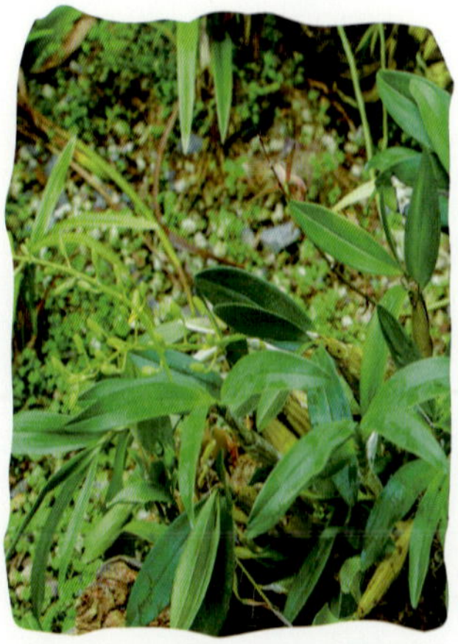

石斛

壮文 Davangzcauj

【考　证】《滇南本草》：『味甘、淡，性平，升也，阴中之阳也。平胃气，能壮元阳……』

【壮 药 名】大黄草。

【中 药 名】石斛。

【药用部位】新鲜或干燥茎。

【基源植物】兰科植物石斛 *Dendrobium nobile* Lindl、鼓槌石斛 *Dendrobiumchrysotoxum* Lindl. 或流苏石斛 *Dendrobiumfimbriatum* Hook. 的栽培品及其同属植物近似种的新鲜品或干燥茎。

【植物形态】茎直立，肉质状肥厚，稍扁的圆柱形，上部多少回折状弯曲，基部明显收狭，不分枝，具多节。节间多少呈倒圆锥形，干后金黄色。叶革质，长圆形，先端钝并且不等侧 2 裂，基部具抱茎的鞘。总状花序从具叶或落了叶的老茎中部以上部分发出具 1—4 朵花。花序柄基部被数枚筒状鞘。花苞片膜质，卵状披针形，先端渐尖。花梗和子房淡紫色。花大，白色带淡紫色先端，有时全体淡紫红色或除唇盘上具 1 个紫红色斑块外，其余均为白色。中萼片长圆形，先端钝，具 5 条脉。侧萼片相似于中萼片，具 5 条脉。萼囊圆锥形。花瓣多少斜宽卵形，先端钝，基部具短爪，全缘，具 3 条主脉和许多支脉。唇瓣宽卵形，先端钝，基部两侧具紫红色条纹并且收狭为短爪，中部以下两侧围抱蕊柱，边缘具短的睫毛，两面密布短绒毛，唇盘中央具 1 个紫红色大斑块。蕊柱绿色，基部稍扩大，具绿色的蕊柱足。药帽紫红色，圆锥形，密布细乳突，前端边缘具不整齐的尖齿。花期 4—5 月。

【分　　布】分布于广西、台湾、湖北、香港、海南、四川、贵州、云南、西藏等地。生于海拔 480—1700 米的山地林中树干上或山谷岩石上。

【采　　制】全年均可采收，鲜用者除去根和泥沙；干用者采收后，除去杂质，用开水略烫或烘软，再边搓边烘晒，至搓净叶鞘，干燥。

【应　　用】壮医　甜，微寒。调谷道，补阴虚，退虚热。用于治疗胴尹（胃痛），鹿（呕吐），久病虚热不退。

中医　甘，微寒。归胃、肾经。益胃生津，滋阴清热。用于治疗热病津伤，口干烦渴，胃阴不足，食少干呕，病后虚热不退，阴虚火旺，骨蒸劳热，目暗不明，筋骨痿软。

【用法用量】内服煎汤，6—12 克（鲜品 15—30 克）。

【备　　注】收入《广西壮族自治区壮药质量标准》（第二卷）DYB45-GXZYC0051-2011。

补阳药

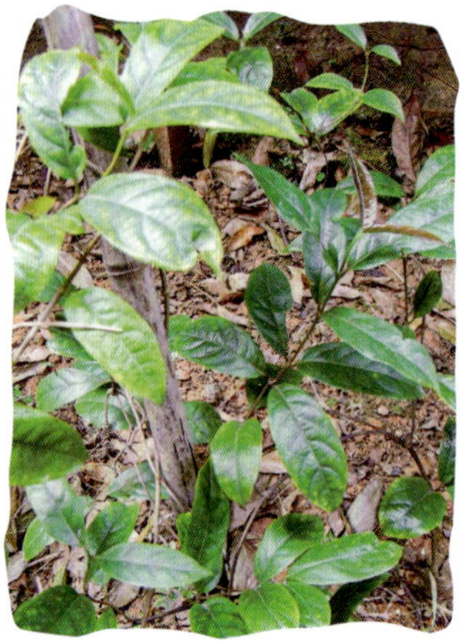

巴戟天

壮文 Gaeusaejgaeq

【壮 药 名】勾遂给。

【中 药 名】巴戟天。

【药用部位】干燥根。

【基源植物】茜草科植物巴戟天 *Morinda officinalis* How。

【植物形态】藤本。肉质根不定位肠状缢缩，根肉略紫红色，干后紫蓝色。嫩枝被长短不一粗毛，后脱落变粗糙，老枝无毛。叶薄或稍厚，纸质，干后棕色，长圆形，卵状长圆形或倒卵状长圆形，顶端急尖或具小短尖，基部纯、圆或楔形，边全缘，有时具稀疏短缘毛，上面初时被稀疏、紧贴长粗毛，后变无毛，中脉线状隆起，多少被刺状硬毛或弯毛，下面无毛或中脉处被疏短粗毛。侧脉每边 4—7 条，网脉明显或不明显。叶柄下面密被短粗毛。托叶顶部截平，干膜质，易碎落。花序 3—7 伞形排列于枝顶。花序梗被短柔毛，基部常具卵形或线形总苞片 1 枚。头状花序具花 4—10 朵。花 2—4 基数，无花梗。花萼倒圆锥状，下部与邻近花萼合生，顶部具波状齿 2—3 枚，外侧一齿特大，三角状披针形，顶尖或钝，其余齿极小。花冠白色，近钟状，稍肉质，顶部收狭而呈壶状，檐部通常 3 裂，有时 4 或 2 裂，裂片卵形或长圆形，顶部向外隆起，向内钩状弯折，外面被疏短毛，内面中部以下至喉部密被髯毛。雄蕊与花冠裂片同数，着生于裂片侧基部，花丝极短，花药背着。花柱外伸，柱头长圆形或花柱内藏，2 等裂或 2 不等裂，子房 2—4 室，每室胚珠 1 颗，着生于隔膜下部。聚花核果由多花或单花发育而成，熟时红色，扁球形或近球形。核果具分核 2—4 枚。分核三棱形。种子熟时黑色，略呈三棱形，无毛。花期 5—7 月，果熟期 10—11 月。

【考 证】

《广西本草选编》：『味辛、甘，性微温。补肾壮阳，强筋骨。肾虚阳痿、早泄、遗精……』

【分　　布】分布于广西、广东、福建、海南等地。生于山地疏、密林下和灌丛中，常攀于灌木或树干上，有栽培。

【采　　制】全年均可采挖，洗净，除去须根，晒至六七成干，轻轻捶扁，晒干。

【应　　用】壮医　甜、辣。祛风毒，补虚强筋。用于治疗漏精（遗精），委哟（阳痿），卟佷裆（不孕症），约京乱（月经不调），发旺（痹病），兵哟（痿证）。

中医　甘、辛，微温。归肾、肝经。补肾阳，强筋骨，祛风湿。用于治疗阳痿遗精，宫冷不孕，月经不调，少腹冷痛，风湿痹痛，筋骨痿软。

【用法用量】内服煎汤，3—10克。

【备　　注】收入《广西壮族自治区壮药质量标准（第二卷）》DYB45-GXZYC0041-2011。

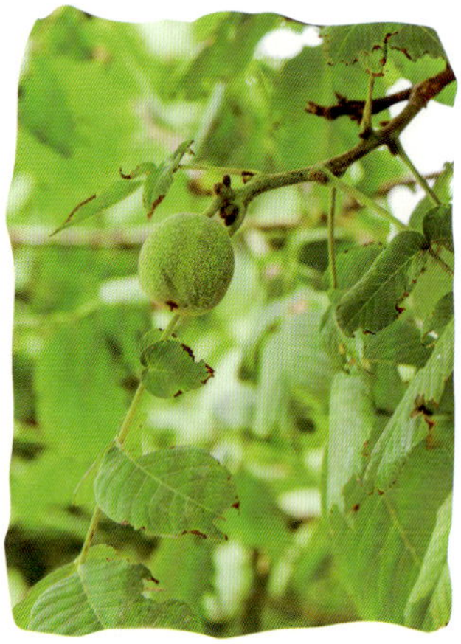

核桃

壮文 Haekdouz

【考　证】

《本草纲目》：『甘、平，温，无毒。食之令人肥健，润肌，黑须发。多食利小便，去五痔。』

【壮 药 名】横头。

【中 药 名】核桃。

【药用部位】干燥成熟核果。

【基源植物】胡桃科植物胡桃 *Juglans regia* L. 。

【植物形态】乔木。树干较别的种类矮，树冠广阔；树皮幼时灰绿色，老时则灰白色而纵向浅裂。小枝无毛，具光泽，被盾状着生的腺体，灰绿色，后来带褐色。奇数羽状复叶，叶柄及叶轴幼时被有极短腺毛及腺体。小叶通常5—9 枚，稀 3 枚，椭圆状卵形至长椭圆形，顶端钝圆或急尖、短渐尖，基部歪斜、近于圆形，边缘全缘或在幼树上者具稀疏细锯齿，上面深绿色，无毛，下面淡绿色，侧脉 11—15 对，腋内具簇短柔毛。雄性葇荑花序下垂。雄花的苞片、小苞片及花被片均被腺毛。雄蕊 6—30 枚，花药黄色，无毛。雌性穗状花序通常具 1—4 雌花。雌花的总苞被极短腺毛，柱头浅绿色。果序短，杞俯垂，具 1—3 果实。果实近于球状，无毛。果核稍具皱曲，有 2 条纵棱。花期 5 月，果期 10 月。

【分　　布】分布于中国华北、西北、西南、华中、华南和华东。生于海拔 400—1800 米之山坡及丘陵地带，中国平原及丘陵地区常见栽培，喜肥沃湿润的沙质壤土，常见于山区河谷两旁土层深厚的地方。

【采　　制】秋季果实成熟时采收，除去肉质果皮，干燥。

【应　　用】壮医　甜，平。补巧坞，调火路，通谷道气道。用于治疗体虚智弱，埃病（咳嗽），墨病（气喘），阿意囊（便秘），遗精，早泄，腰痛。

中医　甘，温。归肾、肺、大肠经。补肾，温肺，润肠。用于治疗腰膝酸软，阳痿遗精，虚寒喘嗽，大便秘结。

【用法用量】内服煎汤，6—10 克，打碎。

【注　　意】痰火喘咳、阴虚火旺、便溏腹泻的病人不宜食。

【备　　注】收入《广西壮族自治区壮药质量标准（第一卷）》DYB45-GXZYC0128-2008。

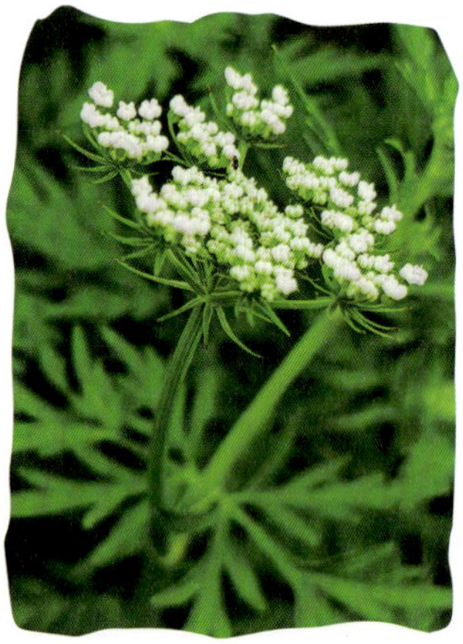

蛇床子

壮文 Gongaizleg

【考　证】

《广西本草选编》：『味苦、辛，性温，有小毒。杀虫止痒，温肾壮阳。阴部湿疹……』

【壮 药 名】棵矮咧。
【中 药 名】蛇床子。
【药用部位】果实。
【基源植物】伞形科植物蛇床 *Cnidium monnieri*（L.）Cuss.。
【植物形态】一年生草本。根圆锥状，较细长。茎直立或斜上，多分枝，中空，表面具深条棱，粗糙。下部叶具短柄，叶鞘短宽，边缘膜质，上部叶柄全部鞘状。叶片轮廓卵形至三角状卵形，二至三回三出式羽状全裂，羽片轮廓卵形至卵状披针形，先端常略呈尾状，末回裂片线形至线状披针形，具小尖头，边缘及脉上粗糙。复伞形花序，总苞片6—10枚，线形至线状披针形，边缘膜质，具细睫毛。伞辐8—20枚，不等长，棱上粗糙。小总苞片多数，线形，边缘具细睫毛。小伞形花序具花15—20枚。花瓣白色，先端具内折小舌片。花柱基略隆起，向下反曲。分生果长圆状，横剖面近五角形，主棱5枚，均扩大成翅。每棱槽内油管1，合生面油管。花期4—7月，果期6—10月。
【分　　布】分布于中国西南、中南、华东、西北、华北、东北。生于田边、路旁、草地及河边湿地。
【采　　制】夏、秋二季果实成熟时采收。摘下果实晒干；或割取地上部分晒干，打落果实，筛净或簸去杂质。
【应　　用】壮医　祛风毒，除湿毒，利水道，杀虫，补肾阳。用于治疗阳痿，宫冷不孕，隆白呆（带下病），腰痛，能含能累（湿疹），妇女阴痒，滴虫性阴道炎。

中医　温肾壮阳，祛风燥湿，杀虫。用于治疗阳痿，宫冷，寒湿带下，湿痹腰痛，外阴湿疹，妇女阴痒，滴虫性阴道炎等。
【用法用量】外用适量。
【备　　注】收入《广西壮族自治区壮药质量标准（第一卷）》DYB45-GXZYC0140-2008。

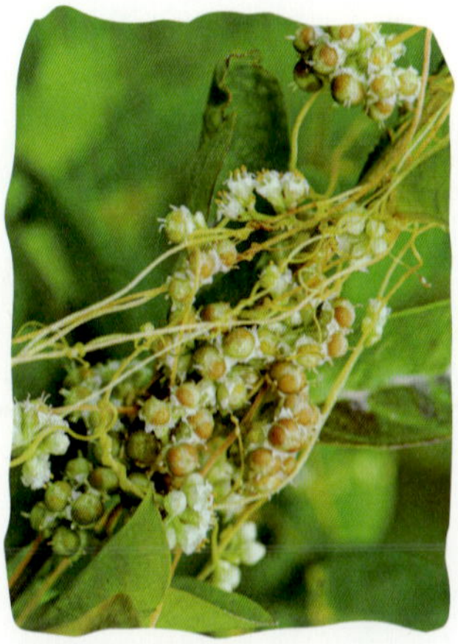

菟丝子

壮文 Faenzsenjfa

【考 证】

《广西本草选编》:『藤,味甘、苦,性平。凉血解毒,散瘀消肿。种子,味甘、辛,性微温。』

【壮 药 名】粉迁伐。

【中 药 名】菟丝子。

【药用部位】种子。

【基源植物】旋花科植物南方菟丝子 *Cuscuta australis* R. Br. 或菟丝子 *Cuscuta chinensis* Lam. 。

【植物形态】南方菟丝子　一年生寄生草本。茎缠绕，金黄色，直径约 1 毫米，较细，无叶。花序侧生，成簇生成小伞形或小团伞花序，几无总花序梗。具小的鳞片状苞片及小苞片。花梗稍粗壮，长 1—2.5 毫米。杯状花萼，基部连合，裂片 3—5 枚，大小不等，长圆形或近圆形，先端圆。花冠杯状，长约 2 毫米，乳白色或浅黄色，裂片近长圆形，顶端圆，约与花冠管近等长，直立，宿存。雄蕊稍短于花冠裂片并着生于花冠裂片弯缺处。子房扁球形，花柱 2 枚，柱头球状，不伸长。蒴果扁球形，仅下半部被宿存花冠包围，成熟时不整齐周裂。种子常 4 枚，卵形浅褐色，长 1.5—2 毫米。

菟丝子　与南方菟丝子的主要区别：菟丝子雄蕊着生于花冠裂片湾缺微下处；蒴果全为宿存的花冠所包围，成熟时整齐周裂。

【分　　布】分布于广西、广东、福建、台湾、安徽、江苏、浙江、江西、湖南、湖北、四川、云南、吉林、辽宁、河北、山东、甘肃、宁夏、新疆、陕西等地。寄生于田边、路旁的豆科、菊科蒿子、马鞭草科牡荆属等草本或小灌木上，海拔 50—2000 米。

【采　　制】秋季果实成熟时采收植株，晒干，打下种子，除去杂质。

【应　　用】壮医　辣、甜，平。补虚，安胎，明目，调谷道。用于治疗核尹（腰痛），兵哟（痿症），委哟（阳痿），漏精（遗精），濑幽（遗尿），肉赖（尿频），呋偻（胎动不安），耳鸣，白冻（泄泻），嗪能白（白癜风）。

中医　辛、甘，平。归肝、肾、脾经。补益肝肾，固精缩尿，安胎，明目，止泻，消风祛斑。用于治疗肝肾不足，腰膝酸软，阳痿遗精，遗尿尿频，肾虚胎漏，胎动不安，目昏耳鸣，脾肾虚泻，白癜风。

【用法用量】内服煎汤，6—12 克。外用适量。

【备　　注】收入《广西壮族自治区壮药质量标准（第二卷）》DYB45-GXZYC0166-2011。

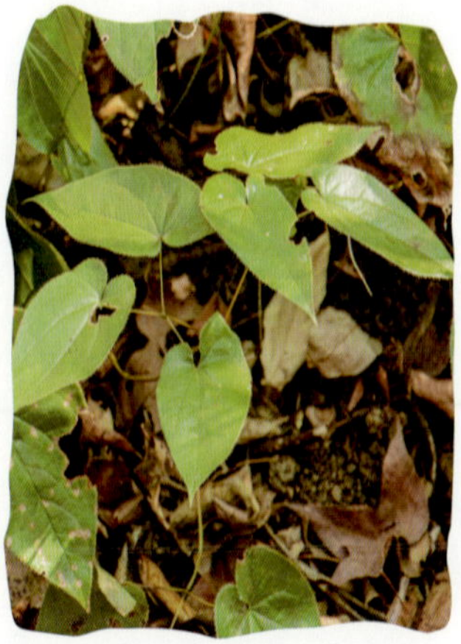

淫羊藿

壮文 Mbawgokyiengz

【考　证】《滇南本草》：『味微辛，性微温。入肝肾二经，兴阳治痿……』

【壮 药 名】盟国羊。

【中 药 名】淫羊藿。

【药用部位】干燥叶。

【基源植物】小檗科植物三枝九叶草 *Epimedium sagittatum* (Sieb. et Zucc.) Maxim.、柔毛淫羊藿 *Epimedium pubescens* Maxim.、朝鲜淫羊藿 *Epimedium koreanum* Nakai、淫羊藿 *Epimedium brevicornu* Maxim.。

【植物形态】三枝九叶草　多年生草本，植株高 30—50 厘米。根状茎节结状，质硬，须根多。一回三出复叶基生和茎生；小叶革质，卵形至卵状披针形，长 5—19 厘米，宽 3—8 厘米，但叶片大小变化大，先端急尖或渐尖，基部心形，顶生小叶卵形，侧生小叶基部高度偏斜，外裂片远较内裂片大，三角形，急尖，内裂片圆形，上面无毛，叶背面疏被粗短伏毛或无毛，叶缘具刺齿。花茎具 2 枚对生叶。圆锥花序长 10—30 厘米，具 200 朵花，无毛或偶被少数腺毛。花梗无毛，花较小，白色，萼片 2 轮，外萼片 4 枚，先端钝圆，具紫色斑点。花瓣囊状，淡棕黄色，先端钝圆，雄蕊长 3—5 毫米，雌蕊长约 3 毫米，花柱长于子房。蒴果长约 1 厘米，宿存花柱长约 6 毫米。花期 4—5 月，果期 5—7 月。

【分　　布】分布于广西、广东、湖南、四川、浙江、安徽、福建、江西、湖北、陕西、甘肃。生于山坡草丛中、林下、灌丛中、水沟边或岩边石缝中，海拔 200—1750 米。

【采　　制】夏、秋二季茎叶茂盛时采收，晒干或阴干。

【应　　用】壮医　辣、甜，温。祛风毒，除湿毒，补肾阳，强筋骨。用于治疗委哟（痿证），漏精（遗精），缩印糯哨（萎症），发旺（风湿），麻抹（肢体麻木）。

中医　辛、甘，温。归肝、肾经。补肾阳，强筋骨，祛风湿。用于治疗肾阳虚衰，阳痿遗精，筋骨痿软，风湿痹痛，麻木拘挛。

【用法用量】内服煎汤，6—10 克。

【备　　注】收入《广西壮族自治区壮药质量标准（第二卷）》DYB45-GXZYC0178-2011。

叁

调气机药

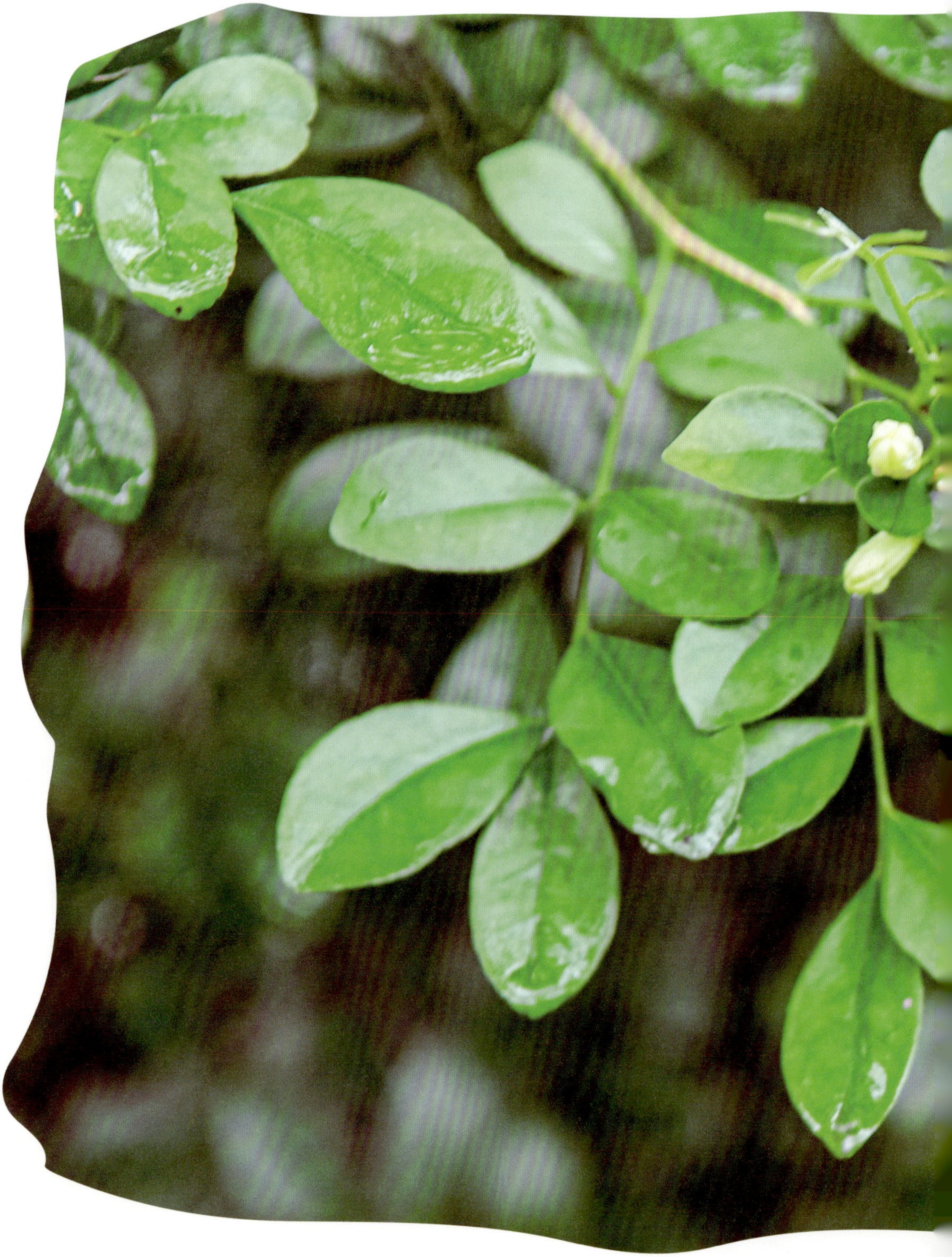

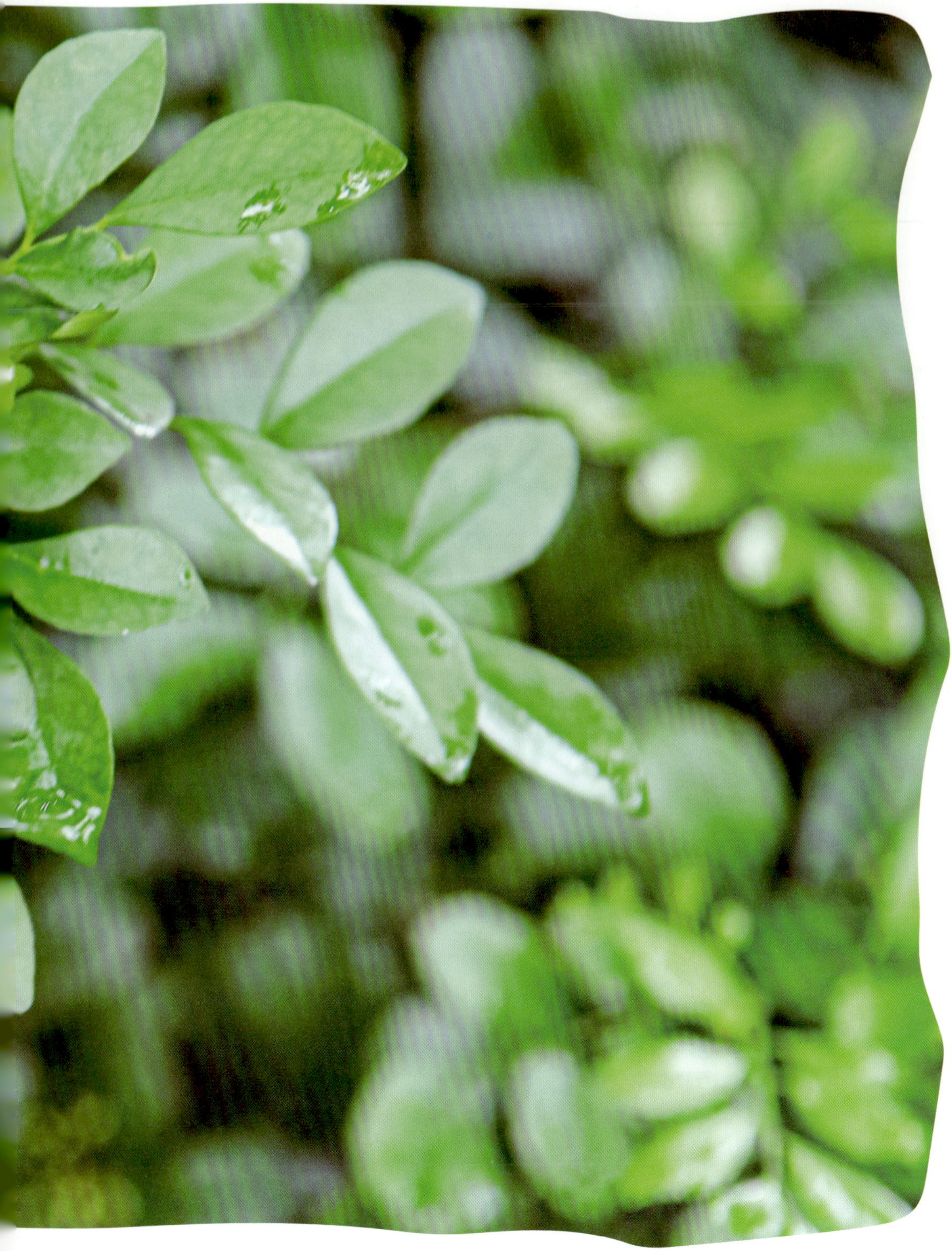

九里香

九里香

壮文 Go'ndukmax

【考 证】

《生草药性备要》:『味辛，性温。止痛，消肿毒，通窍……』

【壮 药 名】棵弄马。

【中 药 名】九里香。

【药用部位】干燥叶和带叶嫩枝。

【基源植物】芸香科植物九里香 *Murraya exotica* L. Mant. 和千里香 *Murraya paniculata*（L.）Jack. 。

【植物形态】九里香　小乔木，高可达 8 米。枝白灰或淡黄灰色，但当年生枝绿色。叶有小叶 3—7 枚，小叶倒卵形成倒卵状椭圆形，两侧常不对称，顶端圆或钝，有时微凹，基部短尖，一侧略偏斜，边全缘，平展。小叶柄甚短。花序通常顶生，或顶生兼腋生，花多朵聚成伞状，为短缩的圆锥状聚伞花序。花白色，芳香，萼片卵形。花瓣 5 枚，长椭圆形，盛花时反折。雄蕊 10 枚，长短不等，比花瓣略短，花丝白色，花药背部有细油点 2 颗。花柱稍较子房纤细，与子房之间无明显界限，均为淡绿色，柱头黄色，粗大。果橙黄至朱红色，阔卵形或椭圆形，顶部短尖，略歪斜，有时圆球形，果肉有粘胶质液，种子有短的棉质毛。花期 4—8 月，也有秋后开花，果期 9—12 月。

【分　　布】分布于广西、广东、福建、海南、台湾等地。常见于离海岸不远的平地、缓坡、小丘的灌木丛中。喜生于砂质土、向阳地方。

【采　　制】全年均可采收，除去老枝，阴干。

【应　　用】壮医　辣、微苦，热，有小毒。通龙路、火路，行气止痛，祛风毒，除湿毒，软坚散结。用于治疗心头痛（胃痛），发旺（风寒湿痹），林得叮相（跌打损伤），能含能累（皮肤瘙痒），癌痛。

中医　辛、微苦，温，有小毒。归心、肝、胃经。行气止痛，活血散瘀。用于治疗胃痛，风湿痹痛，外治牙痛，跌扑肿痛，虫蛇咬伤。

【用法用量】内服煎汤，6—12 克。外用适量，捣烂敷患处。

【备　　注】收入《广西壮族自治区壮药质量标准（第一卷）》DYB45-GXZYC0008-2011。

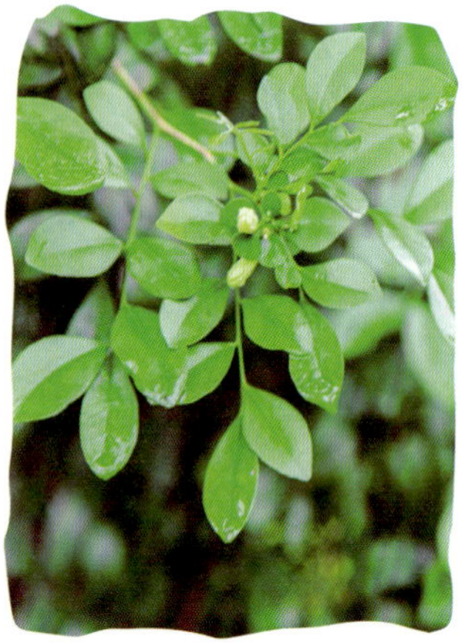

九里香油

壮文 Youzndukmax

【考　证】

《岭南采药录》：『千里香别名满山香。叶如兰如指大，其藤甚香。味辛，性温……』

【壮 药 名】有弄马。

【中 药 名】九里香油。

【药用部位】新鲜枝叶经水蒸气蒸馏得到的挥发油。

【基源植物】芸香科植物九里香 *Murraya exotica* L. Mant. 和千里香 *Murraya paniculata*（L.）Jack. 。

【植物形态】见 Go’ndukmax 棵弄马项下。

【分　　布】见 Go’ndukmax 棵弄马项下。

【采　　制】新鲜枝叶经水蒸气蒸馏得到的挥发油。

【应　　用】壮医　辣，热。调火路、龙路，通谷道，祛风毒，除湿毒，软坚散结。用于治疗心头痛（胃痛），发旺（风湿痹痛），林得叮相（跌打损伤），能含能累（皮肤瘙痒），呗奴（瘰疬）。

中医　辛，热。归肺、胃、肝经。行气止痛，活血散瘀。用于治疗风湿痹痛，胃痛牙痛，跌扑肿痛，虫蛇咬伤。

【用法用量】外用适量。

【备　　注】收入《广西壮族自治区壮药质量标准（第一卷）》DYB45-GXZYC0009-2011。

肆

通三道药

通谷道药

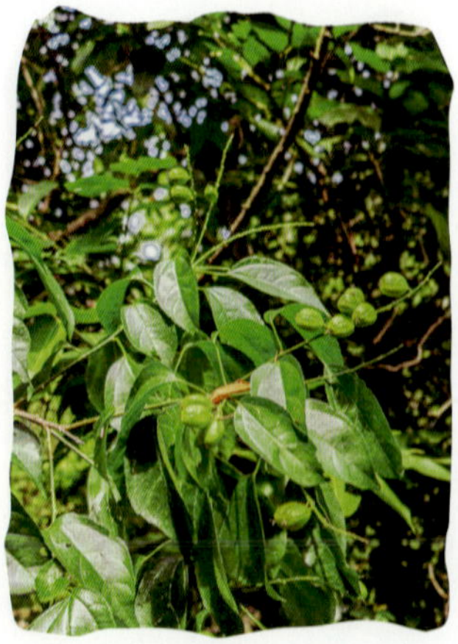

巴豆

壮文 Betbaklig

【考　证】

《广西本草选编》：『味辛，性大热，有大毒。果实：温中散寒、峻泻破积。』

【壮 药 名】边邦灵。

【中 药 名】巴豆。

【药用部位】干燥成熟果实。

【基源植物】大戟科植物巴豆 *Croton tiglium* L. 。

【植物形态】灌木或小乔木。嫩枝被稀疏星状柔毛，枝条无毛。叶纸质，卵形，稀椭圆形，顶端短尖，稀渐尖，有时长渐尖，基部阔楔形至近圆形，稀微心形，边缘有细锯齿，有时近全缘，成长叶无毛或近无毛，干后淡黄色至淡褐色。基出脉 3—5 条，侧脉 3—4 对；基部两侧叶缘上各有 1 枚盘状腺体。叶柄近无毛，托叶线形，早落。总状花序，顶生，苞片钻状。雄花花蕾近球形，疏生星状毛或几无毛。雌花萼片长圆状披针形，几无毛。子房密被星状柔毛，花柱 2 深裂。蒴果椭圆状，被疏生短星状毛或近无毛。种子椭圆状。花期 4—6 月。

【分　　布】分布于广西、广东、浙江南部、福建、江西、湖南、海南、贵州、四川和云南等地。生于村旁或山地疏林中，或仅见栽培。

【采　　制】秋季果实成熟时采收，堆置 2—3 天，摊开，干燥。

【应　　用】壮医　辣，热，有大毒。散寒毒，除湿毒，除毒疮。用于治疗呗农（痈疮），呗叮（疔疮），疣痣。

中医　辛，热，有大毒。归胃、大肠经。用于治疗恶疮疥癣，疣痣，蚀疮。

【用法用量】外用适量，研末涂患处。

【注　　意】孕妇禁用，不宜与牵牛子同用。

【备　　注】收入《广西壮族自治区壮药质量标准（第二卷）》DYB45-GXZYC0040-2011。

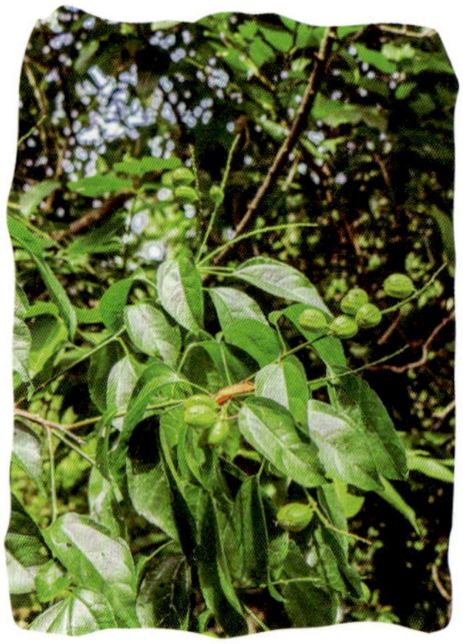

九川龙

壮文 Betbaklig

【壮 药 名】边邦灵。

【中 药 名】九川龙。

【药用部位】干燥茎和根。

【基源植物】大戟科植物巴豆 *Croton tiglium* L.。

【植物形态】见 Betbaklig 边邦灵（果实）项下。

【分　　布】见 Betbaklig 边邦灵（果实）项下。

【采　　制】全年均可采收，除去杂质，切片，干燥。

【应　　用】壮医　辣，热，有毒。除寒毒，祛风毒，杀虫止痛。用于治疗胴尹（胃痛），发旺（痹病），牙痛，林得叮相（跌打损伤），呗脓（痈疽），呗叮（疔疮），额哈（毒蛇咬伤）。

中医　辛，温，有毒。归三焦、大肠经。祛风消肿，杀虫解毒。用于治疗痈疽，疔疮，跌打损伤，蛇伤，风湿痹痛，胃痛。

【用法用量】内服煎汤，0.1—0.15 克。外用适量。

【注　　意】孕妇禁用，不宜与牵牛子同用。

【备　　注】收入《广西壮族自治区壮药质量标准（第三卷）》DYB45-GXZYC0004-2017。

【考　　证】

《广西本草选编》：『味辛，性大热，有大毒。果实：温中散寒，峻泻破积。』

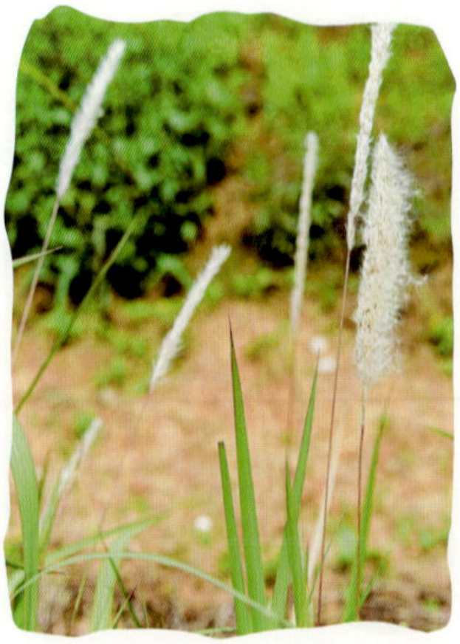

白茅根

壮文 Laghaz

【考　证】《滇南本草》："茅根，味甘，性寒。入胃、小肠二经。祛瘀血，通血闭，止吐血……"

【壮 药 名】壤哈。
【中 药 名】白茅根。
【药用部位】干燥根茎。
【基源植物】禾本科植物白茅 *Imperata cylindrica*（Linn.）var. *major*（Nees）C. E. Hubb.。
【植物形态】多年生，具横走多节被鳞片的长根状茎。秆直立，具2—4节，秆节裸露，具长髭毛。叶鞘无毛或上部及边缘具柔毛。叶舌干膜质，长约1毫米，顶端具细纤毛。叶片线形或线状披针形，顶端渐尖，中脉在下面明显隆起并渐向基部增粗或成柄。圆锥花序穗状稀疏细弱。两颖几相等，膜质或下部质地较厚，顶端渐尖，具5脉。第一外稃卵状长圆形，长为颖之半或更短，顶端尖，具齿裂及少数纤毛。第二外稃长约1.5毫米。内稃宽约1.5毫米，大于其长度，顶端截平，无芒，具微小的齿裂。雄蕊2枚，花药黄色，先雌蕊而成熟。柱头2枚，紫黑色，自小穗顶端伸出。颖果椭圆形，长约1毫米。花果期5—8月。
【分　　布】分布于广西、广东、湖南、湖北、山东、河南、陕西、江苏、浙江、安徽、江西、福建、台湾、海南、贵州、四川、云南、西藏等地，为南部各省草地的优势植物。为空旷地、果园地、撂荒地以及田坎、堤岸和路边的极常见植物和杂草。
【采　　制】春、秋二季采挖，洗净，晒干，除去须根和膜质叶鞘，捆成小把。
【应　　用】壮医　甜，寒。清热毒，通水道，止血。用于治疗肉裂（尿血），陆裂（咳血），痧病，能蚌（黄疸），笨浮（水肿），肉扭（淋证）。

中医　甘，寒。归肺、胃、膀胱经。凉血止血，清热利尿。用于治疗血热吐血，衄血，尿血，热病烦渴，湿热黄疸，水肿尿少，热淋涩痛。
【用法用量】内服煎汤，9—30克。
【备　　注】收入《广西壮族自治区壮药质量标准（第二卷）》DYB45-GXZYC0066-2011。

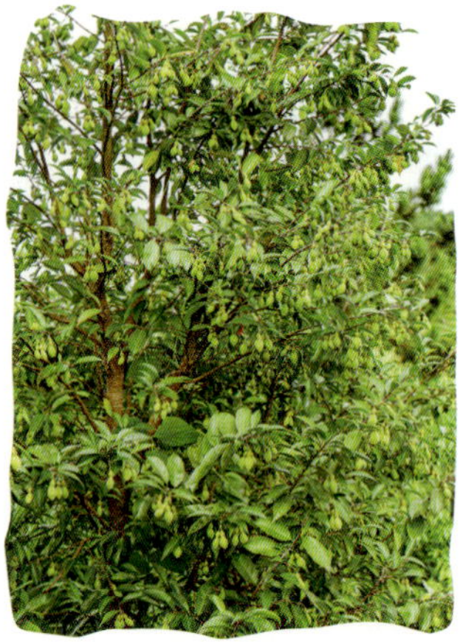

白木香

壮文 Cinzyangjdoq

【考　证】

《广西本草选编》："味微辛、甘、苦，性微温。降气，温中，暖肾。气逆喘息，呃逆……"

【壮 药 名】陈样夺。

【中 药 名】白木香（茎）、沉香（含树脂的木材）。

【药用部位】干燥茎、含树脂的木材。

【基源植物】瑞香科植物白木香 *Aquilaria sinensis*（Lour.）Spreng.。

【植物形态】乔木，树皮暗灰色，平滑。小枝圆柱形，具皱纹，幼时被疏柔毛，后逐渐脱落，无毛或近无毛。叶革质，圆形、椭圆形至长圆形，有时近倒卵形，先端锐尖或急尖而具短尖头，基部宽楔形，上面暗绿色或紫绿色，光亮，下面淡绿色，两面均无毛，侧脉每边 15—20，在下面更明显。叶柄长约 5—7 毫米，被毛。花芳香，黄绿色，多朵，组成伞形花序。花梗密被黄灰色短柔毛。萼筒浅钟状，两面均密被短柔毛，5 裂，裂片卵形，先端圆钝或急尖，两面被短柔毛。花瓣 10 枚，鳞片状，着生于花萼筒喉部，密被毛。雄蕊 10 枚，子房卵形，密被灰白色毛，2 室，每室 1 胚珠，花柱极短，柱头头状。蒴果卵球形，幼时绿色，顶端具短尖头，基部渐狭，密被黄色短柔毛，2 瓣裂，2 室，每室具有 1 种子，种子褐色，卵球形，疏被柔毛，基部具有附属体，附属体长约 1.5 厘米，上端宽扁，下端成柄状。花期春、夏二季，果期夏、秋二季。

【分　　布】分布于广西、广东、海南、福建。喜生于低海拔的山地、丘陵以及路边阳处疏林中。

【采　　制】茎：全年均可采收，刮去树皮，切片，阴干。含树脂的木材：割取含树脂的木材，除去不含树脂的部分，阴干。

【应　　用】壮医　茎：微辣，微热。调谷道，消食积。用于治疗鹿（呕吐），胴郎（食滞）。含树脂的木材：

辣、苦，微热。调气道、谷道，止疼痛，平咳喘。用于治疗坚闷（胸腹胀闷疼痛），胃寒，鹿（呕吐），肾虚，墨病（哮喘）。

中医　微辛，微温。归脾、胃经。行气止痛，温中和胃。用于治疗胃寒呕吐，脘腹胀痛。

【用法用量】内服煎汤，15—30克。

【备　　注】收入《广西壮族自治区壮药质量标准（第二卷）》DYB45-GXZYC0063-2011。

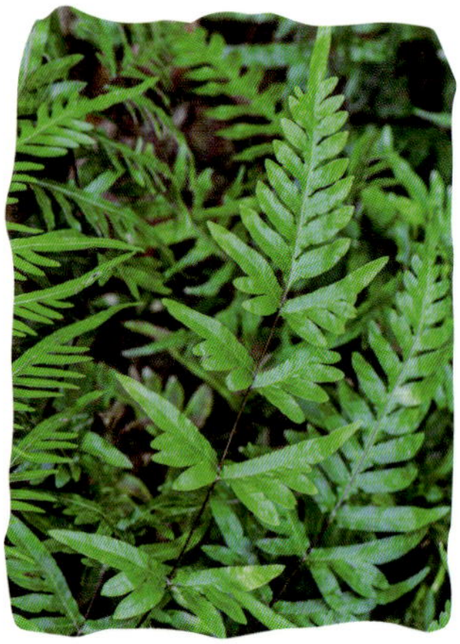

半边旗

壮文 Gutdonj

【考 证】

《岭南采药录》：『凡毒蛇咬伤，治疮疖。』

【壮 药 名】棍断。

【中 药 名】半边旗。

【药用部位】干燥全草。

【基源植物】凤尾蕨科植物半边旗 *Pteris semipinnata* L. Sp.。

【植物形态】植株根状茎长而横走，先端及叶柄基部被，褐色鳞片。叶簇生，近一型。叶柄连同叶轴均为栗红有光泽，光滑。叶片长圆披针形，二回半边深裂。顶生羽片阔披针形至长三角形，先端尾状，篦齿状，深羽裂几达叶轴，裂片 6—12 对，对生，开展，间隔宽 3—5 毫米，镰刀状阔披针形，先端短渐尖，基部下侧呈倒三角形的阔翅沿叶轴下延达下一对裂片。侧生羽片 4—7 对，对生或近对生，开展，下部的有短柄，向上无柄，半三角形而略呈镰刀状，先端长尾头，基部偏斜，两侧极不对称，上侧仅有一条阔翅，下侧篦齿状深羽裂几达羽轴，裂片 3—6 片或较多，镰刀状披针形，基部一片最长，向上的逐渐变短，先端短尖或钝，基部下侧下延，不育裂片的叶。有尖锯齿，能育裂片仅顶端有一尖刺或具 2—3 个尖锯齿。侧脉明显，斜上，二叉或回二叉，小脉通常伸达锯齿的基部。叶干后草质，灰绿色，无毛。

【分 布】分布于广西、广东、台湾、福建、湖南、江西（南部）、贵州（南部）、云南（南部）。生疏林下阴处、溪边或岩石旁的酸性土壤上，海拔 850 米以下。

【采 制】全年可采收，除去杂质，晒干。

【应 用】壮医 苦、辣，凉。清热毒，除湿毒，散瘀肿，调谷道。用于治疗阿意咪（痢疾），能蚌（黄疸），火眼（急性结膜炎），诺嚎哒（牙髓炎、牙周炎），渗裂（吐血），仲嘿啼尹（痔疮），林得叮相（跌打损伤），麦蛮（风疹），额哈（毒蛇咬伤）。

中医　苦、辛，凉。归肝、大肠经。清热利湿，凉血止血，解毒消肿。用于治疗泄泻，痢疾，黄疸，目赤肿痛，牙痛，吐血，痔疮出血，外伤出血，跌打损伤，皮肤瘙痒，毒蛇咬伤。

【用法用量】内服煎汤，9—15 克。外用适量，捣敷或水煎熏洗。

【备　　注】收入《广西壮族自治区壮药质量标准（第二卷）》DYB45-GXZYC0070-2011。

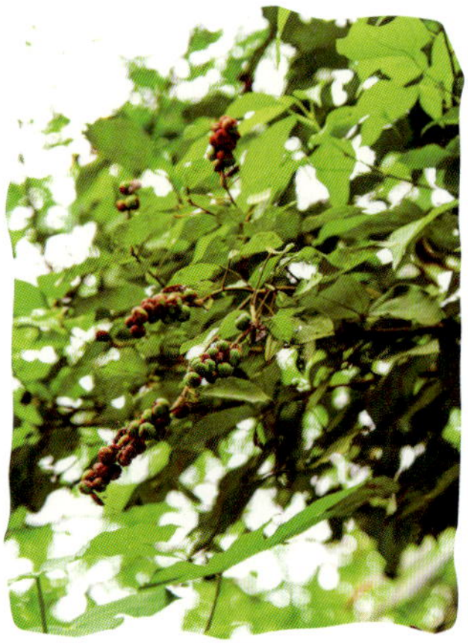

粗糠柴根

壮文 Raggogyauz

【壮 药 名】壤棵侥。

【中 药 名】粗糠柴根。

【药用部位】干燥根。

【基源植物】大戟科植物粗糠柴 *Mallotus philippinensis* (Lam.) Mull. Arg. 。

【植物形态】小乔木或灌木。小枝、嫩叶和花序均密被黄褐色短星状柔毛。叶互生或有时小枝顶部的对生，近革质，卵形、长圆形或卵状披针形，顶端渐尖，基部圆形或楔形，边近全缘，上面无毛，下面被灰黄色星状短绒毛，叶脉上具长柔毛，散生红色颗粒状腺体。基出脉 3 条，侧脉 4—6 对。近基部有褐色斑状腺体 2—4 个。叶柄两端稍增粗，被星状毛。花雌雄异株，花序总状，顶生或腋生，单生或数个簇生。雄花序长 5—10 厘米，苞片卵形，雄花 1—5 朵簇生于苞腋，花梗长 1—2 毫米。雄花花萼裂片 3—4 枚，长圆形，密被星状毛，具红色颗粒状腺体，雄蕊 15—30 枚，药隔稍宽。雌花序果序长达 16 厘米，苞片卵形。雌花花萼裂片 3—5 枚，卵状披针形，外面密被星状毛。子房被毛，花柱 2—3 枚，柱头密生羽毛状突起。蒴果扁球形，具 2—3 个分果爿，密被红色颗粒状腺体和粉末状毛。种子卵形或球形，黑色，具光泽。花期 4—5 月，果期 5—8 月。

【分　　布】分布于广西、广东、湖南、四川、云南、贵州、湖北、江西、安徽、江苏、浙江、福建、台湾和海南。生于海拔 300—1600 米山地林中或林缘。

【采　　制】全年可采，洗净，除去须根，晒干。

【应　　用】壮医　微苦、微涩，寒，有小毒。通谷道，止痛。用于治疗心头痛（胃痛），白冻（泄泻），货烟妈（咽痛）。

中医　微苦、微涩，凉，有毒。归大肠、肺经。清热利湿，解毒消肿。用于治疗湿热痢，咽喉肿痛。

【用法用量】内服煎汤，15—30 克。

【备　　注】收入《广西壮族自治区壮药质量标准（第一卷）》DYB45-GXZYC0145-2008。

【考　证】

《广西本草选编》：『味淡涩，性平，有小毒。止血，生肌。外伤出血……』

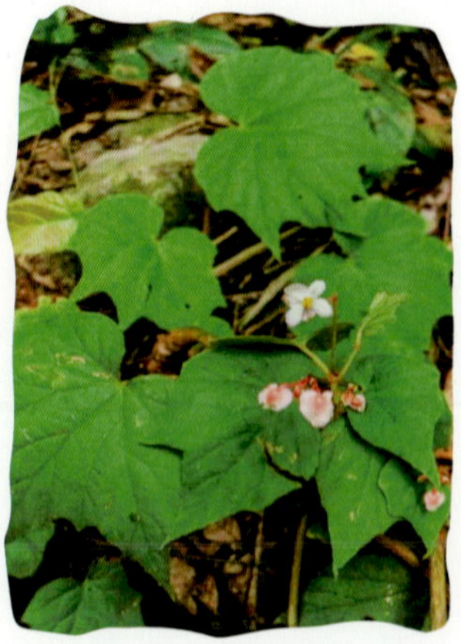

大半边莲

壮文 Golienzrin

【考证】《广西本草选编》："清热润肺，散瘀消肿。主治肺炎……"

【壮药名】棵莲因。

【中药名】大半边莲。

【药用部位】干燥根状茎。

【基源植物】秋海棠科植物裂叶秋海棠 *Begonia palmata* D. Don。

【植物形态】多年生具茎草本。茎被褐色绵状绒毛，老时脱落。茎生叶斜卵形或偏圆形，先端渐尖，基部微心形或心形，疏生三角形极浅齿，齿尖常有短芒，掌状 3—7 浅至中至深裂，裂片窄三角形或宽三角形，常再浅裂，上面散生硬毛，下面被毛，沿脉较密。叶柄长 5—10 厘米，被褐色长毛托叶膜质，披针形，先端有刺尖头，有缘毛。花玫瑰色、白至粉红色，4 至数朵，2—3 回二歧聚伞状花序，密被褐色绒毛。苞片大，被褐色绒毛。雄花被褐色毛，花被片 4 枚，外面 2 枚宽卵形或宽椭圆形，被柔毛，内轮 2 枚宽椭圆形，花丝离生。雌花花被片 4—5 枚，外面宽卵形，被柔毛，子房被褐色毛，花柱基部合生，柱头 2 裂，螺丝状扭曲呈环形。蒴果下垂，倒卵球形，近无毛，具不等 3 翅。花期 8 月，果期 9 月开始。

【分布】分布于广西、广东、香港、海南岛、台湾、福建、湖南、江西、贵州、四川、云南。生于河边阴处湿地、山谷阴处岩石上、密林中岩壁上、山坡常绿阔叶林下、石山林下石壁上、林中潮湿的石上，海拔 100—1700 米。

【采制】全年可采，挖取根状茎，除去须根，洗净，干燥。

【应用】壮医 酸、涩，寒。清热毒，止痛。用于治疗货咽妈（咽痛），发旺（痹病），林得叮相（跌打损伤），渗裆相（烧烫伤），额哈（毒蛇咬伤）。

中医　酸、涩，凉。清热解毒，消肿止痛。用于治疗咽喉肿痛，风湿骨痛，跌打肿痛，牙痛，毒蛇咬伤，烫火伤。

【用法用量】内服煎汤，9—15 克。外用适量，捣烂敷患处。

【备　　注】收入《广西壮族自治区壮药质量标准（第二卷）》DYB45-GXZYC0012-2011。

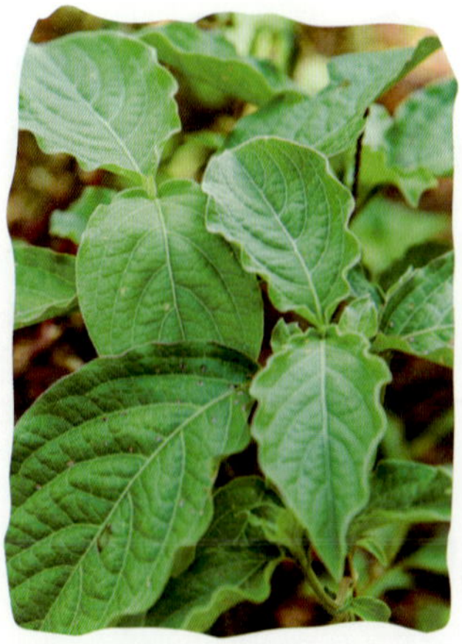

倒扣草

壮文 Godazdauq

【考　证】《滇南本草》：『味酸。治疗疮疽疽，捣烂，敷患处。亦能打胎。』

【壮 药 名】棵达刀。
【中 药 名】倒扣草。
【药用部位】干燥全草。
【基源植物】苋科植物土牛膝 *Achyranthes aspera* L.。
【植物形态】多年生草本。根细长，土黄色。茎四棱形，有柔毛，节部稍膨大，分枝对生。叶片纸质，宽卵状倒卵形或椭圆状矩圆形，顶端圆钝，具突尖，基部楔形或圆形，全缘或波状缘，两面密生柔毛，或近无毛。叶柄密生柔毛或近无毛。穗状花序顶生，直立，长 10—30 厘米，花期后反折。总花梗密生白色伏贴或开展柔毛。花疏生，苞片披针形，顶端长渐尖，小苞片刺状，坚硬，光亮，常带紫色，基部两侧各有 1 个薄膜质翅，全缘，全部贴生在刺部，但易于分离。花被片披针形，长渐尖，花后变硬且锐尖，具 1 脉。雄蕊长 2.5—3.5 毫米。退化雄蕊顶端截有具分枝流苏状长缘毛。胞果卵形。种子卵形，棕色。花期 6—8 月，果期 10 月。
【分　　布】分布于广西、广东、湖南、江西、福建、台湾、四川、云南、贵州。生于山坡疏林或村庄附近空旷地，海拔 800—2300 米。
【采　　制】夏、秋二季花果期采挖，除去杂质，晒干。
【应　　用】壮医　苦、酸，寒。清热毒，除湿毒，通水道，驱瘴毒。用于治疗贫痧（感冒），货烟妈（咽喉肿痛），心头痛（胃痛），丹毒，口舌生疮，阿意咪（痢疾），瘴毒，发旺（风湿骨痛），林得叮相（跌打损伤），牙龈肿痛，脚气，产后腹痛，京瑟（闭经），笨浮（肾炎水肿），肉扭（淋证）。

中医　甘、淡，凉。归肝、肺、膀胱经。解表清热，利湿。用于治疗外感发热，咽喉肿痛，烦渴，风湿性关节痛。
【用法用量】内服煎汤，15—30 克。
【备　　注】收入《广西壮族自治区壮药质量标准（第一卷）》DYB45-GXZYC0132-2011。

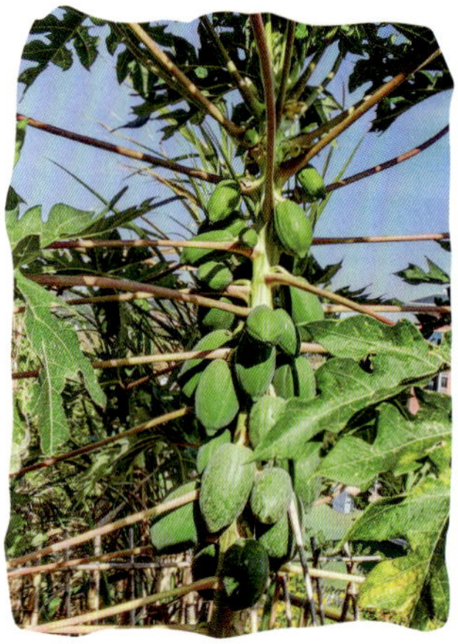

番木瓜

壮文 Moeggva

【考证】

《岭南采药录》：『果实之汁液，用于驱虫剂和防腐剂。』

《广西中药志》：『通乳。』

《广西本草选编》：『利湿消肿，通乳醒酒。』

【壮药名】猛瓜。

【中药名】番木瓜。

【药用部位】果实。

【基源植物】番木瓜科植物番木瓜 *Carica papaya* L.。

【植物形态】常绿软木质小乔木，具乳汁。茎不分枝，具螺旋状排列的托叶痕。叶大，聚生于茎顶端，近盾形，通常5—9深裂，每裂片再为羽状分裂。叶柄中空，长达60—100厘米。花单性或两性，有些品种在雄株上偶尔产生两性花或雌花，并结成果实，亦有时在雌株上出现少数雄花。植株有雄株，雌株和两性株。雄花排列成圆锥花序，长达1米，下垂。花无梗，萼片基部连合。花冠乳黄色，冠管细管状，花冠裂片5枚，披针形，雄蕊10枚，5长5短，花丝，被白色绒毛。子房退化。雌花单生或由数朵排列成伞房花序，着生叶腋内，萼片5枚，中部以下合生。花冠裂片5枚，分离，乳黄色或黄白色，长圆形或披针形。子房上位，卵球形，无柄，花柱5枚，柱头数裂，近流苏状。两性花雄蕊5枚，着生于近子房基部极短的花冠管上，或为10枚着生于较长的花冠管上，花冠裂片长圆形，子房比雌株子房较小。浆果肉质，成熟时橙黄色或黄色，长圆球形，倒卵状长圆球形，梨形或近圆球形，果肉柔软多汁，味香甜。种子卵球形，成熟时黑色。花果期全年。

【分布】广西、广东、福建南部、台湾、云南南部等地已广泛栽培。

【采制】夏、秋二季采收成熟果实，鲜用或切片晒干。

【应用】壮医 甜，平。调谷道，通火路，止痛。用于治疗脾胃虚弱，胴郎（食欲不振），发旺（风湿骨痛），麻抹（肢体麻木），嘻馁（产后缺乳），胴尹（胃痛）。

中医 甘，平。消食下乳，除湿通络，解毒驱虫。用于治疗消化不良，胃十二指肠溃疡疼痛，乳汁稀少，风湿痹痛，肢体麻木，湿疹，烂疮，肠道寄生虫病。

【用法用量】内服煎汤，9—15克；或适量生食。

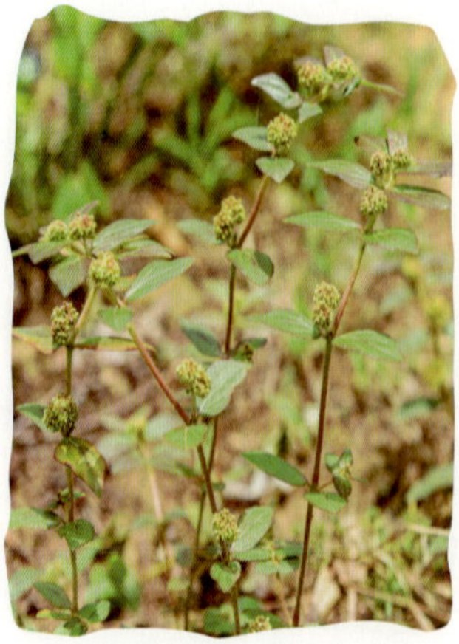

飞扬草

壮文 Go'gyak

【考　证】《生草药性备要》:『味酸,性烈。治浮游虚火……』

【壮 药 名】棵降。
【中 药 名】飞扬草。
【药用部位】干燥全草。
【基源植物】大戟科植物飞扬草 *Euphorbia hirta* Linn.。
【植物形态】一年生草本。根纤细,常不分枝。茎单一,自中部向上分枝或不分枝,被褐色或黄褐色的多细胞粗硬毛。叶对生,披针状长圆形、长椭圆状卵形或卵状披针形,先端极尖或钝,基部略偏斜;边缘于中部以上有细锯齿,中部以下较少或全缘。叶面绿色,叶背灰绿色,两面均具柔毛。花序多数,于叶腋处密集成头状。总苞钟状,被柔毛,边缘 5 裂;腺体 4 枚,近于杯状,边缘具白色附属物。雄花数枚,微达总苞边缘。雌花 1 枚,子房三棱状,被少许柔毛,花柱 3 枚,分离,柱头 2 浅裂。蒴果三棱状。种子近圆状四棱。花果期 6—12 月。
【分　　布】分布于广西、广东、湖南、江西、福建、台湾、海南、四川、贵州和云南。生于路旁、草丛、灌丛及山坡,多见于砂质土。
【采　　制】夏、秋二季采挖,洗净,晒干。
【应　　用】壮医　辣、酸,凉,有小毒。通乳汁,调水道,清热毒。用于治疗产呱嘻馁(产后缺乳),诺嚎哒(牙周炎),笨浮(水肿),阿意咪(痢疾),能啥能累(湿疹)渗裆相(烧烫伤),呗农(痈疮)。

中医　辛、酸,凉,有小毒。归肺、膀胱、大肠经。清热解毒,利湿止痒,通乳。用于治疗肺痈,乳痈,疔疮肿毒,牙疳,痢疾,泄泻,热淋,血尿,湿疹,脚癣,皮肤瘙痒,产后少乳。
【用法用量】内服煎汤,6—9 克。外用适量,煎水洗。
【注　　意】孕妇慎用。
【备　　注】收入《广西壮族自治区壮药质量标准(第二卷)》DYB45-GXZYC0024-2011。

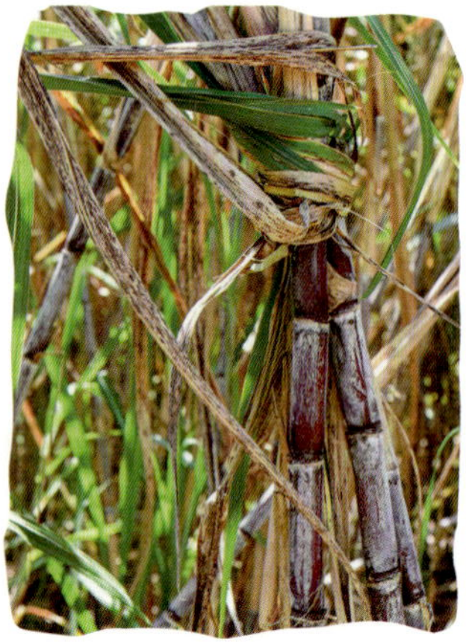

甘蔗

壮文 Gooj

【考　证】

《滇南本草》：『味甘、酸。治一切百毒诸疮，痈疽发背，捣烂敷之。汁治心中恍惚……』

【壮 药 名】棵爱。

【中 药 名】甘蔗。

【药用部位】秆、汁。

【基源植物】禾本科植物竹蔗 *Saccharum sinense* Roxb.。

【植物形态】多秆直立，实心，具多数节，灰褐色，节下被蜡粉。花序以下的部分秆具白色丝状柔毛。叶鞘较长于节间，鞘口具长柔毛，顶端较宽于其叶片基部。叶舌长约2毫米，紧贴其背部密生细毛。叶片线状披针形，长达1米以上，宽3—5厘米，无毛，带灰白色，边缘具锯齿状粗糙，中脉白色。圆锥花序大型，主轴被白色丝状柔毛，分枝细长，下部多少裸露，腋间密生柔毛。总状花序轴边缘疏生长丝状毛。小穗柄无毛，无柄小穗披针形，带暗褐色，基盘具长于小穗2—3倍的丝状柔毛。颖几等长，上部为膜质，与其边缘均具纤毛。第一颖侧脉短。第二颖具3脉，上部生微毛。第一外稃长圆状披针形，具1脉，边缘具纤毛，第一内稃长约0.5毫米或不存在。第二外稃窄线形，长1.2—3毫米或退化。第二内稃宽卵形或长圆形，顶端2裂，钝圆或截平，具纤毛。雄蕊3枚，柱头紫褐色，自小穗中部两侧伸出。颖果卵圆形。鳞被2枚，长及宽为0.5毫米，顶端截平，无毛。花果期11月至翌年3月，大多不开花结实。

【分　　布】广西、广东、江西、湖南、福建、四川、云南有种植。在纬度偏北、海拔较高的地方生长。

【采　　制】秋、冬二季采收，除去叶、根，鲜用。

【应　　用】壮医　甜，平。调谷道，清热毒，解酒毒，补阴虚。用于治疗热病津伤，心烦口渴，鹿（呕吐），优平（盗汗），埃病（咳嗽），阿意囊（便秘），喽怫（醉酒）。

中医　甘，寒。归肺、脾、胃经。清热生津，润燥和中，解毒。用于治疗烦热，消渴，呕秽反胃，虚热咳嗽，大便燥结，痈疽疮肿。

【用法用量】内服煎汤，30—90克，或榨汁饮。外用适量，捣敷。

假茼蒿

壮文 Byaekroemmou

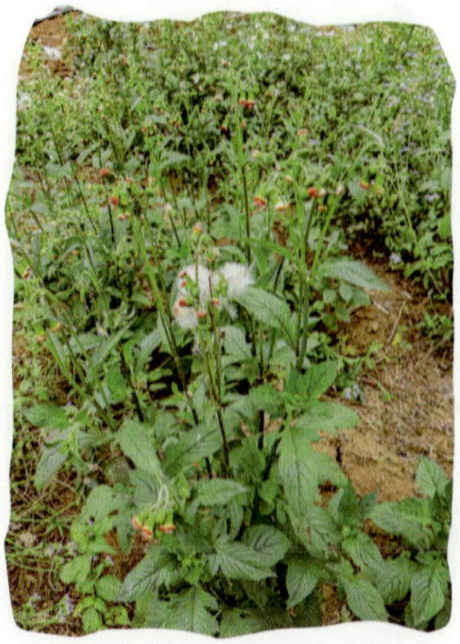

【壮 药 名】碰荣谋。

【中 药 名】假茼蒿。

【药用部位】干燥全草。

【基源植物】菊科植物野茼蒿 *Crassocephalum crepidioides* (Benth.) S. Moore。

【植物形态】直立草本。茎有纵条棱，无毛。叶膜质，椭圆形或长圆状椭圆形，顶端渐尖，基部楔形，边缘有不规则锯齿或重锯齿，或有时基部羽状裂，两面无或近无毛。头状花序数个在茎端排成伞房状，直径约 3 厘米，总苞钟状，基部截形，有数枚不等长的线形小苞片；总苞片 1 层，线状披针形，等长，宽约 1.5 毫米，具狭膜质边缘，顶端有簇状毛，小花全部管状，两性，花冠红褐色或橙红色，檐部 5 齿裂，花柱基部呈小球状，分枝，顶端尖，被乳头状毛。瘦果狭圆柱形，赤红色，有肋，被毛。冠毛极多数，白色，绢毛状，易脱落。花期 7—12 月。

【分　　布】分布于广东、广西、江西、福建、湖南、湖北、贵州、云南、四川、西藏。山坡路旁、水边、灌丛中常见，海拔 300—1800 米。

【采　　制】夏、秋二季采收，除去泥沙，洗净，干燥。

【应　　用】壮医　辣，平。通水道，清热毒，调气机，调谷道。用于治疗笨浮（水肿），肉扭（淋证），阿意咪（痢疾），发得（发热），货烟妈（咽喉疼痛），消化不良，呗嘻（奶疮）。

中医　辛，平。归肺、脾、肾、膀胱、大肠经。清热解毒、健脾利湿。用于治疗外感发热，咽痛，腹痛，腹泻，痢疾。

【用法用量】内服煎汤，30—60 克。外用适量，捣敷。

【备　　注】收入《广西壮族自治区壮药质量标准（第三卷）》DYB45-GXZYC0101-2017。

【考　证】

《广西本草选编》：『味微苦、辛，性平。健脾消肿，清热解毒。感冒发烧……』

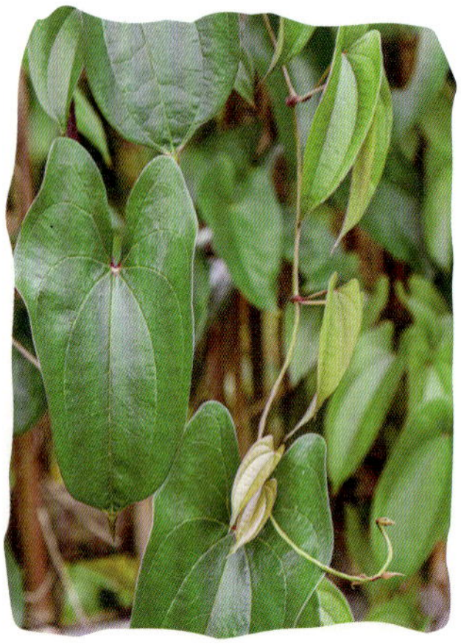

广山药

壮文 Maenzbya

【考　证】《广西药用植物名录》："块茎：健胃，用于脾虚泄泻……"

【壮 药 名】扪岜。
【中 药 名】广山药。
【药用部位】干燥块茎。
【基源植物】薯蓣科植物褐苞薯蓣 *Dioscorea persimilis* Prain et Burk.。
【植物形态】缠绕草质藤本。块茎长圆柱形，垂直生长，外皮棕黄色，断面新鲜时白色。茎右旋，无毛。单叶，在茎下部的互生，中部以上的对生。叶片纸质，卵形、三角形至长椭圆状卵形，偶有近圆形，顶端渐尖、尾尖或凸尖，基部宽心形、深心形、箭形或戟形，全缘。叶腋内有珠芽。雌雄异株。雄花序为穗状花序，2—4 个簇生或单生于花序轴上排列呈圆锥花序。苞片有紫褐色斑纹。雄花的外轮花被片为宽卵形，内轮倒卵形，雄蕊 6。雌花序为穗状花序，1—2 个着生于叶腋。雌花的外轮花被片为卵形，较内轮大。退化雄蕊小。蒴果。花期 7 至翌年 1 月，果期 9—翌年 1 月。
【分　　布】分布于广西、广东、湖南、贵州、云南。生于海拔 100—1950 米的山坡、路旁、山谷杂木林中或灌丛中。
【采　　制】冬季茎叶枯萎后采挖，切去根头，洗净，除去外皮及须根，干燥。
【应　　用】壮医　甜，平。调谷道、气道、水道，补肺肾。用于治疗肺虚喘咳，肾虚遗精，白冻（泄泻），喯疳（疳积），隆白呆（带下），肉扭（淋证），肉甜（消渴）。

中医　甘，平。归脾、肺、胃经。补脾养胃，生津益肺，补肾涩精。用于治疗脾虚食少，久泻，肺虚喘咳，肾虚遗精，带下，尿频，虚热消渴。
【用法用量】内服煎汤，15—30 克。
【注　　意】忌与甘遂同用。
【备　　注】收入《广西壮族自治区壮药质量标准（第一卷）》DYB45-GXZYC0032-2008。

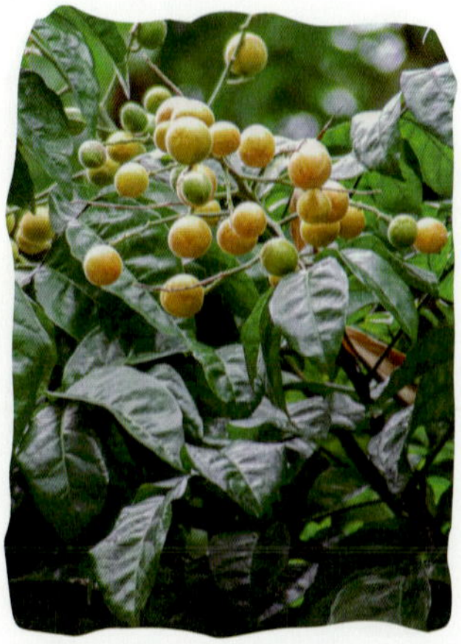

黄皮叶

壮文 Mbawgomaed

【考证】《岭南采药录》：『消风肿，洗疥癞，祛瘀散热，酒煎服……』

【壮 药 名】伯棵闷。

【中 药 名】黄皮叶。

【药用部位】干燥叶。

【基源植物】芸香科植物黄皮 *Clausena lansium*（Lour.）Skeels.。

【植物形态】小乔木。小枝、叶轴、花序轴、尤以未张开的小叶背脉上散生甚多明显凸起的细油点且密被短直毛。叶有小叶 5—11 枚，小叶卵形或卵状椭圆形，常一侧偏斜，基部近圆形或宽楔形，两侧不对称，边缘波浪状或具浅的圆裂齿，叶面中脉常被短细毛。圆锥花序顶生；花蕾圆球形，有 5 条稍凸起的纵脊棱。花萼裂片阔卵形，外面被短柔毛，花瓣长圆形，两面被短毛或内面无毛，雄蕊 10 枚，长短相间，长的与花瓣等长，花丝线状。子房密被直长毛，花盘细小。果圆形、椭圆形或阔卵形，淡黄至暗黄色，被细毛，果肉乳白色，半透明，有种子 1—4 颗。花期 4—5 月，果期 7—8 月。

【分　　布】原产于中国南部。广西、广东、福建、海南、台湾、贵州、云南及四川均有栽培。

【采　　制】全年可采收，除去杂质，晒干。

【应　　用】壮医　苦、辣，寒。调气道，祛风毒，除湿毒，清热毒。用于治疗心头痛（胃痛），能蚌（黄疸），肉扭（淋病），瘴毒，贫痧（感冒发热），埃病（咳嗽），墨病（哮喘），疥疮。

中医　苦、辛，凉。归肺、脾经。疏风解表，除痰行气。用于治疗感冒发热，咳嗽哮喘，气胀腹痛，疟疾，小便不利，热毒疥癣。

【用法用量】内服煎汤，15—30 克。外用适量，煎水洗。

【备　　注】收入《广西壮族自治区壮药质量标准（第一卷）》DYB45-GXZYC0136-2008。

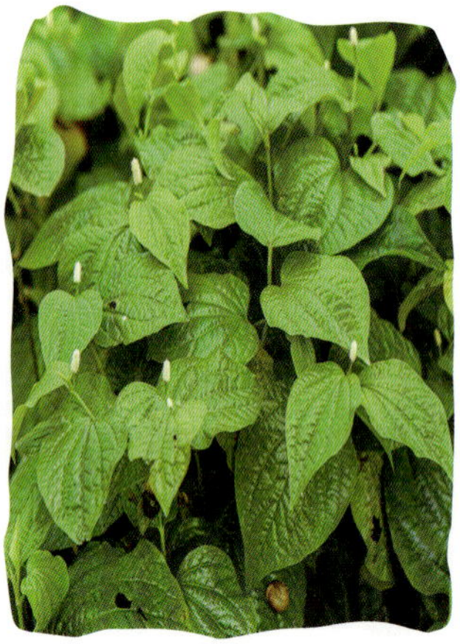

假蒟

壮文 Byaekbat

【考 证】《生草药性备要》：『味苦，性温，无毒。祛风……』

【壮 药 名】碰办。
【中 药 名】假蒟。
【药用部位】干燥地上部分。
【基源植物】胡椒科植物假蒟 *Piper sarmentosum* Roxb.。
【植物形态】多年生、匍匐草本。小枝近直立，无毛或幼时被极细的粉状短柔毛。叶近膜质，有细腺点，下部的阔卵形或近圆形，顶端短尖，基部心形或稀有截平，两侧近相等，腹面无毛，背面沿脉上被极细的粉状短柔毛。叶脉7条，背面显著凸起，网状脉明显。上部的叶小，卵形或卵状披针形，基部浅心形、圆、截平或稀有渐狭。叶鞘长约为叶柄之半。花单性，雌雄异株，聚集成与叶对生的穗状花序。雄花序总花梗与花序等长或略短。花序轴被毛。苞片扁圆形，近无柄，盾状。雄蕊2枚，花药近球形，2裂，花丝长为花药的2倍。雌花序总花梗与雄株的相同，花序轴无毛。苞片近圆形，盾状。柱头4枚，稀有3或5枚，被微柔毛。浆果近球形，具4角棱，无毛，基部嵌生于花序轴中并与其合生。花期4—11月。
【分 布】分布于广西、广东、福建、云南、贵州及西藏（墨脱）各地。生于林下或村旁湿地上。
【采 制】全年均可采收，阴干或鲜用。
【应 用】壮医 辣，温。散寒毒，消肿痛，调谷道、气道。用于治疗胴尹（胃痛），埃病（咳嗽），笨浮（水肿），阿意咪（痢疾），诺嚎哒（牙周炎），发旺（痹病），林得叮相（跌打损伤）。

中医 辛，温。归肺、脾经。温中散寒，祛风利湿，消肿止痛。用于治疗胃腹寒痛，风寒咳嗽，水肿，痢疾，牙痛，风湿骨痛，跌打损伤。
【用法用量】内服煎汤，10—15克。外用适量，捣敷或水煎洗。
【注 意】孕妇及月经不调者禁服。
【备 注】收入《广西壮族自治区壮药质量标准（第二卷）》DYB45-GXZYC0172-2011。

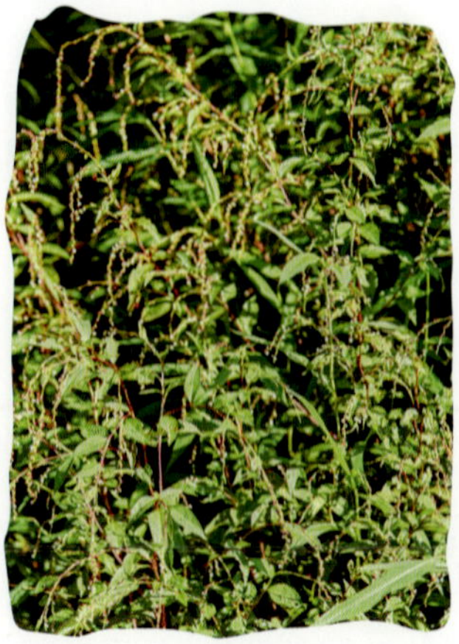

辣蓼

壮文 Gofeq

【考证】《岭南采药录》："敷跌打，洗疮疥，止痒消肿。"

【壮 药 名】棵菲。
【中 药 名】辣蓼。
【药用部位】干燥全草。
【基源植物】蓼科植物水蓼 *Polygonum hydropiper* Linn.。
【植物形态】一年生草本。茎直立，多分枝，无毛，节部膨大。叶披针形或椭圆状披针形，顶端渐尖，基部楔形，边缘全缘，具缘毛，两面无毛，被褐色小点，有时沿中脉具短硬伏毛，具辛辣味，叶腋具闭花受精花。叶柄长 4—8 毫米。托叶鞘筒状，膜质，褐色，疏生短硬伏毛，顶端截形，具短缘毛，通常托叶鞘内藏有花簇。总状花序呈穗状，顶生或腋生，通常下垂，花稀疏，下部间断。苞片漏斗状，绿色，边缘膜质，疏生短缘毛，每苞内具 3—5 花。花梗比苞片长，花被 5 深裂，稀 4 裂，绿色，上部白色或淡红色，被黄褐色透明腺点，花被片椭圆形，雄蕊 6 枚，稀 8 枚，比花被短。花柱 2—3 枚，柱头头状。瘦果卵形，双凸镜状或具 3 棱，密被小点，黑褐色，无光泽，包于宿存花被内。花期 5—9 月，果期 6—10 月。
【分　　布】分布于中国南北各省区。生于河滩、水沟边、山谷湿地，海拔 50—3500 米。朝鲜、日本、印度尼西亚、印度、欧洲及北美也有分布。
【采　　制】夏、秋二季花开时采挖，除去杂质，晒干。
【应　　用】壮医　辣，温，有小毒。除湿毒，调谷道。用于治疗阿意咪（痢疾），白冻（泄泻），东郎（食滞），喯疳（疳积），皮肤瘙痒。

中医　辛，温，有小毒。归大肠经。除湿，化滞。用于治疗痢疾，肠炎，食滞，皮肤瘙痒，灭蛆。
【用法用量】内服煎汤，15—30 克。外用适量，煎汤洗患处。
【注　　意】孕妇忌服。
【备　　注】收入《广西壮族自治区壮药质量标准（第二卷）》DYB45-GXZYC0205-2011。

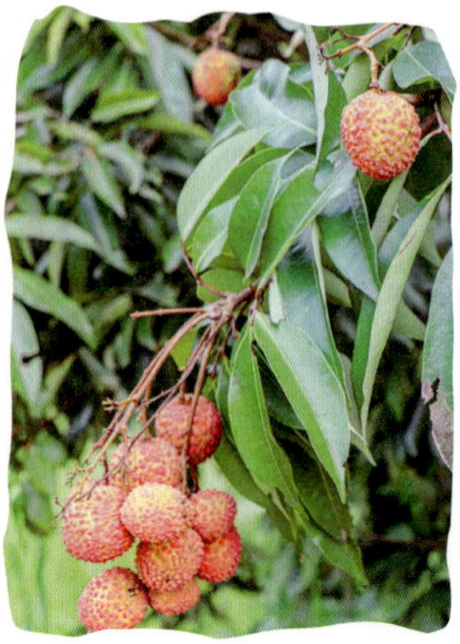

荔枝核

壮文 Cehlaehcei

【考　证】

《广西本草选编》：『味苦、涩，性温。理气止痛。』

【壮 药 名】些累谁。

【中 药 名】荔枝核。

【药用部位】干燥成熟种子。

【基源植物】无患子科植物荔枝 *Litchi chinensis* Sonn. 。

【植物形态】乔木。小叶 2 或 3 对，较少 4 对，薄革质或革质，披针形或卵状披针形，有时长椭圆状披针形，顶端骤尖或尾状短渐尖，全缘，腹面深绿色，有光泽，背面粉绿色。花序顶生，多分枝；萼被金黄色短绒毛；子房密覆小瘤体和硬毛。果卵圆形至近球形，成熟时通常暗红色至鲜红色；种子全部被肉质假种皮包裹。花期春季，果期夏季。

【分　　布】分布于中国西南部、南部和东南部。广东和福建南部栽培最盛。

【采　　制】夏季采摘成熟果实，除去果皮及肉质假种皮，洗净，晒干。

【应　　用】壮医　甜、微苦，微热。调龙路、火路，通谷道，调气，止痛，散寒毒。用于治疗兵嘿细勒（疝气），睾丸炎，胴尹（胃痛）。

中医　甘、微苦，温。归肝、肾经。行气散结，祛寒止痛。用于治疗寒疝腹痛，睾丸肿痛。

【用法用量】内服煎汤，5—10 克。

【备　　注】收入《广西壮族自治区壮药质量标准（第二卷）》DYB45-GXZYC0126-2011。

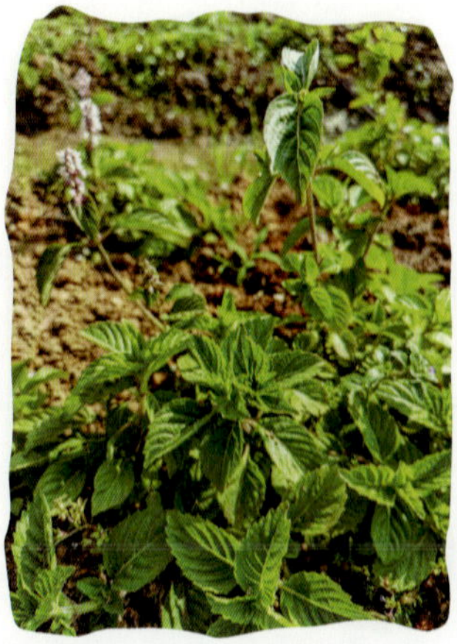

凉粉草

壮文 Goliengzfaenj

【考证】《岭南采药录》：『凉沁心脾，治花柳毒入骨。』

【壮 药 名】棵凉粉。

【中 药 名】凉粉草。

【药用部位】干燥全草。

【基源植物】唇形科植物凉粉草 *Mesona chinensis* Benth.。

【植物形态】草本。茎四棱形，有时具槽。叶狭卵圆形至阔卵圆形或近圆形，在小枝上者较小，先端急尖或钝，基部急尖、钝或有时圆形，边缘具或浅或深锯齿，两面被细刚毛或柔毛，或仅沿下面脉上被毛，或变无毛。轮伞花序多数，组成间断或近连续的顶生总状花序。花冠白色或淡红色。小坚果长圆形，黑色。花、果期 7—10 月。

【分　　布】分布于广西、广东、台湾、浙江、江西。生于水沟边及干沙地草丛中。

【采　　制】夏、秋季二季采收，除去杂质，晒干。

【应　　用】壮医　甜、淡，凉。清热毒，除湿毒，调谷道、水道，调龙路。用于治疗中暑，能蚌（黄疸），发旺（痹病），白冻（泄泻），笨浮（水肿），肉扭（淋证）。

中医　甘、淡，凉。归心、肝、胃经。清热解暑，生津止渴。用于治疗中暑发热，消渴，水肿黄疸，泄泻，全身疼痛，风火牙痛，烧烫伤，丹毒，梅毒，漆过敏。

【用法用量】内服煎汤，50—100 克。外用适量。

【备　　注】收入《广西壮族自治区壮药质量标准（第二卷）》DYB45-GXZYC0152-2011。

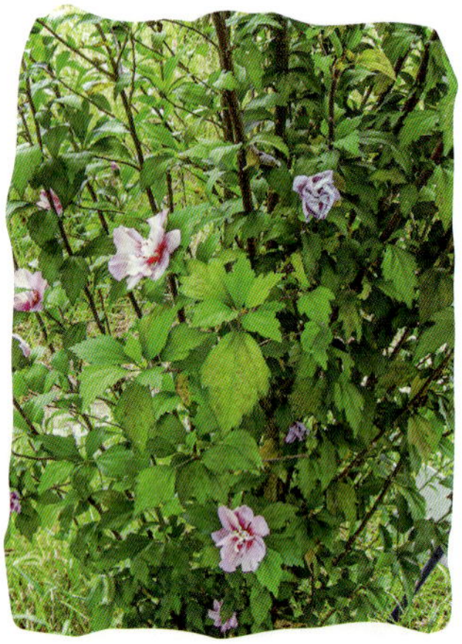

木槿花

壮文 Vadanhbei

【考　证】

《滇南本草》：『味微苦、平，性微寒。治妇人白浊带下……』

【壮 药 名】花丹培。

【中 药 名】木槿花。

【药用部位】干燥花。

【基源植物】锦葵科植物木槿 *Hibiscus syriacus* L.。

【植物形态】灌木。小枝密被黄色星状绒毛。叶菱形至三角状卵形，具深浅不同的 3 裂或不裂，先端钝，基部楔形，边缘具不整齐齿缺，下面沿叶脉微被毛或近无毛，上面被星状柔毛；托叶线形，疏被柔毛。花单生于枝端叶腋间；花萼钟形，密被星状短绒毛；花钟形，淡紫色。蒴果卵圆形，密被黄色星状绒毛。花期 7—10 月。

【分　　布】分布于广西、广东、福建、台湾、云南、贵州、四川、湖南、湖北、安徽、江西、浙江、江苏、山东、河北、河南、陕西等地。各地均有栽培。

【采　　制】夏季花初开放时采摘，晒干。

【应　　用】壮医　甜、淡，寒。通调谷道，清热毒，利湿毒。用于治疗阿意咪（痢疾），白冻（泄泻），鹿（呕吐），陆裂（咳血），隆白呆（带下），能含能累（湿疹瘙痒），呗农（痈疮），渗裆相（烧烫伤）。

中医　甘、淡，凉。归大肠、肺经。清湿热，凉血。用于治疗痢疾，腹泻，痔疮出血，白带，疖肿。

【用法用量】内服煎汤，3—9 克。外用适量，捣烂敷患处。

【备　　注】收入《广西壮族自治区壮药质量标准（第一卷）》DYB45-GXZYC0044-2008。

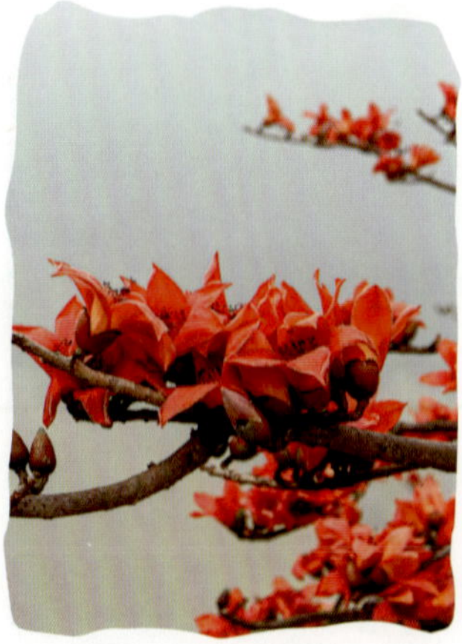

木棉花

壮文 Vagominz

【考证】《生草药性备要》：『花治痢症、白者更妙。』

【壮 药 名】华棵民。

【中 药 名】木棉花。

【药用部位】干燥花。

【基源植物】木棉科植物木棉 *Bombax ceiba* Linn. 。

【植物形态】乔木，幼树的树干通常有圆锥状的粗刺；分枝平展。掌状复叶，小叶 5—7 枚，长圆形至长圆状披针形，顶端渐尖，基部阔或渐狭，全缘，两面均无毛。花单生枝顶叶腋，通常红色，有时橙红色，花瓣肉质。蒴果长圆形，密被灰白色长柔毛和星状柔毛；种子多数，倒卵形，光滑。花期 3—4 月，果夏季成熟。

【分 布】分布于广西、广东、江西、云南、四川、贵州、福建、台湾等地。生于海拔 1400—1700 米以下的干热河谷及稀树草原，沟谷季雨林内。

【采 制】春季花盛开时采收，除去杂质，晒干。

【应 用】壮医 甜、淡，微寒。调谷道，清热毒，除湿毒。用于治疗白冻（泄泻），阿意咪（痢疾），仲嘿喯尹（痔疮），约京乱（月经不调）。

中医 甘、淡，凉。归大肠经。清热利湿，解毒。用于治疗泄泻，痢疾，痔疮出血。

【用法用量】内服煎汤，6—9 克。

【备 注】收入《广西壮族自治区壮药质量标准（第二卷）》DYB45-GXZYC0029-2011。

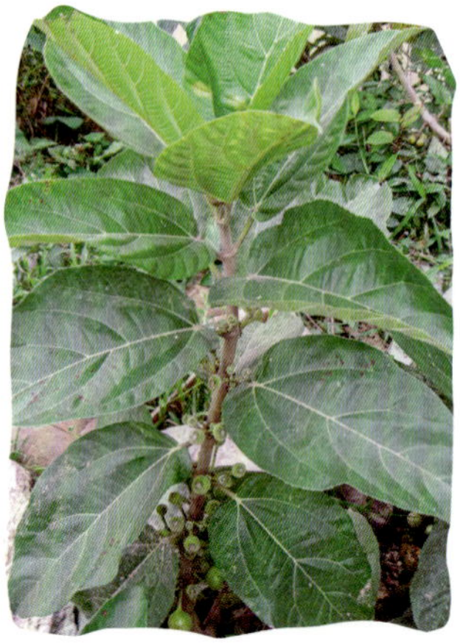

牛奶木

壮文 Meizdw

【考　证】《广西药用植物名录》：『疏风解表，消积化痰……』

【壮 药 名】美得。

【中 药 名】牛奶木。

【药用部位】根及茎。

【基源植物】桑科植物对叶榕 *Ficus hispida* L. f. 。

【植物形态】灌木或小乔木，被糙毛。叶通常对生，厚纸质，卵状长椭圆形或倒卵状矩圆形，全缘或有钝齿，顶端急尖或短尖，基部圆形或近楔形，表面粗糙，被短粗毛，背面被灰色粗糙毛；叶柄被短粗毛；托叶 2 枚，卵状披针形，生无叶的果枝上，常 4 枚交互对生。榕果腋生或生于落叶枝上，或老茎发出的下垂枝上，陀螺形，成熟黄色，散生侧生苞片和粗毛。花果期 6—7 月。

【分　　布】分布于广西、广东、海南、云南、贵州。喜生于沟谷潮湿地带。

【采　　制】全年可采挖，除去泥沙，切段，干燥。

【应　　用】壮医　甜，平。通气道、谷道、水道，祛风毒，清热毒，通龙路。用于治疗东郎（食欲不振），阿意咪（红白痢），鹿（呕吐），白冻（泄泻），林得叮相（跌打肿痛），发旺（风湿痹痛），隆白呆（带下）。

中医　甘、微苦，凉。归肺、脾经。疏风清热，消积化痰，健脾除湿，行气散瘀。用于治疗感冒发热，结膜炎，支气管炎，消化不良，痢疾，脾虚带下，乳汁不通，跌打肿痛，风湿痹痛。

【用法用量】内服煎汤，15—30 克。外用适量。

【备　　注】收入《广西壮族自治区壮药质量标准（第一卷）》DYB45-GXZYC0051-2008。

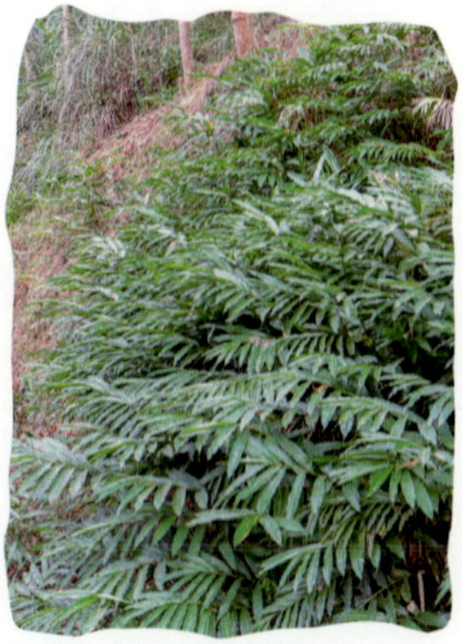

砂仁

壮文 Gocahyinz

【考证】《广西本草选编》：『味辛，气香，性温。行气止痛，健胃消食，安胎。治胸腹胀痛……』

【壮 药 名】棵砂仁。

【中 药 名】砂仁。

【药用部位】干燥成熟果实。

【基源植物】姜科植物砂仁 *Amomum villosum* Lour. 海南砂 *Amomum longiligulare* T. L. Wu 或绿壳砂仁 *Amomum villosum* var. *xanthioides*。

【植物形态】草本，茎散生。根茎匍匐地面，节上被褐色膜质鳞片。中部叶片长披针形，上部叶片线形，顶端尾尖，基部近圆形，两面光滑无毛，无柄或近无柄。叶舌半圆形，长 3—5 毫米。叶鞘上有略凹陷的方格状网纹。穗状花序椭圆形，总花梗长 4—8 厘米，被褐色短绒毛。鳞片膜质，椭圆形，褐色或绿色。苞片披针形，膜质。小苞片管状，膜质，无毛。花萼管长 1.7 厘米，顶端具 3 浅齿，白色，基部被稀疏柔毛。花冠管长 1.8 厘米。裂片倒卵状长圆形，白色。唇瓣圆匙形，白色，顶端具二裂、反卷、黄色的小尖头，中脉凸起，黄色而染紫红，基部具 2 个紫色的痂状斑，具瓣柄。花丝长 5—6 毫米，花药长约 6 毫米。药隔附属体 3 裂，顶端裂片半圆形，两侧耳状。腺体 2 枚，圆柱形。子房被白色柔毛。蒴果椭圆形，紫红色，干后褐色，表面被不分裂或分裂的柔刺。种子有浓郁的香气，味苦凉。花期 5—6 月，果期 8—9 月。

【分　　布】分布于广东、福建、广西和云南。栽培或野生于山地荫湿之处。

【采　　制】夏、秋二季果实成熟时采收，晒干或低温干燥。

【应　　用】壮医　辣，温。调气道、谷道，除湿毒。用于治疗东郎（食滞），鹿病（呕吐），白冻（泄泻），咪裆噜

（胎动不安）。

中医　辛，温。归脾、胃、肾经。化湿开胃，温脾止泻，理气安胎。用于治疗湿浊中阻，脘痞不饥，脾胃虚寒，呕吐泄泻，妊娠恶阻，胎动不安。

【用法用量】内服煎汤，3—6克，后下。

【备　　注】收入《广西壮族自治区壮药质量标准（第二卷）》DYB45-GXZYC0133-2011。

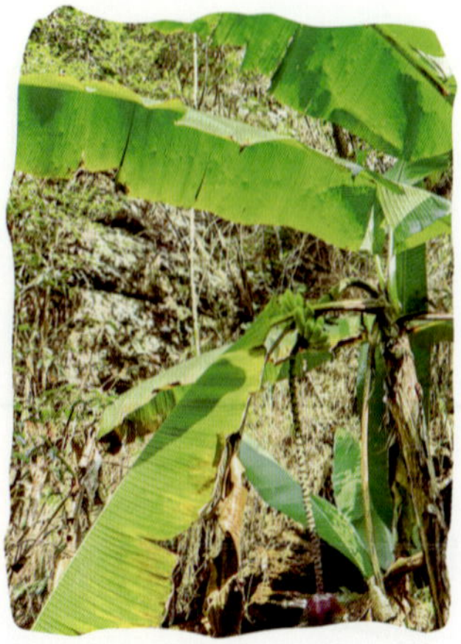

山芭蕉子

壮文 Gyoijbya

【考　证】《南宁药物志》：『破瘀血，通大便。主治跌打骨折……』

【壮 药 名】决岜。

【中 药 名】山芭蕉子。

【药用部位】种子。

【基源植物】芭蕉科植物野蕉 *Musa balbisiana* Colla。

【植物形态】大型粗壮草本。假茎丛生，黄绿色，有大块黑斑，具匍匐茎。叶片卵状长圆形，基部耳形，两侧不对称，叶面绿色，微被蜡粉。雌花的苞片脱落，中性花及雄花的苞片宿存，苞片卵形至披针形，外面暗紫红色，被白粉，内面紫红色，开放后反卷；合生花被片具条纹，外面淡紫白色，内面淡紫色；离生花被片乳白色，透明，倒卵形，基部圆形，先端内凹，在凹陷处有一小尖头。果丛共8段，每段有果2列，约15—16个。浆果倒卵形，灰绿色，棱角明显；浆果具长柄，柄长在2厘米以上；果内具多数种子；种子扁球形，褐色，具疣。

【分　　布】分布于广西、广东、云南西部。生于沟谷坡地的湿润常绿林中。

【采　　制】秋后采收，晒干。

【应　　用】壮医　消肿痛，调谷道。用于治疗林得叮相（跌打损伤），阿意囊（便秘）等。

中医　苦、辛，凉，有小毒。破瘀血，通大便。用于治疗跌打骨折，大便秘结等。

【用法用量】内服煎汤，4—6克。

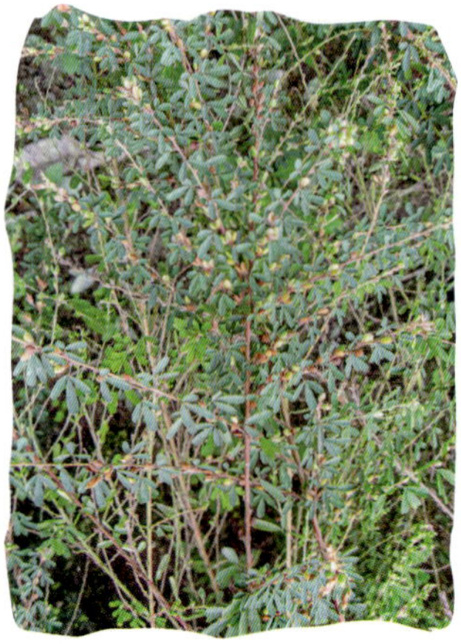

铁扫帚

壮文 Gobaetdiet

【考 证】

《广西中药志》：『去腐。治疮疡烂肉……』

【壮 药 名】棵奔电。

【中 药 名】铁扫帚。

【药用部位】干燥地上部分。

【基源植物】豆科植物截叶铁扫帚 *Lespedeza cuneata* (Dum. cours.) G. Don。

【植物形态】小灌木。茎直立或斜升，被毛，上部分枝。分枝斜上举。叶密集，柄短。小叶楔形或线状楔形，先端截形或近截形，基部楔形，上面近无毛，下面密被伏毛。总状花序腋生，具2—4朵花。总花梗极短。小苞片卵形或狭卵形，先端渐尖，背面被白色伏毛，边具缘毛。花萼狭钟形，长不及花冠一半，密被伏毛，5深裂，裂片披针形。花冠淡黄色或白色，旗瓣基部有紫斑，有时龙骨瓣先端带紫色。闭锁花簇生于叶腋。荚果宽卵形或近球形。花期7—8月，果期9—10月。

【分 布】分布于广西、广东、四川、云南、湖北、湖南、陕西、甘肃、山东、台湾、河南、西藏等地。生于海拔2500米以下的山坡路旁。

【采 制】夏、秋二季采收，除去杂质，扎成小把，晒干。

【应 用】壮医 甜、涩，寒。利谷道、水道，通龙路、火路，散瘀消肿。用于治疗唊疳（疳积），白冻（泄泻），阿意咪（痢疾），肉扭（淋症），笨浮（肾炎水肿），火眼，埃病（咳嗽），额哈（毒蛇咬伤），坐骨神经痛。

中医 苦、辛，凉。归肝、肾、肺经。补肝肾，益肺阴，散瘀消肿。用于治疗遗精，遗尿，白浊，带下，哮喘，胃痛，劳伤，小儿疳积，泻痢，跌打损伤，视力减退，目赤，乳痈。

【用法用量】内服煎汤，15—30克。外用适量，捣敷。

【备 注】收入《广西壮族自治区壮药质量标准（第一卷）》DYB45-GXZYC0130-2008。

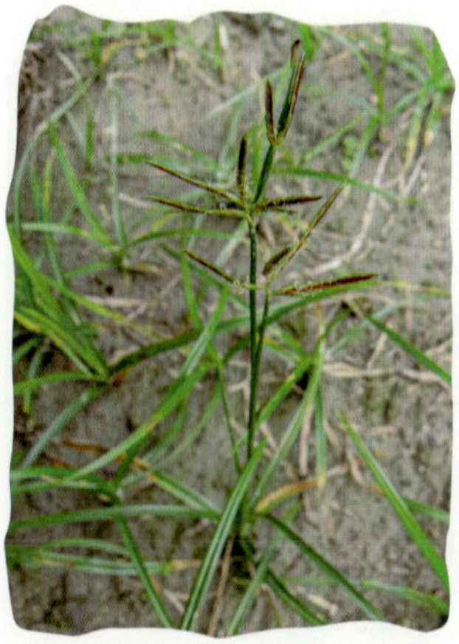

香附

壮文 Gocidmou

【考 证】

《滇南本草》：『香附，味辛，性微温。调血中之气也，则有推行之意。开郁气而调诸气，宽中消食……』

【壮 药 名】棵寻谋。

【中 药 名】香附。

【药用部位】干燥根茎。

【基源植物】莎草科植物香附子 *Cyperus rotundus* Linn.。

【植物形态】一年生或多年生草本。杆直立，仅于基部生叶。叶具鞘。长侧枝聚散花序，有时短缩成头状，基部具叶状苞片数枚；小穗几个至多数，成穗状、指状、头状排列于辐射枝上端，小穗轴宿存，通常具翅；鳞片 2 列，少为螺旋状排列，最下面 1—2 枚鳞片为空的，其余均具 1 朵两性花，有时最上面 1—3 朵花不结实；雄蕊多为 3 枚；柱头亦多为 3 枚，成熟时脱落。小坚果三棱形。

【分 布】分布于广东、广西、山东、江苏、浙江、江西、安徽、云南、贵州、四川、福建、陕西、甘肃、山西、河南、河北、台湾等地。生长于山坡荒地草丛中或水边潮湿处。

【采 制】秋季采挖，燎去毛须，置沸水中略煮或蒸透后晒干，或燎后直接晒干。

【应 用】壮医 辣、甘、微苦，平。调气机，通龙路，消郁滞，调经止痛，安胎。用于治疗巧尹（头痛），腊胴尹（腹痛），鹿（呕吐），兵嘿细勒（疝气），约经乱（月经不调），京尹（痛经），京瑟（闭经），咪裆胴尹（产后腹痛），兵淋勒（崩漏），乒白呆（带下），胎动不安。

中医 辛、微苦、微甘，平。归肝、脾、三焦经。疏肝解郁，理气宽中，调经止痛。用于治疗肝郁气滞，胸胁胀痛，疝气疼痛，乳房胀痛，脾胃气滞，脘腹痞闷，胀满疼痛，月经不调，经闭痛经。

【用法用量】内服煎汤，6—10 克。

【备 注】收入《广西壮族自治区壮药质量标准（第二卷）》DYB45-GXZYC0137-2011。

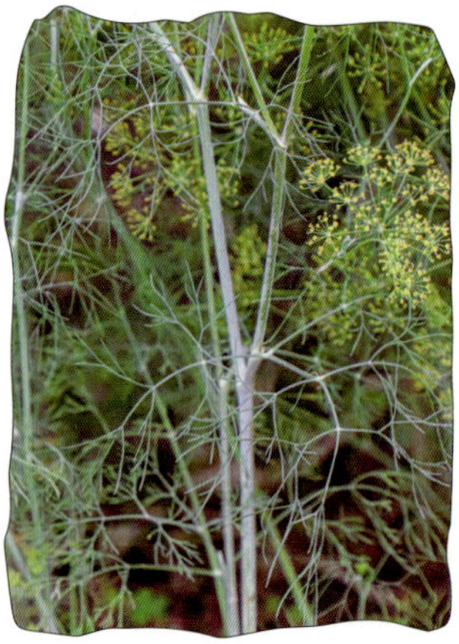

小茴香

壮文 Byaekhom

【考 证】

《广西本草选编》：『味辛甘，气香，性温。发表透疹，温中散寒，星期止痛。治小儿麻疹发热……』

【壮 药 名】碰函。

【中 药 名】小茴香。

【药用部位】干燥成熟果实。

【基源植物】伞形科植物茴香 *Foeniculum vulagare* Mill. 。

【植物形态】直立草本。茎光滑，灰绿色或苍白色，多分枝。下部的茎生叶柄长 5—15 厘米，中部以上叶柄部分常成鞘状，叶鞘边缘膜质；叶片 4—5 回羽状全裂，末回裂片线形，长 1.5—6 厘米，宽约 1 毫米。顶生或侧生复伞形花序，花序梗长 2—25 厘米。伞辐 6—30 枚，长短不一。小伞形花序有花 14—39 枚，花柄细且不等长，花瓣黄色，倒卵形或近倒卵圆形，花丝略长于花瓣，花药卵圆形，淡黄色。花柱基圆锥形，花柱极短。果实长圆形，主棱 5 条，尖锐。每棱槽内有 1 油管，合生面具 2 油管。花期 5—6 月，果期 7—9 月。

【分 布】原产地中海地区。中国各省区都有栽培。

【采 制】秋季果实初熟时采割植株，晒干，打下果实，除去杂质。

【应 用】壮医 辣，温。祛寒毒，调谷道，补肾虚，止痛。用于治疗核尹（腰痛），腊胴尹（腹痛），胴尹（胃痛），兵嘿细勒（疝气），邦印（胁痛，睾丸肿痛），京尹（痛经），京瑟（闭经），濑幽（遗尿），勒爷发得（小儿发热），叻哏（小儿厌食症），鹿（呕吐），白冻（泄泻）。

中医 辛，温。归肝、肾、脾、胃经。散寒止痛，理气和胃。用于治疗寒疝腹痛，睾丸偏坠，痛经，少腹冷痛，脘腹胀痛，食少吐泻。盐小茴香可暖肾、散寒、止痛。

【用法用量】内服煎汤，3—6 克。

【备 注】收入《广西壮族自治区壮药质量标准（第二卷）》DYB45-GXZYC0020-2011。

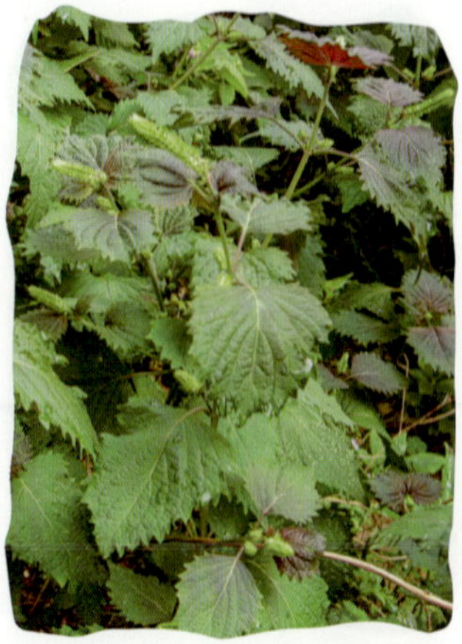

紫苏叶

壮文 Mbawsijsu

【考证】《滇南本草》："味辛、香，性温。入脾、肺二经。发汗，解散伤风头疼，定吼喘，下气……"

【壮药名】盟紫苏。

【中药名】紫苏叶。

【药用部位】干燥叶（或带嫩枝）。

【基源植物】唇形科植物紫苏 *Perilla frutescens*（Linn.）Britt.。

【植物形态】一年生草本、直立。茎绿色或紫色，四棱形，具四槽，密被长柔毛。叶圆形或阔卵形，先端尖，基部圆形或阔楔形，边缘在上部有粗锯齿，膜质或草质，两面绿色或紫色，或仅下面紫色，均被柔毛，叶脉在上面微突起下面明显突起。叶柄密被柔毛。轮伞花序顶生及腋生成总状花序，密被长柔毛；苞片近圆形或宽卵圆形，先端具短尖，外被红褐色腺点，无毛，边缘膜质。花萼钟形，直伸，下部被长柔毛，夹有黄色腺点，内面喉部有毛环，结果时基部一边肿胀，萼檐二唇形。花冠白色至紫红色，冠檐近二唇形。雄蕊 4 枚。花柱先端等 2 浅裂。小坚果近球形，灰褐色。花期 8—11 月，果期 8—12 月。

【分布】全国各地广泛栽培。

【采制】夏季枝叶茂盛时采收，除去杂质，晒干。

【应用】壮医 辣，温。祛寒毒，通气道，调谷道，化痰，安胎。用于治疗痧病，埃病（咳嗽），东郎（食滞），鹿（呕吐），腊胴尹（腹痛），白冻（泄泻），阿意咪（痢疾），胎动不安，产呱忍勒卟叮（产后恶露不尽），呗嘻（乳痈）。

中医 辛，温。归肺、脾经。解表散寒，行气和胃。用于治疗风寒感冒，咳嗽呕恶，妊娠呕吐，鱼蟹中毒。

【用法用量】内服煎，5—10 克。

【备注】收入《广西壮族自治区壮药质量标准（第二卷）》DYB45-GXZYC0182-2011。

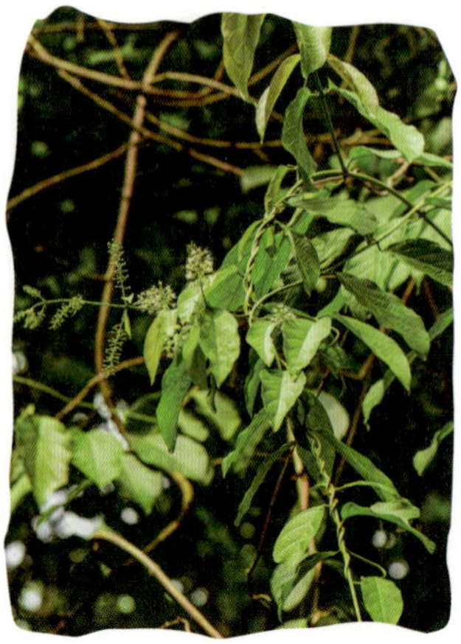

华风车子叶

壮文 Gaeudangz

【壮 药 名】勾挡。

【中 药 名】华风车子叶。

【药用部位】叶。

【基源植物】使君子科植物风车子 *Combretum alfredii* Hance。

【植物形态】多枝直立或攀援状灌木。树皮浅灰色，幼嫩部分具鳞片。小枝近方形、灰褐色，有纵槽，密被棕黄色的绒毛和有橙黄色的鳞片，老枝无毛。叶对生或近对生，叶片长椭圆形至阔披针形，稀为椭圆状倒卵形或卵形，先端渐尖，基部楔尖，稀钝圆，全缘，两面无毛而稍粗糙，甚少在背面脉上有粗毛，在放大镜下密被白色、圆形、凸起的小斑点，背面具有黄褐色或橙黄色的鳞片，中脉在背面凸起，侧脉 6—10 对，稍广展，将达叶缘处弯拱而连连，脉腋内有丛生的粗毛，小脉显著，横生，平行，网脉疏生。叶柄有槽，具鳞片或被毛。穗状花序腋生和顶生或组成圆锥花序，总轴被棕黄色的绒毛和金黄色与橙色的鳞片。小苞片线状，花萼钟状，外面有黄色而有光泽的鳞片和被粗毛，长约为子房的 2 倍，萼齿 4 或 5 枚，内面具 1 个柠檬黄色而有光泽的大粗毛环，稀突出萼喉之上。花瓣黄白色，长倒卵形，基部渐狭成柄，顶、端钝圆或稍短尖。雄蕊 8，花伸出萼外甚长，生于萼管之基部，花丝大部分与萼管合生，高出萼齿 4.5 毫米，花药椭圆形，药隔不突出。子房圆柱状，稍 4 棱形，有鳞片。花柱圆柱状，胚珠 2 颗，倒垂。果椭圆形，有 4 翅，轮廓圆形，近圆形或梨形，被黄色或橙黄色鳞片，翅纸质，等大，成熟时红色或紫红色。种子 1 颗，纺锤形，有纵沟 8 条。花期 5—8 月，果期 9 月开始。

【考 证】

《广西中草药》：『味甘淡、微苦，性平。健胃驱虫……』

【分　　布】分布于江西、湖南、广东、广西。生于海拔200—800米的河边、谷地。

【采　　制】春、夏二季采收，鲜用或晒干。

【应　　用】壮医　甜、微苦，平。调谷道，驱虫，解毒。用于治疗胴郎（食滞），胴西咪暖（蛔虫病），鞭虫病，渗裆相（烧烫伤）。

中医　甘、微苦，平。驱虫健胃，解毒。用于治疗蛔虫病，鞭虫病，烧烫伤。

【用法用量】内服煎汤，9—18克。外用适量，鲜品捣汁涂；或研末调敷。

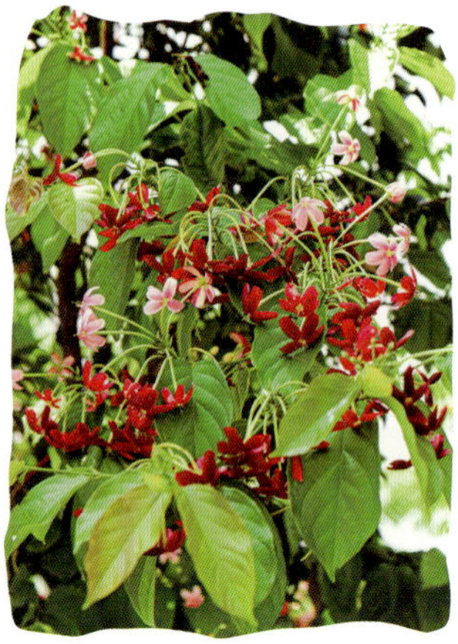

使君子

壮文 Gaeucijginh

【考　证】《广西本草选编》：『味甘，性温，有小毒。驱蛔，消积。治小儿蛔虫病。』

【壮 药 名】索子果。

【中 药 名】使君子。

【药用部位】成熟果实。

【基源植物】使君子科植物使君子 *Quisqualis indica* L.。

【植物形态】攀援状灌木，小枝被棕黄色短柔毛。叶对生或近对生，叶片膜质，卵形或椭圆形，先端短渐尖，基部钝圆，表面无毛，背面有时疏被棕色柔毛，侧脉 7 或 8 对。叶柄无关节，幼时密生锈色柔毛。顶生穗状花序，组成伞房花序式。苞片卵形至线状披针形，被毛。萼管被黄色柔毛，萼齿 5 枚。花瓣 5 片，先端钝圆，初为白色，后转淡红色。雄蕊 10 个，不突出冠外，外轮着生于花冠基部，内轮着生于萼管中部。子房下位，胚珠 3 颗。果卵形，无毛，具明显的锐棱角 5 条，成熟时呈青黑色或栗色。种子 1 颗，白色，圆柱状纺锤形。花期初夏，果期秋末。

【分　　布】分布于广西、广东、福建、台湾、江西、湖南、四川、云南、贵州等省区。多为栽培。

【采　　制】8 月以后，当果壳由绿变成棕褐色时采收。晒干或烘干。

【应　　用】壮医　甜，温。调谷道，驱虫。用于治疗胴西咪暖（蛔虫病），小儿蛔虫，奔疳（疳症），诺嚎尹（牙痛），虚热，屙泻（泄泻），屙意咪（痢疾）。

中医　甘，温，小毒。归脾、胃经。杀虫，消积，健脾。用于治疗虫积腹痛，小儿疳积，乳食停滞，腹胀，泻痢。

【用法用量】内服煎汤，6—15 克，去壳炒香嚼服，小儿每岁每日 1.5 粒，总量不超过 20 粒。

苦楝皮

壮文 Maexrenh

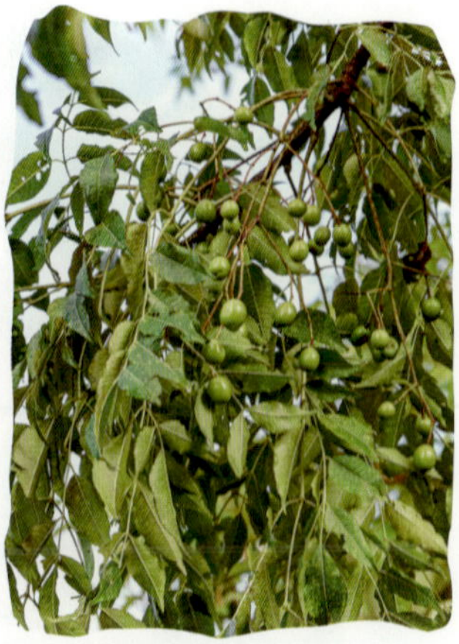

【壮 药 名】美楝。

【中 药 名】苦楝皮。

【药用部位】树皮、根皮。

【基源植物】楝科植物楝 *Melia azedarach* L. 。

【植物形态】落叶乔木，树皮灰褐色，纵裂。分枝广展，小枝有叶痕。叶为 2—3 回奇数羽状复叶。小叶对生，卵形、椭圆形至披针形，顶生一片通常略大，先端短渐尖，基部楔形或宽楔形，多少偏斜，边缘有钝锯齿，幼时被星状毛，侧脉每边 12—16 条。圆锥花序约与叶等长，无毛或幼时被鳞片状短柔毛。花芳香，花萼 5 深裂，裂片卵形或长圆状卵形，先端急尖，外面被微柔毛。花瓣淡紫色，倒卵状匙形，两面均被微柔毛，通常外面较密，雄蕊管紫色，无毛或近无毛，有纵细脉，管口狭裂片 10 枚，花药 10 枚，着生于裂片内侧，且与裂片互生，长椭圆形，顶端微凸尖。子房近球形，5—6 室，无毛，每室有胚珠 2 颗，花柱柱头头状，具 5 齿，不伸出雄蕊管。核果球形至椭圆形，内果皮木质，4—5 室，每室有种子 1 颗。种子椭圆形。花期 4—5 月，果期 10—12 月。

【分　　布】分布于中国黄河以南，较常见。生于低海拔旷野、路旁、疏林中。

【采　　制】全年或春、秋二季采收，剥取干皮或根皮，除去泥沙，晒干。

【应　　用】壮医　苦，寒，有毒。调谷道，驱虫，止痒。用于治疗胴西咪暖（蛔虫病、蛲虫病、虫积），腊胴尹（腹痛），痂（癣），能啥（瘙痒）。

中医　苦，寒，有毒。归脾、胃、肝经。杀虫，疗癣。用于治疗蛔虫病，钩虫病，蛲虫病，阴道滴虫病，疥疮，头癣。

【用法用量】内服煎汤，6—15 克（鲜品 15—30 克）。外用适量，煎水洗。

【注　　意】肝炎或肾炎患者慎服。

【考　证】《生草药性备要》：『治虫积肚痛，消热毒。煲肉食退热……』

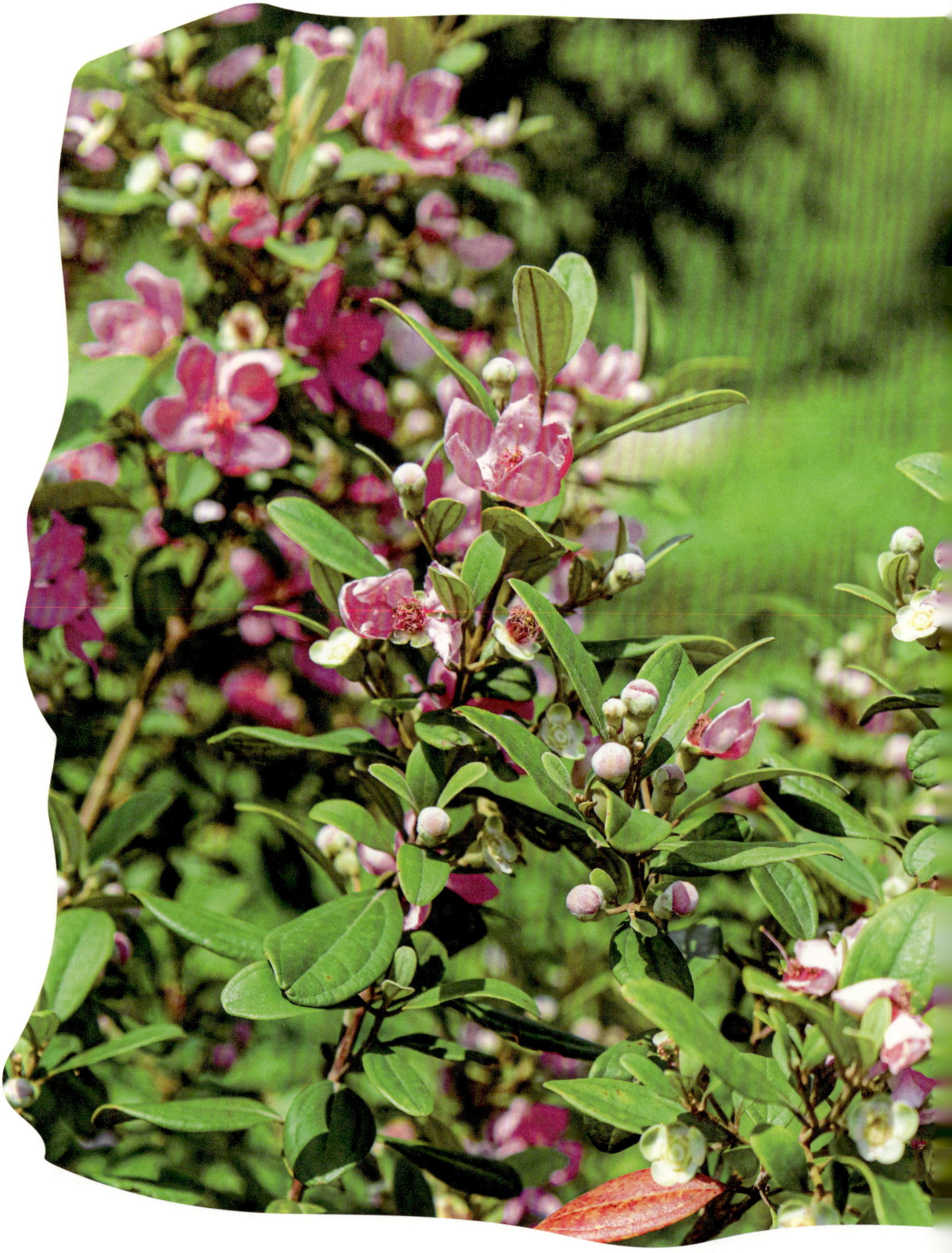

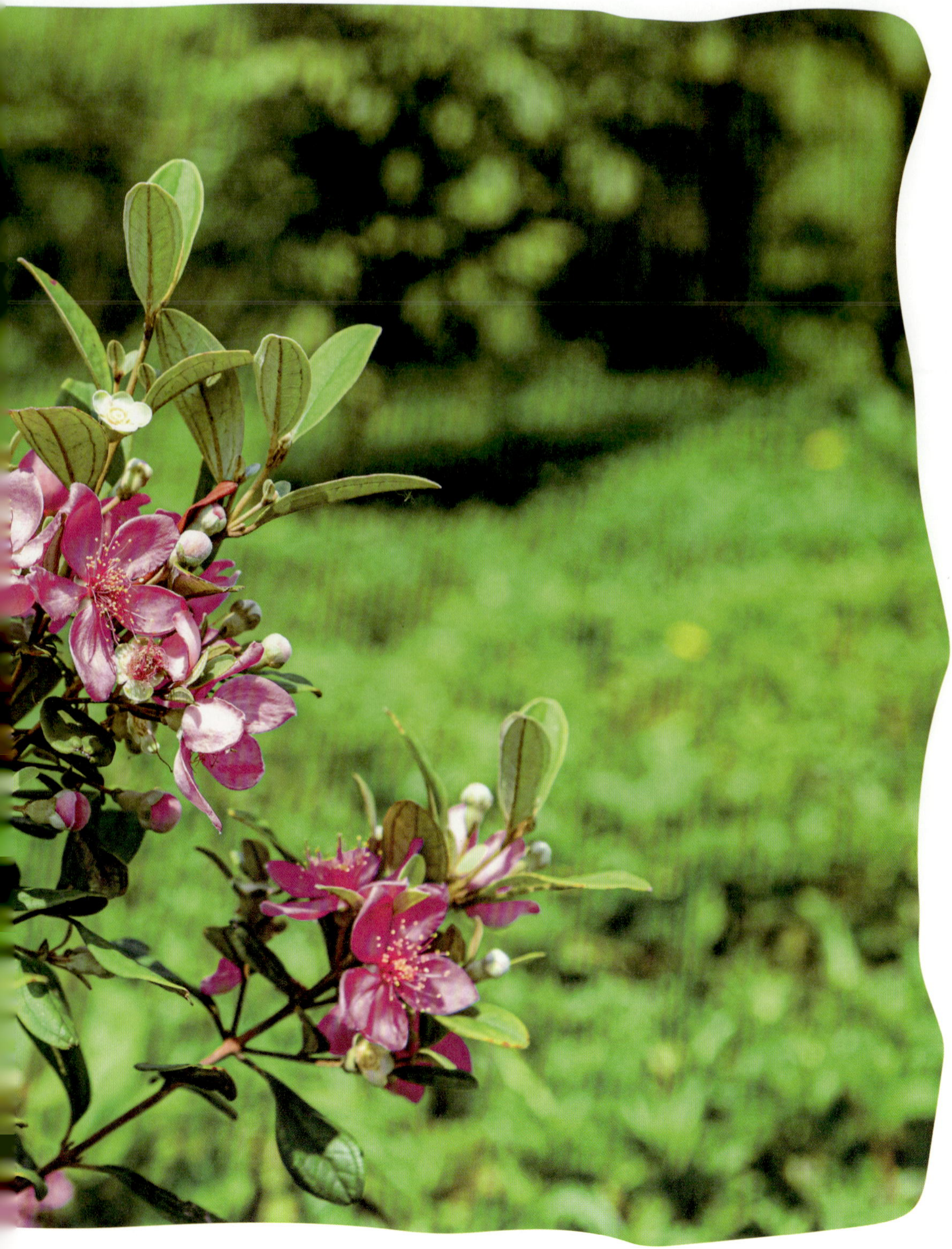

桃金娘果

桃金娘果

壮文 Maknim

【考　证】

《岭南草药志》：『滋养补血。治脱肛，鼻血……』

【壮 药 名】芒您。

【中 药 名】桃金娘果。

【药用部位】成熟果实。

【基源植物】桃金娘科植物桃金娘 *Rhodomyrtus tomentosa*（Ait.）Hassk.。

【植物形态】灌木。嫩枝有灰白色柔毛。叶对生，革质，叶片椭圆形或倒卵形，先端圆或钝，常微凹入，有时稍尖，基部阔楔形，上面初时有毛，以后变无毛，发亮，下面有灰色茸毛，离基三出脉，直达先端且相结合，中脉有侧脉 4—6 对，网脉明显。花有长梗，常单生，紫红色。萼管倒卵形，有灰茸毛，萼裂片 5，近圆形，宿存。花瓣 5，倒卵形。雄蕊红色。子房下位，3 室。浆果卵状壶形，熟时紫黑色。花期 4—5 月。

【分　　布】分布于广西、广东、台湾、福建、云南、贵州及湖南。生于丘陵坡地。

【采　　制】秋季采收成熟的果实，干燥。根：全年均可采收，洗净、切成短段或片、块，晒干。

【应　　用】壮医　甜、涩，平。调龙路、火路，补血止血。用于治疗阿意咪（痢疾），勒内（贫血），阿意勒（便血），兵淋勒（血崩），隆白呆（带下），外伤出血，渗档相（烫伤）。

中医　甘、涩，平。归心、肝经。补血，滋养，止血，涩肠，固精。用于治疗病后血虚，神经衰弱，吐血，鼻衄，便血，泄泻，痢疾，脱肛，耳鸣，遗精，血崩，月经不调，白带过多。

【用法用量】内服煎汤，6—30 克；或浸酒。

【注　　意】实热便秘者忌用。

【备　　注】收入《广西壮族自治区壮药质量标准（第一卷）》DYB45-GXZYC0129-2008。

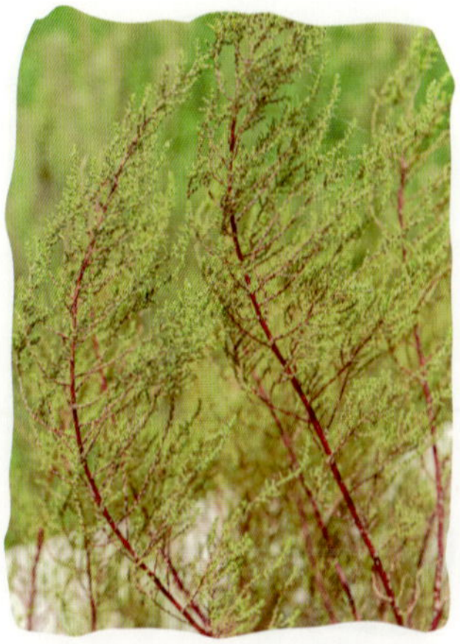

土荆芥

壮文 Caebceuj

【考　证】《生草药性备要》：『味辛，性温。祛风止痛，宜煎水洗……』

【壮 药 名】招就。

【中 药 名】土荆芥。

【药用部位】干燥地上部分。

【基源植物】藜科植物土荆芥 *Dysphania ambrosioides*（Linnaeus）Mosyakin et Clemants。

【植物形态】一年生或多年生草本，有强烈香味。茎直立，多分枝，有色条及钝条棱。枝通常细瘦，有短柔毛并兼有具节的长柔毛，有时近于无毛。叶片矩圆状披针形至披针形，先端急尖或渐尖，边缘具稀疏不整齐的大锯齿，基部渐狭具短柄，上面平滑无毛，下面有散生油点并沿叶脉稍有毛，下部的叶较大，上部叶逐渐狭小而近全缘。花两性及雌性，通常3—5个团集，生于上部叶腋。花被裂片5，较少为3，绿色，果时通常闭合。雄蕊5。花柱不明显，柱头通常3，伸出花被外。胞果扁球形，完全包于花被内。种子横生或斜生，黑色或暗红色，有光泽。花期和果期的时间都很长。

【分　　布】分布于广西、广东、福建、台湾、江苏、浙江、江西、湖南、四川等地，北方各地常有栽培。喜生于村旁、路边、河岸等处。

【采　　制】夏、秋二季果实完全成熟时采割，除去杂质，阴干。

【应　　用】壮医　辣、苦，温，有毒。祛风毒，除湿毒，通龙路，杀虫，止痒。用于治疗肠道寄生虫病，头虱，能晗能累（湿疹），痂冉（疥疮），痂（癣），发旺（痹病），林得叮相（跌打损伤），蛇虫咬伤。

中医　辛，温，有毒。归肝、脾、大肠经。祛风，杀虫，痛经，止痛。用于治疗蛔虫，钩虫，风湿痹痛，痛经，闭经，皮肤湿疹。

【用法用量】内服煎汤，3—10克。外用适量。

【注　　意】孕妇、肾、心、肝功能不良者、消化道溃疡者禁服。

【备　　注】收入《广西壮族自治区壮药质量标准（第三卷）》DYB45-GXZYC0011-2017。

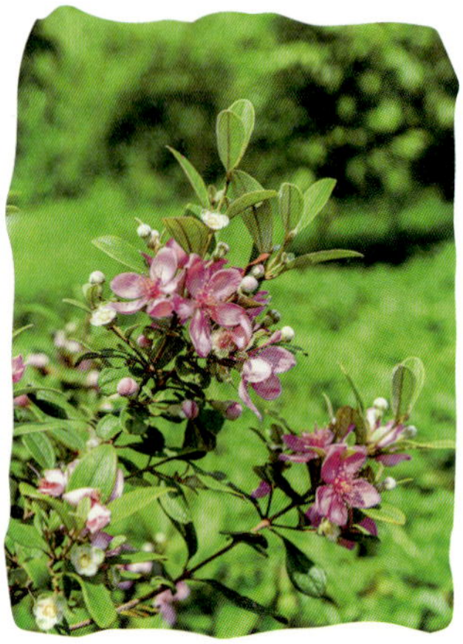

桃金娘根

壮文 Ragnim

【考　证】

《岭南草药志》：『气微香，味甘、涩，性平。解久热不退。治黄疸……』

【壮 药 名】让您。

【中 药 名】桃金娘根。

【药用部位】干燥根。

【基源植物】桃金娘科植物桃金娘 *Rhodomyrtus tomentosa*（Ait.）Hassk.。

【植物形态】见 Maknim 芒您项下。

【分　　布】见 Maknim 芒您项下。

【采　　制】全年均可采收，洗净，切成短段（或片、块），晒干。

【应　　用】壮医　甜、涩，平。调谷道，固精气，养血，止血。用于治疗白冻（腹泻），阿意咪（痢疾），贫血，鹿勒（呕血），阿意勒（便血），兵淋勒（崩漏），隆白呆（带下病），楞喔勒（鼻出血），遗精，核尹（腰痛），兰晦（眩晕）。

中医　辛、甘，平。归肝、胃、心经。理气止痛，利湿止泻，化瘀止血，益肾养血。用于治疗脘腹疼痛，呕吐，腹泻，痢疾，胁痛，湿热黄疸，癥瘕，痞块，崩漏，劳伤出血，跌打损伤，风湿痹痛，肾虚腰痛，尿频，白浊，浮肿，疝气，痈疮，瘰疬，痔疮，烫伤。

【用法用量】内服煎汤，15—60 克。

【备　　注】收入《广西壮族自治区壮药质量标准（第三卷）》DYB45-GXZYC0086-2017。

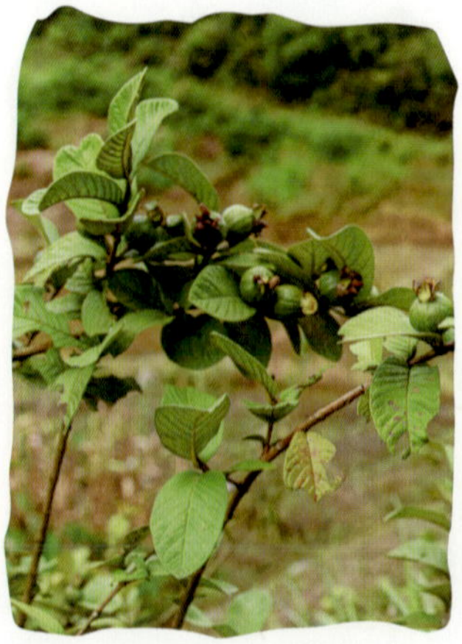

番石榴根

壮文 Ragnimhung

【壮 药 名】壤您洪（根）。

【中 药 名】番石榴根。

【药用部位】根。

【基源植物】桃金娘科植物番石榴 *Psidium guajava* Linn.。

【植物形态】乔木。树皮平滑，灰色，片状剥落。嫩枝有棱，被毛。叶片革质，长圆形至椭圆形，先端急尖或钝，基部近于圆形，上面稍粗糙，下面有毛，侧脉 12—15 对，常下陷，网脉明显。叶柄长 5 毫米。花单生或 2—3 朵排成聚伞花序。萼管钟形，有毛，萼帽近圆形，不规则裂开。花瓣长 1—1.4 厘米，白色。雄蕊长 6—9 毫米。子房下位，与萼合生，花柱与雄蕊同长。浆果球形、卵圆形或梨形，顶端有宿存萼片，果肉白色及黄色，胎座肥大，肉质，淡红色。种子多数。

【分　　布】华南各地栽培，常见有逸为野生种，生于荒地或低丘陵上。

【采　　制】全年可采挖，除去泥沙，切片，干燥。

【应　　用】壮医　涩、苦，平。收敛止泻，止血。用于治疗白冻（泄泻），阿意咪（痢疾），消化不良，优平（盗汗），中耳炎，能含能累（湿疹），外伤出血，肾结石。

中医　涩、微苦，平。归大肠、胃经。收涩止泻，止痛敛疮。用于治疗泻痢，脘腹疼痛，脱肛，牙痛，糖尿病，疮疡，蛇咬伤。

【用法用量】内服煎汤，6—15 克。治疗肾结石，50—100 克。外用适量。

【备　　注】收入《广西壮族自治区壮药质量标准（第一卷）》DYB45-GXZYC0153-2008。

【考　证】

《岭南采药录》：『取其向东之根，刮取其皮，以白醋煎而含之，止牙痛……』

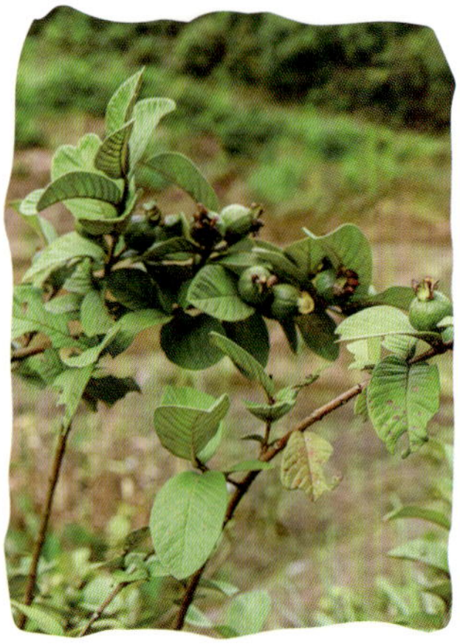

番石榴叶

壮文 Mbawnimhenj

【考　证】

《广西中药志》："味甘、涩，性平。无毒。健脾涩肠……"

【壮 药 名】盟您现。

【中 药 名】番石榴叶。

【药用部位】干燥叶及带叶嫩茎。

【基源植物】桃金娘科植物番石榴 *Psidium guajava* Linn.。

【植物形态】见 Ragnimhung 壤您洪项下。

【分　　布】见 Ragnimhung 壤您洪项下。

【采　　制】根：全年可采挖，除去泥沙，切片，干燥。叶及带叶嫩茎：全年可采，晒干。

【应　　用】壮医　甜、涩，平。调谷道，收敛止泻，止血。用于治疗阿意咪（痢疾），白冻（泄泻），阿幽脘（糖尿病），能啥能累（湿疹），狠尷风（痱子），诺嚎哒（牙周炎）。

中医　甘、涩，平。归大肠经。收敛止泻，消炎止血。用于治疗久痢，泄泻，糖尿病，创伤出血，皮肤湿疹，瘙痒，热痱，牙痛。

【用法用量】内服煎汤，3—5 克（鲜品 15—30 克）；或炒番石榴叶煎汤。外用适量，捣烂敷或煮水洗患处。

【注　　意】热盛泄泻者忌用。

【备　　注】收入《广西壮族自治区壮药质量标准（第二卷）》DYB45-GXZYC0186-2011。

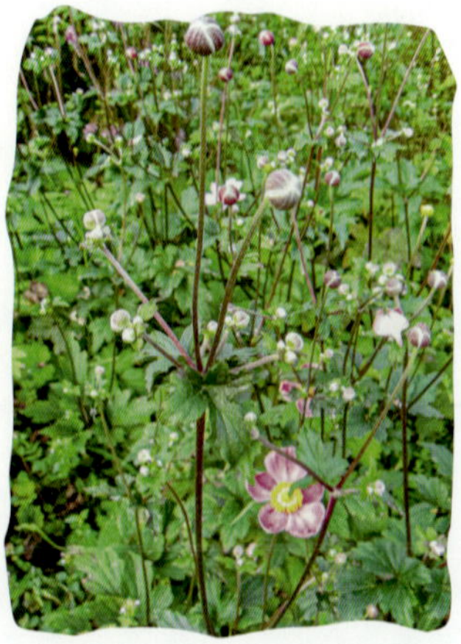

打破碗花花

壮文 Gobaidoq

【考 证】《广西药用植物名录》：『用于灭蛆；外用治体癣，脚癣。』

【壮 药 名】棵柏夺。

【中 药 名】打破碗花花。

【药用部位】新鲜全草。

【基源植物】毛茛科植物打破碗花花 *Anemone hupehensis* Lem. 。

【植物形态】多年生草本，全体不被毛。茎缠绕，伸长，有细棱。叶形多变，三角状卵形或宽卵形，顶端渐尖或锐尖，基部戟形或心形，全缘或基部稍伸展为具2—3个大齿缺的裂片；叶柄常短于叶片或两者近等长。花腋生，1朵，花梗通常稍长于叶柄，长达10厘米，有细棱或有时具狭翅。苞片宽卵形，顶端锐尖。萼片卵形，顶端渐尖或有时锐尖。花冠通常白色或有时淡红或紫色，漏斗状，冠檐微裂。雄蕊花丝被小鳞毛。子房无毛，柱头2裂，裂片卵形，扁平。蒴果卵形，为增大宿存的苞片和萼片所包被。种子黑褐色，表面有小疣。

【分 布】中国大部分地区均有。生于海拔140—2600米的路旁、溪边草丛、农田边或山坡林缘。

【采 制】夏、秋二季茎叶茂盛时采挖，除去泥沙。

【应 用】壮医 苦、辣，平。除湿毒，杀虫。用于治疗杀灭虫蛆，痂（癣）。

中医 苦、辛，平，有小毒。归脾、胃、大肠经。去湿，杀虫。用于治疗灭蛆，杀孑孓，体癣、脚癣。

【用法用量】用新鲜全草捣汁涂患处。

【备 注】收入《广西壮族自治区壮药质量标准（第二卷）》DYB45-GXZYC0054-2011。

通水道药

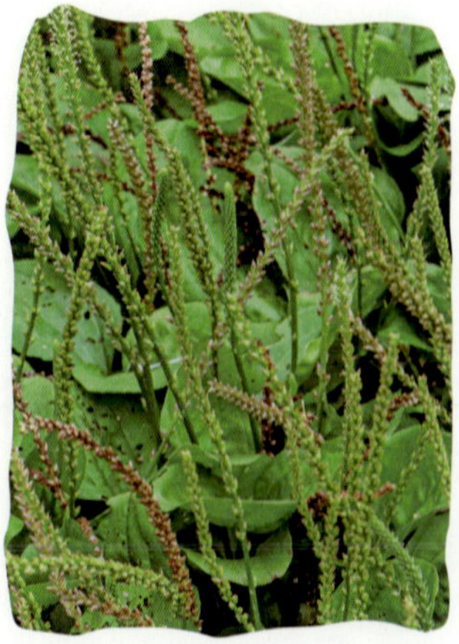

车前草

壮文 Nyadaezmax

【考　证】《滇南本草》："蛤蟆草，子名车前子。味苦、咸，性微寒。清胃热、利小便、消水肿……"

【壮 药 名】牙底马。
【中 药 名】车前草。
【药用部位】全草。
【基源植物】车前科植物车前 *Plantago asiatica* L.。
【植物形态】二年生或多年生草本。须根多数。根茎短，稍粗。叶基生呈莲座状，平卧、斜展或直立。叶片薄纸质或纸质，宽卵形至宽椭圆形，先端钝圆至急尖，边缘波状、全缘或中部以下有锯齿、牙齿或裂齿，基部宽楔形或近圆形，多少下延，两面疏生短柔毛。脉 5—7 条。叶柄基部扩大成鞘，具凹槽。花序 3—10 个，花序梗长 5—30 厘米。穗状花序紧密或稀疏。苞片背面无毛。花具短梗，花冠白色，无毛，冠筒与萼片约等长，裂片狭三角形，先端渐尖或急尖，具明显的中脉。雄蕊着生于冠筒内面近基部，与花柱明显外伸，花药卵状椭圆形，白色，干后变淡褐色。胚珠 7—18 枚。蒴果纺锤状卵形、卵球形或圆锥状卵形，于基部上方周裂。种子 5—12 颗，卵状椭圆形或椭圆形。花期 4—8 月，果期 6—9 月。
【分　　布】分布于广西、广东、海南、湖北、湖南、黑龙江、吉林、辽宁、内蒙古、河北、山西、陕西、甘肃、新疆、山东、江苏、安徽、浙江、江西、福建、台湾、河南、四川、贵州、云南、西藏。生于海拔 3—3200 米的草地、沟边、河岸湿地、田边、路旁、村边空旷处。
【采　　制】夏季采挖，除去泥沙，晒干。
【应　　用】壮医　甜，寒。清热毒，调水道，凉血。用于治疗肉扭（淋证），肉卡（癃闭），白冻（泄泻），埃病（咳嗽），肉裂（尿血），呗农（痈疮）。

中医　甘，寒。归肝、肾、肺、小肠经。清热利尿通淋，祛痰，凉血，解毒。用于治疗热淋涩痛，水肿尿少，暑湿泄泻，痰热咳嗽，吐血衄血，痈肿疮毒。
【用法用量】内服煎汤，9—30 克（鲜品 20—50 克）。外用适量。
【备　　注】收入《广西壮族自治区壮药质量标准（第二卷）》DYB45-GXZYC0033-2011。

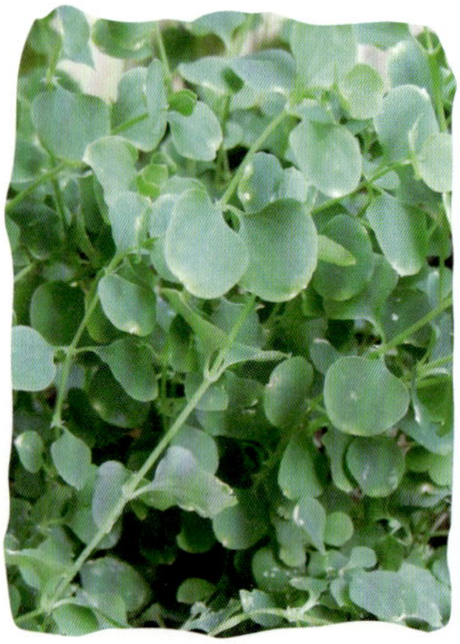

荷莲豆草

壮文 Rumliengz

【考　证】

《广西本草选编》：『荷莲豆，味淡、微酸，性平。消食化痰……』

【壮 药 名】溶莲。

【中 药 名】荷莲豆草。

【药用部位】全草。

【基源植物】石竹科植物荷莲豆草 *Drymaria cordata* (Linnaeus) Willdenow ex Schultes。

【植物形态】一年生草本。根纤细。茎匍匐，丛生，纤细，无毛，基部分枝，节常生不定根。叶片卵状心形，顶端凸尖，具3—5基出脉。叶柄短。托叶数片，小形，白色，刚毛状。聚伞花序顶生。苞片针状披针形，边缘膜质。花梗细弱，短于花萼，被白色腺毛。萼片披针状卵形，草质，边缘膜质，具3条脉，被腺柔毛。花瓣白色，倒卵状楔形，稍短于萼片，顶端2深裂。雄蕊稍短于萼片，花丝基部渐宽，花药黄色，圆形，2室。子房卵圆形。花柱3枚，基部合生。蒴果卵形。花期4—10月，果期6—12月。

【分　　布】分布于广西、广东、浙江、福建、台湾、海南、贵州、四川、湖南、云南、西藏（樟木）。生于海拔200—2400米的山谷、杂木林缘。

【采　　制】夏、秋二季采收，除去杂质，晒干或鲜用。

【应　　用】壮医　苦，凉。清热毒，除湿毒，消食积。用于治疗呗农（痈疮），能蚌（黄疸）、笨浮（水肿）、喯疳（疳积）。

中医　苦，凉。归肝、胃、膀胱经。清热解毒，利湿，消食化痰。用于治疗痈疮疖肿，黄疸，水肿，小便不利，小儿疳积，咳嗽痰多。

【用法用量】内服煎汤，6—9克。外用适量，捣烂外敷。

【注　　意】孕妇及哺乳期妇女禁用。

【备　　注】收入《广西壮族自治区壮药质量标准（第二卷）》DYB45-GXZYC0144-2011。

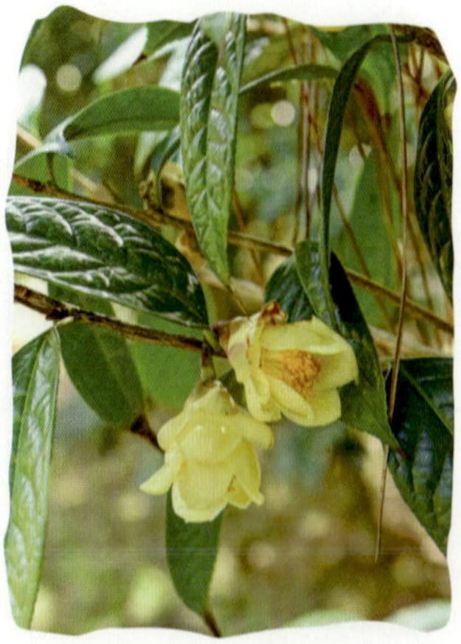

金花茶叶

壮文 Cazvahenj

【考证】

《广西药用植物名录》:『叶:清热,生津。用于痢疾。』

【壮 药 名】茶花现。

【中 药 名】金花茶叶。

【药用部位】干燥叶。

【基源植物】山茶科植物金花茶 *Camellia petelotii*(Merrill) Sealy。

【植物形态】灌木,嫩枝无毛。叶革质,长圆形或披针形,或倒披针形,先端尾状渐尖,基部楔形,上面深绿色,发亮,无毛,下面浅绿色,无毛,有黑腺点,中脉及侧脉 7 对,边缘有细锯齿。花黄色,腋生。花瓣基部略相连生,雄蕊排成 4 轮,子房无毛。蒴果扁三角球形,3 爿裂开,有宿存苞片及萼片。花期 11—12 月。

【分　　布】分布于广西。生于山谷林下。

【采　　制】全年可采收,晒干。

【应　　用】壮医　微苦、涩,平。清热毒,除湿毒,通水道。用于治疗货烟妈(咽炎),阿意咪(痢疾),笨浮(水肿),肉扭(淋证),能蚌(黄疸),血压桑(高血压),呗脓(痈疮),水蛊(肝硬化腹水),也可预防癌症。

　　中医　微苦、涩,平。归肝、肾经。清热解毒,利尿消肿,止痢。用于治疗咽喉疼痛,臌胀,水肿,小便不利,疮疡,泄泻,痢疾。

【用法用量】内服煎汤,9—15 克,水煎服或冲开水代茶饮。外用适量。

【备　　注】收入《广西壮族自治区壮药质量标准(第二卷)》DYB45-GXZYC0120-2011。

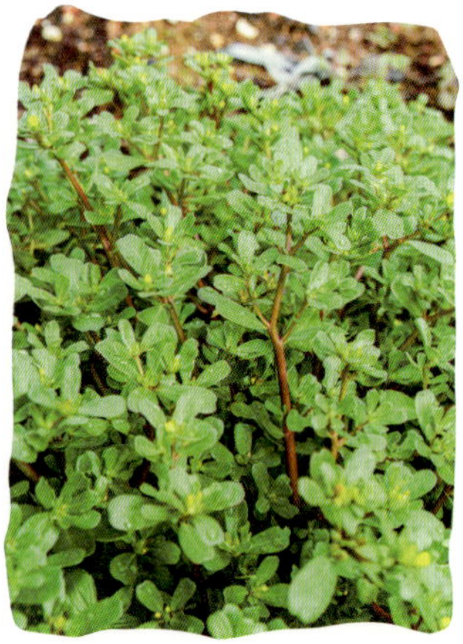

马齿苋

壮文 Byaekbeiz

【壮 药 名】碰皮。

【中 药 名】马齿苋。

【药用部位】干燥地上部分。

【基源植物】马齿苋科植物马齿苋 *Portulaca oleracea* Linn.。

【植物形态】一年生草本，全株无毛。茎平卧或斜倚，伏地铺散，多分枝，圆柱形，长10—15厘米淡绿色或带暗红色。叶互生，有时近对生，叶片扁平，肥厚，倒卵形，似马齿状，顶端圆钝或平截，有时微凹，基部楔形，全缘，上面暗绿色，下面淡绿色或带暗红色，中脉微隆起。叶柄粗短。花无梗，常3—5朵簇生枝端，午时盛开。苞片2—6枚，叶状，膜质，近轮生。萼片2枚，对生，绿色，盔形，顶端急尖，背部具龙骨状凸起，基部合生。花瓣5枚，稀4，黄色，倒卵形，顶端微凹，基部合生。雄蕊8，或更多，花药黄色。子房无毛，花柱比雄蕊稍长，柱头4—6裂，线形。蒴果卵球形，盖裂。种子多数，黑褐色，有光泽，具小疣状凸起。花期5—8月，果期6—9月。

【分　　布】中国南北各地均产。性喜肥沃土壤，耐旱亦耐涝，生命力强，生于菜园、农田、路旁。

【采　　制】夏、秋二季采收，除去杂质，洗净，略蒸或烫后晒干。

【应　　用】壮医　酸，寒。清热毒，调龙路，止血，止痢。用于治疗阿意咪（痢疾），呗农（痈疮），呗叮（疔疮），能晗能累（湿疹），额哈（毒蛇咬伤），仲嘿喯尹（痔疮），兵淋嘞（崩漏）。

中医　酸，寒。归肝、大肠经。清热解毒，凉血止血，止痢。用于治疗热毒血痢，痈疮疖肿，湿疹，丹毒，蛇虫咬伤，便血，痔血，崩漏下血。

【用法用量】内服煎汤，9—15克。外用适量，捣敷患处。

【备　　注】收入《广西壮族自治区壮药质量标准（第二卷）》DYB45-GXZYC0025-2011。

【考　证】

《滇南本草》：『味酸、咸，性微温。入胃益气，清暑热，宽中下气，润肠，消积滞，杀虫。』

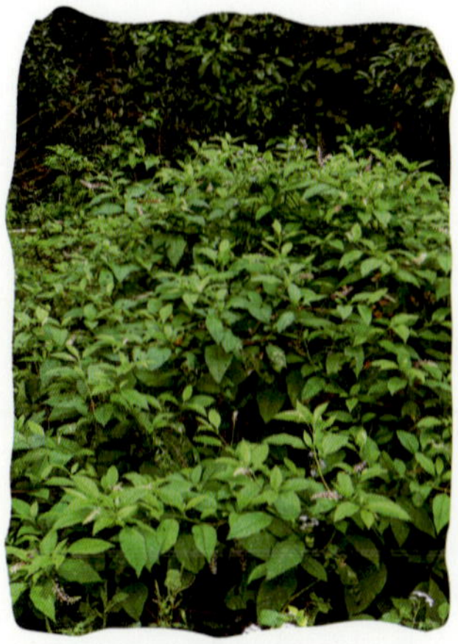

商陆

壮文 Lwgbaegbya

【考　证】

《滇南本草》：『商陆，俗名大药。味辛、微苦，性微寒。有小毒。主治利小便，消水肿……』

【壮 药 名】冷朋岜。

【中 药 名】商陆。

【药用部位】干燥根。

【基源植物】商陆科植物商陆 *Phytolacca acinosa* Roxb. 或垂序商陆 *Phytolacca americana* Linn. 。

【植物形态】商陆　多年生草本，全株无毛。根肥大，肉质，倒圆锥形，外皮淡黄色或灰褐色，内面黄白色。茎直立，圆柱形，有纵沟，肉质，绿色或红紫色，多分枝。叶片薄纸质，椭圆形、长椭圆形或披针状椭圆形，顶端急尖或渐尖，基部楔形，渐狭，两面散生细小白色斑点（针晶体），背面中脉凸起。叶柄粗壮，上面有槽，下面半圆形，基部稍扁宽。总状花序顶生或与叶对生，圆柱状，直立，通常比叶短，密生多花。花梗基部的苞片线形，上部2枚小苞片线状披针形，均膜质。花梗细，基部变粗。花两性。花被片5枚，白色、黄绿色，椭圆形、卵形或长圆形，顶端圆钝，大小相等，花后常反折。雄蕊8—10枚，与花被片近等长，花丝白色，基部成片状，宿存，花药椭圆形，粉红色。花柱短，直立，顶端下弯，柱头不明显。果序直立。浆果扁球形，黑色。种子肾形，黑色，具3棱。花期5—8月，果期6—10月。

垂序商陆　与商陆的额主要区别：花序较纤细，花较少而稀。果序下垂。种子较小，表面平滑。心皮合生，雄蕊和心皮通常均为10。

【分　　布】除东北、内蒙古、青海、新疆外，普遍野生于海拔500—3400米的沟谷、山坡林下、林缘路旁。多生于湿润肥沃地，喜生垃圾堆上。

【采　　制】秋季至翌年春季采挖，除去须根和泥沙，切成块或片，晒干或阴干。

【应　　用】壮医　苦，寒，有毒，除湿毒，清热毒，散结肿，调谷道、水道。用于治疗笨浮（水肿），外治呗农（痈疮）。

中医　苦，寒，有毒。归肺、脾、肾、大肠经。逐水消肿，通利二便，解毒散结。用于治疗水肿胀满，二便不通，痈肿疮毒。

【用法用量】内服煎汤，3—9克。外用适量，煎汤熏洗。

【注　　意】孕妇禁用。

【备　　注】收入《广西壮族自治区壮药质量标准（第二卷）》DYB45-GXZYC0176-2011。

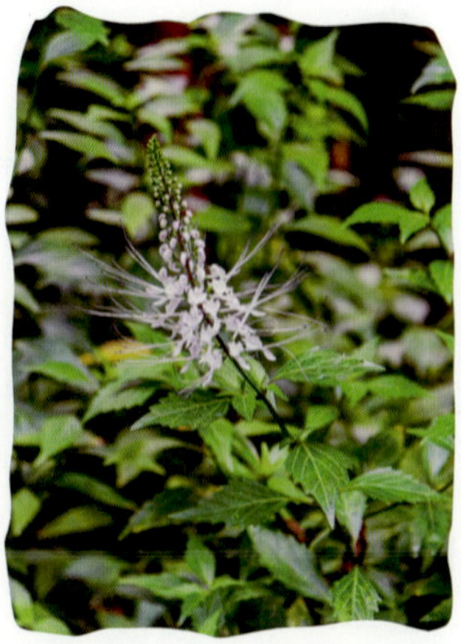

肾茶

壮文 Gomumhmeuz

【考证】《广西药用植物名录》："利尿，消炎。用于肾炎，膀胱炎……"

【壮药名】棵蒙秒。
【中药名】肾茶。
【药用部位】干燥地上部分。
【基源植物】唇形科植物肾茶 *Clerodendranthus spicatus* (Thunb.) C. Y. Wu ex H. W. Li。
【植物形态】多年生草本，具分枝。茎直立，四棱形，具浅槽及细条纹，被倒向短柔毛。叶具柄，卵形、菱状卵形或卵状长圆形，先端急尖，基部宽楔形至截状楔形，边缘具粗牙齿或疏圆齿，齿端具小突尖，纸质，上面榄绿色，下面灰绿色，两面均被短柔毛及散布凹陷腺点，上面被毛较疏，侧脉4—5对，斜上升，两面略显著。轮伞花序6花，总状花序在主茎及侧枝顶端。苞片小，圆卵形，先端骤尖，全缘。花梗与序轴密被短柔毛。花萼卵珠形，外面被微柔毛及锈色腺点，二唇形。花冠浅紫或白色，外面被毛，在上唇上疏布锈色腺点，内面无毛环，冠筒狭管状，近等大，冠檐大，二唇形。雄蕊4枚，超出花冠，前对略长，花丝长丝状，无齿，花药小。花柱长长地伸出，先端棒状头形，2浅裂。花盘前方呈指状膨大。小坚果卵形，深褐色，具皱纹。花、果期5—11月。
【分　　布】分布于广西、广东、海南、云南、台湾、福建等地。常生于海拔1050米以下的林下潮湿处，多为栽培。
【采　　制】秋季采收，除去杂质，晒干。
【应　　用】壮医　甜、淡，凉。清热毒，除湿毒，通水道。用于治疗笨浮（水肿），肉扭（淋证），尿路结石，胆结石，发旺（痹病）。

中医　甘、微苦，凉。归肾经。清热祛湿，排石通淋。用于治疗风湿痹痛、腰腿痛、石淋、热淋。
【用法用量】内服煎汤，10—20克。
【注　　意】脾胃虚寒者慎用。
【备　　注】收入《广西壮族自治区壮药质量标准（第二卷）》DYB45-GXZYC0111-2011。

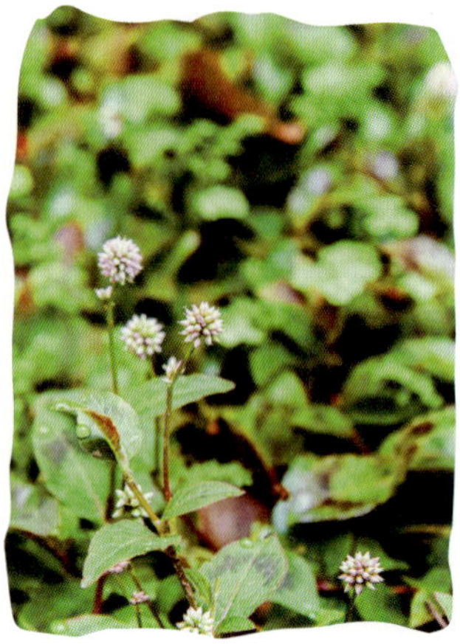

石荞草

壮文 Loegsigmangj

【考证】

《广西中药志》:『味辛、微涩,性温。祛风湿,散瘀止痛。治风湿……』

【壮 药 名】碌细荞。

【中 药 名】石荞草。

【药用部位】全草。

【基源植物】蓼科植物头花蓼 *Polygonum capitatum* Buch.-Ham. ex D. Don.。

【植物形态】多年生草本。枝由根状茎丛出,匍匐或斜升,分枝紫红色,节上有柔毛或近于无毛。单叶互生。叶柄短或近无柄,柄基耳状抱茎。托叶膜质,鞘状,被长柔毛。叶片卵形或椭圆形,先端急尖,基部楔形,全缘,有缘毛,边缘叶脉常带红色。花序头状,单生或 2 个着生于枝的顶端,花序梗具腺毛。花小,淡红色,花被 5 深裂,裂片椭圆形。雄蕊 8 枚。子房上位,花柱上部 3 深裂,柱头球形。瘦果卵形,有 3 棱,包于宿存花被内。黑色,光泽。花期 6—9 月,果期 9—11 月。

【分　　布】分布于广西、广东、江西、湖南、湖北、四川、贵州、云南及西藏。生海拔 600—3500 米的山坡、山谷湿地,常成片生长。

【采　　制】全年均可采,晒干或鲜用。

【应　　用】壮医　微苦、辣,平。利水道,解疮毒。用于治疗幽扭(尿路感染),肾盂肾炎,仲嘿畴尹(痔疮),呗农(痈疮),呗叮(疔疮),狠尹(疖肿),皮肤溃疡。

中医　苦、辛,凉。归肾、膀胱经。清热利湿,活血止痛。用于治疗痢疾,肾盂肾炎,膀胱炎,尿路结石,风湿痛,跌打损伤,痄腮,疮疡,湿疹。

【用法用量】内服煎汤,15—30 克。外用适量,捣敷,或煎水洗。

【注　　意】孕妇及无实热者忌用。

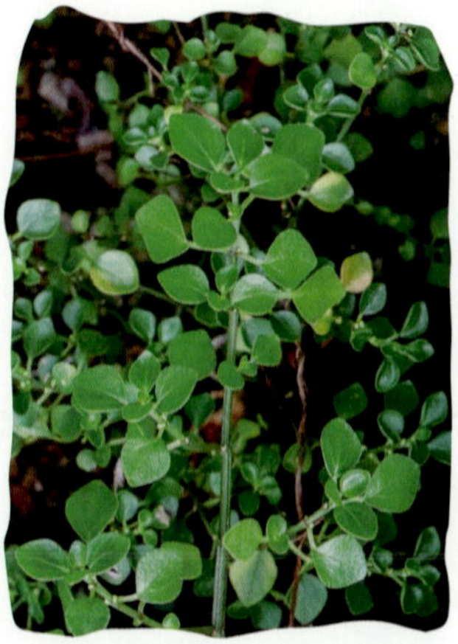

石油菜

壮文 Youzcaiqrin

【考证】《广西中药志》：『味淡，性平，无毒。入肺经。清热解毒，化痰止咳。治疗肺痨咳嗽……』

【壮药名】油才因。

【中药名】石油菜。

【药用部位】全草。

【基源植物】荨麻科植物波缘冷水花 *Pilea cavaleriei* Levl. subsp. *cavaleriei*。

【植物形态】草本，无毛。根状茎匍匐，地上茎直立，多分枝，下部裸露，节间较长，上部节间密集，干时变蓝绿色，密布杆状钟乳体。叶集生于枝顶部，同对的常不等大，多汁，宽卵形、菱状卵形或近圆形，先端钝，近圆形或锐尖，基部宽楔形、近圆形或近截形，在近叶柄处常有不对称的小耳突，边缘全缘，稀波状，上面绿色，下面灰绿色，呈蜂巢状，钟乳体仅分布于叶上面，条形，纤细，长约 0.3 毫米，在边缘常整齐纵行排列一圈。基出脉 3 条，不明显，有时在下面稍隆起，其侧出的一对达中部边缘，侧脉 2—4 对，斜伸出，常不明显，细脉末端在下面常膨大呈腺点状。叶柄纤细。托叶小，宿存。雌雄同株。聚伞花序常密集成近头状，有时具少数分枝，雄花序梗纤细，长 1—2 厘米，雌花序梗长 0.2—1 厘米，稀近无梗。苞片三角状卵形。雄花具短梗或无梗，淡黄色。花被片 4 枚，倒卵状长圆形。雄蕊 4 枚，花丝下部贴生于花被。退化雌蕊小，长圆锥形。雌花近无梗或具短梗。花被片 3，不等大，果时中间一枚长圆状船形，边缘薄，干时带紫褐色，中央增厚，淡绿色，长及果的一半，侧生二枚较薄，卵形。退化雄蕊不明显。瘦果卵形。花期 5—8 月，果期 8—10 月。

【分　　布】分布于广西、广东、福建、浙江、江西、湖南、贵州、湖北和四川。生于林下石上湿处，海拔 200—

1500 米。

【采　　制】全年均可采收，洗净。鲜用或晒干。

【应　　用】壮医　甜、淡，寒。调气道、利水道、消肿痛。用于治疗肺结核，笨浮（肾炎水肿），肝炎，埃病（咳嗽），喯疳（疳积），渗裆相（烧烫伤），林得叮相（跌打损伤），呗农（痈疮），呗叮（疔疮），狠尹（疖肿），呗（无名肿痛）。

中医　微苦、凉。归肺、脾经。清肺止咳，利水消肿，解毒止痛。用于治疗肺热咳嗽，肺结核，肾炎水肿，烧烫伤，跌打损伤，疮疖肿毒。

【用法用量】内服煎汤，15—30 克（鲜品加倍）。外用适量，捣敷。

【注　　意】痰饮咳嗽及寒证忌用。

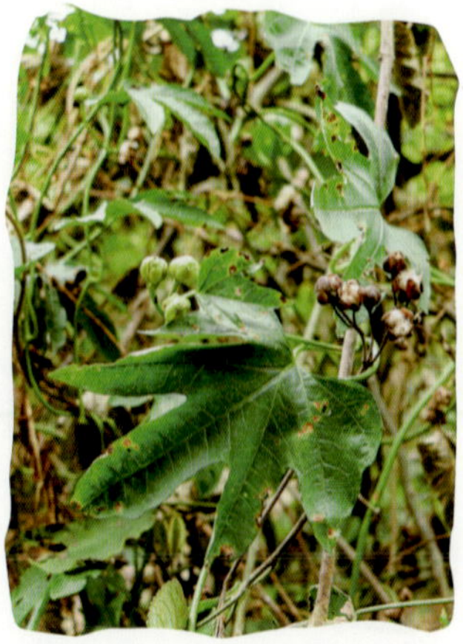

藤商陆

壮文 Lungzcaetnyauj

【考证】《广西药用植物名录》：『七爪龙，块根、叶：外用治淋巴结结核……』

【壮药名】龙镇要。
【中药名】藤商陆。
【药用部位】根、叶。
【基源植物】旋花科植物七爪龙 *Ipomoea mauritiana* Jacquin。
【植物形态】多年生大型缠绕草本，具粗壮而稍肉质的根。茎圆柱形，有细棱，无毛。叶掌状 5—7 裂，裂至中部以下但未达基部，裂片披针形或椭圆形，全缘或不规则波状，顶端渐尖或锐尖，具小短尖头，两面无毛或叶面沿中脉疏被短柔毛。叶柄无毛。聚伞花序腋生，各部分无毛，花序梗通常比叶长，具少花至多花。苞片早落。萼片不等长，外萼片长圆形，内萼片宽卵形，顶端钝；花冠淡红色或紫红色，漏斗状，花冠管圆筒状，基部变狭，冠檐开展；雄蕊花丝基部被毛；子房无毛。蒴果卵球形，4 室，4 瓣裂。种子 4 颗，黑褐色，基部被长绢毛，易脱落。花果期夏、秋季。
【分　　布】分布于广西、广东、台湾、云南。生于海拔 280—1020 米的海滩边矮林、山地疏林或溪边灌丛。
【采　　制】全年可采。根挖出后，洗净，切片，晒干；叶多鲜用。
【应　　用】壮医　苦，寒，有毒。调谷道，利水道，除湿毒，散结肿。用于治疗笨浮（水肿），胴郎（腹胀），阿意囊（便秘），呗奴（瘰疬），呗农（痈疮肿毒），北嘻（乳腺炎）。

中医　苦，寒，有毒。逐水消肿，解毒散结。用于治疗水肿腹胀，瘰疬，痈肿疮毒。
【用法用量】内服煎汤，3—6 克。外用适量，捣敷。
【注　　意】孕妇及体虚者禁服。

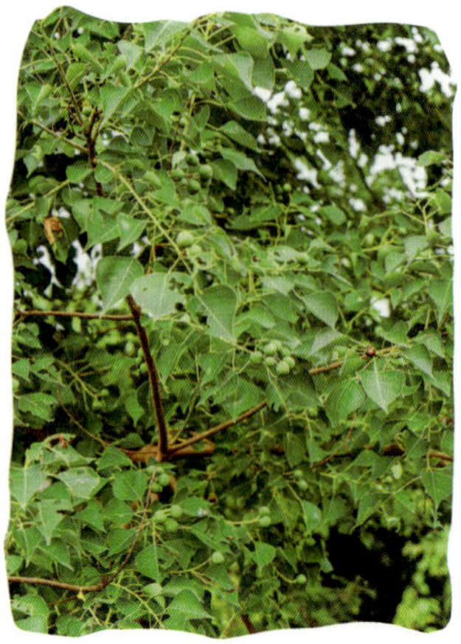

乌桕根

壮文 Gogoux

【考　证】

《生草药性备要》：『味甘、苦，性寒，无毒。治烂脚，蛇伤，乳痈，酒顶……』

【壮 药 名】壤棵够。

【中 药 名】乌桕根。

【药用部位】干燥根。

【基源植物】大戟科植物乌桕 *Triadica sebifera*（Linn.）Small。

【植物形态】乔木。整株均无毛而具乳状汁液，树皮暗灰色。具明显皮孔。叶互生，纸质，叶片菱形、菱状卵形或菱状倒卵形，先端骤然紧缩具长短不等的尖头，基部宽楔形或钝，全缘。中脉两面稍凸起，侧脉 6—10 对。叶柄极细，顶端具 2 腺体。托叶先端钝。花单性，雌雄同株，聚集成顶生总状花序，雌花通常生于花序轴最下部或罕有在雌花下部亦有少数雄花着生，雄花生于花序轴上部或有时整个花序全为雄花。雄花花梗纤细。苞片阔卵形，基部两侧各具一近肾形的腺体，每一苞片内具 10—15 朵花。小苞片 3 枚，不等大，边缘撕裂状。花萼杯状，3 浅裂，裂片钝。雄蕊 2 枚，罕有 3 枚，伸出于花萼之外，花丝分离，与球状花药近等长。雌花花梗粗壮。苞片深 3 裂，裂片渐尖，基部两侧的腺体与雄花的相同，每一苞片内仅 1 朵雌花，间有 1 雌花和数雄花同聚生于苞腋内。花萼 3 深裂，裂片卵形至卵头披针形，顶端短尖至渐尖。子房卵球形，平滑，3 室，花柱 3 枚。蒴果梨状球形，成熟时黑色，分果爿脱落后而中轴宿存。种子扁球形，黑色，外被白色、蜡质的假种皮。花期 4—8 月。

【分　　布】分布于我国黄河以南各省区，北达陕西、甘肃。生于旷野、塘边、疏林。

【采　　制】全年均可采挖，除去杂质，洗净，切片，晒干。

【应　　用】壮医　苦，微热，有毒。调水道，除湿毒。用于治疗笨浮（水肿），阿意囊（便秘），肉卡（癃闭），呗农（痈疮），能晗能累（湿疹），额哈（毒蛇咬伤）。

中医　苦，微温，有毒。归肺、肾、胃、大肠经。泻下逐水，消肿散结，解蛇虫毒。用于治疗水肿，臌胀，便秘，癥瘕积聚，疔毒痈肿，湿疹，疥癣，毒蛇咬伤。

【用法用量】内服煎汤，12—20 克。外用适量，煎水洗。

【注　　意】体虚者、孕妇及溃疡病患者禁服。

【备　　注】收入《广西壮族自治区壮药质量标准（第二卷）》DYB45-GXZYC0037-2011。

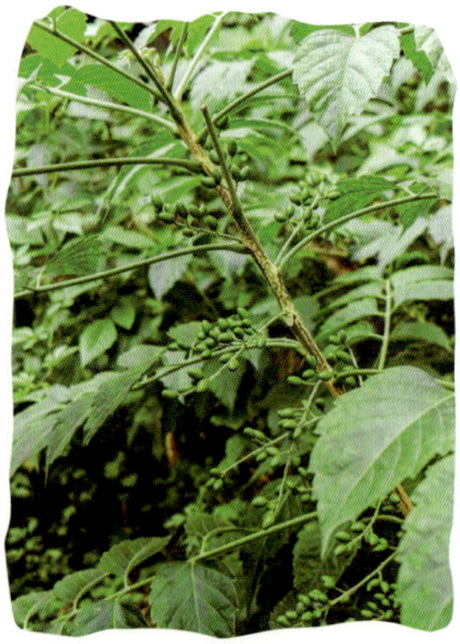

鸦胆子

壮文 Gorenh'iq

【考 证】

《岭南采药录》:『性平。凉血去皮服恶毒,理跌打,治纽毒牛疔……』

【壮 药 名】棵楝依。

【中 药 名】鸦胆子。

【药用部位】干燥成熟果实。

【基源植物】苦木科植物鸦胆子 *Brucea javanica*(Linn.)Merr.。

【植物形态】小乔木。嫩枝、叶柄和花序均被黄色柔毛。有小叶3—15枚。小叶卵形或卵状披针形,先端渐尖,基部宽楔形至近圆形,常略偏斜,边缘有粗齿,两面均被柔毛。小叶柄短,长4—8毫米。花组成圆锥花序,雄花序长13—40厘米,雌花序长约为雄花序的1/2。花细小,暗紫色。雄花的花梗细弱,萼片被微柔毛。花瓣有稀疏的微柔毛或无。花丝钻状。雌花的花梗长,萼片与花瓣与雄花同。核果1—4个,分离,长卵形,成熟时灰黑色,干后有不规则多角形网纹,外壳硬骨质而脆,种仁黄白色,卵形,有薄膜,味极苦。花期夏季,果期8—10月。

【分 布】分布于广西、广东、福建、台湾、海南和云南等地。生于海拔950—1000米的旷野或山麓灌丛中或疏林中。

【采 制】秋季果实成熟时采收,除去杂质,晒干。

【应 用】壮医 苦,寒,有小毒。清热毒,除湿毒,除瘴毒,杀虫消疣。用于治疗白冻(泄泻),阿意囊(阿米巴痢疾),瘴病,楞涩(慢性鼻炎),仲嘿喯尹(痔疮),乒白呆(带下病),呗农(痈疮),赘疣,鸡眼,额哈(蛇虫咬伤)。

中医 苦,寒,有小毒。归大肠、肝经。清热解毒,截疟,止痢,腐蚀赘疣。用于治疗痢疾,疟疾。外治赘疣,鸡眼。

【用法用量】内服0.5—2颗,用龙眼肉包裹或装入胶囊吞服。外用适量。

【备 注】收入《广西壮族自治区壮药质量标准(第二卷)》DYB45-GXZYC0134-2011。

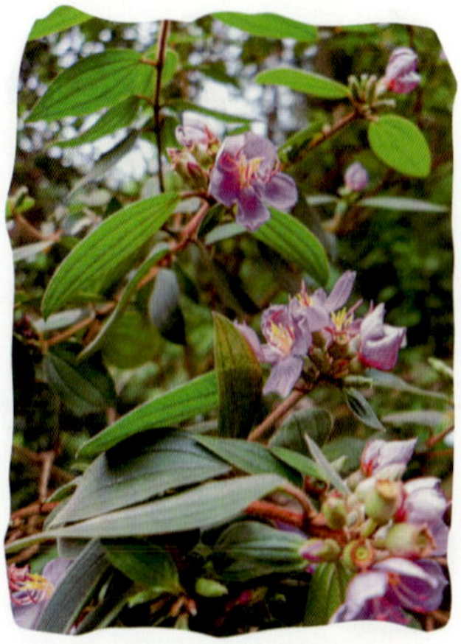

羊开口

壮文 Gomaknat

【壮 药 名】棵芒难。

【中 药 名】羊开口。

【药用部位】干燥根。

【基源植物】野牡丹科植物展毛野牡丹 *Melastoma malabathricum* Linnaeus。

【植物形态】灌木。茎钝四棱形或近圆柱形，多分枝，密被平展的长粗毛及短柔毛，毛常为褐紫色。叶片坚纸质，卵形至椭圆形或长圆状披针形，顶端渐尖，基部圆形或近心形，全缘，5 基出脉，叶面密被糙伏毛，基出脉下凹，侧脉不明显，背面密被糙伏毛及密短柔毛，基出脉隆起。叶柄密被糙伏毛。生于分枝顶端的伞房花序，具花多朵，基部具叶状总苞片 2 枚。苞片披针形至钻形，密被糙伏毛。花瓣紫红色，倒卵形，顶端圆形，仅具缘毛。雄蕊长者药隔基部伸长，顶端 2 裂，常弯曲，短者药隔不伸长，花药基部两侧各具 1 小瘤，子房半下位，密被糙伏毛，顶端具 1 圈密刚毛。蒴果坛状球形，顶端平截，宿存萼与果贴生。密被鳞片状糙伏毛。花期春至夏初（云南南部有时 9—11 月），果期秋季（云南南部有时 5—6 月）。

【分　　布】分布于广西、广东、福建、云南、台湾。生于海拔约 120 米以下的山坡松林下或开朗的灌草丛中。

【采　　制】秋、冬二季采挖，洗净，切片，晒干。

【应　　用】壮医　甜、酸，微热。通水道、谷道，除湿毒，收敛止血。用于治疗白冻（泄泻），阿意咪（痢疾），兵淋嘞（崩漏），兵霜火豪（白喉），埃病（咳嗽），喯疳（疳积），阿意勒（便血），隆白呆（白带病），呗农（痈疮）。

中医　甘、酸、涩，微温。归大肠、脾经。收敛，止血，解毒。用于治疗泻痢，崩漏带下，内外伤出血。

【用法用量】内服煎汤，6—15 克。

【注　　意】孕妇忌服。

【备　　注】收入《广西壮族自治区壮药质量标准（第一卷）》DYB45-GXYYC0079-2008。

【考　证】

《广西本草选编》：『味甘、酸、涩，性微温。固涩止泻，收敛止血。消化不良，肠炎腹泻……』

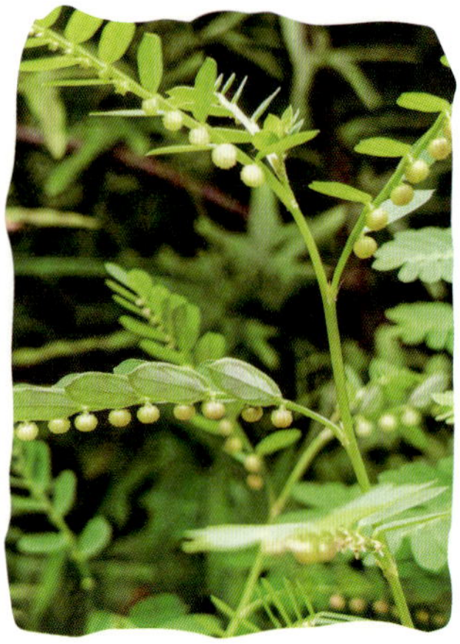

叶下珠

壮文 Nyagvanjdouj

【考　证】

《生草药性备要》：『性温。治小儿疳眼、疳积，煲肉食，或煎水洗，又治亡乳汁……』

【壮 药 名】牙关头。

【中 药 名】叶下珠。

【药用部位】干燥全草。

【基源植物】大戟科植物叶下珠 *Phyllanthus urinaria* Linn.。

【植物形态】一年生草本，茎通常直立，基部多分枝。枝具翅状纵棱，上部被一纵列疏短柔毛。叶片纸质，羽状排列，长圆形或倒卵形，顶端圆、钝或急尖，叶背灰绿色，近边缘或边缘有1—3列短粗毛。侧脉4—5对，明显。叶柄极短。托叶卵状披针形。花雌雄同株，雄花2—4朵簇生于叶腋，通常仅上面1朵开花。花梗极短，基部有苞片1—2枚。萼片6，雄蕊3，花丝全部合生成柱状。雌花单生于小枝中下部的叶腋内。萼片6，子房卵状，有鳞片状凸起，花柱分离，顶端2裂，裂片弯卷。蒴果圆球状，红色，表面有小疣状凸起。种子长橙黄色。花期4—6月，果期7—11月。

【分　　布】分布于河北、山西、陕西、华东、华中、华南、西南等地。通常生于海拔500—1100米旷野平地、旱田、山地路旁或林缘。

【采　　制】夏、秋二季收采，晒干。

【应　　用】壮医　甜、苦，凉。清热毒，调水道、谷道，明目。用于治疗夜盲，阿意咪（痢疾），白冻（泄泻），能蚌（黄疸），笨浮（水肿），肉扭（淋证），喯疳（疳积），火眼（急性结膜炎），口疮（口腔溃疡），呗农（痈疮），额哈（蛇虫咬伤）。

中医　甘、苦，凉。归肝、肺经。平肝清热，利水解毒。用于治疗肠炎，痢疾，传染性肝炎，肾炎水肿，尿道感染，小儿疳积，火眼目翳，口疮头疮，无名肿毒。

【用法用量】内服煎汤，15—30克（鲜品30—60克）。外用适量，捣烂敷患处。

【备　　注】收入《广西壮族自治区壮药质量标准（第二卷）》DYB45-GXZYC0055-2011。

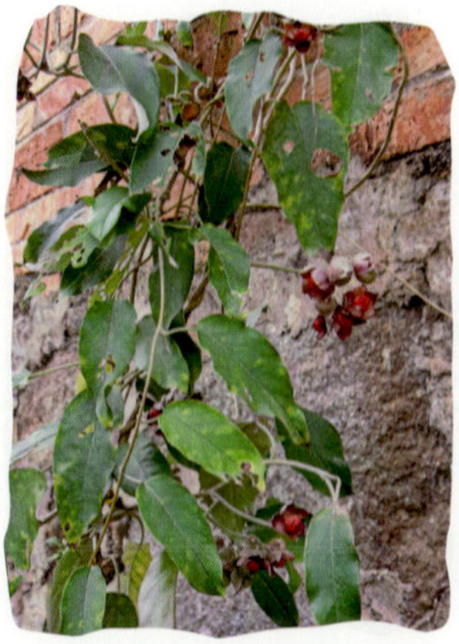

一匹绸

壮文 Gaeudahau

【考　证】《岭南采药录》：『治蛊胀，和米与黄糖捣烂，煎香食之。』

【壮 药 名】勾答豪。

【中 药 名】一匹绸。

【药用部位】干燥地上部分。

【基源植物】旋花科植物白鹤藤 *Argyreia aceta* Lour.。

【植物形态】攀援灌木，小枝常圆柱形，密被银白色绢毛，老枝黄褐色，无毛。叶椭圆形或卵形，先端锐尖，或钝，基部圆形或微心形，叶面无毛，背面密被银色绢毛，全缘，侧脉多至 8 对，在叶上面不明显，在叶下面中、侧脉均突起，网脉不显。叶柄被银色绢毛。腋生或顶生聚伞花序，总花梗长达 3.5—8 厘米，被银色绢毛，有棱角或侧扁。苞片椭圆形或卵圆形，钝，外面被银色绢毛。萼片卵形，钝，外面被银色绢毛。花冠漏斗状，白色，外面被银色绢毛，冠檐深裂，裂片长圆形，先端渐尖，花冠管长 5.5—7 毫米。雄蕊着生于基部约 6 毫米处，花丝长 16 毫米，具乳突，花药长圆形。子房无毛，近球形，柱头头状，2 裂。果球形，红色，为萼片包围，内面红色。种子 4—2 颗，褐色，心形。

【分　　布】广西、广东有分布。生于疏林下，或路边灌丛，河边。

【采　　制】全年或夏、秋二季采收，晒干。

【应　　用】壮医　微酸、微苦，凉。通水道、气道，调龙路，除湿毒。用于治疗笨浮（水肿），水蛊（鼓胀），埃病（咳嗽），比耐来（咯痰），隆白呆（带下），兵淋勒（崩漏），渗裂（血症），发旺（痹病），林得叮相（跌打损伤），呗嘻（乳痈），呗叮（疔疮），能哈能累（湿疹）。

中医　辛、微苦，凉。归脾、肺经。祛风除湿，化痰止咳，散瘀止血，解毒消痈。用于治疗风湿痹痛，水肿，鼓胀，咳喘痰多，带下，崩漏，内伤吐血，跌打积瘀，乳痈，疮疖，烂脚，湿疹。

【用法用量】内服煎汤，9—15 克。外用适量，捣敷或水煎洗。

【备　　注】收入《广西壮族自治区壮药质量标准（第二卷）》DYB45-GXZYC0001-2011。

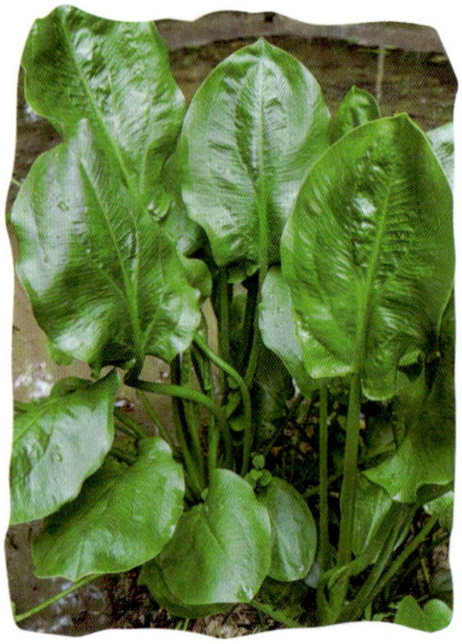

泽泻

壮文 Gocwzse

【考　证】

《广西本草选编》：『味甘、咸，性寒。清热渗湿，利尿消肿。小便不利……』

【壮 药 名】棵泽泻。

【中 药 名】泽泻。

【药用部位】干燥块茎。

【基源植物】泽泻科植物泽泻 *Alisma orientale*（Sam.）Juzep.。

【植物形态】多年生水生或沼生草本。块茎直径1—2厘米，或较大。叶多数。挺水叶宽披针形、椭圆形，先端渐尖，基部近圆形或浅心形，叶脉5—7条，叶柄基部渐宽，边缘窄膜质。花葶高35—90厘米，或更高。花序具3—9轮分枝，每轮分枝3—9枚。花两性，直径约6毫米。花梗不等长。外轮花被片卵形，边缘窄膜质，具5—7脉，内轮花被片近圆形，比外轮大，白色、淡红色，稀黄绿色，边缘波状。心皮排列不整齐，花柱柱头长约为花柱1/5。花丝基部宽约0.3毫米，向上渐窄，花药黄绿色或黄色。花托在果期呈凹凸。瘦果椭圆形，背部具1—2条浅沟，腹部呈膜质翅。种子紫红色。花果期5—9月。

【分　　布】分布于广西、广东、南、湖北、湖四川、贵州、云南、河北、山西、陕西、宁夏、甘肃、青海、新疆、黑龙江、吉林、辽宁、内蒙古、山东、江苏、安徽、浙江、江西、福建、河南等地。生于海拔2500米以下的湖泊、水塘、沟渠、沼泽中。

【采　　制】冬季茎叶开始枯萎时采挖，洗净，干燥，除去须根和粗皮。

【应　　用】壮医　甜，寒。清热毒，除湿毒，通龙路、火路，调水道。用于治疗肉扭（淋证），笨浮（水肿），白冻（泄泻），肉卡（癃闭），乒白呆（带下病），兰奔（眩晕），高脂血症。

　　中医　甘、淡，寒。归肾、膀胱经。利水渗湿，泄热，化浊降脂。用于治疗小便不利，水肿胀满，泄泻尿少，痰饮眩晕，热淋涩痛，高脂血症。

【用法用量】内服煎汤，6—10克。

【备　　注】收入《广西壮族自治区壮药质量标准（第二卷）》DYB45-GXZYC0122-2011。

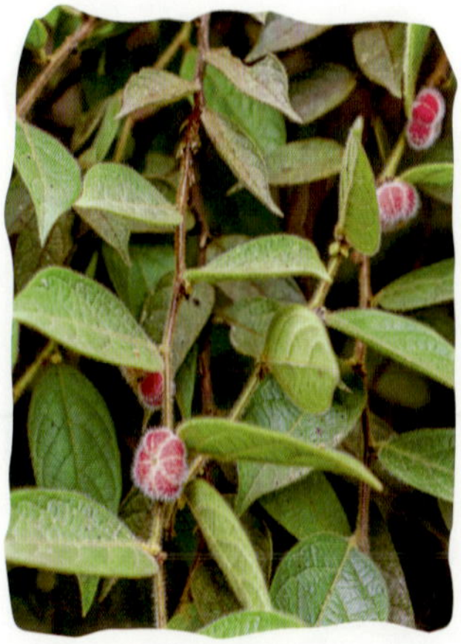

漆大姑

壮文 Aenmoedgunj

【考　证】《岭南采药录》：『凡患漆疮皮肤红肿作痒，取其叶煎水洗之。』

【壮 药 名】恩摸昆。
【中 药 名】漆大姑。
【药用部位】干燥地上部分。
【基源植物】大戟科植物毛果算盘子 *Glochidion eriocarpum* Champ. ex Benth.。
【植物形态】灌木，小枝密被淡黄色、扩展的长柔毛。叶片纸质，卵形、狭卵形或宽卵形，顶端渐尖或急尖，基部钝、截形或圆形，两面均被长柔毛，下面毛被较密。侧脉每边 4—5 条。叶柄被柔毛。托叶钻状。花单生或 2—4 朵簇生于叶腋内。雌花生于小枝上部，雄花则生于下部。雄花花梗较短。萼片 6，长倒卵形，顶端急尖，外面被疏柔毛。雄蕊 3。雌花几无花梗。萼片 6 枚，长圆形，其中 3 片较狭，两面均被长柔毛。子房扁球状，密被柔毛，花柱合生呈圆柱状，直立，顶端 4—5 裂。蒴果扁球状，具 4—5 条纵沟，密被长柔毛，顶端具圆柱状稍伸长的宿存花柱。花果期全年。
【分　　布】分布于广西、广东、湖南、江苏、福建、台湾、海南、贵州和云南等地。生于海拔 130—1600 米的山坡、山谷灌木丛、林缘。
【采　　制】全年可采，除去杂质，干燥。
【应　　用】壮医　微苦、涩，平。调龙路、火路，通水道、谷道，祛风毒，除湿毒，止血消肿。用于治疗胴因鹿西（急性胃肠炎），阿意咪（痢疾），发旺（风湿关节痛），林得叮相（跌打损伤），创伤出血，漆疮，能含能累（湿疹），皮炎。

中医　微苦、涩，平。归肺、心经。清热利湿，散瘀消肿，解毒止痒。用于治疗生漆过敏，水田皮炎，皮肤瘙痒，荨麻疹，湿疹，剥脱性皮炎，跌打损伤。
【用法用量】内服煎汤，5—15 克。外用适量，煎水洗。
【备　　注】收入《广西壮族自治区壮药质量标准（第一卷）》DYB45-GXZYC0160-2008。

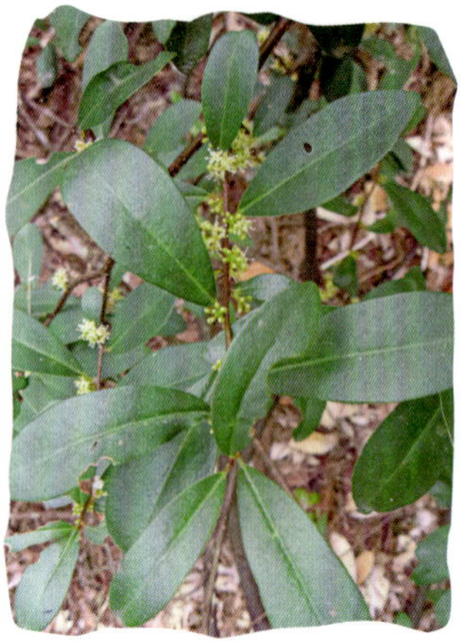

酸藤木

壮文 Gosoemjrumz

【考 证】

《广西本草选编》:『根、叶，味酸、涩，性平。清热解毒，活血散瘀，收敛止血。』

【壮 药 名】棵审容。

【中 药 名】酸藤木。

【药用部位】枝叶、根、果实。

【基源植物】紫金牛科植物酸藤子 *Embelia laeta*（Linn.）Mez.。

【植物形态】攀援灌木或藤本。幼枝无毛，老枝具皮孔。叶片坚纸质，倒卵形或长圆状倒卵形，顶端圆形、钝或微凹，基部楔形，全缘，两面无毛，无腺点，叶面中脉微凹，背面常被薄白粉，中脉隆起，侧脉不明显。总状花序，腋生或侧生，生于前年无叶枝上，被细微柔毛，有花 3—8 朵，基部具 1—2 轮苞片。花梗无毛或有时被微柔毛，小苞片钻形或长圆形。花单性。花 4 数，花萼基部连合达 1/2 或 1/3，萼片卵形或三角形，顶端急尖。花瓣白色或带黄色，分离，卵形或长圆形，顶端圆形或钝。雄蕊在雌花中退化，长达花瓣的 2/3，在雄花中略超出花瓣，基部与花瓣合生，花丝挺直。雌蕊在雄花中退化或几无，在雌花中较花瓣略长，子房瓶形，无毛，花柱细长，柱头扁平或几成盾状。浆果状核果球形，紫黑色，酸甜，顶端有花柱残基。花期 12 月至翌年 3 月，果期 4—6 月。

【分　　布】分布于广西、广东、云南、江西、福建、台湾。生于海拔 100—1850 米的山坡疏、密林下，疏林缘，开阔的草坡，灌木丛。

【采　　制】全年均可采，洗净，切段，鲜用或晒干。

【应　　用】壮医　枝叶、根：酸、涩，寒。清热毒，除湿毒，散瘀肿。用于治疗货烟妈（咽喉肿痛），嘭嘞（齿衄），阿意咪（痢疾），白冻（泄泻），呗农（痈疮），狠尹（疖肿），能累（溃疡），能啥（瘙痒），仲嘿喯尹（痔疮肿痛），林得叮相（跌打损伤），夺扼（骨折）。果实：甜、酸，平。补血虚，止血。用于治疗嘞内（血虚），嚎嘞（齿衄）。

中医　酸、涩，凉。归心、脾、肝经。清热解毒，散瘀止血。用于治疗咽喉红肿，齿龈出血，出血，跌打损伤，痢疾，疮疖溃疡，皮肤瘙痒，痔疮肿痛。

【用法用量】内服煎汤，9—15 克。外用适量，捣敷；或煎水洗。

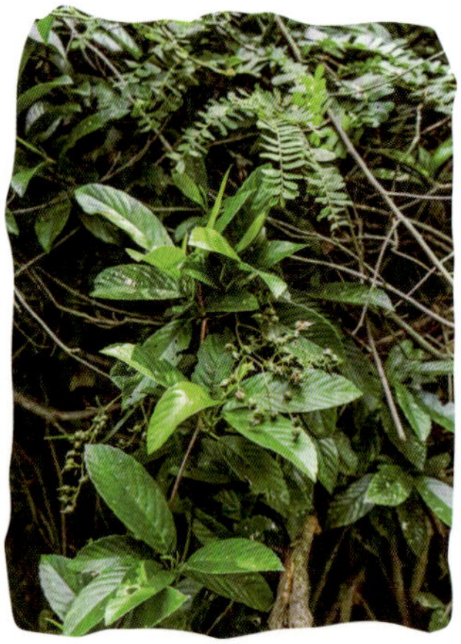

锡叶藤

壮文 Gaeunyap

【考　证】

《广西本草选编》：『收敛止泻，消肿止痛。用于腹泻，便血，肝脾肿大，子宫脱垂……』

【壮 药 名】勾呀。

【中 药 名】锡叶藤。

【药用部位】干燥根。

【基源植物】五桠果科植物锡叶藤 *Tetracera sarmentosa* Vahl.。

【植物形态】常绿木质藤本，多分枝，枝条粗糙，幼嫩时被毛，老枝秃净。叶革质，极粗糙，矩圆形，先端钝圆，偶略尖，基部近圆形，多不等侧，嫩叶有刚毛，后脱落，留下小突起，侧脉在下面显著地突起，全缘或上半部有小钝齿。叶柄粗糙，有毛。顶生或侧生圆锥花序，被贴生柔毛，花序轴多为"之"字形屈曲。萼片5个，离生，宿存，矩卵形，大小不相等，长4—5毫米，先端钝。花瓣通常3个，白色，卵圆形。雄蕊多数，花丝线形，花药"八"字形排在膨大药隔上。果实成熟时黄红色，干种子1个，黑色，基部有黄色流苏状的假种皮。花期4—5月。

【分　　布】分布于广东及广西。

【采　　制】全年可采，洗净，切段，晒干。

【应　　用】壮医　苦、涩，凉。收敛止泻，固脱止遗，消肿止痛。用于治疗尊寸（脱肛），奋寸（子宫脱垂），阿意咪（痢疾），遗精，林得叮相（跌打损伤）。

中医　酸、涩，平。归肝、大肠经。收涩固脱，消肿止痛。用于治疗久泻久痢，便血，脱肛，遗精，带下，子宫脱垂，跌打肿痛。

【用法用量】内服煎汤，6—30克。

【备　　注】收入《广西壮族自治区壮药质量标准（第二卷）》DYB45-GXZYC0197-2011。

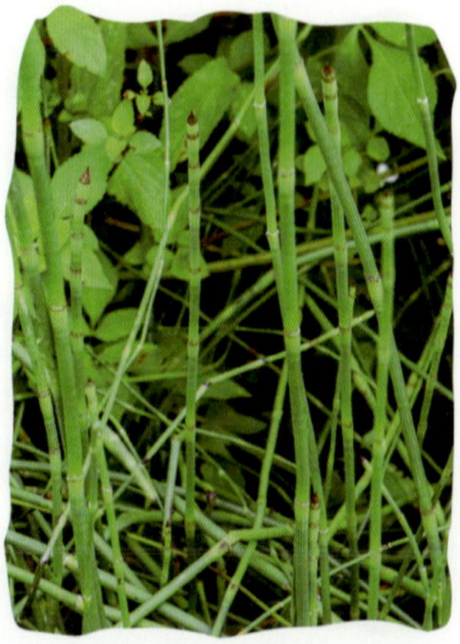

笔管草

壮文 Godaebdoengz

【考 证】

《广西中药志》：『味甘、微苦，性凉，无毒。疏表、利湿、退翳。治浮肿……』

【壮 药 名】棵塔桐。

【中 药 名】笔管草。

【药用部位】地上部分。

【基源植物】木贼科植物笔管草 *Equisetum ramosissimum* subsp. *debile*。

【植物形态】中小型植物。根茎直立，横走或斜升，黑棕色，节和根疏生黄棕色长毛或光滑无毛。地上枝多年生。枝一型，绿色，主枝多在下部分枝，常形成簇生状。主枝有脊 5—14 条，脊的背部弧形，有一行小瘤或有浅色小横纹；鞘筒狭长达 1 厘米，下部灰绿色，上部灰棕色。鞘齿 5—12 枚，三角形，灰白色或少数中央为黑棕色，边缘（有时上部）为膜质，背部弧形，宿存，齿上气孔带明显。侧枝较硬，圆柱状，有脊 5—8 条，脊上平滑或有一行小瘤或有浅色小横纹。鞘齿 5—8 个，披针形，革质但边缘膜质，上部棕色，宿存。孢子囊穗短棒状或椭圆形。顶端有小尖突，无柄。

【分　　布】分布于广西、陕西、甘肃、山东、江苏、上海、安徽、浙江、江西、福建、台湾、河南、湖北、湖南、广东、香港、海南、四川、重庆、贵州、云南、西藏。生于海拔 0—3200 米。

【采　　制】全年可采收，晒干或鲜用。

【应　　用】壮医　甜、微苦，平。清热毒，祛风毒，除湿毒，调龙路，通水道。止血，明目。用于治疗能蚌（黄疸），火眼（急性结膜炎），肉扭（淋证），肉裂（尿血）。

中医　微苦、甘，平。归肺、肝、胆经。疏风散热，明目退翳，止血。用于治疗风热目赤，目生云翳，迎风流泪，肠风下血，痔血，血痢，崩漏，脱肛。

【用法用量】内服煎汤，9—15 克（鲜品 15—30 克）。

【备　　注】收入《广西壮族自治区壮药质量标准（第二卷）》DYB45-GXZYC0150-2011。

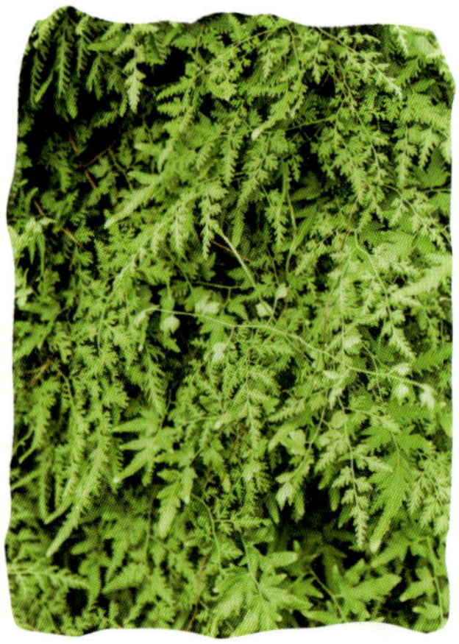

海金沙

壮文 Rumseidiet

【考　证】《广西本草选编》：『味甘，性凉。清热，利水，通淋。尿路感染，尿路结石……』

【壮 药 名】溶随滇。

【中 药 名】海金沙。

【药用部位】干燥成熟孢子。

【基源植物】海金沙科植物海金沙 *Lygodium japonicum* (Thunb.) Sw.。

【植物形态】缠绕草质藤本。根状茎横走，具原生中柱，有毛而无鳞片。叶轴细长，上面有二条狭边，羽片多数，对生于叶轴上的短距两侧，平展。不育羽片尖三角形，长宽几相等，二回羽状。一回羽片2—4对，互生。二回小羽片2—3对，卵状三角形，互生，掌状三裂。末回裂片短阔，基部楔形或心脏形，先端钝，波状浅裂。向上的一回小羽片近掌状分裂或不分裂，较短，叶缘有不规则的浅圆锯齿。叶纸质。能育羽片卵状三角形，长宽几相等，二回羽状。一回小羽片4—5对，互生，长圆披针形，一回羽状，二回小羽片3—4对。孢子囊穗生于能育羽片边缘的顶端，暗褐色。

【分　　布】分布于广西、广东、江苏、浙江、安徽南部、福建、台湾、香港、湖南、贵州、四川、云南、陕西（南部）。

【采　　制】秋季孢子未脱落时采割藤叶，晒干，搓揉或打下孢子，除去藤叶。

【应　　用】壮医　甜、咸，寒。通水道，清热毒，除湿毒。用于治疗肉扭（淋证），能蚌（黄疸），隆白呆（带下）。

中医　甘、咸，寒。归膀胱、小肠经。清热利湿，通淋止痛。用于治疗热淋，石淋，血淋，膏淋，尿道涩痛。

【用法用量】内服煎汤，6—15克，包煎。

【注　　意】1. 肾阴亏虚者慎服。2. 小便不利及诸淋者禁服。3. 肾真阳不足者忌用。

【备　　注】收入《广西壮族自治区壮药质量标准（第二卷）》DYB45-GXZYC0156-2011。

通气道药

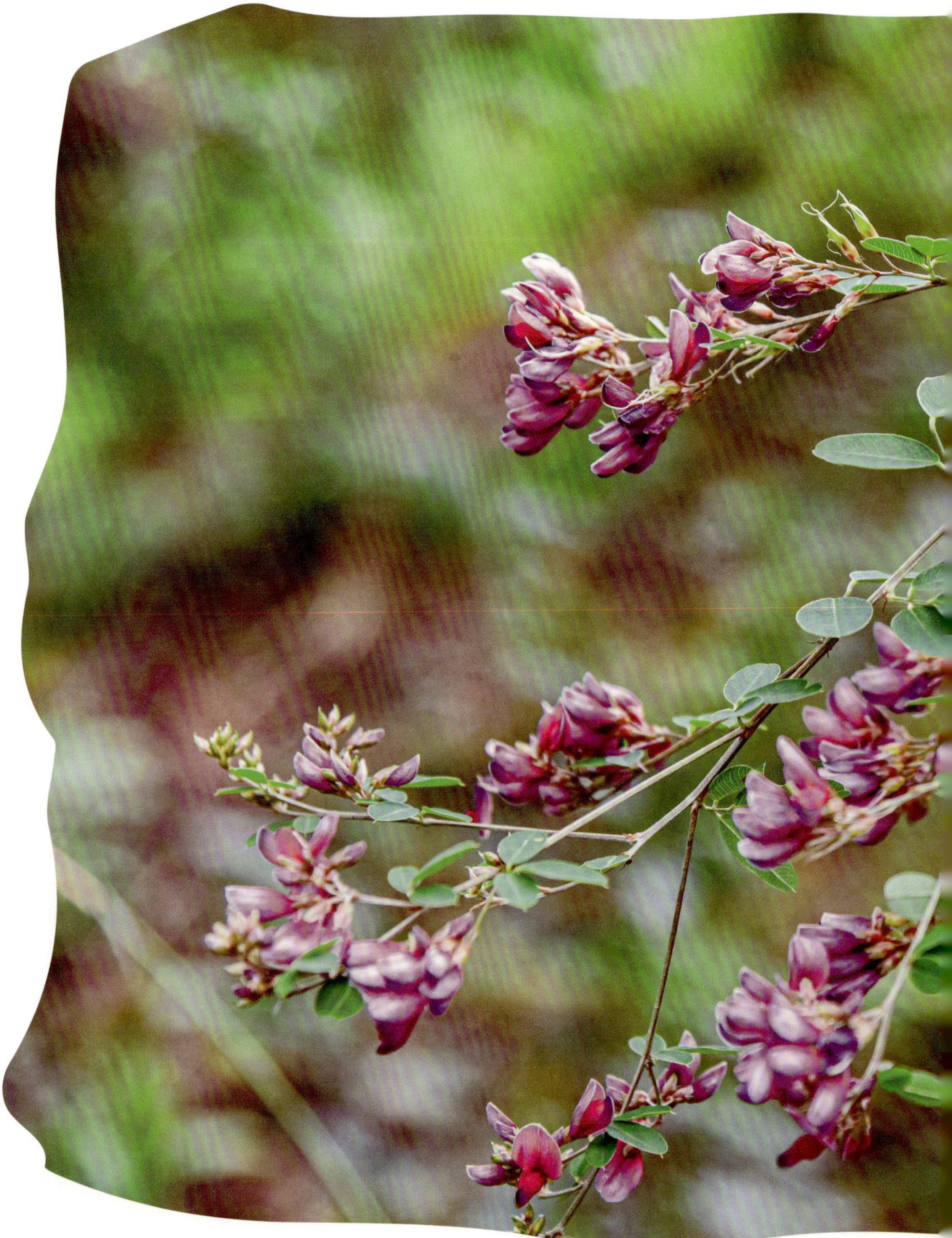

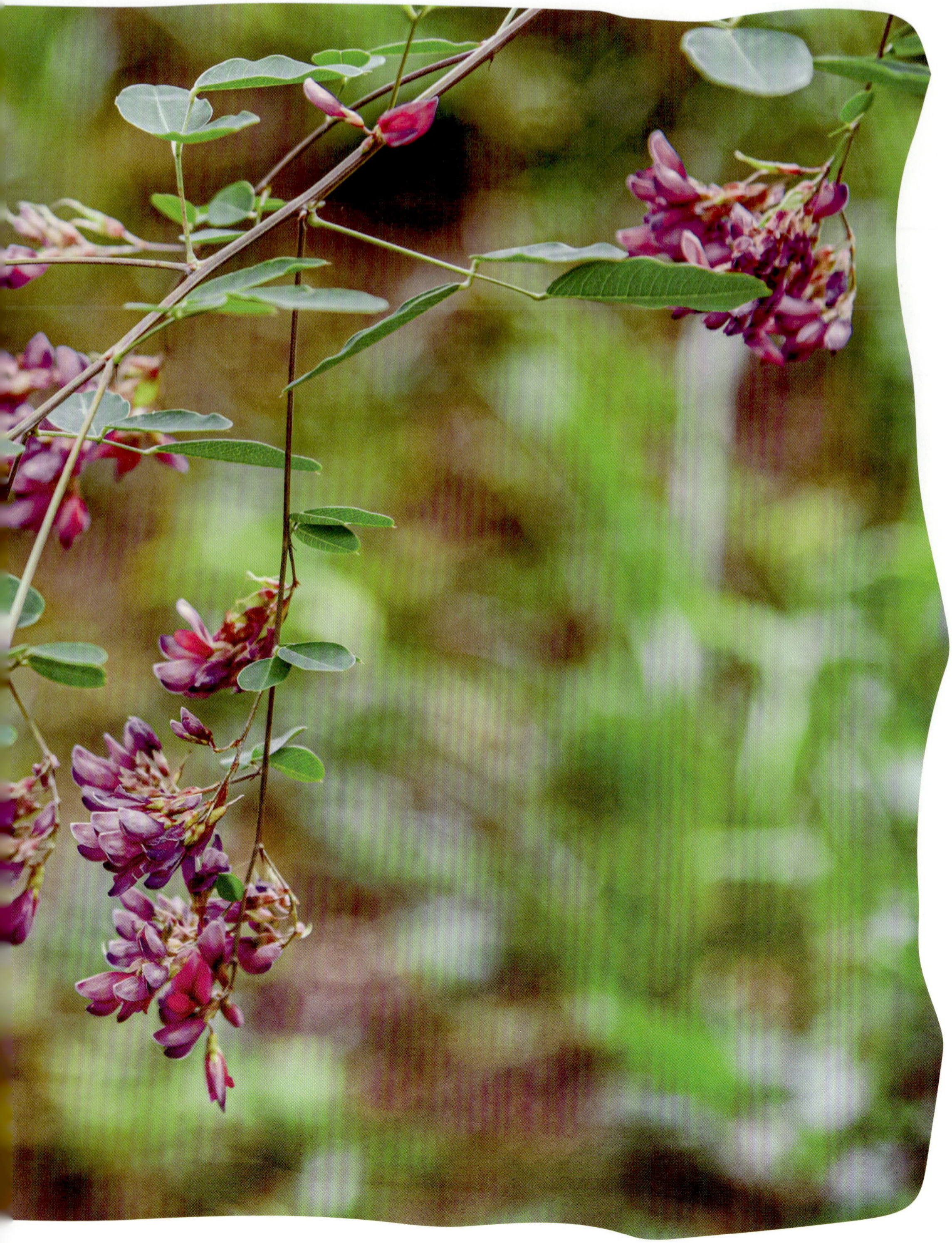

把天门

把天门

壮文 Meizgyamx

【考证】

《广西本草选编》：『味微辛、涩，性微温。活血散瘀，消肿止痛。跌打肿痛……』

【壮 药 名】美枷。

【中 药 名】把天门。

【药用部位】茎叶。

【基源植物】豆科植物美丽胡枝子 *Lespedeza formosa*（Vog.）Koehne。

【植物形态】直立灌木。多分枝，枝伸展，被疏柔毛。托叶披针形至线状披针形，长4—9毫米，褐色，被疏柔毛。叶柄被短柔毛。小叶椭圆形、长圆状椭圆形或卵形，稀倒卵形，两端稍尖或稍钝，上面绿色，稍被短柔毛，下面淡绿色，贴生短柔毛。总状花序单一，腋生，比叶长，或构成顶生的圆锥花序。总花梗被短柔毛。苞片卵状渐尖，长1.5—2毫米，密被绒毛。花梗短，被毛。花萼钟状，5深裂，裂片长圆状披针形，长为萼筒的2—4倍，外面密被短柔毛。花冠红紫色，旗瓣近圆形或稍长，先端圆，基部具明显的耳和瓣柄，翼瓣倒卵状长圆形，短于旗瓣和龙骨瓣，基部有耳和细长瓣柄，龙骨瓣比旗瓣稍长，在花盛开时明显长于旗瓣，基部有耳和细长瓣柄。荚果倒卵形或倒卵状长圆形，表面具网纹且被疏柔毛。花期7—9月，果期9—10月。

【分　　布】分布于广西、广东、湖南、湖北、河北、陕西、甘肃、山东、江苏、安徽、浙江、江西、福建、河南、四川、云南等地。生于海拔2800米以下山坡、路旁及林缘灌丛中。

【采　　制】夏、秋二季采收，鲜用或切段晒干。

【应　　用】壮医　苦，平。调气道，利水道，清热毒，除湿毒，消肿痛。用于治疗钵农（肺痈），发旺（风湿骨痛），幽扭（淋证），林得叮相（跌打损伤）。

中医　甘，平。清热润肺，利尿通淋，止血。用于治疗肺热咳嗽，感冒发热，百日咳，淋证，吐血，衄血，尿血，便血。

【用法用量】内服煎汤，30—60克。

扁桃叶

壮文 Mbawmakgai

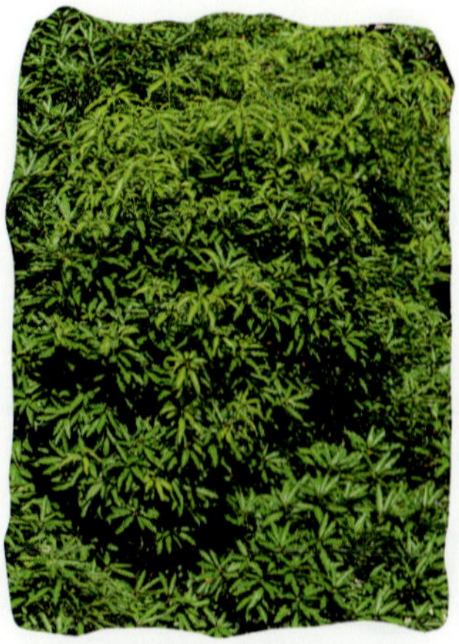

【壮 药 名】榀芒开。

【中 药 名】扁桃叶。

【药用部位】叶。

【基源植物】漆树科植物扁桃 *Mangifera persiciformis* C. Y. Wu et T. L. Ming。

【植物形态】常绿乔木。小枝圆柱形，无毛，具条纹。叶薄革质，狭披针形或线状披针形，先端急尖或短渐尖，基部楔形，边缘皱波状，无毛，中脉两面隆起，侧脉约 20 对，斜升，近边缘处弧形网结，侧脉和网脉两面突起，叶柄上面具槽，基部增粗。圆锥花序顶生，单生或 2—3 条簇生，无毛，自基部分枝。苞片小，三角形。花黄绿色，花梗无毛，中部具节。萼片 4—5 片，卵形，无毛，内凹。花瓣 4—5 片，长圆状披针形，无毛，里面具 4—5 条突起的脉纹，汇合于近基部。花盘垫状，4—5 裂，雄蕊仅 1 个发育。不育雄蕊 1—3 枚，钻形或小齿状。子房球形，无毛，花柱近顶生，与雄蕊近等长。果桃形，果肉较薄，果核大，斜卵形或菱状卵形，具斜向凹槽，灰白色。种子近肾形，一端较大，子叶不裂。

【分　　布】分布于广西、云南、贵州。生于海拔 290—600 米。

【采　　制】夏、秋季采收，晒干或鲜用。

【应　　用】壮医　甜，凉。通气道、谷道，祛风毒，止痒。用于治疗埃病（咳嗽），啊肉甜（消渴），喯疳（疳积），能晗能累（湿疹），疣。

中医　甘，凉。归肺、脾经。止咳，化滞，止痒。用于治疗咳嗽消渴，疳积，湿疹瘙痒，疣。

【用法用量】内服煎汤，鲜品 20—50 克。外用适量，水煎洗或捣敷。

【备　　注】收入《广西壮族自治区壮药质量标准（第二卷）》DYB45-GXZYC0143-2011。

【考　证】

《广西药用植物名录》：『叶：外用治湿疹。果实、种仁：用于咳嗽……』

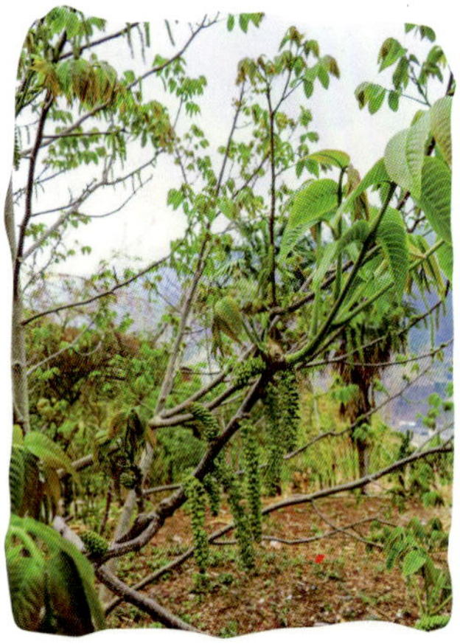

椿白皮

壮文 Gocin

【考　证】

《广西本草选编》：『味苦、涩，气香，性温。祛风除湿，固涩止血。治风湿性腰腿痛……』

【壮 药 名】棵椿。

【中 药 名】椿白皮/椿树皮（树皮、根皮）、香椿子（果实）。

【药用部位】树皮、根皮、果实。

【基源植物】楝科植物香椿 *Toona sinensis*（A. Juss.）Roem.。

【植物形态】乔木。树皮粗糙，深褐色，片状脱落。叶具长柄，偶数羽状复叶，小叶16—20枚，对生或互生，纸质，卵状披针形或卵状长椭圆形，先端尾尖，基部一侧圆形，另一侧楔形，不对称，边全缘或有疏离的小锯齿，两面均无毛，无斑点，背面常呈粉绿色，侧脉每边18—24条。圆锥花序与叶等长或更长，被稀疏的锈色短柔毛或有时近无毛，小聚伞花序生于短的小枝上，多花。花具短花梗，花萼5齿裂或浅波状，外面被柔毛，且有睫毛。花瓣5片，白色，长圆形，先端钝，无毛，雄蕊10枚，5枚能育，5枚退化。花盘无毛，近念珠状。子房圆锥形，有5条细沟纹，无毛，每室有胚珠8颗，花柱柱头盘状。蒴果狭椭圆形，深褐色，有小而苍白色的皮孔。种子上端有膜质的长翅，下端无翅。花期6—8月，果期10—12月。

【分　　布】分布于华北、华东、中部、南部和西南部各省区。生于山地杂木林或疏林中，各地也广泛栽培。

【采　　制】果实：秋季采收，晒干。树皮、根皮：全年均可采收，但以春季水分充足时最易剥离。干皮可从树上剥下，鲜用或晒干。根皮须先将树根挖出，刮去外面黑皮，仰面晒干，亦可鲜用。

【应　　用】壮医　树皮、根皮：苦、涩，热。调气道、谷道，利水道，祛风毒，除湿毒，止血。用于治疗埃病

（咳嗽），墨病（哮喘），肺结核，陆嘞（咯血），阿意咪（痢疾），白冻（肠炎），幽扭（泌尿道感染），阿意嘞（便血），贫淋嘞（崩漏），隆白呆（带下），发旺（风湿骨痛），核尜尹（腰腿痛），能累（皮肤溃疡）。果实：辣、苦，热。调谷道，祛风毒，散寒毒，止疼痛。用于治疗贫痧（外感风寒），发旺（风湿痹痛），胴尹（胃痛），兵嘿细勒（疝气），阿意咪（痢疾）。

中医　树皮、根皮：苦、涩，微寒。归大肠、胃经。清热燥湿，涩肠，止血，止带，杀虫。用于治疗泄泻，痢疾，肠风便血，崩漏，带下，蛔虫病，丝虫病，疮癣。果实：辛、苦，温。归肺、肝、大肠经。祛风，散寒，止痛。用于治疗外感风寒，风湿痹痛，胃痛，疝气痛，痢疾。

【用法用量】内服煎汤，6—15克。外用适量，煎水洗。

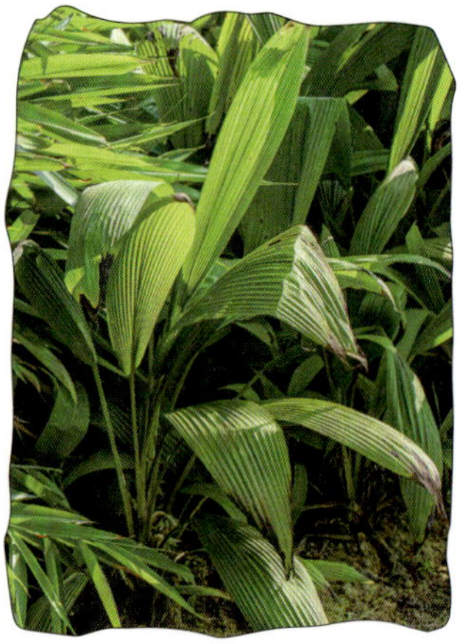

大地棕根

壮文 Hazsienlaux

【考　证】《广西中药志》：『散瘀，消肿，祛风湿。治风湿骨痛……』

【壮 药 名】哈仙老。
【中 药 名】大地棕根。
【药用部位】根茎。
【基源植物】仙茅科植物大叶仙茅 *Curculigo capitulata*（Lour.）O. Ktze.。
【植物形态】粗壮草本。根状茎粗厚，块状，具细长的走茎。叶通常 4—7 枚，长圆状披针形或近长圆形，纸质，全缘，顶端长渐尖，具折扇状脉，背面脉上被短柔毛或无毛。叶柄上面有槽，侧背面均密被短柔毛。花茎通常短于叶，被褐色长柔毛。总状花序强烈缩短成头状，球形或近卵形，俯垂，具多数排列密集的花。花梗 7 毫米，花被裂片卵状长圆形，顶端钝，外轮的背面被毛，内轮的仅背面中脉或中脉基部被毛。雄蕊长约为花被裂片的 2/3，花丝很短，花药线形，花柱比雄蕊长，纤细，柱头近头状。子房长圆形或近球形，被毛。浆果近球形，白色，种子黑色，表面具不规则的纵凸纹。花期 5—6 月，果期 8—9 月。
【分　　布】分布于广东、广西、福建、台湾、四川、贵州、云南、西藏。生于林下或阴湿处，海拔 850—2200 米。
【采　　制】夏、秋季采挖，除去叶，洗净，切片晒干。
【应　　用】壮医　微苦，热。调气道，补虚，止血、止痛。用于治疗埃病（咳嗽），濑精（遗精），幽豪（白浊），贫淋嘞（崩漏），隆白呆（带下），发旺（风湿痹瘫），林得叮相（跌打损伤）。

中医　辛、微苦，温。归肾，肺，肝经。补肾壮阳，祛风除湿，活血调经。用于治疗肾虚咳喘，阳痿遗精，白浊带下，腰膝酸软，风湿痹痛，宫冷不孕，月经不调，崩漏，子宫脱垂，跌打损伤。
【用法用量】内服煎汤，6—9 克。外用适量，研末调敷。

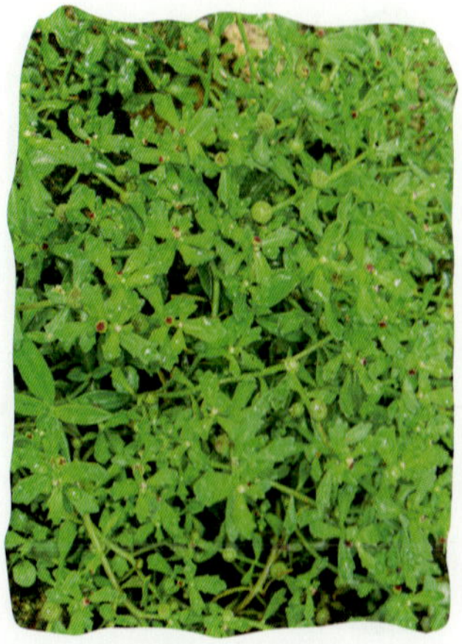

鹅不食草

壮文 Nyagajgoep

【考证】《生草药性备要》：『味腥，性寒。理跌打折骨，止痛消肿……』

【壮药名】牙卡个。

【中药名】鹅不食草。

【药用部位】干燥全草。

【基源植物】菊科植物石胡荽 *Centipeda minima*（L.）A. Br. et Aschers.。

【植物形态】一年生小草本。茎多分枝，匍匐状，微被蛛丝状毛或无毛。叶互生，楔状倒披针形，顶端钝，基部楔形，边缘有少数锯齿，无毛或背面微被蛛丝状毛。头状花序小，扁球形，直径约3毫米，单生于叶腋，无花序梗或极短。总苞半球形，总苞片2层，椭圆状披针形，绿色，边缘透明膜质，外层较大。边缘花雌性，多层，花冠细管状，淡绿黄色，顶端2—3微裂。盘花两性，花冠管状，顶端4深裂，淡紫红色，下部有明显的狭管。瘦果椭圆形，具4棱，棱上有长毛，无冠毛。花果期6—10月。

【分　　布】分布于东北、华北、华中、华东、华南、西南。生于路旁、荒野阴湿地。

【采　　制】夏、秋二季花开时采收，洗去泥沙，晒干。

【应　　用】壮医　辣，热。除寒毒，祛风毒，通火路，消肿。用于治疗痧病，邦印（痛症），楞涩（鼻炎），埃病（咳嗽）。

中医　辛，温。归肺经。发散风寒，通鼻窍，止咳。用于治疗风寒头痛，咳嗽痰多，鼻塞不通，鼻渊流涕。

【用法用量】内服煎汤，6—9克。外用适量。

【备　　注】收入《广西壮族自治区壮药质量标准（第二卷）》DYB45-GXZYC0185-2011。

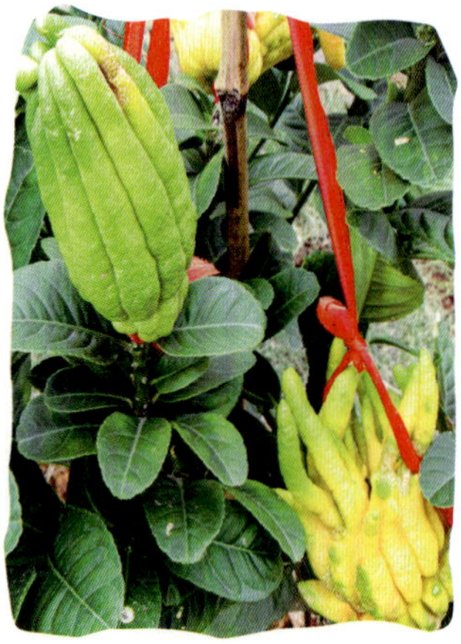

佛手

壮文 Makfuzsouj

【考　证】

《滇南本草》：『佛手柑，味甘、微辛，性温。入肝、胃二经，补肝暖胃，止呕吐……』

【壮 药 名】芒佛手。

【中 药 名】佛手。

【药用部位】干燥果实。

【基源植物】芸香科植物佛手 *Citrus medica* L. var. *sarcodactylis* Swingle。

【植物形态】灌木或小乔木。新生嫩枝、芽及花蕾均暗紫红色，茎枝多刺。单叶，稀兼有单身复叶。叶柄短，叶片椭圆形或卵状椭圆形，顶部圆或钝，稀短尖，叶缘有浅钝裂齿。总状花序，有时兼有腋生单花；花两性，有单性花趋向，则雌蕊退化。花瓣 5 片，雄蕊 30—50 枚，子房圆筒状，花柱粗长，柱头头状，果椭圆形、近圆形或两端狭的纺锤形，果皮淡黄色，甚厚，难剥离，内皮白色或略淡黄色，棉质，松软，瓢囊 10—15 瓣，果肉无色，近于透明或淡乳黄色，爽脆，味酸或略甜，有香气。种子小。花期 4—5 月，果期 10—11 月。

【分　　布】分布于广西、广东、台湾、福建、云南等地。南部较多栽种。

【采　　制】秋季果实尚未变黄或变黄时采收，纵切成薄片，晒干或低温干燥。

【应　　用】壮医　辣、苦、酸，温。调气道，散寒毒，止痛。用于治疗邦印（痛症），埃病（咳嗽），比耐来（咳痰），鹿（呕吐），东郎（气滞）。

中医　辛、苦、酸，温。归肝、脾、胃、肺经。疏肝理气，和胃止痛，燥湿化痰。用于治疗肝胃气滞，胸胁胀痛，胃脘痞满，食少呕吐，咳嗽痰多。

【用法用量】内服煎汤，3—10 克。

【注　　意】阴虚火旺者、气虚者、无气滞者、孕妇慎用。

【备　　注】收入《广西壮族自治区壮药质量标准（第二卷）》DYB45-GXZYC0096-2011。

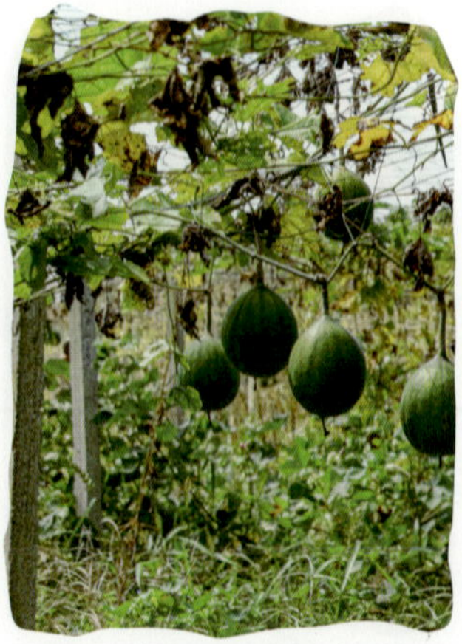

瓜蒌

壮文 Lwgmanfangz

【考　证】《滇南本草》：“迤西各处俱有。性微寒。入肺经，化痰。治寒咳、伤寒……”

【壮 药 名】冷蛮仿。

【中 药 名】瓜蒌。

【药用部位】干燥成熟果实。

【基源植物】见 Ragbuzlung 壤补龙项下。

【植物形态】见 Ragbuzlung 壤补龙项下。

【分　　布】栝楼　分布于广西、云南、贵州、陕西、甘肃、四川、和辽宁。生于海拔 200—1800 米的山坡林下、灌丛中、草地和村旁田边。

中华栝楼　分布于甘肃（东南部）、陕西（南部）、湖北（西南部）、四川（东部）、贵州、云南（东北部）、江西（寻乌）。生于海拔 400—1850 米的山谷密林、山坡灌丛、草丛。

【采　　制】秋季果实成熟时，连果梗剪下，置通风处阴干。

【应　　用】壮医　甜、微苦，寒。清热毒，除湿毒，调气道，通谷道。用于治疗埃病（咳嗽），胸痛，呗嘻（乳痈），兵西弓（肠痈），阿意囊（便秘）。

中医　甘、微苦，寒。归肺、胃、大肠经。清热涤痰，宽胸散结，润燥滑肠。用于治疗肺热咳嗽，痰浊黄稠，胸痹心痛，结胸痞满，乳痈，肺痈，肠痈，大便秘结。

【用法用量】内服煎汤，9—15 克。

【注　　意】孕妇慎用。不宜与川乌、制川乌、草乌、制草乌、附子同用。

【备　　注】收入《广西壮族自治区壮药质量标准（第二卷）》DYB45-GXZYC0068-2011。

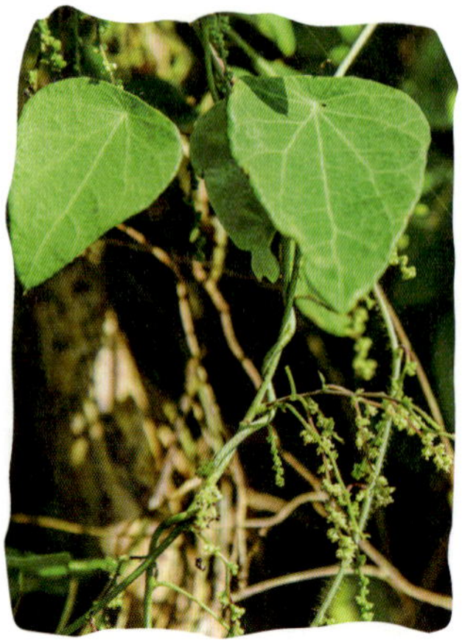

金线风

壮文 Gaeugidaengz

【考　证】

《广西本草选编》：『味苦，性寒。清热解毒，利尿，镇痛。治痢疾……』

【壮 药 名】勾机腾。

【中 药 名】金线风。

【药用部位】干燥根。

【基源植物】防己科植物粉叶轮环藤 *Cyclea hypoglauca*（Schauer）Diels。

【植物形态】藤本，老茎木质。叶纸质，阔卵状三角形至卵形，顶端渐尖，基部截平至圆，边全缘而稍反卷，两面无毛或下面被稀疏而长的白毛。掌状脉 5—7 条，叶柄通常明显盾状着生。花序腋生，雄花序为间断的穗状花序状。雌花序较粗壮，总状花序状，花序轴明显曲折。核果红色，无毛。

【分　　布】分布广西、广东、湖南（南部）、江西（中部和南部）、福建（中部和南部）、云南（东南部）和海南。生于林缘和山地灌丛。

【采　　制】全年均可采挖，除去杂质，干燥。

【应　　用】壮医　苦，寒。通气道、谷道，调火路，清热毒，镇痛。用于治疗贫痧（风热感冒），阿意咪（痢疾），肉扭（砂淋），龋齿痛，货烟妈（咽喉肿痛），额哈（毒蛇咬伤）。

中医　苦，寒。归肺、胃经。清热解毒，祛风止痛。用于治疗风热感冒，咽喉疼痛，牙痛，气管炎，痢疾，尿道感染，风湿性关节痛，疮疡肿毒。

【用法用量】内服煎汤，10—30 克。外用适量，磨醋涂患处。

【备　　注】收入《广西壮族自治区壮药质量标准（第一卷）》DYB45-GXZYC0111-2008。

龙珠果

壮文 Maklungzcaw

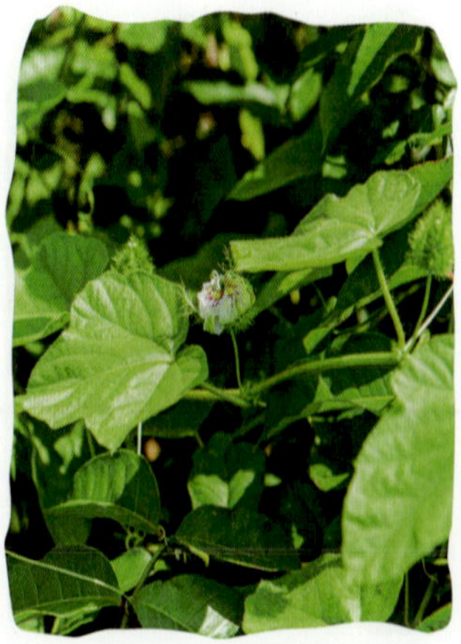

【考证】《广西本草选编》：『味辛、微苦，性凉。清肺止咳，通淋，消肿。治肺热咳嗽……』

【壮 药 名】芒垄舌。

【中 药 名】龙珠果。

【药用部位】全株、果。

【基源植物】西番莲科植物龙珠果 *Passiflora foetida* L.。

【植物形态】草质藤本，有臭味。茎具条纹并被平展柔毛。叶膜质，宽卵形至长圆状卵形，先端3浅裂，基部心形，边缘呈不规则波状，通常具头状缘毛，上面被丝状伏毛，并混生少许腺毛，下面被毛并其上部有较多小腺体；叶柄密被平展柔毛和腺毛；托叶半抱茎，深裂，裂片顶端具腺毛。聚伞花序退化仅存1花，与卷须对生。花白色或淡紫色，具白斑。萼片外面近顶端具1角状附属器。花瓣与萼片等长，外副花冠裂片3—5轮，丝状，内副花冠非褶状，膜质。浆果卵圆球形，无毛。花期7—8月，果期翌年4—5月。

【分　　布】分布于广东、广西、云南、台湾。常见逸生于海拔120—500米的草坡路边。

【采　　制】夏末秋初采收全株，洗净，鲜用或晒干。秋、冬季挖取根部，洗去泥沙，晒干。4—5月采收果实。

【应　　用】壮医　甘、酸，平。调气道，清热毒，散结肿。用于治疗埃病（咳嗽），角膜炎，呗奴（淋巴结炎），幽咚（小便浑浊），呗农（痈疮），呗叮（疔疮），狠尹（疖肿），小儿喯疳（疳积）。

中医　甘、酸，平。清肺止咳，解毒消肿。用于治疗肺热咳嗽，小便混浊，痈疮肿毒，外伤性眼角膜炎，淋巴结炎。

【用法用量】内服煎汤，9—15克。外用适量，鲜叶捣敷。

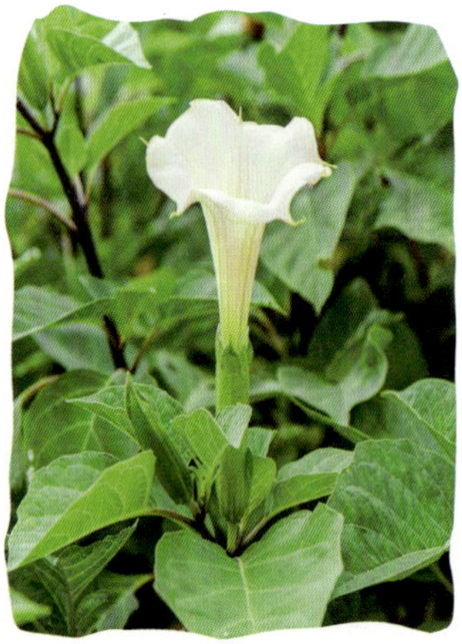

曼陀罗叶

壮文 Mbawmwnhdaxlaz

【考　证】

《广西本草选编》：『味辛，性温，有大毒。祛痰定喘，散瘀消肿……』

【壮 药 名】盟闷打拉。

【中 药 名】曼陀罗叶。

【药用部位】干燥叶。

【基源植物】茄科植物曼陀罗 *Datura stramonium* Linn.。

【植物形态】草本或半灌木状，全体近于平滑或在幼嫩部分被短柔毛。茎粗壮，下部木质化。叶广卵形，顶端渐尖，基部不对称楔形，边缘有不规则波状浅裂，裂片顶端急尖，有时亦有波状牙齿。花单生于枝杈间或叶腋，直立。花萼筒状，5 浅裂，花冠漏斗状，下半部带绿色，上部白色或淡紫色，檐部 5 浅裂。蒴果直立生，卵状，表面生有坚硬针刺或有时无刺而近平滑，成熟后淡黄色，规则 4 瓣裂。种子卵圆形，黑色。花期 6—10 月，果期 7—11 月。

【分　　布】中国各省区都有分布。常生于住宅旁、路边或草地上，也有作药用或观赏而栽培。

【采　　制】7—8 月间采摘，晒干或烘干。

【应　　用】壮医　苦、辣，有大毒。调气道，祛风定惊，调气平喘，止咳镇痛，麻醉。用于治疗墨病（哮喘），发旺（痹病），尊寸（脱肛）。

中医　苦、辛，有大毒。归肺、肝经。麻醉，镇痛平喘，止咳。用于治疗喘咳，痹痛，脚气，脱肛。

【用法用量】内服 0.3—0.6 克。外用适量。

【注　　意】本品有大毒，服用不可过量。

【备　　注】收入《广西壮族自治区壮药质量标准（第二卷）》DYB45-GXZYC0169-2011。

枇杷叶

壮文 Mbawbizbaz

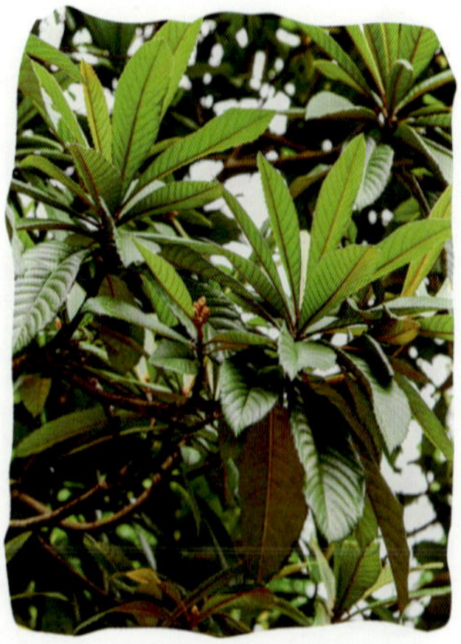

【壮 药 名】盟比巴。
【中 药 名】枇杷叶。
【药用部位】干燥叶。
【基源植物】蔷薇科植物枇杷 *Eriobotrya japonica*（Thunb.）Lindl.。
【植物形态】常绿小乔木。小枝粗壮，黄褐色，密生锈色或灰棕色绒毛。叶片革质，披针形、倒披针形、倒卵形或椭圆长圆形，先端急尖或渐尖，基部楔形或渐狭成叶柄，上部边缘有疏锯齿，基部全缘，下面密生灰棕色绒毛，侧脉11—21对。叶柄短或几无柄，有灰棕色绒毛。托叶钻形，先端急尖，有毛。圆锥花序顶生，具多花。总花梗和花梗密生锈色绒毛。苞片钻形，密生锈色绒毛。花萼筒浅杯状，萼片三角卵形，萼筒及萼片外面有锈色绒毛。花瓣白色，长圆形或卵形，基部具爪，有锈色绒毛。雄蕊20枚。花柱5枚，离生，柱头头状，无毛，子房顶端有锈色柔毛。果实球形或长圆形，黄色或橘黄色，外有锈色柔毛。种子1—5颗，球形或扁球形，褐色，光亮。花期10—12月，果期5—6月。
【分　　布】分布于广西、广东、福建、湖南、湖北、陕西、甘肃、河南、江安徽、苏、浙江、江西、云南、四川、贵州、台湾。各地广泛栽培，湖北、四川有野生。
【采　　制】全年均可采收，晒至七八成干时，扎成小把，再晒干。
【应　　用】壮医　苦、微辣，微寒。调气道、谷道。用于治疗埃病（咳嗽），陆裂（咳血），墨病（哮喘），渗裂（衄血、吐血），鹿病（呕吐），啊肉甜（消渴），哪呷（面瘫），酒渣鼻。

中医　苦，微寒。归肺、胃经。清肺止咳，降逆止呕。用于治疗肺热咳嗽，气逆喘急，胃热呕逆，烦热口渴。

【用法用量】内服煎汤，6—10克。
【备　　注】收入《广西壮族自治区壮药质量标准（第二卷）》DYB45-GXZYC0109-2011。

【考　证】

《岭南采药录》：『味淡，性平。解热和气，止咳下痰……』

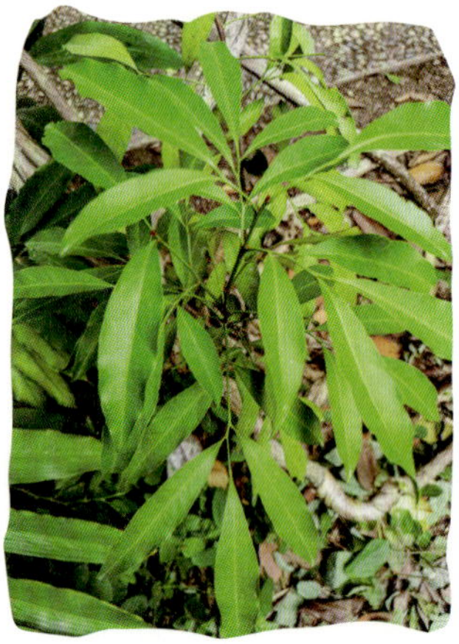

山桔叶

壮文 Golwg'ndo

【考　证】《岭南采药录》：『味苦、涩，性涩，略有毒，少入服剂……』

【壮 药 名】棵勒挪。
【中 药 名】山桔叶。
【药用部位】干燥叶。
【基源植物】芸香科植物小花山小橘 *Glycosmis parviflora*（Sims）Kurz。
【植物形态】灌木或小乔木。叶有小叶 2—4 枚，稀 5 枚或兼有单小叶，小叶柄短。小叶片椭圆形，长圆形或披针形，有时倒卵状椭圆形，顶部短尖至渐尖，有时钝，基部楔尖，无毛，全缘，干后不规则浅波浪状起伏，且暗淡无光泽，中脉在叶面平坦或微凸起，或下半段微凹陷，侧脉颇明显。圆锥花序腋生及顶生。花序轴、花梗及萼片常被早脱落的褐锈色微柔毛。萼裂片卵形，端钝。花瓣白色，长椭圆形，较迟脱落，干后变淡褐色，边缘淡黄色。雄蕊 10 枚。子房阔卵形至圆球形，花柱极短，柱头稍增粗，子房柄略升起。果圆球形或椭圆形，淡黄白色转淡红色或暗朱红色，半透明油点明显，有种子 3—2 颗。花期 3—5 月，果期 7—9 月。
【分　　布】分布于广西、广东、福建、台湾、贵州、云南及海南。生于低海拔缓坡或山地杂木林，路旁树下的灌木丛中。
【采　　制】全年可采，除去杂质，晒干。
【应　　用】壮医　苦、微辣，平。通龙路、火路，调气道、谷道。用于治疗东郎（食滞肠道），心头痛（胃腹痛），贫痧（感冒发热），埃病（咳嗽），鼻衄，林得叮相（跌打肿痛），遗尿。

中医　苦、微辛，平。归肝、肺、胃经。散瘀消肿，化痰，消积。用于治疗跌打损伤，感冒咳嗽，食积胀痛。
【用法用量】内服煎汤，5—15 克。外用适量，煎水洗患处。
【注　　意】孕妇忌服。
【备　　注】收入《广西壮族自治区壮药质量标准（第一卷）》DYB45-GXZYC0028-2008。

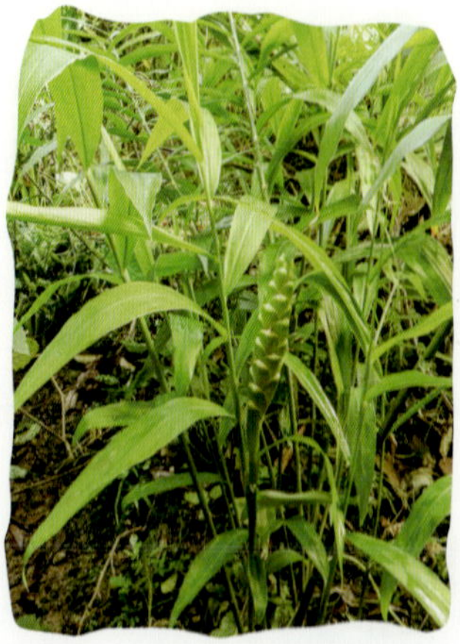

生姜

壮文 Hing

【考证】

《广西药用植物名录》：『用于风寒感冒，咳嗽，胃寒呕吐。』

【壮药名】兴。

【中药名】生姜。

【药用部位】新鲜根茎。

【基源植物】姜科植物姜 *Zingiber officinale* Rosc.。

【植物形态】草本。根茎肥厚，多分枝，有芳香及辛辣味。叶片披针形或线状披针形，无毛，无柄。叶舌膜质。穗状花序球果状，苞片卵形，淡绿色或边缘淡黄色，顶端有小尖头。花冠黄绿色，管裂片披针形；唇瓣中央裂片长圆状倒卵形，短于花冠裂片，有紫色条纹及淡黄色斑点，侧裂片卵形。雄蕊暗紫色，药隔附属体钻状。花期秋季。

【分　　布】中国中部、东南部至西南部各地广为栽培。

【采　　制】秋、冬二季采挖，除去须根和泥沙，洗净。用时切厚片。

【应　　用】壮医　辣，微温。调气道、谷道，解寒毒。用于治疗痧病，鹿病（呕吐），鱼蟹中毒。

中医　辛，微温。归肺、脾、胃经。解表散寒，温中止呕，化痰止咳，解鱼蟹毒。用于治疗风寒感冒，胃寒呕吐，寒痰咳嗽，鱼蟹中毒。

【用法用量】内服煎汤，3—10 克。

【备　　注】收入《广西壮族自治区壮药质量标准（第二卷）》DYB45-GXZYC0058-2011。

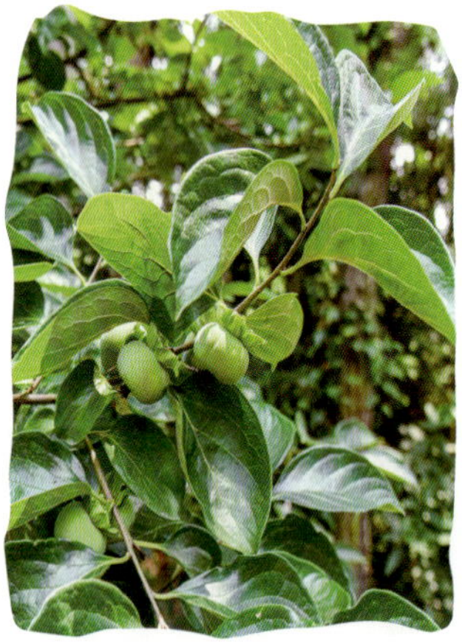

柿叶

壮文 Mbawndae

【考　证】《滇南本草》：『经霜叶敷臁疮。』

【壮 药 名】盟内。

【中 药 名】柿叶。

【药用部位】干燥叶。

【基源植物】柿科植物柿 *Diopyros kaki* Thunb.。

【植物形态】落叶大乔木。树皮深灰色至灰黑色，长方块状开裂。枝开展，有深棕色皮孔，嫩枝有柔毛。单叶互生。叶片卵状椭圆形至倒卵形或近圆形，先端渐尖或钝，基部阔楔形，全缘，上面深绿色，主脉生柔毛，下面淡绿色，有短柔毛，沿脉密被褐色绒毛。花杂性，雄花成聚伞花序，雌花单生叶腋。有微小苞片。花萼下部短筒状，4裂，内面有毛。花冠黄白色，钟形，4裂。雄蕊在雄花中16枚，在两性花中8—16枚，雌花有8枚退化雄蕊。子房上位，8室，花柱自基部分离。浆果形状多种，橙黄色或鲜黄色，基部有宿存萼片。种子褐色，椭圆形。花期5月，果期9—10月。

【分　　布】分布于广西、云南、四川、华东、中南及辽宁、河北、山西、陕西、甘肃、台湾等地。原产中国长江流域，现多为栽培种。

【采　　制】夏、秋二季采收，除去杂质，晒干。

【应　　用】壮医　苦，微寒。调气道，通龙路，止血。用于治疗埃病（咳嗽），啊肉甜（糖尿病），渗裂（血证），裤口毒（臁疮）。

中医　苦，寒。归肺、肝经。止咳定喘，生津止渴，活血止血。用于治疗咳嗽，消渴，各种内出血，臁疮。

【用法用量】内服煎汤，3—9克。水煎服或适量泡茶。外用适量，研末外敷。

【注　　意】孕妇忌服。

【备　　注】收入《广西壮族自治区壮药质量标准（第二卷）》DYB45-GXZYC0130-2011。

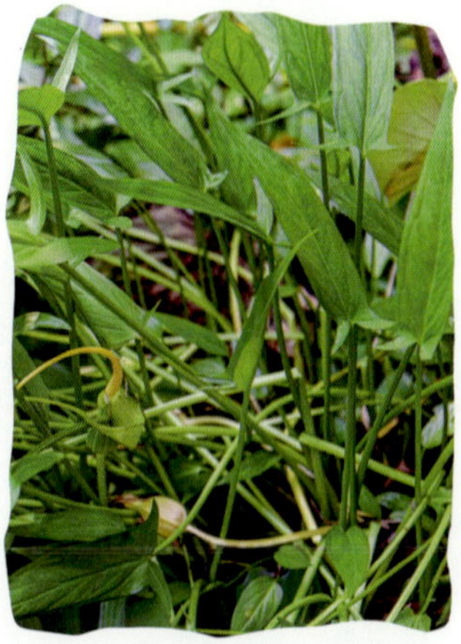

水半夏

壮文 Bonyaraemx

【考　证】《广西本草选编》：『味辛，性温，有毒。解毒消肿……』

【壮 药 名】半夏忍。

【中 药 名】水半夏。

【药用部位】干燥块茎。

【基源植物】天南星科植物鞭檐犁头尖 *Typhonium flagelliforme* (Lodd.) Blume。

【植物形态】块茎近圆形，椭圆形、圆锥形或倒卵形，上部周围密生肉质根。叶和花序同时抽出。叶 3—4 枚，叶柄中部以下具宽鞘。叶片戟状长圆形，基部心形或下延，前裂片长圆形或长圆披针形，侧裂片向外水平伸展或下倾，长三角形，侧脉 4—5 对。花序柄细。佛焰苞管部绿色，卵圆形或长圆形。檐部绿色至绿白色，披针形，常伸长卷曲为长鞭状或较短而渐尖。肉穗花序比佛焰苞短或长，有时极长，雌花序卵形，中性花序在雌雄花序中间。雄花序黄色。附属器淡黄绿色，具柄，下部为长圆锥形，向上为细长的线形。雄花雄蕊 2 枚，药室近圆球形。雌花子房倒卵形或近球形，花柱不存在，柱头小。中性花中部以下的棒状，黄色，先端紫色。上部的锥形，淡黄色。浆果卵圆形，绿色。花期 4—5 月。

【分　　布】分布于广西、广东、云南等地。生于海拔 350 米以下的山溪水中、水田或田边以及其他湿地。

【采　　制】冬末春初采挖，除去外皮及须根，晒干。

生水半夏　取原药材，除去杂质，洗净，干燥，筛去灰屑，用时捣碎。

清水半夏　取生水半夏，按照大小分开，分别用 8% 白矾溶液浸泡至内无干心，口尝微有麻舌感，取出，洗净，切厚片，干燥，筛去碎屑。

姜水半夏　取生水半夏，按照大小分开，用水浸泡至内无干心时，另取生姜切片煎汤，加白矾与生水半夏共煮透，取出，晾至半干，切薄片，干燥。

法水半夏　取生水半夏，按照大小分开，分别用水浸泡至内无干心，取出。另取甘草加适量水煎2次，合并煎液，倒入加适量水制成的石灰液中，搅匀，加入上述已浸透的生水半夏，浸泡，每日搅拌1—2次，并保持pH值12以上，至剖面黄色均匀，口尝微有麻舌感，取出，洗净，干燥。

【应　　用】壮医　辣，温，有毒。调气道，祛寒毒，除湿毒。用于治疗埃病（咳嗽），比耐来（咳痰）。

中医　辛，温，有毒。燥湿化痰，止咳。用于治疗咳嗽痰多，支气管炎。

【用法用量】内服煎汤，6—15克。法水半夏，用时捣碎。

【注　　意】不宜与川乌、制川乌、草乌、制草乌、附子同用。生品内服慎用。

【备　　注】收入《广西壮族自治区壮药质量标准（第二卷）》DYB45-GXZYC0042-2011。

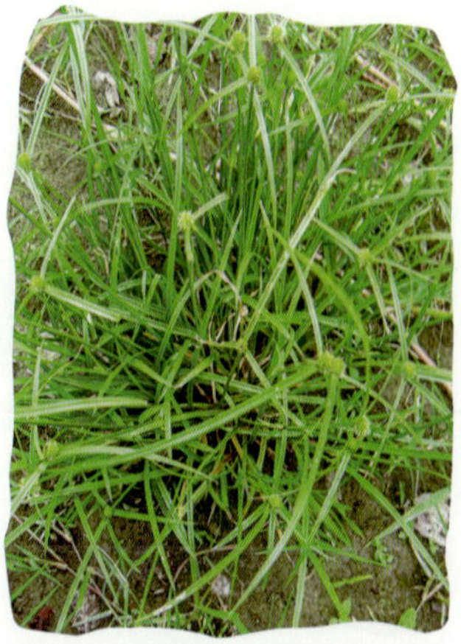

水蜈蚣

壮文 Gosamlimj

【壮 药 名】棵三林。

【中 药 名】水蜈蚣。

【药用部位】干燥全草。

【基源植物】莎草科植物水蜈蚣 *Kyllinga brevifolia* Rottb.。

【植物形态】根状茎长而匍匐，外被膜质、褐色的鳞片，具多数节间，每一节上长一秆。秆成列地散生，细弱，扁三棱形，平滑，基部不膨大，具4—5个圆筒状叶鞘，最下面2个叶鞘常为干膜质，棕色，鞘口斜截形，顶端渐尖，上面2—3个叶鞘顶端具叶片。叶短于或稍长于秆，上部边缘和背面中肋上具细刺。叶状苞片3枚，极展开，后期常向下反折。穗状花序单个，极少2或3个，球形或卵球形，具极多数密生的小穗。小穗长圆状披针形或披针形，压扁，具1朵花。鳞片膜质，下面鳞片短于上面的鳞片，白色，具锈斑，少为麦秆黄色，背面的龙骨状突起绿色，具刺，脉5—7条。雄蕊1—3个，花药线形。花柱细长，柱头2枚，长不及花柱的1/2。小坚果倒卵状长圆形，扁双凸状，长约为鳞片的1/2，表面具密细点。花果期5—9月。

【分　　布】分布于广西、广东、海南、湖北、湖南、贵州、四川、云南、安徽、浙江、江西、福建。生长于海拔600米以下的山坡荒地、田边草地、路旁草丛、溪边、海边沙滩。

【采　　制】夏、秋二季花期采挖，洗净，干燥。

【应　　用】壮医　辣，平。通气道，调龙路、火路，祛风毒，除湿毒，解瘴毒。用于治疗贫疹（伤风），埃病（咳嗽），墨病（喘息），能蚌（阳黄），呗农（痈疮），林得叮相（跌打损伤），创伤出血，阿意咪（痢疾），瘴毒。

中医　微辛，平。祛风利湿，止咳化痰。用于治疗感冒咳嗽，关节酸病，乳糜尿，皮肤瘙痒。

【用法用量】内服煎汤，12—18克（鲜品30—60克）。外用适量，煎汤洗患处。

【备　　注】收入《广西壮族自治区壮药质量标准（第一卷）》DYB45-GXZYC0056-2008。

【考　证】

《广西药用植物名录》：『全草：清热，止咳，止血，止痢。用于急性气管炎，百日咳……』

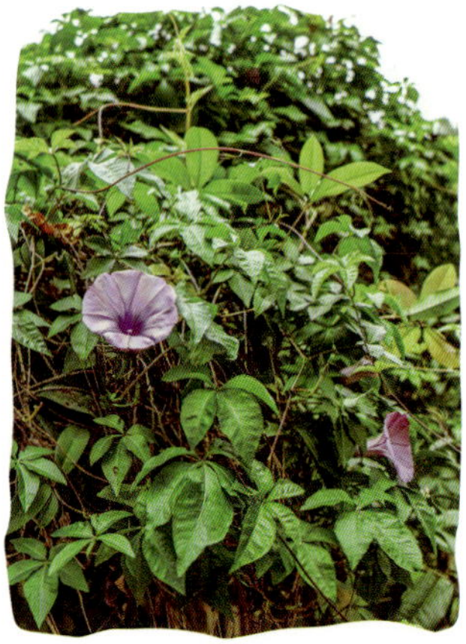

五爪金龙

壮文 Valahbah

【考　证】

《广西本草选编》：『味淡，性平。消肿解毒。热毒痈疮。』

【壮 药 名】华拉巴。
【中 药 名】五爪金龙。
【药用部位】全草。
【基源植物】旋花科植物五爪金龙 *Ipomoea cairica*（L.）Sweet。
【植物形态】多年生缠绕草本，全体无毛，老时根上具块根。茎细长，有细棱，有时有小疣状突起。叶掌状 5 深裂或全裂，裂片卵状披针形、或椭圆形，中裂片较大，顶端渐尖或钝尖，基部楔形，全缘或微波状，基部裂片常重 2 裂。叶柄基部具 5 裂的假托叶。聚伞花序腋生，具 1—3 花，或以上。花梗具小疣状突起。萼片不等长，有时有小疣状突起，内萼片稍宽，萼片边缘干膜质，顶端钝圆或具短尖头。花冠紫红色、紫色或淡红色、少有白色，漏斗状。雄蕊长短不等，花丝基部贴生于花冠管基部以上，具毛。子房光滑，花柱细长于雄蕊，柱头 2 球形。蒴果近球形，2 室，4 瓣裂。种子黑色，边缘被褐色柔毛。
【分　　布】分布于广西、广东、台湾、福建及其沿海岛屿、云南等。生于海拔 90—610 米的平地或山地路边灌丛。
【采　　制】茎叶、根：全年或秋季采收，洗净，一切段或片，鲜用或晒干。花：夏季采收，晒干或鲜用。
【应　　用】壮医　调气道，利水道。用于治疗埃病（咳嗽），埃嘞（咳血），幽扭（小便不利），呗农（疮痈肿毒）。

中医　茎叶、根：甘，寒。清热解毒，利水通淋。用于治疗肺热咳嗽，小便不利，淋病，水肿，痈肿疔毒。花：甘，寒。止咳除蒸。用于治疗骨蒸劳热，咳嗽溢血。
【用法用量】内服煎汤，4.5—10 克（鲜者 15—30 克）。外用适量，捣敷。
【注　　意】虚寒者禁服。

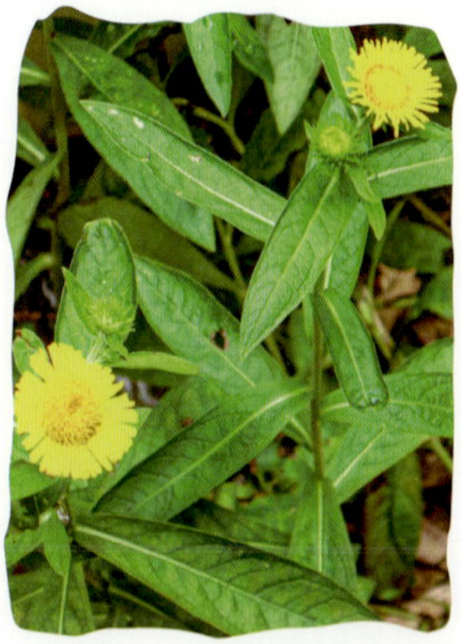

旋覆花

壮文 Gutvaniuj

【考　证】《广西本草选编》：『味苦、辛、咸，性微温，有小毒。降气，化痰，行水。治急、慢性气管炎……』

【壮 药 名】库华牛。

【中 药 名】旋覆花。

【药用部位】干燥头状花序。

【基源植物】菊科植物旋覆花 *Inula japonica* Thunb. 或欧亚旋覆花 *Inula britannica* Linn. 。

【植物形态】旋覆花　多年生草本。根状茎短，横走或斜升，有粗壮的须根。茎多单生，有时 2—3 个簇生，直立，有时基部具不定根，或下部有时脱毛，上部有分枝，全部有叶。节间长 2—4 厘米。基部叶常较小，在花期枯萎。中部叶长圆形，长圆状披针形或披针形，基部狭窄，常有圆形半抱茎的小耳，无柄，顶端稍尖或渐尖，全缘，上面有疏毛或无，下面有疏伏毛和腺点。中脉和侧脉有较密的长毛。上部叶渐狭小，狭披针形。头状花序径 3—4 厘米，排列成疏散的伞房花序。花序梗细长。总苞半球形，总苞片约 6 层，狭披针形，近等长。上部叶背面有伏毛或无，有缘毛。内层除绿色中脉外干膜质，渐尖，有腺点和缘毛。舌状花黄色，较总苞长 2—2.5 倍。管状花花冠有三角披针形裂片。瘦果圆柱形，有多条沟，顶端截形，被疏短毛。花期 6—10 月，果期 9—11 月。

【分　　布】分布于广西、广东、四川、贵州、福建。生于山坡路旁、湿润草地、河岸和田埂上，海拔 150—2400 米。

【采　　制】夏、秋二季花开放时采收，除去杂质，阴干或晒干。

【应　　用】壮医　苦、辣、咸，微温。调气道，调水道、调谷道。用于治疗埃病（咳嗽），墨病（哮喘），鹿（呕吐）。

中医　苦、辛、咸，微温。归肺、脾、胃、大肠经。降气，消痰，行水，止呕。用于治疗风寒咳嗽，痰饮蓄结，胸膈痞闷，喘咳痰多，呕吐噫气，心下痞硬。

【用法用量】内服煎汤，3—9克，包煎。

【备　　注】收入《广西壮族自治区壮药质量标准（第二卷）》DYB45-GXZYC0177-2011。

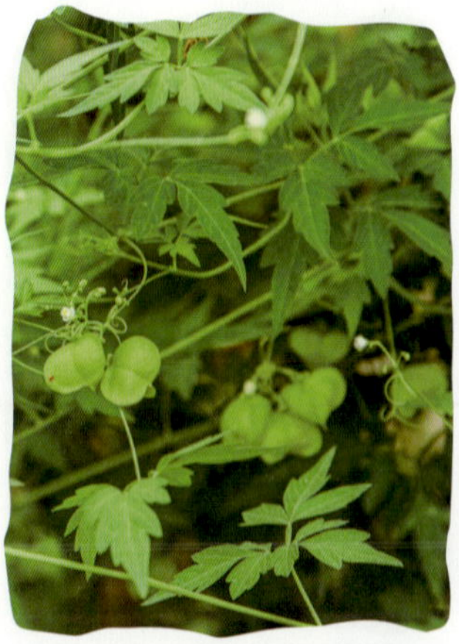

三角泡

壮文 Godaenglaengz

【考　证】《生草药性备要》：『味苦，性寒。凉血消疮，去黄气……』

【壮 药 名】棵灯笼。

【中 药 名】三角泡。

【药用部位】全草。

【基源植物】无患子科植物倒地铃 *Cardiospermum halicacabum* Linn.。

【植物形态】草质攀援藤本。茎、枝绿色，有5或6棱和同数的直槽，棱上被皱曲柔毛。二回三出复叶，轮廓为三角形。小叶近无柄，薄纸质，顶生的斜披针形或近菱形，顶端渐尖，侧生的稍小，卵形或长椭圆形，边缘有疏锯齿或羽状分裂，腹面近无毛或有稀疏微柔毛，背面中脉和侧脉上被疏柔毛。圆锥花序少花，与叶近等长或稍长，总花梗直，卷须螺旋状。萼片4枚，被缘毛，外面2片圆卵形，内面2片长椭圆形，比外面2片约长1倍。花瓣乳白色，倒卵形。雄蕊（雄花）与花瓣近等长或稍长，花丝被疏而长的柔毛。子房（雌花）倒卵形或有时近球形，被短柔毛。蒴果梨形、陀螺状倒三角形，褐色，被短柔毛。种子黑色，有光泽。花期夏秋，果期秋季至初冬。

【分　　布】中国东部、南部和西南部很常见，北部较少。生长于田野、灌丛、路边和林缘。也有栽培。

【采　　制】夏、秋二季采收，除去杂质，晒干或鲜用。

【应　　用】壮医　苦，寒。清热毒，除湿毒，通气道。用于治疗货烟妈（咽炎），埃百银（百日咳），能蚌（黄疸），能啥能累（湿疹），呗叮（疔疮）。

中医　苦、辛，寒。清热利湿，凉血解毒。用于治疗黄疸，淋证，湿疹，疔疮肿毒，毒蛇咬伤，跌打损伤。

【用法用量】内服煎汤，9—15克（鲜品30—60克）。外用适量，煎水洗或捣烂敷。

【备　　注】收入《广西壮族自治区壮药质量标准（第二卷）》DYB45-GXZYC0008-2011。

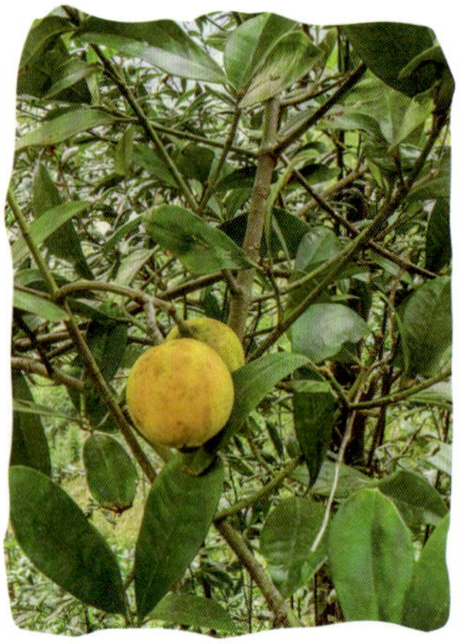

山竹子

壮文 Gacukbya

【考　证】

《广西本草选编》：『味甘、酸，性凉，有小毒。消肿止痛，收敛生肌。治湿疹，口腔炎……』

【壮 药 名】牟可压。

【中 药 名】山竹子。

【药用部位】果实。

【基源植物】藤黄科植物木竹子 *Garcinia multiflora* Champ. ex Benth.。

【植物形态】常绿乔木。树皮灰白色，粗糙。小枝绿色，具纵槽纹。单叶对生，叶片革质，卵形，长圆状卵形或长圆状倒卵形，顶端急尖，渐尖或钝，基部楔形或宽楔形，边缘微反卷，干时背面苍绿色或褐色，中脉在上面下陷，下面隆起，侧脉纤细，10—15 对，至近边缘处网结，网脉在表面不明显。花杂性，同株。雄花序成聚伞状圆锥花序式，有时单生，总梗和花梗具关节，雄花萼片 2 大 2 小，花瓣橙黄色，倒卵形，长为萼片的 1.5 倍，花丝合生成 4 束，高出于退化雌蕊，每束约有花药 50 枚，聚合成头状，有时部分花药成分枝状，花药 2 室。退化雌蕊柱状，具明显的盾状柱头，4 裂。雌花序有雌花 1—5 朵，退化雄蕊束短，束柄短于雌蕊。子房长圆形，上半部略宽，2 室，无花柱，柱头大而厚，盾形。果卵圆形至倒卵圆形，成熟时黄色，柱头宿存。种子 1—2 颗，椭圆形。花期 6—8 月，果期 11—12 月，同时偶有花果并存。

【分　　布】分布于广西、广东、海南、台湾、福建、江西、湖南、贵州、云南等地。本种适应性较强，生于海拔 100—1900 米山坡疏林或密林中，沟谷边缘或次生林或灌丛中。

【采　　制】冬季果熟时采，鲜用。

【应　　用】壮医　通气道，止咳，补虚。用于治疗埃病（咳嗽）、鹿（呕吐）等。

中医　甘，凉。归脾经。清热，生津。用于治疗胃热津伤，呕吐，口渴，肺热气逆，咳嗽不止。

【用法用量】内服生食，适量。外用适量，捣敷。

伍

通两路药

通龙路药

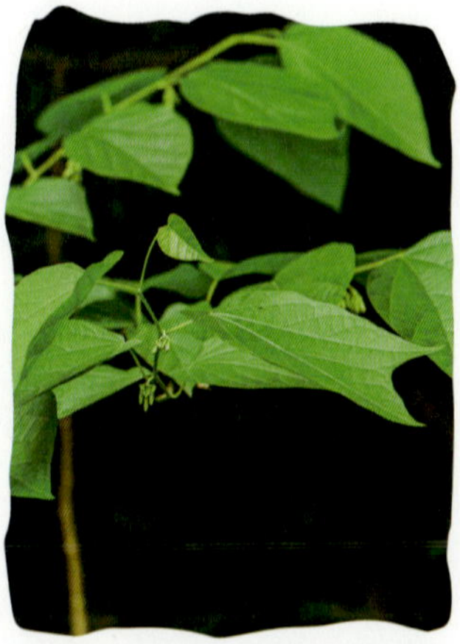

八角枫

壮文 Gogingz

【考 证】
《广西本草选编》：『味苦、辛，性温，有小毒。活血散瘀，消肿止痛。治跌打损伤，风湿骨痛……』

【壮 药 名】棵景。
【中 药 名】八角枫。
【药用部位】干燥细根及须根。
【基源植物】八角枫科植物八角枫 *Alangium chinense* (Lour.) Harms。
【植物形态】落叶乔木或灌木。小枝略呈“之”字形，幼枝紫绿色，无毛或有稀疏的疏柔毛，冬芽锥形，生于叶柄的基部内，鳞片细小。叶纸质，近圆形或椭圆形、卵形，顶端短锐尖或钝尖，基部两侧常不对称，阔楔形、截形、稀近于心脏形，不分裂或3—9裂，裂片短锐尖或钝尖，叶上面深绿色，无毛，下面淡绿色，除脉腋有丛状毛外，其余部分近无毛。基出脉3—7个，成掌状，侧脉3—5对。聚伞花序腋生，长3—4厘米，被稀疏微柔毛，有7—50花。小苞片线形或披针形，常早落。总花梗常分节。花冠圆筒形，长1—1.5厘米，顶端分裂为5—8枚齿状萼片，花瓣6—8枚，线形，长1—1.5厘米，宽1毫米，基部黏合，上部开花后反卷，外面有微柔毛，初为白色，后变黄色。雄蕊和花瓣同数而近等长，花丝略扁，有短柔毛。花盘近球形。子房2室，花柱无毛，柱头头状，2—4裂。核果卵圆形，黑色，顶端有宿存的萼齿和花盘，种子1颗。花期5—7月和9—10月，果期7—11月。
【分 布】分布于广西、广东、河南、陕西、甘肃、江苏、浙江、安徽、福建、台湾、江西、湖北、湖南、四川、贵州、云南和西藏南部。生于海拔1800米以下的山地或疏林中。
【采 制】夏、秋二季采挖，除去泥沙，干燥。
【应 用】壮医 辣，微热，有小毒。通龙路、火路，祛风毒，散瘀止痛。用于治疗发旺（风湿骨痛），麻抹（肢体麻木），邦巴尹（肩周炎），活邀尹（颈椎病），林得叮相（跌打损伤），腰痛。

中医　辛，微温，有小毒。归肝、肾经。祛风除湿，舒筋活络，散瘀止痛。用于治疗风湿痹痛，四肢麻木，跌扑损伤。

【用法用量】内服煎汤，3—9 克。

【注　　意】孕妇、小儿、年老体弱者忌服。

【备　　注】收入《广西壮族自治区壮药质量标准（第一卷）》DYB45-GXZYC0004-2008。

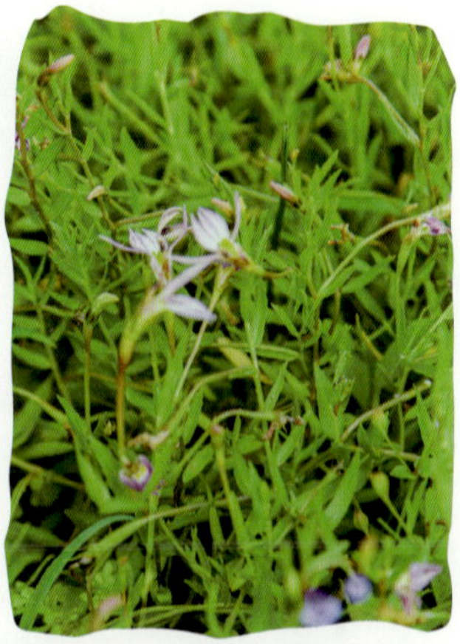

半边莲

壮文 Lienzbuenqmbiengj

【壮 药 名】莲半明。

【中 药 名】半边莲。

【药用部位】干燥全草。

【基源植物】桔梗科植物半边莲 *Lobelia chinensis* Lour.。

【植物形态】多年生草本。茎细弱，匍匐，节上生根，无毛。叶互生，无柄或近无柄，椭圆状披针形至条形，先端急尖，基部圆形至阔楔形，全缘或顶部有明显的锯齿，无毛。花通常1朵，生分枝的上部叶腋；花梗细，基部有小苞片2枚、1枚或者没有。花萼筒倒长锥状，基部渐细而与花梗无明显区分，无毛，裂片披针形，约与萼筒等长，全缘或下部有1对小齿。花冠粉红色或白色，背面裂至基部，喉部以下生白色柔毛，裂片全部平展于下方，呈一个平面，2侧裂片披针形，较长，中间3枚裂片椭圆状披针形，较短。雄蕊长约8毫米，花丝中部以上连合，花丝筒无毛，未连合部分的花丝侧面生柔毛，花药管长约2毫米，背部无毛或疏生柔毛。蒴果倒锥状。种子椭圆状，近肉色。花果期5—10月。

【分 布】分布于中国长江中、下游及以南各省区。生于水田边、沟边及潮湿草地上。

【采 制】夏季采收，带根拔起，洗净，晒干或阴干。

【应 用】壮医 辣，平。调龙路，利水道，补阴虚。用于治疗笨浮（水肿），图爹病（血吸虫病腹水），阿幽脘（糖尿病），呗农（痈疮），呗叮（疔疮），额哈（毒蛇咬伤）。

中医 甘，平。归心、肺、小肠经。清热解毒；利水消肿。用于治疗毒蛇咬伤，痈肿疔疮，扁桃体炎，湿疹，足癣，跌打损伤，湿热黄疸，阑尾炎，肠炎，肾炎，肝硬化腹水及多种癌症。

【用法用量】内服煎汤，15—30克。外用适量，捣敷。

【考 证】

《岭南采药录》：『味甘、辛，性平。治蛇伤，敷恶疮或疮。』

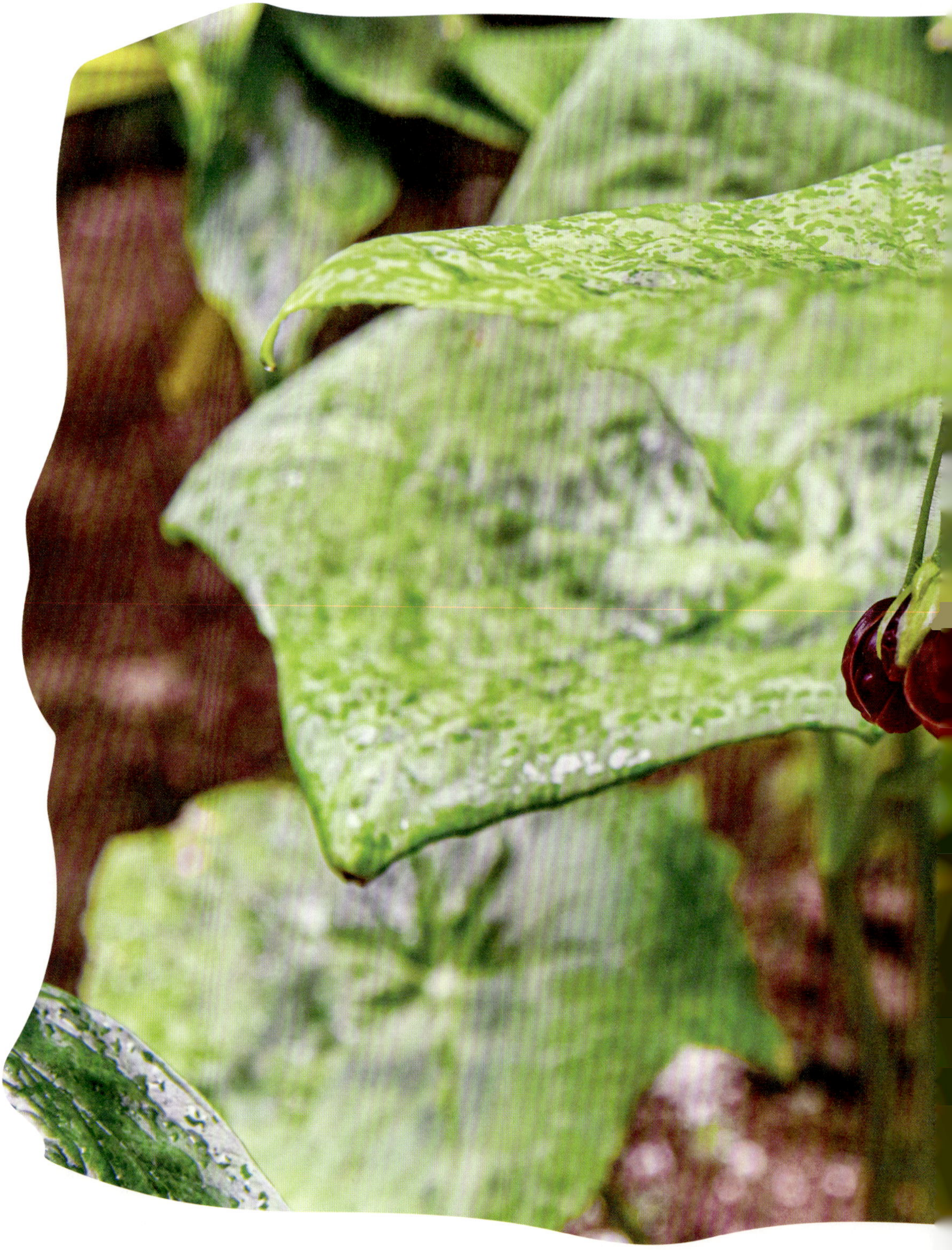

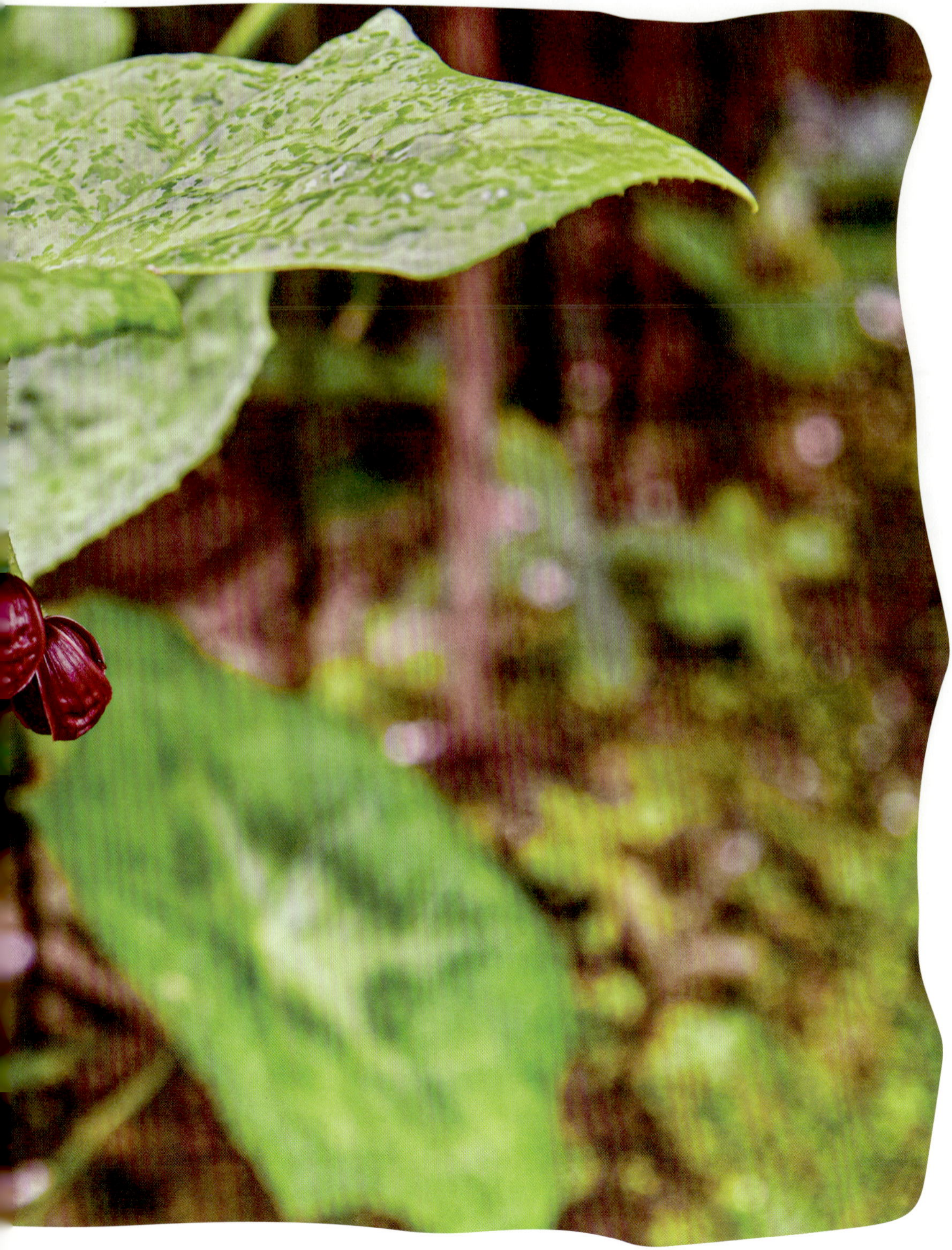

八角莲

八角莲

壮文 Lienzbetgak

【考　证】

《广西中药志》：『甘、苦、微辛，性凉。入肺经。清热化痰，解蛇虫毒。治肺热痰咳……』

【壮 药 名】莲边抗。

【中 药 名】八角莲。

【药用部位】干燥根状茎。

【基源植物】小檗科植物八角莲 *Dysosma versipellis*（Hance）M. Cheng ex Ying。

【植物形态】多年生草本。根状茎粗壮，横生，多须根。茎直立，不分枝，无毛，淡绿色。茎生叶2枚，薄纸质，互生，盾状，近圆形，直径达30厘米，4—9掌状浅裂，裂片阔三角形，卵形或卵状长圆形，长2.5—4厘米，基部宽5—7厘米，先端锐尖，不分裂，上面无毛，背面被柔毛，叶脉明显隆起，边缘具细齿。花梗纤细、下弯、被柔毛。花深红色，5—8朵簇生于离叶基部不远处，下垂。萼片6枚，长圆状椭圆形，先端急尖，外面被短柔毛，内面无毛。花瓣6枚，勺状倒卵形，无毛。雄蕊6枚，花丝短于花药，药隔先端急尖，无毛。子房椭圆形，无毛，花柱柱头盾状。浆果椭圆形。种子多数。花期3—6月，果期5—9月。

【分　　布】分布于广西、广东、湖南、湖北、浙江、江西、安徽、云南、贵州、四川、河南、陕西。生于山坡林下、灌丛中、溪旁阴湿处、竹林下、石灰山常绿林下。海拔300—2400米。

【采　　制】秋、冬二季采挖，洗净，晒干。

【应　　用】壮医　苦、辣，平，有小毒。通龙路，清热毒，消肿止痛。用于治疗呗奴（瘰疬），航靠谋（腮腺炎），货烟妈（咽痛），疱疹，心头痛（胃痛），呗农（痈肿），林得叮相（跌打损伤），额哈（毒蛇咬伤）。

中医　苦、辛，平，有小毒。归肺、肝经。清热解毒，化痰散结，祛瘀消肿。用于治疗痈肿疔疮，瘰疬，咽喉肿痛，跌打损伤。

【用法用量】内服煎汤，6—12克。

【备　　注】收入《广西壮族自治区壮药质量标准（第一卷）》DYB45-GXZYC0006-2008。

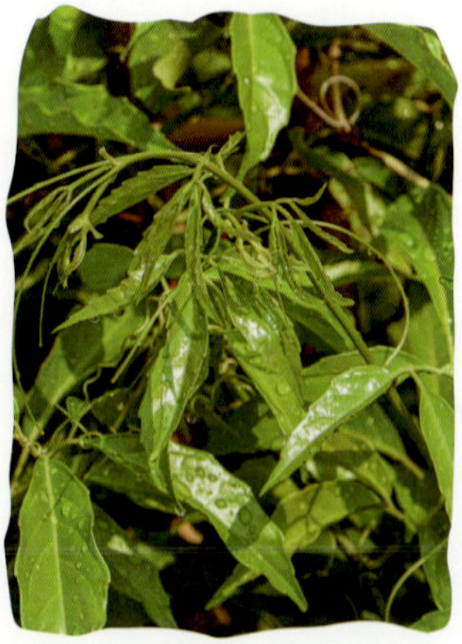

扁担藤

壮文 Gaeuban

【考证】《广西本草选编》：『祛风湿，舒筋骨，止痒。』

【壮 药 名】勾盘。

【中 药 名】扁担藤。

【药用部位】干燥藤茎。

【基源植物】葡萄科植物扁担藤 *Tetrastigma planicaule*（Hook.）Gagnep.。

【植物形态】木质大藤本，茎扁压，深褐色。小枝圆柱形或微扁，无毛。卷须不分枝，相隔2节间断与叶对生。叶为掌状5小叶，小叶长圆披针形、披针形、卵披针形，顶端渐尖或急尖，基部楔形，边缘每侧有5—9个锯齿，上面绿色，下面浅绿色，两面无毛，侧脉5—6对，网脉突出。叶柄无毛，小叶柄长0.5—3厘米，中央小叶柄比侧生小叶柄长2—4倍，无毛。花序腋生，比叶柄长1—1.5倍，下部有节，节上有褐色苞片，二级和三级分枝4（3），集生成伞形。花序梗长3—4厘米，无毛。花梗无毛或疏被短柔毛。花蕾卵圆形，顶端圆钝。萼浅碟形，外面被乳突状毛。花瓣4枚，卵状三角形，顶端呈风帽状，外面顶部疏被乳突状毛。雄蕊4枚，花丝丝状，花药黄色，卵圆形，在雌花内雄蕊显著短，花药呈龟头形，败育。花盘明显，4浅裂，在雌花内不明显且呈环状，子房阔圆锥形，基部被扁平乳突状毛，花柱柱头4裂，裂片外折。果实近球形，多肉质，有种子1—3颗。种子长椭圆形。花期4—6月，果期8—12月。

【分　　布】分布于广西、广东、福建、贵州、云南、西藏（东南部）。生山谷林中或山坡岩石缝中，海拔100—2100米。

【采　　制】秋、冬二季采收，洗净，切片，晒干。

【应　　用】壮医　辣，涩，热。祛风毒，除湿毒，通龙路、火路。用于治疗发旺（痹病），兵吟（筋病），林得叮相（跌打损伤），麻帮（半身不遂）等病。

中医　辛、酸，平。归肝经。祛风除湿，舒筋活络。用于治疗风湿痹痛，腰肌劳损，跌打损伤，中风偏瘫，半身不遂。

【用法用量】内服煎汤，30—45 克；或浸酒服。

【备　　注】《广西壮族自治区壮药材质量标准（第二卷）》DYB45-GXZYC0142-2011。

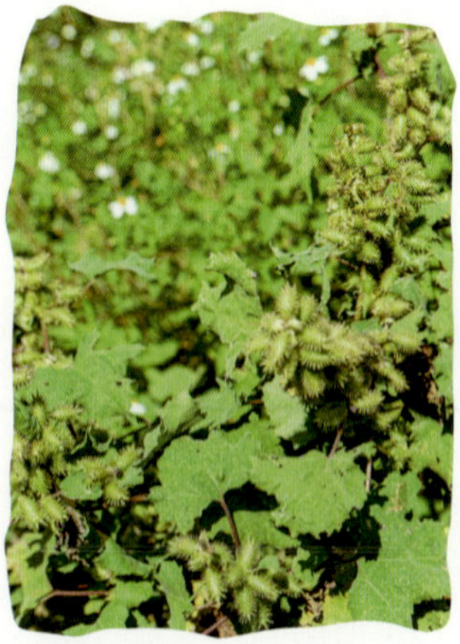

苍耳草

壮文 Cijdouxbox

【考　证】

《广西本草选编》：『微苦、微辛，性平，有小毒。散寒宣肺，杀虫解毒。治高血压……』

【壮 药 名】戏抖跛。

【中 药 名】苍耳草。

【药用部位】地上部分。

【基源植物】菊科植物苍耳 *Xanthium strumarium* L.。

【植物形态】一年生草本。根纺锤状，分枝或不分枝。茎直立不枝或少有分枝，下部圆柱形，上部有纵沟，被灰白色糙伏毛。叶三角状卵形或心形，近全缘，或有3—5不明显浅裂，顶端尖或钝，基部稍心形或截形，与叶柄连接处成相等的楔形，边缘有不规则的粗锯齿，有三基出脉，侧脉弧形，直达叶缘，脉上密被糙伏毛，上面绿色，下面苍白色，被糙伏毛。雄性的头状花序球形，有或无花序梗，总苞片长圆状披针形，被短柔毛，花托柱状，托片倒披针形，长约2毫米，顶端尖，有微毛，有多数的雄花。花冠钟形，管部有5宽裂片，花药长圆状线形。雌性的头状花序椭圆形，外层总苞片小，披针形，被短柔毛，内层总苞片结合成囊状，宽卵形或椭圆形，绿色，淡黄绿色或有时带红褐色，在瘦果成熟时变坚硬，外面有疏生的具钩状的刺，刺极细而直，长1—1.5毫米，基部被柔毛，喙坚硬，锥形，上端略呈镰刀状，常不等长，少有结合而成1个喙。瘦果2个，倒卵形。花期7—8月，果期9—10月。

【分　　布】广泛分布于我国东北、华北、华东、华南、西北及西南各地。常生长于平原、丘陵、低山、荒野路边、田边。

【采　　制】夏、秋二季茎叶茂盛，花未开时采割，晒干。

【应　　用】壮医　苦、辣，寒，有毒。通龙路、火路，祛风毒，清热毒。用于治疗贫痧（感冒），发旺（风湿骨痛），火眼，呗农（痈疮），能含能累（湿疹），阿意咪（痢疾），白冻（泄泻）。

中医　苦、辛，寒，有毒。归肺、肝经。祛风散热，解毒杀虫。用于治疗头风，头晕，湿痹，拘挛，目赤，目翳，风癞，疔肿，热毒疮疡，皮肤瘙痒。

【用法用量】内服煎汤，6—12 克。外用适量，煎水洗患处。

【备　　注】收入《广西壮族自治区壮药质量标准（第一卷）》DYB45-GXZYC0087-2008。

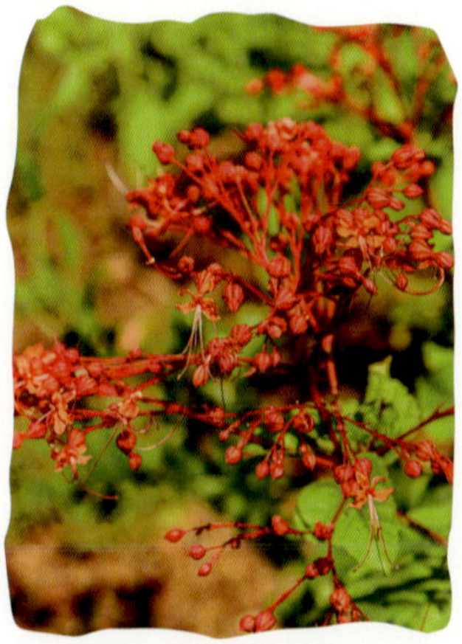

赪桐

壮文 Gocwnhdoengz

【考证】

《广西本草选编》：『味苦，性平，有小毒。祛风利湿，散瘀消肿。治风湿骨痛……』

【壮药名】棵赪桐。

【中药名】赪桐。

【药用部位】地上部分。

【基源植物】马鞭草科植物赪桐 *Clerodendrum japonicum* (Thunb.) Sweet。

【植物形态】灌木。小枝四棱形，干后有较深的沟槽，老枝近于无毛或被短柔毛，同对叶柄之间密被长柔毛，枝干后不中空。叶片圆心形，顶端尖或渐尖，基部心形，边缘有疏短尖齿，表面疏生伏毛，脉基具较密的锈褐色短柔毛，背面密具锈黄色盾形腺体，脉上有疏短柔毛。叶柄具较密的黄褐色短柔毛。二歧聚伞花序组成顶生，大而开展的圆锥花序，花序的最后侧枝呈总状花序，长可达 16 厘米，苞片宽卵形、卵状披针形、倒卵状披针形、线状披针形，有柄或无柄，小苞片线形；花萼红色，外面疏被短柔毛，散生盾形腺体，深 5 裂，裂片卵形或卵状披针形，渐尖。花冠红色，稀白色，花冠管外面具微毛，里面无毛，顶端 5 裂，裂片长圆形。雄蕊长约达花冠管的 3 倍，子房无毛，4 室，柱头 2 浅裂，与雄蕊均长突出于花冠外。果实椭圆状球形，绿色或蓝黑色，常分裂成 2—4 个分核，宿萼增大，初包被果实，后向外反折呈星状。花果期 5—11 月。

【分　　布】分布于广西、广东、江苏、浙江南部、江西南部、湖南、福建、台湾、四川、贵州、云南。通常生于平原、山谷、溪边、疏林中。可栽培于庭园。

【采　　制】全年可采，干燥或鲜用。

【应　　用】壮医　甜、酸、微涩，凉。清热毒，除湿毒，通气道、谷道，调龙路，消瘀肿。用于治疗呗农（痈疮），呗叮（疔疮），林得叮相（跌打损伤），埃病（咳嗽），仲嘿喯尹（痔疮），阿意咪（痢疾），发旺（痹病）。

中医　辛、甘，凉。归肺、肝、肾经。清肺热，散瘀肿，凉血止血，利小便。用于治疗偏头痛，跌打瘀肿，痈肿疮毒，肺热咳嗽，热淋，小便不利，咳血，尿血，痔疮出血，风湿骨痛。

【用法用量】内服煎汤，15—30克（鲜品30—60克）。外用适量，捣敷。

【备　　注】《广西壮族自治区壮药质量标准（第二卷）》DYB45-GXZYC0188-2011。

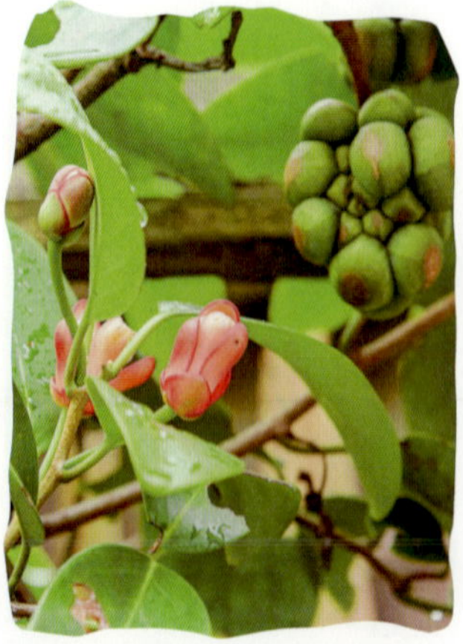

大钻

壮文 Gaeucuenqhung

【考　证】

《岭南采药录》：『味辛，性平，祛风湿，壮筋骨……』

【壮 药 名】勾钻洪。
【中 药 名】大钻。
【药用部位】干燥根。
【基源植物】木兰科植物黑老虎 *Kadsura coccinea*（Lem.）A. C. Smith。
【植物形态】藤本，全株无毛。叶革质，长圆形至卵状披针形，先端钝或短渐尖，基部宽楔形或近圆形，全缘，侧脉每边6—7条，网脉不明显。花单生于叶腋，稀成对，雌雄异株。雄花花被片红色，10—16枚，中轮最大1枚椭圆形，最内轮3枚明显增厚，肉质。花托长圆锥形，顶端具1—20条分枝的钻状附属体。雄蕊群椭圆体形或近球形，具雄蕊14—48枚。花丝顶端为两药室包围着。雌花花被片与雄花相似，花柱短钻状，顶端无盾状柱头冠，心皮长圆体形，50—80枚。聚合果近球形，红色或暗紫色。小浆果倒卵形，外果皮革质，不显出种子。种子心形或卵状心形。花期4—7月，果期7—11月。
【分　　布】分布于广西、广东、香港、海南、江西、湖南、四川、贵州、云南。生于海拔1500—2000米的林中。
【采　　制】全年均可采挖，洗净，干燥。
【应　　用】壮医　辣、微苦，热。祛风毒，除湿毒，消肿止痛，通龙路、火路。用于治疗发旺（痹病），兵吟（筋病），胴尹（胃痛），腹痛（腊胴尹），京尹（痛经），林得叮相（跌打损伤），骨折（夺扼），麻邦（中风），兵嘿细勒（疝气）。

中医　辛、微苦，温。归肝、脾经。行气活血，祛风止痛。用于治疗胃痛，腹痛，风湿痹痛，跌打损伤，痛经，产后瘀血腹痛，疝气痛。
【用法用量】内服煎汤，15—30克；或浸酒服。
【注　　意】孕妇慎用。
【备　　注】《广西壮族自治区壮药质量标准（第二卷）》DYB45-GXZYC0015-2011。

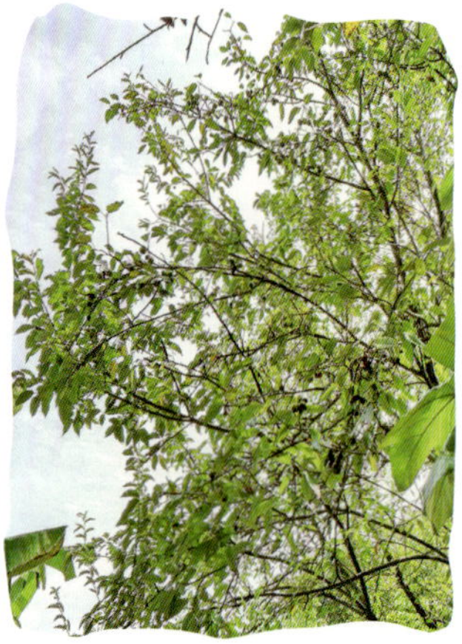

广山楂叶

壮文 Mbawsanhcah

【考 证】

《广西中药材标准》：『祛暑化湿，开胃消食。』

【壮 药 名】盟山楂。

【中 药 名】广山楂叶。

【药用部位】干燥叶。

【基源植物】蔷薇科植物台湾林檎 *Malusdoumeri*（Bois.）Chev. 。

【植物形态】见 Maksanhcah 芒山楂项下。

【分　　布】分布于台湾。林中习见，海拔 1000—2000 米。

【采　　制】夏、秋二季摘取细枝及叶，扎成把，晒干。

【应　　用】壮医　微苦、微甜，平。调谷道，除湿毒。用于治疗东郎（食滞），厌食。

中医　微苦、微甘，平。开胃，消滞，去湿。用于治疗食积，暑湿厌食。

【用法用量】内服煎汤，3—9 克；或泡开水当茶饮。

【备　　注】收入《广西壮族自治区壮药质量标准（第二卷）》DYB45-GXZYC0018-2011。

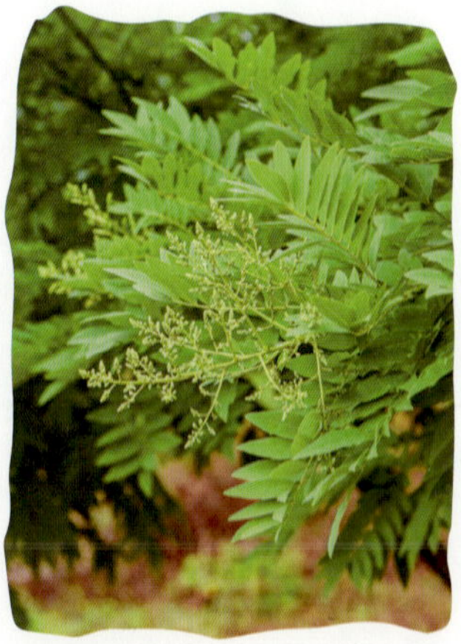

槐花

壮文 Vavaiz

【考 证】《滇南本草》："味苦，性寒。功多大肠经，治五痔肠风下血……"

【壮 药 名】华槐。

【中 药 名】槐花。

【药用部位】干燥花及花蕾。

【基源植物】豆科植物槐 *Sophora japonica* L.。

【植物形态】乔木。树皮灰褐色，具纵裂纹。当年生枝绿色，无毛。羽状复叶。叶轴初被疏柔毛。叶柄基部膨大，包裹着芽。托叶形状多变，有时呈卵形，叶状，有时线形或钻状，早落。小叶4—7对，对生或近互生，纸质，卵状披针形或卵状长圆形，先端渐尖，具小尖头，基部宽楔形或近圆形，稍偏斜，下面灰白色，初被疏短柔毛，旋变无毛。小托叶2枚，钻状。圆锥花序顶生，常呈金字塔形。花梗比花萼短。小苞片2枚，形似小托叶。花萼浅钟状，萼齿5枚，圆形或钝三角形，被灰白色短柔毛，萼管近无毛。花冠白色或淡黄色，旗瓣近圆形，具短柄，有紫色脉纹，基部浅心形，翼瓣卵状长圆形，先端浑圆，基部斜戟形，龙骨瓣阔卵状长圆形，与翼瓣等长。雄蕊近分离，宿存。子房近无毛。荚果串珠状，种子间缢缩不明显，成熟后不开裂，具种子1—6颗。种子卵球形，淡黄绿色。花期7—8月，果期8—10月。

【分 布】我国南北各省区广泛栽培，华北和黄土高原地区尤为多见。

【采 制】夏季花开放或花蕾形成时采收，及时干燥，除去枝、梗及杂质。前者习称"槐花"，后者习称"槐米"。

【应 用】壮医 苦，微寒。调龙路，止血，通谷道，清热毒，除湿毒。用于治疗阿意勒（便血），兵淋勒（崩漏），陆裂（吐血），衄血，仲嘿喯尹（痔疮），阿意咪（痢疾)，火眼，兰奔（眩晕）。

中医　苦，微寒。归肝、大肠经。凉血止血，清肝泻火。用于治疗便血，痔血，血痢，崩漏，吐血，衄血，肝热目赤，头痛眩晕。

【用法用量】内服煎汤，5—10克。

【注　　意】脾胃虚寒者不宜服用。

【备　　注】收入《广西壮族自治区壮药质量标准（第二卷）》DYB45-GXZYC0190-2011。

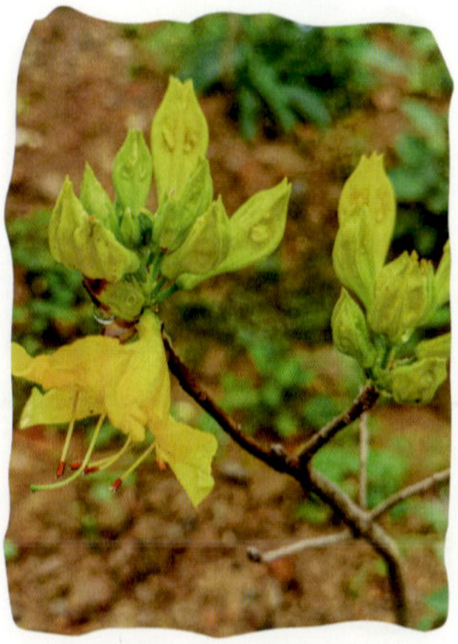

黄杜鹃根

壮文 Samcienzsam

【考　证】

《广西本草选编》：『味辛，性温，有大毒。祛风除湿，散瘀止痛。治风湿骨痛……』

【壮 药 名】三钱三。

【中 药 名】黄杜鹃根。

【药用部位】干燥根。

【基源植物】杜鹃花科植物羊踯躅 *Rhododendron molle* (Bl.) G. Don.。

【植物形态】落叶灌木。枝条直立，幼时密被灰白色柔毛及疏刚毛。叶纸质，长圆形至长圆状披针形，先端钝，具短尖头，基部楔形，边缘具睫毛，幼时上面被微柔毛，下面密被灰白色柔毛，沿中脉被黄褐色刚毛，中脉和侧脉凸出。叶柄被柔毛和少数刚毛。总状伞形花序顶生，先花后叶或与叶同时开放。花梗被微柔毛及疏刚毛。花萼裂片小，圆齿状，被微柔毛和刚毛状睫毛。花冠阔漏斗形，黄色或金黄色，内有深红色斑点，花冠管外面被微柔毛，裂片5，椭圆形或卵状长圆形，外面被微柔毛。雄蕊5，不等长，花丝扁平，中部以下被微柔毛。子房圆锥状，密被灰白色柔毛及疏刚毛。蒴果圆锥状长圆形，具5条纵肋，被微柔毛和疏刚毛。花期3—5月，果期7—8月。

【分　　布】分布于广西、广东、江苏、安徽、浙江、江西、福建、河南、湖北、湖南、四川、贵州和云南。生于海拔1000米的山坡草地或丘陵地带的灌丛或山脊杂木林下。

【采　　制】秋、冬二季采挖，除去杂质，洗净，切片，晒干。

【应　　用】壮医　辣，温，有大毒。祛风毒，除湿毒，调火路。用于治疗发旺（痹病）、林得叮相（跌打损伤）。

中医　辛，温，有大毒。归肝经。祛风除湿，散瘀止痛。用于治疗风寒痹痛，偏头痛，跌打损伤，顽癣。

【用法用量】内服煎汤，1.5—3克。

【注　　意】本品有毒，服用不宜久服、过量。孕妇及虚弱患者禁服。

【备　　注】收入《广西壮族自治区壮药质量标准（第二卷）》DYB45-GXZYC0162-2011。

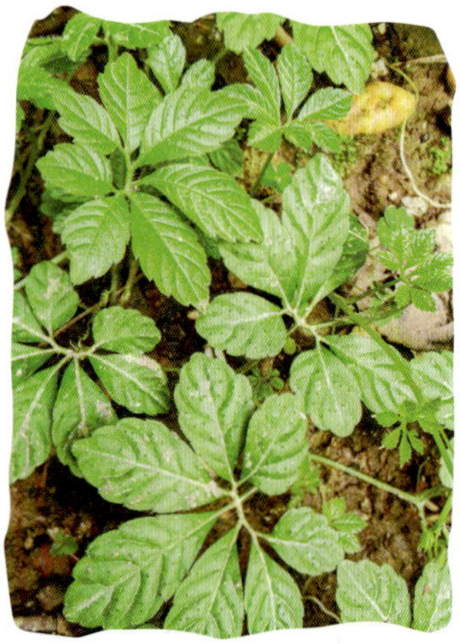

绞股蓝

壮文 Gocaetmbaw

【考　证】

《广西药用植物名录》:『清热解毒,止咳祛痰。用于慢性气管炎,泄泻……』

【壮 药 名】棵镇棡。

【中 药 名】绞股蓝。

【药用部位】干燥全草。

【基源植物】葫芦科植物绞股蓝 *Gynostemma pentaphyllum* (Thunb.) Makino.。

【植物形态】多年生攀缘草本。茎细弱,多分枝,具纵棱和沟槽,无毛或疏被短柔毛。叶互生。卷须纤细,2歧。叶片膜质或纸质,鸟足状,具5—9小叶,通常5—7枚,卵状长圆形或长圆状披针形,侧生小叶较中央小叶小,先端急尖或短渐尖,基部渐狭,边缘具波状齿或圆齿状牙齿,上面深绿色,背面淡绿,边缘具波状齿或圆齿状牙齿,两面均被短硬毛。侧脉6—8对,上面平坦,下面突起,细脉网状。雌雄异株。雄花为圆锥花序,花序穗纤细,多分枝,分枝扩展。基部具钻状小苞片。花萼筒极短,5裂,裂片三角形。花冠淡绿,5深裂,裂片卵状披针形,具1脉,边缘具缘毛状小齿。雄蕊5枚,联合成柱。雌花为圆锥花序,较雄花小,花萼、花冠均似雄花。子房球形,花柱3枚,柱头2裂,具短小退化雄蕊5枚。果实球形,黑色,光滑无毛。花期3—11月,果期4—12月。

【分　　布】分布于陕西南部和长江以南。生于海拔300—3200米的山谷密林中、山坡疏林、灌丛中或路旁草丛中。

【采　　制】夏、秋二季采收,除去杂质,洗净,扎成小把,晒干。

【应　　用】壮医　苦、微甜,凉。调火路,清热毒,补虚抗疲劳。用于治疗心头跳(心悸),兰喯(眩晕),健忘,惹茸（耳鸣），多汗（自汗），嗱唉（咳嗽），高脂血症，单纯性肥胖症。

中医　苦、微甘，寒。归肺、脾经。清热解毒，止咳祛痰，益气养阴，延缓衰老。用于治疗胸膈痞闷，痰阻血瘀，心悸气短，眩晕头痛，健忘耳鸣，自汗乏力，高脂血症，单纯性肥胖，老年咳嗽。

【用法用量】内服煎汤，6—10 克。外用适量。

【备　　注】收入《广西壮族自治区壮药质量标准（第三卷）》DYB45-GXZYC0085-2017。

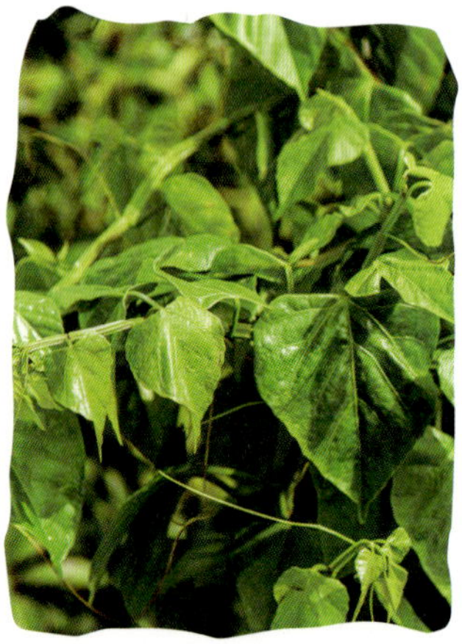

六方藤

壮文 Gaeuroeklimq

【考　证】

《广西药用植物名录》：『舒筋活络。用于风湿痹痛……』

【壮 药 名】勾弄林。

【中 药 名】六方藤。

【药用部位】干燥藤茎。

【基源植物】葡萄科植物翅茎白粉藤 *Cissus hexangularis* Thorel ex Planch.。

【植物形态】木质藤本。小枝具6翅棱。卷须不分枝。叶卵状三角形，顶端骤尾尖，基部截形或近截形。基出脉通常3枚。花序为复二歧聚伞花序，顶生或与叶对生；花瓣4枚，三角状长圆形。果实近球形。花期9—11月，果期12月至翌年2月。

【分　　布】分布于广西、广东、福建。生于海拔50—400米的溪边林中。

【采　　制】秋季采收，切段，晒干。

【应　　用】壮医　辣、微苦，凉。祛风毒，除湿毒，通龙路。用于治疗发旺（痹病），活邀尹（颈椎病），旁巴尹（肩周炎），扭像（扭挫伤）。

　　中医　辛、微苦，凉。归肾经。祛风除湿，活血通络。用于治疗风湿痹痛，腰肌劳损，跌打损伤。

【用法用量】内服煎汤，15—30克。外用适量，捣敷或水煎洗。

【备　　注】收入《广西壮族自治区壮药质量标准（第二卷）》DYB45-GXZYC0038-2011。

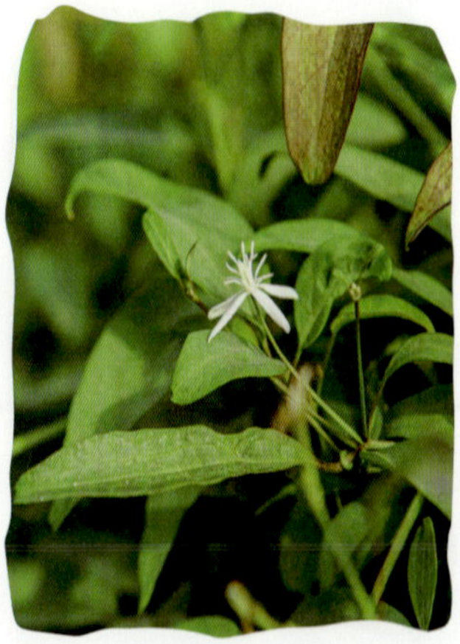

威灵仙

壮文 Raglingzsien

【壮 药 名】壤灵仙。

【中 药 名】威灵仙。

【药用部位】干燥根和根茎。

【基源植物】毛茛科植物威灵仙 *Clematis chinensis* Osbeck。

【植物形态】木质藤本。干后变黑色。茎、小枝无毛或生少量短柔毛。一回羽状复叶有 3—7 枚小叶，多为 5 枚，有时基部一对以至第二对 2—3 裂至 2—3 枚小叶。小叶片纸质，卵形至卵状披针形，或为狭状披针形、长圆形，先端锐尖至渐尖，叶基圆形、宽楔形至浅心形，全缘，无毛。为圆锥状聚伞花序，多花。花萼裂片 4 片，有时 5 片，开展，白色，长圆形或长圆状倒卵形，先端多凸尖，外面边缘密生绒毛或中间有短柔毛，雄蕊无毛。瘦果扁，3—7 个，卵形至宽椭圆形，有柔毛，宿存花柱长 2—5 厘米。花期 6—9 月，果期 8—11 月。

【分　　布】分布于广西、广东、湖南、湖北、云南、贵州、四川、陕西、河南、福建、台湾、江西 、浙江、江苏南部、安徽淮河以南。海拔 80—1500 米，生于山坡、山谷灌丛中或沟边、路旁草丛中。

【采　　制】秋季采挖，除去泥沙，晒干。

【应　　用】壮医　辣、咸、微苦，温，小毒。祛风毒，除湿毒，通龙路，止痛。用于治疗发旺（痹病），麻抹（肢体麻木），兵吟（筋脉拘挛），牙痛，肉卡（尿路结石），诸骨鲠喉。

中医　辛、咸，温。归膀胱经。祛风湿，通经络。用于治疗风湿痹痛，肢体麻木，筋脉拘挛，屈伸不利。

【用法用量】内服煎汤，6—10 克。

【备　　注】收入《广西壮族自治区壮药质量标准（第二卷）》DYB45-GXZYC0131-2011。

【考　证】《生草药性备要》：『去风毒，除痰，通五脏膀胱，消水肿，治足肿腰膝冷痛……』

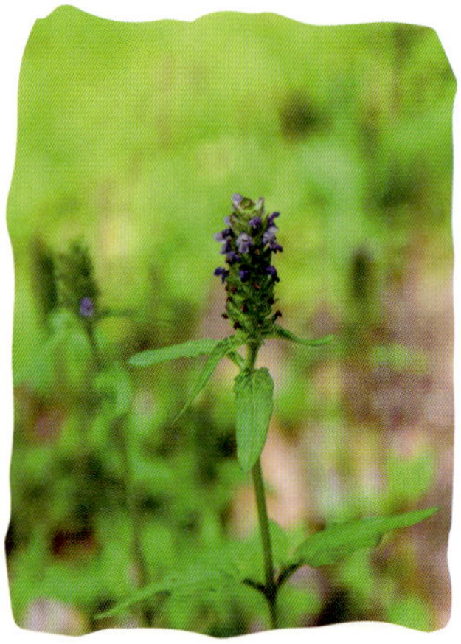

夏枯草

壮文 Nyayazgyae

【考　证】《生草药性备要》：『味淡，性平。祛痰消脓，治瘰疬，清上补下……』

【壮 药 名】牙呀结。

【中 药 名】夏枯草。

【药用部位】干燥果穗。

【基源植物】唇形科植物夏枯草 *Prunella vulgaris* Linn.。

【植物形态】多年生草木。根茎匍匐，在节上生不定根。茎高20—30厘米，上升，下部伏地，自基部多分枝，茎四棱形，紫红色，被稀疏的糙毛或无。茎叶长卵状形或卵圆形，大小不等，先端钝，基部圆形、截形至宽楔形，下延至叶柄成狭翅，边缘几近全缘，草质，上面具短硬毛或无，下面淡绿色，无毛，侧脉3—4对。花序下方的一对苞叶似茎叶，近卵圆形，无柄或短柄。轮伞花序密集组成顶穗状花序，长2—4厘米，每一轮伞花序下承以苞片。苞片扩心形，外面在中部以下沿脉上疏生刚毛，内面无毛，边缘具睫毛，膜质，浅紫色。花萼钟形，外面疏生刚毛，二唇形，上唇宽大，扁平，下唇较狭，2深裂，边缘具缘毛，先端渐尖，尖头微刺状。花冠紫、蓝紫或红紫色，略长于萼，冠筒长7毫米，外面无毛，内面基部1/3处具鳞毛毛环，冠檐二唇形。雄蕊4枚，二强。花药2室，室极叉开。花柱纤细，先端相等2裂，子房无毛。小坚果黄褐色，长卵圆形。花期4—6月，果期7—10月。

【分　　布】分布于广西、广东、福建、台湾、贵州、四川、云南、陕西、甘肃、新疆、河南、湖北、湖南、江西、浙江等地。生于荒坡、草地、溪边及路旁等湿润地上，海拔高可达3000米。

【采　　制】夏季果穗呈棕红色时采收，除去杂质，晒干。

【应　　用】壮医　辣、苦，寒。调谷道、水道，明目，散结。用于治疗血压嗓（高血压病），能蚌（黄疸），巧尹（头痛），兰喯（眩晕），火眼（结膜炎），面瘫（口眼歪斜），兵吟（筋骨疼痛），钵农（肺结核），兵淋嘞（崩漏），兵白呆（带下病），呗奴（颈淋巴结结核），奔埃（甲状腺肿大），北嘻（乳痈）。

中医　辛、苦，寒。归肝、胆经。清肝泻火，明目，散结消肿。用于治疗目赤肿痛，目珠夜痛，头痛眩晕，瘰疬，瘿瘤，乳痈，乳癖，乳房胀痛。

【用法用量】内服煎汤，9—15 克。

【备　　注】收入《广西壮族自治区壮药质量标准（第二卷）》DYB45-GXZYC0145-2011。

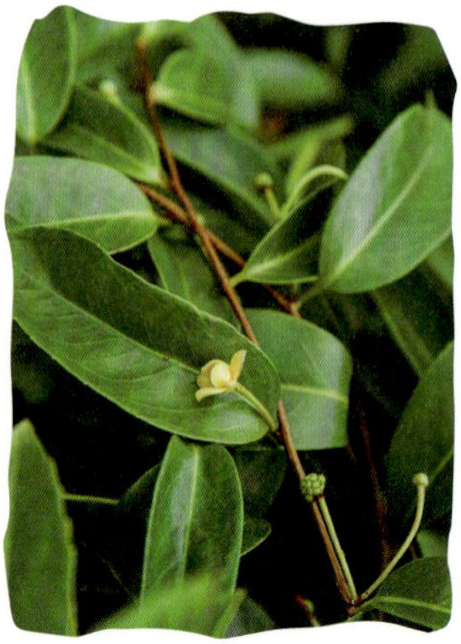

小钻

壮文 Gaeucuenqiq

【考 证】

《广西药用植物名录》：『祛风活血，理气止痛。用于胃脘痛，痛经，腹痛，风湿骨痛……』

【壮 药 名】勾钻依。

【中 药 名】小钻。

【药用部位】干燥根及根茎。

【基源植物】五味子科植物南五味子 *Kadsura longipedunculata* Fin. et Gagnep. 。

【植物形态】藤本，无毛。叶长圆状披针形、倒卵状披针形或卵状长圆形，先端渐尖或尖，基部狭楔形或宽楔形，边有疏齿，侧脉每边 5—7 条。上面具淡褐色透明腺点。花单生于叶腋，雌雄异株。雄花花被片白色或淡黄色，8—17 枚，中轮最大 1 枚，椭圆形。花托椭圆体形，顶端伸长圆柱状，不凸出雄蕊群外。雄蕊群球形，具雄蕊 30—70 枚。雄蕊长 1—2 毫米，药隔与花丝连成扁四方形，药隔顶端横长圆形，药室几与雄蕊等长，花丝极短。雌花花被片与雄花相似，雌蕊群椭圆体形或球形，具雌蕊 40—60 枚。子房宽卵圆形，花柱具盾状心形的柱头冠，胚珠 3—5 叠生于腹缝线上。花梗长 3—13 厘米。聚合果球形，小浆果倒卵圆形，外果皮薄革质，干时显出种子。种子 2—3 颗，稀 4—5 颗，肾形或肾状椭圆体形。花期 6—9 月，果期 9—12 月。

【分 布】分布于广西、广东、湖南、湖北、江苏、安徽、浙江、江西、福建、四川、云南。生于海拔 1000 米以下的山坡、林中。

【采 制】全年可采，去粗皮，洗净，切片，晒干。

【应 用】壮医 辣、微甜、苦，微温。通龙路、火路，调气道，止疼痛。用于治疗发旺（痹病），胴尹（胃痛），京尹（痛经），林得叮相（跌打损伤），核尹（腰痛），麻邦（中风），埃病（咳嗽）。

中医　辛、苦，温。归脾、胃、肝经。理气止痛，祛风通络，活血消肿。用于治疗胃痛、腹痛、风湿痹痛，痛经，月经不调，产后腹痛，咽喉肿痛，痔疮，无名肿毒，跌打损伤。

【用法用量】内服煎汤，15—20 克。外用适量，捣敷。

【注　　意】孕妇慎用。

【备　　注】收入《广西壮族自治区壮药质量标准（第二卷）》DYB45-GXZYC0021-2011。

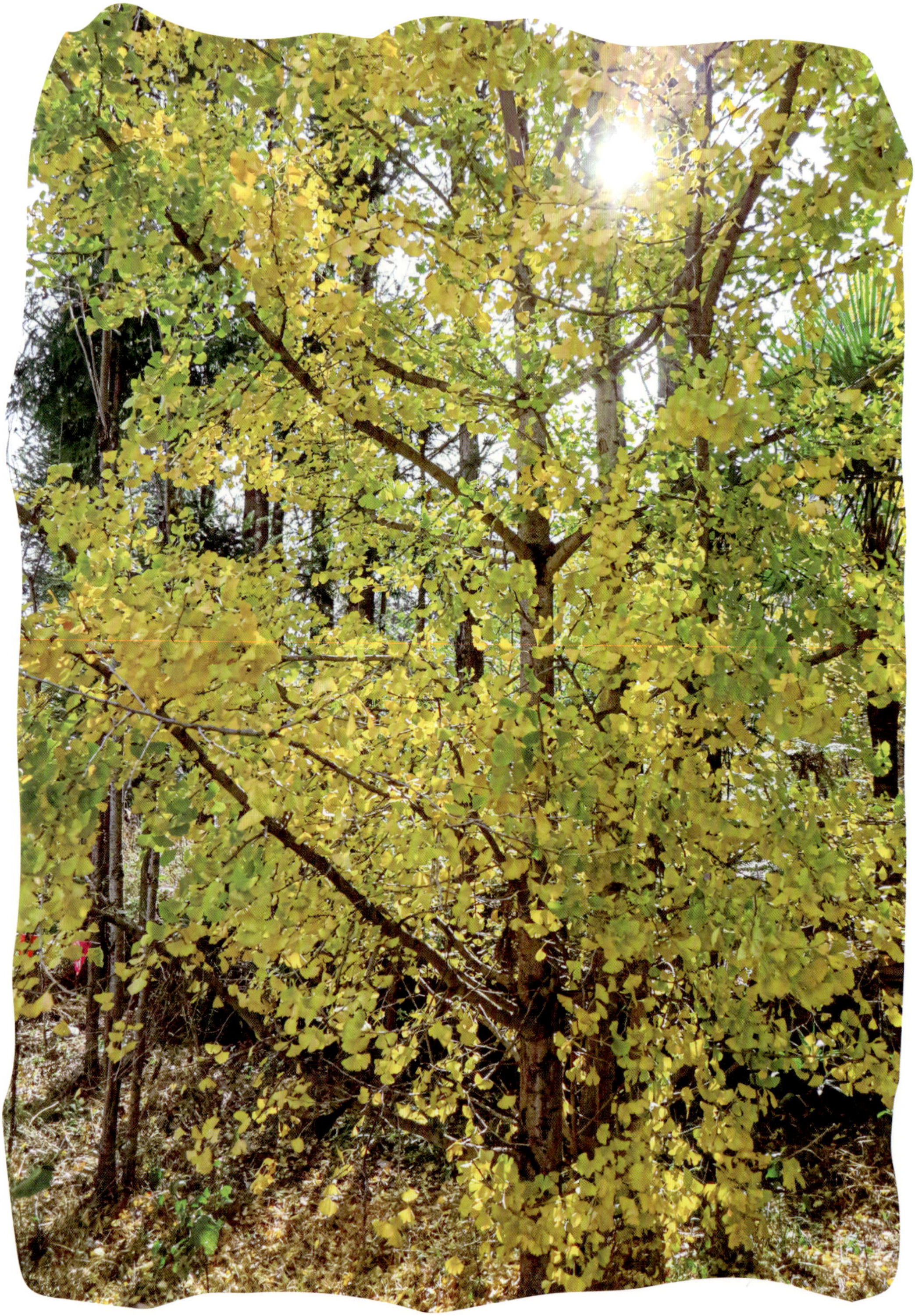

银杏叶

银杏叶

壮文 Mbawyinzhing

【考　证】

《滇南本草》：『采叶阴干，治小儿生火，以菜油调搽皮面上，风血……』

【壮 药 名】盟银杏。

【中 药 名】银杏叶。

【药用部位】干燥叶。

【基源植物】银杏科植物银杏 *Ginkgo biloba* L. 。

【植物形态】落叶乔木。枝有长枝与短枝，幼枝皮淡灰褐色，浅纵裂，老则灰褐色，深纵裂。叶在长枝上螺旋状散生，在短枝上常 3—5 簇生。叶片扇形，淡绿色，光滑，细脉常 2 叉状，浅波状，有时中央分裂。雌雄异株，花单性。短枝顶端的鳞片状叶的腋内有球花着生。雄球花成柔荑花序状，下垂。雌球花有长梗，梗端常为 2 叉，每叉顶生一盘状珠座，每珠座生一胚珠。仅一个发育成种子，种子核果状，椭圆形至近球形。外种皮肉质有白粉，熟时淡黄色或橙黄色。中种皮骨质，白色，具 2—3 棱。内种皮膜质，胚乳丰富。花期 3—4 月，种子成熟期 9—10 月。

【分　　布】分布于广西、广东、四川、浙江、贵州、云南等地。

【采　　制】秋季叶尚绿时采收，及时干燥。

【应　　用】壮医　甜、苦、涩，平。通龙路、火路，调气道，化浊降脂。用于治疗阿闷（胸痛），心跳（心悸），麻邦（中风），埃病（咳嗽），墨病（哮喘），血压嗓（高血压病），高脂血症，啊尿甜（糖尿病）。

中医　甘、苦、涩，平。归心、肺经。活血化瘀，通络止痛，敛肺平喘，化浊降脂。用于治疗瘀血阻络，胸痹心痛，中风偏瘫，肺虚咳喘，高脂血症。

【用法用量】内服煎汤，9—12 克。

【注　　意】有实邪者忌用。

【备　　注】收入《广西壮族自治区壮药质量标准（第二卷）》DYB45-GXZYC0170-2011。

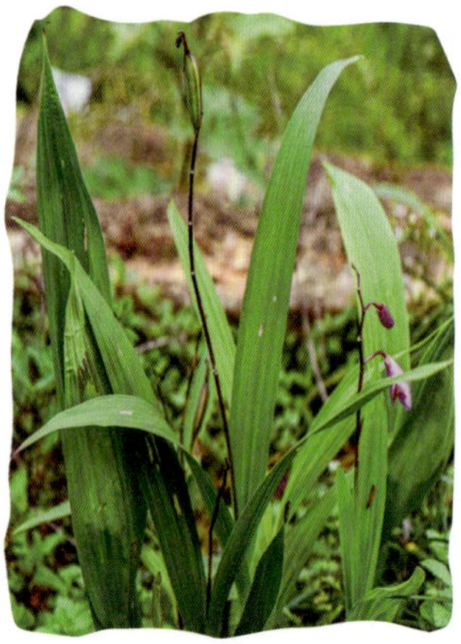

白及

壮文 Beggaeb

【考　证】
《滇南本草》：『味辛、平，性微温。治痨伤肺气，补肺虚，止咳嗽……』

【壮 药 名】棵白及。
【中 药 名】白及。
【药用部位】干燥块茎。
【基源植物】兰科植物白及 *Bletilla striata*（Thunb. ex Murray）Rchb. f.。
【植物形态】植株。假鳞茎扁球形，上面具荸荠似的环带，富黏性。茎粗壮，劲直。叶 4—6 枚，狭长圆形或披针形，先端渐尖，基部收狭成鞘并抱茎。花序具 3—10 朵花，常不分枝或极罕分枝。花序轴或多或少呈“之”字状曲折。花苞片长圆状披针形，开花时常凋落。花大，紫红色或粉红色。萼片和花瓣近等长，狭长圆形，先端急尖。花瓣较萼片稍宽。唇瓣较萼片和花瓣稍短，倒卵状椭圆形，白色带紫红色，具紫色脉。唇盘上面具 5 条纵褶片，从基部伸至中裂片近顶部，仅在中裂片上面为波状。蕊柱柱状，具狭翅，稍弓曲。花期 4—5 月。
【分　　布】分布于广西、广东、湖南、湖北、福建、陕西南部、甘肃东南部、江苏、安徽、浙江、江西、四川和贵州。生于海拔 100—3200 米的常绿阔叶林下，松树林或针叶林下、路边草丛或岩石缝中。
【采　　制】夏、秋二季采挖，除去须根，洗净，置沸水中煮或蒸至无白心，晒至半干，除去外皮，晒干。
【应　　用】壮医　苦、甜、涩，微寒。通调龙路，生肌止血。用于治疗陆裂（咳血），林得叮相（跌打损伤），呗叮（疔疮）。

中医　苦、甘、涩，微寒。归肺、肝、胃经。收敛止血，消肿生肌。用于治疗咯血，吐血，外伤出血，疮疡肿毒，皮肤皲裂。
【用法用量】内服煎汤，6—15 克。外用适量。
【注　　意】外感及内热壅盛者禁服。反乌头。
【备　　注】收入《广西壮族自治区壮药质量标准（第二卷）》DYB45-GXZYC0062-2011。

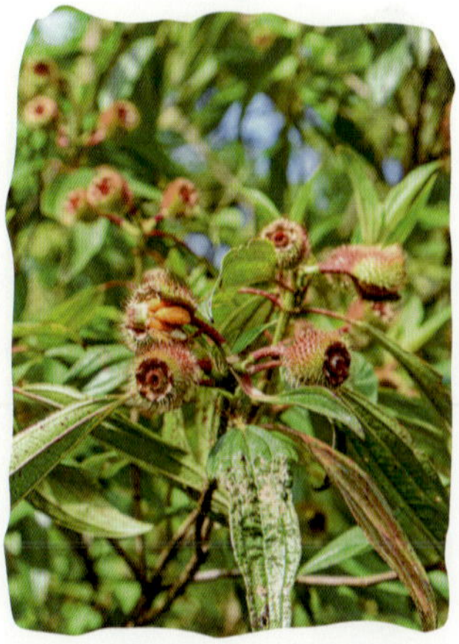

红毛稔

壮文 Maknat

【考证】《广西本草选编》：『味涩，性平。收敛止血。治月经过多，便血……』

【壮 药 名】芒难。

【中 药 名】红毛稔（根、叶）。

【药用部位】根、叶、全株。

【基源植物】野牡丹科植物毛棯 *Melastoma sanguineum* Sims。

【植物形态】灌木。茎、小枝、叶柄、花梗及花萼均被平展的长粗毛，毛基部膨大。叶片坚纸质，卵状披针形至披针形，顶端长渐尖或渐尖，基部钝或圆形，全缘，基出脉5条，两面被隐藏于表皮下的糙伏毛，通常仅毛尖端露出。伞房花序，顶生，常仅有花1朵，有时3—5朵。花瓣粉红色或紫红色，5—7枚。果杯状球形，胎座肉质，为宿存萼所包。宿存萼密被红色长硬毛。花果期几乎全年，通常在8—10月。

【分　　布】分布于广西、广东。生于海拔400米以下的低海拔地区，常见于坡脚、沟边，湿润的草丛或矮灌丛中。

【采　　制】叶或全株：夏季采收，鲜用。根：冬季采挖，洗净，切片，晒干。

【应　　用】壮医　涩，平。调龙路，止血，止痢。用于治疗阿意嘞（便血），约京来（月经过多），白冻（泄泻）。外治叮相噢嘞（创伤出血）。

中医　苦、涩，凉。归脾、肝经。解毒止痛，生肌止血。用于治疗痧气腹痛，痢疾，便血，月经过多，疮疖，跌打肿痛，外伤出血。

【用法用量】内服煎汤，10—15克。外用适量，捣烂敷。

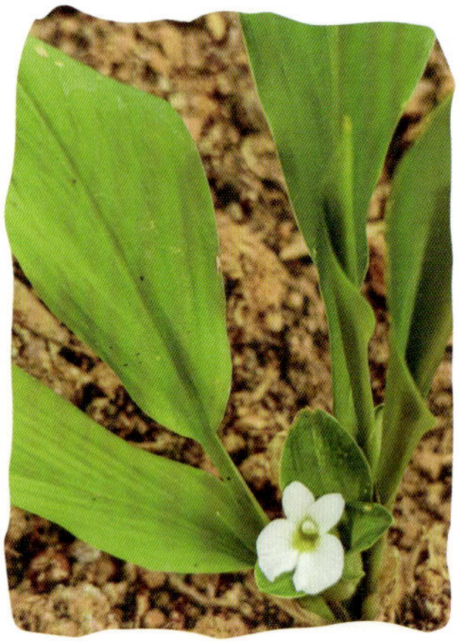

姜三七

壮文 Hingsamcaet

【壮 药 名】兴三镇。

【中 药 名】姜三七。

【药用部位】根茎和块根。

【基源植物】姜科植物姜三七 *Stahlianthus involucratus* (King ex Bak.) Craib ex Loesener。

【植物形态】植株根茎块状，直径约 1 厘米，粉质，芳香而有辛辣味，根末端膨大成球形的块根。叶片倒卵状长圆形或披针形，绿色或染紫。花 10—15 朵聚生于钟状的总苞中，总苞顶 2—3 裂，总苞及花的各部常有棕色、透明的小腺点。小苞片线形，膜质。花白色，萼管顶端浅 3 裂。花冠管裂片长圆形。侧生退化雄蕊倒披针形。唇瓣倒卵状匙形，白色，中央有杏黄色斑，内被长柔毛，唇瓣与侧生退化雄蕊卷成筒状，露出于总苞之上。药隔附属体半圆形。花柱线形，柱头具缘毛。子房卵形。花期 5—6 月。

【分 布】分布于广西、广东、云南、福建。野生于林下、荒坡，也可栽培。

【采 制】秋末冬初叶片枯黄后采挖，除去杂质，洗净，置沸水中稍烫，晒干。

【应 用】壮医 辣，温。通龙路，调火路。用于治疗林得叮相（跌打损伤），发旺（痹病），渗裂（血证），约京乱（月经不调），额哈（毒蛇咬伤）。

中医 辛，温。归肝、脾经。活血散瘀、消肿止痛。用于治疗跌打损伤，风湿骨痛，吐血衄血，月经过多，虫蛇咬伤，外伤出血。

【用法用量】内服煎汤，3—9 克。外用适量。

【备 注】收入《广西壮族自治区壮药质量标准（第二卷）》DYB45-GXZYC0007-2011。

【考 证】

《广西中草药》：『辛、温。活血散瘀，消肿止痛。』

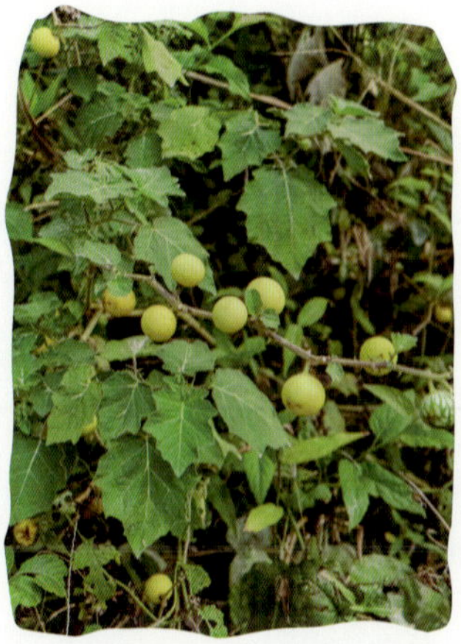

丁茄根

壮文 Namjinyungz

【考证】

《广西本草选编》:『味辛，性微温。散瘀痛经，消肿止痛。治跌打瘀痛，闭经……』

【壮 药 名】难涌。

【中 药 名】丁茄根。

【药用部位】干燥根及老茎。

【基源植物】茄科植物水茄 *Solanum torvum* Swartz、牛茄子 *Solanum capsicoides* Allioni、刺天茄 *Solanum violaceum* Ortega 黄果茄 *Solanum xanthocarpum* Schrad. et Wendl. 。

【植物形态】水茄　灌木，小枝，叶下面，叶柄及花序柄均被尘土色星状毛。小枝疏具基部宽扁的皮刺，皮刺淡黄色，基部疏被星状毛。叶单生或双生，卵形至椭圆形，先端尖，基部心脏形或楔形，两边不相等，边缘半裂或作波状，被星状毛较多，分枝多的有柄的星状毛，下面灰绿，密被分枝多而具柄的星状毛。中脉在下面少刺或无刺，侧脉每边 3—5 条，有刺或无刺。叶柄具 1—2 枚皮刺或不具。伞房花序腋外生，2—3 歧，毛被厚，总花梗具 1 细直刺或无，花梗被腺毛及星状毛。花白色。萼杯状，长约 4 毫米，外面被星状毛及腺毛。花冠辐形，外面被星状毛。花药为花丝长度的 4—7 倍，顶孔向上。子房卵形，光滑，不孕花的花柱短于花药，能孕花的花柱较长于花药。柱头截形。浆果黄色，光滑无毛，圆球形，宿萼外面被稀疏的星状毛。种子盘状。全年均开花结果。

【分　　布】分布于广西、广东、台湾、云南。喜生长于热带地方的路旁，荒地，灌木丛中，沟谷及村庄附近等潮湿地方，海拔 200—1650 米。

【采　　制】全年可采，除去须根，洗净，晒干。

【应　　用】壮医　辣、微苦，微热，有小毒。通调龙路、火路，散瘀止痛，调气道。用于治疗埃病（咳嗽），墨病（哮喘），胴尹（胃痛），发旺（痹病），呗农（痈疮），呗叮（疔疮），扭像（扭挫伤）。

中医　辛、微苦，微温，有小毒。活血散瘀，消肿止痛。用于治疗跌打损伤，腰肌劳损，胃痛，牙痛，风湿痛，疮毒。

【用法用量】内服煎汤，6—9克。外用适量，捣烂敷。

【注　　意】孕妇禁用。青光眼忌用。

【备　　注】收入《广西壮族自治区壮药质量标准（第二卷）》DYB45-GXZYC0002-2011。

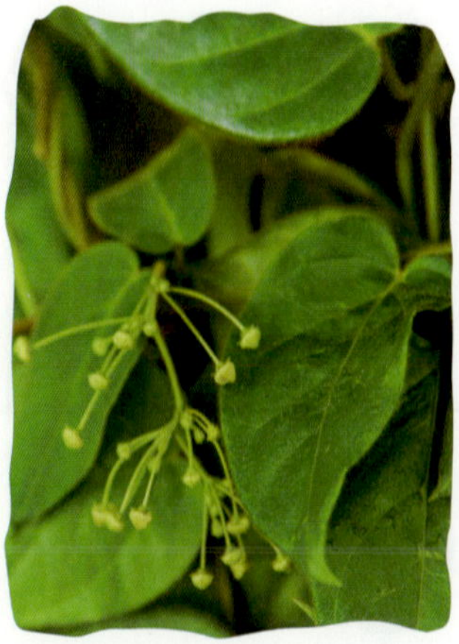

三十六荡

壮文 Gaeubakrag

【考　证】

《广西中药志》：『味辛，性温，有小毒。入肺经。祛风，止咳化痰，散瘀，催吐。治气喘痰咳……』

【壮 药 名】Gaeubakrag 勾百拉。

【中 药 名】三十六荡。

【药用部位】全株。

【基源植物】萝藦科植物娃儿藤 *Tylophora ovate*（Lindl.）Hook. ex Steud.。

【植物形态】攀援灌木。须根丛生。茎上部缠绕。茎、叶柄、叶的两面、花序梗、花梗及花萼外面均被锈黄色柔毛。叶卵形，顶端急尖，具细尖头，基部浅心形。侧脉明显，每边约 4 条。聚伞花序伞房状，丛生于叶腋，通常不规则两歧，着花多朵。花小，淡黄色或黄绿色。花萼裂片卵形，有缘毛，内面基部无腺体。花冠辐状，裂片长圆状披针形，两面被微毛。副花冠裂片卵形，贴生于合蕊冠上，背部肉质隆肿，顶端高达花药一半。花药顶端有圆形薄膜片。花粉块每室 1 个，圆球状。子房由 2 枚离生心皮组成，无毛。柱头五角状，顶端扁平。蓇葖双生，圆柱状披针形，无毛。种子卵形，顶端截形，具白色绢质种毛。种毛长 3 厘米。花期 4—8 月，果期 8—12 月。

【分　　布】分布于广西、广东、云南、湖南和台湾。生长于海拔 900 米以下山地灌木丛中及山谷或向阳疏密杂树林中。

【采　　制】冬季挖取根部，抖尽泥沙，晒干。或收集全株，切段，晒干。

【应　　用】壮医　辣，热，有毒。通龙路、火路，祛风毒，除湿毒，消肿痛，解蛇毒。用于治疗发旺（风湿筋骨痛），林得叮相（跌打肿痛），嚎尹（牙痛），货烟妈（咽喉痛），胴尹（胃痛），埃病（咳嗽），墨病（哮喘），额哈（毒蛇咬伤）。

中医　辛，温，小毒。祛风湿，化痰止咳，散瘀止痛，解蛇毒。用于治疗风湿痹痛，咳喘痰多，跌打肿痛，毒蛇咬伤。

【用法用量】内服煎汤，3—9 克。外用适量，捣敷。

【注　　意】孕妇及体虚者禁服。

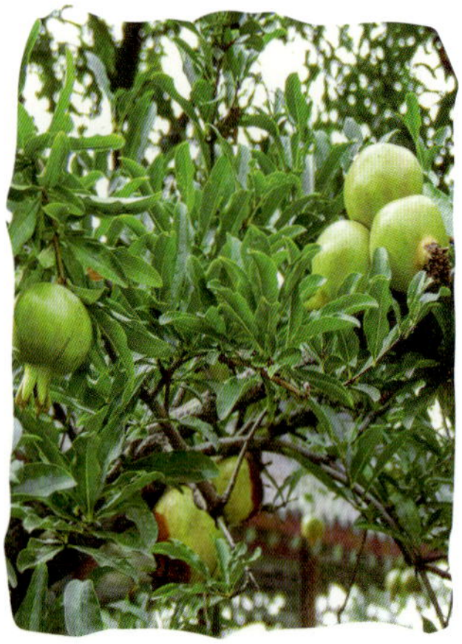

石榴皮

壮文 Maksiglouz

【考　证】

《滇南本草》：『味酸，性寒。治久痢脓血，大肠下血。』

【壮 药 名】Maksiglouz 芒十楼。

【中 药 名】石榴皮。

【药用部位】果皮。

【基源植物】石榴科植物石榴 *Punica granatum* L.。

【植物形态】落叶灌木或乔木，枝顶常成尖锐长刺，幼枝具棱角，无毛，老枝近圆柱形。叶通常对生，纸质，矩圆状披针形，顶端短尖、钝尖或微凹，基部短尖至稍钝形，上面光亮，侧脉稍细密。叶柄短。花大，1—5 朵生枝顶。萼筒通常红色或淡黄色，裂片略外展，卵状三角形，外面近顶端有 1 黄绿色腺体，边缘有小乳突。花瓣通常大，红色、黄色或白色，顶端圆形。花丝无毛。花柱长超过雄蕊。浆果近球形，通常为淡黄褐色或淡黄绿色。种子多数，红色至乳白色，肉质的外种皮供食用。

【分　　布】分布温带和热带地区。生于向阳山坡或栽培于庭园等处。

【采　　制】秋季果实成熟，顶端开裂时采摘，除去种子及隔瓤，切瓣晒干，或微火烘干。

【应　　用】壮医　酸、涩，热。通龙路，调谷道，止泻，止血，驱虫。用于治疗白冻（泄泻），阿意咪（痢疾），阿意嘞（便血），尊寸（脱肛），贫淋嘞（崩漏），隆白呆（带下），胴西咪暖（虫积），腊胴尹（腹痛）。

中医　酸、涩，温，小毒。归大肠经。涩肠止泻，止血，驱虫。用于治疗泄泻，痢疾，肠风下血，崩漏，带下，虫积腹痛，痈疮，疥癣，烫伤。

【用法用量】内服煎汤，3—10 克。外用适量，煎水熏洗。

【注　　意】有小毒，用量不宜过大。

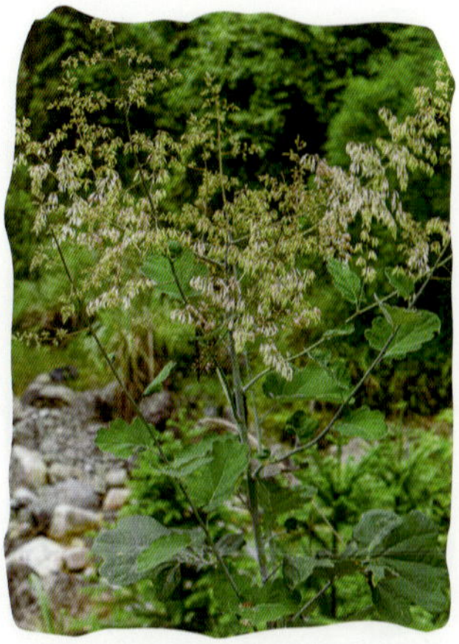

博落回

壮文 Bofeizbya

【考　证】

《广西本草选编》：『散瘀消肿，祛风镇痛，杀虫止痒。主治跌打瘀肿，风湿关节痛……』

【壮 药 名】Bofeizbya 驳菲岜。

【中 药 名】博落回。

【药用部位】全草。

【基源植物】罂粟科植物博落回 *Macleaya cordata*（Willd.）R. Br.。

【植物形态】直立草本，具乳黄色浆汁。茎绿色，光滑，多白粉，中空，上部多分枝。叶片宽卵形或近圆形，先端急尖、渐尖、钝或圆形，通常 7 或 9 深裂或浅裂，裂片半圆形、方形、兰角形或其他，边缘波状、缺刻状、粗齿或多细齿，表面绿色，无毛，背面多白粉，被易脱落的细绒毛，基出脉通常 5，侧脉 2 对，稀 3 对。叶柄上面具浅沟槽。大型圆锥花序多花，顶生和腋生。苞片狭披针形。花芽棒状，近白色，长约 1 厘米。萼片倒卵状长圆形，舟状，黄白色。花瓣无。雄蕊 24—30 枚，花丝丝状，花药与花丝等长。子房倒卵形至狭倒卵形，先端圆，基部渐狭，花柱柱头 2 裂，下延于花柱上。蒴果狭倒卵形或倒披针形，先端圆或钝，基部渐狭，无毛。种子，卵珠形。花果期 6—11 月。

【分　　布】长江以南、岭南以北的大部分省区均有分布。生于海拔 150—830 米的丘陵或低山林中、灌丛中或草丛间。

【采　　制】夏、秋二季采收，除去杂质，干燥。

【应　　用】壮医　苦、辣，寒，有大毒。祛风毒，散瘀肿，通龙路、火路。用于治疗林得叮相（跌打损伤），发旺（风湿骨痛），呗农呗叮（痈疖肿毒），能啥能累（湿疹），渗档相（烧烫伤），痂（疥癣），痂怀（牛皮癣），下肢溃疡，阴道滴虫，白血病等。

中医　苦，寒，有大毒。归肝、大肠经。清热解毒，活血散瘀，杀虫止痒。用于治疗痈肿疮毒，下肢溃疡，烧、烫伤，湿疹，顽癣，跌扑损伤，风湿痹痛，阴痒。

【用法用量】外用适量，捣敷。

【注　　意】本品有毒，禁内服。

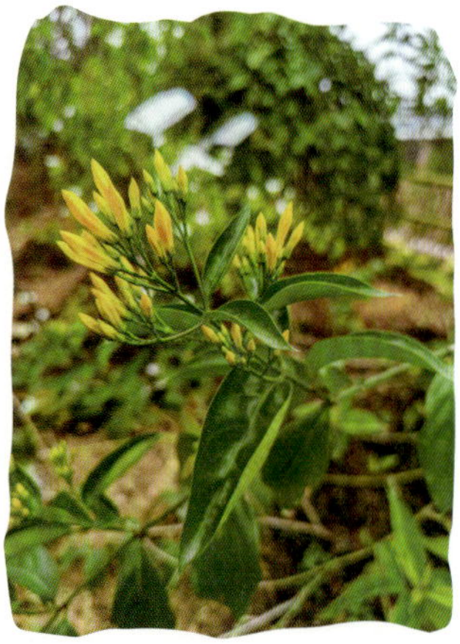

断肠草

壮文 Gaeunguenx

【壮 药 名】Gaeunguenx 勾吻。

【中 药 名】断肠草。

【药用部位】干燥根和茎。

【基源植物】马钱科植物钩吻 *Gelsemium elegans*（Gardn. et Champ.）Benth.。

【植物形态】常绿木质藤本。小枝圆柱形，幼时具纵棱。除苞片边缘和花梗幼时被毛外，全株均无毛。叶片膜质，卵形、卵状长圆形或卵状披针形，顶端渐尖，基部阔楔形至近圆形。侧脉每边 5—7 条，上面扁平，下面凸起。花密集，组成顶生和腋生的三歧聚伞花序，每分枝基部有苞片 2 枚。苞片三角形。小苞片三角形，生于花梗的基部和中部。花梗纤细。花萼裂片卵状披针形。花冠黄色，漏斗状，内面有淡红色斑点，花冠管长 7—10 毫米，花冠裂片卵形。雄蕊着生于花冠管中部，花丝细长，花药卵状长圆形，伸出花冠管喉部之外。子房卵状长圆形，花柱柱头上部 2 裂，裂片顶端再 2 裂。蒴果卵形或椭圆形，成熟时通常黑色，干后室间开裂为 2 个 2 裂果瓣，基部有宿存的花萼，果皮薄革质，内有种子 20—40 颗。种子扁压状椭圆形或肾形，边缘具膜质翅。花期 5—11 月，果期 7 月至翌年 3 月。

【分　　布】分布于广西、广东、海南、江西、福建、台湾、湖南、贵州、云南等地。生海拔 500—2000 米山地路旁灌木丛中或潮湿肥沃的丘陵山坡疏林下。

【采　　制】全年可采，除去泥沙及杂质，晒干。

【应　　用】壮医　苦、辣，寒，有大毒。通龙路、火路，祛风毒，消肿止痛。用于治疗发旺（风湿骨痛），林得叮相（跌打损伤），疥癞，呗奴（瘰疬），能含能累（湿疹），

【考　证】

《岭南采药录》：『味苦，性寒。不论跟茎叶，以之煎水外洗，能散风热毒，以之洗疥癞及癣，甚效。』

呗农（痈疮），呗叮（疔疮）。

中医　苦、辛，温，有大毒。归肺、肝经。祛风，攻毒，止痛。用于治疗疥癞，湿疹，瘰疬，痈肿，疔疮，跌打损伤，风湿痹痛，神经痛，陈旧性骨折。

【用法用量】外用适量，煎水洗或捣烂敷。

【注　　意】本品有剧毒，不可内服。

【备　　注】收入《广西壮族自治区壮药质量标准（第一卷）》DYB45-GXZYC0146-2008。

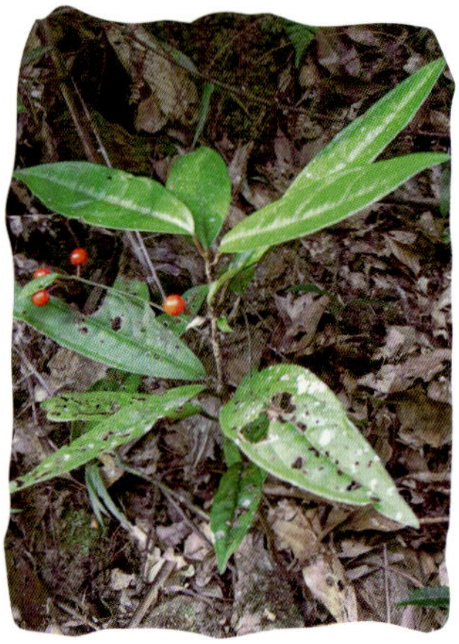

血党

壮文 Gosanlwed

【考　证】《广西药用植物名录》：『活血调经，舒筋活络，散瘀消肿。用于贫血，风湿骨痛……』

【壮 药 名】Gosanlwed 棵散勒。

【中 药 名】血党。

【药用部位】干燥全株。

【基源植物】紫金牛科植物九管血 *Ardisia brevicaulis* Diels。

【植物形态】矮小灌木，根茎匍匐，长不定根。直立茎高 9—15 厘米，幼嫩时被微柔毛，几无分枝。叶片坚纸质，窄卵形或卵状披针形，或椭圆形至近长圆形，顶端急尖且钝，或渐尖，基部楔形或近圆形，近全缘，边缘腺点不明显，叶面光滑，背面被细微柔毛，具疏腺点，侧脉 7—13 对，边缘脉远离。叶柄被细微柔毛。伞形花序，着生于侧生特殊花枝顶端，花枝长 1.5—5 厘米，除花序基部有 1—2 片叶外其余无叶或全部无叶。花萼连合，萼片披针形或卵形，外面有或无毛，里面无毛，具腺点。花瓣粉红色，卵形，顶端急尖，外面无毛，里面被柔毛，具腺点。雄蕊花药背部具腺点。雌蕊与花瓣等长，具腺点。胚珠 6 枚，1 轮。果球形，鲜红色，具腺点，宿存萼与果梗通常为紫红色。花期 6—7 月，果期 10—12 月。

【分　　布】中国西南至台湾，湖北至广东均有分布。生于海拔 400—1260 米的密林下，阴湿的地方。

【采　　制】全年均可采收，除去泥沙，晒干。

【应　　用】壮医　苦、辣，寒。清热毒，祛风毒，调龙路，补血虚。用于治疗货烟妈（咽炎），诺嚎哒（牙周炎，牙髓炎），额哈（毒蛇咬伤），勒内（贫血）。

中医　苦、辛，平。归肝、肾经。祛风湿，活血调经，消肿止痛。用于治疗风湿痹痛，痛经，经闭，跌打损伤，咽喉肿痛，无名肿毒。

【用法用量】内服煎汤，9—15 克。

【注　　意】孕妇慎服。

【备　　注】收入《广西壮族自治区壮药质量标准（第二卷）》DYB45-GXZYC0080-2011。

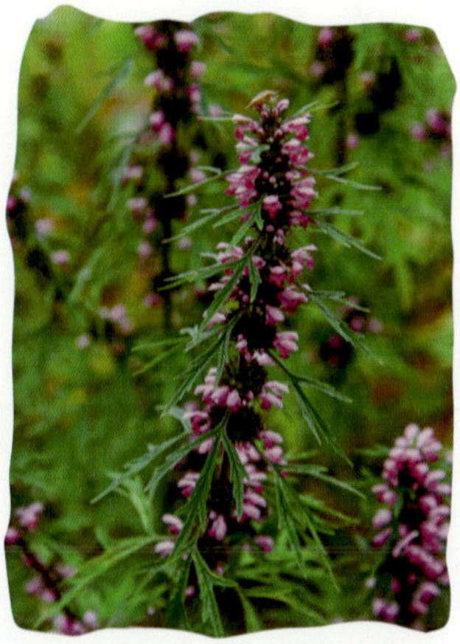

益母草

壮文 Ngaihmwnj

【壮 药 名】Ngaihmwnj 埃闷。

【中 药 名】益母草。

【药用部位】地上部分。

【基源植物】唇形科植物益母草 *Leonurus japonicus* Houtt.。

【植物形态】草本，一年生或二年生。茎直立，钝四棱形，微具槽，有倒向糙伏毛，在节及棱上尤为密集，基部多分枝，或仅于茎中部以上有能育的小枝条。叶形多，茎下部叶为卵形，基部宽楔形，掌状 3 裂，裂片呈长圆菱形至卵圆形，裂片上再分裂，叶上面绿色，有糙伏毛，叶下面淡绿色，被疏柔毛及腺点，叶脉突出。叶基下延而在叶柄上部略具翅，腹面具槽，背面圆形，被糙伏毛。茎中部叶为菱形，较小，常分成 3 裂或偶有多个狭长圆状线裂片，基部窄楔形。花序最上部的苞叶柄短，线形或狭披针形，全缘或具稀牙齿。轮伞花序腋生，具 6—15 花，多疏长组成长穗状花序。小苞片刺状。花萼管状钟形，两面有贴生微柔毛。花冠粉红至淡紫红色，冠檐二唇形。雄蕊 4 枚。花柱丝状，略长于雄蕊而与上唇片等长，先端等 2 浅裂。小坚果长圆状三棱形，淡褐色，光滑。花期通常在 6—9 月，果期 9—10 月。

【分 布】全国各地均有分布。生长于多种生境，尤以阳处为多，海拔可高达 3400 米。

【采 制】鲜品春季幼苗期至初夏花前期采割，干品夏季茎叶茂盛、花未开或初开时采割，晒干，或切段晒干。

【应 用】壮医 苦、辣，微寒。清热毒，通龙路，利水道，调经。用于治疗约京乱（月经不调），京尹（痛经），京瑟（闭经），兵淋嘞（功能性子宫出血），产后瘀血痛，兵白呆（带下病），产后忍勒叶叮（产后恶露不尽），

【考 证】

《广西本草选编》：『味苦、辛，性微寒。活血调经，祛瘀生新。治跌打损伤，尿血，便血，月经不调……』

林得叮相（跌打损伤），肉扭（淋证），笨浮（水肿），呗农（痈疮）。

中医　苦、辛，微寒。归肝、心包、膀胱经。活血调经，利尿消肿，清热解毒。用于月经不调，痛经经闭，恶露不尽，水肿尿少，疮疡肿毒。

【用法用量】内服煎汤，9—30 克（鲜品 12—40 克）。

【注　　意】孕妇慎用。

【备　　注】收入《广西壮族自治区壮药质量标准（第二卷）》DYB45-GXZYC0153-2011。

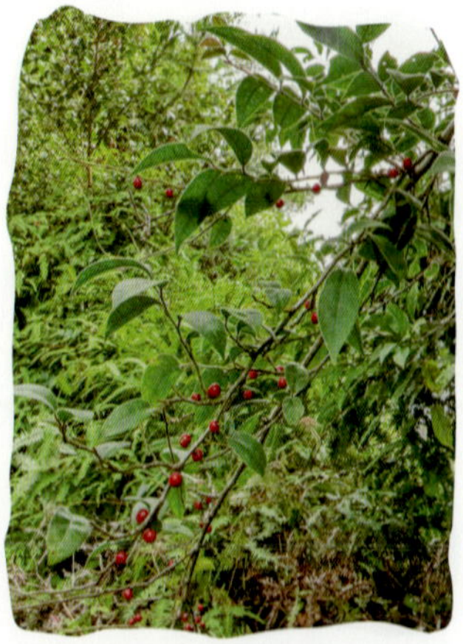

毛冬青

壮文 Ywhozdoeg

【考　证】

《广西中草药》：『味微苦、甘，性平，无毒。清热解毒，消肿止痛，利小便。治刀枪打伤……』

【壮 药 名】Ywhozdoeg 雅火冬。

【中 药 名】毛冬青。

【药用部位】干燥根。

【基源植物】冬青科植物毛冬青 *Ilex pubescens* Hook. et Arn.。

【植物形态】灌木或小乔木。小枝近四棱形，密被长硬毛，具纵棱脊。叶生于1—2年生枝上，叶片纸质或膜质，椭圆形或长卵形，先端急尖或短渐尖，基部钝，边缘具疏而尖的细锯齿或近全缘，叶面绿色，背面淡绿色，两面被长硬毛；叶柄密被长硬毛。花序簇生于1—2年生枝的叶腋内，密被长硬毛。雄花序簇生，单个分枝具1或3花的聚伞花序。花粉红色。雌花序簇生，被长硬毛，单个分枝具单花，稀具3花；花冠辐状。果球形，成熟后红色，干时具纵棱沟，果梗密被长硬毛。花期4—5月，果期8—11月。

【分　　布】分布于广西、广东、海南、香港、安徽、浙江、江西、福建、台湾、湖南和贵州。生于海拔60—1000米的山坡常绿阔叶林中或林缘、灌木丛中及溪旁、路边。

【采　　制】全年均可采挖，洗净，切成块片，晒干。

【应　　用】壮医　苦、涩，寒。解痧毒，清热毒，通龙路。用于治疗痧病，货烟妈（咽痛），血压嗓（高血压病），脉管炎，冠心病，渗裆相（烫伤）。

中医　苦、涩，寒。归肺、肝、大肠经。凉血，活血，通脉，消炎解毒。用于治疗血栓闭塞性脉管炎，冠状动脉硬化性心脏病，烧烫伤。

【用法用量】内服煎汤，10—20克。外用适量，敷患处。

【注　　意】有小毒，不宜大量久服。

【备　　注】收入《广西壮族自治区壮药质量标准（第二卷）》DYB45-GXZYC0034-2011。

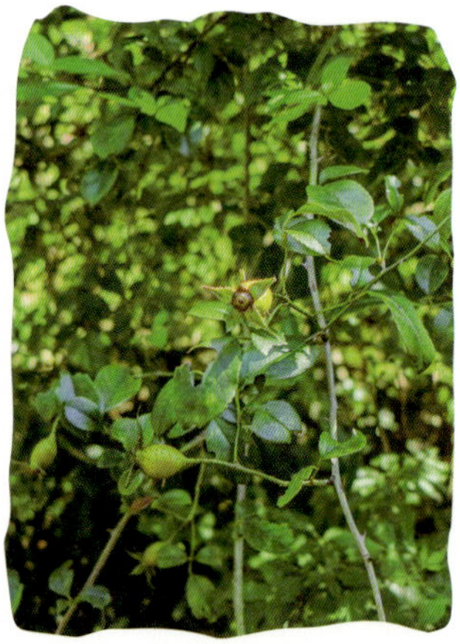

金樱根

壮文 Raggovengj

【考　证】
《岭南采药录》：『治内伤吐血，止牙痛。』

【壮 药 名】Raggovengj 壤棵旺。
【中 药 名】金樱根。
【药用部位】干燥根。
【基源植物】蔷薇科植物金樱子 *Rosa laevigata* Michx.。
【植物形态】见 Raggovengj 壤棵旺项下。
【分　　布】见 Raggovengj 壤棵旺项下。
【采　　制】根：秋、冬二季采挖，洗净，切厚片，晒干。
【应　　用】壮医　酸、涩，平。通调龙路，补血，止血，固精涩肠。用于治疗滑精，遗尿，阿意咪（痢疾），兵淋勒（崩漏），隆白呆（带下），奔寸（子宫下垂），笨浮（肾盂肾炎），仲嘿喯尹（痔疮），渗档相（烧烫伤）。

中医　酸、涩，平。归肾、肝、大肠经。固精涩肠。用于治疗滑精，遗尿，痢疾，泄泻，崩漏带下，子宫脱垂，痔疮。

【用法用量】内服煎汤，15—60 克。
【备　　注】收入《广西壮族自治区壮药质量标准（第一卷）》DYB45-GXZYC0112-2008。

通火路药

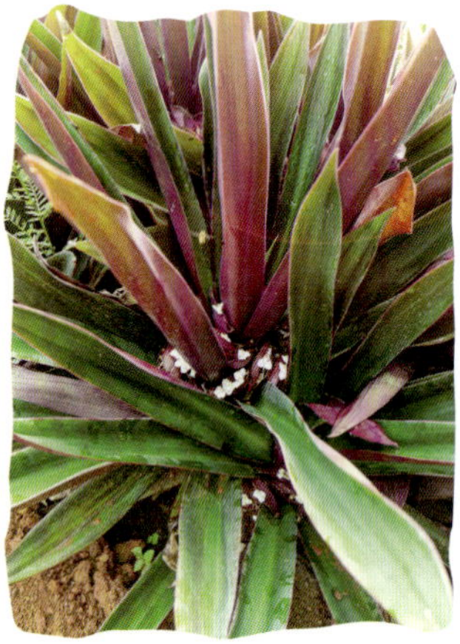

蚌花

壮文 Govabangh

【考 证】

《岭南采药录》：『治便血，咳血，和猪肉煮汤服之；治血痢……』

【壮 药 名】棵华榜。
【中 药 名】蚌花、蚌兰叶。
【药用部位】干燥花、叶。
【基源植物】鸭跖草科植蚌兰花 *Rhoeo discolor*（L'Her.）Hance。
【植物形态】多年生草本。茎较粗壮，肉质。节密生，不分枝。叶基生，密集覆瓦状，无柄。叶片披针形或舌状披针形，先端渐尖，基部扩大成鞘状抱茎，上面暗绿色，下面紫色。聚伞花序生于叶的基部，大部藏于叶内。苞片2枚，蚌壳状，大而扁，长3—4厘米，淡紫色，包围花序，花多而小，白色。萼片3枚，长圆状披针形，分离，花瓣状。花瓣3枚，分离，卵圆形。雄蕊6枚，花丝被长毛，子房3室。蒴果2—3室，室背开裂。花期5—7月。
【分 布】中国南方各地可露天种植，其他地区多温室栽培。
【采 制】夏月采摘，晒干，或蒸10分钟后再晒干。
【应 用】壮医 叶：甜，寒，淡。通龙路火路，清热毒，止血，止咳。用于治疗埃病（咳嗽），相内（劳伤），埃嘞（咳血），鹿嘞（吐血），阿意嘞（便血），能嘞（鼻衄），唉百银（百日咳），阿意咪（痢疾），发旺（风湿疼痛），头晕（巧唪），林得叮相（跌打损伤），呗奴（瘰疬，淋巴结结核）。花：甜、淡，寒。调气道、谷道，散结肿。用于治疗埃病（咳嗽），陆嘞（咯血），唉百银（百日咳），呗奴（瘰疬，淋巴结结核），阿意咪（痢疾），阿意嘞（便血）。

中医 甘、淡，凉。清肺化痰，凉血止血，解毒止痢。用于治疗肺热咳喘，百日咳，咯血，鼻衄，血痢，便血，瘰疬。
【用法用量】内服煎汤，10—15克。

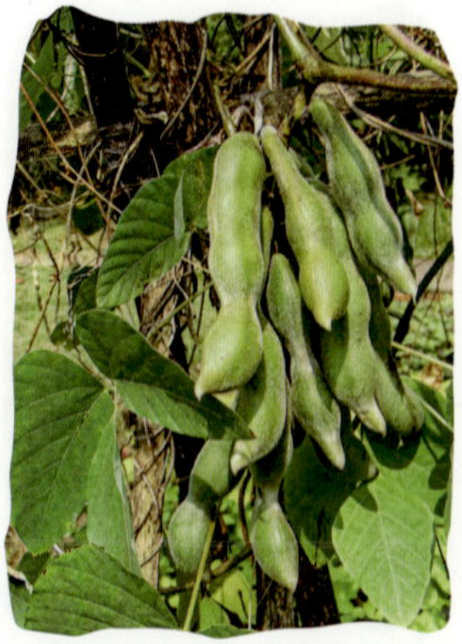

猫豆

壮文 Duhmeuz

【考　证】《广西药用植物园名录》：『用于腰膝酸痛，震颤性麻痹。有毒。』

【壮 药 名】督秒。

【中 药 名】猫豆。

【药用部位】种子。

【基源植物】豆科植物龙爪黎豆 *Mucuna pruriens*（Linn.）DC. var. *utilis*（Wall. ex Wight）Baker. ex Burck。

【植物形态】缠绕藤本。枝略被开展的疏柔毛。羽状复叶具3小叶，顶生小叶明显地比侧生小叶小，卵圆形或长椭圆状卵形，基部菱形，先端具细尖头，侧生小叶极偏斜，斜卵形至卵状披针形，先端具细尖头，基部浅心形或近截形，两面均薄被白色疏毛，小托叶线状。总状花序下垂。花冠深紫色或带白色。嫩荚果膨胀，绿色，密被灰色或浅褐色短毛，成熟时稍扁，黑色，有隆起纵棱1—2条。种子6—8颗，长圆状，灰白色，淡黄褐色，浅橙色或黑色，有时带条纹或斑点。花期10月，果期11月。

【分　　布】分布于广东、海南、广西、四川、贵州、湖北和台湾（逸生）等地。多地有栽培。

【采　　制】秋季果实成熟时采收，取种子，晒干。

【应　　用】壮医　甜、微苦，热，有毒。通龙路、火路。用于治疗核尹（腰痛），麻抹（肢体麻木、感觉异常）。

中医　甘、微苦，温，有毒。归肾经。温肾益气。用于治疗腰膝酸痛，肢体震颤。

【用法用量】内服煎汤，6—9克，或煮食。

【备　　注】收入《广西壮族自治区壮药质量标准（第二卷）》DYB45-GXZYC0175-2011。

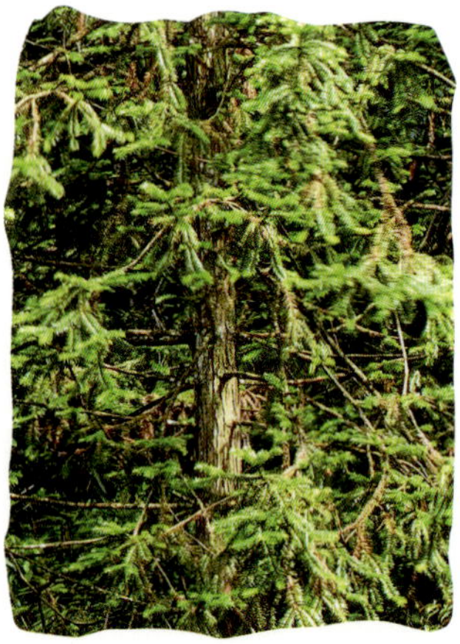

杉木

壮文 Maexcamq

【考　证】

《广西本草选编》：『味辛，性微温。散瘀消肿，祛风解毒，止血生肌。』

【壮 药 名】美杉。

【中 药 名】杉木。

【药用部位】叶、带叶嫩枝。

【基源植物】杉木科植物杉木 *Cunninghamia lanceolata*(Lamb.) Hook.。

【植物形态】乔木。幼树树冠尖塔形，大树树冠圆锥形，树皮灰褐色，裂成长条片脱落，内皮淡红色。大枝平展，小枝近对生或轮生，常成二列状，幼枝绿色，光滑无毛。冬芽近圆形，有小型叶状的芽鳞，花芽圆球形、较大。叶在主枝上辐射伸展，侧枝之叶基部扭转成二列状，披针形或条状披针形，通常微弯、呈镰状，革质、坚硬，边缘有细缺齿，先端渐尖，稀微钝，上面深绿色，有光泽，除先端及基部外两侧有窄气孔带，微具白粉或白粉不明显，下面淡绿色，沿中脉两侧各有 1 条白粉气孔带。老树之叶通常上面无气孔线。雄球花圆锥状，有短梗，通常 40 余个簇生枝顶。雌球花单生或 2—4 个集生，绿色，苞鳞横椭圆形，先端急尖，上部边缘膜质，有不规则的细齿，长宽几相等。球果卵圆形，熟时苞鳞革质，棕黄色，三角状卵形，先端有坚硬的刺状尖头，边缘有不规则的锯齿，向外反卷或不反卷，背面的中肋两侧有 2 条稀疏气孔带。种鳞很小，先端三裂，侧裂较大，裂片分离，先端有不规则细锯齿，腹面着生 3 粒种子。种子扁平，长卵形或矩圆形，暗褐色，有光泽，两侧边缘有窄翅。花期 4 月，球果 10 月下旬成熟。

【分　　布】分布于中国长江流域、秦岭以南地区。杉木是栽培广、生长快、经济价值高的树种。

【采　　制】全年均可采收，鲜用或晒干。

【应　　用】壮医　辣，微热。通火路，调气道、谷道，利水道，祛风毒，除湿毒，止痛。用于治疗发旺（风湿骨痛），林得叮相（跌打损伤），渗裆相（烧烫伤），叮相噢嘞（外伤出血），唪耶（支气管炎），胴尹（胃痛），过敏性皮炎，幽扭（淋证），呗叮（疔疮），痂（癣），息挡哈（蜈蚣咬伤），额哈（毒蛇咬伤），麦蛮（风疹）。

中医　辛，微温。祛风，化痰，活血，解毒。用于治疗半身不遂初起，风疹，咳嗽，牙痛，天疱疮，脓疱疮，鹅掌风，跌打损伤，毒虫咬伤。

【用法用量】内服煎汤，15—30克。

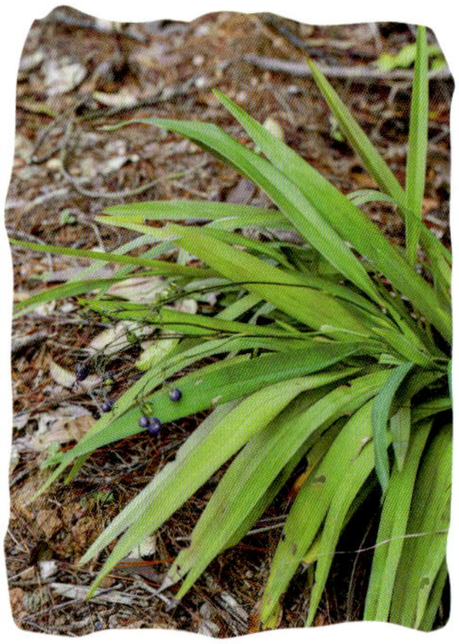

山菅兰

壮文 Golamgenhbya

【考证】

《生草药性备要》：『去颈疬毒。』

【壮药名】棵兰根岜。

【中药名】山菅兰。

【药用部位】根茎或全草。

【基源植物】百合科植物山菅 *Dianella ensifolia*（L.）Redoute。

【植物形态】草本。根状茎圆柱状，横走。叶狭条状披针形，基部稍收狭成鞘状，套叠或抱茎，边缘和背面中脉具锯齿。顶端圆锥花序分枝疏散。花常多朵生于侧枝上端。花梗常稍弯曲，苞片小。花被片条状披针形，绿白色、淡黄色至青紫色，5 脉。花药条形，比花丝略长或近等长，花丝上部膨大。浆果近球形，深蓝色，具 5—6 颗种子。花果期 3—8 月。

【分布】分布于广西、广东、云南、四川、贵州、海南、江西、浙江、福建和台湾等地。生于海拔 1700 米以下的林下、山坡、草丛中。

【采制】全年均可采，洗净，鲜用。

【应用】壮医　清热毒，解疮毒，消肿痛。用于治疗呗奴（淋巴结炎），痂（疥癣），呗农（痈疮）等。

中医　辛，温，有毒。拔毒消肿，散瘀止痛。用于治疗瘰疬，痈疽疮癣，跌打损伤。

【用法用量】外用适量，捣敷或研粉醋调敷。

【注意】有毒，禁止内服。

陆

治『巧坞』病药

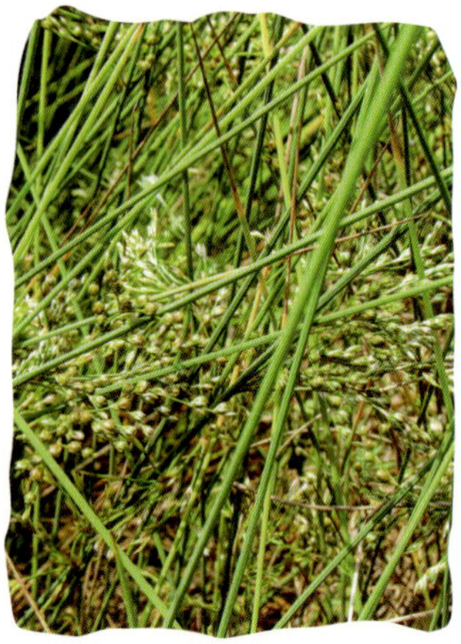

灯心草

壮文 Mwnhdwnghcau

【考　证】《广西本草选编》："味甘，性平。清热利尿，安神镇惊。小儿烦热，惊风……"

【壮 药 名】扪灯草。

【中 药 名】灯心草。

【药用部位】干燥茎髓。

【基源植物】灯心草科植物灯心草 *Juncus effusus* L.。

【植物形态】多年生草本。根状茎粗壮横走，具黄褐色稍粗的须根。茎丛生，直立，圆柱形，淡绿色，具纵条纹，直径1—4毫米，茎内充满白色的髓心。叶全部为低出叶，呈鞘状或鳞片状，包围在茎的基部，基部红褐至黑褐色。叶片退化为刺芒状。聚伞花序假侧生，含多花，排列紧密或疏散。总苞片圆柱形，生于顶端，似茎的延伸，直立，顶端尖锐。小苞片2枚，宽卵形，膜质，顶端尖。花淡绿色。花被片线状披针形，顶端锐尖，背脊增厚突出，黄绿色，边缘膜质，外轮者稍长于内轮。雄蕊3枚（偶有6枚），长约为花被片的2/3。花药长圆形，黄色，稍短于花丝。雌蕊3室。花柱柱头3分叉。蒴果长圆形或卵形，顶端钝或微凹，黄褐色。种子卵状长圆形，黄褐色。花期4—7月，果期6—9月。

【分　　布】分布于广西、广东、福建、台湾、湖北、湖南、四川、贵州、云南、西藏、河北、陕西、甘肃、山东、江苏、安徽、浙江、江西、河南、黑龙江、吉林、辽宁。生于海拔1650—3400米的河边、池旁、水沟，稻田旁、草地及沼泽湿处。

【采　　制】夏末至秋季割取茎，晒干，取出茎髓，理直，扎成小把。

【应　　用】壮医　甜、淡，微寒。清热毒，利水道。用于治疗年闹诺（失眠），肉卡（癃闭），肉扭（淋证），呗叮（疔疮）。

中医　甘、淡，微寒。归心、肺、小肠经。清心火，利小便。用于治疗心烦失眠，尿少涩痛，口舌生疮。

【用法用量】内服煎汤，1—3克。

【备　　注】收入《广西壮族自治区壮药质量标准（第二卷）》DYB45-GXZYC0084-2011。

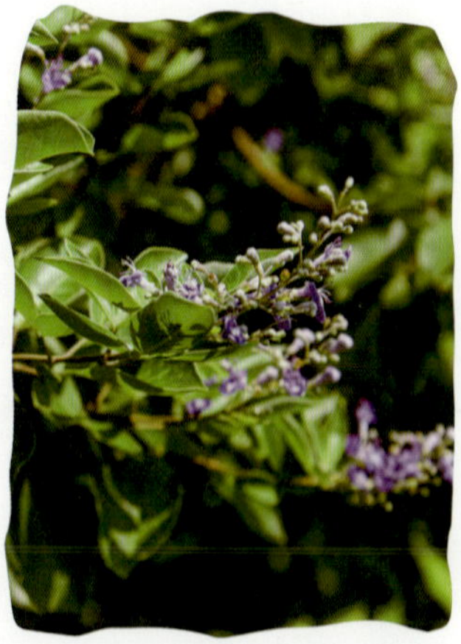

蔓荆子

壮文 Cehfaexman

【考　证】《广西中药志》：『治风湿，胃痛及小儿惊搐。』

【壮 药 名】些榧膦。

【中 药 名】蔓荆子。

【药用部位】果实。

【基源植物】马鞭草科植物蔓荆 *Vitex trifolia* Linn. 或单叶蔓荆 *Vitex trifolia* Linn. var. *simplicifolia* Cham. 。

【植物形态】灌木。小枝四棱形，密生细柔毛。通常三出复叶，有时在侧枝上可有单叶。小叶片卵形、倒卵形或倒卵状长圆形，顶端钝或短尖，基部楔形，全缘，表面绿色，无毛或被微柔毛，背面密被灰白色绒毛。圆锥花序顶生，花序梗密被灰白色绒毛。花萼钟形，花冠淡紫色或蓝紫色，二唇形。核果近圆形，成熟时黑色。果萼宿存，外被灰白色绒毛。花期 7 月，果期 9—11 月。

【分　　布】分布于广西、广东、福建、台湾、云南。生于平原、河滩、疏林及村寨附近。

【采　　制】秋季果实成熟时采收，除去杂质，晒干。

【应　　用】壮医　辣、苦，微寒。清热毒，祛风毒，调巧坞，止痛。用于治疗痧病、巧尹（头痛）、豪尹（牙痛）、火眼、白内障、发旺（痹病）。

中医　辛、苦，微寒。归膀胱、肝、胃经。疏散风热，清利头目。用于治疗风热感冒头痛，齿龈肿痛，目赤多泪，目暗不明，头晕目眩。

【用法用量】内服煎汤，5—10 克。

【注　　意】孕妇忌服。

【备　　注】收入《广西壮族自治区壮药质量标准（第二卷）》DYB45-GXZYC0203-2011。

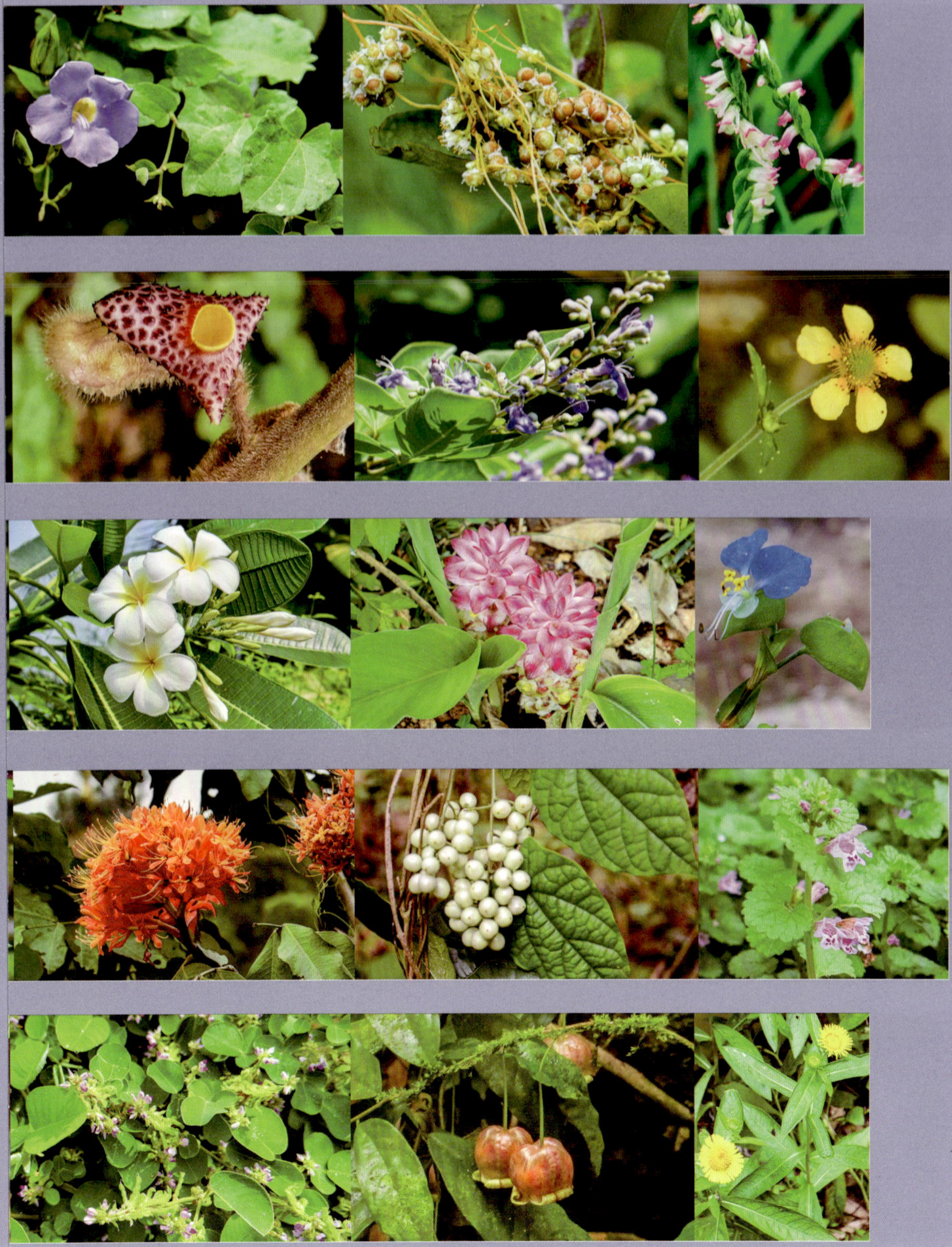

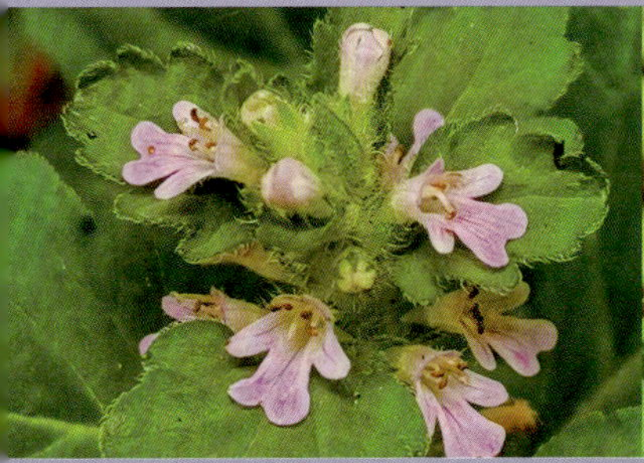
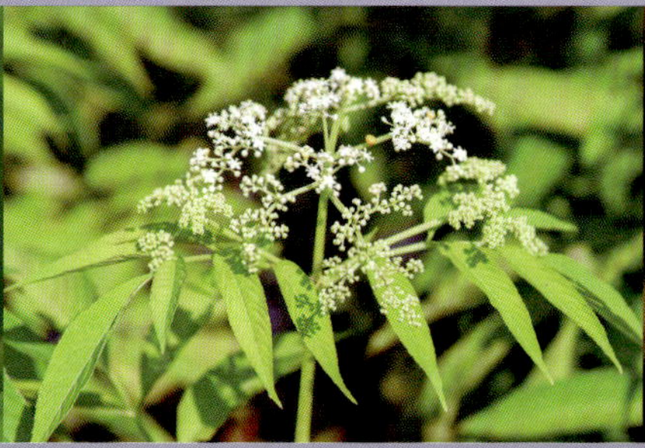
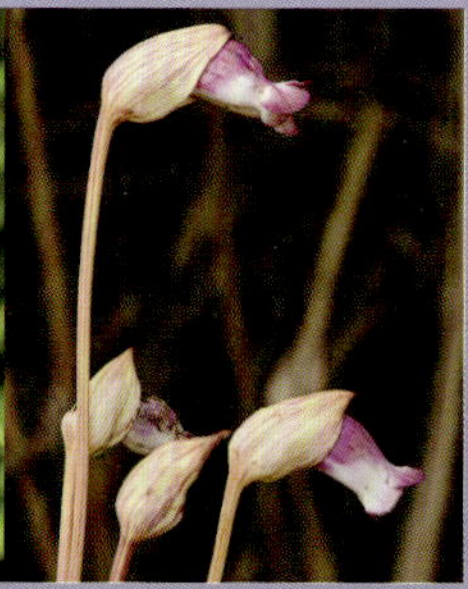
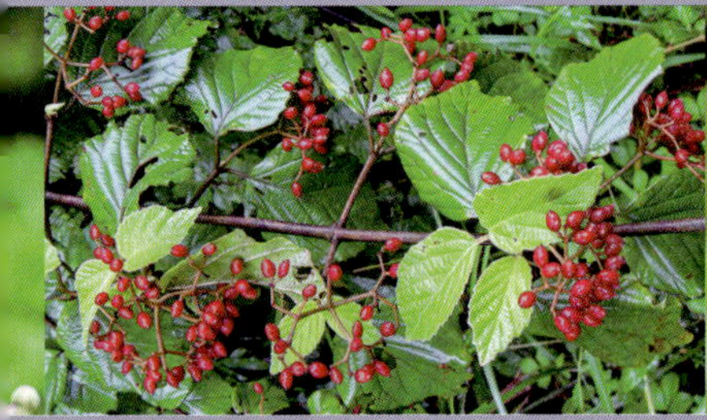
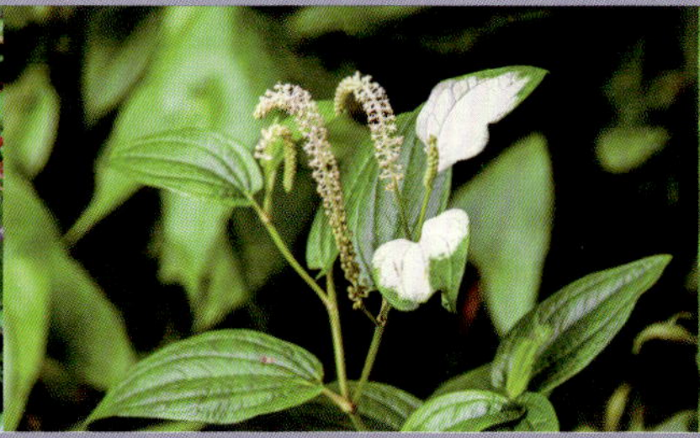
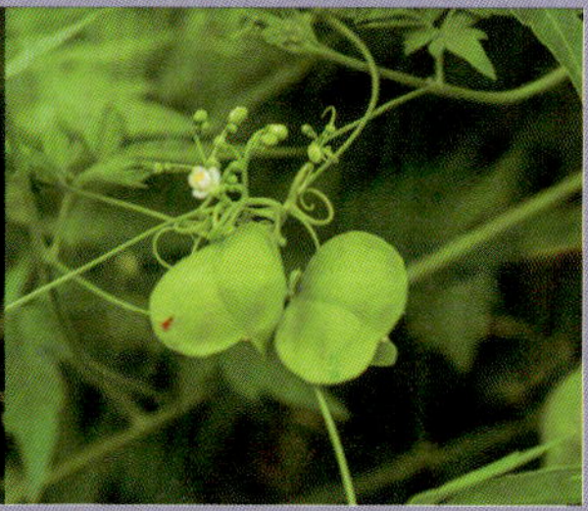
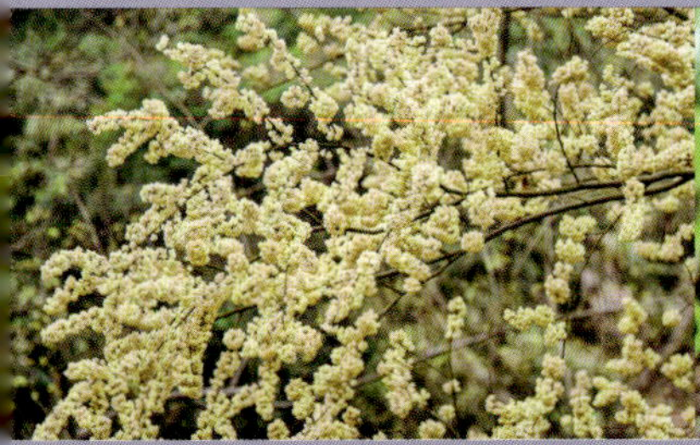
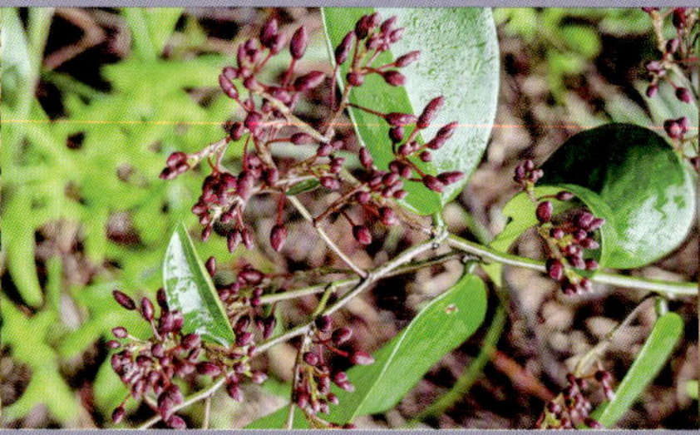
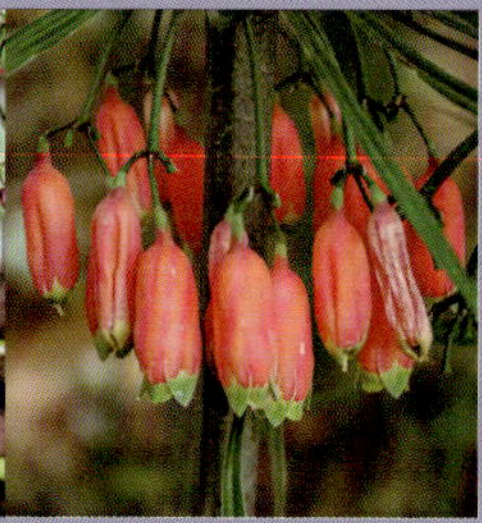
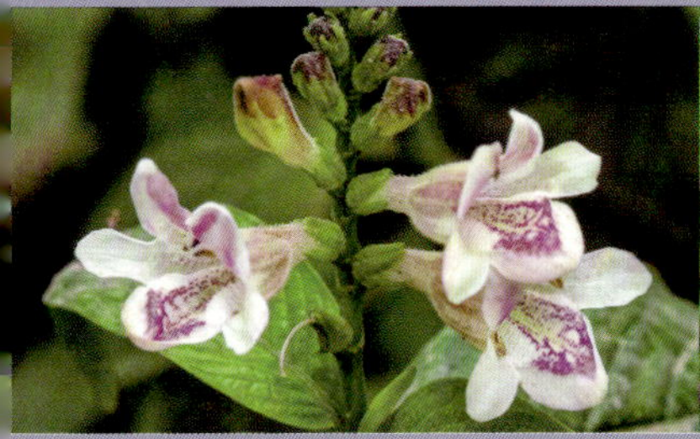
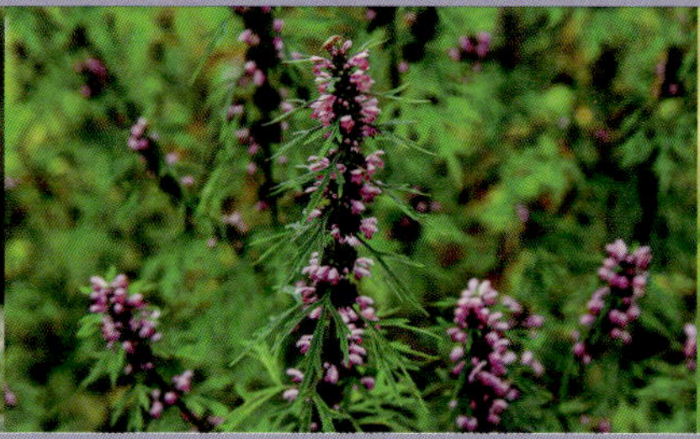
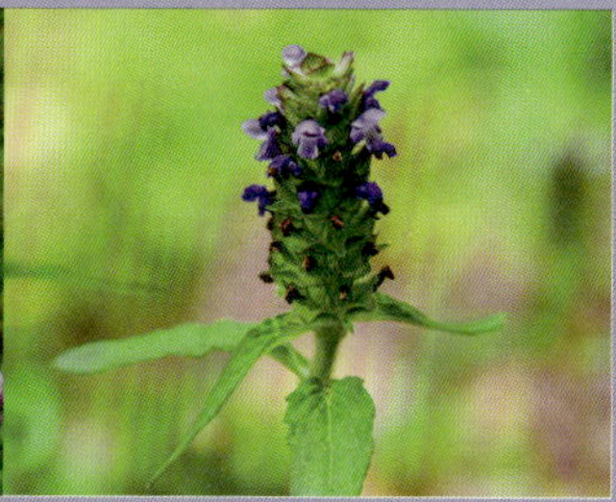
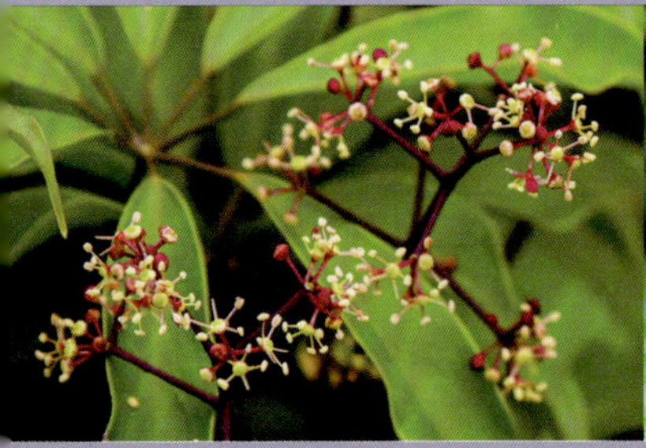
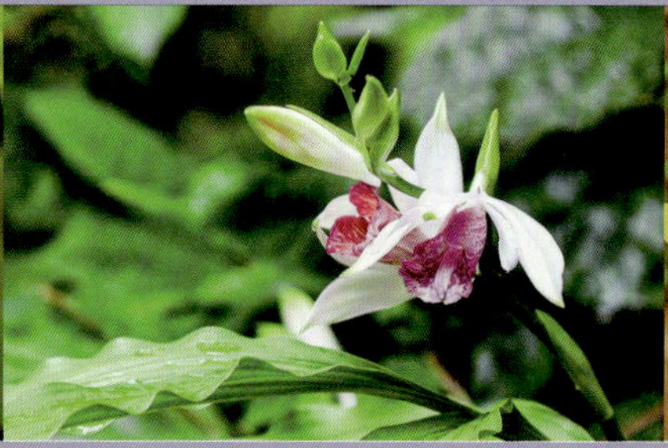
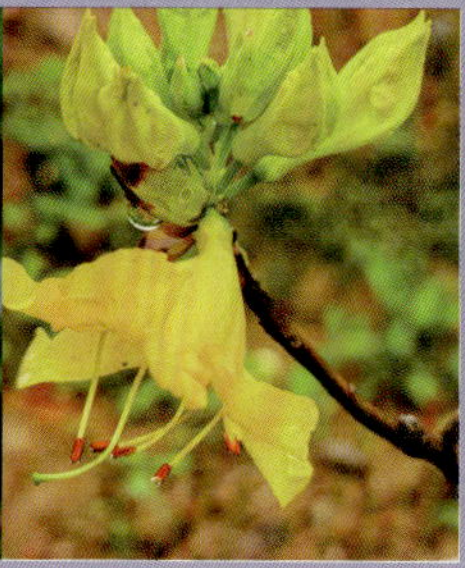

广西是多民族聚居的自治区，有壮、汉、瑶、苗、侗、仫佬、毛南、回、京、彝、水、仡佬等12个世居民族。因此，广西具有十分丰富的民族医药资源。据调查，壮药药用植物资源种类超过2000种，瑶药药用植物资源种类超过1300种。

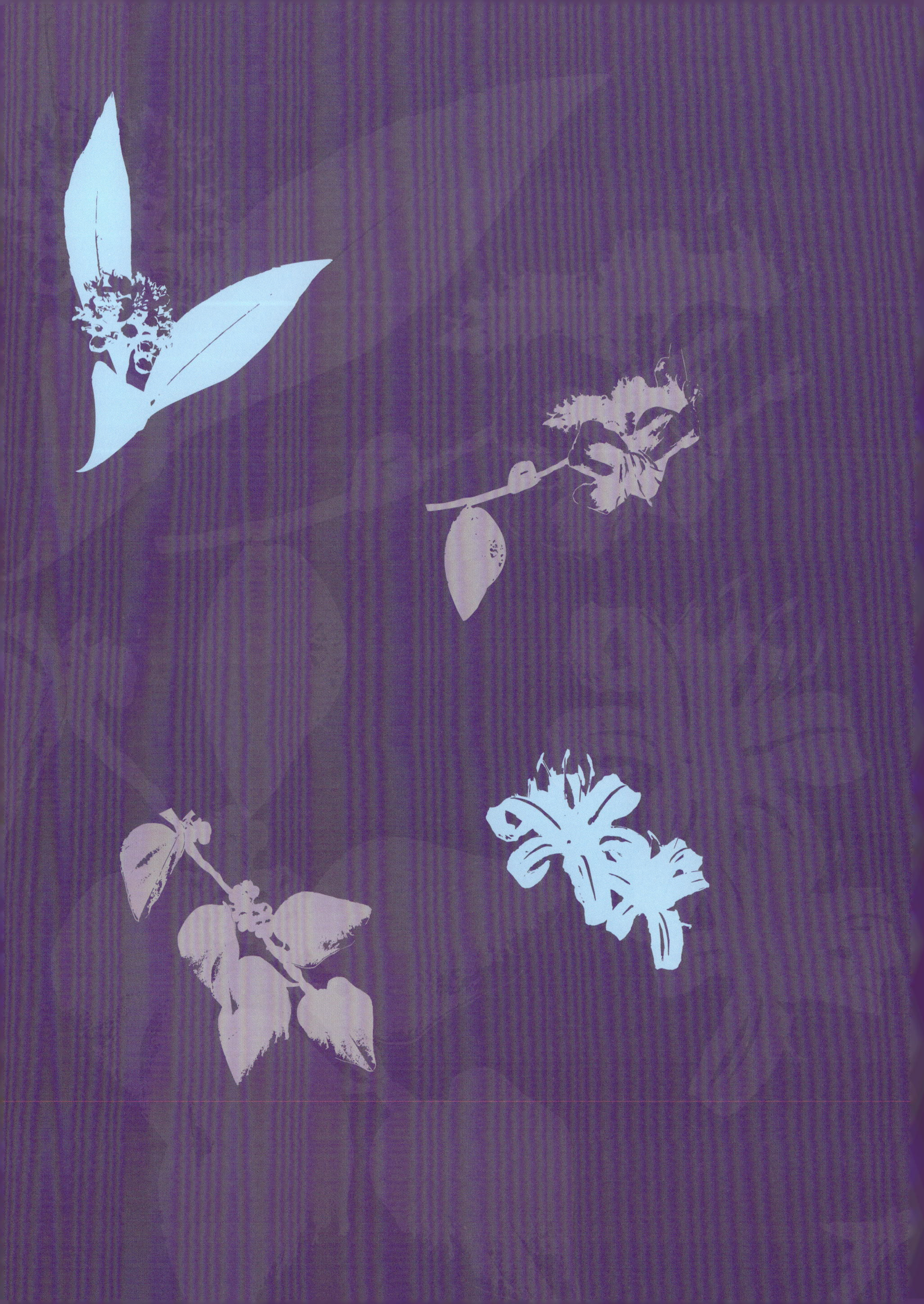

瑶药

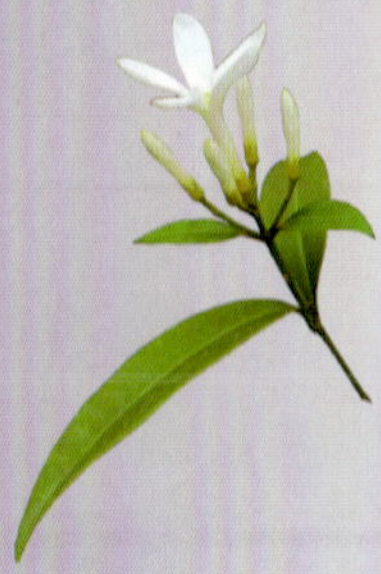

传统经典瑶药（老班药）

壹

虎类药

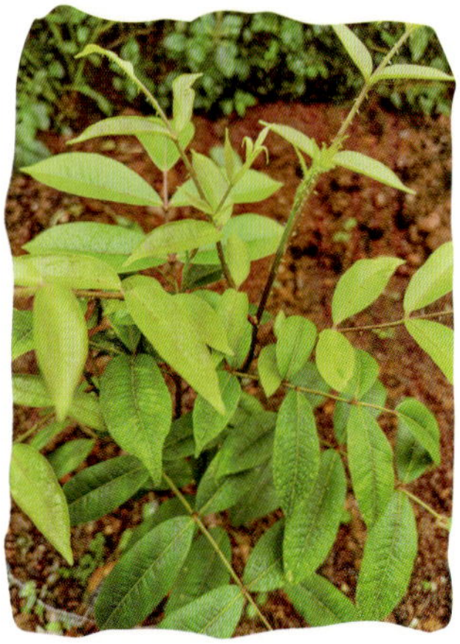

入地金牛

瑶文 Bieqc gemh ndomh maauh

【考　证】《岭南采药录》:『理跌打及蛇伤。患牙痛，煎水含漱。』

【瑶 药 名】别更懂卯（入山虎）。

【中 药 名】入地金牛。

【药用部位】干燥根和茎。

【基源植物】芸香科植物毛叶两面针 *Zanthoxylum nitidum*（Roxb.）DC.var. *tomentosum* Huang。

【植物形态】常绿藤本。小枝、叶轴有颇多的短钩刺，小叶背面中脉也有短刺。奇数羽状复叶。小叶革质，全缘或近顶部有浅裂齿，叶缘常背卷。叶片长椭圆形，长为宽的3—4倍，基部近圆，顶部长渐尖。小叶柄长1—3毫米。叶轴、小叶柄、花序轴及小叶背面均被略粗糙的短毛，叶脉上的毛较长。伞房状圆锥花序，腋生。萼片4枚，宽卵形。花瓣4枚，卵状长圆形。雄花的雄蕊4枚，退化心皮先端常为4叉裂。雌花的退化雄蕊极短小，心皮4枚。心皮1—4枚，紫红色。分果瓣径约5毫米，红褐色。果期5月。

【分　　布】分布于广西、广东、云南、湖南、浙江、福建、台湾、海南、四川。

【采　　制】全年可采，切段，晒干。

【应　　用】瑶医　辛、苦，温，有小毒。属打药。清热解毒，消肿止痛，杀虫止痒，活血散瘀。用于治疗崩闭闷（风湿骨痛、类风湿性关节炎），泵闷（胃痛），锥碰江闷（坐骨神经痛），桨蛾（扁桃体炎），牙闷（牙痛），更喉闷（咽喉肿痛），囊暗（毒蛇咬伤），播冲（跌打损伤）。

中医　苦，辛，平，有小毒。归肝、胃经。行气止痛，活血化瘀，祛风通络。用于治疗气滞血瘀引起的跌扑损伤、风湿痹痛、胃痛、牙痛，毒蛇咬伤，烫伤。

【用法用量】内服煎汤，6—15克。外用适量。

【注　　意】服用不宜过量。忌与酸味食物同服。

【备　　注】收入《广西壮族自治区瑶药质量标准（第一卷）》DYB45-GXYYC0003-2014。

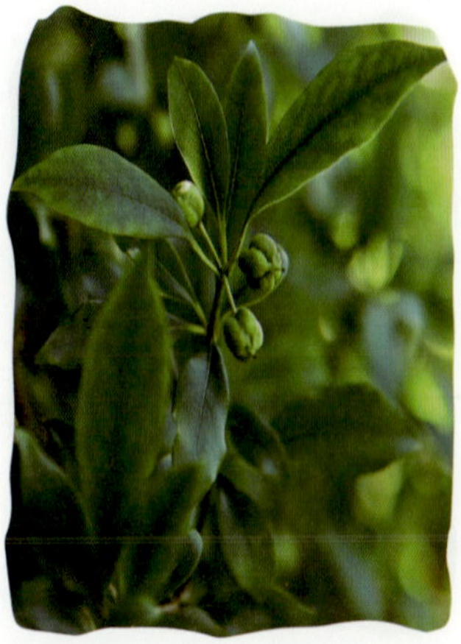

海金子

瑶文 Faaux gemh ndomh maauh

【考　证】《广西药用植物名录》：『用于跌打损伤。』

【瑶 药 名】否更懂卯（上山虎）。

【中 药 名】海金子。

【药用部位】干燥茎枝。

【基源植物】海桐花科植物少花海桐 *Pittosporum pauciflorum* Hook. et Arn.。

【植物形态】常绿灌木，嫩枝无毛，老枝有皮孔。叶散布于嫩枝上，革质，狭窄矩圆形，先端急锐尖，基部楔形，上面深绿色，发亮，下面在幼嫩时有微毛，以后变秃净，侧脉 6—8 对，与网脉在上面稍下陷，在下面突起，边缘干后稍反卷。花 3—5 朵生于枝顶叶腋内，呈假伞形状。苞片线状披针形。萼片窄披针形。花瓣长 8—10 毫米，雄蕊长 6—7 毫米。子房长卵形，被灰绒毛，有侧膜胎座 3 个，胚珠约 18 个。蒴果椭圆形或卵形，被疏毛，3 片裂开。种子红色。花期夏季，果期秋季。

【分　　布】分布于广西、广东及江西等省。

【采　　制】全年可采，切段，晒干。

【应　　用】瑶医　辛、苦，温，有小毒。属打药。清热解毒，活血散瘀，消肿止痛，杀虫止痒。用于治疗崩闭闷（风湿痛、类风湿性关节炎），锥碰江闷（坐骨神经痛），卡西闷（胃脘痛，胃寒痛，胃热痛），牙闷（牙痛），更喉闷（咽喉肿痛），桨蛾（扁桃体炎），播冲（跌打损伤），囊暗（毒蛇咬伤）。

中医　甘、苦、辛，凉。归肾经。祛风活络，散寒止痛，镇静。用于治疗腰腿疼痛，牙痛，胃痛，神经衰弱，遗精，早泄，毒蛇咬伤。

【用法用量】内服煎汤，6—15 克。外用适量。

【备　　注】收入《广西壮族自治区瑶药质量标准（第一卷）》DYB45-GXYYC0105-2014。

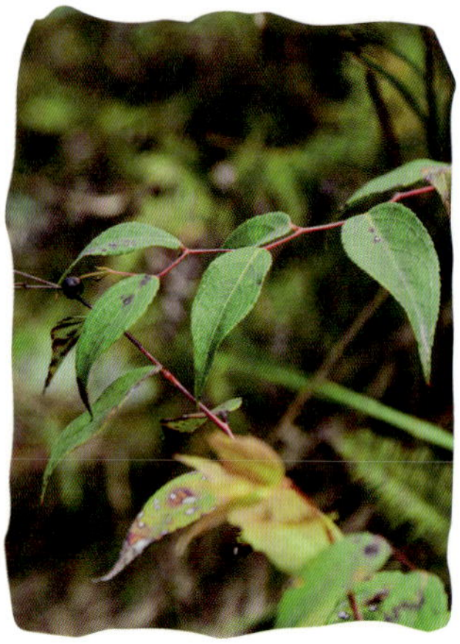

满山香

瑶文 Njiec gemh ndomh maauh

【考　证】

《广西药用植物名录》：『用于感冒，小儿咳嗽，咽痛，月经不调，烧、烫伤；风湿骨痛，跌打损伤……』

【瑶 药 名】也更懂卯（下山虎）。

【中 药 名】满山香。

【药用部位】干燥地上部分。

【基源植物】杜鹃花科植物滇白珠 *Gaultheria leucocarpa* Bl. var. *yunnanensis*（Franch.）T. Z. Hsu et R. C. Fang。

【植物形态】常绿灌木。全株有芳香气味。小枝左右曲折，红色，无毛。叶卵状长圆形，顶端长渐尖，基部微心形或圆形，边缘有钝齿，略背卷，表面绿色，有光泽，两面无毛。总状花序腋生。花钟状，白绿色，5裂，雄蕊10枚，子房球形。蒴果球形，包于肉质宿存萼内，呈浆果状，熟时紫黑色。种子多数。花期5—6月，果期7—11月。

【分　　布】分布于中国长江流域及其以南各省区，从低海拔到海拔3500米左右的山上均有分布。

【采　　制】全年均可采收，除去杂质，切碎，晒干。

【应　　用】瑶医　辛，温。属风打相兼药。祛风除湿，舒筋活络，活血祛瘀，止痛，健胃消食。用于治疗泵卡西众（消化不良），卡西闷（胃寒疼痛），就港虷（急性肠肠炎），崩闭闷（风湿骨痛、类风湿性关节炎），荣古瓦崩（产后风），也改昧通（大、小便不通），播冲（跌打损伤）。

　　中医　辛、微苦，凉。归肾、肝经。祛风除湿，散寒止痛，活血通络，化痰止咳。用于治疗风湿痹痛，胃寒疼痛，跌打损伤，咳嗽多痰。

【用法用量】内服煎汤，9—30克。外用适量。

【注　　意】忌食酸冷、鱼腥、荞面。孕妇禁服。

【备　　注】收入《广西壮族自治区瑶药质量标准（第一卷）》DYB45-GXYYC0137-2014。

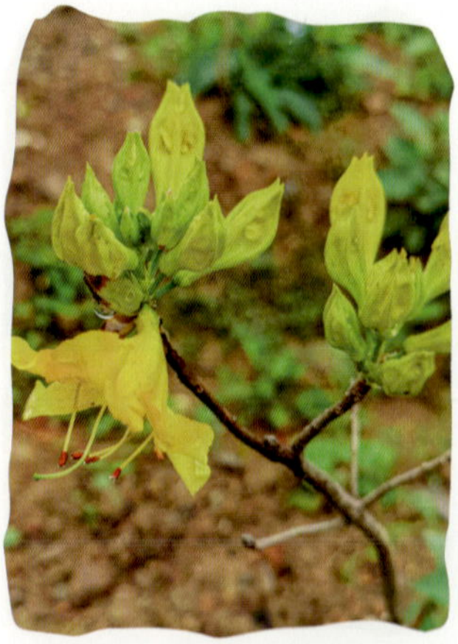

黄杜鹃根

瑶文 Bei ndomh maauh

【考　证】

《广西本草选编》：『味辛，性温，有大毒。祛风除湿，散瘀止痛。治风湿骨痛……』

【瑶 药 名】杯懂卯（毛老虎）。

【中 药 名】黄杜鹃根。

【药用部位】干燥根。

【基源植物】杜鹃花科植物羊踯躅 *Rhododendron molle* (Bl.) G. Don。

【植物形态】见壮药 Samcienzsam 三钱三项下。

【分　　布】见壮药 Samcienzsam 三钱三项下。

【采　　制】秋、冬季采挖，除去杂质，洗净，切片，晒干。

【应　　用】瑶医　辛，温，有大毒。属打药。祛风除湿，消肿止痛。用于治疗崩闭闷（风寒湿痹），碰见康（腰椎间盘骨突出），播冲（跌打损伤），补癣（皮肤顽癣）。

中医　辛，温，有大毒。归肝经。祛风除湿，散瘀止痛。用于治疗风寒痹痛，偏头痛，跌打损伤，顽癣。

【用法用量】内服煎汤，1—3 克。外用适量。

【备　　注】收入《广西壮族自治区瑶药质量标准（第一卷）》DYB45-GXYYC0109-2014。

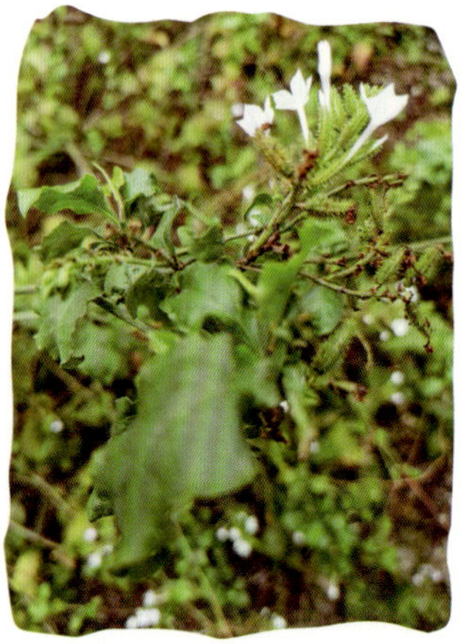

白花丹

瑶文 Mongv ndomh maauh

【考　证】

《岭南采药录》：『味涩、苦，性寒，无毒，不入服剂，散疮消肿，祛风，治蛇咬，治痢……』

【瑶 药 名】显懂卯（猛老虎）。

【中 药 名】白花丹。

【药用部位】干燥全草。

【基源植物】白花丹科植物白花丹 *Plumbago zeylanica* L.。

【植物形态】见壮药 Godonhhau 棵端豪项下。

【分　　布】见壮药 Godonhhau 棵端豪项下。

【采　　制】全年均可采，干燥。

【应　　用】瑶医　辛、苦，温，有小毒。属打药。散瘀消肿，祛风除湿，消炎止痛，杀虫。用于治疗崩闭闷（风湿痛、类风湿性关节炎），篮虷（慢性肝炎），篮严（肝硬化），谷阿强拱（小儿疳积），辣给昧对（闭经），疟椎闷（乳腺炎），眸名肿毒（痈疮肿毒），补癣（牛皮癣），囊暗（毒蛇咬伤），播冲（跌打扭伤）。

中医　辛、苦、涩，温，有毒。归肺、肝经。祛风，散瘀，解毒，杀虫。用于治疗风湿性关节疼痛，慢性肝炎，肝区疼痛，血瘀经闭，跌打损伤，肿毒恶疮，疥癣，肛周脓肿，急性淋巴腺炎，乳腺炎，蜂窝组织炎，瘰疬未溃。

【用法用量】内服煎汤，6—10 克。外用适量。

【注　　意】内服须久煎 4 小时以上。外敷不宜超过 30 分钟。孕妇忌服。

【备　　注】收入《广西壮族自治区瑶药质量标准（第一卷）》DYB45-GXYYC0045-2014。

贰 牛类药

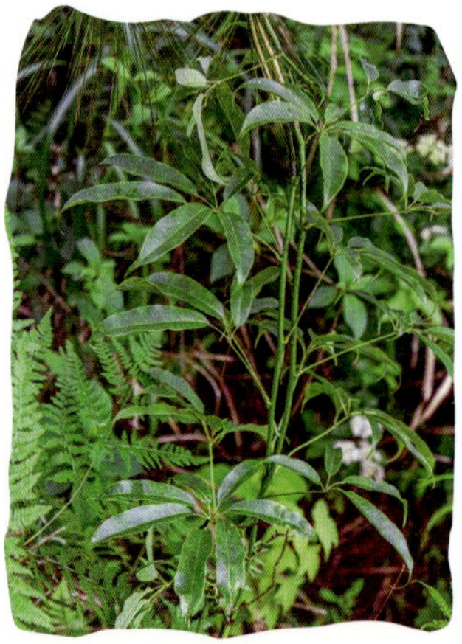

五指那藤

瑶文 Baeqc juov ngungh

【考　证】

《广西药用植物名录》：『祛风止痛，舒筋活络。用于风湿骨痛，跌打损伤，水肿。』

【瑶　药　名】别坐翁（白九牛）。

【中　药　名】五指那藤。

【药用部位】干燥藤茎。

【基源植物】木通科植物尾叶那藤 *Stauntonia obovatifoliola* Hayata subsp. *urophylla*（Hand. -Mazz.）H. N. Qin。

【植物形态】木质藤本。茎、枝和叶柄具细线纹。掌状复叶互生，小叶 5—7 枚，革质，倒卵形或阔匙形，基部 1—2 枚小叶较小，先端长尾尖，基部狭圆或阔楔形。总状花序数个簇生于叶腋，每个花序有 3—5 朵淡黄绿色的花。雄花外轮萼片卵状披针形，内轮萼片披针形，无花瓣，雄蕊花丝合生为管状，药室顶端具锥尖的附属体。雌花未见。果长圆形或椭圆形。种子三角形，压扁，基部稍呈心形，种皮深褐色，有光泽。花期 4 月，果期 6—7 月。

【分　　布】分布于广西、广东、福建、江西、湖南、浙江。生于山谷林缘或山脚灌丛中。

【采　　制】夏、秋二季采，切片，晒干。

【应　　用】瑶医　微苦、涩，平。属风打相兼药。祛风止痛，舒筋活络，消肿散毒，清热利尿。用于治疗崩闭闷（风湿痛、类风湿性关节炎），锥碰江闷（坐骨神经痛），卡西闷（胃脘痛，胃寒痛，胃热痛），播冲（跌打损伤），尼椎虷（急性肾炎），月藏（尿血）及疟椎闷（乳腺增生）。

中医　微苦、涩，平。归肝、肾经。祛风止痛，舒筋活络，消肿散毒，清热利尿。用于治疗风湿痹痛，腰腿痛，胃脘痛，跌打损伤，疔疮肿毒，乳痈，水肿，尿血。

【用法用量】内服煎汤，20—50 克。外用适量。

【注　　意】孕妇慎用。

【备　　注】收入《广西壮族自治区瑶药质量标准（第一卷）》DYB45-GXYYC0029-2014。

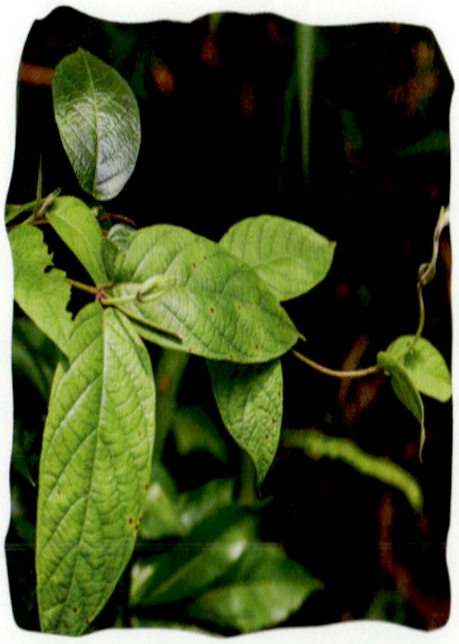

红杜仲

瑶文 Siqv juov ngungh

【考　证】

《广西药用植物名录》：『祛风活络，强筋壮骨。用于风湿痹痛……』

【瑶　药　名】使坐翁（红九牛）。

【中　药　名】红杜仲。

【药用部位】干燥树皮。

【基源植物】夹竹桃科植物红杜仲藤 *Urceola quintaretii* (Pierre) D. J. Middleton、杜仲藤 *Parabarium micranthun* (A. DC.) Pierre、毛杜仲藤 *Parabarium huaitingii* Chun et Tsiang。

【植物形态】攀援多枝灌木。具乳汁，除花冠裂片外，都具有灰色或红色短绒毛。枝与小枝圆柱状，粗壮，具不规律的纵长细条纹，有皮孔。叶腋间及腋内腺体众多，易落，黑色，线状钻形。叶生于枝的顶端，薄纸质或老叶略厚，两面被有柔毛，叶背脉上被毛较密，卵圆状或长圆状椭圆形，边缘略向下卷，顶端锐尖或短渐尖，基部狭圆形或宽楔形，叶面深绿色，叶背淡绿色。中脉与侧脉在叶面平坦，在叶背明显凸起，侧脉每边 10 条，弧形上升，在边缘前网结。叶柄有绒毛。花序近顶生或稀腋生，伞房状，多花。苞片叶状，长 1—3 毫米，宽 0.5—1 毫米。花梗丝状。花蕾顶端钝。花有香味。花萼近钟状，外面有绒毛，双盖覆瓦状排列，裂片长圆状披针形，钝头，花萼内面腺体 5 枚，腺体极小。花冠黄色，坛状辐形，外面有微毛，除内面基部有浓毛外余均无毛，花冠筒长 2 毫米，喉部胀大，基部缩小，裂片向右覆盖而向左旋转，在花蕾内顶端钝头而内褶，开花后开展，镊合状排列。雄蕊着生于花冠筒的基部，花丝极短，花药披针状箭头形。花盘 5 裂。心皮 2 枚，具疏柔毛，每心皮约有 10 个胚珠，花柱头陀螺状，顶端不明显 2 裂。蓇葖双生或 1 个不发育，卵圆状披针形，基部胀大，外果皮基部多皱纹。种子线状长圆形，暗黄色，有柔毛，基部锐尖，顶端近截形。种毛白色绢质，轮生，长约 3 厘米。果期 7 月至翌年 6 月。

【分　　布】产于广西和广东。生于海拔 250—500 米的山地密林中。

【采　　制】全年可采，剥取树皮，干燥。

【应　　用】瑶医　苦、涩、微辛，平。属风药。祛风活络，壮腰膝，强筋骨，消肿。用于治疗谷阿照拍（小儿麻痹），崩闭闷（风湿性关节痛），播冲（跌打损伤）。

中医　苦、涩、微辛，平。归肝经。祛风活络，壮腰膝，强筋骨，消肿。用于治疗小儿麻痹，风湿骨痛，跌打损伤。

【用法用量】内服煎汤，15—30 克。

【注　　意】阴虚火旺者慎用。

【备　　注】收入《广西壮族自治区瑶药质量标准（第一卷）》DYB45-GXYYC0070-2014。

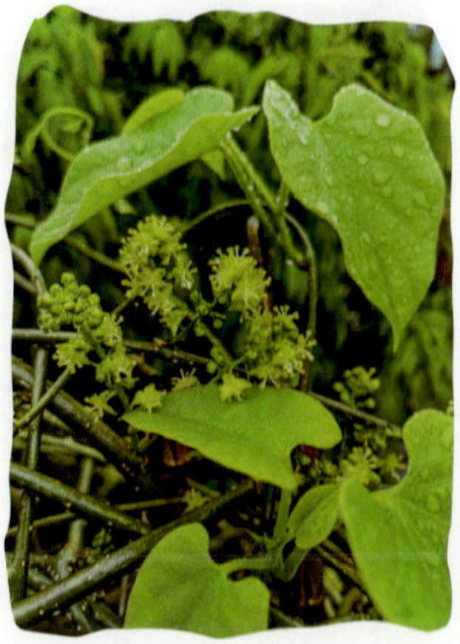

宽筋藤

瑶文 Cing juov ngungh

【考 证】《南宁市药物志》：『苦，寒。舒筋活络，杀虫。外敷治跌打筋断……』

【瑶 药 名】青坐翁（青九牛）。

【中 药 名】宽筋藤。

【药用部位】干燥藤茎。

【基源植物】防己科植物中华青牛胆 *Tinospora sinensis* (Lour.) Merr.。

【植物形态】藤本。枝稍肉质，嫩枝绿色，被柔毛，老枝常无毛，皮孔凸起。叶纸质，阔卵状近圆形，顶端骤尖，基部深心形至浅心形，全缘，两面被短柔毛。总状花序先叶抽出，雄花序单生或有时几个簇生；雌花序单生。核果红色，近球形。花期 4 月，果期 5—6 月。

【分 布】分布于广西、广东和云南三省区之南部。生于林中，也常见栽培。

【采 制】全年可采，切段或厚片，干燥。

【应 用】瑶医 祛风除湿，舒筋活络，消肿止痛。用于治疗闭闷（痹痛），改闷（腰痛、腰肌劳损），锥碰江闷（坐骨神经痛），播冲（跌打损伤），扁免崩（偏瘫），碰脑（骨折），眸名肿毒（无名肿毒、痈疮肿毒），疟椎闷（乳腺炎、乳腺增生）。

中医 微苦，凉。归肝、肾经。舒筋活络，祛风止痛。用于治疗风湿痹痛，腰肌劳损，坐骨神经痛，跌打损伤。

【用法用量】内服煎汤，15—30 克；或配猪骨头炖服。外用适量，水煎洗或捣敷患处。

【备 注】收入《广西壮族自治区瑶药质量标准（第二卷）》DYB45-GXYYC0107-2014。

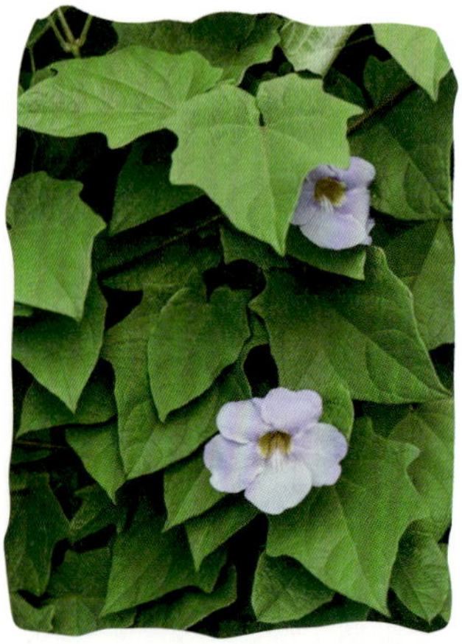

老鸦嘴

瑶文 Luoqc juov ngungh

【考 证】

《广西中药志》:『味微辛,性平。入肝、肾二经。祛风、驳骨。治风湿……』

【瑶 药 名】落坐翁(陆九牛)。

【中 药 名】老鸦嘴。

【药用部位】干燥全株。

【基源植物】爵床科植物山牵牛 *Thunbergia grandiflora* (Roxb.ex Willd.) Roxb. 。

【植物形态】攀缘灌木,分枝较多,小枝条稍4棱形,初密被柔毛,主节下有黑色巢状腺体及稀疏多细胞长毛。叶柄被侧生柔毛。叶片卵形、宽卵形至心形,先端急尖至锐尖,毛基部常膨大而使叶面呈粗糙状,背面密被柔毛。通常5—7脉。花在叶腋单生或成顶生总状花序,苞片小,卵形。花梗被短柔毛。花冠管连同喉白色,喉自花冠管以上膨大,冠檐蓝紫色,裂片圆形或宽卵形。雄蕊4枚,花丝下面逐渐变宽,花药不外露,药隔突出成一锐尖头,基部具弯曲长刺,另2花药仅1药室具刺。子房柱头近相等,2裂,对折,下方的抱着上方的,不外露。蒴果被短柔毛。

【分 布】分布于广西、广东、海南、福建(鼓浪屿)。生于山地灌丛。

【采 制】全年可采,根切片,茎、叶切段,晒干。

【应 用】瑶医 苦、涩,平。属打药。舒筋活络,启关透窍,散瘀止痛,利水消肿,止血。用于治疗布醒蕹(肾炎水肿),播冲(跌打损伤),闭闷(风湿痹痛),改闷(腰痛、腰肌劳损),辣给闷(痛经),眸名肿毒(痈疮肿毒)和碰脑(骨折)。

中医 甘、微辛,平。归肝、肾经。舒筋活络,散瘀消肿。用于治疗跌打损伤,风湿,腰肌劳损,痛经,疮疡肿毒。

【用法用量】内服煎汤,15—30克。外用适量,捣烂敷。

【备 注】收入《广西壮族自治区瑶药质量标准(第一卷)》DYB45-GXYYC0052-2014。

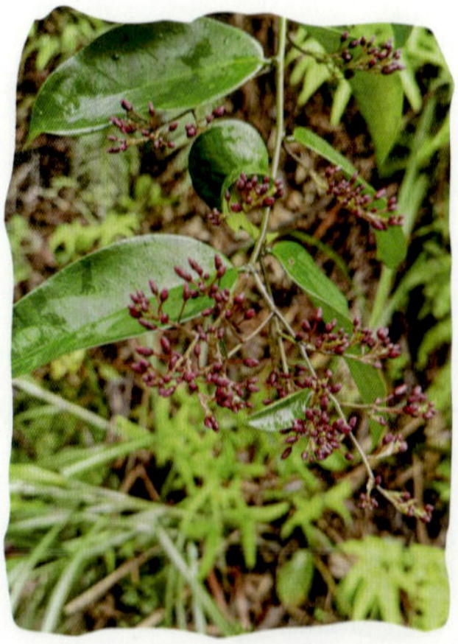

五味藤

瑶文 Wiangh juo ngungh

【瑶 药 名】往坐翁（黄九牛）。

【中 药 名】五味藤。

【药用部位】干燥全株。

【基源植物】远志科植物蝉翼藤 *Securidaca inappendiculata* Hassk.。

【植物形态】攀援灌木，幼枝有柔毛。根表面灰白色或土黄色，有瘤状突起。单叶互生，椭圆形或倒卵状矩圆形，顶端急尖，基部近圆形。圆锥花序顶生或腋生，花多而密。花两性，淡紫红色，萼片5枚，外轮3枚几等大，内轮2枚，花瓣状。花瓣3枚，淡紫红色，侧瓣倒三角形，基部与龙骨瓣合生，龙骨瓣近圆形，顶端具1兜状附属物。雄蕊8枚，花丝下部合生呈鞘状。核果球形，顶端具宽而长的翅。花期5—8月，果期10—12月。

【分　　布】分布于广西、广东、海南和云南。生于沟谷密林中，海拔500—1100米。

【采　　制】全年均可采收，除去杂质，切片，干燥。

【应　　用】瑶医　甘、酸、咸、苦、辛，微寒，有小毒。属风打相兼药。祛风除湿，舒筋活络，消肿止痛。用于治疗崩闭闷（风湿、类风湿关节炎），播冲（跌打损伤），就港虷（急性胃肠炎），荣古瓦别带病（产后恶露不尽）。

中医　甘、酸、咸、苦、辛，微寒，有小毒。归肝、脾经。祛风湿，消肿止痛，活血化瘀。用于治疗风湿骨痛，骨折，跌打损伤，产后恶露不净，妇女体虚，咳嗽，消瘦无力，过敏性皮疹。

【用法用量】内服煎汤，15—30克。外用适量。

【注　　意】孕妇及久病体弱者忌服。

【备　　注】收入《广西壮族自治区瑶药质量标准（第一卷）》DYB45-GXYYC0030-2014。

【考　证】

《广西中草药》：『味辛、甘、苦、酸、咸，性微寒。活血散瘀……』

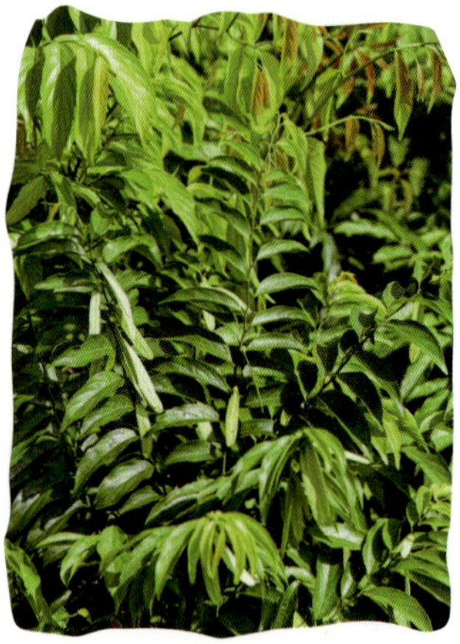

血风藤

瑶文 Maeng juov ngungh

【考　证】《广西本草选编》:『味甘淡，性微温。补血祛风，舒筋活络。主治贫血，风湿性关节炎……』

【瑶 药 名】嘴坐翁（紫九牛）。

【中 药 名】血风藤。

【药用部位】干燥根和根茎。

【基源植物】鼠李科植物翼核果 *Ventilago leiocarpa* Benth.。

【植物形态】常绿藤状灌木，小枝褐色，有条纹，无毛。单叶互生，卵形或卵状椭圆形，顶端渐尖，基部圆形或宽楔形，边全缘或有浅圆齿，两面无毛，或下面沿脉或脉腋被疏毛。花两性，绿白色，花萼、花瓣、雄蕊各 5 枚，单生或 2 至数个簇生于叶腋，较少见顶生聚伞总状或聚伞圆锥花序。核果近球形，顶端有长圆形的翅，基部有宿存萼筒。花期 3—5 月，果期 4—7 月。

【分　　布】分布于广西、云南、广东、湖南、福建、台湾。生于海拔 1500 米以下疏林下或灌丛中。印度、缅甸、越南也有分布。

【采　　制】全年可采收，洗净，切片或段，晒干。

【应　　用】瑶医　苦、涩、甘，微温。属风药。补血活血，强壮筋骨，消肿止痛。用于治疗娄精（遗精），盖昧严（肾虚阳痿），本藏（贫血），辣给昧对（月经不调），篮虷（慢性肝炎），胆纲虷（胆囊炎），崩闭闷（风湿痛、类风湿性关节炎），扁免崩（中风偏瘫）。

中医　甘，温。归肝、肾经。补气血，强筋骨，舒经络。用于治疗气血虚弱，月经不调，血虚经闭，风湿疼痛，跌打损伤，腰肌劳损，四肢麻木。

【用法用量】内服煎汤，20—30 克。外用适量。

【备　　注】收入《广西壮族自治区瑶药质量标准（第一卷）》DYB45-GXYYC0062-2014。

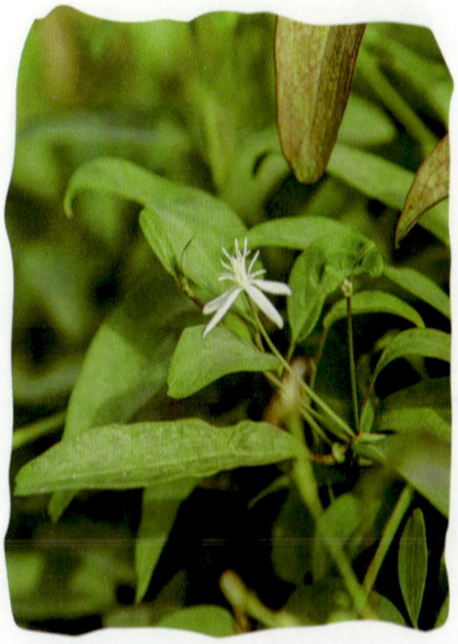

威灵仙

瑶文 Gieqv juov ngungh

【考　证】《生草药性备要》：『去风毒，除痰，通五脏膀胱，消水肿，治足肿腰膝冷痛……』

【瑶 药 名】解坐翁（黑九牛）。

【中 药 名】威灵仙。

【药用部位】干燥根和根茎。

【基源植物】毛茛科植物威灵仙 *Clematis chinensis* Osbeck。

【植物形态】见壮药 Raglingzsien 壤灵仙项下。

【分　　布】见壮药 Raglingzsien 壤灵仙项下。

【采　　制】秋季采挖，除去泥沙，晒干。

【应　　用】瑶医　辛、咸，温。属风打相兼药。祛风除湿，通络止痛，利尿消肿。用于治疗崩闭闷（风湿痛、类风湿性关节炎），骨鲠咽喉，改闷（腰肌劳损），也改昧通（小便不利），免黑身翁（脾虚浮肿），播冲（跌打损伤）。

中医　辛、咸，温。归膀胱经。祛风湿，通经络。用于治疗风湿痹痛，肢体麻木，筋脉拘挛，屈伸不利。

【用法用量】内服煎汤，6—30 克。

【备　　注】收入《广西壮族自治区瑶药质量标准（第一卷）》DYB45-GXYYC0089-2014。

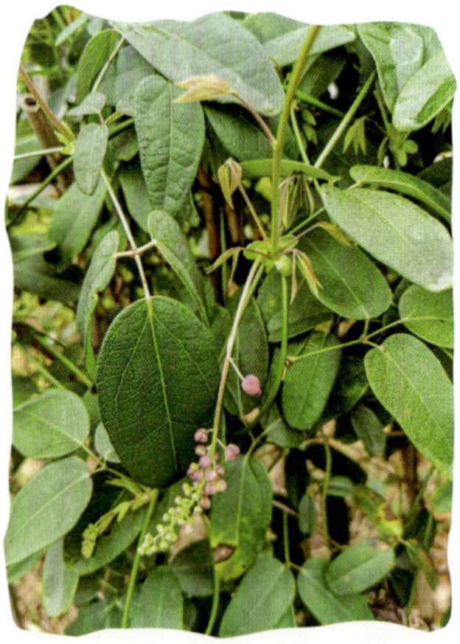

木通

瑶文 Mbuov juov ngungh

【考　证】《广西本草选编》：『味苦，性寒。除湿利水，活血通经。治急性肾炎……』

【瑶 药 名】泥坐翁（蓝九牛）。
【中 药 名】木通。
【药用部位】干燥藤茎。
【基源植物】木通科植物三叶木通 *Akebia trifoliata*（Thunb.）Koidz.、木通 *Akebia quinata*（Thunb.）Decne.、或白木通 *Akebia trifoliate*（Thunb.）Koidz. var. *australis*（Diels）Rehd.。
【植物形态】落叶木质藤本。茎皮灰褐色，有稀疏的皮孔及小疣点。掌状复叶互生或在短枝上的簇生。小叶 3 片，纸质或薄革质，卵形至阔卵形，先端通常钝或略凹入，具小凸尖，基部截平或圆形，边缘具波状齿或浅裂，上面深绿色，下面浅绿色。侧脉每边 5—6 条，与网脉同在两面略凸起。总状花序自短枝上簇生叶中抽出，下部有 1—2 朵雌花，以上约有 15—30 朵雄花。雄花花梗丝状，萼片 3 枚，淡紫色，阔椭圆形或椭圆形，雄蕊 6 枚，离生，排列为杯状，退化心皮 3 枚。雌花梗稍较雄花的粗，萼片 3 枚，紫褐色，退化雄蕊 6 枚或更多，无花丝，心皮 3—9 枚，离生。果长圆形，成熟时灰白略带淡紫色。种子极多数。花期 4—5 月，果期 7—8 月。
【分　　布】分布于中国河北、山西、山东、河南、陕西（南部）、甘肃（东南部）等地。生于海拔 250—2000 米的山地沟谷边疏林或丘陵灌丛中。日本亦有分布。
【采　　制】秋季采收，截取茎部，除去细枝，阴干。
【应　　用】瑶医　苦、辛、涩，微温。属风药。宁心除烦，生津止渴，退热，通经活络。用于治疗布梗（性病，淋浊），面黑布神蕹（营养性下肢浮肿），疟没通（乳汁不通）。

中医　苦，寒。归心、小肠、膀胱经。利尿通淋，清心除烦，通经下乳。用于治疗淋证，水肿，心烦尿赤，口舌生疮，闭经乳少，湿热痹痛。

【用法用量】内服煎汤，10—30 克。
【备　　注】收入《广西壮族自治区瑶药质量标准（第一卷）》DYB45-GXYYC0026-2014。

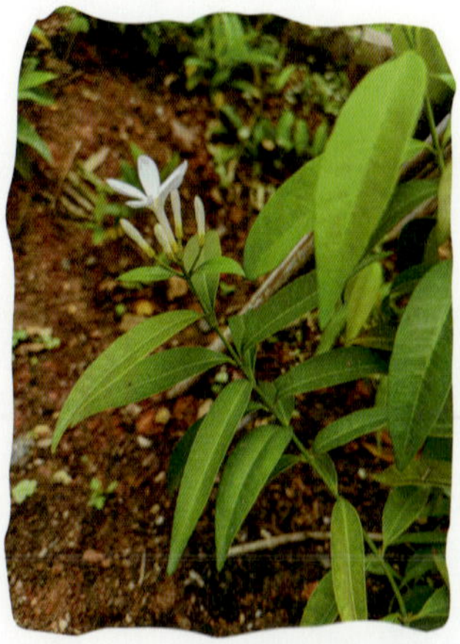

尖山橙

瑶文 Zah juov ngungh

【考证】《广西药用植物名录》：『活血祛风。用于风湿痹痛……』

【瑶 药 名】茶坐翁（橙九牛）。

【中 药 名】尖山橙。

【药用部位】干燥全株。

【基源植物】夹竹桃科植物尖山橙 *Melodinus fusiformis* Champ. ex Benth.。

【植物形态】粗壮藤本。茎皮灰褐色。叶近革质，椭圆形或长圆形，稀窄椭圆形。聚伞花序顶生，花冠白色，副花冠鳞片状，5 枚，伸出，被长柔毛，先端 2—3 裂。雄蕊内藏，着生花冠筒近基部。浆果纺锤形，长 3.5—5.3 厘米。花期 4—9 月，果期 6—12 月。

【分　　布】分布于广西、广东、海南和贵州等地。生于海拔 300—1400 米的山地疏林中或山坡路旁。

【采　　制】全年均可采收，切段，晒干。

【应　　用】瑶医　苦、涩，平。属风打相兼药。祛风除湿，舒筋活络，补肾壮腰。用于治疗闭闷（风湿骨痛），播冲（跌打损伤），碰见康（腰椎增生），哈鲁（哮喘），崩毕扭（风湿性心脏病），辣给昧对（月经不调）和疟没通（乳汁不通）。

中医　苦、辛，平。归肝经。祛风湿，活血。用于治疗风湿痹痛，跌打损伤。

【用法用量】内服煎汤，15—20 克。外用适量。

【注　　意】果实有毒，不可食用。

【备　　注】收入《广西壮族自治区瑶药质量标准（第一卷）》DYB45-GXYYC0067-2014。

叁 钻类药

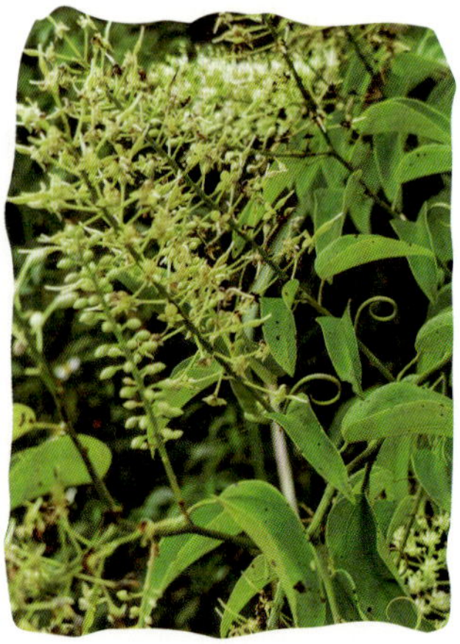

九龙藤

瑶文
Juov luerngh nzunx

【考　证】

《生草药性备要》名过岗龙，『祛风湿，壮筋骨，理跌打伤，通行周身血府。』

【瑶 药 名】坐龙准（九龙钻）。

【中 药 名】九龙藤。

【药用部位】干燥藤茎。

【基源植物】豆科植物龙须藤 *Bauhinia championii*(Benth.) Benth.。

【植物形态】见壮药 Gaeuenq 勾燕项下。

【分　　布】见壮药 Gaeuenq 勾燕项下。

【采　　制】全年均可采收，除去枝叶，切片，晒干。

【应　　用】瑶医　苦、涩，平。属风打相兼药。舒筋活络，活血散瘀，祛风止痛，健脾胃。用于治疗卡西闷（胃脘痛，心胃气痛），布病闷（十二指肠溃疡），辣给昧对（月经不调），撸藏（吐血），囊暗（蛇虫咬伤），崩闭闷（风湿骨痛、类风湿性关节炎），播冲（跌打损伤）。

中医　苦、涩，平。归肝、脾、胃经。祛风除湿，活血止痛，健脾理气。用于治疗风湿关节炎，腰腿痛，跌打损伤，胃痛，痢疾，月经不调，胃及十二指肠溃疡，老人病后虚弱，小儿疳积。

【用法用量】内服煎汤，15—30 克。外用适量。

【备　　注】收入《广西壮族自治区瑶药质量标准（第一卷）》DYB45-GXYYC0004-2014。

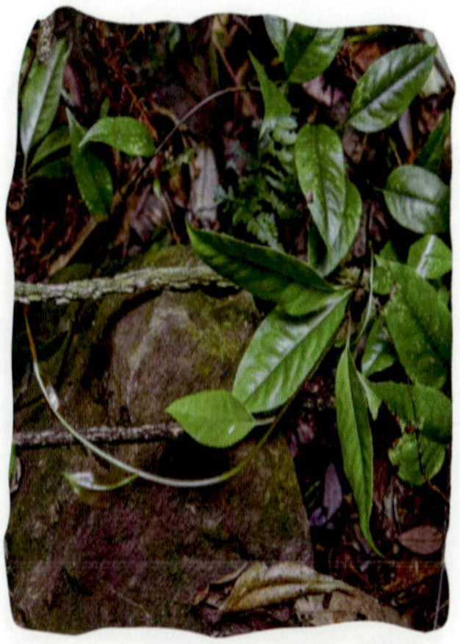

广西海风藤

瑶文 Domh hongh nzunx

【瑶 药 名】懂红准（大红钻）。

【中 药 名】广西海风藤。

【药用部位】干燥藤茎。

【基源植物】木兰科植物异形南五味子 *Kadsura heteroclita*（Roxb.）Craib。

【植物形态】常绿木质大藤本。小枝褐色，有明显深入的纵条纹，具椭圆形点状皮孔，老茎木栓层厚，块状纵裂。叶卵状椭圆形至阔椭圆形，先端渐尖或急尖，基部阔楔形或近圆钝，全缘或上半部边缘有疏离的小锯齿；花单生于叶腋，雌雄异株，花被片白色或浅黄色，11—15 枚，外轮和内轮的较小，中轮的最大 1 片，椭圆形至倒卵形；雄花：花托椭圆体形，顶端伸长圆柱状，圆锥状凸出于雄蕊群外；雄蕊群椭圆体形，具雄蕊 50—65 枚。雌花：雌蕊群近球形，具雌蕊 30—55 枚，子房长圆状倒卵圆形，花柱顶端具盾状的柱头冠。聚合果近球形。花期 5—8 月，果期 8—12 月。

【分　　布】分布于广西、广东、海南、湖北、贵州、云南。生于海拔 400—900 米的山谷、溪边、密林中。

【采　　制】全年可采收，除去枝叶，趁鲜切片，干燥。

【应　　用】瑶医　苦、辛，温。属风打相兼药。祛风除湿，理气止痛，活血消肿。用于治疗崩闭闷（风湿、类风湿性关节炎），改闷（腰痛、腰肌劳损），卡西闷（胃痛、腹痛），扁免崩（偏瘫），荣古瓦崩（产后风），辣給闷（痛经），播冲（跌打损伤），碰脑（骨折）。

中医　甘、微辛，温。归肺、肾、肝经。祛风散寒，行气止痛，舒筋活络。用于治疗风湿性痹痛，腰肌劳损，感冒，产后风瘫。

【用法用量】内服煎汤，15—20 克。外用适量。

【注　　意】患有心脏病和感冒者禁服，孕妇和处于月经期间的女性禁服。

【备　　注】收入《广西壮族自治区瑶药质量标准（第一卷）》DYB45-GXYYC0033-2014。

【考　证】

《广西本草选编》：『味苦、辛，性温。祛风镇痛，舒筋活络。主治风湿痹痛，慢性腰腿痛……』

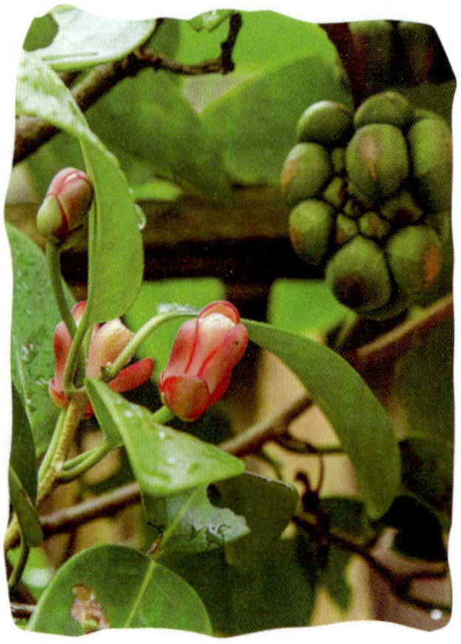

黑老虎

瑶文 Domh nzunx

【考　证】

《岭南采药录》：『味辛，性平，祛风湿，壮筋骨……』

【瑶 药 名】懂准（大钻）。

【中 药 名】黑老虎。

【药用部位】干燥根。

【基源植物】木兰科植物黑老虎 *Kadsura coccinea*（Lem.）A. C. Smith。

【植物形态】见壮药 Gaeucuenqhung 勾钻洪项下。

【分　　布】见壮药 Gaeucuenqhung 勾钻洪项下。

【采　　制】全年均可采挖，洗净，润透，切段，干燥。

【应　　用】瑶医　苦、辛、涩，温。属打药。行气活血，祛风活络，散瘀止痛。用于治疗崩闭闷（风湿痛、类风湿性关节），篮硬种翁（肝硬化腹水），卡西闷（胃脘痛，胃寒痛，胃热痛），尼椎虷（急、慢性肾炎），就港虷（急性胃肠炎），辣给闷（痛经），产后瘀血腹痛，播冲（跌打损伤）和碰脑（骨折）。

中医　辛、微苦，温。归肝、脾经。行气活血，祛风止痛。用于治疗胃痛，腹痛，风湿痹痛，跌打损伤，痛经，产后瘀血腹痛，疝气痛。

【用法用量】内服煎汤，15—20 克。外用适量。

【注　　意】孕妇慎用。

【备　　注】收入《广西壮族自治区瑶药质量标准（第一卷）》DYB45-GXYYC0129-2014。

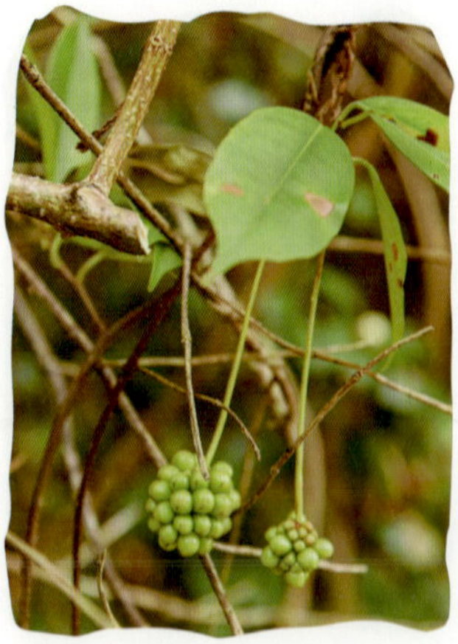

水灯盏

瑶文 Fiuv hongh nzunx

【考　证】《广西药用植物名录》：『用于感冒，风湿骨痛……』

【瑶 药 名】小红准（小红钻）。

【中 药 名】水灯盏。

【药用部位】根和茎。

【基源植物】五味子科植物冷饭藤 *Kadsura oblongifolia* Merr.。

【植物形态】藤本，全株无毛。叶纸质，长圆状披针形、狭长圆形或狭椭圆形，先端圆或钝，基部宽楔形，侧脉每边4—8条。花单生于叶腋，雌雄异株。雄花花被片黄色，12—13片，花托椭圆体形，顶端不伸长，雄蕊群球形，具雄蕊约25枚。雌花花被片与雄花相似，雌蕊35—60枚，花梗纤细。聚合果近球形或椭圆体形，直径小于3厘米，小浆果椭圆体形或倒卵圆形，顶端不增厚。干时显出种子；种子2—3颗，肾形或肾状椭圆形。花期7—9月，果期10—11月。

【分　　布】分布于广西的柳州、桂林、梧州、玉林、金秀、昭平、藤县、北流、陆川、博白。生于海拔500—1 000米的疏林中。

【采　　制】全年均可采挖，鲜用或晒干。

【应　　用】瑶医　甘、辛，温。属风打相兼药。祛风除湿，壮骨强筋，补肾健脾，散寒，行气止痛。用于治疗崩闭闷（风湿痛、类风湿性关节炎），盖昧严（阳痿），哈轮（感冒），辣给闷（痛经），卡西闷（胃脘痛，胃寒痛，胃热痛），播冲（跌打损伤），碰脑（骨折）。

中医　甘，温。归肺、胃、脾、肠经。祛风除湿，壮骨强筋，补肾健脾，散寒，行气止痛。用于治疗感冒，风湿痹痛，活血消肿，理气止痛，跌打损伤，胃寒痛，痛经。

【用法用量】内服煎汤，15—20克。外用适量。

【注　　意】孕妇慎服。

【备　　注】收入《广西壮族自治区瑶药材质量标准（第一卷）》DYB45-GXYYC0039-2014。

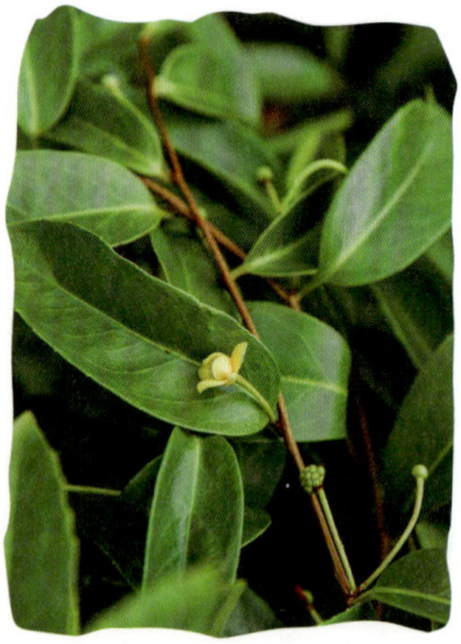

钻骨风

瑶文 Fiuv nzunx

【考　证】

《广西药用植物名录》：『祛风活血，理气止痛。用于胃脘痛，痛经，腹痛，风湿骨痛，跌打损伤。』

【瑶 药 名】小准（小钻）。

【中 药 名】钻骨风。

【药用部位】干燥根及根茎。

【基源植物】五味子科植物南五味子 *Kadsura longipedunculata* Fin. et Gagnep.。

【植物形态】见壮药 Gaeucuenqiq 勾钻依项下。

【分　　布】见壮药 Gaeucuenqiq 勾钻依项下。

【采　　制】全年可采，去粗皮，洗净，切片，晒干。

【应　　用】瑶医　甘、苦、辛，温。属风打相兼药。健脾补肾，理气活血，祛风通络，消肿止痛。用于治疗荣古瓦身翁（产后浮肿）。

中医　辛、苦，温。归脾、胃、肝经。理气止痛，祛风通络，活血消肿。用于治疗胃痛、腹痛、风湿痹痛，痛经，月经不调，产后腹痛，咽喉肿痛，痔疮，无名肿毒，跌打损伤。

【用法用量】内服煎汤，15—20 克。外用适量。

【注　　意】孕妇慎用。

【备　　注】收入《广西壮族自治区瑶药质量标准（第一卷）》DYB45-GXYYC0100-2014。

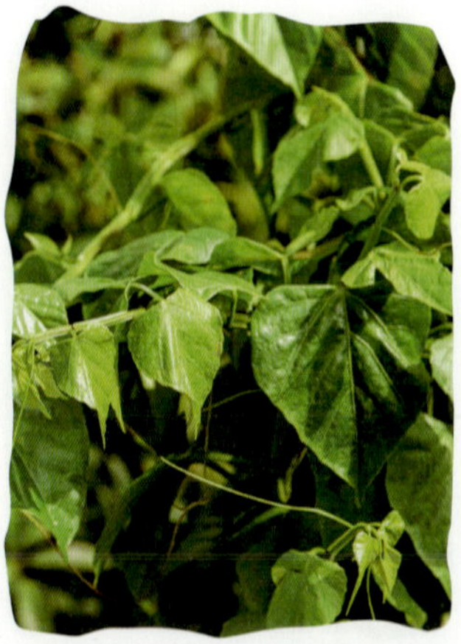

六方藤

瑶文 Luoqc bung nzunx

【考　证】《广西药用植物名录》：『舒筋活络。用于风湿痹痛……』

【瑶 药 名】落帮准（六方钻）。

【中 药 名】六方藤。

【药用部位】干燥藤茎。

【基源植物】葡萄科植物翅茎白粉藤 *Cissus hexangularis* Thorel ex Planch.。

【植物形态】见壮药 Gaeuroeklimq 勾弄林项下。

【分　　布】见壮药 Gaeuroeklimq 勾弄林项下。

【采　　制】秋季采收，切段，晒干。

【应　　用】瑶医　微淡、略涩，平。属风打相兼药。舒筋活络，散瘀活血。用于治疗崩闭闷（风湿性关节痛），改闷（腰痛，腰肌劳损），播冲（跌打损伤），眸名肿毒（痈疮肿毒）。

中医　辛、微苦，凉。归肾经。祛风除湿，活血通络。用于治疗风湿痹痛，腰肌劳损，跌打损伤。

【用法用量】内服煎汤，20—30 克。外用适量。

【备　　注】收入《广西壮族自治区瑶药质量标准（第一卷）》DYB45-GXYYC0037-2014。

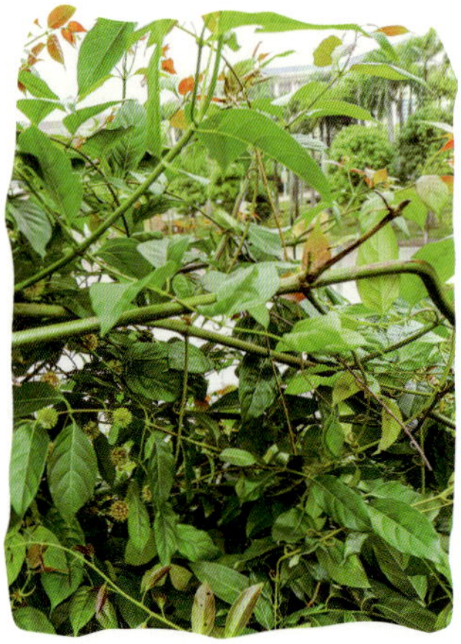

钩藤根

瑶文 Sungh diux nzunx

【考　证】

《广州部队常用中草药手册》：『甘、苦，微寒。主治风湿性关节炎……』

【瑶 药 名】松兜准（双钩钻）。

【中 药 名】钩藤根。

【药用部位】干燥根。

【基源植物】茜草科植物钩藤 *Uncaria rhynchophylla*（Miq.）Miq.ex Havi。

【植物形态】见壮药 Gaeugvaqngaeu 勾刮欧项下。

【分　　布】见壮药 Gaeugvaqngaeu 勾刮欧项下。

【采　　制】全年均可采收，除去杂质，切段，干燥。

【应　　用】瑶医　苦，微寒。属风打相兼药。祛风，镇静，降压，消炎。用于治疗麻红痧（中暑），谷阿惊崩（小儿惊风），荣古瓦崩（产后风），泵卡西众（消化不良），悲寐捆（神经衰弱），样琅病（高血压病），崩闭闷（风湿痛、类风湿性关节炎）及锥碰江闷（坐骨神经痛）。

中医　甘，微寒。归肝经。清热镇痉，平肝熄火。用于治疗感冒发热，高烧抽搐，高血压，头晕，疼痛，目眩。

【用法用量】内服煎汤，15—30 克。外用适量。

【备　　注】收入《广西壮族自治区瑶药质量标准（第一卷）》DYB45-GXYYC0091-2014。

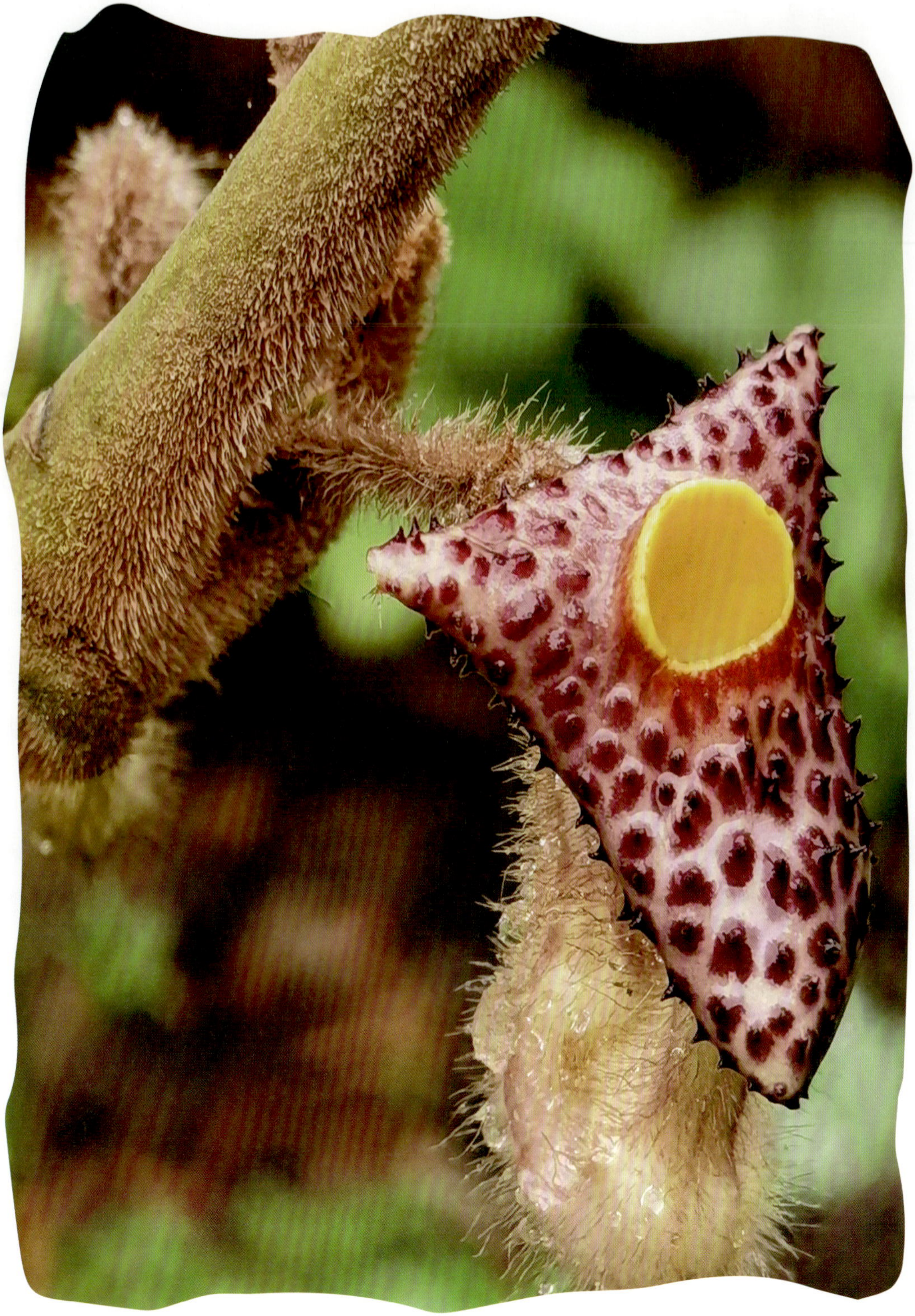

广西马兜铃根

广西马兜铃根

瑶文 Tinh nzunx

【考　证】

《广西中草药》：『味苦，性寒。清热解毒，止血，止痛。』

【瑶 药 名】天准（天钻）。

【中 药 名】广西马兜铃根。

【药用部位】块根。

【基源植物】马兜铃科植物广西马兜铃 *Aristolochia kwangsiensis* Chun et How ex C. F. Liang。

【植物形态】木质大藤本。块根椭圆形或纺锤形。叶卵状心形或圆形，先端钝或短尖，基部宽心形。总状花序，花被筒中部膝状弯曲，檐部盘状，近圆三角形，上面蓝紫色，被暗红色棘状突起，3 浅裂，裂片常外反，喉部黄色，具领状环；花药长圆形，合蕊柱 3 裂。蒴果长圆柱形，长 8—10 厘米。种子长约 5 毫米，被疣点。花期 4—5 月，果期 8—9 月。

【分　　布】分布于广西、云南、四川、贵州、湖南、浙江、广东、福建等地。

【采　　制】夏、秋二季采挖，洗净，切片晒干或鲜用。

【应　　用】瑶医　苦，寒，有小毒。属打药。清热解毒，利水消肿，止痛。用于治疗卡西闷（胃脘痛，胃寒痛，胃热痛），就港虷（胃肠炎），布病闷（十二指肠溃疡，胃溃疡），泵气蕹（肺气肿），布醒蕹（肾炎水肿），哈轮（感冒发热），怒哈（咳嗽），更喉闷（咽喉肿痛，咽炎），囊暗（毒蛇咬伤），布锥累（疮疖），冲翠臧（外伤出血）。

中医　辛、苦，寒。归心、胃、大肠经。理气止痛，清热解毒，止血。用于治疗胃痛，咽喉肿痛，肺气肿，肾炎水肿，毒蛇咬伤，毒蛇咬伤，外伤出血，黄花疮。

【用法用量】内服煎汤，9—12 克。

【注　　意】有小毒，不宜长期大量服用。

【备　　注】收入《广西壮族自治区瑶药质量标准（第一卷）》DYB45-GXYYC0019-2014。

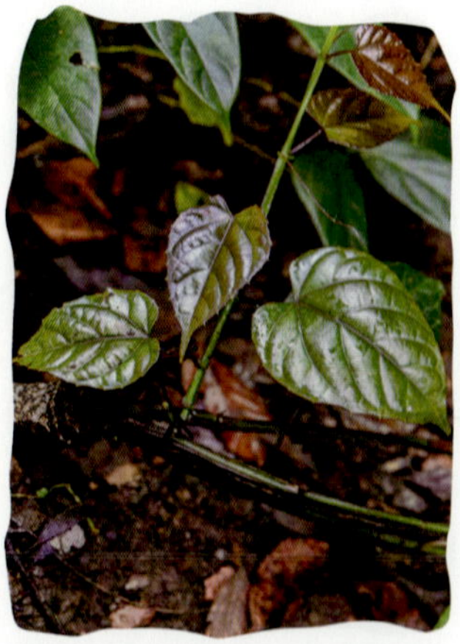

四方藤

瑶文 Feix bung nzunx

【考　证】《广西中药志》：『味微苦，性平。入肝经。舒筋活络，祛瘀生新。治跌打内伤……』

【瑶 药 名】肥帮准（四方钻）。

【中 药 名】四方藤。

【药用部位】干燥藤茎。

【基源植物】葡萄科植物翼茎白粉藤 *Cissus pteroclada* Hayata。

【植物形态】见壮药 Gaeuseiqfueng 勾随方项下。

【分　　布】见壮药 Gaeuseiqfueng 勾随方项下。

【采　　制】秋季采割，截段，干燥。

【应　　用】瑶医　微酸、涩，平。属风打相兼药。祛风除湿，舒筋通络。用于治疗崩闭闷（风湿痛、类风湿性关节炎），改闷（腰痛，腰肌劳损），锥碰江闷（坐骨神经痛），播冲（跌打损伤），荣古瓦美买卡（产妇分娩无力），辣给昧对（月经不调）。

中医　酸、辛，平。归肝、脾经。祛风湿，舒筋络。用于治疗风湿痹痛，腰肌劳损。

【用法用量】内服煎汤，20—30 克。外用适量。

【注　　意】虚寒无瘀者勿服。

【备　　注】收入《广西壮族自治区瑶药质量标准（第一卷）》DYB45-GXYYC0044-2014。

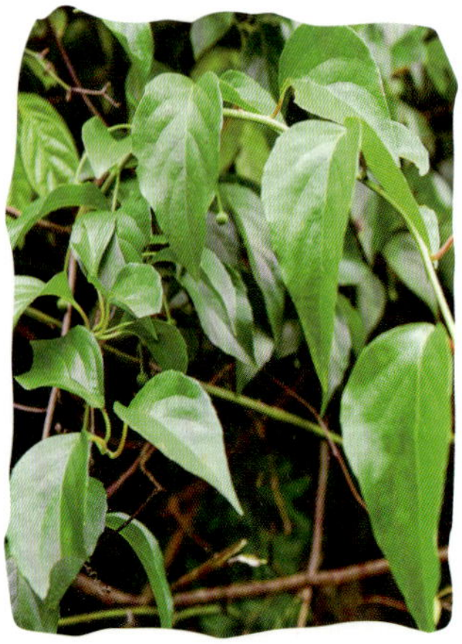

绿叶五味子

瑶文 Baeqc nzunx

【考　证】

《广西中药资源名录》：『用于跌打损伤。』

【瑶 药 名】别准（白钻）。

【中 药 名】绿叶五味子。

【药用部位】藤茎。

【基源植物】五味子科植物绿叶五味子 *Schisandra viridis* A. C. Smith。

【植物形态】落叶木质藤本，全株无毛，小枝具稀疏细纵条纹，当年生枝紫褐色，短枝间疏离。二年生枝变灰褐色。叶纸质，卵状椭圆形，通常最宽处在中部以下，先端渐尖，基部钝或阔楔形，中上部边缘有胼胝质齿尖的粗锯齿或波状疏齿，上面绿色，下面浅绿色，干时榄绿色，侧脉每边 3—6 条，网脉稀疏而明显。雄花花被片黄绿色或绿色，6—8 枚，大小相似，阔椭圆形、倒卵形或近圆形，最内轮的较小。雄蕊群倒卵圆形或近球形，花托椭圆状圆柱形，顶端伸长具盾状附属物，雄蕊 10—20 枚，基部雄蕊长 1.2—2.2 毫米，内侧向开裂，药隔棒状长圆形，稍长于药室，有微细腺点，花丝上部雄蕊贴生于花托顶端附属物无花丝。雌花花被片与雄花的相似，雌蕊群近球形，心皮 15—25 枚，斜倒卵圆形或椭圆体形，长 1.8—2.5 毫米，柱头下延的附属体长约 0.2 毫米。聚合果果托长 7—12 厘米，成熟心皮红色，排成两行，果皮具黄色腺点，顶端的花柱基部宿存，基部具短柄。种子肾形，种皮具皱纹或小瘤点。花期 4—6 月，果熟期 7—9 月。

【分　　布】分布于广西、广东、湖南、福建、安徽、浙江、江西、贵州。生于海拔 200—1500 米的山沟、溪谷丛林或林间。

【采　　制】全年均可采收，洗净鲜用或切片晒干备用。

【应　　用】瑶医　涩、苦，微温。属风打相兼药。祛风，利湿，消肿，舒筋活血，止痛生肌，强筋骨。用于治疗崩闭闷（风湿痛、类风湿性关节炎），播冲（跌打损伤），荣古瓦崩（产后风）及尼椎改闷（肾虚腰痛）。

中医　辛，温。归肝、脾经。祛风除湿，温阳补肾，理气止痛。用于治疗风湿骨痛，肾虚阳痿，感冒，痛经，腹痛，跌打损伤，骨折。

【用法用量】内服煎汤，15—30 克。外用适量，煎水洗，或捣烂敷。

【注　　意】孕妇慎用。

【备　　注】收入《广西壮族自治区瑶药质量标准（第一卷）》DYB45-GXYYC0035-2014。

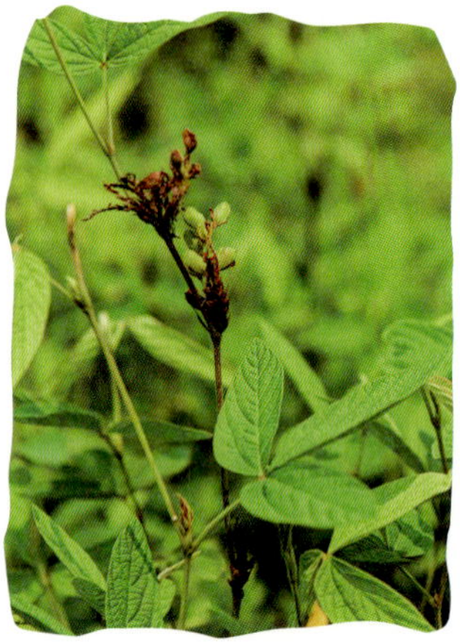

千斤拔

瑶文
Deic nzunx

【考　证】
《岭南采药录》：『味辛，性温。祛风去湿。治手足痹痛，腰部风湿作痛……』

【瑶　药　名】地准（地钻）。
【中　药　名】千斤拔。
【药用部位】干燥根。
【基源植物】豆科植物蔓性千斤拔 *Flemingia prostrata* C. Y. Wu 或大叶千斤拔 *Flemingia macrophylla*（Willd.）Prain。
【植物形态】见壮药 Goragdingh 棵壤丁项下。
【分　　布】见壮药 Goragdingh 棵壤丁项下。
【采　　制】秋季采收，洗净，干燥。
【应　　用】瑶医　甘、微涩，温。属风药。强筋壮骨，壮腰补肾，助阳道，健脾消食，祛风除湿。用于治疗崩闭闷（风湿痛、类风湿性关节炎），改闷（腰痛、腰肌劳损），扁免崩（中风偏瘫），醒蕹（水肿），泵黑怒哈（肺虚久咳），哈紧（慢性支气管炎），尼椎虷（慢性肾炎），谷阿强拱（小儿疳积），谷瓦卜断（子宫脱垂），布端（胃下垂），盖昧严（阳痿、遗精），别带病（带下病、白带、赤带过多）。

中医　甘、微涩，平。归肝、肾、膀胱经。祛风利湿，消瘀解毒。用于治疗风湿痹痛，腰腿痛，腰肌劳损，白带，慢性肾炎，痈肿，喉蛾，跌打损伤。
【用法用量】内服煎汤，15—30 克。外用适量。
【备　　注】收入《广西壮族自治区瑶药质量标准（第一卷）》DYB45-GXYYC0018-2014。

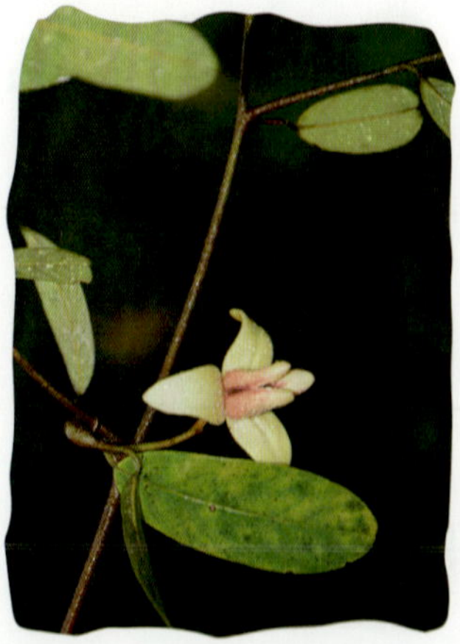

钻山风

瑶文 Hlieqc nzunx

【考证】《广西药用植物名录》:『用于风湿骨痛。』

【瑶 药 名】列准（铁钻）。
【中 药 名】钻山风。
【药用部位】干燥根及藤茎。
【基源植物】番荔枝科植物瓜馥木 *Fissistigma oldhamii*（Hemsl.）Merr.。
【植物形态】常绿攀援灌木。单叶互生，革质，倒卵状椭圆形或长圆形，长 6—12.5 厘米，宽 2—4.8 厘米，上面无毛，下面中脉上被疏毛，顶端圆形或微凹，稀急尖，基部楔形，边全缘，叶脉明显。花单生或 2—3 朵排成密伞花序，腋生。果球形，果柄长不及 2 厘米。花期 4—6 月，果期 11 月。
【分 布】分布于广西、广东、湖南、云南、浙江、江西、福建、台湾。生于低海拔山谷水旁灌木丛中。
【采 制】全年可采收，切段，晒干。
【应 用】瑶医 辛、微涩，温。属风打相兼药。祛风活血，消肿止痛，强筋骨。用于治疗崩闭闷（风湿骨痛，风湿性关节炎），锥碰江闷（坐骨神经痛），谷阿照拍（小儿麻痹后遗症），谷阿惊崩（小儿惊风）及播冲（跌打损伤）。

中医 微辛，平。归肝、胃经。祛风镇痛，活血化瘀。用于治疗坐骨神经痛，风湿性关节炎，跌打损伤。
【用法用量】内服煎汤，9—15 克。外用适量。
【注 意】心动过缓、心力衰竭及孕妇慎用。
【备 注】收入《广西壮族自治区瑶药质量标准（第一卷）》DYB45-GXYYC0099-2014。

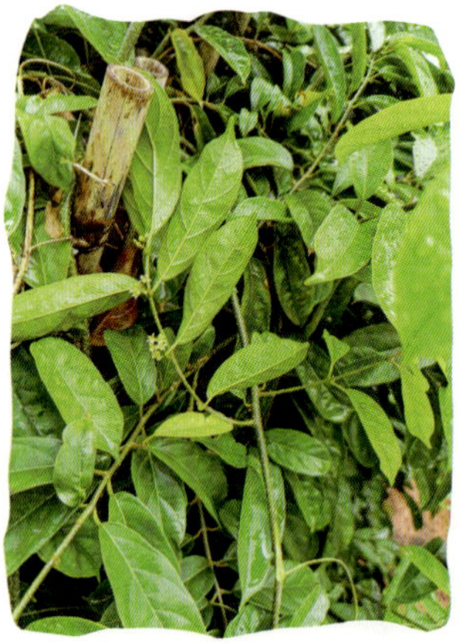

藤蛇总管

瑶文 Dongh nzunx

【考 证】

《广西本草选编》:『味微苦、涩,性平。祛风除湿,消肿解毒。治风湿腰腿痛……』

【瑶 药 名】铜准(铜钻)。

【中 药 名】藤蛇总管。

【药用部位】干燥藤茎。

【基源植物】茶茱萸科植物定心藤 *Mappianthus iodoides* Hand.-Mazz.。

【植物形态】木质藤本,有卷须。小枝密被褐黄色毛,老藤密布皮孔。断面橙黄色,有放射状条纹。单叶对生或近对生,长椭圆形。顶端渐尖或短尾尖,基部楔形或近圆形,边全缘。花单性,雌雄异株,雄花,聚伞花序腋生,花萼杯状,不明显5裂,花冠钟状漏斗形,裂片5枚,雄蕊5枚。核果椭圆形,长2—3厘米,被淡黄色伏毛,熟时黄色至橙红色。花期4—7月,果期7—11月。

【分 布】分布于广西、广东、湖南、福建、贵州、云南南部及东南部。生于海拔800—1800米的疏林、灌丛及沟谷林内。

【采 制】全年采收,割下藤茎,除去枝叶,切片或段,晒干。

【应 用】瑶医 甘、淡,平。属风打相兼药。清热解毒,祛风除湿,通经活血。用于治疗望胆篮虷(黄疸型肝炎),崩闭闷(风湿痛、类风湿性关节炎),辣给昧对(月经不调)及播冲(跌打损伤)。

中医 微苦、涩,平。归肝、胆经。祛风除湿,消肿解毒。用于治疗风湿腰腿痛,跌打损伤,黄疸,毒蛇咬伤。

【用法用量】内服煎汤,9—15克。外用适量。

【备 注】收入《广西壮族自治区瑶药质量标准(第一卷)》DYB45-GXYYC0143-2014。

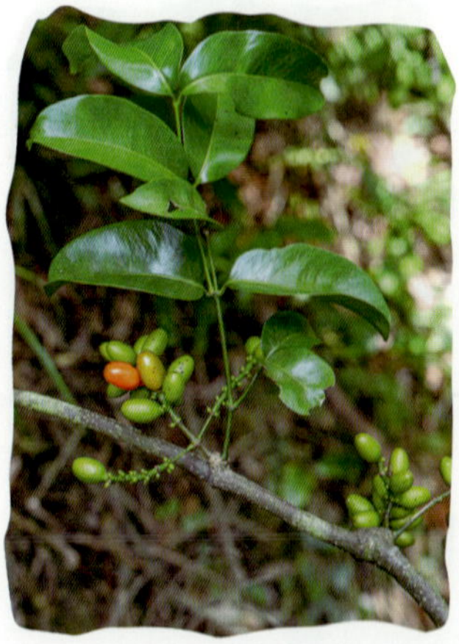

买麻藤

瑶文 Mah mbungv nzunx

【考　证】《广西药用植物名录》：『用于风湿骨痛，跌打损伤。』

【瑶 药 名】马进准（麻骨钻）。

【中 药 名】买麻藤。

【药用部位】干燥藤茎。

【基源植物】买麻藤科植物买麻藤 *Gnetum montanum* Markgr。

【植物形态】见壮药 Gaeuni 勾泥项下。

【分　　布】见壮药 Gaeuni 勾泥项下。

【采　　制】全年可采，切段，晒干。

【应　　用】瑶医　苦、涩，平。属风打相兼药。祛风除湿，活血散瘀，消肿止痛。用于治疗播冲（跌打损伤），改闷（腰痛、腰肌劳损），崩闭闷（风湿骨痛、类风湿性关节炎），扁免崩（中风偏瘫），波罗盖闷（鹤膝风）。

中医　苦，微温。归肝、肺经。祛风活血，消肿止痛，化痰止咳。用于治疗风湿性关节炎，腰肌劳损，筋骨酸软，跌打损伤，骨折，支气管炎，溃疡病出血，小便不利，蜂窝组织炎。

【用法用量】内服煎汤，15—30 克。外用适量。

【备　　注】收入《广西壮族自治区瑶药质量标准（第一卷）》DYB45-GXYYC0066-2014。

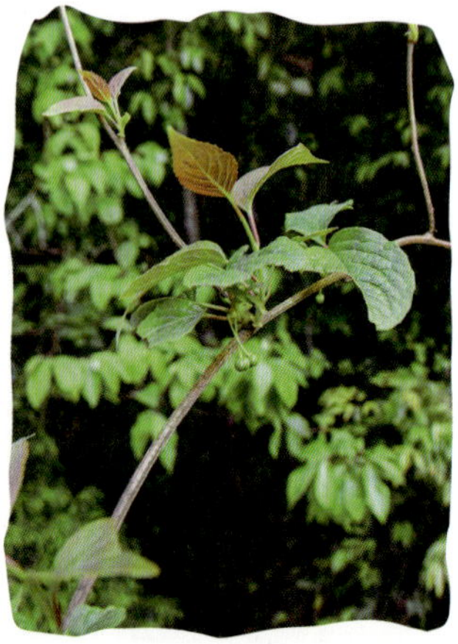

边缘罗裙子

瑶文 Wiangh nzunx

【考　证】
《广西药用植物名录》：『用于风湿骨痛，脉管炎。』

【瑶　药　名】往准（黄钻）。

【中　药　名】边缘罗裙子。

【药用部位】干燥地上部分。

【基源植物】木兰科植物翼梗五味子 *Schisandra henryi Clarke*。

【植物形态】落叶木质藤本，幼枝有棱，棱上有膜翅，被白粉，老枝紫褐色，方形至圆柱形，有狭翅或无。单叶互生，近革质，宽卵形或近圆形，顶端渐尖或短尾状，基部楔形或圆形，边有疏锯齿，上面绿色，背面被白粉。花单性异株，单生于叶腋，黄绿色，花梗长4—5厘米。聚合果长4—14.5厘米，熟时红色。花期5—6月，果期7—9月。

【分　　布】分布于广西的乐业、天峨、罗城、金秀、全州等地，也分布于湖北、湖南、四川、贵州、云南等地。生于山坡疏林中。

【采　　制】夏、秋二季采收，切段，晒干。

【应　　用】瑶医　淡、甘、辛，平。属风打相兼药。祛风除湿，舒筋活血，通经止痛，平肝息风。用于治疗崩闭闷（风湿痛、类风湿性关节炎），藏窖昧通（血栓闭塞性脉管炎），锥碰江闷（坐骨神经痛），卡西闷（胃脘痛，胃寒痛，胃热痛），辣给闷（痛经），荣古瓦卡西闷（产后腹痛），播冲（跌打损肿痛），碰脑（骨折）。

中医　辛、涩，温。归肝、脾经。祛风除湿，行气止痛，活血止血。用于治疗风湿痹痛，心胃气痛，痨伤吐血，闭经，月经不调，跌打损伤，金疮肿毒。

【用法用量】内服煎汤，15—30克。外用适量。或浸酒。

【注　　意】妊娠气血亏虚者禁服。

【备　　注】收入《广西壮族自治区瑶药材质量标准（第一卷）》DYB45-GXYYC0051-2014。

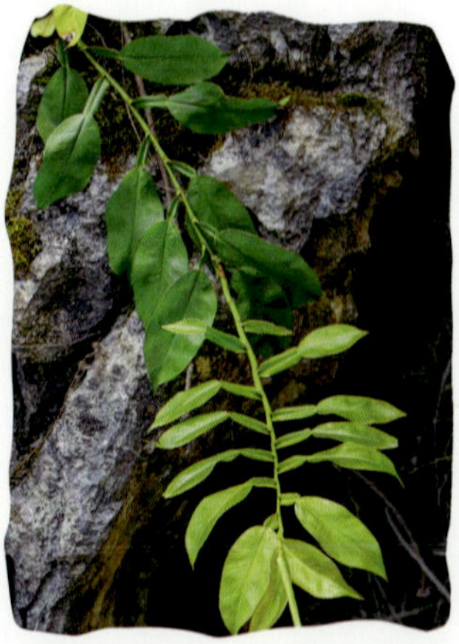

石柑子

瑶文 Hah louh nzunx

【瑶　药　名】哈楼准（葫芦钻）。

【中　药　名】石柑子。

【药用部位】全草。

【基源植物】天南星科植物石柑子 *Pothos chinensis*（Raf.）Merr.。

【植物形态】附生藤本。茎淡褐色，近圆柱形，具纵条纹，节上常束生气生根，长1—3厘米的。分枝，枝下部常具鳞叶1枚。鳞叶线形，锐尖，具多数平行纵脉。叶片纸质，椭圆形、披针状卵形至披针状长圆形，长6—13厘米，宽1.5 5—5.6厘米，先端渐尖至长渐尖，常有芒状尖头，基部钝。中肋在表面稍下陷，背面隆起，侧脉4对，最下一对基出。叶柄倒卵状长圆形或长楔形，长1—4厘米，宽0.5—1.2厘米。花序腋生，基部具苞片4—6枚。佛焰苞卵状。肉穗花序短，椭圆形至近圆球形，淡绿色、淡黄色。浆果黄绿色至红色，卵形或长圆形。花果期四季。

【分　　布】分布于广西、广东、台湾、湖北、四川、贵州、云南等地。生于海拔2400米以下的阴湿密林中，常匍匐于岩石上或附生于树干上。

【采　　制】全年可采，除去杂质，洗净，切段，晒干或鲜用。

【应　　用】瑶医　淡、涩，凉。属打药。清热解毒，凉血止血，利尿消肿，用于治疗布浪（羊吊风，癫痫，癫狂症，精神分裂症），崩闭闷（风湿痛、类风湿性关节炎），篮硬种翁（肝硬化腹水），囊暗（毒蛇咬伤），怒哈（咳嗽），谷阿强拱（小儿疳积），荣古瓦身翁（产后浮肿），月藏（尿血），播冲（跌打损肿痛），碰脑（骨折）。

【考　证】

《广西中药志》：『味甘、淡、涩，性凉，无毒。入肝经。清热，解毒，祛风湿。』

中医　辛、苦，平，有小毒。归肝、胃经。舒筋活络，散瘀消肿，导滞去积。用于治疗风湿痹痛，跌打损伤，骨折，小儿疳积。

【用法用量】内服煎汤，10—20克。外用适量。

【注　　意】孕妇忌服。

【备　　注】收入《广西壮族自治区瑶药质量标准(第一卷)》DYB45-GXYYC0043-2014。

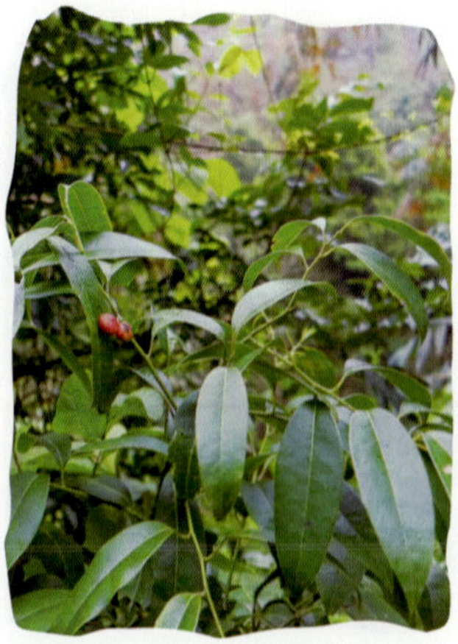

黑风藤

瑶文 Dieqv nzunx

【考　证】《广西本草选编》：『祛风通络，消肿止痛。主治风湿痹痛，肢体酸麻……』

【瑶 药 名】解准（黑钻）。

【中 药 名】黑风藤。

【药用部位】干燥藤茎。

【基源植物】清风藤科植物柠檬清风藤 *Sabia limoniacea* Wall. ex Hook. f. et Thoms.。

【植物形态】常绿攀援状灌木，幼枝有柔毛，老时无毛。单叶互生，长 7—15 厘米，宽 2.5—6 厘米，顶端急尖，或短渐尖，基部楔形或近圆形，边全缘，无毛。聚伞花序排成圆锥花序式，狭长，腋生，花序轮被柔毛。花萼、花瓣及雄蕊各 5 枚，萼被短柔毛，淡绿色或白色。果斜圆形或近肾形，微有窝孔。花期 9—10 月，果期 10—12 月。

【分　　布】分布于广西、广东、福建、云南等省。生于海拔 800—1300 米的密林中。

【采　　制】全年采收，洗净，切段，晒干。

【应　　用】瑶医　苦、涩，平。属风打相兼药。祛风除湿，散瘀止痛，利湿消肿。用于治疗荣古瓦泵闷（产后瘀血腹痛），布醒蕹（肾炎水肿），崩闭闷（风湿痛、类风湿性关节炎），播冲（跌打损肿痛）及碰脑（骨折）。

中医　淡，平。归肝经。祛风除湿，散瘀止痛。用于治疗风湿痹痛，产后腹痛。

【用法用量】内服煎汤，15—30 克。外用适量。

【注　　意】孕妇忌服。

【备　　注】收入《广西壮族自治区瑶药质量标准（第一卷）》DYB45-GXYYC0131-2014。

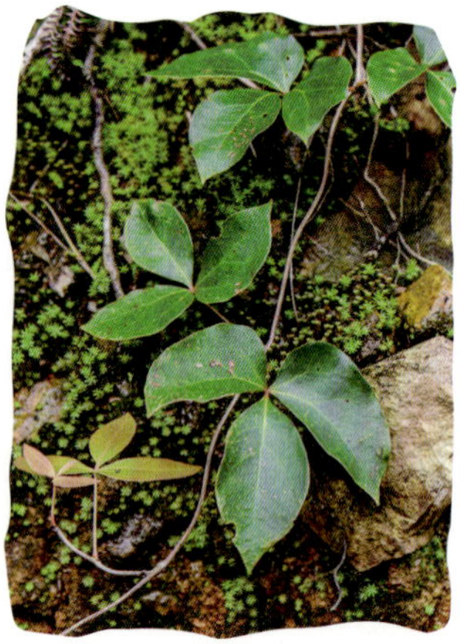

大血藤

瑶文 Borngh lorngh nzunx

【考　证】

《广西本草选编》：『味苦、涩，性平。祛风除湿，活血通经，驱虫。治跌打损伤，筋骨疼痛……』

【瑶 药 名】绑龙准（槟榔钻）。

【中 药 名】大血藤。

【药用部位】干燥藤茎。

【基源植物】木通科植物大血藤 *Sargentodoxa cuneata* (Oliv.) Rehd. et Wils.。

【植物形态】见壮药 Gaeubengzlaz 勾柄喇项下。

【分　　布】见壮药 Gaeubengzlaz 勾柄喇项下。

【采　　制】秋、冬二季采收，除去侧枝，切段，干燥。

【应　　用】瑶医　涩、苦，平。属打药。活血祛瘀，消肿止痛，通经活络，杀虫。用于治疗崩闭闷（风湿痛、类风湿性关节炎），播冲（跌打损伤），港叉闷（阑尾炎），勉八崩（风疹），囊中病（蛔虫病），碰累（痢疾），辣给昧对（月经不调），谷阿强拱（小儿疳积）及泵卡西众（消化不良）。

中医　苦，平。归大肠、肝经。清热解毒，活血，祛风止痛。用于治疗肠痈腹痛，热毒疮疡，经闭，痛经，跌扑肿痛，风湿痹痛。

【用法用量】内服煎汤，10—20 克。外用适量。

【备　　注】收入《广西壮族自治区瑶药质量标准（第一卷）》DYB45-GXYYC0011-2014。

肆 风类药

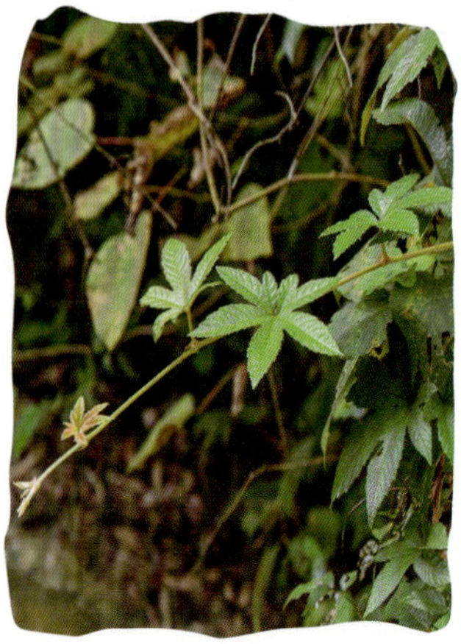

红泡刺

瑶文 Siec ngiuv buerng

【考　证】《广西本草选编》：『味苦、涩、酸，性平。祛风湿，强筋骨。治风湿关节疼痛……』

【瑶 药 名】舍绞崩（七爪风）。

【中 药 名】红泡刺。

【药用部位】干燥根。

【基源植物】蔷薇科植物深裂锈毛莓 *Rubus reflexus* Ker var. *lanceolobus* Metc.。

【植物形态】攀援灌木。枝被锈色绒毛状毛，有稀疏小皮刺。单叶，叶片心状宽卵形或近圆形，上面无毛或沿叶脉疏生柔毛，有明显皱纹，下面密被锈色绒毛，沿叶脉有长柔毛，边缘5—7深裂，有不整齐的粗锯齿或重锯齿，基部心形，顶生裂片长大，裂片披针形或长圆披针形，比侧生裂片长很多，裂片顶端钝或近急尖。叶柄被绒毛并有稀疏小皮刺。托叶宽倒卵形，长宽各约1—1.4厘米，被长柔毛，梳齿状或不规则掌状分裂，裂片披针形或线状披针形。花数朵团集生于叶腋或成顶生短总状花序。总花梗和花梗密被锈色长柔毛，花梗很短，苞片与托叶相似。花萼外密被锈色长柔毛和绒毛，萼片卵圆形，外萼片顶端常掌状分裂，裂片披针形，内萼片常全缘。花瓣长圆形至近圆形，白色，与萼片近等长。雄蕊短，花丝宽扁，花药无毛或顶端有毛。雌蕊无毛。果实近球形，深红色。花期6—7月，果期8—9月。

【分　　布】分布于广西、广东、湖南、福建。生低海拔的山谷或水沟边疏林中。

【采　　制】秋、冬二季采挖，除去茎干和须根，洗净，切片，晒干。

【应　　用】瑶医　苦、酸、涩，平。属风打相兼药。祛风除湿，强筋骨，收敛止血，活血调经。用于治疗藏紧邦（崩漏），改窟臧（痔疮出血），碰累（痢疾）、崩闭闷（风湿痛、类风湿性关节炎），扁免崩（中风偏瘫）。

中医　苦、涩、酸，平。归肝、大肠经。祛风湿，强筋骨。用于治疗风湿性关节疼痛，四肢麻痹，中风偏瘫，痢疾。

【用法用量】内服煎汤，15—30 克。

【备　　注】收入《广西壮族自治区瑶药质量标准（第一卷）》DYB45-GXYYC0071-2014。

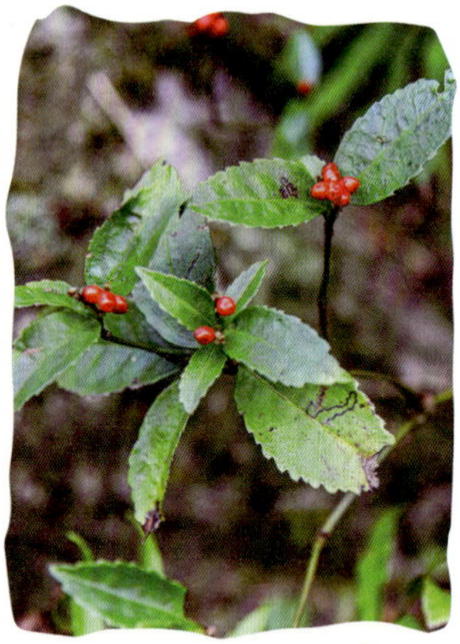

肿节风

瑶文 Juov nyaatv buerng

【考　证】《生草药性备要》：『性平。煲水饮，退热。』

【瑶 药 名】坐及崩（九节风）。
【中 药 名】肿节风。
【药用部位】干燥全草。
【基源植物】金粟兰科植物草珊瑚 *Sarcandra glabra*（Thunb.）Nakai。
【植物形态】见壮药 Galoemq 卡隆项下。
【分　　布】见壮药 Galoemq 卡隆项下。
【采　　制】夏、秋二季采收，除去杂质，晒干。
【应　　用】瑶医　苦、涩、辛，凉。属打药。清热解毒，祛风除湿，消肿止痛，杀菌。用于治疗泵虷怒哈（肺炎），改闷（腰痛，腰肌劳损），锥碰江闷（坐骨神经痛），碰累（痢疾），港叉闷（急性阑尾炎），崩闭闷（风湿痛、类风湿性关节），播冲（跌打损伤）及碰脑（骨折）。

中医　苦、辛，平。归心、肝经。清热凉血，活血消斑，祛风通络。用于治疗血热紫斑、紫癜，风湿痹痛，跌打损伤。
【用法用量】内服煎汤，15—30 克。外用适量。
【备　　注】收入《广西壮族自治区瑶药质量标准（第一卷）》DYB45-GXYYC0086-2014。

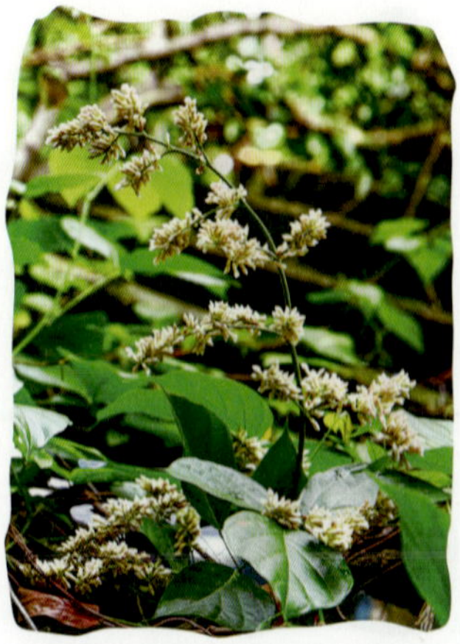

鸡血藤

瑶文 Juov nzangh buerng

【考 证】《广西本草选编》：『味微苦、甘、涩，性平。活血补血……』

【瑶 药 名】坐掌崩（九层风）。
【中 药 名】鸡血藤。
【药用部位】干燥藤茎。
【基源植物】豆科植物密花豆 *Spatholobus suberectus* Dunn。
【植物形态】见壮药 Gaeulwedgaeq 勾勒给项下。
【分 布】见壮药 Gaeulwedgaeq 勾勒给项下。
【采 制】秋、冬二季采收，除去枝叶，切片，晒干。
【应 用】瑶医 微苦、甘、涩，平。属风药。活血补血，通络，祛风除湿。用于治疗崩闭闷（风湿痛、类风湿性关节炎），碰辘（骨质增生症，腰膝酸痛），辣给昧对（月经不调），本藏伯公梦（贫血头晕）。

中医 苦、甘，温。归肝、肾经。活血补血，调经止痛，舒筋活络。用于治疗月经不调，痛经，闭经，风湿痹痛，麻木瘫痪，血虚萎黄。

【用法用量】内服煎汤，10—30 克（鲜品 30—60 克）。
【注 意】阴虚火亢者慎用。
【备 注】收入《广西壮族自治区瑶药质量标准（第一卷）》DYB45-GXYYC0080-2014。

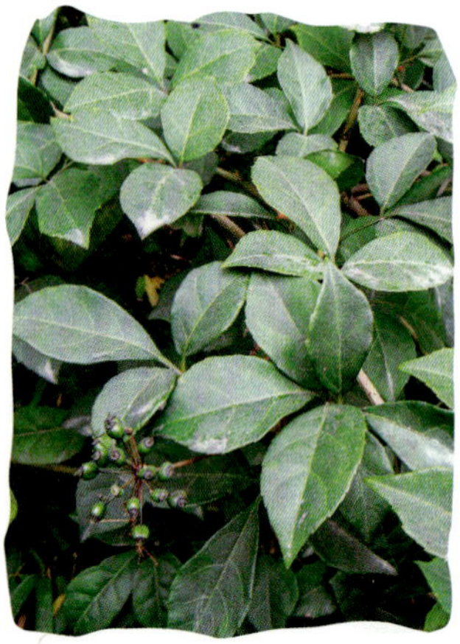

三加

瑶文 Juov gueix buerng

【考 证】

《生草药性备要》：『味苦、辛，性微寒。根，通蟛蜞菊捣烂敷疮……』

【瑶 药 名】坐归崩（九季风）。

【中 药 名】三加。

【药用部位】干燥根及茎。

【基源植物】五加科植物白簕 *Eleutherococcus trifoliatus* (Linnaeus) S. Y. Hu。

【植物形态】见壮药 Baeklaeg 蹦乐项下。

【分　　布】见壮药 Baeklaeg 蹦乐项下。

【采　　制】全年可采挖，除去泥沙杂质，晒干。

【应　　用】瑶医　苦、甘，平。属风打相兼药。舒筋活络，祛风利湿，平喘止咳。用于治疗泵黑怒哈（肺虚咳嗽），百内虾（百日咳），崩闭闷（风湿痛、类风湿性关节），望胆（肝炎），别带病（带下病、白带、赤带过多），月窖桨辣贝（尿路结石、膀胱结石、肾结石），辣给味对（月经不调），播冲（跌打损伤），碰脑（骨折）。

中医　苦、辛，凉。清热解毒，祛风利湿，舒筋活血。用于治疗感冒发热，咳痰带血，风湿性关节炎，黄疸、白带过多，月经不调，百日咳，尿路结石，跌打损伤，疖肿疮疡。

【用法用量】内服煎汤，15—30 克。外用适量。

【注　　意】孕妇忌服。

【备　　注】收入《广西壮族自治区瑶药质量标准（第一卷）》DYB45-GXYYC0007-2014。

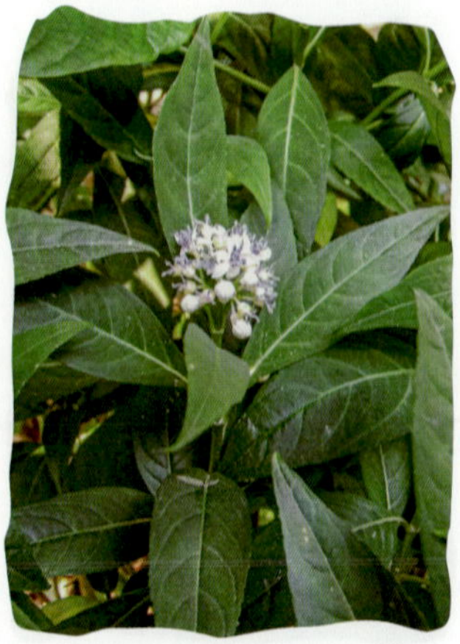

常山

瑶文 Bieqc mbungv buerng

【考　证】《广西本草选编》：『味苦，性寒。治疟疾……』

【瑶 药 名】别迸崩（入骨风）。

【中 药 名】常山。

【药用部位】干燥根。

【基源植物】虎耳草科植物常山 Di*chroa febrifuga* Lour.。

【植物形态】落叶灌木。主根表面黄棕色，断面黄色。小枝常带紫色。单叶对生，常椭圆形或倒卵状长圆形，边有锯齿。花蓝色，伞房状圆锥花序顶生或上部叶腋。浆果熟时蓝色。花期 4—6 月，果期 7—8 月。

【分　　布】分布于广西、广东、贵州、云南、江苏、安徽、浙江、江西、福建、台湾、湖北、湖南、陕西、甘肃、四川和西藏。生于海拔 200—2000 米阴湿林中。

【采　　制】秋季采挖，除去须根，洗净，晒干。

【应　　用】瑶医　苦，寒，有小毒。属打药。抗疟，祛痰，散瘀消肿。用于治疗布种（疟疾），哈紧（支气管炎），谷阿惊崩（小儿惊风），努哈虷（淋巴结炎），更喉闷（咽喉肿痛，咽炎），眸名肿毒（痈疮肿毒）及播冲（跌打损伤）。

　　中医　苦、辛，寒，有毒。归肺、肝、心经。涌吐痰涎，截疟。用于治疗痰饮停聚，胸膈痞塞，疟疾。

【用法用量】内服煎汤，5—10 克。外用适量。

【注　　意】用量不宜过大。孕妇慎用。

【备　　注】收入《广西壮族自治区瑶药质量标准（第一卷）》DYB45-GXYYC0118-2014。

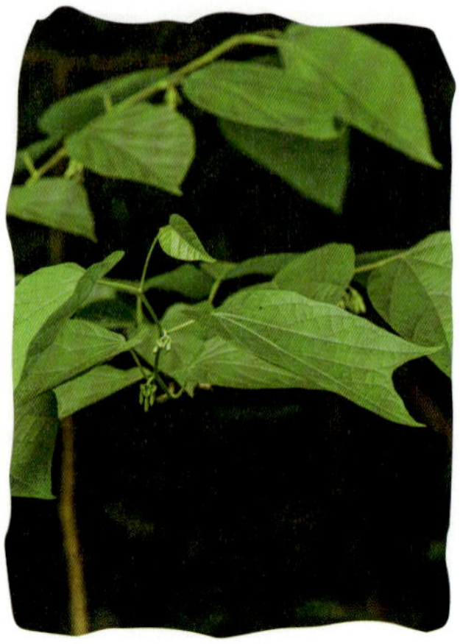

八角枫

瑶文 Betc gorqv buerng

【考 证】

《广西本草选编》：『味苦、辛，性温，有小毒。活血散瘀，消肿止痛。治跌打损伤，风湿骨痛……』

【瑶 药 名】毕各崩（八角风）。

【中 药 名】八角枫。

【药用部位】干燥细根及须根。

【基源植物】八角枫科植物八角枫 *Alangium chinense*（Lour.）Harms。

【植物形态】见壮药 Gogingz 棵景项下。

【分 布】见壮药 Gogingz 棵景项下。

【采 制】夏、秋二季采挖，除去泥沙，干燥。

【应 用】瑶医 涩、微苦，平，有毒。属打药。祛风活络，散瘀止痛，镇痉。用于治疗崩闭闷（风湿痛、类风湿性关节），播冲（跌打损伤），布浪（羊吊风，癫痫，癫狂症，精神分裂症），囊暗（毒蛇咬伤），古岸闷（犬咬外伤）。

中医 辛，微温，有小毒。归肝、肾经。祛风除湿，舒筋活络，散瘀止痛。用于治疗风湿痹痛，四肢麻木，跌扑损伤。

【用法用量】内服煎汤，3—10 克。研末，每次 1.5—2.5 克，开水冲服。

【注 意】有毒，孕妇忌服。

【备 注】收入《广西壮族自治区瑶药质量标准（第一卷）》DYB45-GXYYC0002-2014。

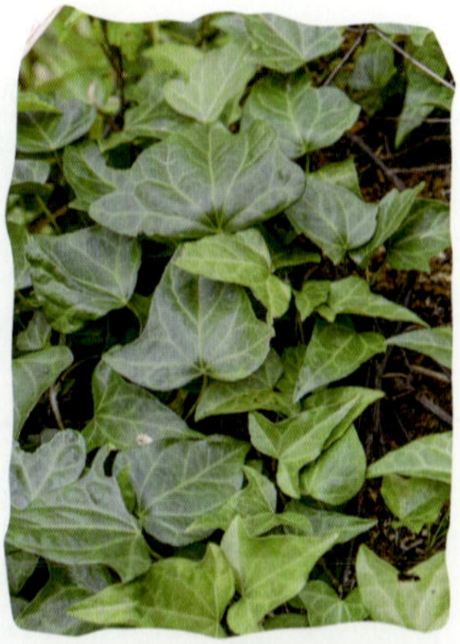

常春藤

瑶文 Faamh gorqv buerng

【瑶 药 名】反各崩（三角风）。

【中 药 名】常春藤。

【药用部位】干燥全株。

【基源植物】五加科植物常春藤 *Hedera nepalensis* K.Koch var. *sinensis*（Tobler.）Rehd.。

【植物形态】常绿攀援灌木。茎灰棕色或黑棕色，有气生根。一年生枝疏生锈色鳞片。叶片革质，在不育枝上通常为三角状卵形或三角状长圆形，先端短渐尖，基部截形，边缘全缘或3裂，花枝上的叶片通常为椭圆状卵形至椭圆状披针形，先端渐尖或长渐尖，基部楔形，全缘或有1—3浅裂，上面深绿色，有光泽，下面淡绿色或淡黄绿色，侧脉和网脉两面均明显。伞形花序单个顶生，或2—7个总状排列或伞房状排列成圆锥花序，有花5—40朵。苞片小。花淡黄白色，芳香。萼密生棕色鳞片。花瓣5，外面有鳞片，雄蕊5枚，花药紫色。子房5室。花柱全部合生成柱状。果实球形，红色或黄色。花期9—11月，果期翌年3—5月。

【分　　布】分布地区广，广西、广东、江西、福建、江苏、浙江等地均有。常攀援于林缘树木、林下路旁、岩石和房屋墙壁上，庭园中也常栽培。垂直分布于海拔自数十米至3500米。

【采　　制】全年均可采收，除去杂质，晒干。

【应　　用】瑶医　苦、涩，平。属风打相兼药。清热解毒，活血祛风，消肿止痛，强腰膝。用于治疗哈轮怒哈（感冒咳嗽），卡西闷（胃脘痛），崩闭闷（风湿痛、类风湿性关节炎）及播冲（跌打损伤）。

中医　苦、涩，平。归肝、脾、肺经。舒筋散风，清热解毒，消肿止痛，强腰膝。用于治疗感冒咳嗽，胃脘痛，风湿痹痛，跌打损伤。

【用法用量】内服煎汤，15—30克。外用适量。

【备　　注】收入《广西壮族自治区瑶药质量标准（第一卷）》DYB45-GXYYC0117-2014。

【考　证】

《广西本草选编》：『味苦、辛，性温。活血祛风，消肿止痛。治风湿痹痛……』

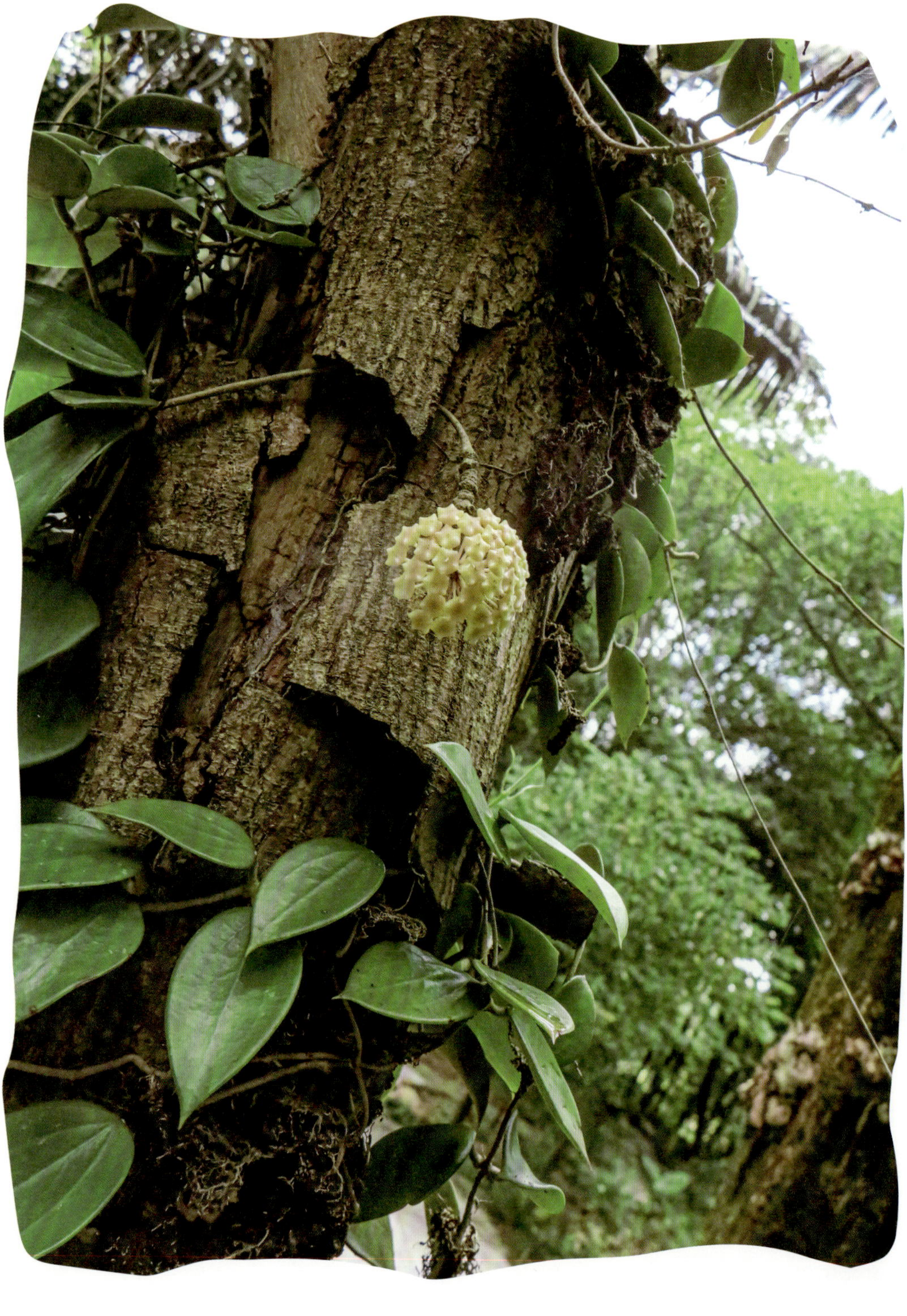

球兰

球兰

瑶文 Domh baeqc buix buerng

【瑶 药 名】懂别背崩（大白背风）。

【中 药 名】球兰。

【药用部位】干燥地上部分。

【基源植物】萝藦科植物球兰 *Hoya carnosa*(Linn.f.)R.Br.。

【植物形态】常绿肉质藤本，攀附于树上或石上。茎节上生气根，有丰富乳汁。单叶对生，肉质，卵形至卵状长圆形，顶端钝；基部宽楔形至圆形，边全缘。伞形花序式聚伞花序腋生，花白色。蓇葖果条形，光滑；种子顶端有种毛。花期 5—6 月，果期 7—8 月。

【分　　布】分布于广西、广东、云南、福建和台湾等省区。生于平原或山地附生于树上或石上。国内外都有栽培于庭园中。

【采　　制】全年均可采收，除去杂质，晒干。

【应　　用】瑶医　微苦、涩，温。属打药。祛风消肿，驳骨止痛，活络利湿。用于治疗泵虷怒哈（肺炎，肺热咳嗽），桨蛾（乳蛾、扁桃体炎），哈紧（支气管炎），改对岩闷（急性睾丸炎），播冲（跌打损伤），崩闭闷（风湿痛、类风湿性关节），也改昧通（大、小便不通），疟没通（乳汁不通）。

　　中医　微苦，凉。归肺经。清热解毒，消肿止痛。用于治疗肺热咳嗽，急性扁桃体炎，急性睾丸炎，跌打肿痛，骨折，疮疖肿痛。

【用法用量】内服煎汤，15—20 克（鲜品 30—90 克）。外用适量。

【备　　注】收入《广西壮族自治区瑶药质量标准（第一卷）》DYB45-GXYYC0113-2014。

【考　证】

《广西本草选编》：『味微苦，性凉。清热解毒，消肿止痛。治肺热咳嗽，急性扁桃体炎，急性睾丸炎。』

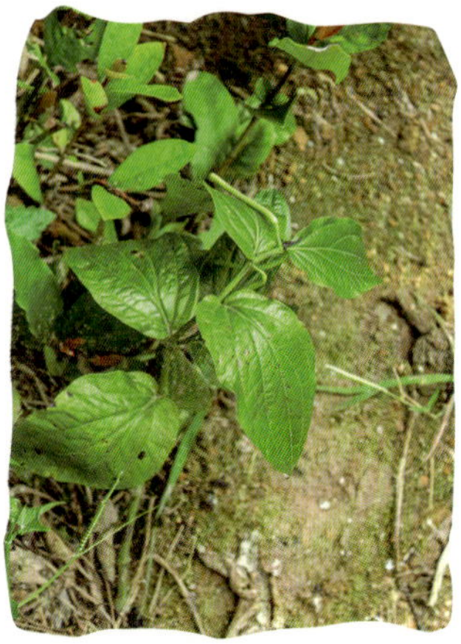

苎叶蒟

瑶文 Domh gaangh buerng

【考　证】《广西药用植物名录》：『用于感冒，风湿骨痛，胃脘痛；外用治毒蛇咬伤……』

【瑶 药 名】懂港崩（大肠风）。

【中 药 名】苎叶蒟。

【药用部位】干燥全株。

【基源植物】胡椒科植物光轴苎叶蒟 *Piper boehmeriaefolium*（Miq.）C. DC. var. *tonkinense* C. DC.。

【植物形态】常绿亚灌木或木质藤本。茎、枝无毛。单叶互生，纸质，无毛，有透明腺点，干后常为黑色，椭圆形或卵状长圆形，两侧不对称，顶端渐尖，基部偏斜。花单性，雌雄异株，无花被，穗状花序与叶对生，花序轴无毛，总花梗长约 1 名录，略长于叶柄，苞片直径达 1.5 毫米或有时更大。雄花序长 10—22 厘米，无毛；雌花序长 8—11 厘米。浆果球形。花期 2—5 月。

【分　　布】产于云南东南、西南和西北部。生于山谷、山顶、疏林或密林中。分布于印度东部、不丹、缅甸、泰国、越南北部及马来西亚。

【采　　制】全年可采，干燥。

【应　　用】瑶医　辛、苦，温。属风打相兼药。温经健脾，祛风散寒，活血通络，消肿止痛。用于治疗哈轮怒哈（感冒咳嗽），哈紧（支气管炎），卡西闷（胃脘痛），崩闭闷（风湿痛、类风湿性关节炎），锥碰江闷（坐骨神经痛），荣古瓦泵闷（产后腹痛），辣给昧对（月经不调），别带病（白带过多），播冲（跌打肿痛），囊暗（毒蛇咬伤），蜈蚣咬伤。

中医　辛，温。归肝、胃、肺经。祛风散寒，活血调经，消肿止痛。用于治疗风寒感冒，风湿痹痛，脘腹冷痛，牙痛，月经不调，痛经，跌打肿痛，蛇虫咬伤。

【用法用量】内服煎汤，15—20 克（鲜品 30—60 克）。外用适量。

【注　　意】孕妇慎服。

【备　　注】收入《广西壮族自治区瑶药质量标准（第一卷）》DYB45-GXYYC0074-2014。

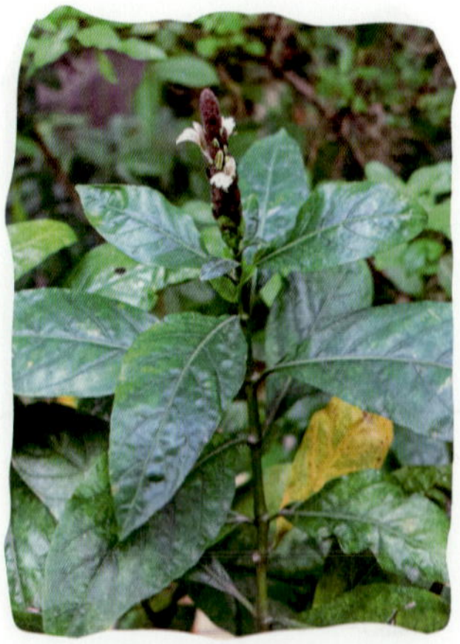

大驳骨

瑶文 Domh zipv mbungv buerng

【瑶 药 名】懂者迸崩（大接骨风）。

【中 药 名】大驳骨。

【药用部位】地上部分。

【基源植物】爵床科植物黑叶小驳骨 *Justicia ventricosa* Wallich ex Hooker。

【植物形态】见壮药 Gociepndok 棵接骼项下。

【分　　布】见壮药 Gociepndok 棵接骼项下。

【采　　制】全年可采收，洗净，切段，鲜用或晒干。

【应　　用】瑶医　苦、微涩，平。属打药。活血散瘀，续筋接骨，消肿定痛。用于治疗播冲（跌打肿痛），碰脑（骨折）及崩闭闷（风湿痛、类风湿性关节炎）。

中医　微酸、微辛，平。归肝、肾、胃经。续筋接骨，祛风湿。用于治疗跌打损伤，骨折，风湿骨痛，肋间神经痛。

【用法用量】内服煎汤，10—20克（鲜品30—50克）。外用适量。

【注　　意】孕妇忌服。

【备　　注】收入《广西壮族自治区瑶药质量标准（第一卷）》DYB45-GXYYC0013-2014。

【考　证】

《岭南采药录》：『味苦，性寒。理跌打伤，接合筋骨……』

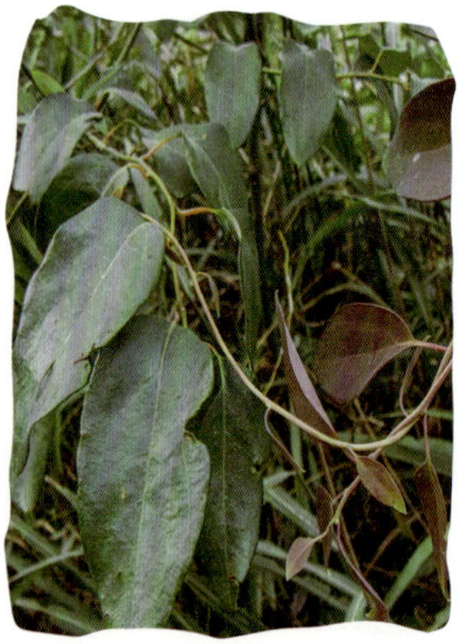

广藤根

瑶文 Domh nzaanx mbungv buerng

【考 证】
《广西药用植物名录》：『根、茎：祛风除湿，止痛。用于风湿骨痛。』

【瑶 药 名】懂暂迸崩（大散骨风）。
【中 药 名】广藤根。
【药用部位】干燥藤茎。
【基源植物】清风藤科植物灰背清风藤 *Sabia discolor* Dunn.。
【植物形态】攀援或铺地木质藤本。单叶互生，宽卵形，顶端急尖或钝，基部圆形，边全缘，反卷，下面灰白色，干后黑色，两面无毛。花绿色，先叶开放。聚伞花序腋生，呈伞状，有花 2—5 朵。核果近肾形，压扁，中肋宽，呈翅状。花期 3—4 月，果期 5—6 月。
【分 布】分布于广西（金秀、昭平、桂平）、广东、浙江、福建、江西、湖南、云南等地。生于山地坡上。
【采 制】全年采收，洗净，切段，晒干。
【应 用】瑶医 苦、涩，平。属打药。祛风除湿，散毒消肿，止痛。用于治疗崩闭闷（风湿痛、类风湿性关节炎），碰辘（骨质增生症），布醒蕹（肾炎水肿），布标（甲状腺肿大），播冲（跌打损伤）。

中医 甘、苦，平。入肝、肾经。祛风除湿、活血止痛、散毒消肿。用于治疗风湿骨痛，甲状腺肿，跌打损伤，肝炎。
【用法用量】内服煎汤，15—30 克。外用适量。
【备 注】收入《广西壮族自治区瑶药质量标准（第一卷）》DYB45-GXYYC0021-2014。

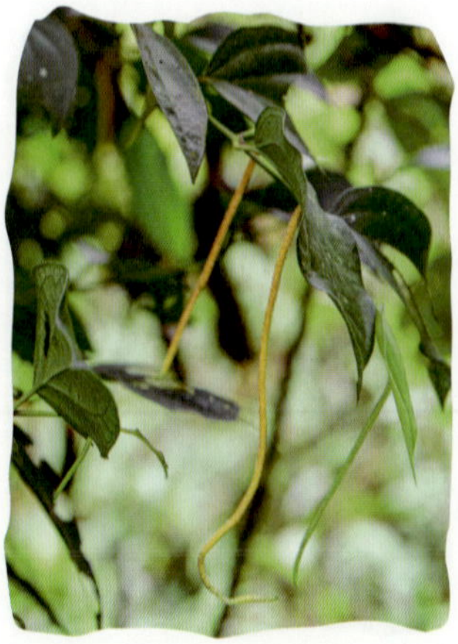

山蒟

瑶文 Fiuv gaangh buerng

【考证】

《广西中草药》："治风湿骨痛，手足麻痹，感冒风寒……"

【瑶 药 名】小港崩（小肠风）。
【中 药 名】山蒟。
【药用部位】干燥全草。
【基源植物】胡椒科植物山蒟 *Piper hancei* Maxim.。
【植物形态】常绿木质藤本。茎圆柱形，无毛，节上生不定根。单叶互生，纸质，狭椭圆形或卵状披针形，顶端渐尖或急尖，基部楔形，有时不对称，边全缘，两面无毛或下面被稀短柔毛，叶脉 5—7 条。花单性，雌雄异株，无花被，穗状花序与叶对生，花总梗长 5—10 毫米，雄花序长 3.5—10 厘米，无毛；雌花序长 1.5—3.5 厘米。浆果球形，熟时黄色。花期 4—7 月。
【分　　布】分布于广西、广东、福建、浙江、江西、湖南、贵州（南部）及云南（东南部）。生于山地溪涧边、密林、疏林中，攀援于树上或石上。
【采　　制】全年可采，晒干。
【应　　用】瑶医　辛，温。属风打相兼药。祛风散寒，舒筋活络，消肿止痛，镇痉。用于治疗哈轮怒哈（感冒咳嗽），卡西闷（胃脘痛，胃寒痛，胃热痛），望胆篮虷（黄疸型肝炎），崩闭闷（风湿痛、类风湿性关节炎），播冲（跌打损伤）。

中医　辛，温。归肝、肺经。祛风除湿，活血消肿，行气止痛。用于治疗风寒湿痹，胃痛，痛经，跌打损伤，风寒咳喘，疝气痛。

【用法用量】内服煎汤，15—30 克（鲜品 30—50 克）。外用适量。
【备　　注】收入《广西壮族自治区瑶药质量标准（第一卷）》DYB45-GXYYC0015-2014。

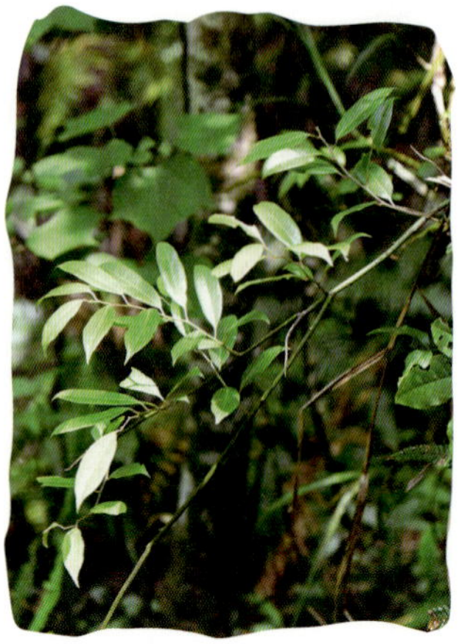

小发散

瑶文 Fiuv nzaanx mbungv buerng

【考 证】

《广西本草选编》：『味甘、微涩，性温。祛风除湿，散瘀消肿。治跌打损伤……』

【瑶 药 名】小暂迸崩（小散骨风）。

【中 药 名】小发散。

【药用部位】干燥藤茎。

【基源植物】清风藤科植物簇花清风藤 *Sabia fasciculate* Lecomte ex L. Chen。

【植物形态】常绿攀援木质藤本。嫩枝褐色或黑褐色，有白蜡层。芽鳞阔三角形或阔卵形。叶革质，长圆形、椭圆形、倒卵状长圆形或狭椭圆形，先端尖或长渐尖，基部楔形或圆，叶面深绿色、叶背淡绿色。侧脉每边 5—8 条。聚伞花序有花 3—4 朵，再排成伞房花序式。总成梗很短，长 1—2 毫米，花梗初发时紧密，似团伞花序，盛开时长 2—4 厘米，有花 10—20 朵。萼片 5 枚，卵形或长圆状卵形，先端尖或钝，具红色细微腺点，边缘白色，花瓣 5 片，淡绿色，长圆状卵形或卵形，具 7 条脉纹，中部有红色斑纹。雄蕊 5 枚，花药外向开裂。花盘杯状，具 5 钝齿。分果爿红色，倒卵形或阔倒卵形。核中肋明显凸起，呈狭翅状，中肋两边各有 1—2 行蜂窝状凹穴，两侧面平凹，腹部凸出呈三角形。花期 2—5 月，果期 5—10 月。

【分 布】分布于广西、广东（北部）、云南（东南部）、福建（南部）。生于海拔 600—1000 米的山岩、山谷、山坡、林间。越南、缅甸（北部）也有分布。

【采 制】全年采收，洗净，切段，晒干。

【应 用】瑶医 淡、涩，平。属风打相兼药。祛风除湿，消肿，清肺化痰，降血压。用于治疗泵虷怒哈（肺炎，肺热咳嗽），样琅病（高血压病），布醒蕹（肾炎水肿），布标（甲状腺肿大），崩闭闷（风湿痛、类风湿性关节炎），荣古瓦别带病（产后恶露不尽），播冲（跌打损伤），碰脑

（骨折）。

中医　甘、微涩，温。归肝经。祛风除湿，散瘀消肿。用于治疗风湿骨痛，肾炎水肿，甲状腺肿，跌打损伤。

【用法用量】内服煎汤，10—30 克。外用适量。

【备　　注】收入《广西壮族自治区瑶药质量标准（第一卷）》DYB45-GXYYC0024-2014。

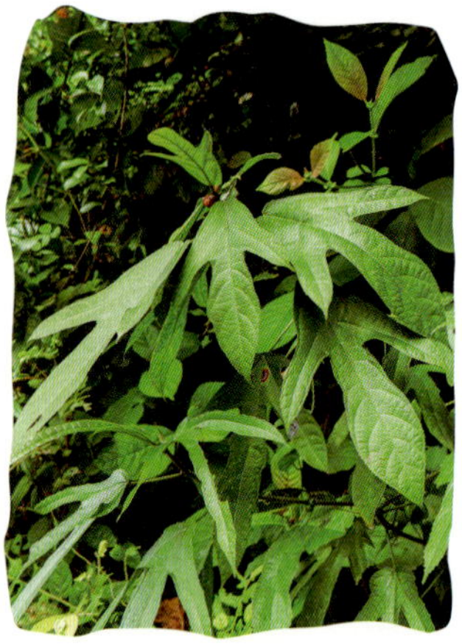

五指毛桃

瑶文
Ba ngiuv buerng

【考　证】
《广西民间常用草药手册》：『味甘，性平。益气固表，通乳。治痈疮肿痛……』

【瑶　药　名】巴扭崩（五爪风）。
【中　药　名】五指毛桃。
【药用部位】干燥根。
【基源植物】桑科植物粗叶榕 *Ficus hirta* Vahl。
【植物形态】见壮药 Gocihcwz 棵西思项下。
【分　　布】见壮药 Gocihcwz 棵西思项下。
【采　　制】全年均可采挖，除去泥沙，洗净，再除去细根，趁鲜时切成短段或块片，晒干。
【应　　用】瑶医　甘，微温。属风药。健脾益气，化湿舒筋，行气止痛，止咳化痰，补肺通乳。用于治疗免黑身翁（脾虚浮肿），哈路（肺结核），哈紧（慢性支气管炎），篮虷（慢性肝炎），篮硬种翁（肝硬化腹水），卡西闷（寒性胃腹痛），崩毕扭（风湿性心脏病，风心病），崩闭闷（风湿骨痛、类风湿性关节炎），疟没通（乳汁不通），荣古瓦崩（产后风），本藏（贫血），港脱（脱肛），病后，产后虚弱。

中医　甘，平。归脾、肺、胃、大肠、肝经。健脾益气，行气利湿，舒筋活络。用于治疗脾虚浮肿，食少无力，肺痨咳嗽，盗汗，带下，产后无乳，风湿痹痛，水肿，鼓胀，肝胆湿热，跌打损伤。
【用法用量】内服煎汤，15—30 克。
【备　　注】收入《广西壮族自治区瑶药质量标准（第一卷）》DYB45-GXYYC0028-2014。

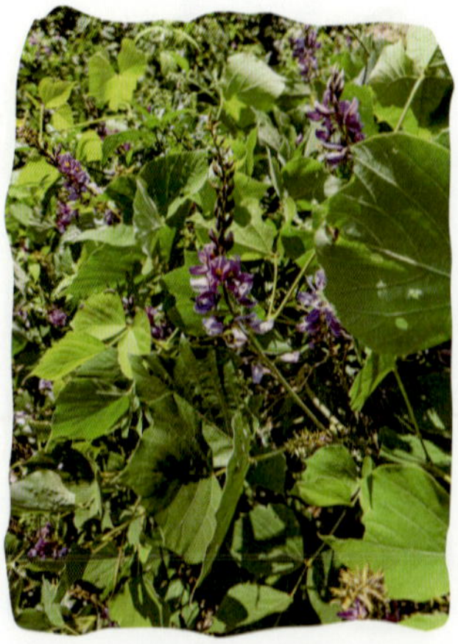

葛根

瑶文 Ba nzangh buerng

【考证】《广西药用植物名录》：『用于感冒发热，麻疹不透，痢疾……』

【瑶 药 名】巴掌崩（五层风）。

【中 药 名】葛根。

【药用部位】干燥根。

【基源植物】豆科植物野葛 *Pueraria lobata*（Willd.）Ohwi。

【植物形态】粗壮藤本，全体被黄色长硬毛，有粗厚的块状根。羽状复叶 3 小叶。托叶背着，卵状长圆形。小托叶线状披针形。小叶三裂，偶尔全缘，顶生小叶宽卵形或斜卵形，先端长渐尖，侧生小叶斜卵形，上面被淡黄色、平伏的疏柔毛，下面较密。小叶柄被黄褐色绒毛。总状花序。苞片早落。小苞片卵形。花 2—3 朵聚生于花序轴的节上。花萼钟形。花冠紫色，旗瓣倒卵形，基部有 2 耳及一黄色硬痂状附属体，翼瓣镰状，龙骨瓣镰状长圆形。对旗瓣的 1 枚雄蕊仅上部离生。子房线形。荚果长椭圆形，被褐色长硬毛。花期 9—10 月，果期 11—12 月。

【分　　布】分布于中国南北各地，除新疆、青海及西藏外，分布几遍全国。生于山地疏或密林中。

【采　　制】秋、冬二季采挖，趁鲜切成厚片或小块，干燥。

【应　　用】瑶医　甘，平。属风打相兼药。解表退热，生津止渴，透疹，止泻。用于治疗标蛇痧（感冒发热），伯公闷（头痛），泵卡西（腹泻），碰累（痢疾），白灸闷（心绞痛），样琅病（高血压病），泵烈竞（尿路感染），港脱（脱肛），麻疹不透。

中医　甘、辛，凉。归脾、胃、肺经。解肌退热，生津止渴，透疹，升阳止泻，通经活络，解酒毒。用于治疗外感发热头痛，项背强痛，口渴，消渴，麻疹不透，热痢，泄泻，眩晕头痛，中风偏瘫，胸痹心痛，酒毒伤中。

【用法用量】内服煎汤，10—30 克。

【备　　注】收入《广西壮族自治区瑶药质量标准（第一卷）》DYB45-GXYYC0127-2014。

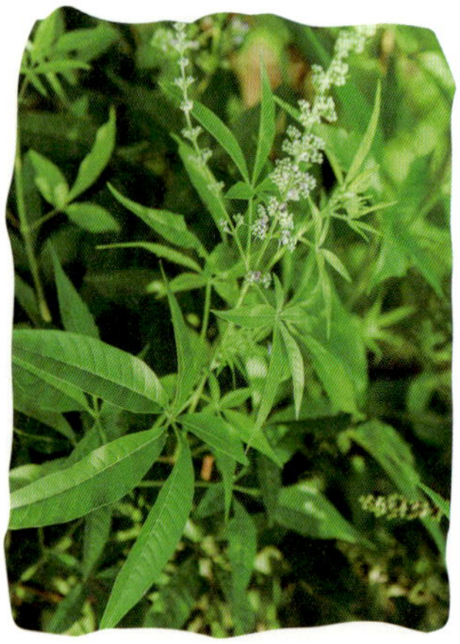

五指柑

瑶文 Ba ceiv buerng

【考 证】《广西药用植物园名录》：『用于风湿，感冒，疟疾，胃脘痛……』

【瑶 药 名】巴齿崩（五指风）。

【中 药 名】五指柑。

【药用部位】干燥全株。

【基源植物】马鞭草科植物黄荆 *Vitex negundo* L.。

【植物形态】见壮药 Gogingj 棵劲项下。

【分 布】见壮药 Gogingj 棵劲项下。

【采 制】全年均可采挖，洗净，切段，晒干。

【应 用】瑶医 微苦、辛，温。属风打相兼药。清热解毒，祛风解表，行气止血，消肿，镇咳。用于治疗标蛇痧（感冒发热），怒哈（咳嗽），哈鲁（哮喘），卡西闷（胃脘痛，胃寒痛，胃热痛），泵卡西众（消化不良），月窖桨辣贝（结石），身谢（湿疹、皮肤瘙痒），皮炎。

中医 微苦、辛，温。归肺、胃经。祛风解表，止咳化痰，理气止痛。用于治疗感冒，咳嗽，慢性支气管炎，哮喘，风湿痹痛，胃痛，泻痢。

【用法用量】内服煎汤，6—30 克（鲜品 30—60 克）。外用适量。

【备 注】收入《广西壮族自治区瑶药质量标准（第一卷）》DYB45-GXYYC0027-2014。

风箱树

瑶文 Uomh ziemx buerng

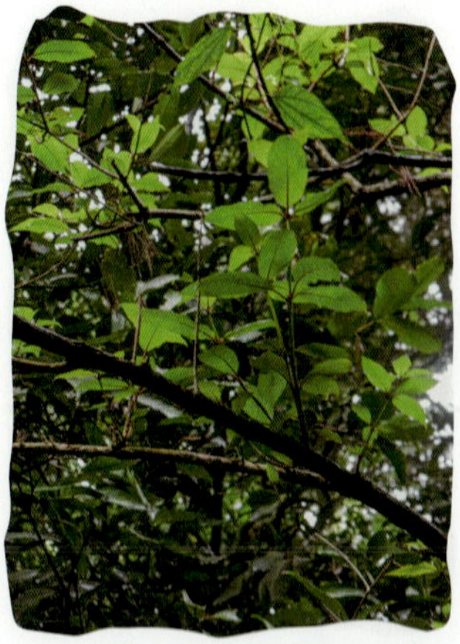

【瑶 药 名】温浸崩（水浸风）。

【中 药 名】风箱树。

【药用部位】根和藤茎。

【基源植物】茜草科植物风箱树 *Cephalanthus tetrandrus*（Roxb.）Ridsd. et Bakh. f.。

【植物形态】落叶灌木或小乔木。嫩枝近四棱柱形，被短柔毛，老枝圆柱形，褐色，无毛。叶对生或轮生，近革质，卵形至卵状披针形，顶端短尖，基部圆形至近心形，上面无毛至疏被短柔毛，下面无毛或密被柔毛。头状花序，顶生或腋生，萼裂片 4 枚，顶端钝，密被短柔毛，边缘裂口处常有黑色腺体 1 枚。花冠白色，外面无毛，内面有短柔毛，花冠裂片长圆形，裂口处通常有 1 枚黑色腺体。柱头棒形，伸出于花冠外。种子褐色，具翅状苍白色假种皮。花期春末夏初。

【分　　布】分布于广西、广东、海南、湖南、福建、江西、浙江、台湾。喜生于略荫蔽的水沟旁或溪畔。

【采　　制】全年可采，洗净，切片，晒干。

【应　　用】瑶医　苦，凉。属打药。清热化湿，理肺化痰，消肿止痛。用于治疗肺热痰湿的狂症，港虷泵卡西（肠炎腹泻），碰累（痢疾），卡西闷（胃痛），更喉闷（咽喉肿痛），崩闭闷（风湿痛、类风湿性关节炎），牙闷（牙痛），布标（甲状腺肿大），眸名肿毒（无名肿毒），身谢（湿疹）。

中医　苦，凉。归肺经。清热利湿，散瘀消肿。用于治疗感冒发热，咳嗽，咽喉肿痛，肝炎，尿路感染，盆腔炎，睾丸炎，风湿性关节炎，痈肿，跌打损伤。

【用法用量】内服煎汤，15—30 克。外用适量。

【备　　注】收入《广西壮族自治区瑶药质量标准（第一卷）》DYB45-GXYYC0036-2014。

【考　证】《广西本草选编》：『味苦，性凉。清热利湿，祛痰止咳。治感冒发热，支气管炎，肺炎……』

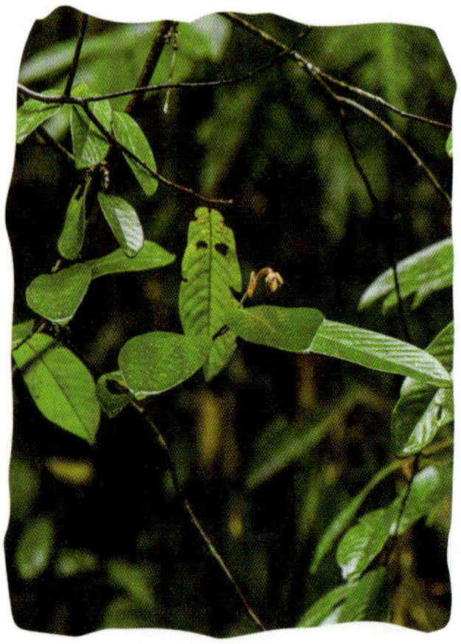

牛耳风

瑶文 Ngungh muh normh buerng

【考　证】

《广西药用植物名录》：『祛风湿，强筋骨，活血止痛。用于小儿麻痹后遗症……』

【瑶 药 名】翁母挪崩（牛耳风）。

【中 药 名】牛耳风。

【药用部位】干燥地上部分。

【基源植物】番荔枝科植物黑风藤 *Fissistigma polyanthum*（Hook.f.et Thoms.）Merr.。

【植物形态】攀援灌木。根黑色，撕裂有强烈香气。枝条灰黑色或褐色，被短柔毛，老渐无毛。叶近革质，长圆形或倒卵状长圆形，有时椭圆形，顶端急尖或圆形，有时微凹，叶面无毛，叶背被短柔毛。叶柄长被短柔毛。花小，花蕾圆锥状，顶端急尖，通常 3—7 朵集成密伞花序，花序广布于小枝上，腋生、与叶对生或腋外生，被黄色柔毛。萼片阔三角形，被柔毛。外轮花瓣卵状长圆形，外面密被黄褐色短柔毛，内面无毛，内轮花瓣长圆形。果圆球状，被黄色短柔毛。种子椭圆形，扁平，红褐色。花期几乎全年，果期 3—10 月。

【分　　布】分布于广西、广东、云南、贵州和西藏。常生于山谷和路旁林下。

【采　　制】全年可采，切段，晒干。

【应　　用】瑶医　苦、涩，平。属风药。祛风活络，安神镇痉，消肿止痛。用于治疗谷阿照拍（小儿麻痹、小儿麻痹后遗症），崩闭闷（风湿痛、类风湿性关节炎），面闭（面神经麻痹），锥碰江闷（坐骨神经痛），辣给昧对（月经不调），播冲（跌打损伤）。

中医　甘，温。归肝、肾经。祛风湿，强筋骨，活血止痛，调经之功。用于治疗小儿麻痹后遗症，风湿性关节炎，类风湿性关节炎，跌打肿痛，月经不调。

【用法用量】内服煎汤，15—30 克。外用适量。

【备　　注】收入《广西壮族自治区瑶药质量标准（第一卷）》DYB45-GXYYC0032-2014。

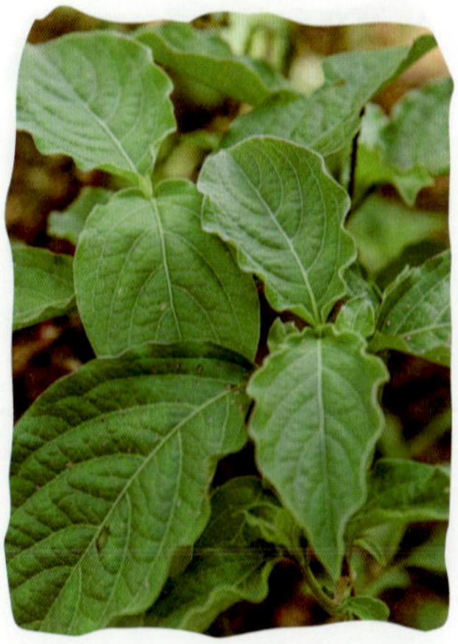

倒扣草

瑶文 Ngungh cietv buerng

【瑶 药 名】翁切崩（牛膝风）。

【中 药 名】倒扣草。

【药用部位】干燥全草。

【基源植物】苋科植物土牛膝 *Achyranthes aspera* L.。

【植物形态】见壮药 Godazdauq 棵达刀项下。

【分　　布】见壮药 Godazdauq 棵达刀项下。

【采　　制】夏、秋二季花果期采挖，除去杂质，晒干。

【应　　用】瑶医　苦、酸，平。属风打相兼药。舒筋活络，强筋壮骨，活血散瘀，清热利湿。用于治疗月窖桨辣贝（尿路结石，膀胱结石，肾结石），布醒蕹（肾炎水肿），崩闭闷（风湿痛、类风湿性关节），播冲（跌打损伤），辣给昧对（月经不调），翁堵（癥瘕、积聚），眸名肿毒（痈疮肿毒）。

中医　甘、淡，凉。归肝、肺、膀胱经。解表清热，利湿。用于治疗外感发热，咽喉肿痛，烦渴，风湿性关节痛。

【用法用量】内服煎汤，15—30 克。

【备　　注】收入《广西壮族自治区瑶药质量标准（第一卷）》DYB45-GXYYC00102-2014。

【考　证】

《滇南本草》：『味酸。治疗疮疽疽，捣烂，敷患处。亦能打胎。』

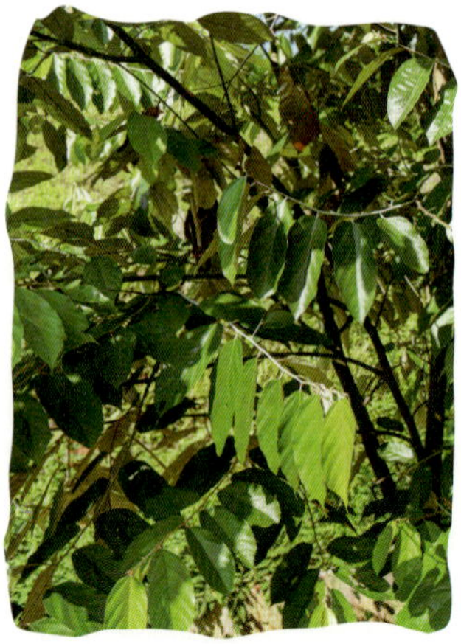

翻白叶树

瑶文 Bienh maengx buerng

【考证】

《岭南采药录》：『善祛风湿，凡脚气、脚弱、痹痛……』

【瑶药名】扁面崩（半边风）。

【中药名】翻白叶树。

【药用部位】干燥全株。

【基源植物】梧桐科植物翻白叶树 *Pterospermum heterophyllum* Hance.。

【植物形态】乔木。树皮灰色或灰褐色。小枝被黄褐色短柔毛。叶二形，生于幼树或萌蘖枝上的叶盾形，掌状 3—5 裂，基部截形而略近半圆形，上面几无毛，下面密被黄褐色星状短柔毛。叶柄长被毛。生于成长的树上的叶矩圆形至卵状矩圆形，顶端钝、急尖或渐尖，基部钝、截形或斜心形，下面密被黄褐色短柔毛。花单生或 2—4 朵组成腋生的聚伞花序。花青白色。蒴果木质，矩圆状卵形，被黄褐色绒毛，顶端钝，基部渐狭，果柄粗壮。种子具膜质翅。花期秋季。

【分布】分布于广西、广东、福建、海南等地。生山野间或栽培。

【采制】全年可采，干燥。

【应用】瑶医　甘、淡，微温。属打药。祛风除湿，消肿止痛，舒筋活络，利关节。用于治疗崩闭闷（风湿痛、类风湿性关节炎），荣古瓦崩（产后风、产后风湿、产后骨痛），扁免崩（中风偏瘫），播冲（跌打损伤）及碰脑（骨折）。

中医　辛、甘、淡，微温。归心、肝经。祛风除湿，舒筋活络。用于治疗风湿骨痛，手足麻痹，产后风，跌打肿痛，外伤出血。

【用法用量】内服煎汤，30—60 克。外用适量，煎水洗或鲜叶捣敷。

【备注】收入《广西壮族自治区瑶药质量标准（第一卷）》DYB45-GXYYC0144-2014。

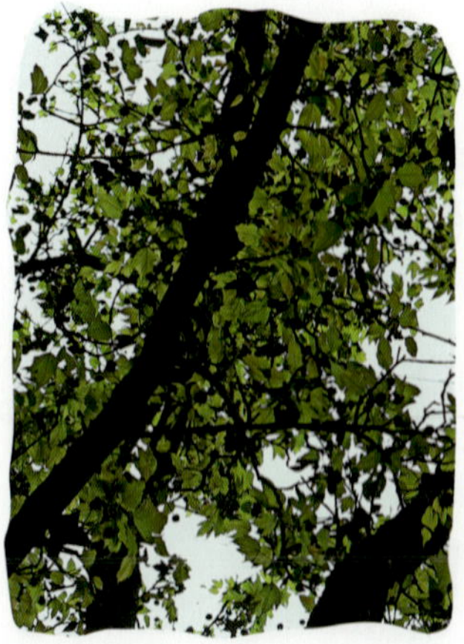

半枫荷

瑶文 Bienh hoc buerng

【考　证】《广西本草选编》：『用于风湿痹痛，跌打损伤……』

【瑶 药 名】扁荷崩（半荷风）。

【中 药 名】半枫荷。

【药用部位】干燥地上部分。

【基源植物】金缕梅科植物半枫荷 *Semiliquidambar cathayensis* Chang。

【植物形态】常绿或半常绿乔木。树皮灰色。叶互生，簇生于枝顶，托叶线形，早落。叶多型，不分裂，掌状 3 裂或 1 侧裂，常为卵状椭圆形，先端渐尖，基部阔楔形，边缘有具腺锯齿，具基出脉 3 条。花多密集成圆头状花序，雌雄同株，雌花序单生，总花梗长达 4.5 厘米。雌花单被，萼筒与子房合生，萼齿短。子房半下位，2 室，花柱 2 枚，胚珠多数。雄花序排成总状。无花被。雄蕊多数，花丝极短。蒴果密集，长椭圆形，顶孔开裂。种子具翅，黑褐色。花期 3—4 月，果期 9—10 月。

【分　　布】分布于广西、广东、江西、海南、贵州等地。生于湿润肥沃的山坡杂木林中、溪边和路旁。

【采　　制】全年可采，切段，晒干。

【应　　用】瑶医　淡、涩，微温。属风打相兼药。祛风除湿，活血散瘀。用于治疗崩闭闷（风湿痛、类风湿性关节炎），改闷（腰痛，腰肌劳损），播冲（跌打损伤），荣古瓦崩（产后风），扁免崩（中风偏瘫）。

中医　涩、微苦，温。归肝经。祛风湿，活血散瘀。用于治疗风湿性关节炎，腰腿痛，跌打肿痛。

【用法用量】内服煎汤，10—30 克。外用适量。

【注　　意】孕妇禁服。

【备　　注】收入《广西壮族自治区瑶药质量标准（第一卷）》DYB45-GXYYC0050-2014。

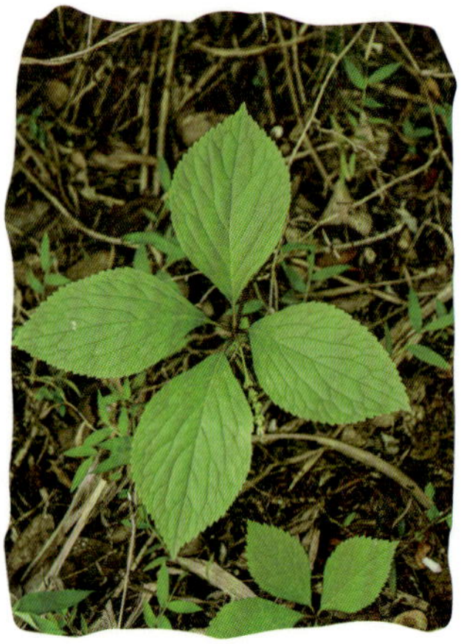

土细辛

瑶文 Feix gueix buerng

【考　证】

《广西中草药》：『味辛，性温，有小毒。祛风镇痛，活血散瘀，消肿解毒。治风湿关节炎……』

【瑶 药 名】肥桂崩（四季风）。

【中 药 名】土细辛。

【药用部位】干燥全株。

【基源植物】金粟兰科植物丝穗金粟兰 *Chloranthus fortunei*（A.Gray）Solms-Laub。

【植物形态】多年生直立草本。根茎粗短，密生多数细长须根。单生或数个丛生，下部节上对生 2 片鳞状叶。叶对生，一般 4 片生于茎上部。鳞状叶三角形。托叶钻形。叶片纸质，宽椭圆形、长椭圆形或倒卵形，先端短尖，基部宽楔形，边缘有锯齿，齿尖有一腺体，近基部全缘。顶生穗状花序单一。苞片倒卵形。花白色，雄蕊 3，药隔基部合生，着生于子房上部外侧，中央药隔具 1 个 2 室的花药，两侧药隔各具 1 个 1 室的花药，药隔伸长成丝状，药室在药隔的基部。子房倒卵形，无花柱。核果球形。花期 4—5 月，果期 5—6 月。

【分　　布】分布于广西、广东、台湾、湖北、湖南、四川。生山坡林下阴湿处或草丛中。

【采　　制】全年可采，晒干。

【应　　用】瑶医　苦、辛，温，有毒。属打药。散寒止咳，解毒消肿，活血止痛，祛风除湿。用于治疗崩闭闷（风湿痛、类风湿性关节），谷阿惊崩（小儿惊风），播冲（跌打损伤），眸名肿毒（痈疮肿毒），囊暗（毒蛇咬伤）。

中医　辛、苦，温，有小毒。归肺、肝经。祛风散寒，解毒消肿。用于治疗风湿性关节炎，慢性肠胃炎，菌痢，风寒咳嗽，跌打肿痛，疮疖肿毒。

【用法用量】内服煎汤，0.5—3 克。外用，10—30 克。

【注　　意】有心脏病、吐血病史者，孕妇忌服。

【备　　注】收入《广西壮族自治区瑶药质量标准（第一卷）》DYB45-GXYYC0009-2014。

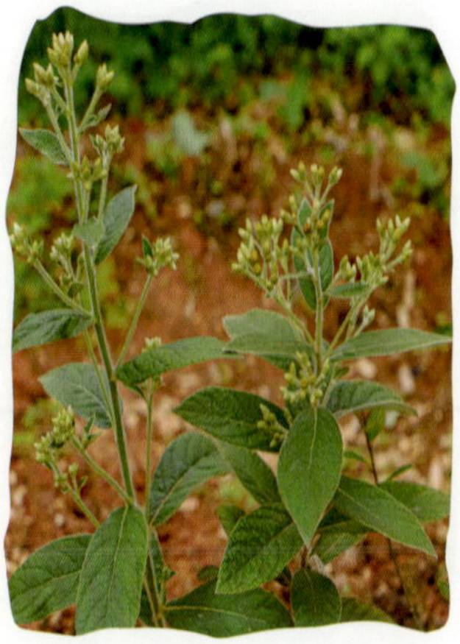

羊耳菊

瑶文 Baeqc minc buerng

【考证】《广西本草选编》：『味微苦、辛、甘，气香，性温。行气止痛……』

【瑶 药 名】别免崩（白面风）。
【中 药 名】羊耳菊。
【药用部位】干燥地上部分。
【基源植物】菊科植物羊耳菊 *Duhaldea cappa*。
【植物形态】见壮药 Nyafaedmox 雅粉抹项下。
【分　　布】见壮药 Nyafaedmox 雅粉抹项下。
【采　　制】夏、秋二季采割，除去杂质，干燥。
【应　　用】瑶医　微苦，温。属风打相兼药。行气止痛，健脾消食、舒筋活络，祛风消肿，化痰定喘。用于治疗崩闭闷（风湿痛、类风湿性关节炎），哈紧（气管炎，支气管炎），尼椎虷（肾炎），篮虷（肝炎），胆纲虷（胆囊炎），布种（疟疾），泵卡西（腹泻），哈轮（感冒发热），辣给昧对（月经不调），辣给闷（痛经），囊暗（毒蛇咬伤），布病闷（十二指肠溃疡，胃溃疡）。

中医　辛、微苦，温。归肝、脾经。祛风，利湿，行气化滞。用于治疗风湿关节痛，胸膈痞闷，疟疾，痢疾，泄泻，产后感冒，肝炎，痔疮，疥癣。

【用法用量】内服煎汤，15—30 克。外用适量。
【备　　注】收入《广西壮族自治区瑶药质量标准（第一卷）》DYB45-GXYYC0063-2014。

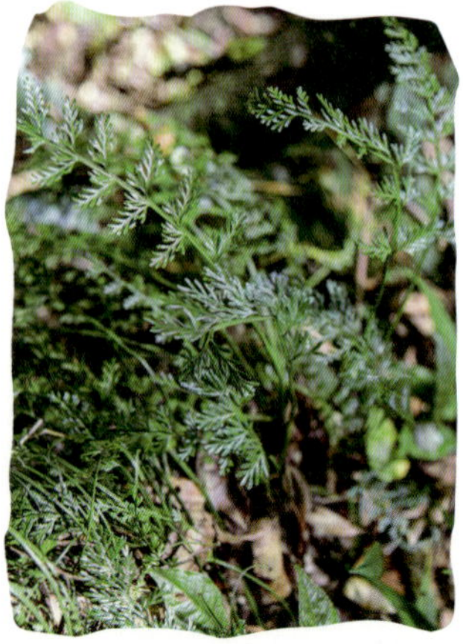

倒生根

瑶文 Ziqc zaangc buerng

【考证】

《广西药用植物名录》：『清热解毒，止血。用于咽喉炎，口腔炎，痢疾，肺结核……』

【瑶 药 名】及掌崩（石上风）。

【中 药 名】倒生根。

【药用部位】干燥全草。

【基源植物】铁角蕨科植物长叶铁角蕨 *Asplenium prolongatum* Hook.。

【植物形态】多年生草本。根状茎短，直立，被卵状披针形的粗筛孔状鳞片。叶丛生，叶柄无毛，淡绿色。2 回羽状复叶，线形，先端突出 1 长尾。羽片多数，矩圆形，下部羽片稍缩短，基部不相等，有极短的柄，小羽片狭线形，先端钝，上具细脉 1 条，基部向上小羽片再分裂。草质，绿色。孢子囊群线形，每小羽片上 1 枚。囊群盖膜质，向上开口。

【分 布】分布于广西、广东、湖南、湖北、浙江、江西、福建、台湾、四川、贵州、云南南部及西部。附生林中树干上或潮湿岩石上，海拔 150—1800 米。

【采 制】全年采收，除去杂质，洗净，晒干。

【应 用】瑶医 涩、苦、辛，平。属风打相兼药。清热解毒，活血散结，止血生肌，祛风止痛。用于治疗哈轮伯公闷（感冒头痛），撸藏（吐血），毕藏（衄血），播冲（跌打损伤），崩闭闷（风湿痛、类风湿性关节炎），荣古瓦崩（产后风）。

中医 辛、苦，平。归肝、肺、膀胱经。活血化瘀，祛风湿，通关节。用于治疗吐血，衄血，咳嗽痰多，黄肿，跌打损伤，筋骨疼痛。

【用法用量】内服煎汤，15—30 克。

【备 注】收入《广西壮族自治区瑶药质量标准（第一卷）》DYB45-GXYYC0103-2014。

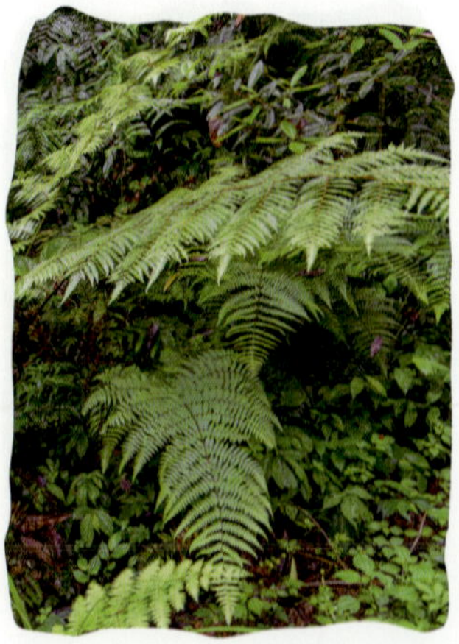

桫椤

瑶文 Luerngh mbungv buerng

【瑶 药 名】龙进崩（龙骨风）。

【中 药 名】桫椤。

【药用部位】干燥茎干。

【基源植物】桫椤科植物桫椤 *Alsophila spinulosa*（Wall.ex Hook）R.M.Tryon。

【植物形态】茎干高达 6 米。叶螺旋状排列于茎顶端，茎段端和拳卷叶以及叶柄的基部密被鳞片和糠秕状鳞毛，鳞片暗棕色，有光泽，狭披针形，先端呈褐棕色刚毛状，两侧有窄而色淡的啮齿状薄边，通常棕色或上面较淡，连同叶轴和羽轴有刺状突起，背面两侧各有一条不连续的皮孔线，向上延至叶轴。叶片大，长矩圆形。三回羽状深裂。羽片 17—20 对，互生，基部一对缩短。二回羽状深裂，小羽片 18—20 对。一回羽状深裂。裂片 18—20 对，斜展。羽轴、小羽轴和中脉上面被糙硬毛，下面被灰白色小鳞片。孢子囊群孢生于侧脉分叉处，靠近中脉，有隔丝，囊托突起，囊群盖球形，膜质。囊群盖球形，薄膜质，外侧开裂，易破，成熟时反折覆盖于主脉上面。

【分　　布】分布于广西、广东、福建、台湾、海南等。生于山地溪傍或疏林中，海拔 260—1600 米。

【采　　制】全年可采，削去坚硬外皮，切片，晒干。

【应　　用】瑶医　苦、涩，平。属风药。祛风利湿，活血散瘀，清热解毒，止咳平喘，强筋骨。用于治疗风湿骨痛、感冒发热、慢性支气管炎、肺炎、哮喘、胆囊炎、风火牙痛、胃气痛、肾虚腰痛、肾炎水肿、骨鲠喉。

中医　微苦，平。肾，胃，肺经。祛风除湿，活血通络，止咳平喘，清热解毒，杀虫。用于治疗风湿痹痛，肾虚腰痛，跌打损伤，小肠气痛，风火牙痛，咳嗽，哮喘，疥癣，蛔虫病，蛲虫病；也可用于预防流感。

【用法用量】内服煎汤，15—30 克。外用适量，煎水洗。

【考　证】

《岭南采药录》：『治哮喘咳嗽，内伤吐血，骨痛，腹痛……』

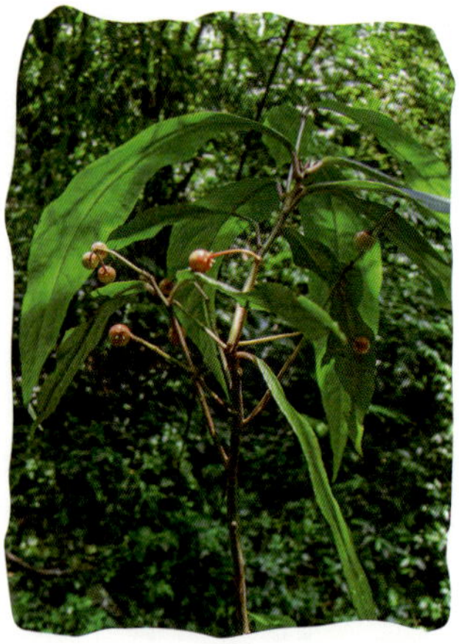

百两金

瑶文 Hlauh normh buerng

【考 证】

《广西本草选编》：『活血散瘀，消肿止痛。治跌打肿痛，骨折，内伤瘀积……』

【瑶 药 名】老农崩（竹叶风）。

【中 药 名】百两金。

【药用部位】干燥全株。

【基源植物】紫金牛科植物百两金 *Ardisia crispa*（Thunb.）A. DC.。

【植物形态】灌木。具匍匐根茎，直立茎除侧生特殊花枝外，无分枝，花枝多，幼嫩时具细微柔毛或疏鳞片。叶片膜质或近坚纸质，椭圆状披针形或狭长圆状披针形，顶端长渐尖，稀急尖，基部楔形，全缘或略波状，具明显的边缘腺点，两面无毛，背面多少具细鳞片，无腺点或具极疏的腺点，侧脉约 8 对，边缘脉不明显。伞形花序，着生于侧生特殊花枝顶端。花瓣白色或粉红色，卵形。果球形，鲜红色，具腺点。花期 5—6 月，果期 10—12 月。

【分 布】分布于长江流域以南。生于海拔 100—2400 米的山谷、山坡，疏、密林下或竹林下。

【采 制】夏、秋二季茎叶茂盛时采挖，除去泥沙，干燥。

【应 用】瑶医 苦、辛，平。属风打相兼药。活血散瘀，消肿止痛，舒筋活络，清热利咽，化痰止咳。用于治疗更喉闷（咽喉肿痛，咽炎），桨蛾（扁桃腺炎），哈路怒哈（肺痨咳嗽），布醒蕹（肾炎水肿），崩闭闷（风湿痛、类风湿性关节炎），辣给昧对（闭经），荣古瓦卡西闷（产后瘀滞腹痛），播冲（跌打损伤），囊暗（毒蛇咬伤）及补癣（疥癣）。

中医 苦、辛、微咸，凉。归肝、肺经。清热利咽，祛痰利湿，活血解毒。用于治疗喉肿痛，咳嗽咯痰不畅，湿热黄疸，小便淋痛，风湿痹痛，跌打损伤，疔疮，无名肿毒，蛇虫咬伤。

【用法用量】内服煎汤，9—30 克。外用适量。

【注 意】湿热中阻者慎用。

【备 注】收入《广西壮族自治区瑶药质量标准（第一卷）》DYB45-GXYYC0054-2014。

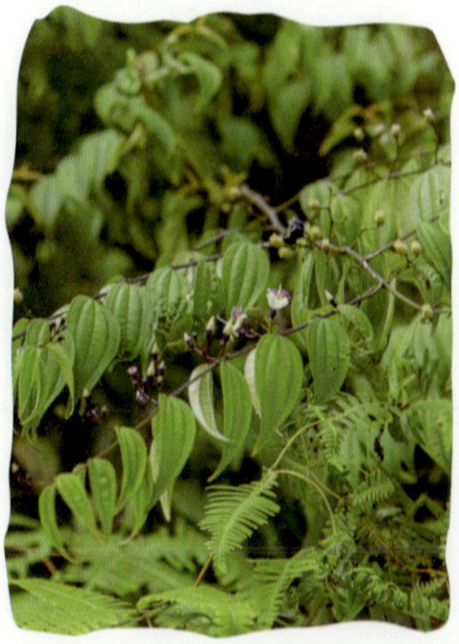

黄稔根

瑶文 Siqv nyaatc buerng

【考　证】《广西药用植物名录》：『味苦、酸，性平，熄风定惊。……』

【瑶 药 名】使及崩（红节风）。

【中 药 名】黄稔根。

【药用部位】全株。

【基源植物】野牡丹科植物北酸脚杆 *Medinilla septentrionalis*（W. W. Smith）H. L. Li。

【植物形态】灌木或小乔木。有时呈攀援状灌木，分枝多；小枝圆柱形，无毛。叶片纸质或坚纸质，披针形、卵状披针形至广卵形，顶端尾状渐尖，基部钝或近圆形，边缘在中部以上具疏细锯齿，5 基出脉，叶面无毛，基出脉下凹，背面多少具糠秕，基出脉及侧脉隆起，细脉网状。花萼钟形，具极疏的腺毛或几无，密布小突起，具钝棱，裂片不明显，具小突尖头。花瓣粉红色、浅紫色或紫红色，三角状卵形，顶端钝急尖，下部略偏斜。浆果坛形，种子密被小突起。花期 6—9 月，果期 2—5 月。

【分　　布】分布于广西、广东、云南。生于海拔 200—1760 米的山谷、山坡密林中或林缘阴湿处。

【采　　制】全年可采收，除去杂质，干燥。

【应　　用】瑶医　淡、涩，平。属风打相兼药。清热解毒，止血凉血，消肿止痛。用于治疗哈轮（感冒发热），谷阿惊崩（小儿惊风），碰累（痢疾），月藏（尿血），辣给味对（月经不调），牙龈出血及牙周炎。

中医　苦、酸，平。归肝、大肠经。息风定惊，清解热毒，凉血止血，消肿止痛。用于治疗小儿惊风，热感冒，尿淋尿血，月经不调，牙龈出血，牙周炎。

【用法用量】内服煎汤，15—30 克。外用适量。

【备　　注】收入《广西壮族自治区瑶药质量标准（第一卷）》DYB45-GXYYC0111-2014。

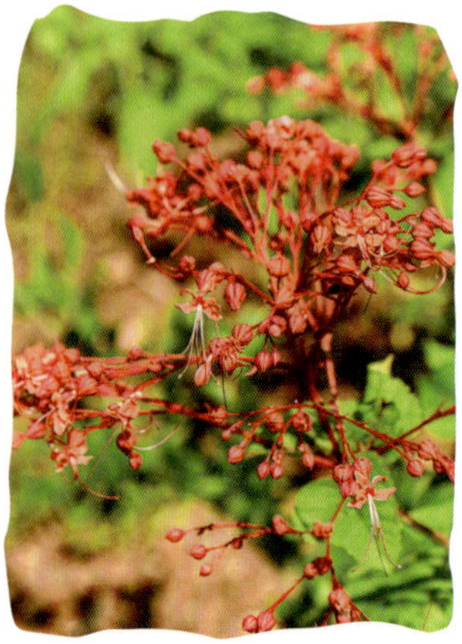

赪桐

瑶文 Hongh ningv buerng

【考　证】

《广西本草选编》：『祛风利湿，散瘀消肿。治风湿骨痛……』

【瑶 药 名】红宁崩（红顶风）。

【中 药 名】赪桐。

【药用部位】地上部分。

【基源植物】马鞭草科植物赪桐 *Clerodendrum japonicum* (Thunb.) Sweet。

【植物形态】见壮药 Gocwnhdoengz 棵赪桐项下。

【分　　布】见壮药 Gocwnhdoengz 棵赪桐项下。

【采　　制】全年可采，干燥或鲜用。

【应　　用】瑶医　微甘、淡，凉。属风打相兼药。清热解毒，祛风除湿，排脓消肿，除湿降逆。用于治疗哈轮（感冒发热），哈路怒哈（肺痨咳嗽），怒藏（咯血），月藏（尿血），碰累（痢疾），改闷（腰痛，腰肌劳损），崩闭闷（风湿痛、类风湿性关节炎），辣给昧对（月经不调），谷瓦卜断（子宫脱垂），娄精（遗精）及眸名肿毒（疔疮肿毒）。

中医　辛、甘，凉。归肺、肝、肾经。清肺热，散瘀肿，凉血止血，利小便。用于治疗偏头痛，跌打瘀肿，痈肿疮毒，肺热咳嗽，热淋，小便不利，咳血，尿血，痔疮出血，风湿骨痛。

【用法用量】内服煎汤，15—30 克。外用适量。

【备　　注】收入《广西壮族自治区瑶药质量标准（第一卷）》DYB45-GXYYC0133-2014。

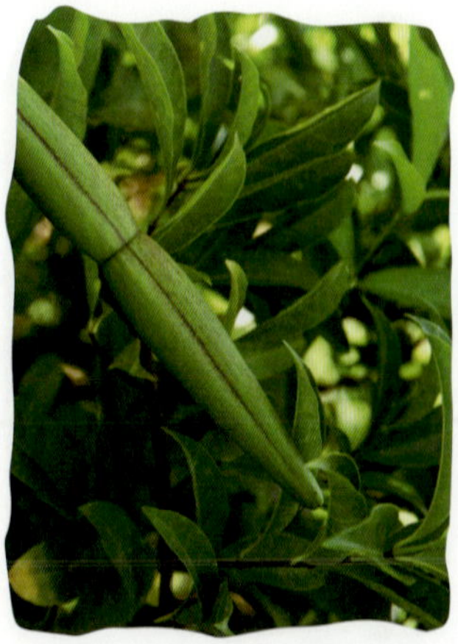

羊角拗

瑶文 Yungh gorqv buerng

【考　证】《岭南草药志》：『外用杀虫，拔肿毒，通痹，续骨。』

【瑶　药　名】永各崩（羊角风）。

【中　药　名】羊角拗。

【药用部位】干燥全株。

【基源植物】夹竹桃科植物羊角拗 *Strophanthus divaricatus*（Lour.）Hook.et Arn.。

【植物形态】灌木，全株无毛，上部枝条蔓延，棕褐色或暗紫色，密被灰白色圆形的皮孔。叶薄纸质，椭圆状长圆形，顶端短渐尖或急尖，基部楔形，边缘全缘，叶面深绿色，叶背浅绿色，两面无毛。聚伞花序顶生，通常着花 3 朵。苞片和小苞片线状披针形。花黄色。萼片披针形，绿色或黄绿色，内面基部有腺体。花冠漏斗状，花冠筒下部圆筒状，上部渐扩大呈钟状，花冠裂片外弯，顶端延长成一长尾带状，裂片内面具由 10 枚舌状鳞片组成的副花冠，高出花冠喉部，白黄色。雄蕊内藏，着生在冠簷基部。子房半下位，由 2 枚离生心皮组成。蓇葖广叉开，外果皮绿色，干时黑色，具纵条纹。种子纺锤形、扁平。具种毛，有光泽。花期 3—7 月，果期 6 月至翌年 2 月。

【分　　布】分布于于广西、广东、贵州、云南和福建等地。野生于丘陵山地、路旁疏林中或山坡灌木丛中。

【采　　制】全年可采，洗净，切片，晒干。

【应　　用】瑶医　苦、微辛，寒，有毒。属打药。祛风通络，散瘀止痛，杀虫止痒。用于治疗崩闭闷（风湿痛、类风湿性关节炎），谷阿照拍（小儿麻痹、小儿麻痹后遗症），样琅病（高血压病），努脑痨（淋巴结结核），播冲（跌打损伤），囊暗（蛇虫咬伤），布锥累（痈疮）及补癣（疥癣）。

中医　苦，寒，有大毒。归心、肝经。祛风湿，通经络，解疮毒，杀虫。用于治疗风湿痹痛，小儿麻痹后遗症，跌打损伤，痈疮，疥癣。

【用法用量】外用适量。

【注　　意】禁止内服。

【备　　注】收入《广西壮族自治区瑶药质量标准（第一卷）》DYB45-GXYYC0065-2014。

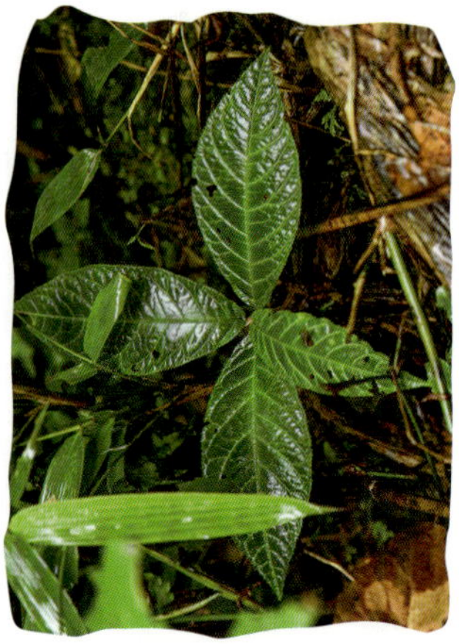

走马胎

瑶文 Nziaamh buerng

【考　证】

《生草药性备要》：『祛风湿，除酒病，治走马风。』

【瑶 药 名】藏崩（血风）。

【中 药 名】走马胎。

【药用部位】干燥根及根茎。

【基源植物】紫金牛科植物走马胎 *Ardisia gigantifolia* Stapf。

【植物形态】见壮药 Gofunghlwed 棵封勒项下。

【分　　布】见壮药 Gofunghlwed 棵封勒项下。

【采　　制】全年可采，洗净，除去须根，干燥。

【应　　用】瑶医　苦、微辛，温。属风打相兼药。祛风活络，消肿止痛，生肌止血。用于治疗崩闭闷（风湿痛、类风湿性关节炎），播冲（跌打损伤），扁免崩（中风偏瘫），荣古瓦崩（产后风），本藏（贫血），辣给昧对（闭经），辣给闷（痛经），产后体弱头晕。

中医　辛，温。归肝经。祛风湿，壮筋骨，活血祛瘀。用于治疗风湿筋骨疼痛，跌打损伤，产后血瘀，痈疽溃疡。

【用法用量】内服煎汤，9—30 克。

【备　　注】收入《广西壮族自治区瑶药质量标准（第一卷）》DYB45-GXYYC0073-2014。

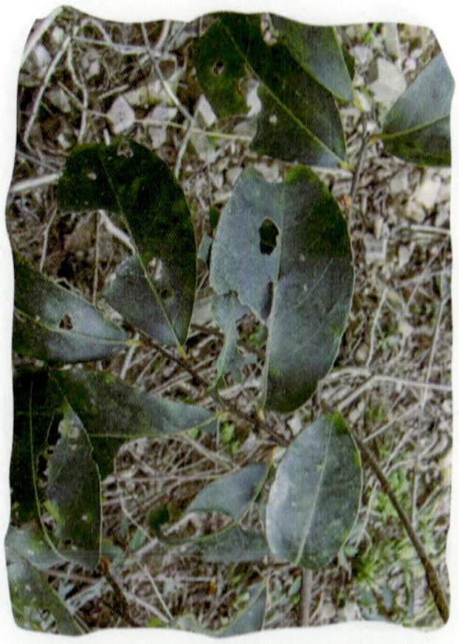

过山枫

瑶文 Guiex gemh buerng

【考　证】《广西本草选编》：『活血通络，解毒消肿。治风湿腰腿痛，瘫痪……』

【瑶 药 名】过更崩（过山风）。

【中 药 名】过山枫。

【药用部位】干燥藤茎。

【基源植物】卫矛科植物过山枫 *Celastrus aculeatus* Merr.。

【植物形态】小枝幼时被棕褐色短毛；冬芽圆锥状，基部芽鳞宿存，有时坚硬成刺状。叶多椭圆形或长方形，先端渐尖或窄急尖，基部阔楔稀近圆形，边缘上部具疏浅细锯齿，下部多为全缘，侧脉多为 5 对，干时叶背常呈淡棕色，两面光滑无毛，或脉上被有棕色短毛；叶柄长 10—18 毫米。聚伞花序短，腋生或侧生，通常 3 花。花瓣长方披针形，花盘稍肉质，全缘。蒴果近球状，宿萼明显增大。种子新月状或弯成半环状，表面密布小疣点。

【分　　布】分布于广西、广东、浙江、福建、江西及云南。生长于海拔 100—1000 米的山地灌丛或路边疏林中。

【采　　制】全年均可采收，除去杂质，晒干。

【应　　用】瑶医　涩、微苦，凉，有小毒。属打药。清热解毒，消瘀止痛，祛风除湿，消肿止痒。用于治疗锥碰江闷（坐骨神经痛），崩闭闷（风湿痛、类风湿性关节），播冲（跌打损伤）及身谢（湿疹）。

中医　微苦，平。归心、肝、肾经。祛风除湿，行气活血，消肿解毒。用于治疗风湿痹痛等症。

【用法用量】内服煎汤，15—20 克。外用适量。

【备　　注】收入《广西壮族自治区瑶药质量标准（第一卷）》DYB45-GXYYC0056-2014。

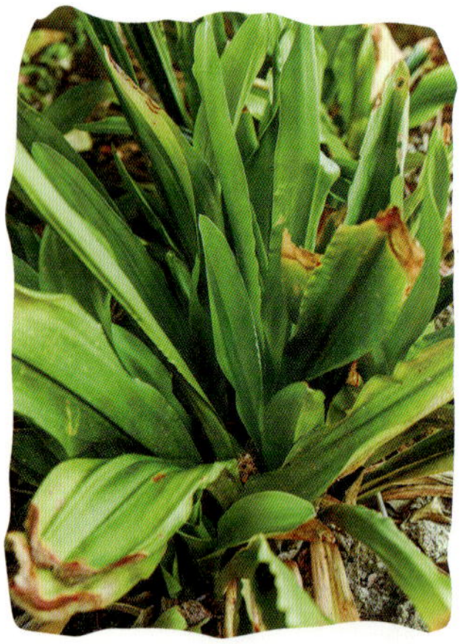

开口箭

瑶文 Guiex nyaatv buerng

【考　证】《广西药用植物名录》:『用于痢疾,毒蛇咬伤,白喉,风湿骨痛……』

【瑶 药 名】过牙崩(过节风)。

【中 药 名】开口箭。

【药用部位】根茎。

【基源植物】百合科植物开口箭 *Campylandra chinensis* (Baker) M. N. Tamura et al.。

【植物形态】见壮药 Goywgun 棵於捆项下。

【分　　布】见壮药 Goywgun 棵於捆项下。

【采　　制】全年均可采收,干燥或鲜用。

【应　　用】瑶医　苦、涩,平,有小毒。属打药。清热解毒,祛风除湿,拔毒散结,散瘀止痛。用于治疗崩闭闷(风湿痛、类风湿性关节),辣给昧对(月经不调),卡西闷(胃痛、腹痛),哈路怒哈(肺痨咳嗽),更喉闷(咽喉肿痛),牙闷(牙痛),囊中病(蛔虫病、蛲虫病、钩虫病),改布闷(腰腿痛),播冲(跌打损伤),囊暗(蛇虫咬伤),眸名肿毒(痈疮肿毒),古岸闷(犬咬外伤)。

中医　苦、辛,寒,有毒。归肺、胃、肝经。清热解毒,祛风除湿,散瘀止痛。用于治疗白喉,咽喉肿痛,风湿痹痛,跌打损伤,胃痛,痈肿疮毒,毒蛇咬伤。

【注　　意】内服煎汤,3—9克(鲜品9—25克)。外用适量。

【备　　注】收入《广西壮族自治区瑶药质量标准(第一卷)》DYB45-GXYYC0031-2014。

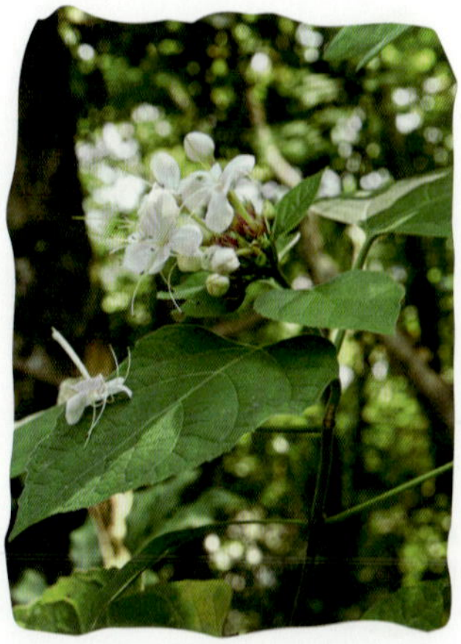

臭茉莉

瑶文 Guiex zingh buerng

【考　证】《生草药性备要》："洗疥癞风肿。"

【瑶 药 名】过景崩（过墙风）。

【中 药 名】臭茉莉。

【药用部位】全草。

【基源植物】马鞭草科植物臭茉莉 *Clerodendrum chinense* var. *simplex*（Moldenke）S. L. Chen。

【植物形态】植物体被毛较密，伞房状聚伞花序较密集，花较多，苞片较多，花单瓣，较大，花萼长 1.3—2.5 厘米，萼裂片披针形，长 1—1.6 厘米，花冠白色或淡红色，花冠管长 2—3 厘米，裂片椭圆形，长约 1 厘米。核果近球形，成熟时蓝黑色。宿萼增大包果。花果期 5—11 月。

【分　　布】分布于广西、云南、贵州。生于海拔 650—1500 米的林中或溪边。

【采　　制】全年可采。洗净，切片，晒干或鲜用。

【应　　用】瑶医　苦、辛，凉。属打药。祛风除湿，活血止痛，清热解毒。用于治疗崩闭闷（风湿痛、类风湿性关节炎），改布闷（腰腿痛），播冲（跌打损伤），碰脑（骨折），望胆篮虷（黄疸型肝炎），哈紧（支气管炎），肺脓疡，样琅病（高血压病），谷瓦卜断（子宫脱垂），辣给昧对（月经不调），荣古瓦崩（产后风），布标（甲状腺肿大），改窟闷（痔疮），汪逗卜冲（水火烫伤，烧伤）。

中医　苦、辛，温。归心、脾、肾经。祛风湿，强筋骨，活血消肿。用于治疗风温痹痛，脚气水肿，跌打扭伤，血瘀肿痛，痔疮脱肛，痒疹疥疮，慢性骨髓炎。

【用法用量】内服煎汤，15—30 克。外用适量。

【注　　意】孕妇慎服。

【备　　注】收入《广西壮族自治区瑶药质量标准（第一卷）》DYB45-GXYYC0104-2014。

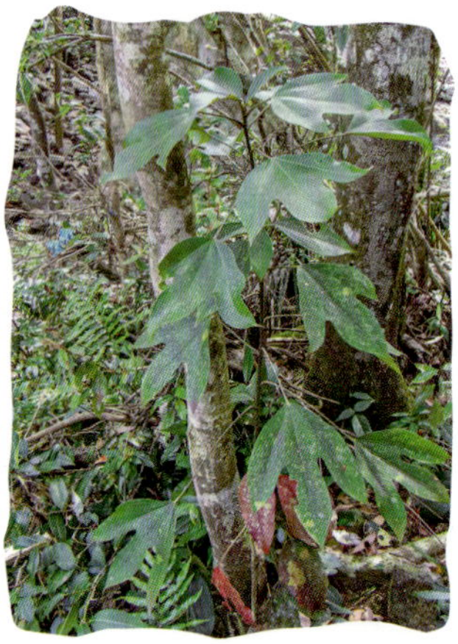

枫荷桂

瑶文 Yiemh yaangh buerng

【考　证】
《广西本草选编》：『味甘、微辛。主治风湿痹痛，腰肌劳损，小儿麻痹后遗症……』

【瑶 药 名】阴阳崩（阴阳风）。
【中 药 名】枫荷桂。
【药用部位】干燥茎枝。
【基源植物】五加科植物树参 *Dendropanax dentiger*（Harms）Merr.。
【植物形态】乔木或灌木。叶片厚纸质或革质，密生粗大半透明红棕色腺点（在较薄的叶子才可以见到），叶形变异很大，不分裂叶片通常为椭圆形，稀长圆状椭圆形、椭圆状披针形、披针形或线状披针形，先端渐尖，基部钝形或楔形，分裂叶片倒三角形，掌状2—3深裂或浅裂，稀5裂，两面均无毛，边缘全缘，或近先端处有不明显细齿一至数个，或有明显疏离的牙齿。叶柄无毛。伞形花序顶生，单生或2—5个聚生成复伞形花序，有花20朵以上，有时较少。花瓣5枚，三角形或卵状三角形。果实长圆状球形，稀近球形，每棱又各有纵脊3条。花期8—10月，果期10—12月。
【分　　布】广布于广西、广东、浙江、安徽、湖南、湖北、四川、贵州、云南、江西、福建和台湾。生于常绿阔叶林或灌丛中，海拔自几十米至1800米。
【采　　制】全年可采收，切成20—40厘米的段，晒干。
【应　　用】瑶医　涩、微苦，凉，有小毒。属打药。清热解毒，消瘀止痛，祛风除湿，消肿止痒。用于治疗锥碰江闷（坐骨神经痛），崩闭闷（风湿痛、类风湿性关节），播冲（跌打损伤）及身谢（湿疹）。

中医　甘、微辛，温。归肝、肺经。祛风湿，活血脉。用于治疗风湿痹痛，偏瘫，偏头痛，月经不调。
【用法用量】内服煎汤，10—30克。外用适量。
【注　　意】孕妇慎用。
【备　　注】收入《广西壮族自治区瑶药质量标准（第一卷）》DYB45-GXYYC0082-2014。

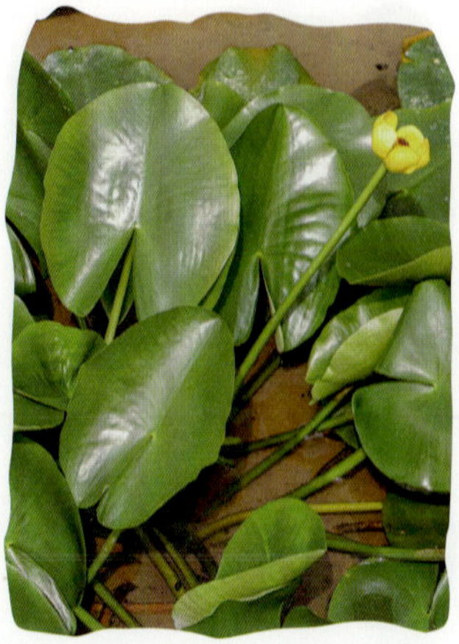

萍蓬草根

瑶文 Naamx mbungv buerng

【考　证】《广西药用植物名录》：『用于月经不调，消化不良。』

【瑶 药 名】南进崩（冷骨风）。

【中 药 名】萍蓬草根。

【药用部位】干燥根茎。

【基源植物】睡莲科植物萍蓬草 *Nuphar pumila*（Timm）de Candolle。

【植物形态】多年水生草本。具根状茎。叶纸质，宽卵形或卵形，少数椭圆形，先端圆钝，基部具弯缺，心形，裂片远离，圆钝，上面光亮，无毛，下面密生柔毛，侧脉羽状，几次二歧分枝。叶柄长 20—50 厘米，有柔毛。花直径 3—4 厘米，萼片黄色，花瓣窄楔形。浆果卵形。种子矩圆形，褐色。花期 5—7 月，果期 7—9 月。

【分　　布】分布于广西、广东、福建、江西、江苏、浙江、黑龙江、吉林、河北。生在湖沼中。苏联、日本、欧洲北部及中部也有分布。

【采　　制】全年可采，除去须根及叶，洗净，晒干。

【应　　用】瑶医　寒，甘。属风药。止咳补虚，除蒸止汗，祛瘀调经，止血。用于治疗尼椎改闷（肾虚腰痛），哈路（肺痨），悲寐捆（神经衰弱），辣给昧对（月经不调），泵卡西众（消化不良）及冲翠臧（外伤出血）。

中医　甘，寒。归脾、胃、肝、肾经。补脾健胃，凉血调经。用于治疗食欲不振，月经不调，痛经，行经淋漓不断。

【用法用量】内服煎汤，9—15 克（鲜品 50—100 克）。

【备　　注】收入《广西壮族自治区瑶药质量标准（第一卷）》DYB45-GXYYC0114-2014。

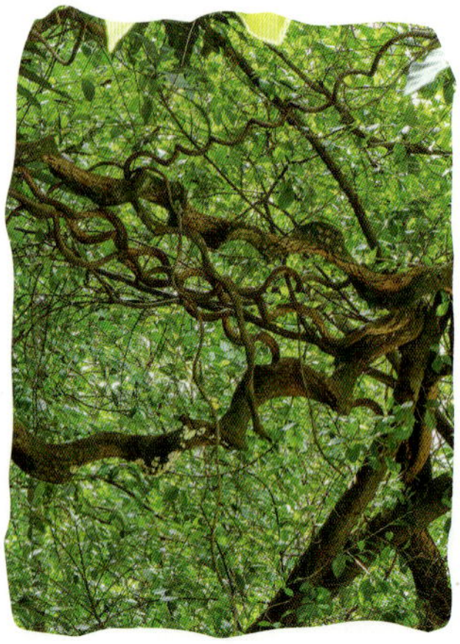

过岗龙

瑶文 Niouv mbungv buerng

【瑶 药 名】扭迸崩（扭骨风）。

【中 药 名】过岗龙。

【药用部位】干燥藤茎。

【基源植物】豆科植物榼藤 *Entada phaseoloides*（Linn.）Merr.。

【植物形态】见壮药 Gaeulumx 勾拢项下。

【分　　布】见壮药 Gaeulumx 勾拢项下。

【采　　制】全年均可采收，洗净，切片，晒干。

【应　　用】瑶医　微苦、涩，平，有小毒。属打药。驱风除湿，活血通络。用于治疗崩闭闷（风湿痛、类风湿性关节炎），播冲（跌打损伤），改闷（腰痛），扁免崩（中风偏瘫），改窟臧（痔疮出血），囊暗（毒蛇咬伤）。

中医　涩、微苦，凉，有小毒。祛风湿，活络行瘀。用于治疗风湿痹痛，腰腿疼痛，跌扑肿痛。

【用法用量】内服煎汤，9—15 克。

【备　　注】收入《广西壮族自治区瑶药质量标准（第一卷）》DYB45-GXYYC0057-2014。

【考　证】

《广西中草药》：『主治风湿骨痛，跌打损伤，治青竹蛇咬伤。』

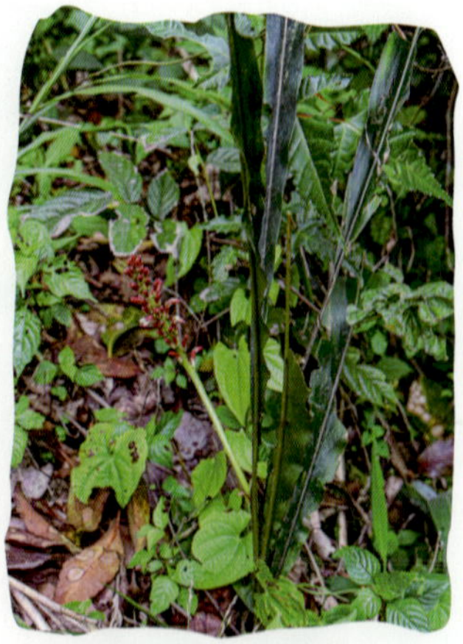

山姜

瑶文 Laih gorgv buerng

【考　证】《广西本草选编》：『味辛、微苦，性温。温中行气，消肿止痛。治腹痛泄泻……』

【瑶 药 名】来各崩（来角风）。

【中 药 名】山姜。

【药用部位】干燥根和茎。

【基源植物】姜科植物山姜 *Alpinia japonica*（Thunb.）Miq. 或华山姜 *Alpinia oblongifolia* Hayata。

【植物形态】山姜株高具横生、分枝的根茎。叶片通常 2—5 枚，叶片披针形，倒披针形或狭长椭圆形，两端渐尖，顶端具小尖头，两面，特别是叶背被短柔毛，近无柄至具长达 2 厘米的叶柄。叶舌 2 裂，长约 2 厘米，被短柔毛。总状花序顶生，花序轴密生绒毛。花通常 2 朵聚生，在 2 朵花之间常有退化的小花残迹可见。小花花萼棒状，被短柔毛，顶端 3 齿裂。花冠管被小疏柔毛，花冠裂片长圆形，外被绒毛。侧生退化雄蕊线形。唇瓣卵形，白色而具红色脉纹，顶端 2 裂，边缘具不整齐缺刻。果球形或椭圆形，被短柔毛，熟时橙红色，顶有宿存的萼筒。种子多角形，有樟脑味。花期 4—8 月。果期 7—12 月。

【分　　布】山姜产中国东南部、南部至西南部各省区，生于林下阴湿处。华山姜产中国东南部至西南部各省区。为林荫下常见的一种草本。海拔 100—2500 米。

【采　　制】全年可采，洗净，晒干。

【应　　用】瑶医　辛、微苦，温。属风药。温经健脾，祛风散寒，消肿止痛。用于治疗哈轮（感冒），卡西闷（胃脘痛，胃寒痛，胃热痛），撸藏（劳伤吐血），辣给昧对（月经不调），面黑布神蕹（营养不良性浮肿），荣古瓦崩（产后风）及播冲（跌打损伤）。

中医　辛、微苦，温。归肺、胃经。温中行气，消肿止痛。用于治疗腹痛泄泻，胃脘痛，食滞腹胀，风湿痹痛，跌打损伤。

【用法用量】内服煎汤，15—20 克。外用适量。

【备　　注】收入《广西壮族自治区瑶药质量标准（第一卷）》DYB45-GXYYC0017-2014。

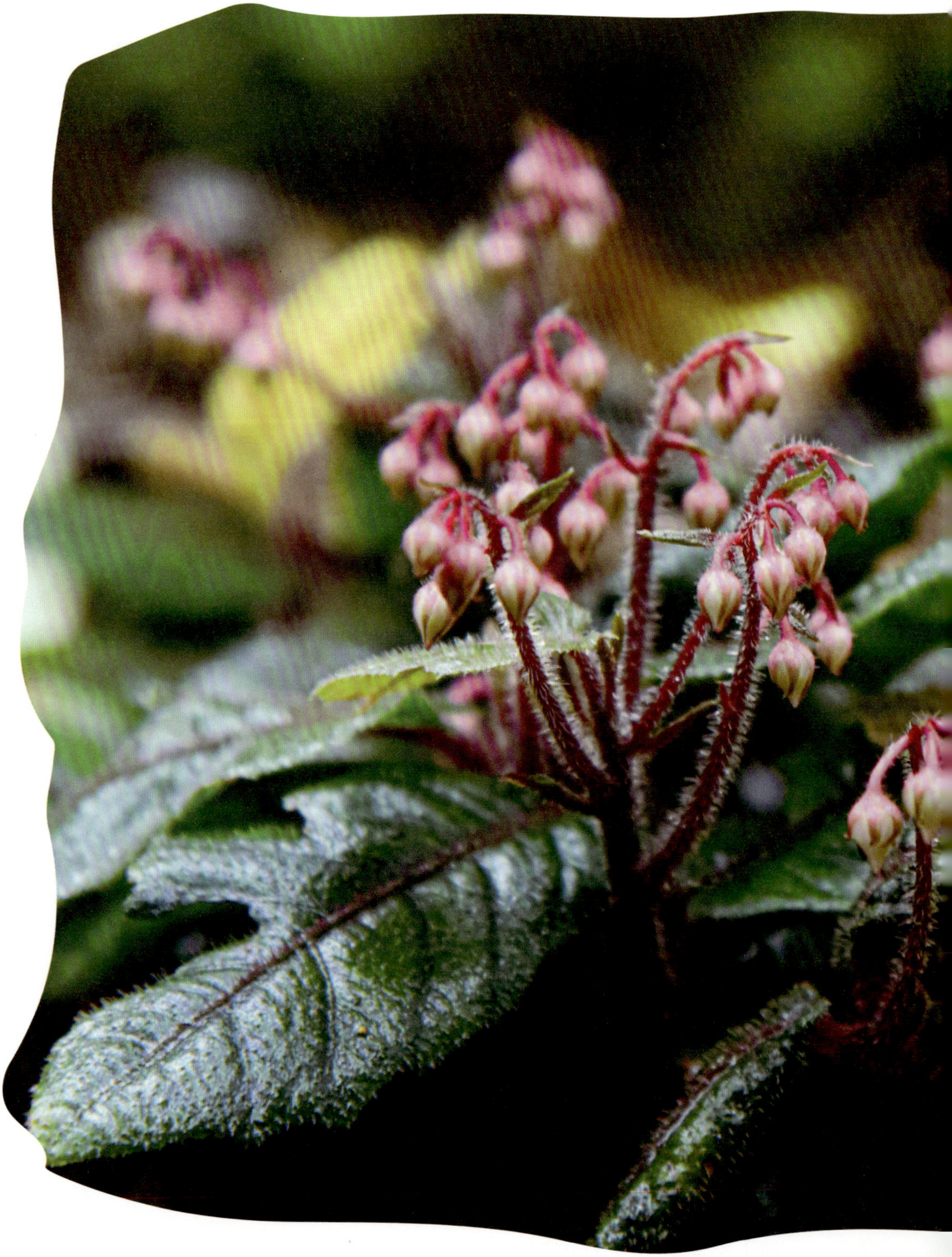

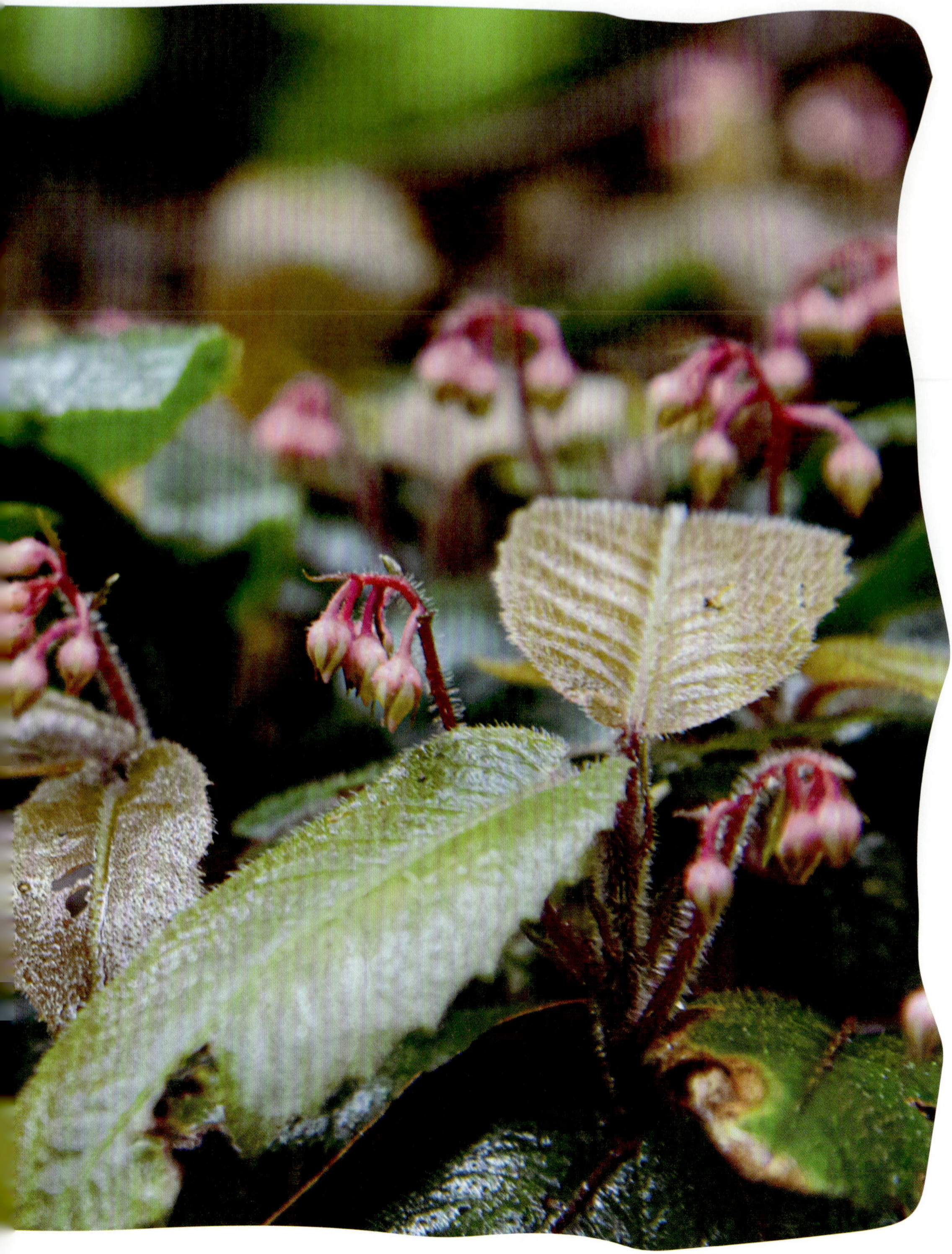

养马崩（走马风）红云草

红云草

瑶文 Yangh maz buerng

【考 证】

《广西民族药简编》：『水煎服治肺结核，风湿疼痛，跌打瘀肿，月经不调，肝炎……』

【瑶 药 名】养马崩（走马风）。

【中 药 名】红云草。

【药用部位】干燥全草。

【基源植物】紫金牛科植物心叶紫金牛 *Ardisia maclurei* Merr.。

【植物形态】近草质亚灌木或小灌木，具匍匐茎。直立茎幼时密被锈色长柔毛，以后无毛。叶互生，稀近轮生，叶片坚纸质，长圆状椭圆形或椭圆状倒卵形，顶端急尖或钝，基部心形，边缘具不整齐的粗锯齿及缘毛，两面均被疏柔毛，尤以中脉为多。叶柄被锈色疏柔毛。伞形花序，近顶生，被锈色长柔毛，有花 3—6 朵。花瓣淡紫色或红色，卵形，顶端渐尖。果球形，暗红色。花期 5—6 月，果期 12 月至翌年 1 月，稀达 3 月。

【分 布】分布于广西、广东、贵州、台湾。生于海拔 230—860 米的密林下，水旁、石缝间阴湿的地方。

【采 制】全年可采，洗净，晒干。

【应 用】瑶医 微苦、涩，平。属风药。活血止血，调经通络。用于治疗哈路怒藏（肺结核咳血），哈紧（支气管炎），篮虷（肝炎），辣给味对（月经不调），味埋荣（不孕症），崩闭闷（风湿痛、类风湿性关节炎），播冲（跌打损伤）及产后体虚。

中医 苦，微寒。归肺、肝经。止咳化痰，凉血止血，祛风通痹，解毒消肿，利水渗湿。用于治疗肿毒，痢疾，咯血，吐血，黄疸，淋证。

【用法用量】内服煎汤，15—30 克。外用适量。

【备 注】收入《广西壮族自治区瑶药质量标准（第一卷）》DYB45-GXYYC0069-2014。

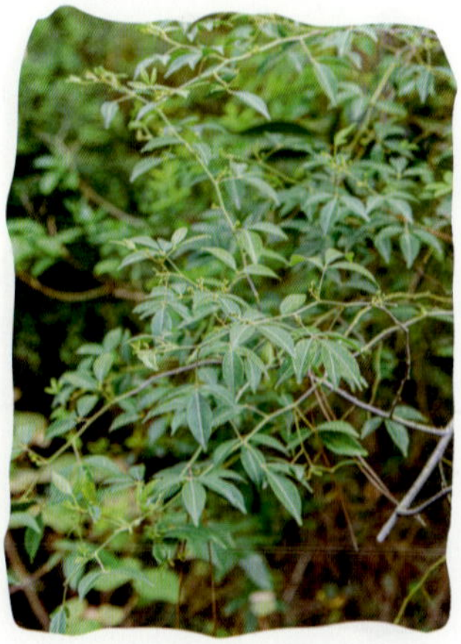

飞龙掌血

瑶文 Yangh nziaamv buerng

【考 证】《广西本草选编》：『味辛、微苦，性温，有小毒。祛风散寒，消肿止痛。风湿骨痛……』

【瑶 药 名】养藏崩（走血风）。

【中 药 名】飞龙掌血。

【药用部位】干燥根。

【基源植物】芸香科植物飞龙掌血 *Toddalia asiatica*（L.）Lam.。

【植物形态】见壮药 Oenceu 温肖项下。

【分　　布】见壮药 Oenceu 温肖项下。

【采　　制】全年可采，除去杂质，切片或段，干燥。

【应　　用】瑶医　苦、辛、涩，温，有小毒。属打药。祛风除湿，活血散瘀，止血，止痛。用于治疗崩闭闷（风湿、类风湿性关节炎），播冲（跌打损伤），冲翠藏（外伤出血），卡西闷（胃痛、腹痛），扁免崩（偏瘫）。

中医　辛、苦，温。归肝、肾经。祛风止痛，散瘀止血。用于治疗风湿痹痛，胃痛，跌打损伤，吐血，刀伤出血，痛经，闭经，痢疾，牙痛，疟疾。

【用法用量】内服煎汤，10—20 克。外用适量。

【注　　意】孕妇忌服。

【备　　注】收入《广西壮族自治区瑶药质量标准（第一卷）》DYB45-GXYYC0025-2014。

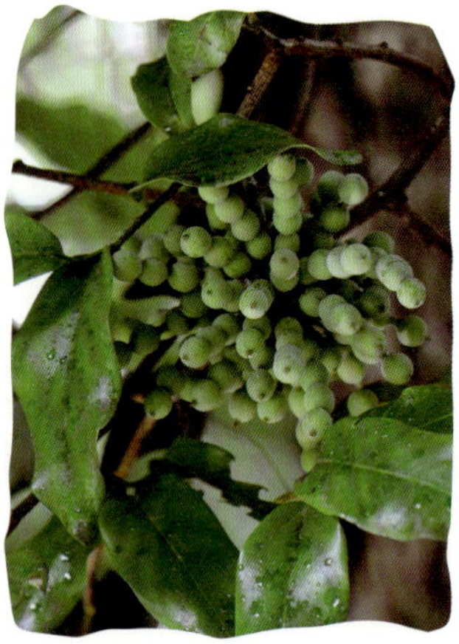

假鹰爪

瑶文 Jaih ngiuv buerng

【考　证】

《岭南采药录》：『煎水洗疥癞烂脚、捣敷脚趾湿烂。祛风邪……』

【瑶 药 名】结扭崩（鸡爪风）。

【中 药 名】假鹰爪。

【药用部位】干燥叶。

【基源植物】番荔枝科植物假鹰爪 *Desmos chinensis* Lour.。

【植物形态】见壮药 Golaeujndo 棵漏挪项下。

【分　　布】见壮药 Golaeujndo 棵漏挪项下。

【采　　制】夏、秋二季采收，晒干。

【应　　用】瑶医　辛，温。属风打相兼药。行气消滞，祛风止痛，杀虫。用于治疗泵卡西众（消化不良），荣古瓦卡西闷（产后腹痛），崩闭闷（风湿痛、类风湿性关节炎），播冲（跌打损伤），布种（疟疾），醒蕹（水肿），鲍泵梗缸（鱼骨鲠喉），补癣（疥癣）。

中医　辛，温，有小毒。归肝，脾经。祛风利湿，化瘀止痛，健脾和胃，截疟杀虫。用于治疗风湿痹痛，产后瘀滞腹痛，水肿，泄泻，完谷不化，脘腹胀痛，疟疾，风疹，跌打损伤，疥癣，烂脚。

【用法用量】内服煎汤，15—30 克。

【备　　注】收入《广西壮族自治区瑶药质量标准（第一卷）》DYB45-GXYYC0122-2014。

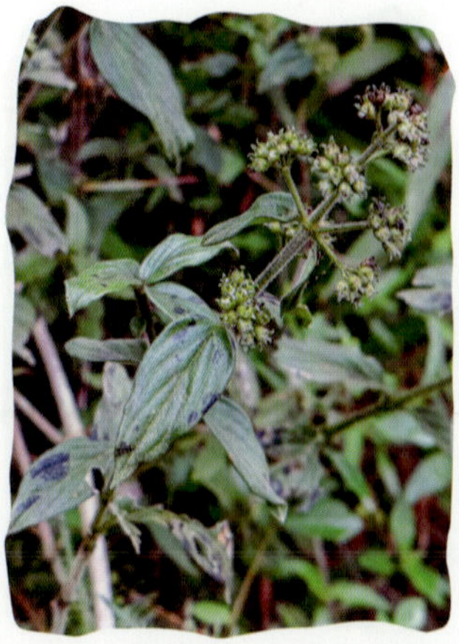

牛白藤

瑶文 Jaih gaangh buerng

【考　证】《广西中草药》："味甘、淡，性凉。清血，解毒，止咳。用于中暑，感冒咳嗽……"

【瑶 药 名】结岗崩（鸡肠风）。
【中 药 名】牛白藤。
【药用部位】干燥全草。
【基源植物】茜草科植物牛白藤 *Hedyotis hedyotidea*（DC.）Merr.。
【植物形态】见壮药 Gaeumoxgauj 勾抹告项下。
【分　　布】见壮药 Gaeumoxgauj 勾抹告项下。
【采　　制】夏、秋二季采收，切片，干燥。
【应　　用】瑶医　涩、淡，平。属打药。清热解毒，祛风消肿。用于治疗哈轮（感冒），泵虷（肺炎），哈轮怒哈（感冒咳嗽），就港虷（急性胃肠炎），改窟臧（痔疮出血），播冲（跌打损伤），眸名肿毒（疮疡肿毒），疟椎闷（乳痈，乳疮，乳腺炎，乳腺增生）。

中医　甘、淡，凉。归肺、肝经。清热解暑，祛风活络，消肿解毒。用于治疗中暑发热，感冒咳嗽，风湿骨痛，跌打损伤，皮肤瘙痒。
【用法用量】内服煎汤，15—30 克。外用适量，煎水洗患处。
【备　　注】收入《广西壮族自治区瑶药质量标准（第一卷）》DYB45-GXYYC0033-2014。

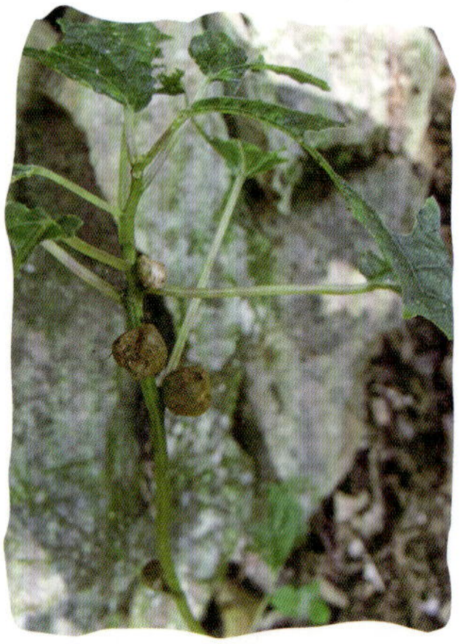

野绿麻

瑶文 Baqv buoz buerng

【考　证】《广西药用植物名录》：『祛风除湿，活血，利水化石。用于痞积……』

【瑶 药 名】拨播崩（刺手风）。

【中 药 名】野绿麻。

【药用部位】干燥全草。

【基源植物】荨麻科植物珠芽艾麻 *Laportea bulbifera*（Sieb. et Zucc.）Wedd.。

【植物形态】多年生草本植物。茎下部多少木质化，不分枝或少分枝，在上部常呈“之”字形弯曲，具 5 条纵棱，有短柔毛和稀疏的刺毛，以后渐脱落。珠芽 1—3 个，常生于不生长花序的叶腋，木质化，球形。叶卵形至披针形，有时宽卵形，先端渐尖，基部宽楔形或圆形，稀浅心形，边缘自基部以上有牙齿或锯齿，上面生糙伏毛和稀疏的刺毛，下面脉上生短柔毛和稀疏的刺毛。托叶长圆状披针形。花序雌雄同株，稀异株，圆锥状，序轴上生短柔毛和稀疏的刺毛。雄花序生茎顶部以下的叶腋，具短梗，分枝多。雌花序生茎顶部或近顶部叶腋，分枝较短。雄花具短梗或无梗。雌花具梗。瘦果圆状倒卵形或近半圆形，偏斜，扁平，光滑，有紫褐色细斑点。宿存花被片侧生的 2 枚，伸达果的近中部。花期 6—8 月，果期 8—12 月。

【分　　布】分布于广西、广东、湖南、湖北、河北、山西、河南、安徽、陕西、甘肃、四川、西藏、黑龙江、吉林、辽宁、山东、云南、贵州、江西、浙江和福建。生于山坡林下或林缘路边半阴坡湿润处，海拔 1000—2400 米。

【采　　制】全年可采，晒干备用。

【应　　用】瑶医　甘、辛，温。属风打相兼药。祛风除湿，健胃镇静，活血调经，利水化石。用于治疗卡西闷（胃脘痛），崩闭闷（风湿骨痛、类风湿性关节炎），月窖桨辣贝（尿路结石），谷阿强拱（小儿疳积），辣给昧对（月经不调），身谢（皮肤瘙痒，湿疹）。

中医　辛，温。归肾、肝、膀胱经。祛风除湿，活血止痛。用于治疗风湿痹痛，肢体麻木，跌打损伤，骨折疼痛，月经不调，劳伤乏力，肾炎水肿。

【用法用量】内服煎汤，9—15 克。

【备　　注】收入《广西壮族自治区瑶药质量标准（第一卷）》DYB45-GXYYC0119-2014。

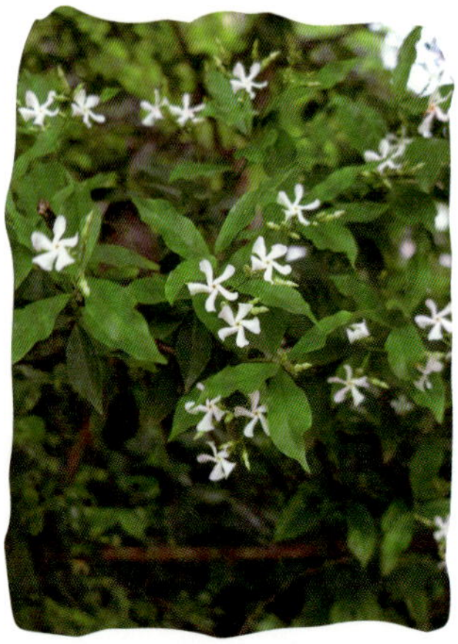

络石根

瑶文 Bah zingh buerng

【考　证】

《广西本草选编》：『味苦、微涩，性平，有小毒。祛风除湿，活血通络。治跌打骨折……』

【瑶　药　名】把警崩（爬墙风）。

【中　药　名】络石藤。

【药用部位】干燥带叶藤茎。

【基源植物】夹竹桃科植物络石 *Trachelospermum jasminoides*（Lindl.）Lem.。

【植物形态】常绿木质藤本，具乳汁。茎赤褐色，圆柱形，有皮孔。小枝被黄色柔毛，老时渐无毛。叶革质或近革质，叶面无毛，叶背被疏短柔毛，老渐无毛。二歧聚伞花序腋生或顶生。花白色，芳香。花萼5深裂，裂片线状披针形，顶部反卷。雄蕊着生在花冠筒中部。花盘环状5裂与子房等长。子房由2个离生心皮组成，无毛。蓇葖双生，叉开，无毛，线状披针形，向先端渐尖。种子多颗，褐色，线形，顶端具白色绢质种毛。花期3—7月，果期7—12月。

【分　　布】分布于广西、广东、湖南、湖北、云南、贵州、山东、安徽、江苏、浙江、福建、台湾、江西、河北、河南、四川、陕西等地。生于山野、溪边、路旁、林缘或杂木林中，常缠绕于树上或攀援于墙壁上、岩石上。

【采　　制】冬季至翌年春季采收，除去杂质，晒干。

【应　　用】瑶医　涩，平。属风打相兼药。祛风除湿，凉血消肿，通络止痛，化痰。用于治疗崩闭闷（风湿痛、类风湿性关节炎），哈紧（慢性支气管炎），谷阿虷昧退（小儿发热），播冲（跌打损伤），扭冲（扭挫伤），布锥累（痈疮）。

中医　苦，微寒。归心、肝、肾经。祛风通络，凉血消肿。用于治疗风湿热痹，筋脉拘挛，腰膝酸痛，喉痛，痈肿，跌扑损伤。

【用法用量】内服煎汤，15—20克。外用适量，捣敷患处。

【备　　注】收入《广西壮族自治区瑶药质量标准（第一卷）》DYB45-GXYYC0095-2014。

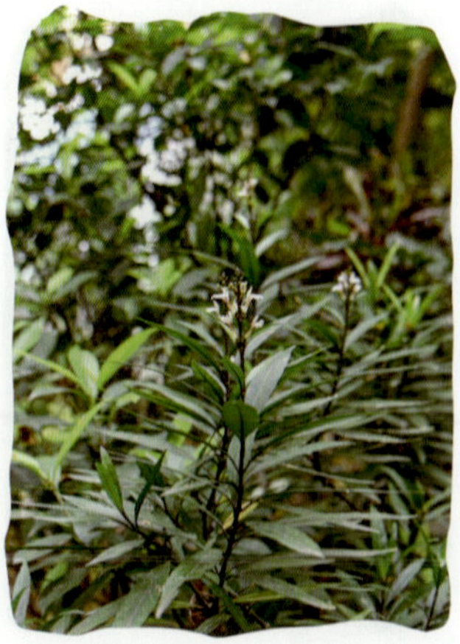

小驳骨

瑶文 Muonc zipv mbungv buerng

【考　证】
《广西本草选编》：『味微酸、辛，性平。接骨，消肿。骨折，跌打损伤，用鲜嫩枝叶捣烂……』

【瑶 药 名】门接迸崩（细接骨风）。
【中 药 名】小驳骨。
【药用部位】干燥地上部分。
【基源植物】爵床科植物小驳骨 *Justicia gendarussa* N. L. Burman。
【植物形态】见壮药 Hahcangswngh 哈昌僧项下。
【分　　布】见壮药 Hahcangswngh 哈昌僧项下。
【采　　制】全年均可采割，除去杂质，晒干。
【应　　用】瑶医　涩、微苦，平。属打药。续筋接骨，祛瘀生新，消肿止痛。用于治疗播冲（跌打损伤），碰脑（骨折），崩闭闷（风湿痛、类风湿性关节炎），眸名肿毒（无名肿痛）。

中医　辛、微酸，平。归肝、肾经。祛瘀止痛，续筋接骨。用于治疗跌打损伤，筋伤骨折，风湿骨痛，血瘀闭经，产后腹痛。

【用法用量】内服煎汤，15—20 克。外用适量。
【注　　意】孕妇慎服。
【备　　注】收入《广西壮族自治区瑶药质量标准（第一卷）》DYB45-GXYYC0023-2014。

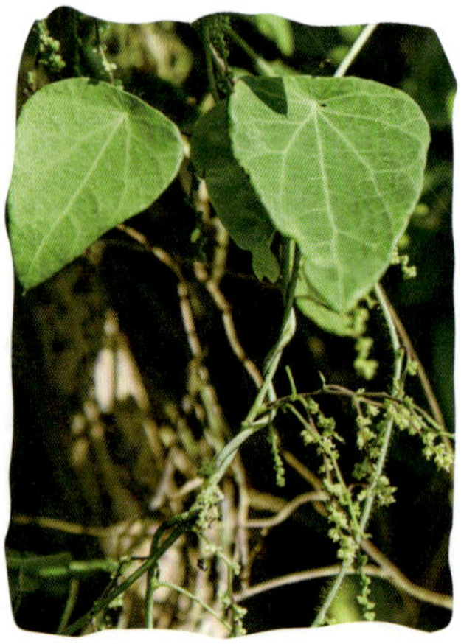

金线风

瑶文 Jiemh finx buerng

【考　证】

《广西本草选编》：『味苦，性寒。清热解毒，利尿，镇痛。治痢疾……』

【瑶 药 名】仅线崩。

【中 药 名】金线风。

【药用部位】干燥根。

【基源植物】防己科植物粉叶轮环藤 *Cyclea hypoglauca* (Schauer) Diels。

【植物形态】见壮药 Gaeugidaengz 勾机腾项下。

【分　　布】见壮药 Gaeugidaengz 勾机腾项下。

【采　　制】全年均可采挖，除去杂质，干燥。

【应　　用】瑶医　苦，寒。属风打相兼药。清热解毒，祛风止痛。用于治疗哈轮（感冒发热），更喉闷（咽喉肿痛，咽炎），桨蛾（扁桃腺炎），牙闷（牙痛），卡西闷（胃脘痛，胃寒痛，胃热痛），港虷（肠炎），碰累（痢疾），月藏（尿血），眸名肿毒（疮疡肿毒）。

中医　苦，寒。归肺、胃经。清热解毒，祛风止痛。用于治疗风热感冒，咽喉疼痛，牙痛，气管炎，痢疾，尿道感染，风湿性关节痛，疮疡肿毒。

【用法用量】内服煎汤，10—30 克。

【备　　注】收入《广西壮族自治区瑶药质量标准（第一卷）》DYB45-GXYYC0055-2014。

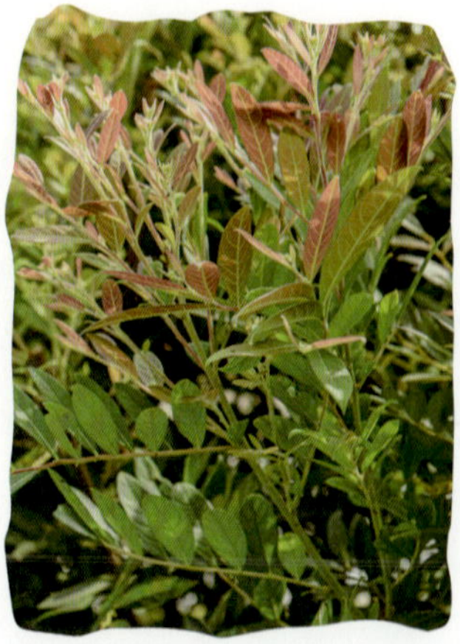

算盘子

瑶文 Jiemh mbungv buerng

【考　证】《广西本草选编》：『味微苦、涩，性凉。清热利湿，消肿解毒。治痢疾，黄疸，疟疾……』

【瑶 药 名】仅进崩（金骨风）。

【中 药 名】算盘子。

【药用部位】干燥全株。

【基源植物】大戟科植物算盘子 *Glochidion puberum*（Linn.）Hutch.。

【植物形态】直立灌木，多分枝。小枝灰褐色。小枝、叶片下面、萼片外面、子房和果实均密被短柔毛。叶片纸质或近革质，长圆形、长卵形或倒卵状长圆形，稀披针形，顶端钝、急尖、短渐尖或圆，基部楔形至钝，上面灰绿色，仅中脉被疏短柔毛或几无毛，下面粉绿色。侧脉每边 5—7 条，下面凸起，网网脉明显。托叶三角形。花小，雌雄同株或异株，2—5 朵簇生于叶腋内，雄花束常着生于小枝下部，雌花束则在上部，或有时雌花和雄花同生于一叶腋内。雄花萼片 6 枚，狭长圆形或长圆状倒卵形。雄蕊 3 枚，合生呈圆柱状。雌花萼片 6 枚，与雄花的相似，但较短而厚。子房圆球状，5—10 室，每室有 2 颗胚珠，花柱合生呈环状，长宽与子房几相等，与子房接连处缢缩。蒴果扁球状，成熟时带红色，顶端具有环状而稍伸长的宿存花柱；种子近肾形，具三棱，硃红色。花期 4—8 月，果期 7—11 月。

【分　　布】分布于广西、广东、海南、浙江、江西、陕西、甘肃、江苏、安徽、福建、台湾、河南、湖北、湖南、四川、贵州、云南和西藏等地。生于海拔 300—2200 米山坡、溪旁灌木丛中或林缘。

【采　　制】全年可采，洗净，晒干。

【应　　用】瑶医　微苦、涩，凉。属风打相兼药。清热解毒，消滞止痛，祛风除湿，活血散瘀。用于治疗哈轮（感冒发热)，泵卡西众(消化不良)，港虷(肠炎)，碰累(痢疾)，望胆(黄疸)，布种(疟疾)，更喉闷(咽喉肿痛、咽炎)，港脱(脱肛)，辣给昧对(闭经)，改对岩闷(睾丸炎)，努哈虷(淋巴结炎)，疟椎闷(乳痈，乳疮，乳腺炎，乳腺增生)，身谢(皮炎湿疹)，囊暗(毒蛇咬伤)。

中医　微苦、微涩，凉。归肺、肝、胃、大肠经。清热利湿，消肿解毒。用于治疗痢疾，黄疸，疟疾，腹泻，感冒发热口渴，咽喉炎，淋巴结炎，白带，闭经，脱肛，大便下血，睾丸炎，瘰疬，跌打肿痛，蜈蚣咬伤，疮疖肿痛，外痔。

【用法用量】内服煎汤，15—30 克。外用适量。

【备　　注】收入《广西壮族自治区瑶药质量标准(第一卷)》DYB45-GXYYC0140-2014。

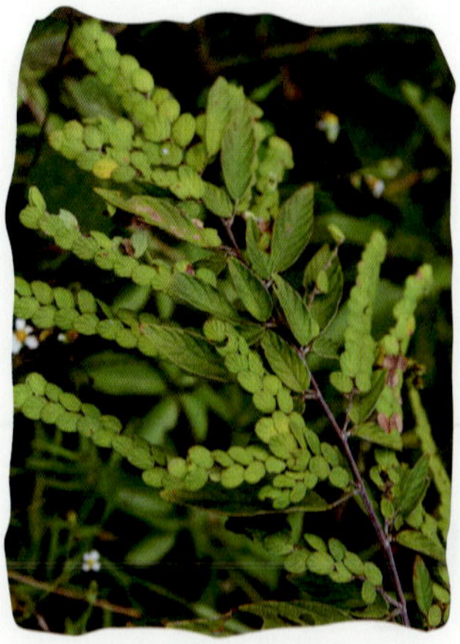

排前树

瑶文 Jiemh zinh buerng

【考　证】《岭南采药录》：『消风热，治小儿马牙疳，治月内锁喉病，治牙痛……』

【瑶 药 名】仅紧崩（金钱风）。

【中 药 名】排前树。

【药用部位】干燥根和根茎。

【基源植物】豆科植物排钱树 *Phyllodium pulchellum*（L.）Desv.。

【植物形态】见壮药 Gaeumuengxbya 壤等钱项下。

【分　　布】见壮药 Gaeumuengxbya 壤等钱项下。

【采　　制】全年可采挖。除去杂质，洗净，润透，切片，干燥。

【应　　用】瑶医　淡、涩，平。属风打相兼药。清热解毒，祛风除湿，活血散瘀，止痛，利水。用于治疗篮虷（肝炎），篮榜垂翁撸（肝脾肿大），篮硬种翁（肝硬化腹水），布醒蕹（肾炎水肿），哈轮（感冒发热），卡西闷（胃脘痛，胃寒痛，胃热痛），辣给昧对（月经不调），别带病（带下病、白带、赤带过多），谷瓦卜断（子宫脱垂），月窖桨辣贝（膀胱结石），崩闭闷（风湿痛、类风湿性关节炎），播冲（跌打损伤），碰脑（骨折）。

中医　淡、涩，凉，有小毒。归肝、胆、脾经。化瘀消癥，清热利水。用于治疗腹中癥瘕，胁痛，黄疸，臌胀，湿热痹证，月经不调，闭经，痈疽疔疮，跌打肿痛。

【用法用量】内服煎汤，15—30 克。外用适量。

【备　　注】收入《广西壮族自治区瑶药质量标准（第一卷）》DYB45-GXYYC0115-2014。

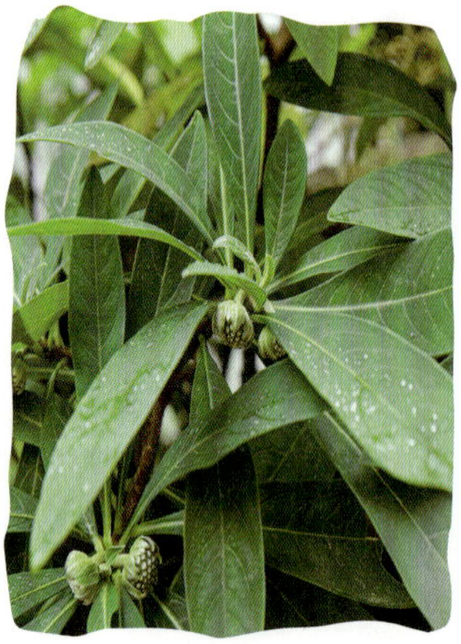

黄瑞香

瑶文 Buv gorm buerng

【考　证】《广西本草选编》:『味甘,性温。舒筋络,益肝肾。治跌打损伤……』

【瑶 药 名】不公崩(保暖风)。

【中 药 名】黄瑞香。

【药用部位】干燥全株。

【基源植物】瑞香科植物结香 *Edgeworthia chrysantha* Lindl。

【植物形态】灌木,小枝粗壮,褐色,常作三叉分枝,幼枝常被短柔毛,韧皮极坚韧,叶痕大。叶在花前凋落,长圆形,披针形至倒披针形,先端短尖,基部楔形或渐狭,两面均被银灰色绢状毛,下面较多,侧脉纤细,弧形,每边10—13条,被柔毛。头状花序顶生或侧生,具花30—50朵成绒球状,外围以10枚左右被长毛而早落的总苞。花序梗长1—2厘米,被灰白色长硬毛。花芳香,无梗,外面密被白色丝状毛,内面无毛,黄色,顶端4裂,裂片卵形。雄蕊8枚,2列,上列4枚与花花萼裂片对生,下列4枚与花花萼裂片互生,花丝短,花药近卵形。子房卵形,顶端被丝状毛,花柱线形,无毛,柱头棒状,具乳突,花盘浅杯状,膜质,边缘不整齐。果椭圆形,绿色,顶端被毛。花期冬末春初,果期春夏间。

【分　　布】分布于河南、陕西及长江流域以南诸省区。野生或栽培。日本及美国东南部佐治亚州也有分　布,喜生于阴湿肥沃地。

【采　　制】全年可采挖,洗净,切片,晒干。

【应　　用】瑶医　甘、辛,温。属风药。舒筋活络,益肝补肾,健脾补血,消肿散寒。用于治疗播冲(跌打损伤),崩闭闷(风湿痛、类风湿性关节炎),望胆篮虷(黄疸性肝炎),娄精(遗精,早泄),辣给闷(痛经),藏紧邦(血崩),辣给昧对(月经不调),产后恶露过多,产后虚弱、本藏(贫血),夜盲症,醒蕹(浮肿),哈鲁(哮喘),

谷阿惊崩（小儿惊风），扁免崩（中风偏瘫），播冲（跌打损伤），碰脑（骨折）。

中医　甘，温。归肝、肾经。舒筋络，益肝肾。用于治疗跌打损伤，风湿痹痛，夜盲症，小儿抽筋。

【用法用量】内服煎汤，15—30 克。外用适量。

【注　　意】叶有毒，慎用。

【备　　注】收入《广西壮族自治区瑶药质量标准（第一卷）》DYB45-GXYYC0033-2014。

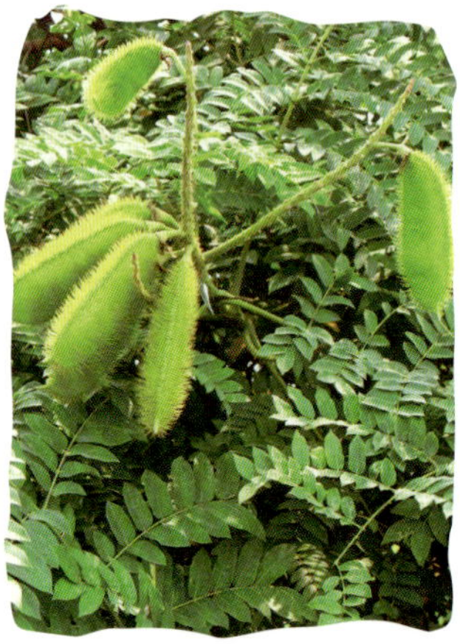

南蛇簕

瑶文 Nnaamh nangh buerng

【考 证】

《广西中药志》：『嫩苗煎水洗蛇癞，或加糯米捣烂治小儿白泡疮。』

【瑶 药 名】南囊崩（南蛇风）。

【中 药 名】南蛇簕。

【药用部位】干燥茎。

【基源植物】豆科植物喙荚云实 *Caesalpinia minax* Hance。

【植物形态】见壮药 Gaeuoenmeuz 勾温秒项下。

【分　　布】见壮药 Gaeuoenmeuz 勾温秒项下。

【采　　制】全年可采，切片，晒干。

【应　　用】瑶医　苦、涩，凉。属打药。清热利湿，消肿止痛，杀虫止痒。用于治疗哈轮（感冒），泵烈竞（膀胱炎），泵烈竞（尿路感染，热淋），月藏（尿血），就港虷（急性肠胃炎），碰累（痢疾），斑麻痧症（中暑），桨囔（带状疱疹），播冲（跌打损伤），改对岩闷（睾丸炎），鱼骨鲠喉。

中医　苦，凉。归肺、脾经。清热利湿，散瘀止痛。用于治疗外感风热，痢疾，淋浊，呃逆，痈肿，疮癣，跌打损伤，毒蛇咬伤。

【用法用量】内服煎汤，15—30 克。

【备　　注】收入《广西壮族自治区瑶药质量标准（第一卷）》DYB45-GXYYC0088-2014。

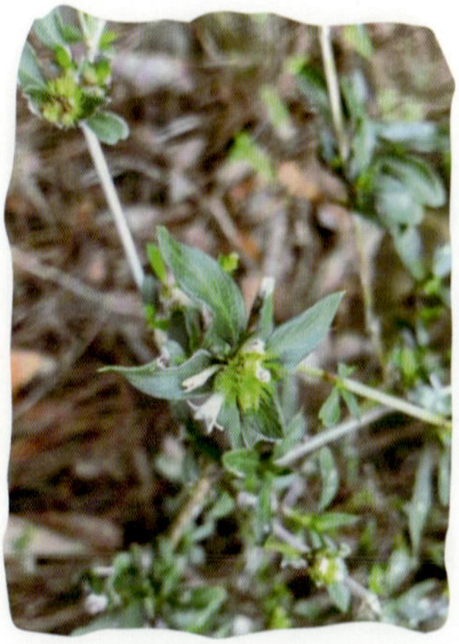

白马骨

瑶文 Jiemh ging buerng

【考证】《生草药性备要》：『味苦，性寒。治伤寒，中暑，发狂乱语……』

【瑶 药 名】见惊崩（急惊风）。

【中 药 名】白马骨。

【药用部位】全草。

【基源植物】茜草科植物白马骨 *Serissa serissoides*（DC.）Druce.。

【植物形态】小灌木。枝粗壮，灰色，被短毛，后毛脱落变无毛，嫩枝被微柔毛。叶通常丛生，薄纸质，倒卵形或倒披针形，顶端短尖或近短尖，基部收狭成一短柄，除下面被疏毛外，其余无毛。侧脉每边2—3条，上举，在叶片两面均凸起，小脉疏散不明显。托叶具锥形裂片，基部阔，膜质，被疏毛。花无梗，生于小枝顶部，有苞片。苞片膜质，斜方状椭圆形，长渐尖，具疏散小缘毛。花托无毛。萼檐裂片5枚，坚挺延伸呈披针状锥形，极尖锐，具缘毛。花冠筒长4毫米，外面无毛，喉部被毛，裂片5枚，长圆状披针形。花药内藏。花柱柔弱，2裂。花期4—6月。

【分　　布】分布于广西、广东、香港、江苏、安徽、浙江、江西、福建、台湾、湖北等地。生于荒地或草坪。

【采　　制】4—6月采收茎叶，秋季挖根，洗净，切段，鲜用或晒干。

【应　　用】瑶医　微苦，平。属风打相兼药。清热利湿，凉血解毒。用于治疗哈轮（外感发热），满经崩（小儿高热抽搐），谷阿惊崩（小儿惊风），谷阿泵虷怒哈（小儿肺炎），望胆篮虷（急慢性肝炎），港虷（肠炎），尼椎虷（肾炎），牙闷（牙痛），播冲（跌打损伤）。

中医　苦、辛，凉。归肝、脾经。凉血解毒，利湿消肿。用于治疗急慢性肝炎，痢疾，肠炎，白带，风湿痹痛，跌打损伤。

【用法用量】内服煎汤，10—15克（鲜品30—60克）。外用适量。

【注　　意】阴疽忌用。

【备　　注】收入《广西壮族自治区瑶药质量标准（第一卷）》DYB45-GXYYC0047-2014。

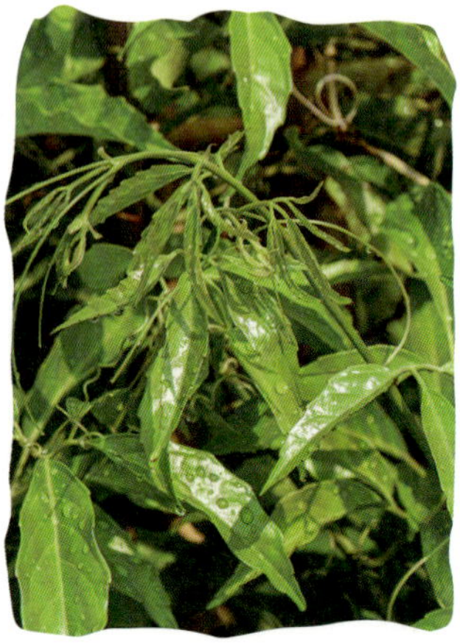

扁担藤

瑶文

Mbeih mbungv buerng

【考　证】

《广西本草选编》：『祛风湿，舒筋骨，止痒。』

【瑶 药 名】北迸崩（扁骨风）。

【中 药 名】扁担藤。

【药用部位】干燥藤茎。

【基源植物】葡萄科植物扁担藤 *Tetrastigma planicaule*（Hook.）Gagnep.。

【植物形态】见壮药 Gaeuban 勾盘项下。

【分　　布】见壮药 Gaeuban 勾盘项下。

【采　　制】秋、冬二季采收，洗净，切片，晒干。

【应　　用】瑶医　酸、涩，平。属风打相兼药。祛风除湿，通络解痉，消肿止血，强筋壮骨。用于治疗播冲（跌打损伤），崩闭闷（风湿痛、类风湿性关节炎），改闷（腰痛，腰肌劳损），板岛闷（肩周炎），谷阿惊崩（小儿惊风），扁免崩（中风偏瘫），哈鲁（哮喘），勉八崩（荨麻疹）。

中医　辛、酸，平。归肝经。祛风除湿，舒筋活络。用于治疗风湿痹痛，腰肌劳损，跌打损伤，中风偏瘫，半身不遂。

【用法用量】内服煎汤，15—30 克。外用适量，水煎洗患处。

【备　　注】收入《广西壮族自治区瑶药质量标准（第一卷）》DYB45-GXYYC0094-2014。

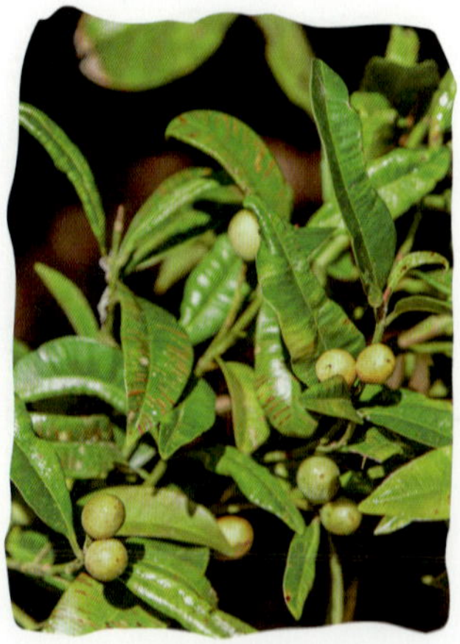

横经席

瑶文 Nduqc zaux buerng

【考 证】《广西中草药》：『祛风湿，壮筋骨，活血止痛。主治风湿腰腿痛……』

【瑶 药 名】独凿崩（独脚风）。
【中 药 名】横经席。
【药用部位】干燥全株。
【基源植物】藤黄科植物薄叶红厚壳 *Calophyllum membranaceum* Gardn. et Champ.。
【植物形态】见壮药 Makmanxbyaj 芒满岜项下。
【分 布】见壮药 Makmanxbyaj 芒满岜项下。
【采 制】全年可采，洗净，干燥。
【应 用】瑶医 微苦、涩，温。属风药。祛风除湿，活血止痛，壮腰补肾，强筋骨。用于治疗崩闭闷（风湿痛、类风湿性关节炎），尼椎改闷（肾虚腰痛），望胆篮虾（黄疸型肝炎），荣古瓦崩（产后风），辣给闷（痛经），辣给昧对（月经不调，闭经），本藏（贫血），谷阿惊崩（小儿惊风），扁免崩（中风偏瘫），播冲（跌打损伤），碰脑（骨折）及起崩（破伤风）。

中医 苦，平。归肝、肾经。祛风湿，壮筋骨，补肾强腰，活血止痛。用于治疗风湿骨痛，跌打损伤，肾虚腰痛，月经不调，痛经，黄疸，胁痛。
【用法用量】内服煎汤，15—30 克。外用适量。
【备 注】收入《广西壮族自治区瑶药质量标准（第一卷）》DYB45-GXYYC0141-2014。

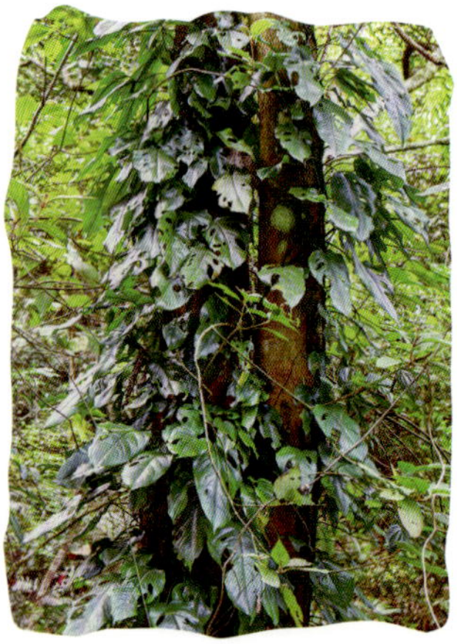

穿心藤

瑶文 Cunx fim buerng

【考　证】

《广西药用植物名录》：『清热，祛风止痛。用于胃炎，胃溃疡，胆囊炎……』

【瑶　药　名】存心崩（穿心风）。

【中　药　名】穿心藤。

【药用部位】干燥全株。

【基源植物】天南星科植物穿心藤 *Amydrium hainanense*（Ting et Wu ex H. Li et al.）H. Li。

【植物形态】攀援藤本。茎圆柱形，干时变黑色。叶柄至顶部具鞘，基部抱茎，鞘部早落。叶片绿色，纸质，压干后呈黑褐色，卵状披针形，镰状披针形，骤狭细渐尖，基部圆形或浅心形，芽时席卷。老枝（花枝）叶片大，中肋背面隆起。花序柄于枝顶叶腋单生、圆柱形，干时黑褐色。佛焰苞黄红色，革质，短舟状，先端具短喙。肉穗花序圆柱形，两头略狭。花两性，无花被，子房角柱状、顶平、近六边形，无花柱，柱头长圆形。1室，侧膜胎座脊状隆起，胚珠2枚，倒生，珠孔朝下，珠柄短，对生于胎座的中部以下。雄蕊6枚，略短于子房，花丝扁平，药室长圆形，外向纵裂。花期4月或10月。

【分　　布】分布于广西、广东、湖南、云南。海拔1300米以下，见于山谷或水旁密林中，附生于树干上或石上。

【采　　制】全年可采，洗净，晒干。

【应　　用】瑶医　淡、涩，平，有毒。属风打相兼药。清热利湿，祛风止痛，止血。用于治疗就港虷（胃肠炎），布病闷（胃溃疡），漏底风（足底溃疡、溃烂），胆纲虷（胆囊炎），篮虷（肝炎），藏窖昧通（闭塞性脉管炎），碰租虷（骨髓炎），碰纪（骨结核），崩闭闷（风湿痛、类风湿性关节炎），播冲（跌打损伤），布锥累（痈疮）。

中医　淡，平。归肝、肾、胃经。清热解毒，消肿止痛，祛风除湿。用于治疗胃炎，胃溃疡，胆囊炎，风湿痹痛，鹤膝风，骨髓炎，骨结核，疥疮，脉管炎，蜂窝组织炎。

【用法用量】内服煎汤，9—12克。外用适量。

【备　　注】收入《广西壮族自治区瑶药质量标准（第一卷）》DYB45-GXYYC0093-2014。

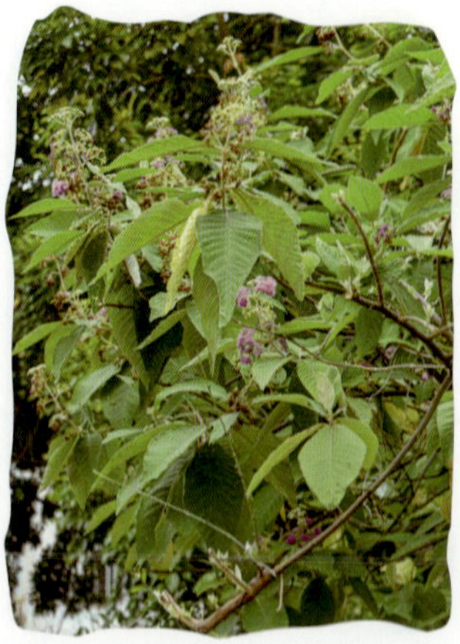

大叶紫珠

瑶文 Cunx mbungv buerng

【考证】

《广西本草选编》：『味微辛、苦，性平。止血生肌，散瘀消肿。治咯血……』

【瑶 药 名】存迸崩（穿骨风）。

【中 药 名】大叶紫珠。

【药用部位】干燥叶或带叶嫩枝。

【基源植物】马鞭草科植物大叶紫珠 *Callicarpa macrophylla* Vahl。

【植物形态】灌木至小乔木。小枝被灰白色粗糠状毛及长茸毛。叶对生，叶片长椭圆形或椭圆状披针形。夏、秋叶腋开紫色小花，多花集成多歧聚伞花序。果小，球形，熟时紫红色。

【分　　布】分布于广西、广东、贵州、云南。生于海拔100—2000 米的疏林下和灌丛中。

【采　　制】夏、秋二季采摘，晒干。

【应　　用】瑶医　苦、淡，平。属风打相兼药。止血消炎，祛风除湿，消肿止痛，生肌理口，利尿。用于治疗哈轮（感冒），撸藏（消化道出血），怒藏（咯血），毕藏（衄血），冲翠臧（外伤出血），播冲（跌打损伤），崩闭闷（风湿痛、类风湿性关节炎），辣给昧对（月经不调），别带病（带下病、白带、赤带过多），谷阿强拱（小儿疳积），囊暗（蛇咬伤），古岸闷（犬咬外伤）。

中医　辛、苦，平。归肝、肺、胃经。散瘀止血，消肿止痛。用于治疗衄血，咯血，吐血，便血，外伤出血，跌扑肿痛。

【用法用量】内服煎汤，15—30 克。外用适量。

【备　　注】收入《广西壮族自治区瑶药质量标准（第一卷）》DYB45-GXYYC0010-2014。

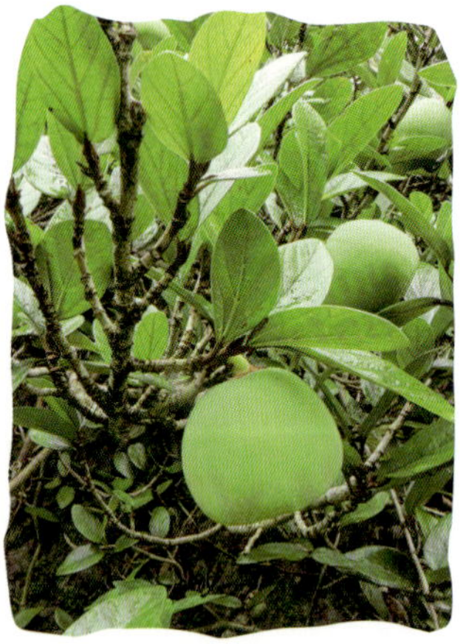

薜荔藤

瑶文 Cui mbungv buerng

【考　证】

《广西本草选编》：『藤，味微苦，性平；叶，微酸、涩，性凉。主治乳糜尿……』

【瑶 药 名】准迸崩(追骨风)。

【中 药 名】薜荔藤。

【药用部位】干燥带叶茎枝。

【基源植物】桑科植物薜荔 *Ficus pumila* Linn.。

【植物形态】见壮药 Makbup 芒不项下。

【分　　布】见壮药 Makbup 芒不项下。

【采　　制】秋末、冬初采收，干燥。

【应　　用】瑶医　苦、涩，平。属风打相兼药。祛风除湿，舒筋通络，活血消肿，通经行气。用于治疗伯公闷(头痛)，伯公梦(眩晕)，崩闭闷(风湿痛、类风湿性关节炎)，锥碰江闷(坐骨神经痛)，播冲(跌打损伤)，荣古瓦崩(产后风湿)，泵烈竞(尿路感染，淋浊)、碰累(痢疾)，卡西闷(胃脘痛，胃寒痛，胃热痛)，龟斛亮(脉管炎、淋巴炎)。

中医　酸，平。归心、肝、肾经。祛风除湿，活血通络，解毒消肿。用于治疗风湿痹痛，筋脉痉挛，跌打损伤，痈肿。

【用法用量】内服煎汤，10—30 克。

【备　　注】收入《广西壮族自治区瑶药质量标准(第一卷)》DYB45-GXYYC0142-2014。

莓叶委陵菜

瑶文 Mienv baqv buerng

【瑶　药　名】勉八崩（鬼刺风）。

【中　药　名】莓叶委陵菜。

【药用部位】干燥全草。

【基源植物】蔷薇科植物莓叶委陵菜 *Potentilla fragarioides* L.。

【植物形态】多年生草本。根极多，簇生。花茎多数，丛生，上升或铺散，被开展长柔毛。基生叶羽状复叶，有小叶 2—3 对，稀 4 对，连叶柄长 5—22 厘米，叶柄被开展疏柔毛，小叶有短柄或几无柄。小叶片倒卵形、椭圆形或长椭圆形，顶端圆钝或急尖，基部楔形或宽楔形，边缘有多数急尖或圆钝锯齿，近基部全缘，两面绿色，被平铺疏柔毛，下面沿脉较密，锯齿边缘有时密被缘毛。茎生叶，常有 3 小叶，小叶与基生叶小叶相似或长圆形顶端有锯齿而下半部全缘，叶柄短或几无柄。基生叶托叶膜质，褐色，外面有稀疏开展长柔毛，茎生叶托叶草质，绿色，卵形，全缘，顶端急尖，外被平铺疏柔毛。伞房状聚伞花序顶生，多花，松散，花梗纤细，长 1.5—2 厘米，外被疏柔毛。花直径 1—1.7 厘米。萼片三角卵形，顶端急尖至渐尖，副萼片长圆披针形，顶端急尖，与萼片近等长或稍短。花瓣黄色，倒卵形，顶端圆钝或微凹。花柱近顶生，上部大，基部小。成熟瘦果近肾形，直径约 1 毫米，表面有脉纹。花期 4—6 月，果期 6—8 月。

【分　　布】分布于广西、云南、四川、黑龙江、吉林、辽宁、内蒙古、河北、山西、陕西、甘肃、山东、河南、安徽、江苏、浙江、福建、湖南。生地边、沟边、草地、灌丛及疏林下，海拔 350—2400 米。

【采　　制】全年可采，洗净，除去杂质，晒干。

【考　　证】《广西药用植物名录》：『用于风湿骨痛。』

【应　　用】瑶医　苦、涩，平。属风药。益气补虚，祛风活血，消肿止血。用于治疗崩闭闷（风湿痛、类风湿性关节炎），辣给昧对（月经不调），荣古瓦崩（产后风），藏紧邦（功能性子宫出血，崩漏、子宫肌瘤出血）。

中医　苦，平。入肝、脾、胃、大肠经。活血化瘀，养阴清热。用于治疗疝气，干血痨。

【用法用量】内服煎汤，15—30克。外用适量。

【备　　注】收入《广西壮族自治区瑶药质量标准(第一卷)》DYB45-GXYYC0097-2014。

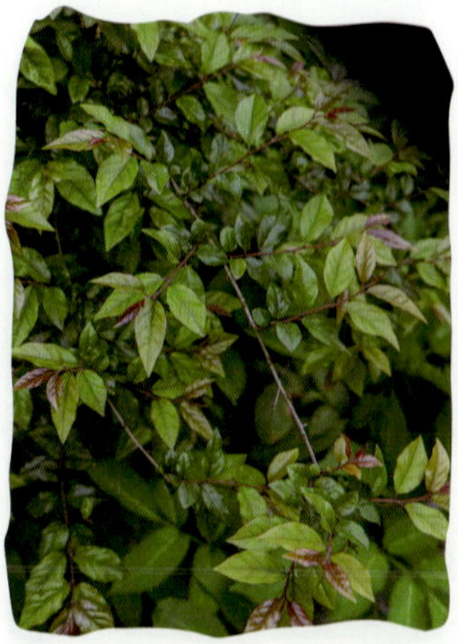

雀梅藤

瑶文 Dah gongh buerng

【考　证】

《广西本草选编》：『味甘、淡，性平。拔毒生肌。』

【瑶 药 名】打拱崩(倒丁风)。

【中 药 名】雀梅藤。

【药用部位】干燥地上部分。

【基源植物】鼠李科植物毛叶雀梅藤 *sageretia thea*（osbeck）Johnst.var. *tomentosasa*（Schneid.）或雀梅藤 *Sageretia thea*（osbeck）Johnst.。

【植物形态】藤状或直立灌木。小枝具刺，互生或近对生，叶叶纸质，近对生或互生，通常卵形、矩圆形或卵状椭圆形，下面被绒毛，后逐渐脱落。叶柄被短柔毛。花无梗，黄色，有芳香，通常 2 至数个簇生排成顶生或腋生疏散穗状或圆锥状穗状花序。花序轴被绒毛或密短柔毛。花萼外面被疏柔毛。萼片三角形或三角状卵形。花瓣匙形，顶端 2 浅裂，常内卷，短于萼片。花柱极短，柱头 3 浅裂，子房 3 室，每室具 1 胚珠。核果近圆球形，成熟时黑色或紫黑色。花期 7—11 月，果期翌年 3—5 月。

【分　　布】分布于广西、广东、湖南、湖北、安徽、江苏、浙江、江西、福建、台湾、四川、云南。常生于海拔 2100 米以下的丘陵、山地林下或灌丛中。

【采　　制】全年可采，洗净，晒干。

【应　　用】瑶医　淡、微苦，平。属风打相兼药。宣肺化痰，祛风利湿，拔毒生肌。用于治疗泵虷怒哈（肺炎，肺热咳嗽），哈鲁（哮喘），崩闭闷（风湿痛、类风湿性关节炎），波罗盖闷（鹤膝风），布醒蕹（肾炎水肿），别带病（带下病、白带、赤带过多）及眸名肿毒（疮疡肿毒）。

中医　甘、淡，平。归心、肺经。清热解毒。用于治疗疮痈肿毒，烫伤，疥疮，漆疮。

【用法用量】内服煎汤，10—30 克。外用适量。

【备　　注】收入《广西壮族自治区瑶药质量标准（第一卷）》DYB45-GXYYC0121-2014。

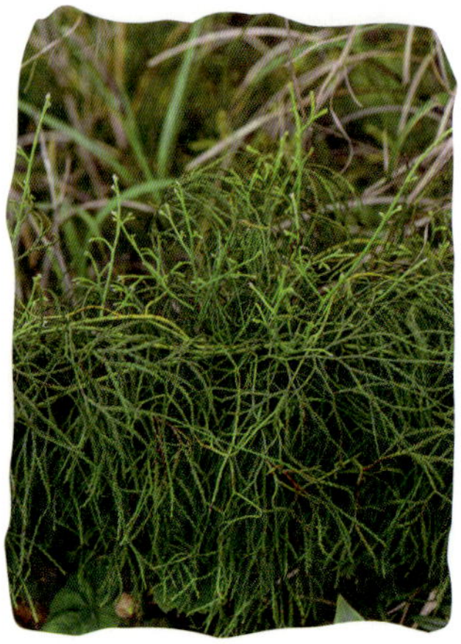

舒筋草

瑶文 Ziemx mbungv buerng

【考 证】《广西本草选编》：『清肝明目，舒筋活络。主治结膜炎，夜盲症，小儿外感发热……』

【瑶 药 名】浸迸崩（浸骨风）。

【中 药 名】舒筋草。

【药用部位】干燥地上部分。

【基源植物】石松科植物藤石松 *Lycopodiastrum casuarinoides*（Spring）Holub ex Dixit。

【植物形态】主茎木质藤状，圆柱形，具疏叶。叶螺旋状排列，贴生，卵状披针形至钻形，基部突出，弧形，无柄，先端渐尖，具1膜质。不育枝柔软，黄绿色，圆柱状。叶螺旋状排列，先端渐尖，具长芒，边缘全缘，背部弧形，腹部有凹槽，无光泽，中脉不明显，草质。能育枝柔软，红棕色，小枝扁平。叶螺旋状排列，稀疏，贴生，鳞片状。孢子囊穗每6—26个一组，生于多回二叉分枝的孢子枝顶端，排列成圆锥形，具直立的总柄和小柄，弯曲，红棕色。孢子囊生于孢子叶腋，内藏，圆肾形，黄色。

【分 布】分布于中国华东、华南、华中及西南等地。生于海拔100—3100米的林下、林缘、灌丛下或沟边。

【采 制】全年可采收，除去杂质，晒干。

【应 用】瑶医 微甘，温。属风打相兼药。祛风活血，消肿镇痛，舒筋活络。用于治疗崩闭闷（风湿痛、类风湿性关节炎），锥碰江闷（坐骨神经痛），播冲（跌打损伤），改闷（腰痛，腰肌劳损），辣给昧对（月经不调），眸名肿毒（疮疡肿毒），汪逗卜冲（水火烫伤）。

中医 微甘，温。归肝、肾经。舒筋活血，祛风湿。用于治疗风湿关节痛，跌打损伤，月经不调，盗汗，夜盲症。

【用法用量】内服煎汤，15—30克。外用适量。

【备 注】收入《广西壮族自治区瑶药质量标准（第一卷）》DYB45-GXYYC0132-2014。

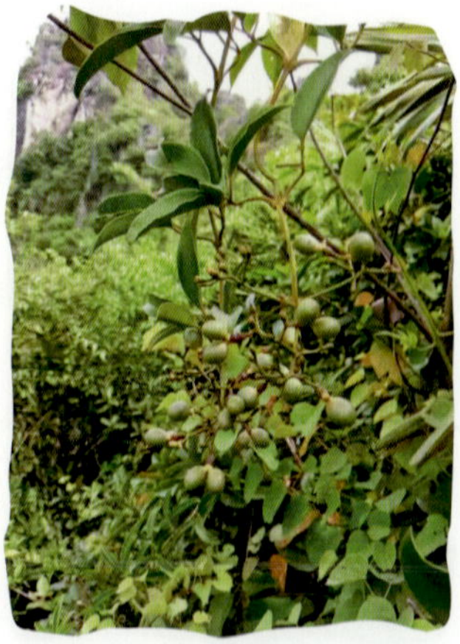

清香藤

瑶文 Paaix mbungv buerng

【考　证】《广西药用植物名录》：『根、茎：用于骨鲠喉，吹风蛇咬伤，跌打损伤，骨折……』

【瑶 药 名】排迸崩（破骨风）。

【中 药 名】清香藤。

【药用部位】干燥全株。

【基源植物】木犀科植物清香藤 *Jasminum lanceolarium* Roxb.。

【植物形态】攀援灌木。小枝圆柱形，稀具棱，节处稍压扁，光滑无毛或被短柔毛。叶对生或近对生，三出复叶。叶片上面绿色，光亮，无毛或被短柔毛，下面色较淡，光滑或疏被至密被柔毛，具凹陷的小斑点。小叶片椭圆形，长圆形、卵圆形、卵形或披针形，稀近圆形，先端钝、锐尖、渐尖或尾尖，稀近圆形，基部圆形或楔形，顶生小叶柄稍长或等长于侧生小叶柄。复聚伞花序常排列呈圆锥状，顶生或腋生，有花多朵，密集。苞片线形。花萼筒状，光滑或被短柔毛，果时增大，萼齿三角形，不明显，或几近截形。花冠白色，高脚碟状，花冠管纤细。果球形或椭圆形，两心皮基部相连或仅一心皮成熟，黑色，干时呈橘黄色。花期 4—10 月，果期 6 月至翌年 3 月。

【分　　布】分布于长江流域以南各省区以及台湾、陕西、甘肃。生山坡、灌丛、山谷密林中，海拔 2200 米以下。

【采　　制】全年可采收，除去杂质，晒干。

【应　　用】瑶医　涩、微苦，平。属打药。祛风除湿，活血散瘀，消肿止痛。用于治疗崩闭闷（风湿痛、类风湿性关节炎），改布闷（腰腿痛），播冲（跌打损伤），眸名肿毒（无名肿毒）及布锥累（疮疖痈肿）。

中医　苦、辛，平。归心、肝经。活血破瘀，理气止痛。用于治疗风湿痹痛，跌打骨折，外伤出血。

【用法用量】内服煎汤，15—20 克。外用适量。

【注　　意】孕妇忌服。

【备　　注】收入《广西壮族自治区瑶药质量标准（第一卷）》DYB45-GXYYC0124-2014。

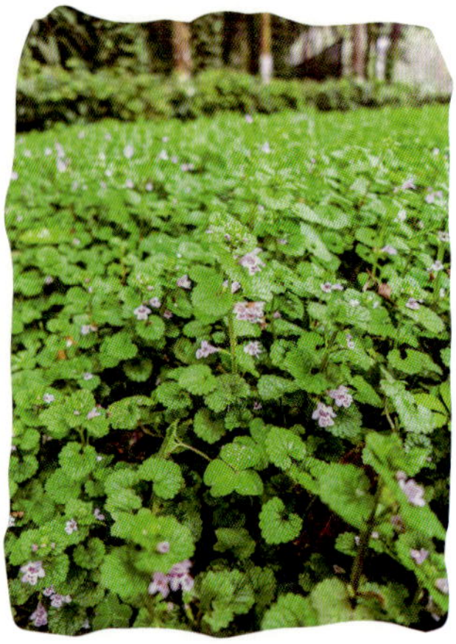

连钱草

瑶文 Nzunx deic buerng

【考 证】

《岭南采药录》："除骨痛，散风湿……"

【瑶 药 名】准地崩（钻地风）。

【中 药 名】连钱草。

【药用部位】干燥地上部分。

【基源植物】唇形科植物活血丹 *Glechoma longituba*（Nakai）Kupr.。

【植物形态】见壮药 Byaeknu 碰奴项下。

【分　　布】见壮药 Byaeknu 碰奴项下。

【采　　制】春至秋季采收，除去杂质，晒干。

【应　　用】瑶医　苦、淡，凉。属风打相兼药。利尿排石，活血散瘀，消肿止痛。用于治疗胆纲虷（胆囊炎），谷阿强拱（小儿疳积），谷阿虷昧退（小儿感冒发烧），卡西闷（胃脘痛，胃寒痛，胃热痛），布醒蕹（急性肾炎水肿），崩闭闷（风湿痛、类风湿性关节炎），辣给昧对（月经不调，闭经），辣给闷（痛经），荣古瓦卡西闷（产后腹痛），泵烈竞（尿路感染），月窖桨辣贝（尿路结石，膀胱结石，肾结石），播冲（跌打损伤），碰脑（骨折），眸名肿毒（疮疡肿毒），囊暗（毒蛇咬伤）。

中医　辛、微苦，微寒。归肝、肾、膀胱经。利湿通淋，清热解毒，散瘀消肿。用于治疗热淋，石淋，湿热黄疸，疮痈肿痛，跌扑损伤。

【用法用量】内服煎汤，15—30 克。外用适量。

【备　　注】收入《广西壮族自治区瑶药质量标准（第一卷）》DYB45-GXYYC0076-2014。

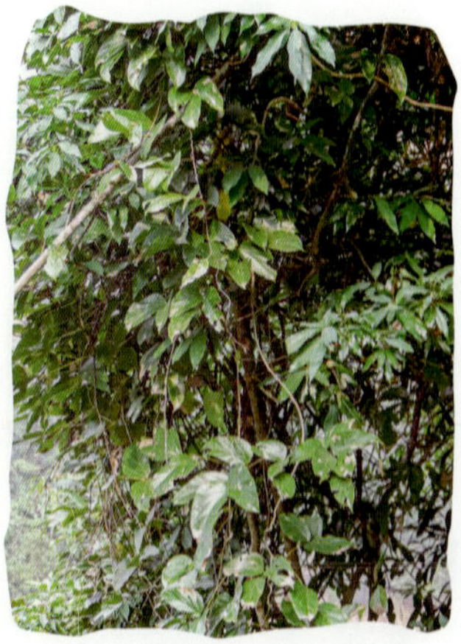

黑血藤

瑶文 Apc dorn buerng

【考 证】
《广西民族药简编》：『水煎洗患处，治手脚麻痹。』

【瑶 药 名】安瑞崩（鸭仔风）。

【中 药 名】黑血藤。

【药用部位】干燥藤茎。

【基源植物】豆科植物大果油麻藤 *Mucuna macrocarpa* Wall.。

【植物形态】大型木质藤本。茎具纵棱脊和褐色皮孔，被伏贴灰白色或红褐色细毛，老茎常光秃无毛。羽状复叶具3小叶。托叶脱落。小叶纸质或革质，顶生小叶椭圆形、卵状椭圆形、卵形或稍倒卵形，先端急尖或圆，具短尖头，基部圆或稍微楔形。侧生小叶极偏斜。花序常生于老茎上，花多聚生于顶部，每节有2—3花，常有恶臭。花萼密被伏贴的深褐色或淡褐色短毛和灰白或红褐色脱落的刚毛，花萼宽杯形。花冠暗紫色，旗瓣带绿白色。果木质，带形，近念珠状，直或稍微弯曲，密被直立红褐色细短毛，部分近于无毛，具不规则的脊和皱纹，具6—12颗种子，内部隔膜木质，暗褐色或黑色。花期4—5月，果期6—7月。

【分 布】分布于广西、广东、海南、云南、贵州、台湾。生于海拔800—2500米的山地或河边常绿或落叶林中，或开阔灌丛和干沙地上。

【采 制】全年均可采收，除去枝叶，切片，干燥。

【应 用】瑶医 涩、微苦，平。属风药。祛风除湿，舒筋活络，清肺止咳，活血补血，止痛。用于治疗改布闷（腰腿痛），崩闭闷（风湿痛、类风湿性关节炎），伯公闷（头痛），泵虷怒哈（肺热咳嗽），怒藏（咳血），荣古瓦本藏（产后贫血），伯公梦（头晕），辣给味对（月经不调），辣给闷（痛经），锥碰江闷（坐骨神经痛）。

中医 苦、涩，凉。归肝、肾经。祛风除湿，舒筋活络，清肺止咳，调经补血，止痛。用于治疗腰膝酸痛，风湿痹痛，肺热咳嗽、咯血，产后血虚贫血、头晕，月经不调，坐骨神经痛，头痛。

【用法用量】内服煎汤，15—50克。外用适量。

【备 注】收入《广西壮族自治区瑶药质量标准（第一卷）》DYB45-GXYYC0130-2014。

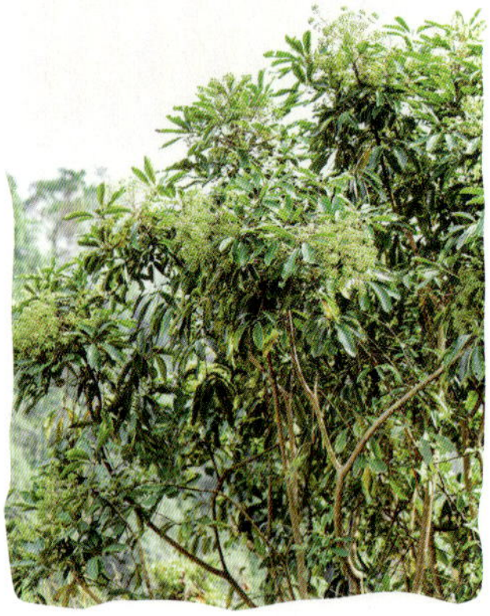

鸭脚木皮

瑶文
Apc zaux buerng

【考　证】

《岭南采药录》：『味苦，性散。治斑痧毒……』

【瑶　药　名】安灶崩（鸭脚风）。

【中　药　名】鸭脚木皮。

【药用部位】干燥树皮及根皮。

【基源植物】五加科植物鹅掌柴 *Schefflera heptaphylla*（Linn.）Frodin。

【植物形态】见壮药 Naengfaexdinbit 能榧丁聘项下。

【分　　布】见壮药 Naengfaexdinbit 能榧丁聘项下。

【采　　制】全年可采剥，干燥

【应　　用】瑶医　甘、微苦，凉。属风打相兼药。清热解毒，祛痧除湿，活络消肿，凉血止痒。用于治疗哈轮（感冒发热），更喉闷（咽喉肿痛，咽炎），崩闭闷（风湿痛、类风湿性关节炎），尼椎奸（肾炎），播冲（跌打损伤），碰脑（骨折），身谢（湿疹、皮肤瘙痒）。

中医　苦，凉。归肺经。发汗解表，祛风除湿，舒筋活络，消肿止痛。用于治疗感冒发热，咽喉肿痛，风湿关节痛，跌打损伤，骨折。

【用法用量】内服煎汤，15—30 克。外用适量。

【备　　注】收入《广西壮族自治区瑶药质量标准（第一卷）》DYB45-GXYYC0098-2014。

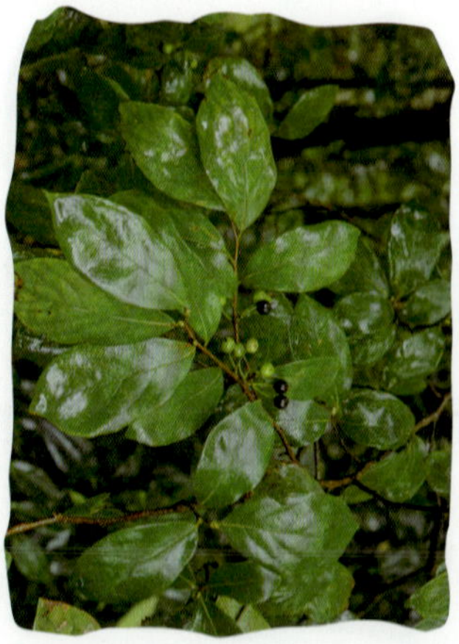

山胡椒

瑶文 Jav daic buerng

【瑶 药 名】假逮崩（假死风）。

【中 药 名】山胡椒。

【药用部位】干燥全株。

【基源植物】樟科植物山胡椒 *Lindera glauca*（Sieb.et Zucc.）Bl.。

【植物形态】落叶灌木或小乔木。树皮平滑，灰色或灰白色。叶互生，宽椭圆形、椭圆形、倒卵形到狭倒卵形，上面深绿色，下面淡绿色，被白色柔毛，纸质。伞形花序腋生，总梗短或不明显，生于混合芽中的总苞片绿色膜质，每总苞有3—8朵花。雌花花被片黄色，椭圆或倒卵形。雄花花被片黄色，椭圆形。花期3—4月，果期7—8月。

【分 布】分布于广西、广东、湖北、湖南、甘肃、山西、江苏、安徽、浙江、江西、福建、台湾、四川等地。生于海拔900米以下的山坡、林缘、路旁。

【采 制】秋季采收，晒干。

【应 用】瑶医 辛，温。属风打相兼药。祛风活络，解毒消肿，止血、止痛。用于治疗崩闭闷（风湿痛、类风湿性关节炎），篮榜垂翁撸（肝脾肿大），哈轮（感冒发热），怒哈（咳嗽），锥碰江闷（坐骨神经痛），布醒蕹（肾炎水肿），播冲（跌打损伤），眸名肿毒（无名肿毒、痈疮肿毒），囊暗（毒蛇咬伤），卡西闷（胃寒痛）。

中医 苦、辛，微寒。归肝、膀胱经。解毒消疮，祛风止痛，止痒，止血。用于治疗疮疡肿毒，风湿痹痛，跌打损伤，外伤出血，皮肤瘙痒，蛇虫咬伤。

【用法用量】内服煎汤，10—20克。外用适量。

【注 意】孕妇慎用。

【备 注】收入《广西壮族自治区瑶药质量标准（第一卷）》DYB45-GXYYC0014-2014。

【考 证】

《广西本草选编》：『味苦、微辛，性温。祛风湿，消肿毒。治风湿痹痛……』

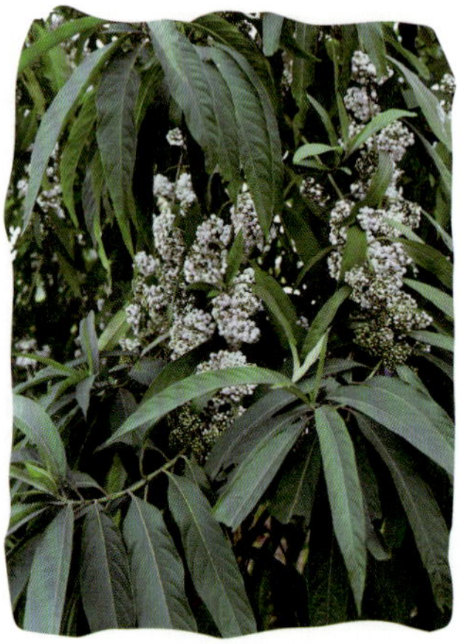

尖尾风

瑶文 Naenx buoz buerng

【考　证】

《广西本草选编》：『祛风消肿，散瘀止痛，止血。主治风湿痹痛……』

【瑶 药 名】粘博崩(粘手风)。

【中 药 名】尖尾风。

【药用部位】干燥地上部分。

【基源植物】马鞭草科植物尖尾枫 *Callicarpa longissima* (Hemsl.) Merr.。

【植物形态】灌木或小乔木。小枝紫褐色，四棱形。叶披针形或椭圆状披针形，顶端尖锐，基部楔形，叶背面有细小的黄色腺点，干时下陷成蜂窝状小洼点，边缘具不明显的小齿或全缘。花序被多细胞的单毛，花小而密集。花萼无毛，有腺点，萼齿不明显或近截头状。花冠淡紫色，无毛。果实扁球形，无毛，有细小腺点。花期 7—9 月，果期 10—12 月。

【分　　布】分布于广西、广东、台湾、福建、江西、四川。生于海拔 1200 米以下的荒野、山坡、谷地丛林中。

【采　　制】夏、秋二季采收，切成段，干燥。

【应　　用】瑶医　辛、微苦，凉。属风打相兼药。祛风活血，散瘀消肿，凉血止血，止痛，止痒。用于治疗崩闭闷（风湿痛、类风湿性关节炎），播冲（跌打损伤），哈轮怒哈（感冒咳嗽），卡西闷（腹痛），篮虷（肝炎），扁免崩（中风偏瘫），谷阿照拍（小儿麻痹、小儿麻痹后遗症），荣古瓦崩（产后风），身谢（皮肤瘙痒），冲翠臧（外伤出血）及囊暗（毒蛇咬伤）。

中医　辛、微苦，凉。归肝经。祛风消肿，散瘀止痛，止血。用于治疗风湿痹痛，产后风痛，跌打损伤，中风偏瘫，小儿麻痹后遗症，咯血，吐血，衄血，便血，刀伤出血。

【用法用量】内服煎汤，15—30 克。外用适量。

【备　　注】收入《广西壮族自治区瑶药质量标准(第一卷)》DYB45-GXYYC0068-2014。

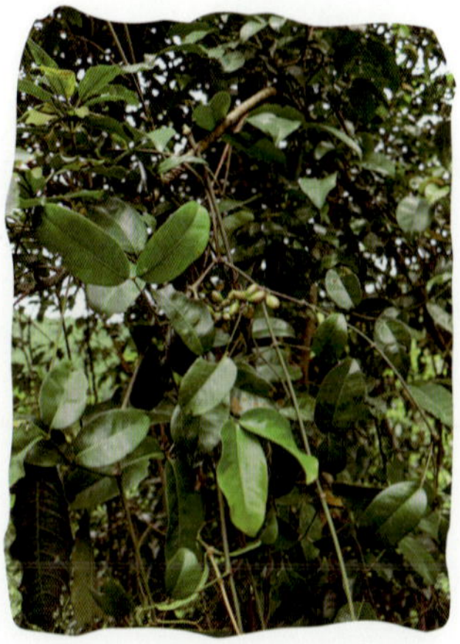

小叶买麻藤

瑶文 Mah mbungv buerng

【瑶 药 名】麻迸崩（麻骨风）。

【中 药 名】小叶买麻藤。

【药用部位】藤茎。

【基源植物】买麻藤科植物小叶买麻藤 *Gnetum parvifolium*（Warb.）C. Y. Cheng ex Chun。

【植物形态】缠绕藤本。茎枝圆形，皮土棕色或灰褐色，皮孔常较明显。叶较小，椭圆形、狭长椭圆形或长倒卵形，革质，先端急尖或渐尖而钝，基部宽楔形或微圆，侧脉细，在叶背隆起，长短不一，不达叶缘即弯曲前伸，小脉在叶背形成明显细网，网眼间常呈极细的皱突状，叶柄较细短，长 5—10 毫米。雄球花序不分枝或一次分枝，分枝三出或成两对，总梗长 4—16 毫米，雄球花穗长短小，1.1—2 厘米，径 2—3.6 毫米，具 6—10 轮环状总苞，开花时不开展而直立紧闭。雌球花序多生于老枝上，一次三出分枝，雌球花穗细长，每轮总苞内有雌花 5—8 枚，雌球花序成熟时长 10—15 厘米，轴较细。成熟种子无柄或几无柄，假种皮红色，长椭圆形或狭矩圆状倒卵圆形，长 1.6—2 厘米，径约 1 厘米。

【分　　布】分布于广西、广东、福建及湖南等地。生于海拔较低的干燥平地或湿润谷地的森林中，缠绕在大树上。

【采　　制】全年可采，切段，鲜用或晒干。

【应　　用】瑶医　淡、微苦，平，有小毒。属风打相兼药。祛风除湿，散毒消肿，化痰止咳。用于治疗崩闭闷（风湿痛、类风湿性关节炎），改闷（腰痛，腰肌劳损），扁免崩（中风偏瘫），哈紧（支气管炎），布醒蕹（肾炎水肿），播冲（跌打损伤），蜂窝组织炎，手术后感染。

【考　证】

《广西本草选编》：『味淡、微苦，性平。祛风活血，消肿止痛。主治风湿痹痛……』

中医　苦，微温。归肾、肝、肺经。祛风活血，消肿止痛，化痰止咳。用于治疗风湿性关节炎，腰肌劳损，筋骨酸软，跌打损伤，骨折，支气管炎，溃疡病出血，小便不利，蜂窝组织炎。

【用法用量】内服煎汤，10—30克（鲜品30—60克）。外用适量。

【备　　注】收入《广西壮族自治区瑶药质量标准（第一卷）》DYB45-GXYYC0022-2014。

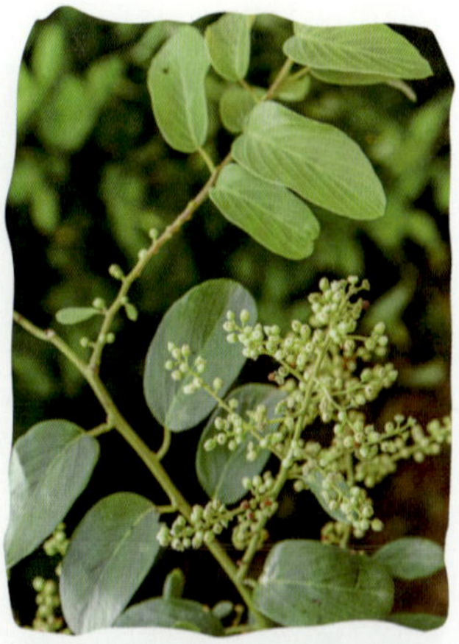

黄鳝藤

瑶文 Wiangh mbungv buerng

【考证】《广西本草选编》：『味微涩，性平。活血通络。治风湿腰痛，经前腹痛……』

【瑶 药 名】往进崩（黄骨风）。

【中 药 名】黄鳝藤。

【药用部位】干燥全株。

【基源植物】鼠李科植物多花勾儿茶 *Berchemia floribunda*（Wall.）Brongn.。

【植物形态】直立或藤状灌木。幼枝黄绿色，光滑无毛。叶纸质，叶柄无毛。托叶狭披针形，宿存。花多数，常数个簇生排成顶生宽聚伞圆锥花序，或下部兼腋生聚伞总状花序。花瓣倒卵形，雄蕊与花瓣等长。核果圆柱状椭圆形，有时顶端稍宽，基部有盘状的宿存花盘。花期 7—10 月，果期翌时年 4—7 月。

【分　　布】分布于广西、广东、湖南、湖北、河南、安徽、江苏、浙江、江西、福建、四川、贵州、云南、山西、陕西、甘肃、西藏。生于海拔 2600 米以下的山坡、沟谷、林缘、林下或灌丛中。

【采　　制】全年采收，除去杂质，洗净，晒干。

【应　　用】瑶医　微涩，平。属风打相兼药。清热利湿，舒筋活络，活血调经，止痛。用于治疗望胆篮虷（黄疸型肝炎），篮硬种翁（肝硬化腹水），辣给昧对（月经不调），辣给闷（痛经），卡西闷（胃脘痛，胃寒痛，胃热痛），崩闭闷（风湿痛、类风湿性关节炎），哈路（肺结核），囊中病（蛔虫病），疟椎闷（乳腺炎），播冲（跌打损伤），囊暗（毒蛇咬伤）。

中医　甘，平。归肝、胆经。清热、凉血，利尿，解毒。用于治疗衄血，黄疸，风湿腰痛，经前腹痛，风毒流注，伤口红肿。

【用法用量】内服煎汤，15—30 克。外用适量。

【备　　注】收入《广西壮族自治区瑶药质量标准（第一卷）》DYB45-GXYYC0112-2014。

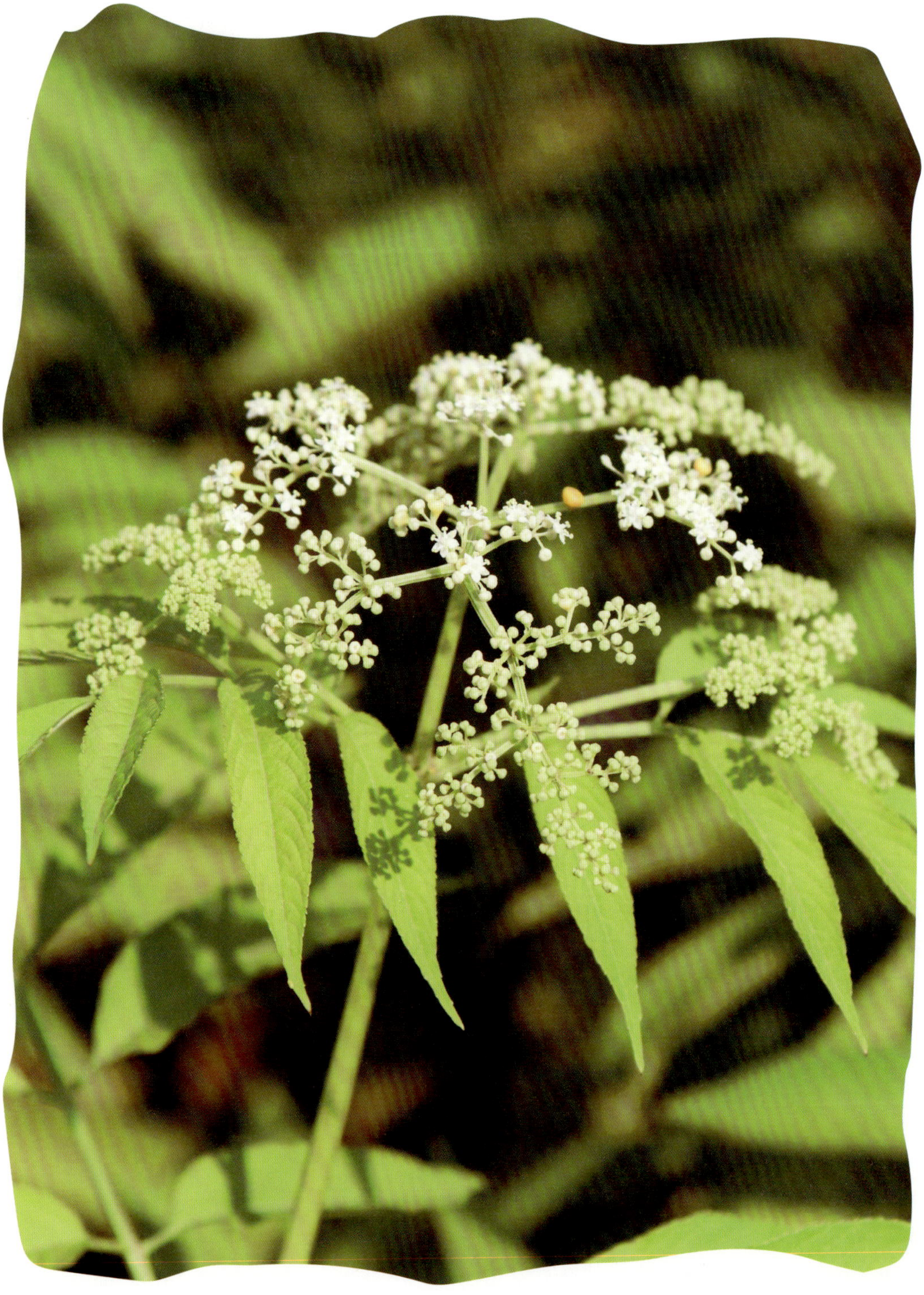

走马风

走马风

瑶文 Gieqv nyaatv buerng

【考证】

《广西药用植物名录》：『根、茎、叶：用于跌打损伤，风湿骨痛……』

【瑶 药 名】解牙崩 （黑节风）。

【中 药 名】走马风。

【药用部位】全株。

【基源植物】忍冬科植物接骨草 *Sambucus chinensis* Lindl.。

【植物形态】见壮药 Nyayouzfanj 雅友泛项下。

【分　　布】见壮药 Nyayouzfanj 雅友泛项下。

【采　　制】全年可采收，洗净切段，干燥或鲜用。

【应　　用】瑶医　苦、辛，微温。属风打相兼药。祛风除湿，消肿止痛。用于治疗崩闭闷（风湿痛、类风湿性关节炎），改闷（腰痛，腰肌劳损），布醒蕹（肾炎水肿），篮硬种翁（肝硬化腹水），努脑痨（淋巴结结核），播冲（跌打损伤），碰脑（骨折）。

中医　甘、酸，温。归肝、肾经。活血消肿，祛风除湿。用于治疗跌打损伤，骨折疼痛，风湿关节炎，肾炎水肿，脚气，瘰疬，风疹瘙痒，疮痈肿毒。

【用法用量】内服煎汤，15—30 克。外用适量。

【注　　意】孕妇忌服。

【备　　注】收入《广西壮族自治区瑶药质量标准（第一卷）》DYB45-GXYYC0072-2014。

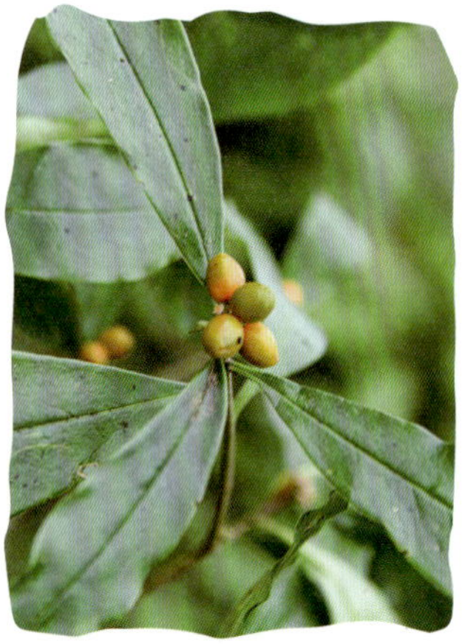

毛瑞香

瑶文 Gorm mbungv buerng

【考 证】

《广西药用植物名录》：『祛风除湿，活血止痛。用于风湿骨痛……』

【瑶 药 名】公进崩（暖骨风）。

【中 药 名】毛瑞香。

【药用部位】干燥全株。

【基源植物】瑞香科植物毛瑞香 *Daphne kiusiana* Miq. var. *atrocaulis*（Rehd.）F. Maekawa。

【植物形态】常绿直立灌木。枝深紫色或紫红色。叶互生，有时簇生于枝顶，叶革质，椭圆形或披针形，两端渐尖，基部下延于叶柄，边缘全缘，微反卷。叶柄两侧翅状，褐色。花白色，有时淡黄白色，头状花序，具苞片，褐绿色易早落，长圆状披针形。花萼筒圆筒状，外面下部密被淡黄绿色丝状绒毛。果实红色，广椭圆形或卵状椭圆形。花期 11 至翌年 2 月，果期 4—5 月。

【分 布】分布于广西、广东、湖北、湖南、江苏、浙江、安徽、江西、福建、台湾、四川等地。生于海拔 300—1400 米的林边或疏林中较阴湿处。

【采 制】全年可采，切段，晒干。

【应 用】瑶医 甘、辛，温，有小毒。属风药。温经散寒，祛风除湿，健脾化湿、养血补肝。用于治疗崩闭闷（风湿痛、类风湿性关节炎），锥碰江闷（坐骨神经痛），辣给味对（月经不调，闭经），味埋荣（不孕症），别带病（带下病），荣古瓦崩（产后风湿），播冲（跌打损伤），碰脑（骨折），碰作（脱臼）。

中医 辛、苦，温，有小毒。归肺、脾经。祛风除湿，调经止痛，解毒。用于治疗风湿骨痛，手足麻木，月经不调，闭经，产后风湿，跌打损伤，骨折，脱臼。

【用法用量】内服煎汤，3—15 克。外用适量。

【备 注】收入《广西壮族自治区瑶药质量标准（第一卷）》DYB45-GXYYC0034-2014。

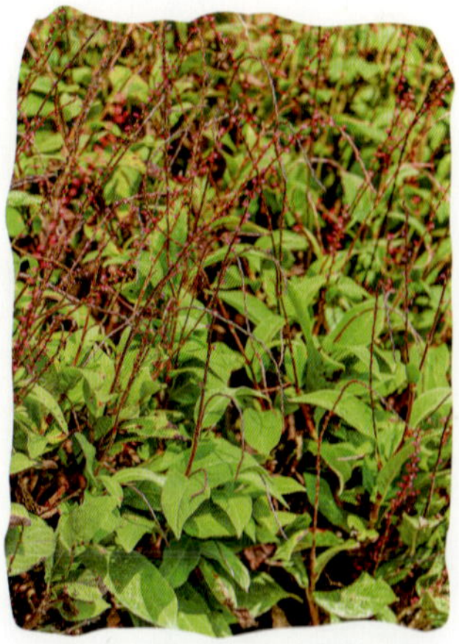

九龙盘

瑶文 Manc ging buemg

【瑶 药 名】慢惊崩（慢惊风）。

【中 药 名】九龙盘。

【药用部位】全草。

【基源植物】蓼科植物金线草 *Antenoron filiforme*（Thunb.）Rob. et Vaut.。

【植物形态】见壮药 Goseqmanh 棵社慢项下。

【分　　布】见壮药 Goseqmanh 棵社慢项下。

【采　　制】夏、秋二季采收，晒干或鲜用。

【应　　用】瑶医　苦、涩、微辛，温。属风打相兼药。祛风除湿，理气止痛，止血散瘀。用于治疗崩闭闷（风湿痛、类风湿性关节炎），肺脓疡，碰累（痢疾），泵卡西（腹泻），卡西闷（胃脘痛，胃寒痛，胃热痛），标蛇痧（感冒），吐血，哈路怒藏（肺结核咳血），辣给闷（痛经），辣给昧对（月经不调），别带病（带下病），藏紧邦（血崩），努脑痨（淋巴结结核），播冲（跌打损伤），碰脑（骨折），囊暗（毒蛇咬伤）。

中医　苦、辛，微寒。归肺、肝、脾、肾经。凉血止血，散瘀止痛，清热解毒。用于治疗咳嗽，咯血，吐血，崩漏，月经不调，痛经，脘腹疼痛，泄泻，痢疾，跌打损伤，风湿痹痛，瘰疬，痈疽肿毒，烫火伤，蛇虫咬伤。

【用法用量】内服煎汤，15—30 克。外用适量。

【注　　意】孕妇慎服。

【备　　注】收入《广西壮族自治区瑶药质量标准（第一卷）》DYB45-GXYYC0005-2014。

【考　证】

《广西中药志》：『辛、涩，温，有小毒。入脾经。祛风止痛，健脾燥湿，散瘀消肿。』

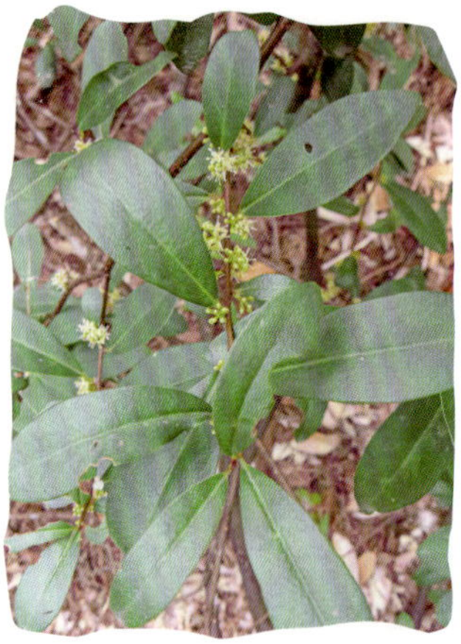

酸藤子

瑶文 Biouv sui buerng

【考证】

《广西本草选编》：『根、叶，味酸、涩，性平。清热解毒，……果，活血补血。治口腔炎……』

【瑶 药 名】表虽崩（酸吉风）。

【中 药 名】酸藤子。

【药用部位】干燥根。

【基源植物】紫金牛科植物酸藤子 *Embelia laeta*（Linn.）Mez.。

【植物形态】见壮药 Gosoemjrumz 棵审容项下。

【分　　布】见壮药 Gosoemjrumz 棵审容项下。

【采　　制】全年均可采，晒干。

【应　　用】瑶医　酸、涩，平。属风打相兼药。清热解毒，活血散瘀，祛风收敛，健脾安胎。用于治疗嘴布瓢（口腔溃疡），更喉闷（咽喉炎），港虷（慢性肠炎），泵卡西众（消化不良），碰累（痢疾），辣给味对（月经不调），藏紧邦（血崩），别带病（带下病），娄精（遗精），阴囊肿大，港脱（脱肛），谷瓦卜断（子宫脱垂），崩闭闷（风湿痛、类风湿性关节炎），播冲（跌打损伤），碰脑（骨折），身谢（皮肤瘙痒，湿疹）。

中医　酸、涩，凉。归心、脾、肝经。清热解毒，散瘀止血。用于治疗咽喉红肿，齿龈出血，出血，跌打损伤，痢疾，疮疖溃疡，皮肤瘙痒，痔疮肿痛。

【用法用量】内服煎汤，15—30 克。外用适量。

【备　　注】收入《广西壮族自治区瑶药质量标准（第一卷）》DYB45-GXYYC0139-2014。

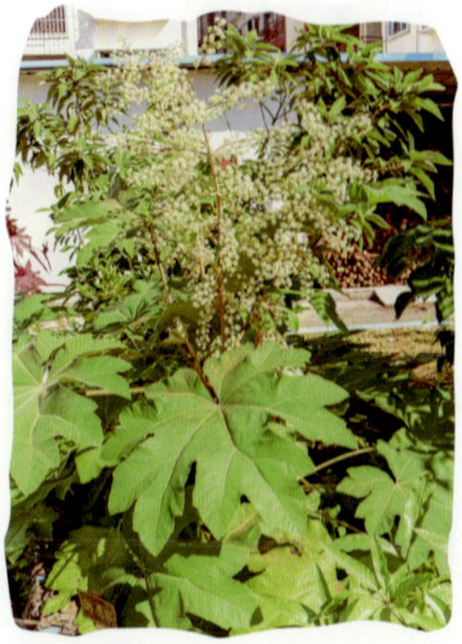

通脱木

瑶文 Domh gangv buerng

【考　证】《广西本草选编》：『味甘、淡，性寒。清热利水，通乳。治肺热咳嗽，水肿……』

【瑶 药 名】懂杠崩（鹞鹰风）。

【中 药 名】通脱木。

【药用部位】干燥根和茎枝。

【基源植物】五加科植物通脱木 *Tetrapanax papyrifer*(Hook.) K. Koch。

【植物形态】常绿灌木或小乔木。树皮深棕色，略有皱裂。新枝淡黄棕色或淡棕色，有明显的大形皮孔和叶痕。叶大，集生茎顶。叶片纸质或薄革质，倒卵状长圆形或卵状长圆形，先端渐尖，上面深绿色，无毛，下面密生白色厚绒毛，边缘疏生粗齿或全缘。托叶和叶柄基部合生，锥形，密生白色或淡棕色厚绒毛。圆锥花序分枝多，密生淡棕色或白色星状绒毛。伞形花序。花黄白色。果实球形，紫黑色。花期 10—12 月，果期翌年 1—2 月。

【分　　布】在中国分布广，北自陕西，南至广西、广东，西起云南西北部和四川西南部，经贵州、湖南、湖北、江西至福建和台湾。

【采　　制】全年可采，洗净，切片，干燥。

【应　　用】瑶医　甘、淡，寒。属风打相兼药。清热解毒，利水消肿。用于治疗也改味通（大、小便不通），泵烈竞（尿路感染），月窖桨辣贝（尿路结石），疟没通（产后乳汁不通），泵虷怒哈（肺热咳嗽），醒蕹（水肿），辣给昧对（月经不调，闭经），谷阿惊崩（小儿高热惊风）。

中医　甘、淡，微寒。归胃、肺经。清热利水，通乳。用于治疗肺热咳嗽，水肿，尿路感染，尿路结石，闭经，乳汁不下。

【用法用量】内服煎汤：茎枝，3—6 克；根，30—60 克。

【注　　意】孕妇慎用。

【备　　注】收入《广西壮族自治区瑶药质量标准（第一卷）》DYB45-GXYYC0106-2014。

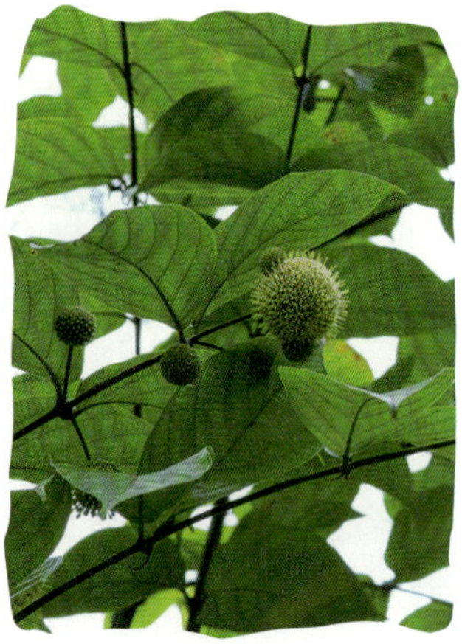

钩藤

瑶文 Domh gongv ngiuv buerng

【考　证】

《广西本草选编》：『味甘，性微寒。清热镇痉，平肝熄风。治感冒风热……』

【瑶 药 名】懂杠扭崩（鹰爪风）。

【中 药 名】钩藤。

【药用部位】干燥带钩茎枝。

【基源植物】茜草科植物钩藤 *Uncaria rhynchophylla*（Miq.）Miq. ex Havil.、大叶钩藤 *Uncaria macrophylla* Wall. 毛钩藤 *Uncaria hirsuta* Havil.、华钩藤 *Uncaria sinensis*（Oliv.）Havil. 或无柄果钩藤 *Uncaria sessilifrwtus* Roxb.。

【植物形态】大藤本，嫩枝方柱形或略有棱角，疏被硬毛。叶对生，近革质，卵形或阔椭圆形，顶端短尖或渐尖，基部圆、近心形或心形，上面仅脉上有黄褐色毛，下面被稀疏至稠密的黄褐色硬毛，脉上毛更密。叶脉上面微凹陷，下面凸起，侧脉 6—9 对，脉腋有窝陷。叶柄无毛或疏被短柔毛。托叶卵形，深 2 裂达全长 1/2 或 2/3，裂片狭卵形，外面被短柔毛，内面无毛或疏被短柔毛，基部内面具黏液毛。头状花序单生叶腋，总花梗具 1 节，节上苞片长 6 毫米，或成简单聚伞状排列，总花梗腋生，长 3—7 厘米。头状花序不计花冠直径 15—20 毫米，花序轴有稠密的毛，无小苞片。花梗长 2—5 毫米。花萼管漏斗状，被淡黄褐色绢状短柔毛，萼裂片线状长圆形，长 3—4 毫米，被短柔毛。花冠管长 9—10 毫米，外面被苍白色短柔毛，花冠裂片长圆形，长 2 毫米，外面被短柔毛。花柱伸出冠管外，柱头长圆形。小蒴果长约 20 毫米，种子两端有白色膜质的翅，仅一端的翅 2 深裂。花期夏季。

【分　　布】分布于广西、广东、云南、贵州、福建、湖南、湖北及江西。常生于山谷溪边的疏林或灌丛中。

【采　　制】秋、冬二季采收，去叶，切段，干燥。

【应　　用】瑶医　苦、涩，平。属风打相兼药。清热平肝，熄风定惊，降压，消肿。用于治疗伯公梦（头晕目眩），伯公闷（头痛），谷阿惊崩（小儿高热惊风）及样琅病（高血压病）。

中医　甘，凉。归肝、心包经。清热平肝，息风定惊。用于治疗头痛眩晕，感冒夹惊，惊痫抽搐，妊娠子痫，高血压。

【用法用量】内服煎汤，10—30 克。

【备　　注】收入《广西壮族自治区瑶药质量标准（第一卷）》DYB45-GXYYC0090-2014。

传统常用瑶药

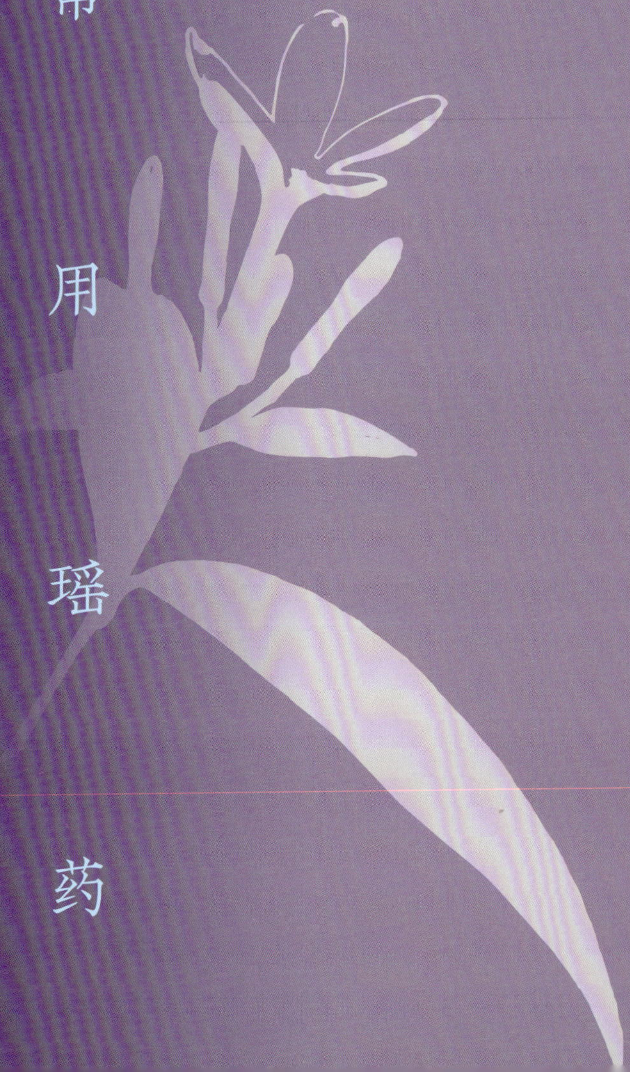

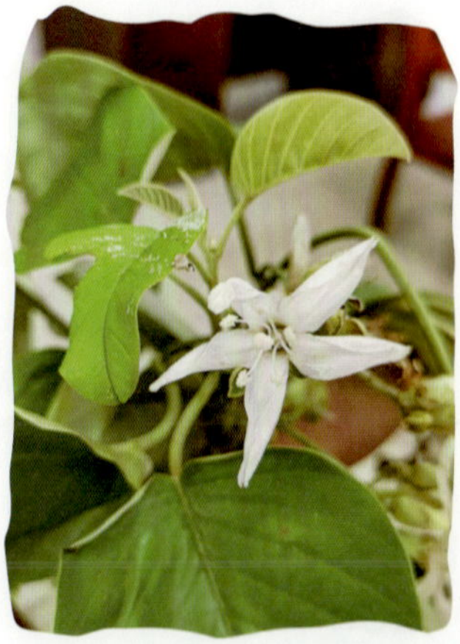

一匹绸

瑶文 Yietc beih siouh

【考　证】《岭南采药录》：『治患胀，和米与黄糖捣烂，煎香食之。凡肿胀，和苍术煎汤熏蒸之。』

【瑶 药 名】一北晓。

【中 药 名】一匹绸。

【药用部位】藤茎及枝叶。

【基源植物】旋花科植物白鹤藤 *Argyreia aceta* Lour.。

【植物形态】见壮药 Gaeudahau 勾答豪项下。

【分　　布】见壮药 Gaeudahau 勾答豪项下。

【采　　制】全年采收，洗净，晒干。

【应　　用】瑶医　微苦、微酸，平。属风打相兼药。收敛止血，化痰止咳，散瘀止痛，祛风活络。用于治疗藏紧邦（崩漏），辣给味对（月经不调），播冲（跌打损伤），别带病（白带过多）。

中医　辛、微苦，凉。归脾、肺经。祛风除湿，化痰止咳，散瘀止血，解毒消痈。用于治疗风湿痹痛，水肿，鼓胀，咳喘痰多，带下，崩漏，内伤吐血，跌打积瘀，乳痈，疮疖，烂脚，湿疹。

【用法用量】内服煎汤，9—15 克。外用适量，捣敷或水煎洗。

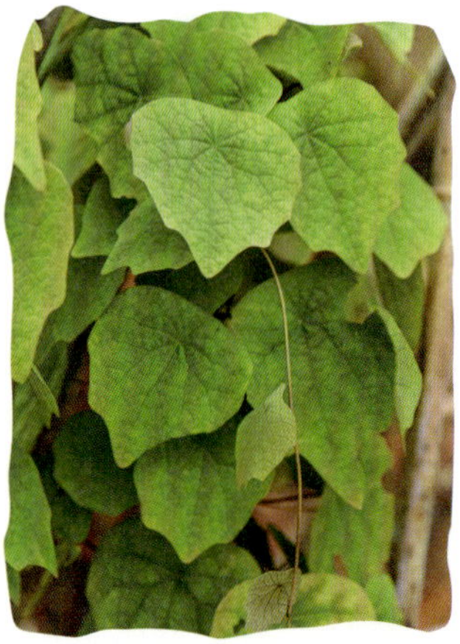

一点血

瑶文 Yietc diemv nziaamv

【考　证】

《广西药用植物名录》：『消肿止痛。用于胃脘痛，毒蛇咬伤……』

【瑶　药　名】也店藏。

【中　药　名】一点血。

【药用部位】块根。

【基源植物】防己科植物血散薯 *Stephania dielsiana* Y. C. Wu。

【植物形态】草质、落叶藤本，枝、叶含红色汁液。块根硕大，露于地面，褐色，表面有凸起的皮孔。枝稍肥壮，常紫红色，无毛。叶纸质，三角状近圆形，顶端有凸尖，基部微圆至近截平，两面无毛。复伞形聚伞花序腋生或生于腋生、常具小型叶的短枝上，雄花序一至三回伞状分枝，小聚伞花序有梗，常数个聚于伞梗的末端。雄花：萼片 6 枚，倒卵形至倒披针形，内轮稍阔，均有紫色条纹。花瓣 3 枚，肉质，贝壳状，常紫色或带橙黄。雌花序近头状，小聚伞花序几无梗。雌花：萼片 1 枚，花瓣 2 枚，均比雄花的小。核果红色，倒卵圆形。果核背部两侧各有 2 列钩状小刺，每列 18—20 颗，胎座迹穿孔。花期夏初。

【分　　布】分布于广西、广东、贵州和湖南。常生于林中、林缘或溪边多石砾的地方。

【采　　制】秋冬采收，除去须根，洗净，切片，晒干。

【应　　用】瑶医　苦，凉，有小毒。属风打相兼药。清热解毒，活血化瘀，消肿止痛。用于治疗胃脘痛，产后腹痛，呕吐腹泻，痢疾，乳腺炎，腮腺炎，咽痛，口舌生疮，闭经，痈疮肿痛，跌打损伤，毒蛇咬伤。

中医　苦，寒。归肺、胃、肝经。清热解毒，散瘀止痛。用于治疗上呼吸道感染，咽炎，疮痈，胃痛，胃肠炎，牙痛，神经痛，跌打损伤。

【用法用量】内服煎汤，6—15 克。外用适量，鲜品捣敷。

【注　　意】孕妇禁用。

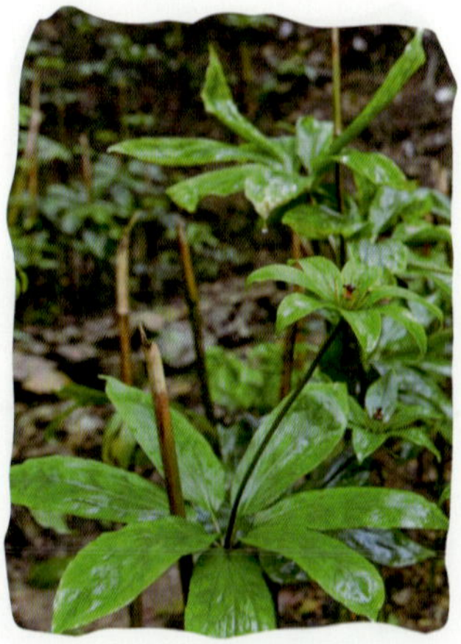

重楼

瑶文 Siec zeiv linh

【瑶 药 名】舍这林(七仔莲)。

【中 药 名】重楼。

【药用部位】干燥根茎。

【基源植物】百合科植物七叶一枝花 *Paris polyphylla* Smith var. *chinensis* (Franch.) Hara。

【植物形态】见壮药 Gocungzlouz 棵重楼项下。

【分　　布】见壮药 Gocungzlouz 棵重楼项下。

【采　　制】秋季采挖，除去须根，洗净，晒干。

【应　　用】瑶医　苦，微寒，有小毒。属风打相兼药。清热解毒，散瘀止痛，化痰止咳，平喘镇痉。用于治疗篮虷(肝炎)，哈紧(慢性支气管炎)，哈路怒哈(肺痨咳嗽)，哈鲁(哮喘)，泵虷怒哈(肺炎)，虎累(癌肿)，疟椎闷(乳腺炎)，努脑痨(淋巴结结核)，懂牙杯(腮腺炎)，改窟闷(痔疮)，港脱(脱肛)，更喉闷(咽喉肿痛、咽炎)，囊暗(毒蛇咬伤)，眸名肿毒(疮疡肿毒)。

中医　苦，微寒，有小毒。归肝经。清热解毒，消肿止痛，凉肝定惊。用于治疗疔疮痈肿，咽喉肿痛，蛇虫咬伤，跌扑伤痛，惊风抽搐。

【用法用量】内服煎汤，3—9克；或研末1—2克，开水冲服。外用适量。

【备　　注】收入《广西壮族自治区瑶药质量标准(第一卷)》DYB45-GXYYC0092-2014。

【考　证】

《滇南本草》：『味辛、苦、微辣，性微寒。攻各种疮毒痈疽，利小便。』

《广西民族药简编》：『有小毒。水煎服治咳嗽，胃痛……』

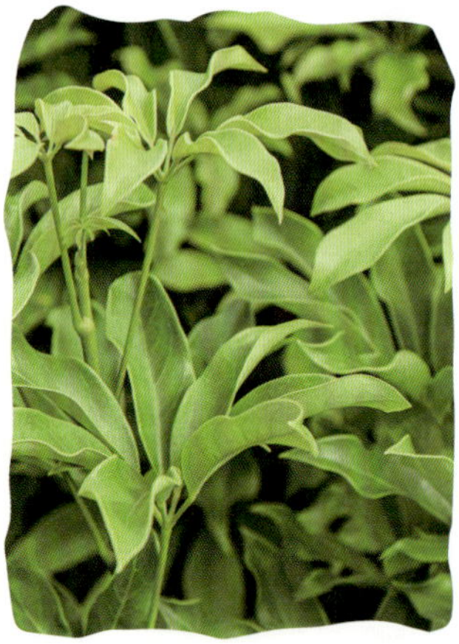

七叶莲

瑶文 Uiangh na mei

【考　证】《广西药用植物名录》：『祛风止痛，舒筋活络。用于三叉神经痛，神经性头痛……』

【瑶 药 名】汪哪没。

【中 药 名】七叶莲。

【药用部位】干燥茎枝或带叶茎枝。

【基源植物】五加科植物广西鹅掌柴 *Schefflera leucantha* R. Viguier。

【植物形态】见壮药 Gocaetdoh 棵七多项下。

【分　　布】见壮药 Gocaetdoh 棵七多项下。

【采　　制】全年可采，洗净，切片，晒干或鲜用。

【应　　用】瑶医　甘、辛，温。属风打相兼药。祛风通络，消肿止痛。用于治疗伯公闷（头痛），风闷（风湿骨痛、风湿关节炎），多波闷（跌打损伤），足冲怎蒋（外伤出血），松脱（骨折）。

中医　微苦、涩，温。归肺、肝经。祛风止痛，舒筋活络。用于治疗三叉神经痛，神经性头痛，坐骨神经痛，风湿关节痛。

【用法用量】内服煎汤，15—30 克。外用适量。

【注　　意】便秘或胃溃疡者忌用。

【备　　注】收入《广西壮族自治区瑶药质量标准（第二卷）》DYB45-GXYYC0063-2021。

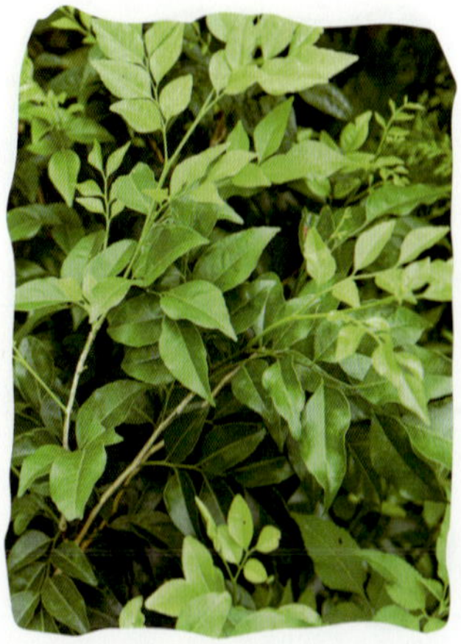

九里香

瑶文 Juov leiz hiang

【考 证】《生草药性备要》：『味辛，性温。止痛，消肿毒，通窍，能止疮痒，去皮风。』

【瑶 药 名】坐雷香。

【中 药 名】九里香。

【药用部位】叶、带叶嫩枝或全株。

【基源植物】芸香科植物千里香 *Murraya paniculata*（Linn.）Jack.。

【植物形态】小乔木。树干及小枝白灰或淡黄灰色，略有光泽。幼时叶为单叶，长成叶有小叶 3—5 枚，稀 7 枚。小叶深绿色，叶面有光泽，卵形或卵状披针形，顶部狭长渐尖，稀短尖，基部短尖，两侧对称或一侧偏斜，边全缘，波浪状起伏。花序腋生及顶生，通常有花 10 朵以内，稀多达 50 余朵。萼片卵形，边缘有疏毛，宿存。花瓣倒披针形或狭长椭圆形，盛花时稍反折，散生淡黄色半透明油点。雄蕊 10 枚，长短相间，花丝白色，线状，比花柱略短。花柱绿色，细长，连子房长达 12 毫米，柱头甚大，比子房宽或等宽，子房 2 室。果橙黄至朱红色，狭长椭圆形，稀卵形，顶部渐狭，有甚多干后凸起但中央窝点状下陷的油点，种子 1—2 粒。种皮有棉质毛。花期 4—9 月，也有秋、冬开花，果期 9—12 月。

【分 布】分布于广西、广东、湖南、台湾、福建、海南、贵州、云南。生于低丘陵或海拔高的山地疏林或密林中。

【采 制】全年可采，洗净，切段，晒干。

【应 用】瑶医 辛、苦，微温，无毒。属风打相兼药。行气止痛，除湿散结，祛风镇痛，解毒消肿。用于治疗感冒，胃痛，风湿痹痛，跌打损伤及蛇虫咬伤。

中医 辛、微苦，温，有小毒。归肝、肾、心经。行气止痛，活血散瘀。用于治疗胃痛，风湿痹痛，外治牙痛，跌扑肿痛，虫蛇咬伤。

【用法用量】内服煎汤，6—12 克。外用适量，捣敷或煎水洗。

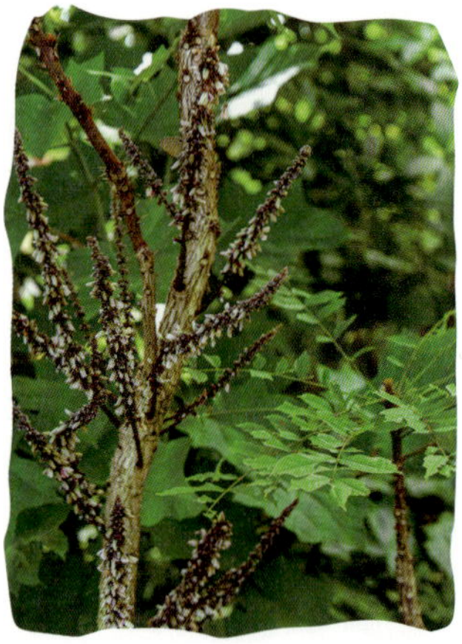

水罗伞

瑶文 Mienh ndoih

【考　证】

《广西药用植物名录》："病后体虚，胃脘痛，偏头痛，肾虚腰痛，小儿疳积，风湿骨痛，跌打损伤……"

【瑶　药　名】绵台。

【中　药　名】水罗伞。

【药用部位】干燥块根。

【基源植物】豆科植物干花豆 *Fordia cauliflora* Hemsl.。

【植物形态】见壮药 Goliengjraemx 棵亮忍项下。

【分　　布】见壮药 Goliengjraemx 棵亮忍项下。

【采　　制】秋季采收，除去杂质，洗净，切片，晒干。

【应　　用】瑶医　甘、微辛，平。属风药。健脾利湿，活血散瘀，消肿止痛，化痰止咳，益智安神。用于治疗逢强风（类风湿关节炎），多波闷（跌打损伤），松脱（骨折），呐哈（支气管炎、咳嗽肺炎），毒锤（疔疮），悲寐捆（神经衰弱）。

中医　甘、辛，平。归肝经。活血散瘀，消肿止痛，化痰止咳。用于治疗风湿痹痛，跌打损伤，痈疮肿痛，咳嗽。

【用法用量】内服煎汤，15—25 克。外用适量，捣敷或水煎洗。

【注　　意】孕妇忌服。

【备　　注】收入《广西壮族自治区瑶药质量标准（第二卷）》DYB45-GXYYC0035-2021。

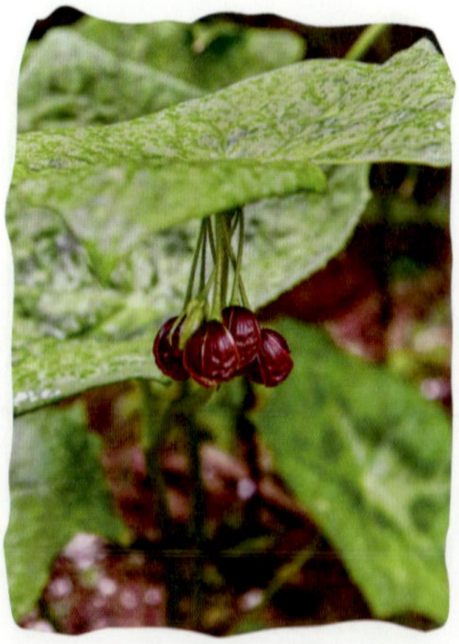

八角莲

瑶文 Bietv gov linh

【考　证】

《广西中药志》："甘、苦、微辛，性凉。入肺经。清热化痰，解蛇虫毒。治肺热痰咳，虫蛇咬伤……"

【瑶　药　名】卞果廉。

【中　药　名】八角莲。

【药用部位】干燥根状茎。

【基源植物】小檗科植物八角莲 *Dysosma versipellis*（Hance）M. Cheng ex Ying。

【植物形态】见壮药 Lienzbetgak 莲边抗项下。

【分　　布】见壮药 Lienzbetgak 莲边抗项下。

【采　　制】秋、冬二季采挖，洗净，晒干。

【应　　用】瑶医　苦、辛，微温，有小毒。属打药。清热解毒，消肿止痛，祛瘀散结。用于治疗补锥（疮疡、疮痈肿毒），多波闷（跌打损伤）。

中医　苦、辛，平，有小毒。归肺、肝经。清热解毒，化痰散结，祛瘀消肿。用于治疗痈肿疔疮，瘰疬，咽喉肿痛，跌打损伤。

【用法用量】内服煎汤，6—12 克。

【备　　注】收入《广西壮族自治区瑶药质量标准（第二卷）》DYB45-GXYYC0005-2021。

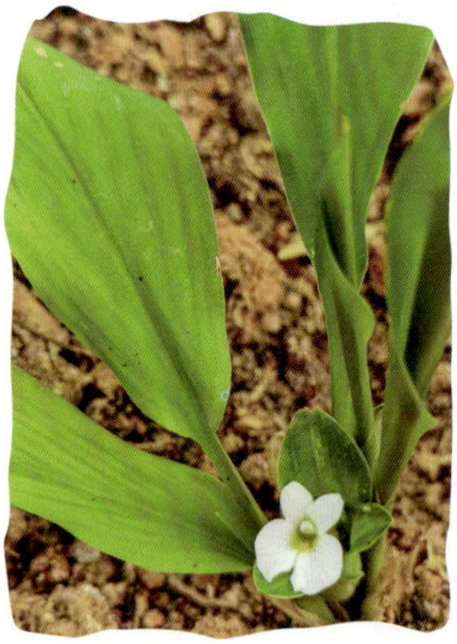

姜三七

瑶文 Faamh cietv sungh

【考　证】

《广西中草药》：『辛，温。活血散瘀，消肿止痛。』

【瑶 药 名】凡七双。

【中 药 名】姜三七。

【药用部位】根状茎及块根。

【基源植物】姜科植物土田七 *Stahlianthus involucratus*（King ex Bak.）Craib ex Loesener。

【植物形态】见壮药 Hingsamcaet 兴三镇项下。

【分　　布】见壮药 Hingsamcaet 兴三镇项下。

【采　　制】秋、冬二季采挖，洗净，鲜用或置沸水中烫1—2分钟，捞出，晒干。

【应　　用】瑶医　辛，温，无毒。属打药。活血散瘀，消肿止痛，止血生肌。用于治疗跌打损伤、骨折、吐血、月经过多、外伤出血、肝脾肿大、风湿骨痛、咽喉肿痛、蛇虫咬伤。

中医　辛，温。归心、肺经。活血散瘀，消肿止痛。用于治疗跌打损伤，风湿骨痛，吐血衄血，月经过多，虫蛇咬伤，外伤出血。

【用法用量】内服煎汤，6—15克。外用适量，捣敷。

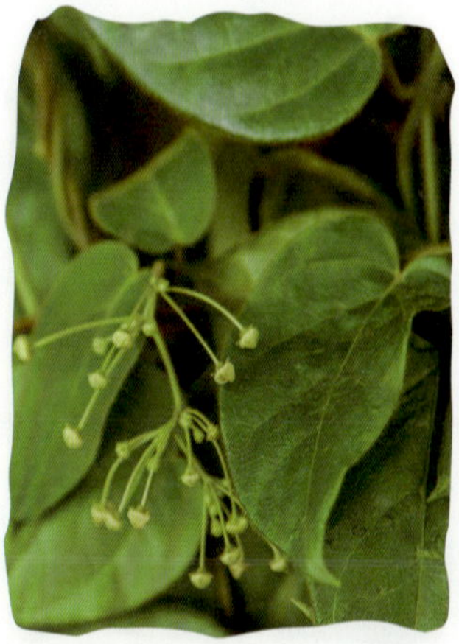

三十六荡

瑶文 Fah ziepc luoqc dangh

【瑶 药 名】翻切罗荡。

【中 药 名】三十六荡。

【药用部位】全株。

【基源植物】萝藦科植物娃儿藤 *Tylophora ovata*（Lindl）Hook. ex Steud.。

【植物形态】见壮药 Gaeubakrag 勾百拉项下。

【分　　布】见壮药 Gaeubakrag 勾百拉项下。

【采　　制】全年可采，洗净，鲜用或晒干。

【应　　用】瑶医　辛，微温，有毒。属风打相兼药。祛风除湿，化痰定喘，散瘀止痛，活血通经，催吐，解蛇毒。用于治疗小儿疳积，胃痛，哮喘，咳嗽，白血病，毒蛇咬伤，跌打损伤，乳痈，深部脓疡，痈疮溃疡。

中医　辛，温，小毒。祛风湿，化痰止咳，散瘀止痛，解蛇毒。用于治疗风湿痹痛，咳喘痰多，跌打肿痛，毒蛇咬伤。

【用法用量】内服煎汤，3—9 克。外用适量，捣敷。

【注　　意】孕妇及体虚者禁用。

【考　证】

《广西中药志》：『味辛，性温，有小毒。入肺经。祛风，止咳化痰，散瘀，催吐。治气喘痰咳……』

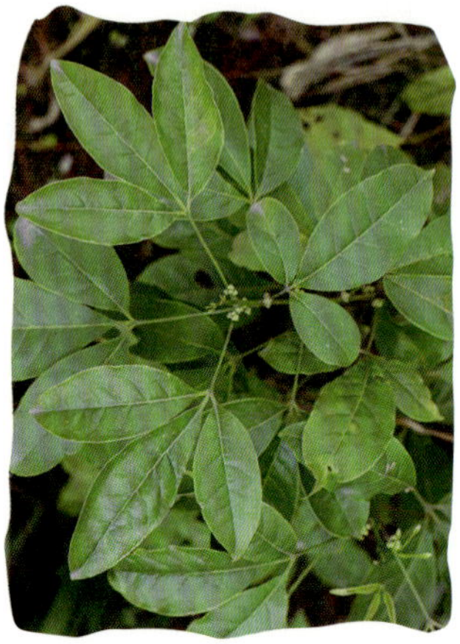

三叉苦

瑶文 Buo cax maauh

【考　证】

《广西本草选编》：『根、叶。味苦，性寒，清热解毒……』

【瑶 药 名】波查卯（三叉虎）。

【中 药 名】三叉苦。

【药用部位】干燥全株。

【基源植物】芸香科植物三桠苦 *Melicope pteleifolia*（Champion ex Bentham）T. G. Hartley。

【植物形态】见壮药 Gosamnga 棵三咖项下。

【分　　布】见壮药 Gosamnga 棵三咖项下。

【采　　制】全年均可采收，晒干或切块片，干燥。

【应　　用】瑶医　苦、涩，凉。属风打相兼药。清热解毒，散瘀消肿，祛风止痒，利湿止痛。用于治疗哈轮（感冒发热），更喉闷（咽喉炎），桨蛾（扁桃体炎），泵虷怒哈（肺炎），篮虷（肝炎），崩闭闷（风湿痛、类风湿性关节炎），板岛闷（肩周炎），播冲（跌打损伤），卡西闷（胃脘痛），身谢（湿疹、皮炎），痱子。

中医　苦，寒。归肺、心经。清热解毒，祛风除湿，消肿止痛。用于治疗风热感冒，咽喉肿痛，风湿痹痛，跌打损伤，疮疡，皮肤瘙痒。

【用法用量】内服煎汤，15—30 克。外用适量。

【备　　注】收入《广西壮族自治区瑶药质量标准（第一卷）》DYB45-GXYYC0008-2014。

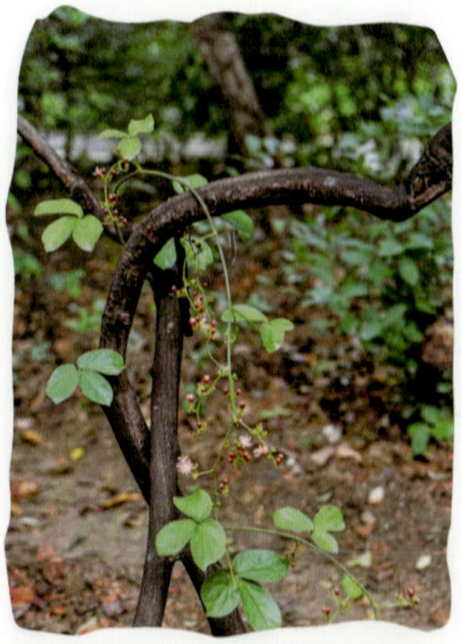

三叶青藤

瑶文 Buo normh cing hmei

【考　证】

《广西本草选编》：『味微甘、辛、涩，性温。祛风散瘀，消肿止痛。治风湿性关节炎……』

【瑶 药 名】波腩青美。

【中 药 名】三叶青藤。

【药用部位】藤茎、叶或全株。

【基源植物】莲叶桐科植物红花青藤 *Illigera rhodantha* Hance。

【植物形态】见壮药 Gaeusammbaw 勾三伯项下。

【分　　布】见壮药 Gaeusammbaw 勾三伯项下。

【采　　制】夏、秋二季采收，除去杂质，切段，干燥。

【应　　用】瑶医　甘、辛，温。属打药。祛风散湿，消肿止痛。用于治疗风湿性关节炎，跌打肿痛，扭挫伤，瘫痪，小儿麻痹后遗症，头痛。

中医　微甘、辛、涩，温。归肝、脾经。祛风散瘀，消肿止痛。用于治疗风湿性关节炎，跌打肿痛，小儿麻痹后遗症。

【用法用量】内服煎汤，9—15 克。外用适量，浸酒擦。

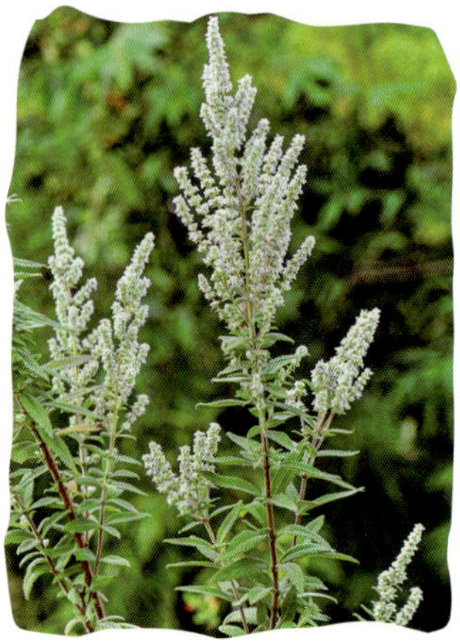

三叶香茶菜

瑶文 Faamh zei muic

【考　证】

《广西药用植物名录》：『清热解毒，化痰止咳，消肿。用于外感发热，咳嗽，头疼，水肿……』

【瑶 药 名】凡姐妹（三姐妹）。

【中 药 名】三叶香茶菜。

【药用部位】干燥全草。

【基源植物】唇形科植物牛尾草 *Isodon ternifolius*（D.Don）Kudo。

【植物形态】见壮药 Hazriengvaiz 哈良怀项下。

【分　　布】见壮药 Hazriengvaiz 哈良怀项下。

【采　　制】全年可采，除去杂质，干燥。

【应　　用】瑶医　甘、微苦，凉。属风打相兼药。清热解毒，利湿疏肝。用于治疗哈轮（感冒），望胆篮虷（急慢性肝炎），篮严（早期肝硬化），尼椎虷（急性肾炎），泵烈竞（尿路感染），辣给昧对（月经不调），怒哈（肺虚咳嗽），崩闭闷（风湿痛、类风湿性关节炎），囊暗（毒蛇咬伤）。

中医　苦、微辛，凉。归肝、胆、大肠经。清热解毒，利湿。用于治疗感冒，咳嗽，牙痛，咽喉炎，急性肾炎，膀胱炎，风湿肿痛，刀伤出血。

【用法用量】内服煎汤，15—30 克。外用适量。

【备　　注】收入《广西壮族自治区瑶药质量标准（第一卷）》DYB45-GXYYC0006-2014。

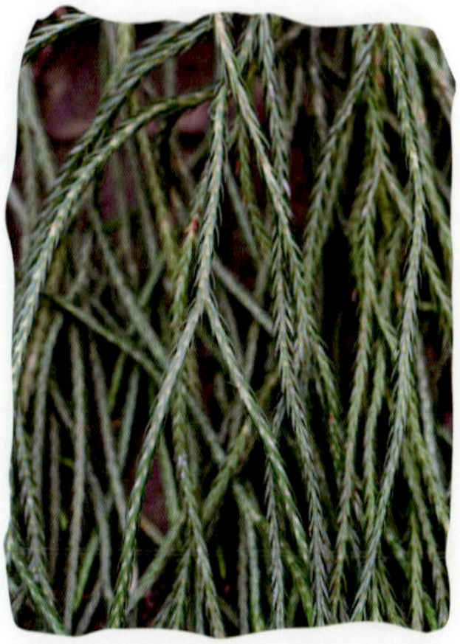

千金草

瑶文 Cinh jaan miev

【考证】《广西药用植物名录》："舒筋活络，祛风湿。用于跌打损伤……"

【瑶 药 名】亲姜咪。
【中 药 名】千金草。
【药用部位】干燥全草。
【基源植物】石杉科植物金丝条马尾杉 *Phlegmariurus fargesii*（Herter）Ching 或龙骨马尾杉 *Phlegmariurus carinatus*（Desv.）Ching。
【植物形态】中型附生蕨类。茎簇生，茎柔软下垂，4—6 回二叉分枝，枝连叶扁平或近扁平，不为绳索状。叶螺旋状排列。营养叶斜展，卵状三角形，基部心形或近心形，下延，具明显短柄，无光泽，先端渐尖，背面扁平，中脉明显，革质，全缘。孢子囊穗顶生，长线形。孢子叶卵状，排列稀疏，先端尖，中脉明显，全缘。孢子囊生在孢子叶腋，肾形，2 瓣开裂，黄色。
【分　　布】分布于广西、广东、台湾、海南、云南。附生于海拔 0—700 米的山脊、山谷、丘陵密林中石上或树干上。
【采　　制】全年可采，扎成小把，阴干。
【应　　用】瑶医　甘、涩，平，有小毒。属打药。活血散瘀，消肿止痛，祛风除湿。用于治疗起风（中风），扁免崩（偏瘫），多波闷（跌打损伤），风闷（风湿骨痛、风湿关节炎）。

中医　淡，平。归肝、脾、肾经。舒筋活络，祛风湿。用于治疗跌打损伤，肌肉痉挛，筋骨疼痛。

【用法用量】内服煎汤，3—9 克。或浸酒内服外擦。
【备　　注】收入《广西壮族自治区瑶药质量标准（第一卷）》DYB45-GXYYC0025-2021。

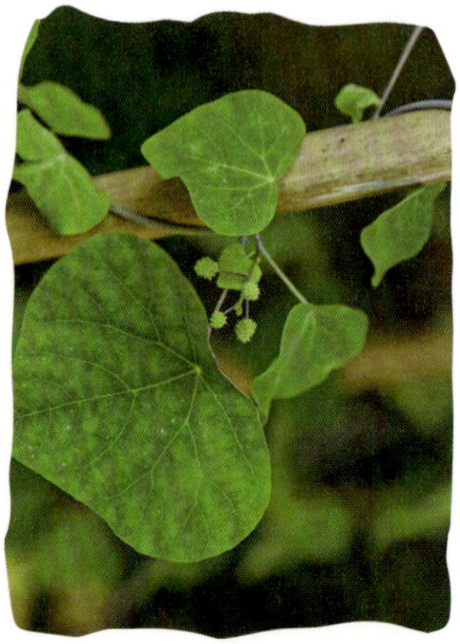

千金藤

瑶文 Cinh jiemh hmei

【考　证】《广西药用植物名录》:『止痛，消炎，利尿。用于水肿，小便不利……』

【瑶 药 名】汪己。

【中 药 名】千金藤。

【药用部位】块根。

【基源植物】防己科植物粉防己 *Stephania tetrandra* S. Moore。

【植物形态】草质藤本。主根肉质，柱状。小枝有直线纹。叶纸质，阔三角形，有时三角状近圆形，顶端有凸尖，基部微凹或近截平，两面或仅下面被贴伏短柔毛。掌状脉9—10条。花序头状，于腋生、长而下垂的枝条上作总状式排列，苞片小或很小。雄花萼片4或5枚，通常倒卵状椭圆形，有缘毛。花瓣5枚，肉质，边缘内折。聚药雄蕊。雌花萼片和花瓣与雄花的相似。核果成熟时近球形，红色。果核，背部鸡冠状隆起。花期夏季，果期秋季。

【分　　布】分布于广西、广东、福建、浙江、安徽、台湾、湖南、江西和海南。生于村边、旷野、路边等处的灌丛中。

【采　　制】秋、冬二季采，去除须根，洗净，切片，鲜用或晒干。

【应　　用】瑶医　苦，寒。属打药。化石，通络。用于治疗逢威搞章腊碑（泌尿系统结石），痹闷（痹痛）。

中医　苦，寒。归膀胱、肺经。祛风止痛，利水消肿。用于治疗风湿痹痛，水肿脚气，小便不利，湿疹疮毒。

【用法用量】内服煎汤，5—10克。

【备　　注】收入《广西壮族自治区瑶药质量标准（第二卷）》DYB45-GXYYC0075-2021。

大六月雪

瑶文 Domh luoqc hlax mbuonx

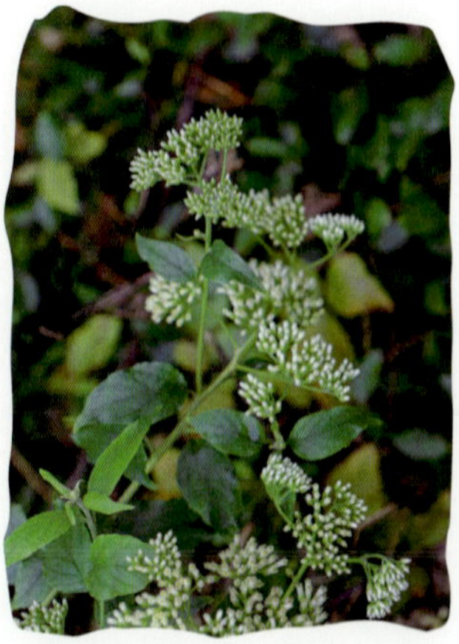

【瑶 药 名】懂罗拉本。

【中 药 名】大六月雪。

【药用部位】根或全草。

【基源植物】菊科植物多须公 *Eupatorium chinense* Linn.。

【植物形态】多年生草本，小灌木或半小灌木状。全株多分枝，分枝斜升，茎上部分枝伞房状。全部茎枝被污白色短柔毛，花序分枝及花梗上的毛密集，茎枝下部花期全部脱毛、疏毛。叶对生，无柄或几无柄。中部茎叶卵形、宽卵形，少有卵状披针形、长卵形或披针状卵形的，基部圆形，顶端渐尖或钝，羽状脉3—7对，叶两面粗涩，被白色短柔毛及黄色腺点，下面及沿脉的毛较密，自中部向上及向下部的茎叶渐小，与茎中部的叶同形同质，茎基部叶花期枯萎，全部茎叶边缘有规则的圆锯齿。头状花序多数在茎顶及枝端排成大型疏散的复伞房花序，花序径达30厘米。总苞钟状，有5个小花。总苞片3层，覆瓦状排列。外层苞片短，卵形或披针状卵形，外面被短柔毛及稀疏腺点。中层及内层苞片渐长，长椭圆形或长椭圆状披针形，上部及边缘白色、膜质，背面无毛但有黄色腺点。花白色、粉色或红色。花冠长5毫米，外面被稀疏黄色腺点。瘦果淡黑褐色，有5棱，散布黄色腺点。花果期6—11月。

【分　　布】分布于广西、广东、福建、浙江、安徽、湖北、湖南、云南、四川及贵州。生山谷、山坡林缘、林下、灌丛或山坡草地上，村舍旁及田间间或有之。海拔800—1900米。

【采　　制】秋季采，洗净，切段，晒干。

【应　　用】瑶医　微苦，寒，无毒。属风药。清热解毒，凉血化瘀，利咽。用于治疗风寒感冒高热，肺炎，肾

【考　证】

《广西本草选编》：『味苦，性凉。清热解毒，凉血利咽。治白喉，扁桃体炎……』

炎水肿，白喉，扁桃体炎，咽喉痛，麻疹，胃脘痛，血淋，毒蛇咬伤，无名肿痛。

中医　苦、甘，凉，有毒。清热利烟，凉血散瘀，解毒消肿。用于治疗咽喉肿痛，白喉，吐血，血淋，赤白下痢，跌打损伤，痈疮肿毒，毒蛇咬伤，水火烫伤。

【用法用量】内服煎服，10—20克（鲜品30—60克）。外用适量，捣敷或煎水洗。

【注　　意】孕妇禁服。

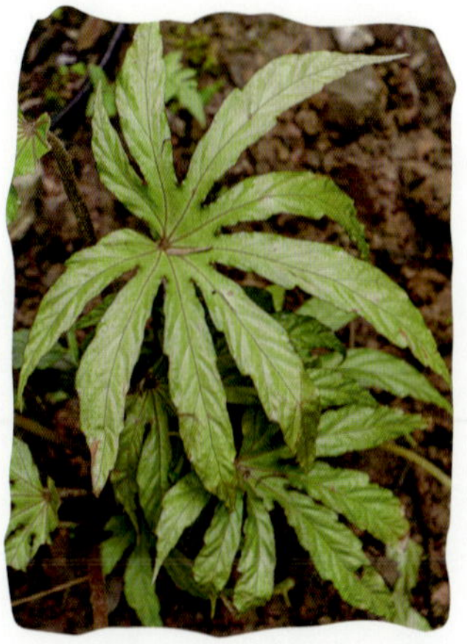

大半边莲

瑶文 Domh bienh maengx linh

【瑶 药 名】懂边明林。

【中 药 名】大半边莲。

【药用部位】干燥根状茎。

【基源植物】秋海棠科植物掌裂叶秋海棠 *Begonia pedatifida* Levl.。

【植物形态】草本。根状茎粗，长圆柱状，扭曲，节密，有残存褐色的鳞片和纤维状根。叶自根状茎抽出，偶在花葶中部有 1 小叶。叶片轮廓扁圆形至宽卵形，基部截形至心形，深裂，中间 3 裂片再中裂，偶深裂，裂片均披针形，稀三角披针形，先端渐尖，两侧裂片再浅裂，披针形至三角形，先端急尖至渐尖，全边缘有浅而疏三角形之齿。叶柄密被或疏被褐色卷曲长毛。托叶膜质，卵形，先端钝，早落。花葶疏被或密被长毛，偶在中部有 1 小叶，和基生叶近似。花白色或带粉红，4—8 朵，呈二歧聚伞状，被毛或近无毛。苞片早落。雄花花被片 4，外面 2 枚宽卵形，先端钝或圆，外面有疏毛，内面 2 枚长圆形，先端钝或圆，无毛。雄蕊多数，花药倒卵长圆形，先端凹或微钝。雌花花被片 5 枚，不等大，外面的宽卵形，先端钝，内面的小，长圆形。子房倒卵球形，外面无毛，2 室，花柱 2 枚，约 1/2 处分枝，柱头外向增厚，扭曲呈环状，并带刺状乳突。蒴果倒卵球形，无毛，具不等 3 翅，种子小，长圆形，淡褐色，光滑。花期 6—7 月，果期 10 月开始。

【分　　布】分布于广西、湖南、湖北、贵州、四川。生于林下潮湿处、常绿林山坡沟谷、阴湿林下石壁上、山坡阴处密林下或林缘，海拔 350—1700 米。

【考　证】《广西本草选编》：『清热润肺，散瘀消肿。主治肺炎，支气管炎……』

【采　　制】全年可采，去除须根，洗净，晒干。

【应　　用】瑶医　酸、涩，凉。属风打相兼药。清热解毒，消肿止痛、活血祛瘀，收敛，化痰止咳。用于治疗咽喉肿痛，腹痛，急性支气管炎，淋巴结核，肝硬化腹水，风湿性关节炎，闭经，肝脾肿大，毒蛇咬伤，跌打损伤，骨折，痈疮肿痛，烧伤，烫伤。

　　中医　酸、涩，凉。清热解毒，消肿止痛。用于治疗咽喉肿痛，风湿骨痛，跌打肿痛，牙痛，毒蛇咬伤，烫火伤。

【用法用量】内服煎汤，9—15克。外用适量，鲜品捣敷。

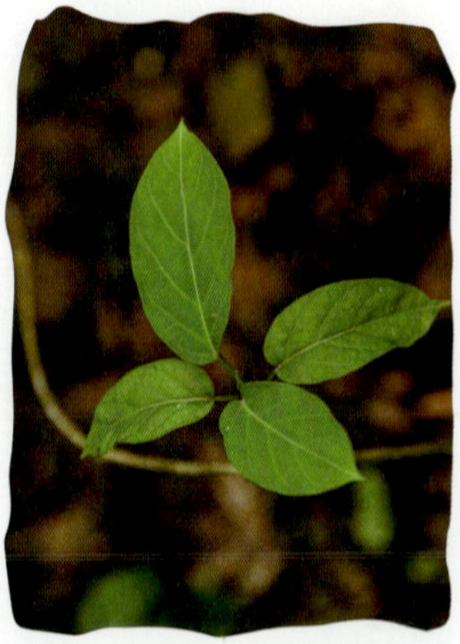

大补药

瑶文 Domh ndieh baeqc

【瑶 药 名】懂烈别。

【中 药 名】大补药。

【药用部位】全株。

【基源植物】萝藦科植物假木通 *Jasminanthes chunii*。

【植物形态】藤状灌木。嫩枝被微毛，老枝无毛。叶纸质，卵形或宽卵状长圆形，端部渐尖，基部心形，嫩叶被微毛，老时渐脱落。聚伞花序伞形状，腋生，着花多至11朵。花萼裂片长圆形，钝头，外面被短柔毛，花萼内面基部具有许多腺体。花冠白色，高脚碟状，有香味，含有丰富的黑色液汁，花冠筒圆筒形，外面无毛。合蕊柱比花冠筒短。花药顶端膜片长圆形，在柱头顶端粘闭。副花冠小，着生于雄蕊背面，5枚，裂片扁平，比花药为短。子房无毛，心皮2枚离生，胚珠每室多个，花柱短，膨大，柱头膨大，顶端钝，基部五角形。花期5—6月。

【分　　布】分布于广西和广东。生长于海拔600—850米的山地潮湿密林中，攀援于大树上。

【采　　制】全年可采，洗净，切片，晒干。

【应　　用】瑶医　苦、微涩，温，无毒。属风药。健脾，补气，养血，通乳，活络。用于治疗产后虚弱，浮肿，贫血，产后缺乳或乳汁不通，恶露过多，闭经，月经不调，肺结核咳嗽。

中医　甘、辛，温。归肝、肾经。补血，活血，下乳。用于治疗月经不调，痛经，产后血虚，乳汁不足。

【用法用量】内服煎汤，6—15克。

【考　证】

《广西药用植物名录》：『便血，通经活络。用于产后血虚，乳汁不足……』

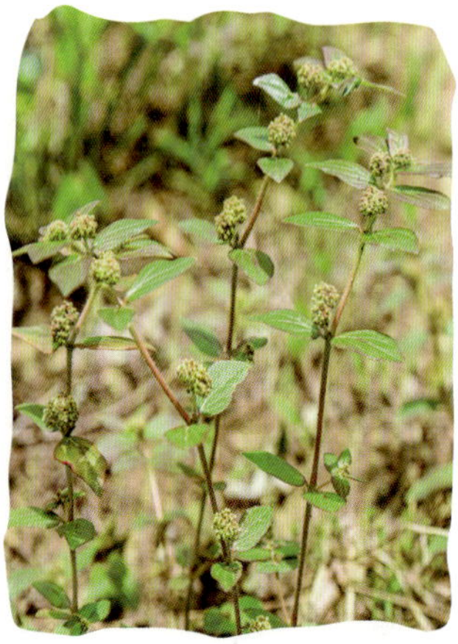

飞扬草

瑶文 Nyox ziuang miev

【考　证】《生草药性备要》：『味酸，性烈。治浮游虚火……』

【瑶 药 名】弱宗咪。
【中 药 名】飞扬草。
【药用部位】干燥全草。
【基源植物】大戟科植物飞扬草 *Euphorbia hirta* L.。
【植物形态】见壮药 Go’gyak 棵降项下。
【分　　布】见壮药 Go’gyak 棵降项下。
【采　　制】夏、秋二季采，洗净，鲜用或晒干。
【应　　用】瑶医　涩，凉。属打药。清热解毒，利湿退黄，收敛止血，止痒，止泻。用于治疗碰改瓢（泄泻），逢威怎蒋（尿血），蓝街（肝炎），身谢（皮炎）。

中医　辛、酸，凉，有小毒。归肺、膀胱、大肠经。清热解毒，利湿止痒，通乳。用于治疗肺痈，乳痈，疔疮肿毒，牙疳，痢疾，泄泻，热淋，血尿，湿疹，脚癣，皮肤瘙痒，产后少乳。

【用法用量】内服煎服，10—15 克。外用适量，煎水洗。
【注　　意】孕妇慎用。
【备　　注】收入《广西壮族自治区瑶药质量标准（第一卷）》DYB45-GXYYC0024-2021。

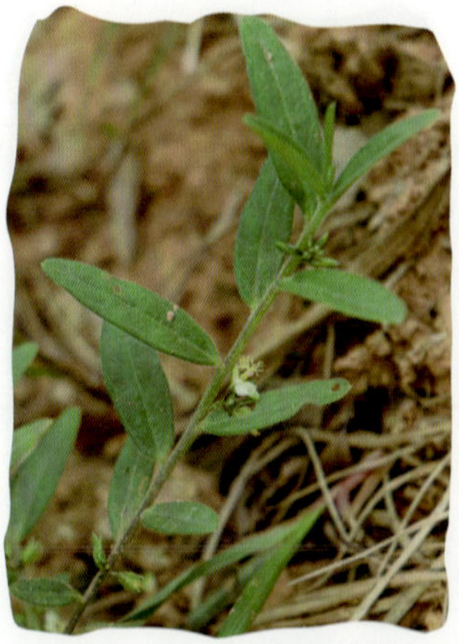

大金不换

瑶文 Domh gomh ndie louc

【考 证】《生草药性备要》：『散毒，止咳嗽。治蛇咬伤。』

【瑶 药 名】懂甘烈路（大金牛草）。

【中 药 名】大金不换。

【药用部位】干燥全株。

【基源植物】远志科华南远志 *Polygala chinensis* L.。

【植物形态】见壮药 Golaeng’aeuj 棵楞沤项下。

【分 布】见壮药 Golaeng’aeuj 棵楞沤项下。

【采 制】夏、秋二季采，切段，晒干。

【应 用】瑶医 甘，平。属风打相兼药。清热解毒，化痰止咳，健脾消食。用于治疗篮虷（肝炎），更喉闷（咽喉炎），哈紧（支气管炎），哈路（肺结核），百内虾（百日咳），谷阿强拱（小儿疳积），结膜炎，嘴布瓢（口腔溃疡），碰租虷（骨髓炎），播冲（跌打损伤），囊暗（毒蛇咬伤），眸名肿毒（痈疮肿毒）。

中医 辛、甘，平。归肺、脾经。祛痰，消积，散瘀，解毒。用于治疗咳嗽，咽痛，小儿疳积，跌打损伤，瘰疬，痈肿，蛇虫咬伤。

【用法用量】内服煎服，15—30克。外用适量，捣敷。

【备 注】收入《广西壮族自治区瑶药质量标准（第一卷）》DYB45-GXYYC0012-2014。

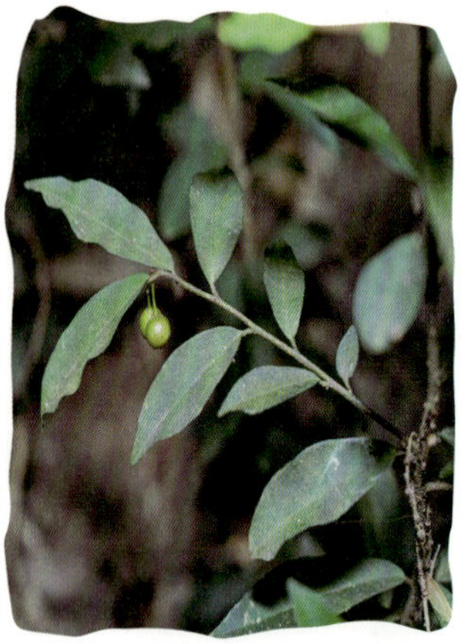

小马胎

瑶文 Mah toi ndaan

【考 证】《广西药用植物名录》:『用于跌打损伤。』

【瑶 药 名】麻胎端。

【中 药 名】小马胎。

【药用部位】全株。

【基源植物】紫金牛科植物灰色紫金牛 *Ardisia fordii* Hemsl.。

【植物形态】小灌木，具匍匐状根茎。幼时茎密被锈色鳞片及微柔毛，无分枝。叶片坚纸质，椭圆状披针形或倒披针形，顶端渐尖或钝，基部楔形且钝或近圆形，全缘，两面无毛。伞形花序。苞片2枚。花萼基部连合，萼片卵形，顶端急尖或近圆形。花瓣红色或粉红色，广卵形，顶端急尖，具腺点，无毛。雄蕊为花瓣长的3/4，花药卵形，顶端急尖，背部无腺点。雌蕊较花瓣略短，子房球形，无毛，具腺点。胚珠5枚，1轮。果球形，深红色，具疏鳞片，具腺点。花期6—8月，果期10—12月，有时达2月。有的植株有上部枝开花，下部枝结果的情况。

【分 布】分布于广西、广东。生于海拔100—800米的疏、密林下阴湿的地方，或水边溪旁。

【采 制】全年可采，洗净，晒干。

【应 用】瑶医 涩，平。属打药。利湿，活血，通络。用于治疗多波闷（跌打损伤）。

中医 苦，平。归肺、肝经。活血散瘀，化痰止咳，解毒止血。用于治疗肺结核，咳血，呕血，便血，黄疸，尿路感染，睾丸炎，闭经，跌打损伤。

【用法用量】内服煎服，10—30克。

【备 注】收入《广西壮族自治区瑶药质量标准（第二卷）》DYB45-GXYYC0014-2021。

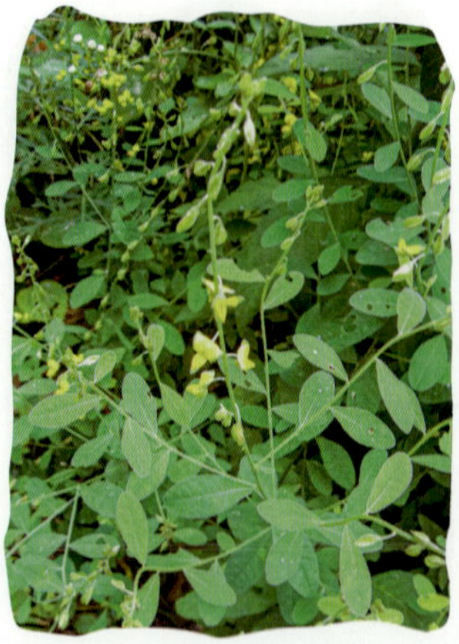

小马铃草

瑶文 Mah lingh miev dorn

【考　证】《滇南本草》：『味苦、微辛，性寒。入肺。发散疮痈，解疮毒痈肿，消痰……』

【瑶 药 名】麻铃咪端。

【中 药 名】小马铃草。

【药用部位】全草。

【基源植物】豆科植物响铃豆 *Crotalaria albida* Heyne ex Roth。

【植物形态】多年生直立草本。植株上部分枝，被紧贴的短柔毛。托叶细小，刚毛状，早落。单叶，叶片倒卵形、长圆状椭圆形或倒披针形，先端钝或圆，具细小的短尖头，基部楔形。总状花序顶生或腋生，有花 20—30 朵，苞片丝状，小苞片与苞片同形，生萼筒基部。花萼二唇形，深裂，上面二萼齿宽大，先端稍钝圆，下面三萼齿披针形，先端渐尖。花冠淡黄色，旗瓣椭圆形，先端具束状柔毛，基部胼胝体可见，翼瓣长圆形，约与旗瓣等长，龙骨瓣弯曲，几达 90 度，中部以上变狭形成长喙。子房无柄。荚果短圆柱形，无毛，稍伸出花萼之外。种子 6—12 颗。花果期 5 月至 12 月间。

【分　　布】分布于广西、广东、湖南、安徽、江西、福建、贵州、海南、四川、云南。生于海拔 200—2800 米的荒地路旁及山坡疏林下。

【采　　制】夏、秋二季采收，洗净，晒干。

【应　　用】瑶医　苦、辛，凉，无毒。属风药。清热解毒，利湿消肿，止痛，利尿退黄，抗癌。用于治疗黄疸性肝炎，支气管炎，乳腺炎，尿道炎，痈疮肿痛。

中医　苦、辛，凉。归心、肺经。泻肺消痰，清热利湿，解毒消肿。用于治疗咳喘痰多，湿热泻痢，黄疸，小便淋痛，心烦不眠，乳痈，痈肿疮毒。

【用法用量】内服煎汤，9—15 克。外用适量，鲜品捣敷。

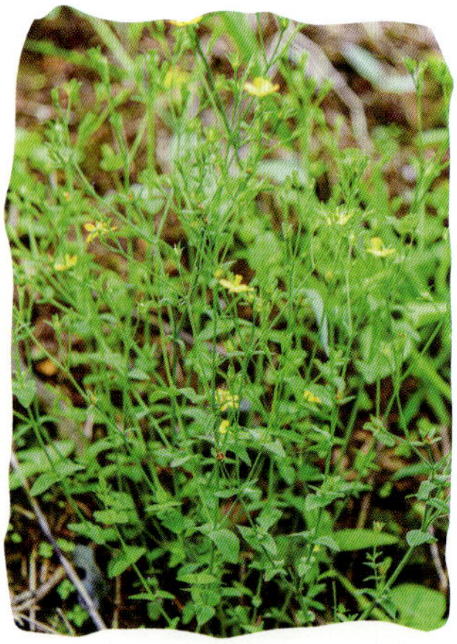

地耳草

瑶文 Finv lingh jang

【考　证】

《生草药性备要》：『味苦、甜，性平。治酒病，消肿胀，解蛊毒……』

【瑶 药 名】飞林江（地耳草）。

【中 药 名】地耳草。

【药用部位】干燥全草。

【基源植物】藤黄科植物地耳草 *Hypericum japonicum* Thunb. ex Murray。

【植物形态】见壮药 Nyavetrwz 牙万耳项下。

【分　　布】见壮药 Nyavetrwz 牙万耳项下。

【采　　制】春、夏二季花开时采挖，除去杂质，晒干。

【应　　用】瑶医　甘、微苦，凉。属风打相兼药。清热解毒，拔毒消肿，通淋利湿。用于治疗篮虷（肝炎），篮严（早期肝硬化），港叉闷（阑尾炎），哈紧（支气管炎），泵虷怒哈（肺炎），急性结膜炎，谷阿强拱（小儿疳积），谷阿惊崩（小儿惊风），囊暗（蛇虫咬伤），播冲（跌打损伤），汪逗卜冲（烧烫伤）。

中医　苦、辛，平。归肝、胆、脾、胃、大肠经。清利湿热，散瘀消肿。用于治疗肝炎，疮疖痈肿。

【用法用量】内服煎汤，15—30 克。外用适量。

【备　　注】收入《广西壮族自治区瑶药质量标准（第一卷）》DYB45-GXYYC0053-2014。

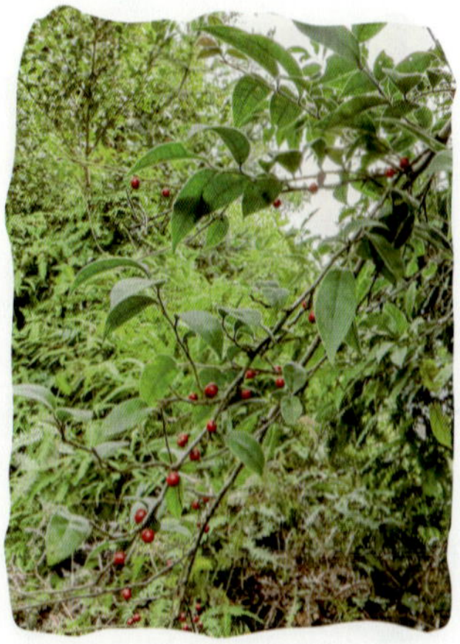

小百解

瑶文 Fiuv baeqc jaiv

【考　证】《广西中草药》：『味微苦、甘，性平，无毒。清热解毒，消肿止痛，利小便。治刀枪打伤……』

【瑶 药 名】小别债。
【中 药 名】小百解。
【药用部位】根或全株。
【基源植物】冬青科植物毛冬青 *Ilex pubescens* Hook. et Arn.。
【植物形态】见壮药 Ywhozdoeg 雅火冬项下。
【分　　布】见壮药 Ywhozdoeg 雅火冬项下。
【采　　制】全年均可采挖，洗净，切片，晒干。
【应　　用】瑶医　苦、甘，凉，无毒。属风药。清热解毒，活血通脉，生津止渴，消肿止痛。用于治疗冠心病，感冒发热，口渴，咽喉炎，扁桃体炎，胃脘痛，肠炎痢疾，烧伤，烫伤。

中医　苦、涩，寒。归肺、肝、大肠经。凉血，活血，通脉，消炎解毒。用于治疗血栓闭塞性脉管炎，冠状动脉硬化性心脏病，烧烫伤。

【用法用量】内服煎汤，3—9 克。外用适量，煎水湿敷。
【注　　意】有小毒，不宜大量久服。

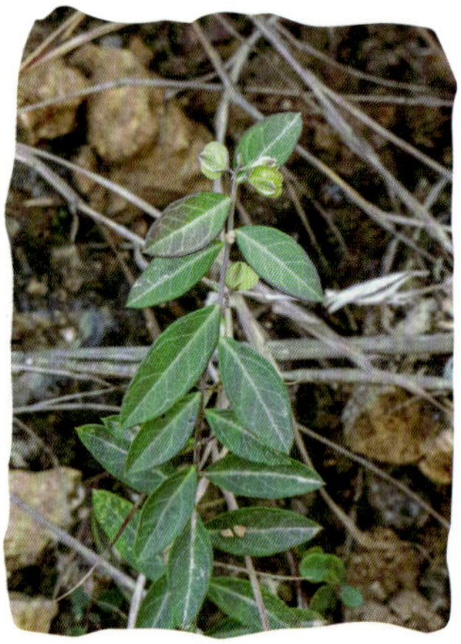

瓜子金

瑶文 Fiuv gormh ndie louc

【考　证】《生草药性备要》：『味甘，性平。理跌打，祛瘀生新；能接骨续筋……』

【瑶 药 名】小甘烈路。
【中 药 名】瓜子金。
【药用部位】干燥全草。
【基源植物】远志科植物瓜子金 *Polygala japonica* Houtt.。
【植物形态】见壮药 Gohvaiz 多怀项下。
【分　　布】见壮药 Gohvaiz 多怀项下。
【采　　制】春末花开时采挖，除去泥沙，晒干。
【应　　用】瑶医　辛、苦，平。属风打相兼药。活血解毒，祛痰止咳，通经活络，止痛，安神。用于治疗泵虷（肺炎），嘴布瓢（口腔溃疡），碰租虷（骨髓炎），更喉闷（咽喉肿痛），谷阿虷昧退（小儿感冒发烧），谷阿哈紧（小儿支气管炎），谷阿强拱（小儿疳积），荣古瓦崩（产后风），崩闭闷（风湿、类风湿性关节炎），努脑痨（瘰疬、淋巴结核），播冲（跌打损伤），囊暗（蛇虫咬伤），眸名肿毒（无名肿痛、痈疮肿毒）。

中医　辛、苦，平。归肺经。祛痰止咳，活血消肿，解毒止痛。用于治疗咳嗽痰多，咽喉肿痛，跌打损伤，疔疮疖肿，蛇虫咬伤。

【用法用量】内服煎汤，9—15 克。外用适量。
【备　　注】收入《广西壮族自治区瑶药质量标准(第一卷)》DYB45-GXYYC0048-2014。

小不出林

瑶文 Baengh deiz ndiangx daan

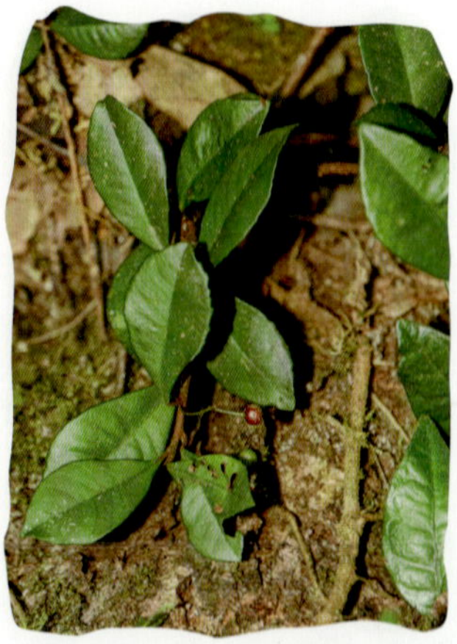

【瑶 药 名】扁对亮端。

【中 药 名】小不出林。

【药用部位】干燥全株。

【基源植物】紫金牛科植物小紫金牛 *Ardisia chinensis* Benth.。

【植物形态】亚灌木状矮灌木，具蔓生走茎。直立茎通常丛生，幼时被锈色细微柔毛及灰褐色鳞片，以后脱落而具皱纹。叶片坚纸质，倒卵形或椭圆形，顶端钝或钝急尖，基部楔形，全缘或于中部以上具疏波状齿，叶面无毛，叶脉平整。亚伞形花序，单生于叶腋，有花 3—5 朵。花萼基部连合，萼片三角状卵形，顶端急尖，具缘毛，有时具疏腺点。花瓣白色，广卵形，顶端急尖。雄蕊为花瓣长的 2/3，花药卵形，顶端急尖，具小尖头，背部具腺点。雌蕊与花瓣近等长，子房卵珠形，无毛。胚珠 5 枚，1 轮。果球形，由红变黑色，无毛，无腺点。花期 4—6 月，果期 10—12 月。

【分　　布】分布于广西、广东、浙江、江西、福建、台湾。生于海拔 300—800 米的山谷、山地疏、密林下，阴湿的地方或溪旁。

【采　　制】全年可采，去除杂质，洗净，晒干。

【应　　用】瑶医　苦，平。属打药。清热解毒，活血止血，散瘀止痛，清热利湿。用于治疗泵补阿毒（肺癌），腊结别（月经不调）。

中医　淡，平。归肺、肝、膀胱经。活血止血，散瘀止痛，清热利湿。用于治疗肺痨咳血，痛经，闭经，产后风，跌打损伤，咽喉痛。

【用法用量】内服煎汤，10—30 克。外用适量，水煎洗。

【备　　注】收入《广西壮族自治区瑶药质量标准（第二卷）》DYB45-GXYYC0015-2021。

【考　证】《广西药用植物名录》：『用于肺结核，咯血，吐血，经闭……』

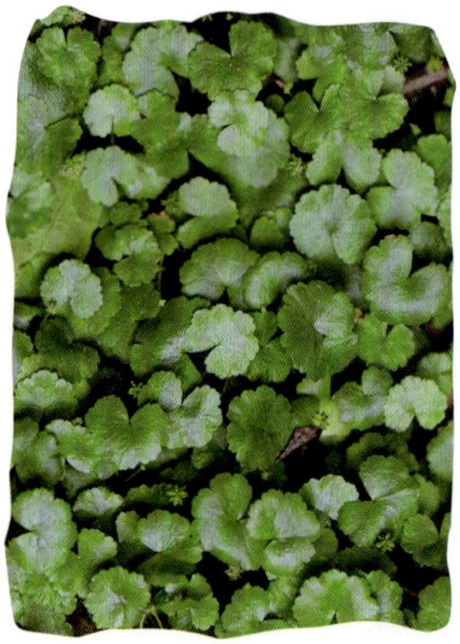

天胡荽

瑶文 Faanc dorn

【考　证】《滇南本草》：『味辛、苦，性寒。发汗，散诸风头痛，明目，退翳膜……』

【瑶 药 名】法端。
【中 药 名】天胡荽。
【药用部位】干燥全草。
【基源植物】伞形科植物天胡荽 *Hydrocotyle sibthorpioides* Lam.。
【植物形态】见壮药 ndauhndeih 雅挠内项下。
【分　　布】见壮药 ndauhndeih 雅挠内项下。
【采　　制】全年可采收，除去杂质，干燥。
【应　　用】瑶医　苦，寒。属打药。清热利湿，利尿通淋，消肿散结。用于治疗旺胆蓝街（黄疸型肝炎），倒气紧（哮喘），呐哈（支气管炎、咳嗽、肺炎），更喉闷（咽喉肿痛），谷阿强拱（小儿疳积），介瓦补哈歌（小儿感冒高热），发恶锥（疮痈肿毒），多波闷（跌打损伤），种嗡（水肿），碰威敬（淋浊、尿路感染），弱嘴闷（乳痈）。

中医　苦、辛，寒。归肺、肝经。清热解毒，利湿退黄，止咳，消肿散结。用于治疗湿热黄疸，咳嗽，百日咳，咽喉肿痛，目赤云翳，淋病，湿疹，带状疱疹，疮疡肿毒，跌打瘀肿。

【用法用量】内服煎汤，10—15 克（鲜品 20—30 克）。外用适量，捣敷。
【备　　注】收入《广西壮族自治区瑶药质量标准（第一卷）》DYB45-GXYYC0028-2021。

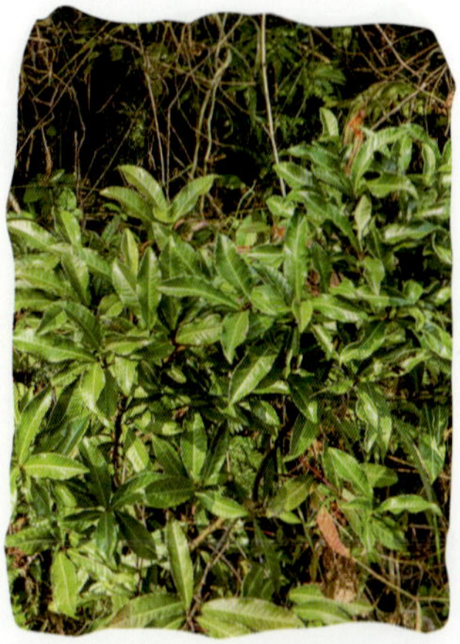

朱砂根

瑶文 Ndieh jaiv dorn

【考　证】

《生草药性备要》：『味甘，性平。治痰火，跌打，祛瘀生新，宽筋续骨……』

【瑶 药 名】烈改端。

【中 药 名】朱砂根。

【药用部位】干燥根。

【基源植物】紫金牛科植物朱砂根 *Ardisia crenata* Sims。

【植物形态】见壮药 Meizcaekgaen 美色根项下。

【分　　布】见壮药 Meizcaekgaen 美色根项下。

【采　　制】秋、冬二季采挖，洗净，干燥。

【应　　用】瑶医　苦、辛，平。属打药。活血化瘀，祛风除湿，消肿止痛、通经活络。用于治疗播冲（跌打损伤），碰脑（骨折），卡西闷（胃脘痛，胃寒痛，胃热痛），牙闷（牙痛），更喉闷（咽喉肿痛），辣给昧对（月经不调），努哈虾（淋巴结炎），崩闭闷（风湿痛、类风湿性关节炎），桨蛾（扁桃体炎），囊暗（毒蛇咬伤）。

中医　微苦、辛，平。归肺、肝经。解毒消肿，活血止痛，祛风除湿。用于治疗咽喉肿痛，风湿痹痛，跌打损伤。

【用法用量】内服煎汤，15—30 克。外用适量。

【备　　注】收入《广西壮族自治区瑶药质量标准（第一卷）》DYB45-GXYYC0060-2014。

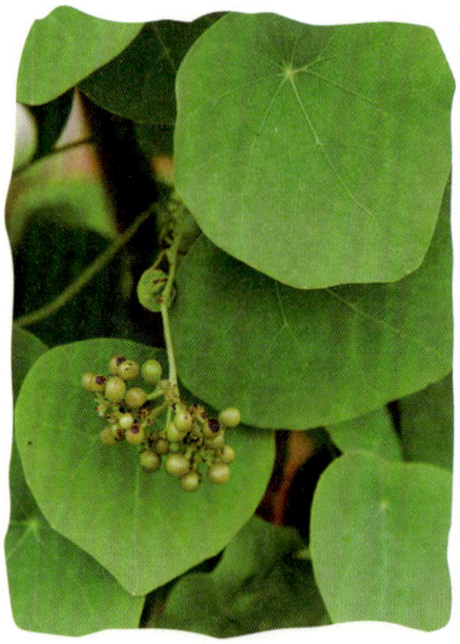

金不换

瑶文 Gimh duz ndoih

【考 证】

《广西药用植物名录》：『消炎，止痛，镇静。用于胃脘痛……』

【瑶 药 名】仅祛台。

【中 药 名】金不换。

【药用部位】块根。

【基源植物】防己科植物广西地不容 *Stephania kwangsiensis* Lo、小花地不容 *Stephania micrantha* H.S.Lo et M.Yang 或桂南地不容 *Stephania kuinanensis* H.S.Lo et M.Yang。

【植物形态】见壮药 Maengzbaegmbouj 门崩茂项下。

【分 布】见壮药 Maengzbaegmbouj 门崩茂项下。

【采 制】全年可采，洗净，切片，干燥。

【应 用】瑶医 苦，微寒。属风打相兼药。清热解毒，散瘀消肿，活血止痛。用于治疗泵雷（痢疾），革施闷（胃痛、慢性胃炎），泵歌怒（肺热咳嗽），更喉闷（咽喉肿痛），逢强风（类风湿关节炎），多波闷（跌打损伤），荣介瓦卡西闷（产后腹痛），腊结别（月经不调、经闭），弱嘴闷（乳痛），囊暗闷（毒蛇咬伤）。

中医 苦，寒。归肺、胃、肝经。清热解毒，散瘀消肿，健胃止痛。用于治疗胃、十二指肠溃疡疼痛，上呼吸道感染，急性胃肠炎，菌痢，牙痛，神经痛，痈疮肿毒，跌打肿痛。

【用法用量】内服煎汤，10—15 克。外用适量。

【注 意】孕妇忌服。

【备 注】收入《广西壮族自治区瑶药质量标准（第二卷）》DYB45-GXYYC0105-2021。

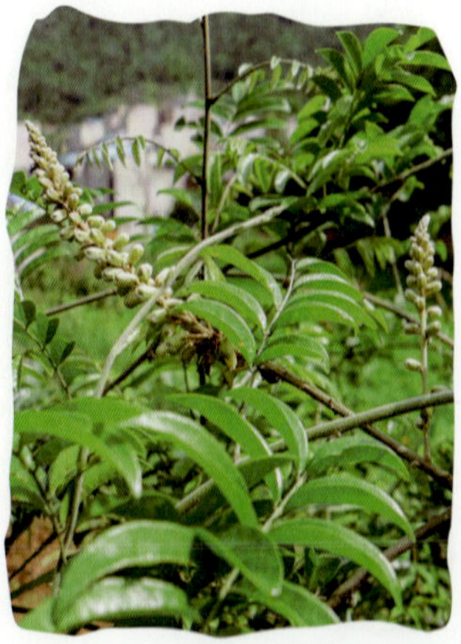

牛大力

瑶文 Gemh linh ngauv

【考 证】《生草药性备要》：『味甜。壮筋骨，解热毒，理内伤……』

【瑶 药 名】更林藕。
【中 药 名】牛大力。
【药用部位】干燥块根。
【基源植物】豆科植物美丽崖豆藤 *Callerya speciosa* Champ。
【植物形态】见壮药 Gorengxmox 勾两抹项下。
【分 布】见壮药 Gorengxmox 勾两抹项下。
【采 制】全年可采，洗净，晒干。
【应 用】瑶医 甘，平。属风药。益气润肺，止咳滋肾，活络强筋。用于治疗病后体虚，肺虚咳嗽，风湿痹痛，慢性肝炎，小儿智力障碍。

中医 甘，平。归肝、肺经。舒筋活络，补虚润肺。用于治疗腰腿痛，风湿痛，慢性肝炎，肺结核。

【用法用量】内服煎汤，9—30 克。或浸酒。

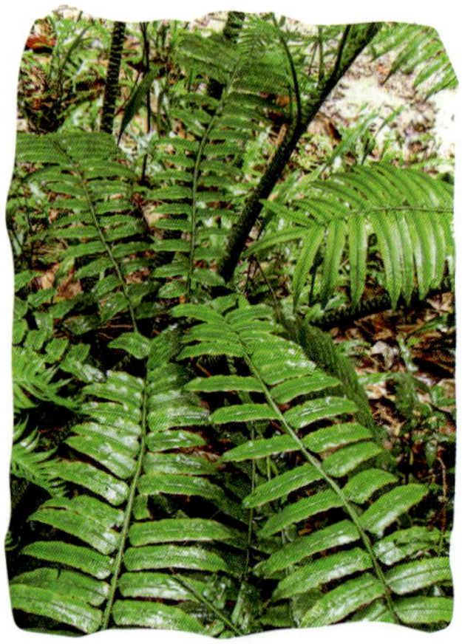

马蹄蕨

瑶文 Mah deih nyaaix

【考　证】《广西本草选编》：『味微甘、涩，性凉。清热解毒，凉血止血。治功能性子宫出血……』

【瑶 药 名】麻蹄涯。

【中 药 名】马蹄蕨。

【药用部位】根状茎及托叶状附属物。

【基源植物】观音座莲科植物福建观音座莲 *Angiopteris fokiensis* Hieron.。

【植物形态】见壮药 Gutdaezmax 棍蹄马项下。

【分　　布】见壮药 Gutdaezmax 棍蹄马项下。

【采　　制】全年可采，去除叶和须根，洗净，鲜用或晒干。

【应　　用】瑶医　甘、涩、淡，凉，无毒。属风打相兼药。凉血止血，收敛消肿。用于治疗肠炎，淋巴结肿大，风热咳嗽，月经过多，风湿骨痛，毒蛇咬伤，痈疮肿毒。

中医　微苦，凉。清热凉血，祛瘀止血，镇痛安神。用于治疗跌打肿痛，外伤出血，崩漏，乳痈，痄腮，痈肿疔疮，风湿痹痛，产后腹痛，心烦失眠，毒蛇咬伤。

【用法用量】内服煎汤，10—30克（鲜品30—60克）。外用适量，鲜品捣烂敷。

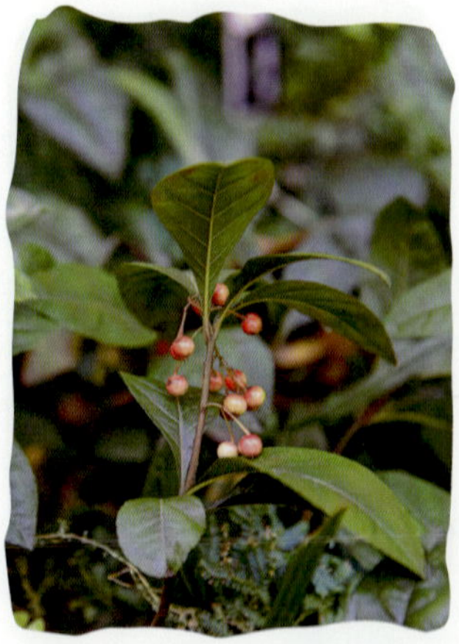

不出林

瑶文 Hah ndoih jiemh

【考　证】《广西本草选编》：『味微苦，性平。止咳，止血，解毒消肿。治肺结核……』

【瑶 药 名】哈台剪。

【中 药 名】不出林。

【药用部位】干燥全草。

【基源植物】紫金牛科植物紫金牛 *Ardisiajaponica*(Thunb) Blume。

【植物形态】见壮药 Cazdeih 茶堆项下。

【分　　布】见壮药 Cazdeih 茶堆项下。

【采　　制】夏、秋二季茎叶茂盛时采挖，除去泥沙，干燥。

【应　　用】瑶医　辛，平。属风打相兼药。清热解毒，活血散结，止咳化痰，止血，通经。用于治疗哈路怒哈(肺痨咳嗽)，哈紧（慢性气管炎），努脑痨（淋巴结结核），怒藏（咯血），崩闭闷（风湿痛、类风湿性关节炎），辣给昧对（闭经），辣给闷（痛经），播冲（跌打损伤）。

中医　辛、微苦，平。归肺、肝经。化痰止咳，清利湿热，活血化瘀。用于治疗新久咳嗽，喘满痰多，湿热黄疸，风湿痹痛，经闭瘀阻，跌打损伤。

【用法用量】内服煎汤，15—30 克。外用适量。

【备　　注】收入《广西壮族自治区瑶药质量标准(第一卷)》DYB45-GXYYC0135-2014。

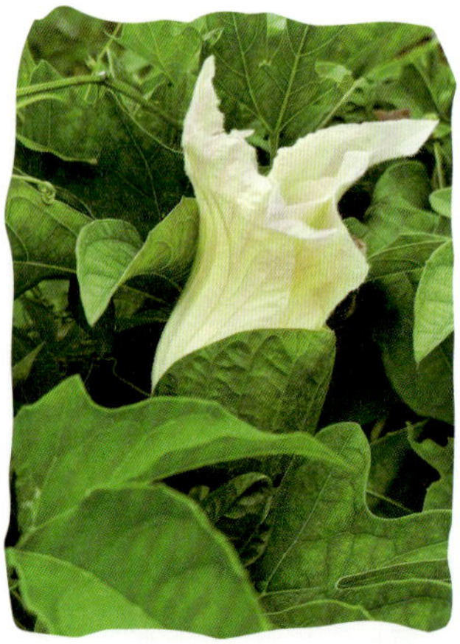

乌龟果

瑶文 Duc biouv

【考　证】

《广西本草选编》：『味苦、微甘，性寒，有毒。清热解毒，消肿止痛。治痈疮疔毒……』

【瑶　药　名】杜表。

【中　药　名】乌龟果。

【药用部位】根、叶及种子。

【基源植物】葫芦科植物木鳖子 *Momordica cochinchinensis*（Lour.）Spreng.。

【植物形态】见壮药 Cehmoegbiet 些木变项下。

【分　　布】见壮药 Cehmoegbiet 些木变项下。

【采　　制】秋季采收。块根：洗净，切片，晒干。果实：除去果壳及瓜瓤，洗净，晒干。叶：全年可采，洗净，晒干。

【应　　用】瑶医　苦、微甘，温，有毒。属打药。清热解毒，消积导滞，消肿散结，止痛，杀虫。用于治疗小儿疝气，脚气病，淋巴结炎，痔疮，癣疮，酒渣鼻，粉刺，雀斑，乳腺炎，痈疮肿毒，风湿痹痛，筋脉拘挛，牙龈肿痛，瘰疬。

中医　苦、微甘，凉，有毒。归肝、脾、胃经。散结消肿，攻毒疗疮。用于治疗疮疡肿毒，乳痈，瘰疬，痔瘘，干癣，秃疮。

【用法用量】内服煎汤，0.6—1.2 克。外用适量，研末调醋敷。

【注　　意】孕妇及体虚者禁服。

天然草

瑶文 Tinh yanh miev

【考　证】《广西药用植物名录》：『用于胃脘痛……』

【瑶 药 名】廷奄咪。

【中 药 名】天然草。

【药用部位】根。

【基源植物】马兜铃科植物管花马兜铃 *Aristolochia tubiflora* Dunn。

【植物形态】草质藤本。根圆柱形，黄褐色，内面白色。茎无毛，干后有槽纹，嫩枝、叶柄折断后渗出微红色汁液。叶纸质或近膜质，卵状心形或卵状三角形，少近肾形，顶端钝而具凸尖，基部浅心形至深心形，两侧裂片下垂，广展或内弯，边全缘。花单生或 2 朵聚生于叶腋。花梗纤细，基部有小苞片。小苞片卵形，无柄。花被基部膨大呈球形，向上急遽收狭成一长管，管口扩大呈漏斗状。檐部一侧极短，另一侧渐延伸成舌片。舌片卵状狭长圆形，顶端钝，凹入或具短尖头，深紫色，具平行脉纹。花药卵形，贴生于合蕊柱近基部，并单个与其裂片对生。子房圆柱形，5—6 棱。合蕊柱顶端 6 裂，裂片顶端骤狭，向下延伸成波状的圆环。蒴果长圆形，6 棱，成熟时黄褐色，6 瓣开裂。种子卵形或卵状三角形，褐色。花期 4—8 月，果期 10—12 月。

【分　　布】产于广西、广东、湖南、湖北、河南、四川、贵州、江西、浙江、福建等地。生于海拔 100—1700 米林下阴湿处。

【采　　制】秋季采收，洗净，鲜用或扎把晒干。

【应　　用】瑶医　苦、辛，温，有小毒。属风打相兼药。清热解毒，活血祛瘀，行气止痛，止咳定喘，利水消肿。用于治疗喘咳，胸腹疼痛，小儿惊风，风湿痹痛，跌打损伤及毒蛇咬伤。

中医　苦、辛，寒。归心、胃经。清热解毒，行气止痛。用于治疗毒蛇咬伤，疮疡疖肿，腹泻，肠炎痢疾，跌打损伤，风湿关节疼痛，痛经，胃脘疼痛。

【用法用量】内服煎汤，3—6克。外用适量，鲜品捣烂外敷。

【注　　意】孕妇慎服。

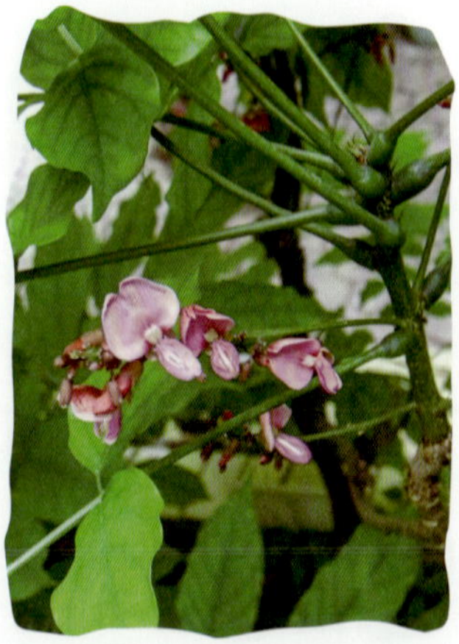

玉郎伞

瑶文 Nyimc lorngh faanx

【考　证】

《广西中药志》：『味甘、微辛，性平，无毒。入肝经。散瘀消肿……』

【瑶 药 名】玉郎犯。

【中 药 名】玉郎伞。

【药用部位】干燥块根。

【基源植物】豆科植物疏叶崖豆 *Millettia pulchra* var. *laxior*（Dunn）Z.Wei。

【植物形态】见壮药 Bangj dunh 捧吞项下。

【分　　布】见壮药 Bangj dunh 捧吞项下。

【采　　制】秋季采收，除去杂质，洗净，切片，干燥。

【应　　用】瑶医　甘、微辛，平。属风药。健脾利湿，活血散瘀，消肿止痛，化痰止咳，益智安神。用于治疗绵嘿（体虚），逢强风（类风湿关节炎），风闷（痛风），改闷（腰痛），多波闷（跌打损伤），蓝街（肝炎），娄精（遗精），介瓦补歌闷（带下病），呐哈（支气管炎、咳嗽、肺炎），哈痨（肺结核），悲寐捆（神经衰弱），卜共放薙（脑萎缩、阿尔兹海默病、老年痴呆）。

中医　甘、微辛，平。归肝、肾经。散瘀，消肿，止痛，宁神。用于治疗跌打肿痛。

【用法用量】内服煎汤，15—25 克。

【备　　注】收入《广西壮族自治区瑶药质量标准（第二卷）》DYB45-GXYYC0046-2021。

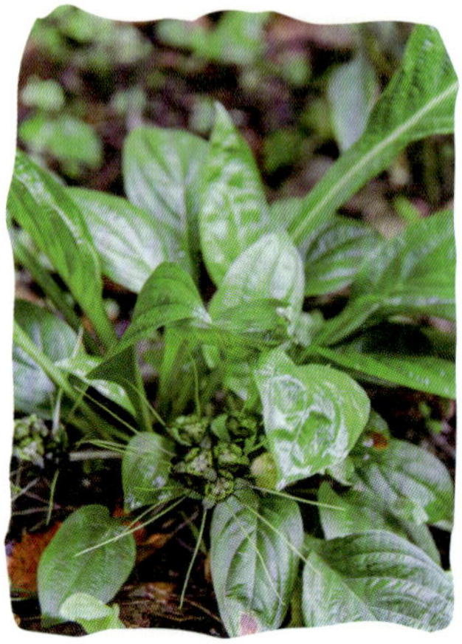

水田七

瑶文 Uomh dinh cietv

【考　证】

《广西中药志》：『味苦，性寒。止血，跌打损伤。止咳化痰……』

【瑶 药 名】温点切。

【中 药 名】水田七。

【药用部位】根茎。

【基源植物】蒟蒻薯科植物裂果薯 *Schizocapsa plantainea* Hance。

【植物形态】见壮药 Lauxbaegraemx 老朋忍项下。

【分　　布】见壮药 Lauxbaegraemx 老朋忍项下。

【采　　制】春、夏二季采挖，除去杂质，晒干或鲜用。

【应　　用】瑶医　苦，寒，有小毒。属风打相兼药。清热解毒，消肿止痛，收敛止血，祛腐生肌，调经。用于治疗卡西闷（胃脘痛，胃寒痛，胃热痛），港虷（急慢性肠胃炎），哈路（肺结核），篮虷（肝炎），更喉闷（咽喉肿痛，咽炎），虎累（癌肿），鼻咽癌，尼椎虷（肾炎），布方（疔疮），眸名肿毒（无名肿毒），播冲（跌打损伤）。

中医　苦、微甘，凉，有小毒。归肺、肝经。清热解毒，祛痰止咳，理气止痛，散瘀止血。用于治疗感冒发热，痰热咳嗽，百日咳，脘腹胀痛，泻痢腹痛，消化不良，小儿疳积，肝炎，咽喉肿痛，牙痛，痄腮，瘰疬，疮肿，烧烫伤，带状疱疹，跌打损伤，外伤出血。

【用法用量】内服煎汤，9—15 克。外用适量，捣敷。

【备　　注】收入《广西壮族自治区瑶药质量标准（第一卷）》DYB45-GXYYC0038-2014。

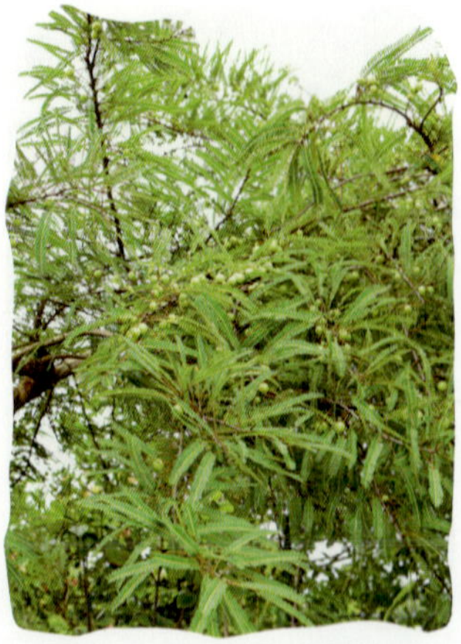

余甘子

瑶文 Ngungh hlan biouv

【考　证】《广西本草选编》：『味涩，性平。解郁定痛……』

【瑶 药 名】翁旱表。

【中 药 名】余甘子。

【药用部位】根及果实。

【基源植物】大戟科植物余甘子 *Phyllanthus emblica* L.。

【植物形态】见壮药 Makyid 芒音项下。

【分　　布】见壮药 Makyid 芒音项下。

【采　　制】根全年可采，洗净，晒干；冬季至翌春果实成熟时采收，除去杂质，干燥。

【应　　用】瑶医　甘、酸，寒，无毒。属风药。根：清热解毒，收敛，降压，利尿，止痛。用于治疗高血压，心胃气痛，肠炎腹泻，支气管炎，湿疹，烧伤，烫伤。果实：生津止渴，化痰止咳，消食，利咽。用于咽喉肿痛，感冒发热，咳嗽，气喘，黄疸型肝炎，烦热口渴。

中医　甘、酸、涩，凉。归肺、胃经。清热解毒，消食健胃，生津，止咳。用于治疗咽喉肿痛，口干口渴，消化不良，腹胀，咳嗽。

【用法用量】果实：内服煎汤，15—30 克。根：内服煎汤，15—30 克。外用适量，捣敷。

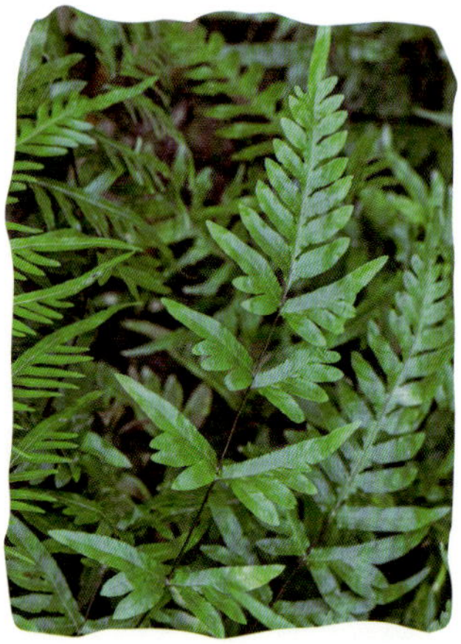

半边旗

瑶文 Pienh maengx geih

【考　证】

《岭南采药录》：『凡毒蛇咬伤，可将叶捣烂，和片糖敷……』

【瑶 药 名】扁明给。

【中 药 名】半边旗。

【药用部位】全草。

【基源植物】凤尾蕨科植物半边旗 *Pteris semipinnata* Linn.。

【植物形态】见壮药 Gutdonj 棍断项下。

【分　　布】见壮药 Gutdonj 棍断项下。

【采　　制】全年可采，除去杂质，晒干。

【应　　用】瑶医　辛、涩，凉，无毒。属风药。活血止血，收敛止血，消肿定痛。用于治疗肠炎，痢疾，腹泻，呕吐，血崩，跌打损伤，外伤出血。

中医　苦、辛，凉。归肝、大肠经。清热利湿，凉血止血，解毒消肿。用于治疗泄泻，痢疾，黄疸，目赤肿痛，牙痛，吐血，痔疮出血，外伤出血，跌打损伤，皮肤瘙痒，毒蛇咬伤。

【用法用量】内服煎汤，9—15 克。外用适量，捣敷。

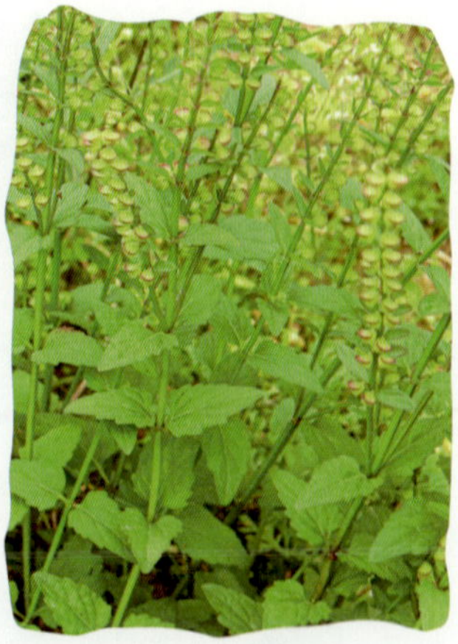

半枝莲

瑶文 Bienh diuh linh

【考证】

《广西本草选编》：『味微辛，性平。清热解毒，散瘀消肿，抗癌。治跌打损伤……』

【瑶 药 名】扁条林。

【中 药 名】半枝莲。

【药用部位】干燥全草。

【基源植物】唇形科植物半枝莲 *Scutellaria barbata* D. Don。

【植物形态】见壮药 Nomjsoemzsaeh 那虽松项下。

【分　　布】见壮药 Nomjsoemzsaeh 那虽松项下。

【采　　制】夏、秋二季茎叶茂盛时采挖，洗净，晒干。

【应　　用】瑶医　微辛，平。属打药。清热解毒，散瘀止血，消肿止痛，抗癌。用于治疗港叉闷（阑尾炎），泵虷怒哈（肺炎），篮虷（肝炎），谷阿哈紧（小儿支气管炎），哈路（肺结核），肺脓疡，撸藏（吐血），毕藏（衄血），月藏（血淋），碰累（赤痢），更喉闷（咽喉肿痛，咽炎），碰租虷（骨髓炎），努哈虷（淋巴结炎），播冲（跌打损伤），囊暗（毒蛇咬伤），篮虎（肝癌）。

中医　辛、苦，寒。归肺、肝、肾经。清热解毒，化瘀利尿。用于治疗疔疮肿毒，咽喉肿痛，跌扑伤痛，水肿，黄疸，蛇虫咬伤。

【用法用量】内服煎汤，15—30克（鲜品30—60克）。外用适量。

【备　　注】收入《广西壮族自治区瑶药质量标准（第一卷）》DYB45-GXYYC0049-2014。

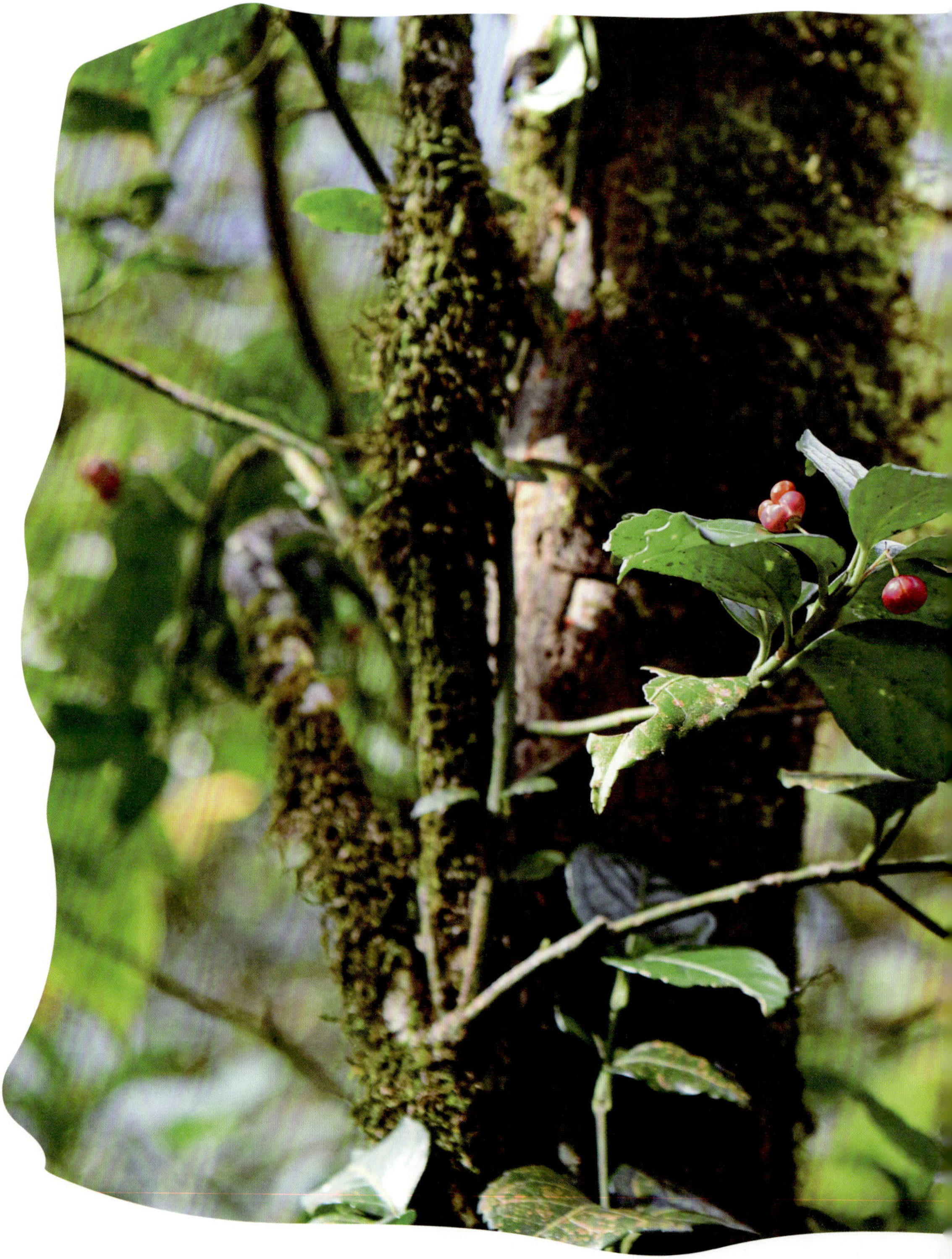

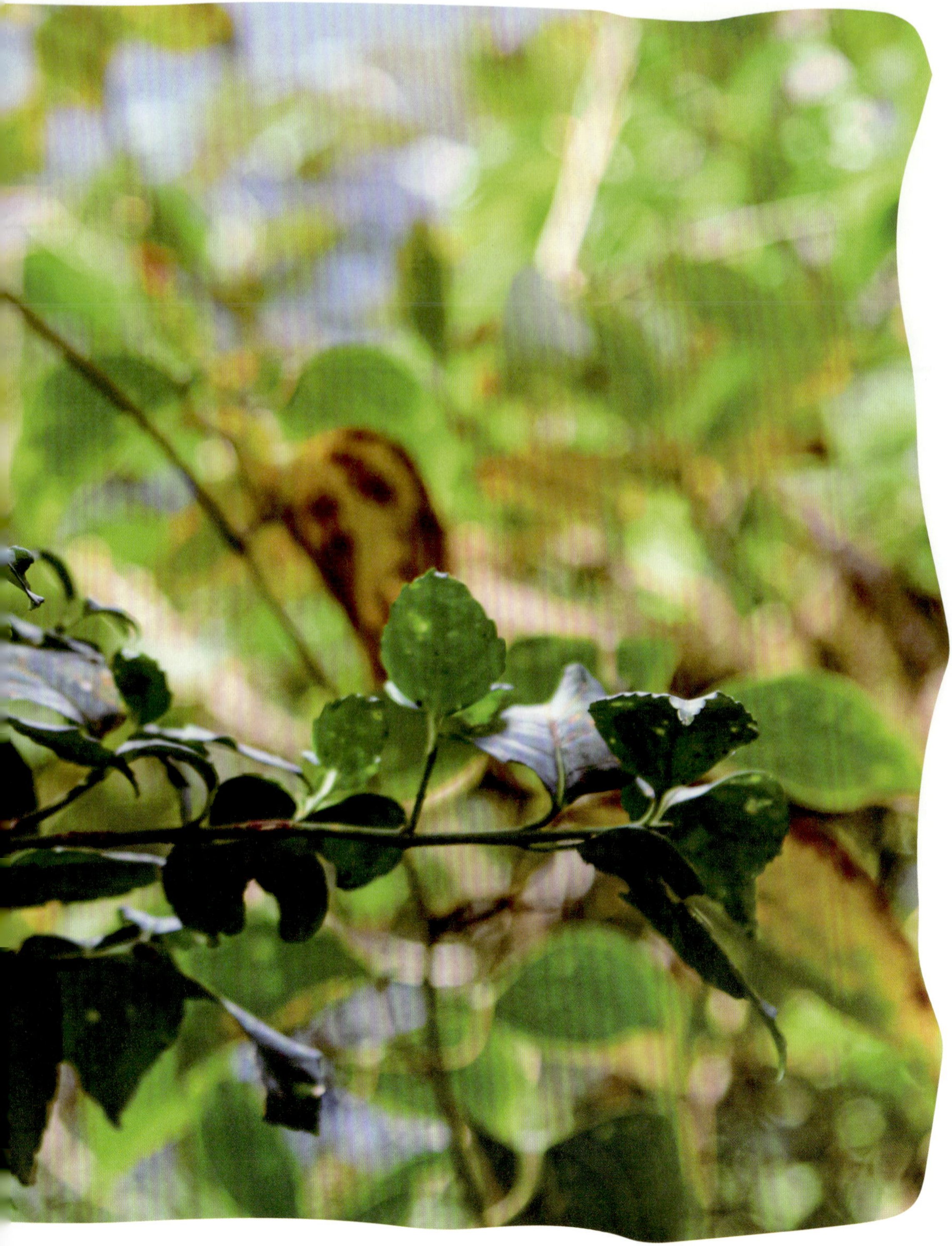

扶芳藤

扶芳藤

瑶文

Bah loc mei

【考　证】

《广西本草选编》：『辛、苦，温。治子宫脱垂。』

【瑶 药 名】爬洛没。

【中 药 名】扶芳藤。

【药用部位】干燥地上部分。

【基源植物】卫矛科植物扶芳藤 *Euonymus fortunei*（Turcz.）Hand.-Mazz。

【植物形态】见壮药 Gaeundaux 勾咬项下。

【分　　布】见壮药 Gaeundaux 勾咬项下。

【采　　制】全年均可采收，洗净，切段，鲜用或晒干。

【应　　用】瑶医　涩、微苦，微温。属风药。补气养血，舒筋活络，祛风除湿，散瘀止血。用于治疗绵嘿（体虚），改照闷（腰膝酸痛），风闷（风湿骨痛、风湿性关节炎），多波闷（跌打损伤），足冲怎蒋（外伤出血），蒋邦（血崩、崩漏）。

中医　微苦，微温。归肝、脾、肾经。益气血，补肝肾，舒筋活络。用于治疗气血虚弱证，腰肌劳损，风湿痹痛，跌打骨折，创伤出血。

【用法用量】内服煎汤，6—12 克。外用适量，捣敷。

【注　　意】孕妇忌服。

【备　　注】收入《广西壮族自治区瑶药质量标准（第二卷）》DYB45-GXYYC0082-2021。

母千金草

瑶文 Cinh jiemh mac miev

【考 证】

《广西本草选编》：『味淡，性平。舒筋活络，祛风湿。治风湿关节痛……』

【瑶 药 名】成金马咪。

【中 药 名】母千金草。

【药用部位】全草。

【基源植物】石杉科植物华南马尾杉 *Phlegmariurus fordii* (Baker) Ching。

【植物形态】中型附生蕨类。茎簇生，成熟枝下垂，1至多回二叉分枝，长20—30厘米，枝连叶宽1.2—2.0厘米。叶螺旋状排列，但因基部扭曲而呈二列状。营养叶（至少植株近基部叶片）抱茎，椭圆披针形，长1.0—1.5厘米，宽3—4毫米，基部圆楔形，下延，无柄，无光泽，先端渐尖，中脉明显，革质，全缘。孢子囊穗比不育部分细瘦，顶生。孢子叶披针形或椭圆形，长4—6毫米，宽约1毫米，基部楔形，先端钝，中脉明显，全缘。孢子囊生在孢子叶腋，肾形，2瓣开裂，黄色。

【分 布】分布于广西、广东、香港、浙江、江西、福建、台湾、海南、贵州、云南。附生于海拔100—1700米的竹林下阴处、山沟阴岩壁、灌木林下岩石上。

【采 制】全年可采，除去杂质，阴干。

【应 用】瑶医 苦、辛，平，有小毒。属风打相兼药。舒筋活络，消肿止痛。用于治疗跌打损伤，风湿骨痛，关节炎，颈椎病，脑动脉硬化，脉管炎，咳喘，小便涩痛，跌扑损伤。

中医 苦，凉。祛风通络，消肿止痛，清热解毒。用于治疗关节肿痛，四肢麻木，跌打损伤，咳喘，热淋，毒蛇咬伤。

【用法用量】内服煎汤，3—9克。外用适量，捣敷。

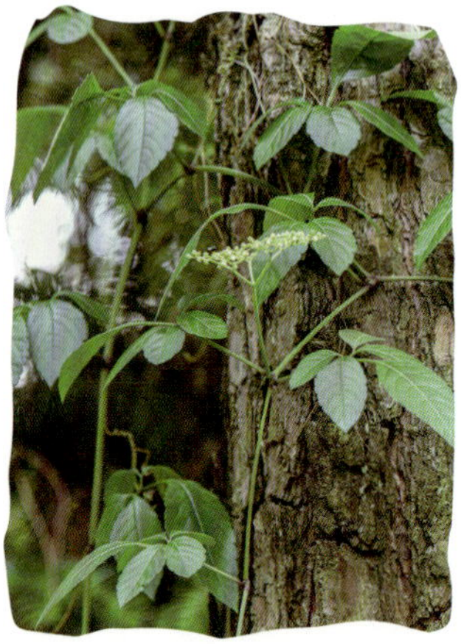

母猪藤

瑶文 Gaengh hmei

【考 证】

《广西本草选编》：『味淡，性寒。清热解毒，消肿止痛。』

【瑶 药 名】俭没。

【中 药 名】母猪藤。

【药用部位】干燥全株。

【基源植物】葡萄科植物乌蔹莓 *Cyratia japonica*（Thunb.）Gagnep.。

【植物形态】草质藤本。小枝圆柱形，有纵棱纹。卷须2—3叉分枝，相隔2节间断与叶对生。叶为鸟足状5小叶，基部楔形，侧生小叶椭圆形或长椭圆形，顶端急尖或圆形，基部楔形或近圆形，边缘每侧有6—15个锯齿。侧脉5—9对，网脉不明显，托叶早落。花序腋生，复二歧聚伞花序。花蕾卵圆形，顶端圆形。花萼碟形，花瓣4枚，三角状卵圆形。果实近球形。花期3—8月，果期8—11月。

【分 布】分布于广西、广东、湖南、湖北、河南、陕西、山东、安徽、江苏、浙江、福建、台湾、海南、四川、贵州、云南。生山谷林中或山坡灌丛，海拔300—2500米。

【采 制】春至秋季采收，除去杂质，干燥。

【应 用】瑶医 微苦，平。属打药。清热利湿，解毒消肿，祛风通络，利尿，止血，活血。用于治疗泵翁（肺痈），哈鹿噜蒋（肺痨咳血），碰威敬（尿路感染），逢威怎蒋（尿血），碰威敬（淋浊），旺胆蓝街（黄疸型肝炎），闷（痛症），谋名肿毒（无名肿毒），懂牙杯（腮腺炎），风闷（风湿骨痛）。

中医 苦、酸，寒。归心、肝、胃经。清热利湿，解毒消肿。用于治疗热毒痈肿，疔疮，丹毒，咽喉肿痛，蛇虫咬伤，水火烫伤，风湿痹痛，黄疸，泻痢，白浊，尿血。

【用法用量】内服煎汤，15—30克。外用适量。

【注 意】脾胃虚寒者不宜用。孕妇、儿童慎用。

【备 注】收入《广西壮族自治区瑶药质量标准（第二卷）》DYB45-GXYYC0065-2021。

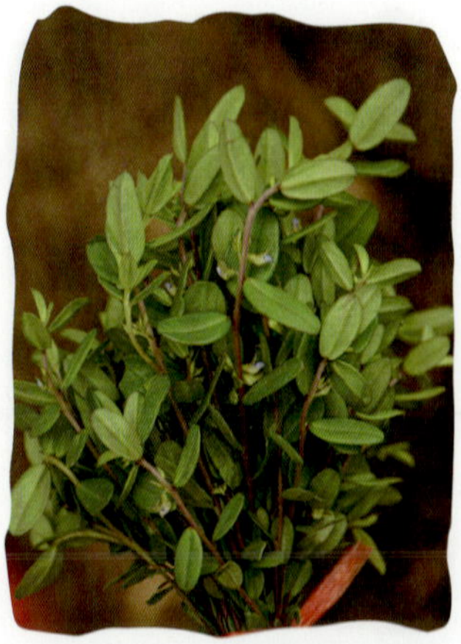

瓜子莲

瑶文 Guah ngim linh

【考　证】《广西本草选编》：『味苦、辛，性平。活血祛瘀，行气解毒，化痰止咳。治劳伤咳嗽……』

【瑶 药 名】瓜迎林。

【中 药 名】瓜子莲。

【药用部位】全草。

【基源植物】远志科植物小花远志 *Polygala telephioides* Willd.。

【植物形态】一年生草本。茎多分枝，密被毛。单叶互生，叶片厚纸质，倒卵形，先端钝，具刺毛状锐尖头，基部阔楔形至钝，全缘，绿色，主脉上面微凹，背面稍隆起。总状花序腋生或腋外生。花瓣 3 枚，白色或紫色，侧瓣三角状菱形，边缘皱波状。蒴果近圆形。种子长圆形，黑色。花、果期 7—10 月。

【分　　布】分布于广西、广东、云南、贵州、江苏、安徽、浙江、江西、湖南、海南等地。生于山坡路旁草丛中或空旷平地。

【采　　制】全年可采，洗净，鲜用或阴干。

【应　　用】瑶医　辛、酸，凉。属风药。清热解毒，化痰止咳，消肿止痛，凉血止血。用于治疗咳嗽胸痛，痨伤咯血，尿血，便血，月经不调，骨质增生，风湿骨痛，痈疮肿毒，毒蛇咬伤。

中医　辛、甘，平。祛痰止咳，散瘀，解毒。用于治疗咳嗽，咯痰不爽，跌打损伤，月经不调，痈肿疮毒，毒蛇咬伤。

【用法用量】内服煎汤，15—30 克。外用适量，捣敷。

【注　　意】常与两面针根等配伍使用。

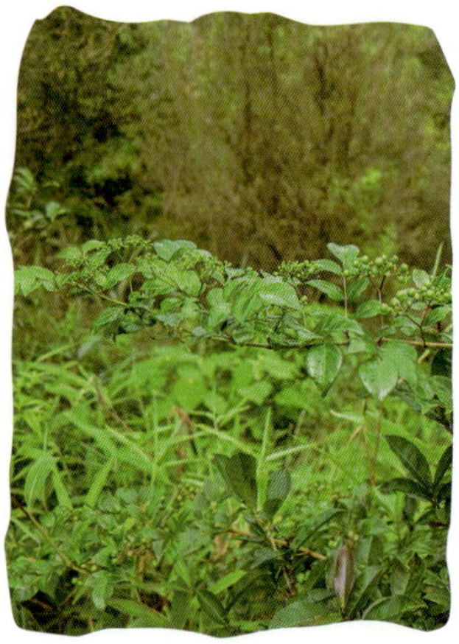

甜茶

瑶文 Gaamh zah

【考　证】

《广西本草选编》：『味甘、淡，性凉。清热解毒。治黄疸型肝炎……』

【瑶 药 名】甘茶。

【中 药 名】甜茶。

【药用部位】干燥叶。

【基源植物】蔷薇科植物甜叶悬钩子 *Rubus chingii* var. *suavissimus*（S. Lee）L. T. Lu。

【植物形态】见壮药 Cazvan 茶完项下。

【分　　布】见壮药 Cazvan 茶完项下。

【采　　制】4—11 月采收，晒干，或炒后干燥。

【应　　用】瑶医　甘、涩，平。属风药。清热解毒，利尿消肿，活血疏风，清肺，补益，收敛，止痛。用于治疗哈轮怒哈（感冒发热咳嗽），谷阿泵卡西众（小儿消化不良），布醒蕹（肾炎水肿），也改昧通（大、小便不通），样琅病（高血压病），冬夷（糖尿病），就港虷（胃肠炎），崩闭闷（风湿痛、类风湿性关节炎），更喉闷（咽喉肿痛），眸名肿毒（痈疮肿毒）。

中医　甘，平。归肝、肺、膀胱经。清热，润肺，祛痰，止咳。用于治疗痰多咳嗽。

【用法用量】内服煎汤，适量，代茶饮用。外用适量。

【备　　注】收入《广西壮族自治区瑶药质量标准（第一卷）》DYB45-GXYYC0120-2014。

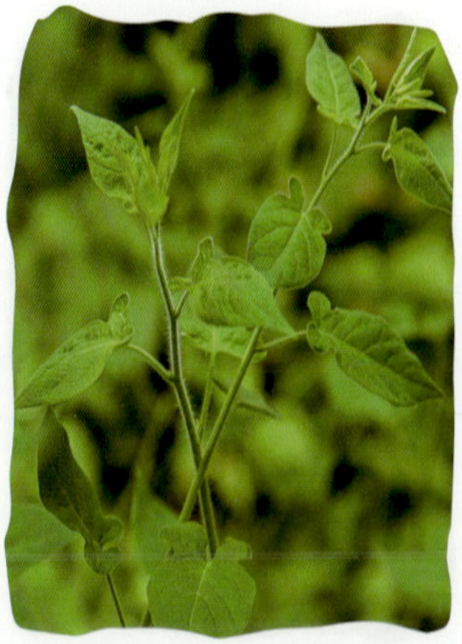

白英

瑶文 Gangh nyiangz miev

【考　证】《广西本草选编》：『味甘、苦，性微寒，有小毒。清热解毒，利尿消肿。治咽喉肿痛……』

【瑶 药 名】港昂咪。
【中 药 名】白英。
【药用部位】全草。
【基源植物】茄科植物白英 *Solanum lyratum* Thunb.。
【植物形态】见壮药 Gaeubwnhgauh 勾奔高项下。
【分　　布】见壮药 Gaeubwnhgauh 勾奔高项下。
【采　　制】全年可采，洗净，切段，晒干。
【应　　用】瑶医　涩、微苦，平。属风打相兼药。清热解毒，利尿消肿，化痰散结，抗癌，祛风除湿，凉血。用于治疗风闷（风湿骨痛、风湿关节炎），种嗡（水肿），阿毒（癌肿），锥旯别（白带），毒锤（疔疮）。

中医　甘、苦，寒，有小毒。归肝、胆经。清热利湿，解毒消肿。用于治疗疟疾，黄疸，水肿，淋病，风湿关节痛，胆囊炎，癌症，子宫糜烂，白带，丹毒，疔疮。

【用法用量】内服煎汤，10—15 克。外用适量，煎水洗。
【注　　意】体虚无湿热者忌用。
【备　　注】收入《广西壮族自治区瑶药质量标准（第二卷）》DYB45-GXYYC0057-2021。

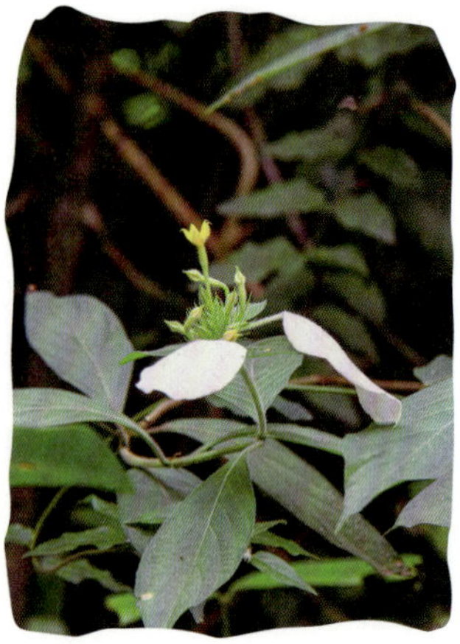

玉叶金花

瑶文 Zah gingx sinx

【考　证】

《广西中药志》：『味涩，性平。民间常用枝叶煎水洗疮……』

【瑶 药 名】茶敬醒。

【中 药 名】玉叶金花。

【药用部位】干燥根和茎。

【基源植物】茜草科植物玉叶金花 *Mussaenda pubescens* Ait.f.。

【植物形态】见壮药 Gaeubeizhau 勾北豪项下。

【分　　布】见壮药 Gaeubeizhau 勾北豪项下。

【采　　制】全年可采，洗净，切段，干燥。

【应　　用】瑶医　甘，凉。属风打相兼药。清热解毒，生津，利湿消肿，化痰止咳，凉血解暑，拔异物。用于治疗绞肠痧（中暑），哈轮（感冒发热），哈紧（支气管炎），谷阿强拱（小儿疳积），篮虷（肝炎），月窖桨辣贝（尿路结石，膀胱结石，肾结石），布醒蕹（肾炎水肿），辣给闷（痛经），荣古瓦卡西闷（产后腹痛），谷瓦卜断（子宫脱垂），别带病（带下病），更喉闷（咽喉肿痛，咽炎），冲翠臧（外伤出血），烈歪毕恶昧出（指枪伤，铁砂、铅码，滞留皮下、肌肉），播冲（跌打内伤）。

中医　甘、微苦，凉。归肺经。清热利湿，解毒消肿。用于治疗感冒，中暑，肠炎，肾炎水肿，咽喉肿痛，支气管炎。

【用法用量】内服煎汤，15—30 克。外用适量，捣敷或煎水洗。

【注　　意】体虚无食积者禁服。

【备　　注】收入《广西壮族自治区瑶药质量标准（第一卷）》DYB45-GXYYC0041-2014。

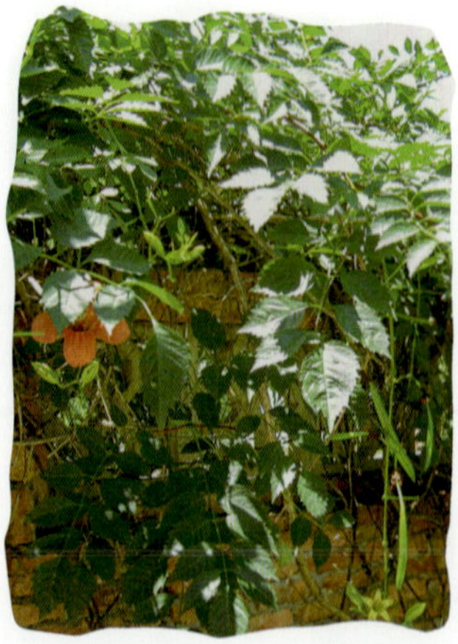

白狗肠

瑶文 Guh bec gaangh

【考　证】《广西药用植物名录》：『用于急性胃肠炎，风湿骨痛……』

【瑶 药 名】谷别港。

【中 药 名】白狗肠。

【药用部位】干燥根。

【基源植物】紫葳科植物凌霄 *Campsis grandiflora*（Thunb.）Schum.。

【植物形态】攀援藤本。茎木质，表皮脱落，枯褐色，以气生根攀附于它物之上。叶对生，为奇数羽状复叶。小叶7—9枚，卵形至卵状披针形，顶端尾状渐尖，基部阔楔形，两侧不等大，侧脉6—7对，两面无毛，边缘有粗锯齿。顶生疏散的短圆锥花序。花萼钟状，分裂至中部，裂片披针形。花冠内面鲜红色，外面橙黄色，裂片半圆形。雄蕊着生于花冠筒近基部，花丝线形，细长，花药黄色，个字形着生。花柱线形，柱头扁平，2裂。蒴果顶端钝。花期5—8月。

【分　　布】分布于长江流域各地，以及广西、广东、福建、河北、山东、河南、陕西。在台湾亦有栽培。

【采　　制】全年可采，洗净，切片，干燥。

【应　　用】瑶医　苦、甘，微寒，属打药。凉血止血，清热解毒，消肿止痛。用于治疗人卡奶买合种夺（胃肠炎），更喉闷（咽喉肿痛）。

中医　甘、辛，寒。归肝、脾、肾经。凉血祛风，活血通络。用于治疗血热生风，身痒，风疹，腰脚不遂，痛风，风湿痹痛，跌打损伤。

【用法用量】内服煎汤，6—9克。外用适量，捣敷。

【注　　意】气血虚弱、内无瘀热者及孕妇慎服。

【备　　注】收入《广西壮族自治区瑶药质量标准（第二卷）》DYB45-GXYYC0059-2021。

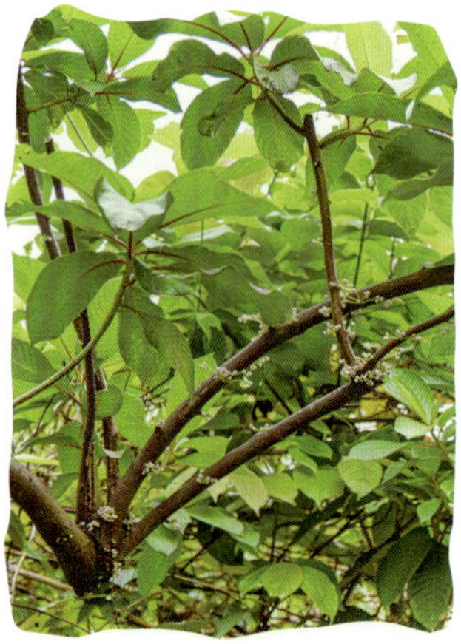

白变木

瑶文 Bec benz ndiangx

【瑶 药 名】别扁亮。

【中 药 名】白变木。

【药用部位】干燥根和茎。

【基源植物】猕猴桃科植物水东哥 *Saurauia tristyla* DC.。

【植物形态】灌木或小乔木。小枝无毛或被绒毛，被爪甲状鳞片或钻状刺毛。叶纸质或薄革质，倒卵状椭圆形、倒卵形、长卵形、稀阔椭圆形，顶端短渐尖至尾状渐尖，基部楔形，稀钝，叶缘具刺状锯齿，稀为细锯齿，侧脉 8—20 对，两面中、侧脉具钻状刺毛或爪甲状鳞片。花序聚伞式，1—4 枚簇生于叶腋或老枝落叶叶腋，被毛和鳞片，分枝处具苞片 2—3 枚，苞片卵形，花柄基部具 2 枚近对生小苞片。小苞片披针形或卵形，花粉红色或白色。萼片阔卵形或椭圆形。花瓣卵形，顶部反卷。雄蕊 25—34 枚。子房卵形或球形，无毛，花柱 3—4 枚，稀 5 枚，中部以下合生。果球形，白色，绿色或淡黄色。

【分　　布】分布于中国广西、云南、贵州、广东。印度、马来西亚也有分布。

【采　　制】全年可采，洗净，切片，晒干。

【应　　用】瑶医　微苦，凉。属打药。清热解毒，凉血，祛湿。用于治疗泵歌怒（热咳），歌秋（高热），化蝉（尿路感染），锥旯别（性病白浊、白带），介瓦扑病歌别（宫颈炎），锥旯别（附件炎），补荣吊（精神分裂症），补锥（痈疮肿毒），逢中歌闷（骨髓炎），筛毕凹怎买待（铁砂入肉不出）。

中医　微苦，凉。归肺、肝、肾经。疏风清热，止咳，止痛。用于治疗风热咳嗽，风火牙痛，麻疹发热，尿路感染，白浊，白带，疮疖痈肿，骨髓炎，烫伤，麻疹。

【用法用量】内服煎汤，20—30 克。外用适量，捣敷。

【备　　注】收入《广西壮族自治区瑶药质量标准（第二卷）》DYB45-GXYYC0056-2021。

【考　证】

《广西本草选编》：『味微苦，性凉。疏风清热，解毒止痛。治风热咳嗽……』

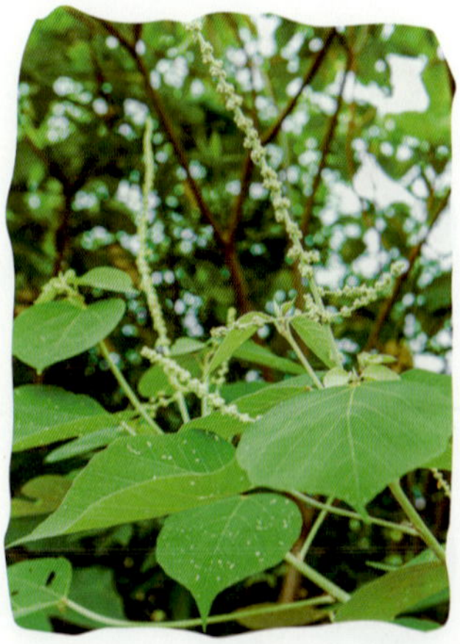

白背叶

瑶文 Baeqc ndaanc ndiangx

【考　证】《岭南草药志》：『味微涩、微苦，性平。能收涩固脱。』

【瑶 药 名】别背亮（白背木）。

【中 药 名】白背叶。

【药用部位】干燥叶。

【基源植物】大戟科植物白背叶 *Mallotus apelta*（Lour.）Muell. Arg.。

【植物形态】见壮药 Godungzhau 棵憧豪项下。

【分　　布】见壮药 Godungzhau 棵憧豪项下。

【采　　制】全年均可采收，除去杂质，干燥。

【应　　用】瑶医　微苦、涩，寒。属风打相兼药。清热解毒，止血，止痛，利湿，收敛。用于治疗篮虷（慢性肝炎），篮硬种翁（肝硬化腹水），篮榜垂翁撸（肝脾肿大），谷瓦卜断（子宫脱垂），港脱（脱肛），港虷（肠炎），碰累（痢疾），泵烈竞（尿路感染），荣古瓦崩（产后风），改窟闷（痔疮），改对仲（疝气），播冲（跌打损伤），冲翠臧（外伤出血），眸名肿毒（痈疮肿毒）。

中医　苦、涩，平。归胃、肝、肾经。清热解毒，利湿，止痛，止血。用于治疗淋浊，胃痛，口疮，痔疮，溃疡，跌打损伤，蛇咬伤，外伤出血。

【用法用量】内服煎汤，15—60 克。外用适量。

【注　　意】非热毒及湿热证者不宜用。孕妇、儿童慎用。

【备　　注】收入《广西壮族自治区瑶药质量标准（第一卷）》DYB45-GXYYC0046-2014。

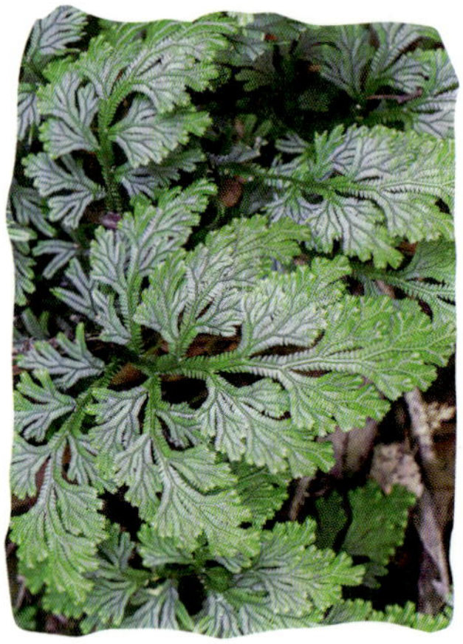

石上柏

瑶文 Juo dongh cing

【考　证】《广西本草选编》："清热解毒，利尿抗癌。"

【瑶 药 名】记冬青。
【中 药 名】石上柏。
【药用部位】干燥全草。
【基源植物】卷柏科植物深绿卷柏 *Selaginella doederleinii* Hieron.。
【植物形态】见壮药 Fouxndoengz 否依项下。
【分　　布】见壮药 Fouxndoengz 否依项下。
【采　　制】全年可采，洗净，晒干。
【应　　用】瑶医　淡，平。属风打相兼药。清热解毒，消肿散结，收敛止血，抗癌，活血化瘀。用于治疗泵歌怒（肺热咳嗽），更喉闷（咽喉肿痛），阿毒（癌肿），弱嘴闷（乳痈），扑捆买通（鼻炎），样琅病（高血压病），风闷（痛风），东夷（糖尿病）。

中医　甘，平。归肺、大肠经。清热解毒，抗癌，止血。用于治疗癌症，肺炎，急性扁桃体炎，眼结膜炎，乳腺炎。
【用法用量】内服煎汤，10—30克。外用适量，鲜品捣敷。
【备　　注】收入《广西壮族自治区瑶药质量标准（第一卷）》DYB45-GXYYC0049-2021。

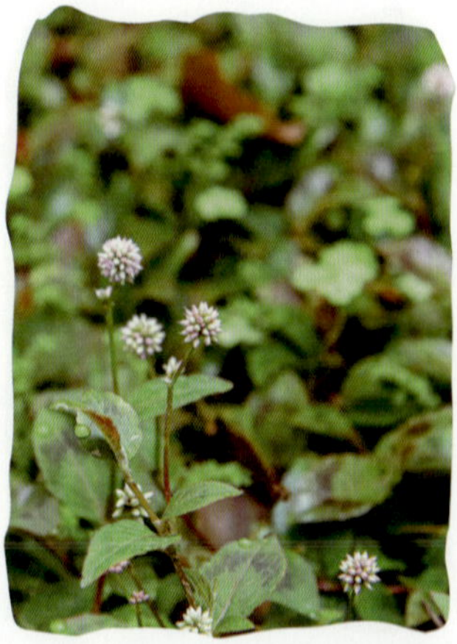

石荞草

瑶文 Mbuh nqorngv biangh miev

【考　证】《广西中药志》：『味辛、微涩，性温。祛风湿，散瘀止痛。治风湿……』

【瑶 药 名】朴恭乓咪。

【中 药 名】石荞草。

【药用部位】干燥全草。

【基源植物】蓼科植物头花蓼 *Polygonum capitatum* Buch.-Ham.ex D. Don.。

【植物形态】见壮药 Loegsigmangj 碌细荞项下。

【分　　布】见壮药 Loegsigmangj 碌细荞项下。

【采　　制】全年均可采，干燥。

【应　　用】瑶医　辛、苦，凉、平。属打药。活血止痛，止痒，利尿。用于治疗锥旯别（阴痒），移嘴章腊碑（肾结石）。

中医　辛、苦，凉。归肾、膀胱经。清热利湿，解毒止痛，和血散瘀，利尿通淋。用于治疗痢疾，肾盂肾炎，膀胱炎，尿路结石，盆腔炎，前列腺炎，风湿痛，跌仆损伤，疮疡湿疹。

【用法用量】内服煎汤，15—30 克。外用适量，捣敷。

【注　　意】孕妇及实热者忌服。

【备　　注】收入《广西壮族自治区瑶药质量标准（第二卷）》DYB45-GXYYC0062-2021。

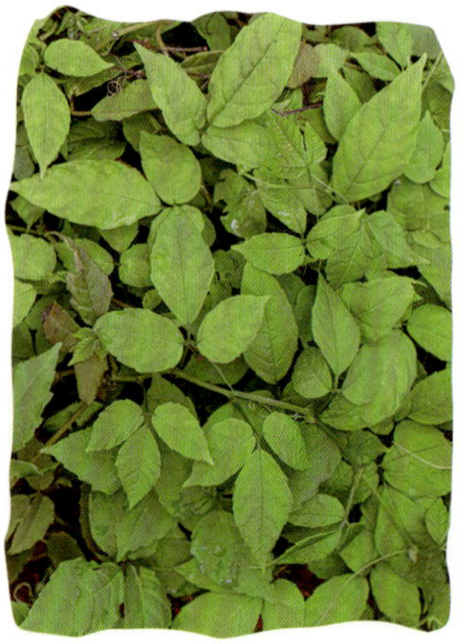

石猴子

瑶文 Jimh dinx ndiux hah louh

【考　证】

《广西本草选编》：『味微苦，性平。舒筋活络，消肿止痛。主治风湿关节痛……』

【瑶 药 名】紧信丢哈楼。

【中 药 名】石猴子。

【药用部位】干燥块根。

【基源植物】葡萄科植物三叶崖爬藤 *Tetrastigma hemsleyanum* Diels et Gilg。

【植物形态】草质藤本。小枝纤细，有纵棱纹，无毛或被疏柔毛。卷须不分枝，相隔 2 节间断与叶对生。叶为 3 小叶，顶端渐尖，稀急尖，基部楔形或圆形，侧生小叶基部不对称，近圆形。侧脉 5—6 对，无毛。花序腋生，下部有节，节上有苞片，或假顶生而基部无节和苞片，二级分枝通常 4，集生成伞形，花二歧状着生在分枝末端。花蕾卵圆形，顶端圆形。萼碟形，萼齿细小，卵状三角形。花瓣 4 枚，卵圆形，顶端有小角，外展，无毛。雄蕊 4 枚，花药黄色。花盘明显，4 浅裂。花柱短，柱头 4 裂。果实近球形或倒卵球形，有种子 1 颗。种子倒卵椭圆形，表面光滑。花期 4—6 月，果期 8—11 月。

【分　　布】分布于广西、广东、湖南、湖北、江苏、浙江、江西、福建、台湾、四川、贵州、云南、西藏。生山坡灌丛、山谷、溪边林下岩石缝中，海拔 300—1300 米。

【采　　制】秋季采收，洗净，干燥。

【应　　用】瑶医　咸，温。属打药。清热解毒，活血散结，祛风化痰，理气健脾，止痛，抗癌。用于治疗阿毒（肿瘤），晾发哈（淋巴结炎）。

中医　微苦，平。归心、肝、肺经。清热解毒，消肿止痛，化痰散结。用于治疗小儿高热惊风，百日咳，疮痈痰核，毒蛇咬伤。

【用法用量】内服煎汤，3—9 克。外用适量。

【注　　意】不宜过量服用。块根对钩端螺旋体有抑制作用。

【备　　注】收入《广西壮族自治区瑶药质量标准（第二卷）》DYB45-GXYYC0108-2021。

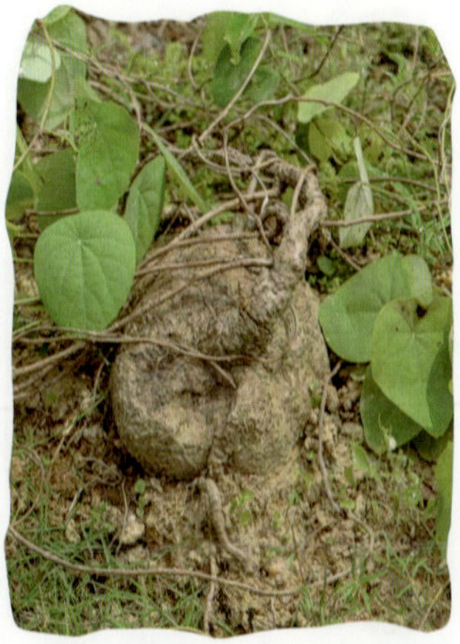

石蟾蜍

瑶文 Ziqc gaamh zuh

【考 证】《广西药用植物名录》：『散瘀消肿，止痛。用于腮腺炎，毒蛇咬伤，痢疾，肝炎……』

【瑶 药 名】石甘竹。
【中 药 名】石蟾蜍。
【药用部位】块根。
【基源植物】防己科植物金线吊乌龟 *Stephania cephalantha* Hayata。
【植物形态】草质、落叶藤本。全株无毛。块根团块状或近圆锥状，有时不规则，褐色。小枝紫红色，纤细。叶纸质，顶端具小凸尖，基部圆或近截平，边全缘或多少浅波状。掌状脉7—9条，向下的很纤细。雌雄花序同形，均为头状花序，具盘状花托，雄花序总梗丝状，常于腋生、具小型叶的小枝上作总状花序式排列，雌花序总梗粗壮，单个腋生，雄花萼片6枚，较少8枚（或偶有4枚），匙形或近楔形。花瓣3或4枚（很少6枚），近圆形或阔倒卵形。雌花萼片1枚，偶有2—5枚，花瓣2—4枚，肉质，比萼片小。核果阔倒卵圆形，成熟时红色。果核背部有雕纹。花期4—5月，果期6—7月。
【分 布】分布于西北至陕西汉中，东至浙江、江苏和台湾，西南至四川、贵州，南至广西和广东。适应性较大，既见于村边、旷野、林缘等处土层深厚肥沃的地方（块根常入土很深），又见于石灰岩地区的石缝或石砾中（块根浮露地面）。
【采 制】秋、冬二季采，除去须根，洗净，鲜用或切片，干燥。
【应 用】瑶医 苦，寒。属风打相兼药。清热解毒，祛风除湿，散瘀止痛。用于治疗胃痛，急性阑尾炎，肝硬化腹水，细菌性痢疾，神经性痛，风湿骨痛，跌扑肿痛，痈疮肿毒，毒蛇咬伤。

中医 苦、辛，凉，小毒。归肺、胃经。清热解毒，祛风止痛，凉血止血。用于治疗咽喉肿痛，热毒痈肿，风湿痹痛，腹痛，泻痢，吐血，衄血，外伤出血。
【用法用量】内服煎汤，9—15克。外用适量，捣敷。
【注 意】食欲不振及阴虚无湿热者禁服。

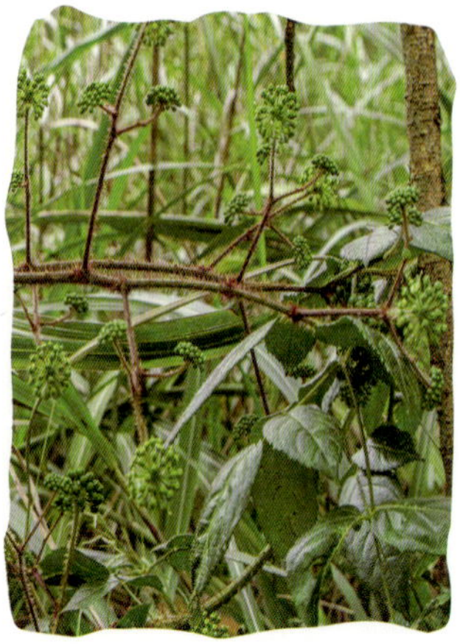

鸟不企

瑶文 Nqimh dorngh ndaan

【考　证】《广西药用植物名录》：『驳骨，拔毒。用于吐血，崩漏，蛇伤……』

【瑶 药 名】紧当端。
【中 药 名】鸟不企。
【药用部位】干燥根和茎。
【基源植物】五加科植物长刺楤木 *Aralia spinifolia* Merr.。
【植物形态】灌木。小枝灰白色，疏生多数或长或短的刺，并密生刺毛。刺扁，基部膨大。刺毛细针状，长 2—4 毫米。叶二回羽状复叶，叶柄、叶轴和羽片轴密生或疏生刺和刺毛。托叶和叶柄基部合生，先端离生部分锥形，有纤毛。羽片长 20—30 厘米，有小叶 5—9 枚，基部有小叶 1 对。小叶片薄纸质或近膜质，长圆状卵形或卵状椭圆形，先端渐尖或长渐尖，基部圆形，有时略歪斜，上面脉上疏生小刺和刺毛，下面更密，边缘有锯齿、不整齐锯齿或重锯齿，齿有小尖头，侧脉 5—7 对，两面明显，网脉上面不明显，下面明显。两侧的小叶几无柄，顶生者有长 1—3 厘米的柄。圆锥花序大，花序轴和总花梗均密生刺和刺毛。伞形花序有花多数。花梗长 8—15 毫米，密生刺毛。苞片长圆形，无毛。花萼无毛，边缘有 5 个三角形尖齿。花瓣 5 枚，淡绿白色，卵状三角形。子房 5 室，花柱 5 枚，离生。果实卵球形，黑褐色，宿存花柱，合生至中部。花期 8—10 月，果期 10—12 月。
【分　　布】分布于广西、湖南、江西、福建和广东。生于山坡或林缘阳光充足处，海拔约 1000 米以下。
【采　　制】夏季采收，除去杂质，晒干。
【应　　用】瑶医　苦，涩，平。属打药。活血止痛，祛风除湿，止痒。用于治疗风闷（风湿骨痛、风湿性关节炎），革施闷（胃痛），多波闷（跌打损伤），身谢（皮炎）。

中医　辛，平。归肺、胃经。祛风除湿，活血止血。用于治疗风湿骨痛，跌打损伤，骨折，崩漏，吐血，蛇虫伤。
【用法用量】内服煎汤，9—15 克。
【注　　意】孕妇慎用。
【备　　注】收入《广西壮族自治区瑶药质量标准（第二卷）》DYB45-GXYYC0061-2021。

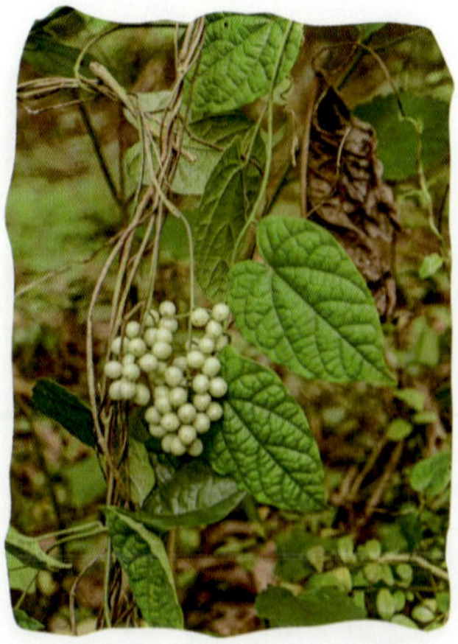

金果榄

瑶文 Ndieh daamv ndoih

【考证】

《广西本草选编》："治口腔炎，急性肠胃炎……"

【瑶 药 名】烈胆台。

【中 药 名】金果榄。

【药用部位】干燥块根。

【基源植物】防己科植物青牛胆 *Tinospora sagittata*（Oliv.）Gagnep.。

【植物形态】见壮药 Gimjlamz 尽榄项下。

【分　　布】见壮药 Gimjlamz 尽榄项下。

【采　　制】秋、冬二季采挖，除去茎及须根，洗净切片，烘干或晒干备用，大者可切成两半。

【应　　用】瑶医　苦，寒，有小毒。属打药。清热解毒，散结消肿，利咽止痛，祛风，止血。用于治疗急慢性咽喉炎、扁桃体炎、口腔炎、热咳声嘶、泄泻、痢疾、急性胃肠炎、脘腹热痛、黄疸型肝炎、胆囊炎、小儿发热惊风、牙痛、疔疮、痈疽疔毒、虫蛇咬伤。

中医　苦，寒。归肺、大肠经。清热解毒，利咽，止痛。用于治疗咽喉肿痛，痈疽疔毒，泄泻，痢疾，脘腹热痛。

【用法用量】内服煎汤，3—9克。外用适量，捣敷。

【注　　意】脾胃虚弱者慎服。

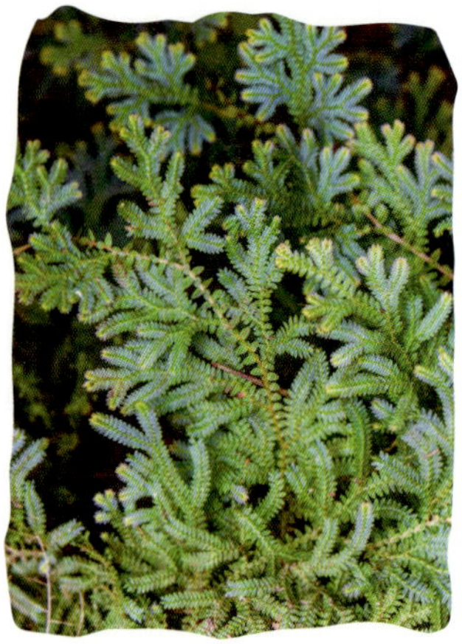

翠云草

瑶文 Deic baeqc miev

【考　证】《广西本草选编》：『味微苦，性寒。清热利湿，凉血解毒。治黄疸型肝炎……』

【瑶 药 名】地别咪。
【中 药 名】翠云草。
【药用部位】全草。
【基源植物】卷柏科植物翠云草 *Selginella uncinata*(Desv.) Spring。
【植物形态】见壮药 Go' gveihgih 棵归讥项下。
【分　　布】见壮药 Go' gveihgih 棵归讥项下。
【采　　制】全年均可采收，洗净，鲜用或晒干。
【应　　用】瑶医　甘、淡，凉。属风药。清热利湿，舒筋活络，凉血解毒，止血，利尿，拔异物。用于治疗黄疸型肝炎，胆囊炎，痢疾，肠炎，肾炎，尿路感染，小儿高热，肺结核咯血，鼻衄，烧伤，烫伤，脓疱疮，外伤出血，竹木刺入肉不出。

中医　甘、淡，凉。归肝、肺经。清热利湿，解毒，消瘀，止血。用于治疗黄疸，痢疾，水肿，风湿痹痛，咳嗽吐血，喉痈，痔漏，烫伤，外伤出血。
【用法用量】内服煎汤，10—30 克（鲜品可用至 60 克）。外用适量，捣敷。

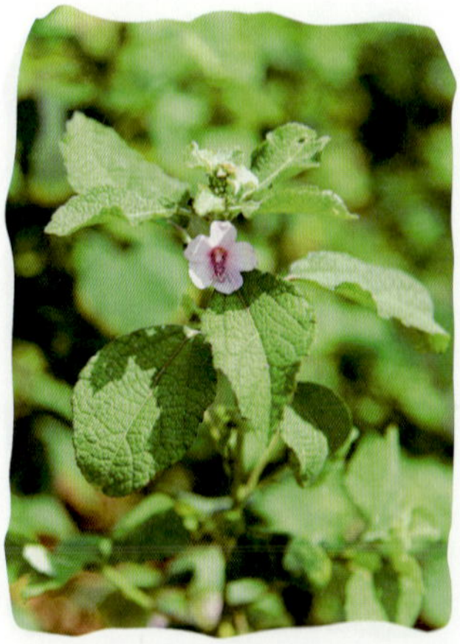

地桃花

瑶文 Gaanh jienv

【考 证】《生草药性备要》：『味淡，性平。治跌打正根。煲酒饮……』

【瑶 药 名】关紧。
【中 药 名】地桃花。
【药用部位】干燥地上部分。
【基源植物】锦葵科植物地桃花 *Urena lobata* Linn.。
【植物形态】见壮药 Vadauznamh 华讨南项下。
【分 布】见壮药 Vadauznamh 华讨南项下。
【采 制】秋季采收，除去杂质，干燥。
【应 用】瑶医 甘、辛，平。属风药。清热解毒，祛风除湿，活络，止血，止痛。用于治疗扑哈（感冒），更喉闷（咽喉肿痛），呐哈（支气管炎、咳嗽、肺炎），碰改瓢（泄泻），泵雷（痢疾），谷阿强拱（小儿疳积），风闷（风湿骨痛、风湿关节炎），种嗡（水肿）。

中医 甘、辛，凉。归脾、肺经。祛风利湿，活血消肿，清热解毒。用于治疗感冒发烧，风湿骨痛，痢疾，水肿，淋病，白带过多，吐血，痈肿，外伤出血。
【用法用量】内服煎汤，15—30克（鲜品30—60克）。外用适量，捣敷。
【注 意】脾胃虚寒者禁服。
【备 注】收入《广西壮族自治区瑶药质量标准（第二卷）》DYB45-GXYYC0069-2021。

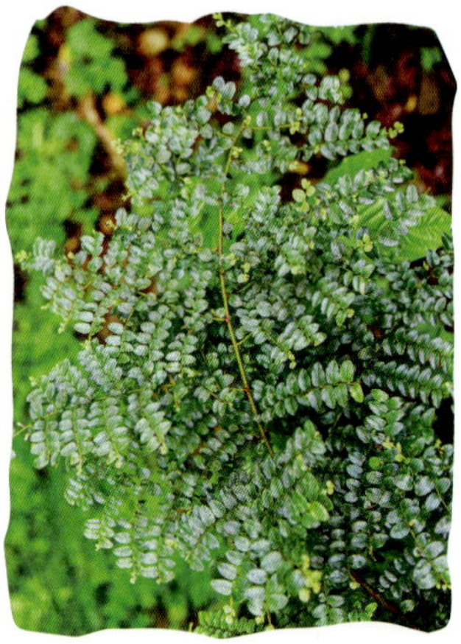

当归藤

瑶文 Dang guei hmei

【考　证】

《广西本草选编》：『味微苦、涩，气香，性平。补血调经，舒筋活络。治风湿痹痛……』

【瑶 药 名】当归美。

【中 药 名】当归藤。

【药用部位】干燥地上部分。

【基源植物】紫金牛科植物当归藤 *Embelia parviflora* Wall. ex A. DC.。

【植物形态】见壮药 Gaeudanghgveih 勾当归项下。

【分　　布】见壮药 Gaeudanghgveih 勾当归项下。

【采　　制】全年可采，切段，晒干。

【应　　用】瑶医　微苦、涩，温，属风药。补血调经，活血止血，祛风止痛，舒经活络，接骨。用于治疗本藏（贫血），辣给味对（月经不调，闭经），别带病（带下病、白带、赤带过多），荣古瓦流心黑（产后虚弱）、伯公梦（头晕），卡西闷（腹痛），崩闭闷（风湿痛、类风湿性关节），布醒蕹（肾炎水肿）。

中医　苦、涩，平。归肝、脾经。补血调经，强腰膝。用于治疗贫血，闭经，月经不调，白带，腰腿痛。

【用法用量】内服煎汤，15—30 克。

【备　　注】收入《广西壮族自治区瑶药质量标准（第一卷）》DYB45-GXYYC0058-2014。

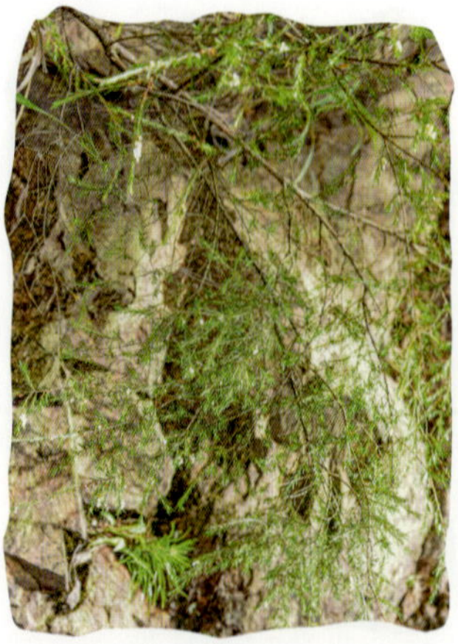

岗松

瑶文 Puotc ndau zongh

【考　证】

《广西中药志》：『味苦、涩，性寒，无毒。通淋利尿。治膀胱热，小便不利，阴痒……』

【瑶 药 名】朴捞总。

【中 药 名】岗松。

【药用部位】带有花、果的干燥叶。

【基源植物】桃金娘科植物岗松 *Baeckea frutescens* L.。

【植物形态】见壮药 Nyasaujbaet 牙皂笨项下。

【分　　布】见壮药 Nyasaujbaet 牙皂笨项下。

【采　　制】夏季花开时将叶及花、果捋下，阴干。

【应　　用】瑶医　苦、涩，寒。属风打相兼药。清热除湿，杀虫止痒，利尿排毒，祛风通络，消食导滞。用于治疗标蛇痧（感冒发热），卡西闷（腹痛），港虷泵卡西（肠炎腹泻），也改昧通（小便不利），泵卡西众（消化不良），崩闭闷（风湿痛、类风湿性关节炎）及崩毕扭（风心病）。枝叶外用治疗囊暗（毒蛇咬伤），身谢（皮炎）及别带病（带下病）。

中医　苦、涩，寒。归肺、胃经。清利湿热，杀虫止痒。用于治疗泄泻，腹痛，急性胃肠炎，滴虫性阴道炎，皮肤湿疹。

【用法用量】内服煎汤，15—30 克。外用适量。

【备　　注】收入《广西壮族自治区瑶药质量标准（第一卷）》DYB45-GXYYC0077-2014。

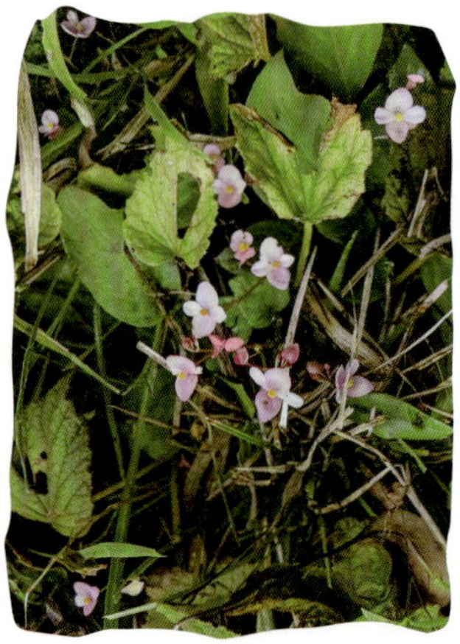

红天葵

瑶文 Tinh kueih normh

【考　证】《广西本草选编》：『味酸、微涩，性凉。凉血解毒，润燥止咳。治中暑高热……』

【瑶 药 名】庭葵诺。

【中 药 名】红天葵。

【药用部位】全草。

【基源植物】秋海棠科植物紫背天葵 *Begonia fimbristipula* Hance.。

【植物形态】见壮药 Golaenghoengz 棵楞红项下。

【分　　布】见壮药 Golaenghoengz 棵楞红项下。

【采　　制】全年可采，除去须根，洗净，晒干或鲜用。

【应　　用】瑶医　酸，凉。属打药。活血散瘀。用于治疗松脱（骨折），嗡歌汤闷（烧烫伤）。

中医　甘、淡，凉。归肺、肝经。清热凉血，止咳化痰，散瘀消肿。用于治疗中暑发烧，肺热咳嗽，咯血，淋巴结结核，血瘀腹痛，扭挫伤，骨折，烧烫伤。

【用法用量】内服煎汤，6—9 克。外用适量，捣敷。

【备　　注】收入《广西壮族自治区瑶药质量标准（第二卷）》DYB45-GXYYC0078-2021。

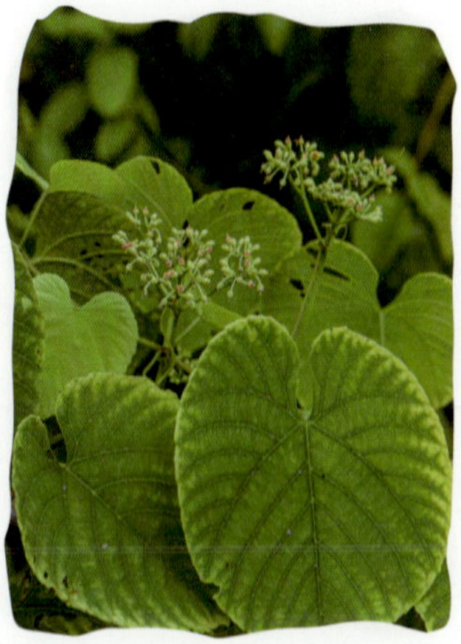

红背丝绸

瑶文 Hongh buix siouh hmei

【考证】《广西药用植物名录》：『用于毒蛇咬伤，跌打损伤……』

【瑶 药 名】红背绸美。

【中 药 名】红背丝绸。

【药用部位】全株。

【基源植物】葡萄科植物苦郎藤 *Cissus assamica*（Laws.）Craib。

【植物形态】木质藤本。小枝圆柱形，有纵棱纹。卷须2叉分枝，相隔2节间断与叶对生。叶阔心形或心状卵圆形，顶端短尾尖或急尖，基部心形，基缺呈圆形或张开成钝角，无毛，脉上伏生丁字着毛或脱落几无毛。基出脉5对，中脉有侧脉4—6对，网脉下面较明显。托叶草质，卵圆形。花序与叶对生，二级分枝集生成伞形。花蕾卵圆形，顶端钝。萼碟形，边缘全缘或呈波状，近无毛。花瓣4枚，三角状卵形。雄蕊4枚，花药卵圆形。花柱钻形，柱头微扩大。果实倒卵圆形，成熟时紫黑色，有种子1颗。种子椭圆形，表面有突出尖锐棱纹。花期5—6月，果期7—10月。

【分　　布】分布于广西、广东、江西、福建、湖南、四川、贵州、云南、西藏。生山谷溪边林中、林缘或山坡灌，海拔200—1600米。

【采　　制】全年可采收，洗净，鲜用或晒干。

【应　　用】瑶医　苦、涩，平，无毒。属风打相间兼药。止血活血，祛瘀止痛，拔脓消肿，舒经活络。用于治疗肝炎，肝硬化腹水，跌打损，风湿关节炎疼痛，淋巴结结核，骨折，瘰疬，痈疮肿毒，毒蛇咬伤。

中医　辛，平。归心、脾经。止咳，平喘，解毒。用于治疗咳嗽，哮喘，毒蛇咬伤。

【用法用量】内服煎汤，3—6克。外用适量，捣敷。

【注　　意】孕妇禁服。

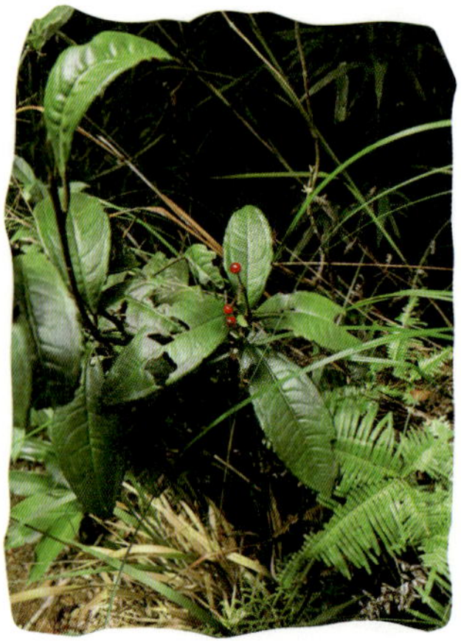

血党

瑶文 Nduqc luerngh aiv

【考　证】《广西本草选编》："味甘、苦，微辛，性平。活血调经，舒筋活络。主治贫血……"

【瑶 药 名】独龙矮。
【中 药 名】血党。
【药用部位】根或全株。
【基源植物】紫金牛科山血丹 *Ardisia lindleyana* D. Dietrich。
【植物形态】灌木或小灌木。茎幼时被细微柔毛，无皱纹，除侧生特殊花枝外，无分枝。叶片革质或近坚纸质，长圆形至椭圆状披针形，基部楔形，边缘反卷，叶面无毛，中、侧脉微隆起，背面被细微柔毛，脉隆起，侧脉8—12对。叶柄被微柔毛。亚伞形花序，单生或稀为复伞形花序，着生于侧生特殊花枝顶端。花瓣白色，椭圆状卵形，顶端圆形，具明显的腺点，里面被微柔毛，外面无毛。雄蕊较花瓣略短，花药披针形，顶端具小尖头，背部具腺点。雌蕊与花瓣等长，子房卵珠形，被微柔毛，具腺点。果球形，深红色，具疏腺点。花期5—7月，果期10—12月，有时有的植株上部枝条开花，下部枝条果熟。
【分　　布】分布于广西、广东、浙江、江西、福建、湖南。生于海拔270—1150米的山谷、山坡密林下，水旁和阴湿的地方。
【采　　制】全年可采，洗净，切段，晒干。
【应　　用】瑶医　苦、辛，平，无毒。属风打相兼药。活血调经，补血止血，利咽消肿。用于治疗贫血，月经不调，痛经，闭经，肝炎，肝硬化，胃腹疼痛，风湿痹痛，瘫痪，产后风，肾结石，血管瘤，跌打损伤。

中医　辛、苦，平。祛风湿，活血调经，消肿止痛。用于治疗风湿痹痛，痛经，闭经，跌打损伤，咽喉肿痛，无名肿痛。
【用法用量】内服煎汤，9—15克。外用适量，捣敷。

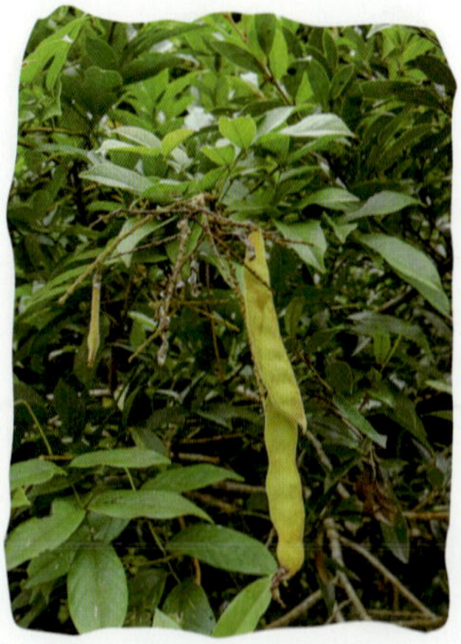

血藤

瑶文 Nziaamv hmei

【考 证】《广西药用植物名录》："用于风湿骨痛，跌打损伤……"

【瑶 药 名】藏美。
【中 药 名】血藤。
【药用部位】藤茎。
【基源植物】豆科植物香花鸡血藤 *Callerya dielsiana*。
【植物形态】攀援灌木。茎皮灰褐色，剥裂。羽状复叶，小叶披针形至狭长圆形。圆锥花序顶生，花单生，苞片线形，花萼阔钟状，花冠紫红色。荚果线形至长圆形，扁平，密被灰色绒毛，果瓣薄，近木质，瓣裂，有种子3—5颗，种子长圆状凸镜形。
【分 布】分布于广西、广东、福建、湖南、湖北、海南、陕西、甘肃、安徽、浙江、江西、四川、重庆、贵州、云南。生于山坡杂木林与灌丛中、谷地、溪沟、路旁，海拔2500米。
【采 制】全年可采，洗净，切片，晒干。
【应 用】瑶医 苦、甘，温。属风打相间药。行血，补血，通筋络，强筋骨，消肿止痛。用于治疗贫血，产后虚弱，病久虚弱，风湿性关节炎，腰腿痛，筋骨酸痛，跌打损伤，闭经，月经不调。

中医 苦、涩、微甘，温。归肝经。补血止血，活血通络。用于治疗血虚体弱，劳伤筋骨，月经不调，闭经，产后腹痛，恶露不尽，各种出血，风湿痹痛，跌打损伤。
【用法用量】内服煎汤，9—30克。外用适量，煎水洗。

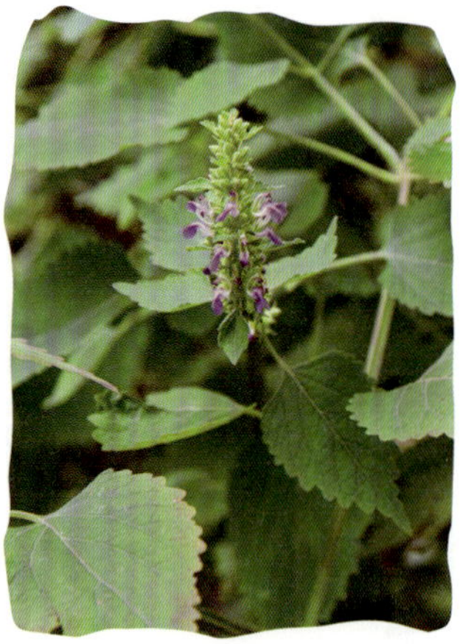

防风草

瑶文 Mieh zueix

【考　证】《广西本草选编》："味苦、辛，气香，性微温。疏风解表，行气止痛。治感冒风寒……"

【瑶 药 名】咪秽。

【中 药 名】防风草。

【药用部位】干燥全草。

【基源植物】唇形科植物广防风 *Anisomeles indica*（Linnaeus）Kuntze。

【植物形态】直立草本，分枝。茎四棱形，具浅槽，密被白色贴生短柔毛。叶阔卵圆形，基部截状阔楔形，边缘有不规则的牙齿，草质，上面榄绿色，被短伏毛，脉上尤密，下面灰绿色，有极密的白色短绒毛。苞叶叶状。轮伞花序。苞片线形。花萼钟形，边缘具纤毛，有时紫红色，果时增大。花冠淡紫色，冠檐二唇形，上唇直伸，长圆形，全缘，侧裂片较小，卵圆形。雄蕊伸出。花柱丝状，无毛，先端相等 2 浅裂，裂片钻形。花盘平顶，具圆齿。子房无毛。小坚果黑色，具光泽，近圆球形。花期 8—9 月，果期 9—11 月。

【分　　布】分布于广西、广东、贵州、云南、西藏、四川、湖南南部、江西、浙江、福建及台湾。生于林缘或路旁等荒地上，海拔 40—2400 米。

【采　　制】夏、秋季割取，洗净，晒干或鲜用。

【应　　用】瑶医　苦，平。属打药。祛疫气，通络。用于治疗扑哈（感冒），继痧（呕吐），斤冲（筋骨疼痛），风闷（风湿骨痛），逢中歌闷（骨髓炎），冬夷（糖尿病），补锥（疮疡），湿毒疮（湿疹），卡滚锤（痔疮），蠢蛮（神经性皮炎、麻疹不透），勉八崩（风疹），囊暗闷（蛇虫咬伤）。

中医　辛、温，微苦。归肝、肾、膀胱经。祛风解表，理气止痛，用于治疗风湿骨痛，感冒发热，呕吐腹痛，胃气痛，皮肤湿疹，瘙痒，乳痈，疮癣，癞疮，毒虫咬伤等。

【用法用量】内服煎汤，10—30 克。外用适量，捣烂外敷。

【备　　注】收入《广西壮族自治区瑶药质量标准（第二卷）》DYB45-GXYYC0076-2021。

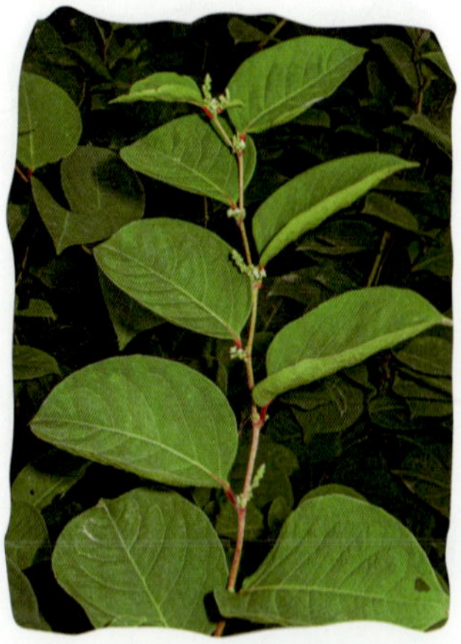

虎杖

瑶文 Hungh linh ngongc

【瑶 药 名】红林巩(花斑竹)。

【中 药 名】虎杖。

【药用部位】干燥根茎及根。

【基源植物】蓼科植物虎杖 *Reynoutria japonica* Houtt.。

【植物形态】见壮药 Godengangh 棵天岗项下。

【分　　布】见壮药 Godengangh 棵天岗项下。

【采　　制】春、秋二季采挖,除去须根,洗净,趁鲜切短段或厚片,晒干。

【应　　用】瑶医　苦,凉。属风打相兼药。清热利湿,止咳化痰,凉血止血,散瘀定痛。用于治疗篮虷(肝炎),港虷(肠炎),碰累(痢疾),哈紧(慢性支气管炎),泵虷怒哈(肺炎),泵烈竞(尿路感染),尼椎虷(肾炎),辣给昧对(闭经),怒藏(咯血),高脂血症,崩闭闷(风湿、类风湿性关节炎),汪逗卜冲(烧、烫伤),囊暗(毒蛇咬伤)。

中医　微苦,微寒。归肝、胆、肺经。利湿退黄,清热解毒,散瘀止痛,止咳化痰。用于治疗湿热黄疸,淋浊,带下,风湿痹痛,痈肿疮毒,水火烫伤,经闭,跌打损伤,肺热咳嗽。

【用法用量】内服煎汤,15—30 克。外用适量。

【注　　意】孕妇慎用。

【备　　注】收入《广西壮族自治区瑶药质量标准(第一卷)》DYB45-GXYYC0083-2014。

【考　证】

《滇南本草》:『味苦、微涩,性微寒。攻诸肿毒,止咽喉疼痛,利小便,走经络。治筋骨疼……』

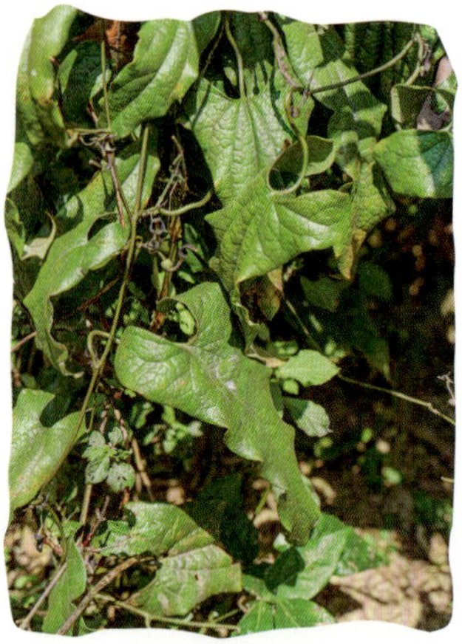

定心草

瑶文 Dingz fim miev

【考　证】《广西中草药》：『味苦、辛，性温，有小毒。祛风止痛，消肿解毒。主治心胃气痛……』

【瑶 药 名】定心咪。

【中 药 名】定心草。

【药用部位】干燥全株。

【基源植物】马兜铃科植物通城虎 *Aristolochia fordiana* Hemsl.。

【植物形态】草质藤本。根圆柱形，细长。叶革质或薄革质，基部心形，两侧裂片近圆形，下垂或扩展，边全缘，上面绿色，无毛，下面粉绿色仅网脉上密被茸毛。基出脉5—7条。密布油点，揉之具芳香。叶柄上面具纵槽，基部稍膨大。总状花序，腋生。花被管基部膨大呈球形，外面绿色，向上急遽收狭成一长管，管口扩大呈漏斗状。檐部一侧极短，边缘有时向下翻，另一侧延伸成舌片。合蕊柱粗厚，肉质，顶端6裂。裂片顶端钝，向下延伸成6裂的圆环。蒴果，褐色，成熟时由基部向上6瓣开裂，果梗亦随之开裂。种子卵状三角形，褐色。花期3—4月，果期5—7月。

【分　　布】分布于广西、广东、江西、浙江和福建。生于山谷林下灌丛中和山地石隙中。

【采　　制】秋、冬二季采，洗净，鲜用或扎把晒干。

【应　　用】瑶医　苦、辛，温，有小毒。属风打相兼药。清热解毒，消肿止痛，祛风除湿，行气化痰。用于治疗逢强风（类风湿关节炎），多波闷（跌打损伤），囊暗闷（毒蛇咬伤），阿毒（癌肿），革施闷（胃痛、慢性胃炎）。

中医　苦、辛，温，有毒。归肝、胃经。祛风止痛，解毒消肿。用于治疗风湿骨痛，跌打损伤，毒蛇咬伤。

【用法用量】外用，3—5克。

【注　　意】有毒，仅供外用。孕妇慎用。

【备　　注】收入《广西壮族自治区瑶药质量标准（第二卷）》DYB45-GXYYC0137-2021。

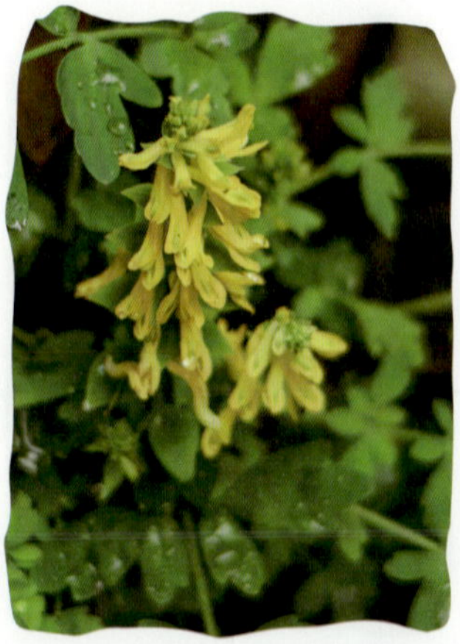

岩黄连

瑶文 Mbaengx uiangh liemh

【考证】

《广西药用植物名录》：『清热利湿。用于急性黄疸型肝炎……』

【瑶 药 名】卞汪琳。

【中 药 名】岩黄连。

【药用部位】干燥全草。

【基源植物】罂粟科植物石生黄堇 *Corydalis saxicola* Bunting。

【植物形态】见壮药 NGumxlienz 捂敛项下。

【分　　布】见壮药 NGumxlienz 捂敛项下。

【采　　制】秋后采挖，除去泥沙，切段，干燥。

【应　　用】瑶医　苦，凉。属风药。清热利湿，疏肝利胆，消肿止痛。用于治疗旺胆蓝街（黄疸型肝炎），蓝章阿毒（肝癌），卡西闷（腹痛、消化不良），毒锤（疔疮）。

中医　苦，凉。归肝经。清利湿热，散瘀消肿。用于治疗疮疖肿毒，肝炎，肝硬化，肝癌。

【用法用量】内服煎汤，3—15 克。外用适量。

【备　　注】收入《广西壮族自治区瑶药质量标准（第二卷）》DYB45-GXYYC0102-2021。

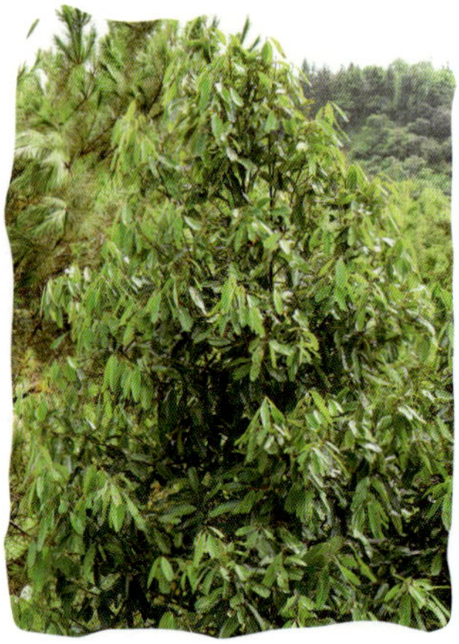

肉桂叶

瑶文 Zaengc gueix

【考　证】

《广西本草选编》：『味辛、甘，气芳香，性温。发汗解肌，温经通络。』

【瑶 药 名】征桂。

【中 药 名】肉桂叶。

【药用部位】干燥叶。

【基源植物】樟科植物肉桂 *Cinnamomum cassia* Presl。

【植物形态】见壮药 Naengigvel 能桂项下。

【分　　布】见壮药 Naengigvel 能桂项下。

【采　　制】多于秋季采剥肉桂时采收，阴干。

【应　　用】瑶医　辛、甘，热。属风药。温中补阳，通经络，散寒止痛，化湿健脾。用于治疗卡西闷（胃痛、腹痛），锥碰江闷（坐骨神经痛），崩闭闷（风湿、类风湿性关节炎），尼锥醒蕹（肾虚水肿），白灸闷（心绞痛），藏紧邦（崩漏），辣给味对（月经不调、闭经），流心黑奴哈（体虚咳嗽）。

中医　辛，温。归肺、胃经。温中散寒，解表发汗。用于治疗外感风寒引起的头晕、头痛，腹痛泄泻，虚汗呕吐，冻疮。

【用法用量】内服煎汤，5—10 克。外用适量。

【备　　注】收入《广西壮族自治区瑶药质量标准（第一卷）》DYB45-GXYYC0059-2014。

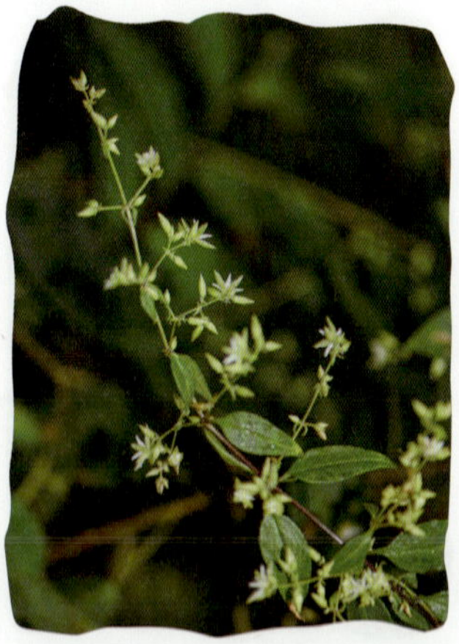

抽筋草

瑶文 Ciou jan miev

【考　证】《滇南本草》：『味苦、酸，性温。补肝，行血，破瘀块，凉血热。治月经闭涩，腹痛……』

【瑶 药 名】秋沾咪。

【中 药 名】抽筋草。

【药用部位】根或全草。

【基源植物】石竹科植物短瓣花 *Brachystemma calycinum* D. Don。

【植物形态】一年生草本。茎铺散或上升，微显 4 棱，无毛或上部被疏柔毛，皮易碎裂。叶片卵状披针形至披针形，顶端渐尖，基部圆形或渐狭成柄状，两面无毛或被疏柔毛。聚伞状圆锥花序顶生或腋生，大型。苞片草质，披针形，被柔毛和缘毛。花梗细。萼片狭卵形，近膜质，半透明，顶端钝尖。花瓣白色，披针形，全缘。雄蕊短，不外露。子房球形，无毛，花柱 2 个，线形。蒴果球形，短于宿存萼。种子肾状球形，具凸起。花期 4—7 月，果期 8—12 月。

【分　　布】分布于广西、四川、贵州、云南、西藏。生于海拔 540—2300 米间的山坡草地或路旁疏林中。

【采　　制】秋季采收，晒干。

【应　　用】瑶药　甘、淡，平。属风打相兼药。清热解毒，舒筋活络，祛风除湿，利尿消肿，强筋壮骨，接骨生肌。用于治疗风湿痹痛，跌打损伤，接骨，肾炎水肿，骨髓炎，疮疡疖肿，淋巴结结核。

中医　甘、苦，平。活血化瘀，通淋泄浊，解毒消肿。用于治疗血瘀痛经，经闭，倒经，热淋，血淋，白浊，白带，痹痛入络，经脉拘挛，跌打损伤，痈肿疮毒，乳蛾，白喉。

【用法用量】内服煎汤，15—30 克。外用适量，或捣敷。

【注　　意】孕妇禁服。

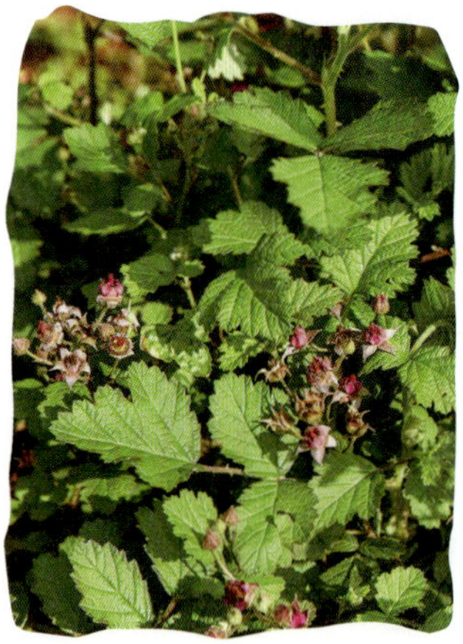

拦路蛇

瑶文 Laanh gouv nqimv

【考　证】

《岭南采药录》：『蛇抱簕，味酸、涩，除疥癞，杀虫，治汗斑，浸痔疮……』

【瑶 药 名】拦搞紧。
【中 药 名】拦路蛇。
【药用部位】干燥地上部分。
【基源植物】蔷薇科植物茅莓 *Rubus parvifolius* L.。
【植物形态】见壮药 Makdumh 芒东项下。
【分　　布】见壮药 Makdumh 芒东项下。
【采　　制】春、夏二季花开时采割，除去杂质，晒干。
【应　　用】瑶医　苦、涩，凉。属风药。清热解毒，利尿通淋，活血止痛，消肿散结，舒筋活络。用于治疗逢威搞章腊碑（泌尿系统结石），发恶锥（疮痈肿毒），逢强风（类风湿关节炎）。

中医　苦、涩，微寒。归心、肝经。活血消肿，清解热毒，祛风湿。用于治疗跌扑损伤，风湿痹痛，疮痈肿毒。

【用法用量】内服煎汤，15—30 克。外用适量，捣敷。
【注　　意】孕妇禁用。
【备　　注】收入《广西壮族自治区瑶药质量标准（第二卷）》DYB45-GXYYC0094-2021。

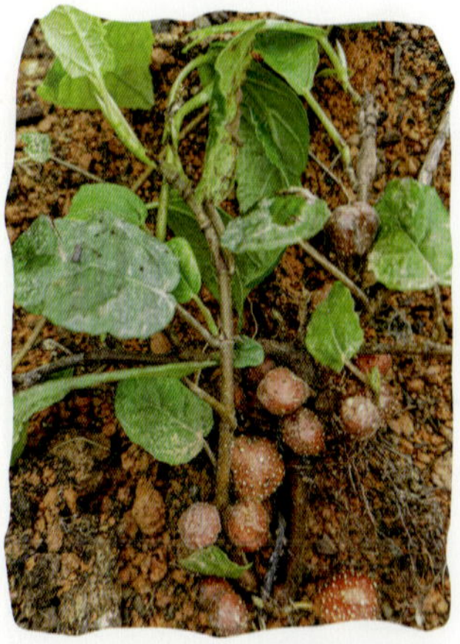

爬地牛奶

瑶文 Bath ndeiz nqiungh nyox

【考证】《广西中草药》：『性平。健脾利湿，清肺止咳。治小儿消化不良，湿热黄疸……』

【瑶 药 名】爬树昂弱。
【中 药 名】爬地牛奶。
【药用部位】干燥藤茎。
【基源植物】桑科植地果 *Ficus tikoua* Bur.。
【植物形态】多年生落叶藤本，全体具乳液。气根须状，攀附于树上或石上，茎圆柱形或略扁，棕褐色，分枝多，节略膨大，单叶互生，叶柄锥形，先端尖，全缘。叶片卵形，卵状长椭圆形或长椭圆形，边缘具波状锯齿，基部圆形或心脏形，上面绿色，具刚毛，下面较淡，叶脉有毛。隐头花序，花单性，多数，雌雄花均着生于囊状肉质花序托内。花序托扁球形，红褐色，生于匍枝上面半没于土中，果瘦小。花期 4—5 月。
【分　　布】广西各地均有分布，湖南、湖北、贵州、四川、云南等地亦有分布。生于低山区的疏林、山坡或田边、路旁。
【采　　制】夏、秋二季采收，除去杂质，干燥。
【应　　用】瑶医　微甜，平。属风打相兼药。清热利湿，活血通络，解毒消肿。用于治疗补锥（疮痈肿毒），改捆苦章锤怎蒋（痔疮出血）。

中医　苦，寒。归肺、肝、脾经。清热解毒，祛风除湿，活血止痛，健脾，润肺止咳。用于治疗湿热黄疸，风热咳嗽，月经不调，小儿食积，产后缺乳，急性胃肠炎，无名肿毒，痔疮出血，风湿筋骨疼痛。
【用法用量】内服煎汤，10—30 克。
【注　　意】无湿热瘀滞者勿用。
【备　　注】收入《广西壮族自治区瑶药质量标准（第二卷）》DYB45-GXYYC0104-2021。

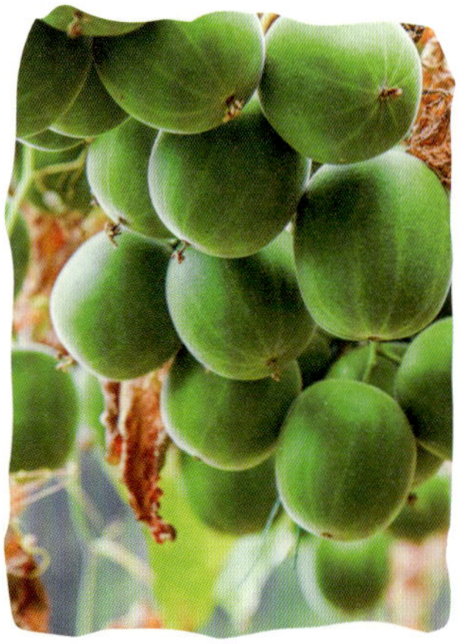

罗汉果

瑶文 Lorh hanx biouv

【考　证】

《广西中药志》：『性凉，无毒。入肺、脾二经。止咳，清热，凉血润肠。治咳嗽……』

【瑶 药 名】罗汉表。

【中 药 名】罗汉果。

【药用部位】干燥果实。

【基源植物】葫芦科植物罗汉果 *Siraitia grosvenorii*（Swingle）C. Jeffrey ex A. M. Lu et Z. Y. Zhang。

【植物形态】见壮药 Maklo zhan 芒裸寒项下。

【分　　布】见壮药 Maklo zhan 芒裸寒项下。

【采　　制】秋季果实由嫩绿色变深绿色时采收，晾数天后，低温干燥。

【应　　用】瑶医　甜，凉。属打药。清热润肺，利咽止痛。用于治疗更喉闷（咽喉肿痛），泵歌怒（肺热咳嗽）。

中医　甘，凉。归肺、大肠经。清热润肺，利咽开音，滑肠通便。用于治疗肺热燥咳，咽痛失音，肠燥便秘。

【用法用量】内服煎汤，9—15 克。

【注　　意】肺寒及外感咳嗽者忌用。

【备　　注】收入《广西壮族自治区瑶药质量标准（第二卷）》DYB45-GXYYC0103-2021。

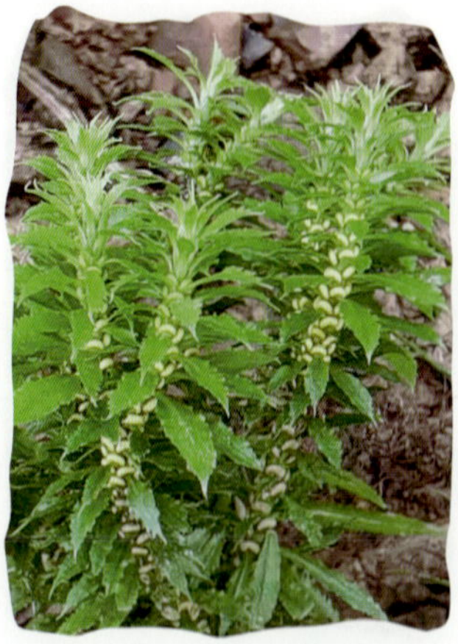

虱子草

瑶文 Nzeiv dom miev

【考　证】

《广西药用植物名录》：『舒筋活络，散瘀止痛。用于肺结核，支气管哮喘……』

【瑶 药 名】摘端咪。

【中 药 名】虱子草。

【药用部位】干燥全草。

【基源植物】石杉科植物蛇足石杉 *Huperzia serrata*（Thunb. ex Murray）Trevis.。

【植物形态】见壮药 Dapciencaengz 塔千层项下。

【分　　布】见壮药 Dapciencaengz 塔千层项下。

【采　　制】全年可采，晒干。

【应　　用】瑶医　苦，凉。属风打相兼药。清热凉血，舒经活络，消肿利水，杀虫止痒。用于治疗热性风湿痹痛，跌打损伤，疮疡肿毒，疥疮及皮肤瘙痒。

中医　苦、辛、微甘，平，小毒。散瘀止血，消肿止痛，除湿，清热解毒。用于治疗跌打损伤，劳伤吐血，尿血，痔疮下血，水湿膨胀，白带，肿毒，溃疡久不收口，烫火伤。

【用法用量】内服煎汤，5—15 克。外用适量，煎水洗，或捣敷。

【注　　意】本品有小毒，内服不宜过量。孕妇禁用。

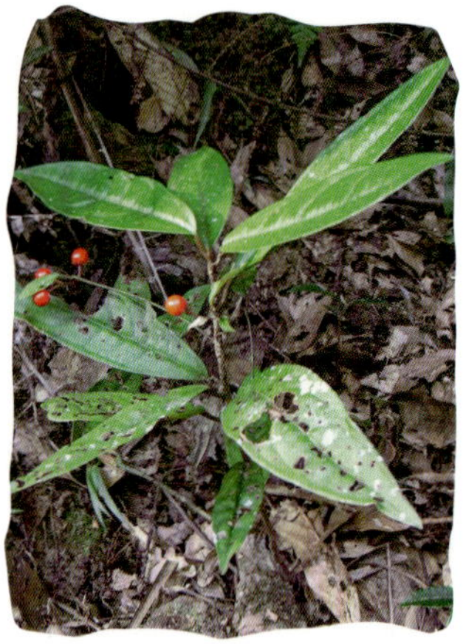

九管血

瑶文 Jieng biemh lorh famh

【考　证】《广西药用植物名录》：『活血调经，舒筋活络，散瘀消肿。用于贫血……』

【瑶 药 名】金边罗伞。

【中 药 名】九管血。

【药用部位】干燥全株。

【基源植物】紫金牛科植物九管血 *Ardisia brevicaulis* Diels。

【植物形态】见壮药 Gosanlwed 棵散勒项下。

【分　　布】见壮药 Gosanlwed 棵散勒项下。

【采　　制】全年均可采收，除去泥沙，晒干。

【应　　用】瑶医　苦、微涩，平。属风打相兼药。活血调经，祛风通络，散瘀消肿，利咽止痛。用于治疗篮虷（肝炎），篮严（肝硬化），卡西闷（胃脘痛、胃寒痛、胃热痛），辣给昧对（月经不调，闭经），辣给闷（痛经），更喉闷（咽喉肿痛、咽炎），胆纲虷（胆囊炎），囊中病（蛔虫病），血管瘤，崩闭闷（风湿痛、类风湿性关节炎），播冲（跌打损伤）。

中医　苦、辛，平。归肝、肾经。祛风湿，活血调经，消肿止痛。用于治疗风湿痹痛，痛经，经闭，跌打损伤，咽喉肿痛，无名肿毒。

【用法用量】内服煎汤，5—30 克。外用适量。

【注　　意】孕妇慎服。

【备　　注】收入《广西壮族自治区瑶药质量标准（第一卷）》DYB45-GXYYC0061-2014。

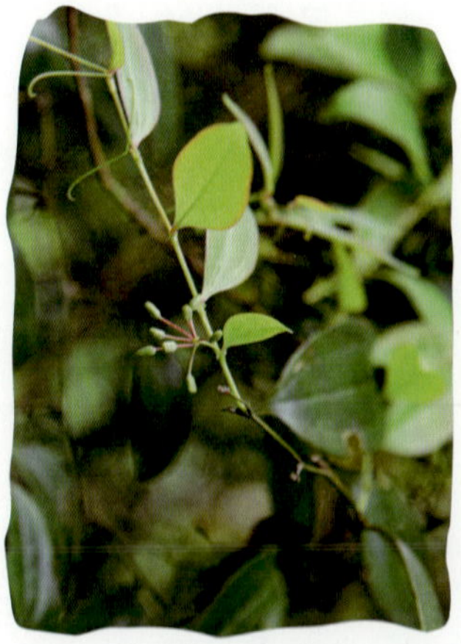

菝葜

瑶文 Jiomh yiaagh gorng

【考　证】《广西本草选编》：『主治感冒风热，扁桃体炎，消化不良，尿路感染，肾炎……』

【瑶 药 名】仅羊关。

【中 药 名】菝 葜。

【药用部位】干燥根茎。

【基源植物】百合科植物菝葜 *Smilax china* Linn.。

【植物形态】见壮药 Gaeugimhgangh 勾金刚项下。

【分　　布】见壮药 Gaeugimhgangh 勾金刚项下。

【采　　制】秋末至翌年春采挖，除去须根，洗净，晒干或趁鲜切片，干燥。

【应　　用】瑶医　甘、微涩，寒。属风打相兼药。祛风除湿，消肿止痛，化浊消瘀，解毒散结。用于治疗风闷（风湿骨痛、风湿关节炎），碰威敬（小便淋浊、尿路感染），补锥（疮疡、疮痈肿毒）。

中医　甘、微苦、涩，平。归肝、肾经。利湿去浊，祛风除痹，解毒散瘀。用于治疗小便淋浊，带下量多，风湿痹痛，疔疮痈肿。

【用法用量】内服煎汤，10—15 克。

【备　　注】收入《广西壮族自治区瑶药质量标准（第二卷）》DYB45-GXYYC0141-2021。

金耳环

瑶文

Jiemh muh normh wanh

【考　证】

《广西中草药》：『味辛，性温。祛风散寒，平喘止咳，行气止痛，解毒消肿。主治风寒咳嗽……』

【瑶 药 名】仅母挪晚。

【中 药 名】金耳环。

【药用部位】全草。

【基源植物】马兜铃科植物金耳环 *Asarum insigne* Diels。

【植物形态】多年生草本。根状茎粗短，根丛生，稍肉质，有浓烈的麻辣味。叶片长卵形、卵形或三角状卵形，先端急尖或渐尖，基部耳状深裂，两侧裂片通常外展，叶面中脉两旁有白色云斑，偶无，具疏生短毛，叶背可见细小颗粒状油点，脉上和叶缘有柔毛。叶柄有柔毛。芽苞叶窄卵形，先端渐尖，边缘有睫毛。花紫色。花被管钟状，中部至基部有一半圆形垫状斑块，白色。药隔伸出，锥状或宽舌状，或中央稍下凹。子房下位，外有6棱，花柱6枚，顶端2裂。柱头侧生。花期3—4月。

【分　　布】分布于广西、广东、江西。生于海拔450—700米林下阴湿地或土石山坡上。

【采　　制】夏季或初秋采挖，除去泥沙，阴干。

【应　　用】瑶医　苦、辛，温，有小毒。属风药。祛风散寒，行气止痛，化痰止咳，定喘，解毒消肿。用于治疗胃腹寒痛，风寒咳嗽，头痛，支气管哮喘，牙痛，小儿惊风，风湿痹痛，跌打损伤，毒蛇咬伤。

中医　辛，温，有小毒。归肺、肝、脾、胃经。祛风散寒，消肿止痛，祛痰。用于治疗风寒感冒，咳嗽痰多，胃痛，牙痛，跌打，蛇伤。

【用法用量】内服煎汤，1.5—3克。外用适量，捣烂敷。

【注　　意】慎与藜芦同用。

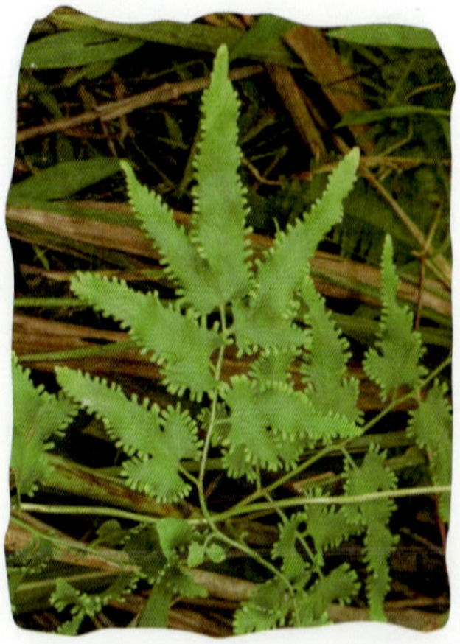

金沙藤

瑶文 Qingv waiv longh

【瑶　药　名】紧歪龙。

【中　药　名】金沙藤。

【药用部位】干燥地上部分。

【基源植物】海金沙科植物海金沙 *Lygodium japonicum*（Thunb.）Sw. 或小叶海金沙 *Lygodium microphyllum*（Cavanilles）R. Brown 或曲轴海金沙 *Lygodium flexuosum*（L.）Sw.。

【植物形态】海金沙见壮药 Rumseidiet 溶随滇项下。

【分　　布】海金沙　见壮药 Rumseidiet 溶随滇项下。

小叶海金沙　分布于广西、福建、台湾、广东、香港、海南岛、云南。生于溪边灌木丛中，海拔 110—152 米。

曲轴海金沙　分布于广西、广东、海南、贵州、云南等省区南部。生疏林中，海拔 100—800 米。产于广东、海南、广西、贵州、云南等省区南部。

【采　　制】夏、秋二季采收，除去杂质，晒干。

【应　　用】瑶医　苦、涩，平。属风打相兼药。利尿通淋，散结，解毒，凉血，止血。用于治疗泵烈竞（尿路感染），月窖桨辣贝（尿路结石），布醒蕹（肾炎水肿），尼椎虷（肾盂肾炎），标蛇痧（感冒），谷阿泵虷怒哈（小儿肺炎），谷阿照拍（小儿麻痹后遗症），碰脑（骨折），毕藏（衄血），冲翠臧（外伤出血）。

中医　甘，寒。归膀胱、小肠、肝经。清热解毒，利水通淋。用于治疗热淋，砂淋，石淋，血淋，膏淋，尿道涩痛，湿热黄疸，风热感冒，咳嗽，咽喉肿痛，泄泻，痢疾。

【用法用量】内服煎汤，15—30 克。外用适量。

【注　　意】肾阴亏虚者慎服。

【备　　注】收入《广西壮族自治区瑶药质量标准（第一卷）》DYB45-GXYYC0085-2014。

【考　证】

《广西本草选编》：『味甘，性凉。清热，利水，通淋。尿路感染，尿路结石……』

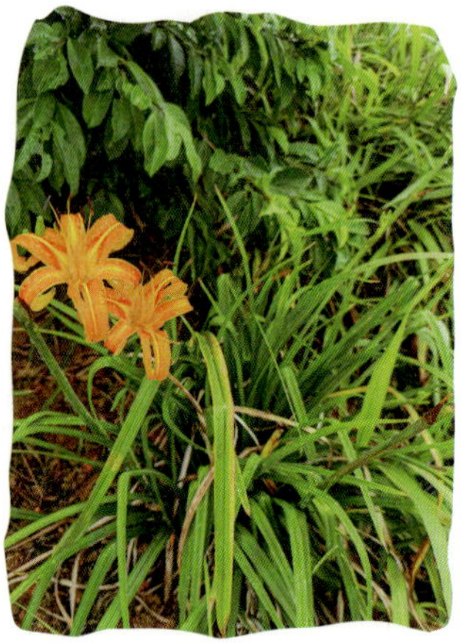

金花根

瑶文 Jiemh biangh ndoih

【考　证】

《滇南本草》：『性寒，味甘，平。治乳结红肿硬痛，乳汁不通……』

【瑶 药 名】仅傍台。

【中 药 名】金花根。

【药用部位】根及根茎。

【基源植物】百合科植物萱草 *Hemerocallis fulva* L.。

【植物形态】多年生宿根草本。具短根状茎和粗壮的纺锤形肉质根。叶基生、宽线形、对排成两列，背面有龙骨突起，嫩绿色。花葶细长坚挺，花 6—10 朵，呈顶生聚伞花序。初夏清晨开花，颜色以橘黄色为主，有时可见紫红色，花大，漏斗形，内部颜色较深，花被裂片长圆形，下部合成花被筒．上部开展而反卷，边缘波状，橘红色。花期 6 月上旬至 7 月中旬，蒴果背裂，内有亮黑色种子数粒。

【分　　布】全国各地常见栽培，秦岭以南各省区有野生的。

【采　　制】夏、秋二季采挖，洗净，略烫，晒干。

【应　　用】瑶医　甘，凉，有毒。属风药。清热利尿，止咳化痰，疏肝理气，消肿止痛，凉血解毒。用于治疗尿路感染，肝炎，浮肿，痔疮出血，吐血，衄血。

中医　甘，凉，有毒。归脾、肝、膀胱经。清热利尿，凉血止血，解毒消肿。用于治疗黄疸，水肿，淋浊，带下，衄血，便血，崩漏，瘰疬，乳痈，乳汁不通。

【用法用量】内服煎汤，6—9 克。外用适量，捣敷。

【注　　意】本品有毒，内服宜慎。

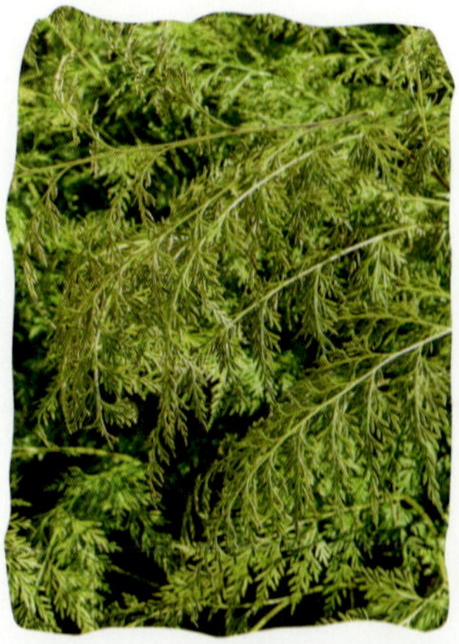

金花蕨

瑶文 Nyaaih giev ndaan

【考　证】《广西中药志》："味苦，性寒，无毒。入心、甘、肺、胃及大肠经。治吐血，咳血……"

【瑶 药 名】崖己端。

【中 药 名】金花蕨。

【药用部位】干燥全草。

【基源植物】中国蕨科植物野雉尾金粉蕨 *Onychium japonicum*（Thunb.）Kze.。

【植物形态】根状茎长而横走，疏被鳞片，鳞片棕色或红棕色，披针形，筛孔明显。叶散生。叶柄基部褐棕色，略有鳞片，向上禾秆色（有时下部略饰有棕色），光滑。叶片几和叶柄等长，卵状三角形或卵状披针形，渐尖头，四回羽状细裂。羽片12—15对，互生，柄长1—2厘米，基部一对最大，长圆披针形或三角状披针形，先端渐尖，并具羽裂尾头，三回羽裂。各回小羽片彼此接近，均为上先出，照例基部一对最大。末回能育小羽片或裂片，线状披针形，有不育的急尖头。末回不育裂片短而狭，线形或短披针形，短尖头。叶轴和各回育轴上面有浅沟，下面凸起，不育裂片仅有中脉一条，能育裂片有斜上侧脉和叶缘的边脉汇合。叶干后坚草质或纸质，灰绿色或绿色，遍体无毛。孢子囊群长3—6毫米。囊群盖线形或短长圆形，膜质，灰白色，全缘。

【分　　布】广泛分布于华东、华中、东南及西南，向北达陕西、河南、河北。生林下沟边或溪边石上，海拔50—2200米。

【采　　制】夏、秋二季采收，除去杂质，鲜用或干燥。

【应　　用】瑶医　苦，寒。属打药。清热解毒，利湿消肿，活血，止血，生肌。用于治疗风热感冒，肺热咳嗽，人卡奶买合种夺（食物中毒，急性胃肠炎），嗡歌汤闷（烧烫伤）。

中医　苦，寒。归胃、大小肠经。清热解毒，利湿，止血。用于治疗风热感冒，肺热咳嗽，急性肠胃炎，痛风，黄疸，痢疾，咳血，吐血，尿血，便血，砷中毒，木薯中毒，烧烫伤，疔疮，外伤肿痛。

【用法用量】内服煎汤，15—30 克（鲜用 30—240 克）。

【注　　意】虚寒证忌用。

【备　　注】收入《广西壮族自治区瑶药质量标准（第二卷）》DYB45-GXYYC0160-2021。

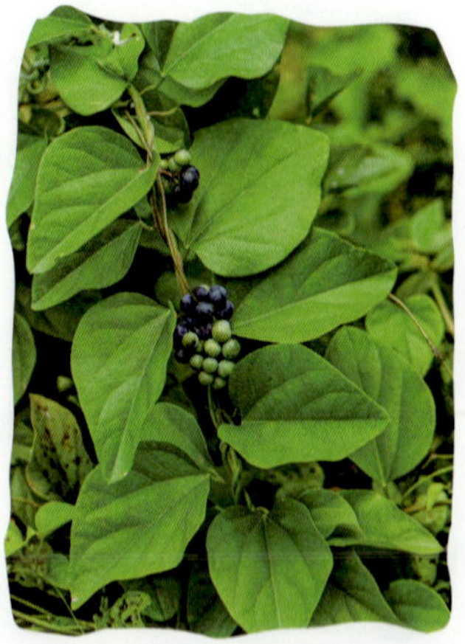

金锁匙

瑶文 Ndieh yim nziungh

【瑶 药 名】敌因丛。
【中 药 名】金锁匙。
【药用部位】根、茎。
【基源植物】防己科植物木防己 *Cocculus orbiculatus*（L.）DC.。
【植物形态】木质藤本。小枝有条纹。叶片纸质至近革质，顶端短尖或钝而有小凸尖，有时微缺或2裂，边全缘或3裂，有时掌状5裂，两面被密柔毛至疏柔毛，有时除下面中脉外两面近无毛。掌状脉3条，很少5条，在下面微凸起。叶柄被稍密的白色柔毛。聚伞花序少花，被柔毛。雄花小苞片2或1枚，紧贴花萼，被柔毛。萼片6枚，外轮卵形或椭圆状卵形，内轮阔椭圆形至近圆形，有时阔倒卵形。花瓣6枚，下部边缘内折，抱着花丝，顶端2裂，裂片叉开，渐尖或短尖。雄蕊6枚，比花瓣短。雌花萼片和花瓣与雄花相同。退化雄蕊6枚，微小。心皮6枚，无毛。核果近球形，红色至紫红色。果核骨质，背部有雕纹。
【分　　布】中国大部分地区都有分布，以长江流域中下游及其以南各省区常见。生于灌丛、村边、林缘等处。
【采　　制】秋、冬二季采收，除去杂质，晒干。
【应　　用】瑶医　苦，寒。属打药。利尿消肿，清热解毒。用于治疗更喉闷（咽喉肿痛），种嗡（水肿），牙闷（牙痛），人卡奶买合种夺（胃肠炎）。

中医　苦、辛，寒。归膀胱、肾、脾经。祛风除湿，通经活络，解毒消肿。用于治疗风湿痹痛，水肿，闭经，小便淋痛，跌打损伤，咽喉痛，湿疹，毒蛇咬伤。
【用法用量】内服煎汤，5—10克。外用适量，水煎洗。
【注　　意】阴虚、无湿热者，孕妇慎服。
【备　　注】收入《广西壮族自治区瑶药质量标准（第二卷）》DYB45-GXYYC0029-2021。

【考　证】

《广西本草选编》：『味苦，性寒。清热解毒，利湿消肿。治喉痛，湿热腹痛……』

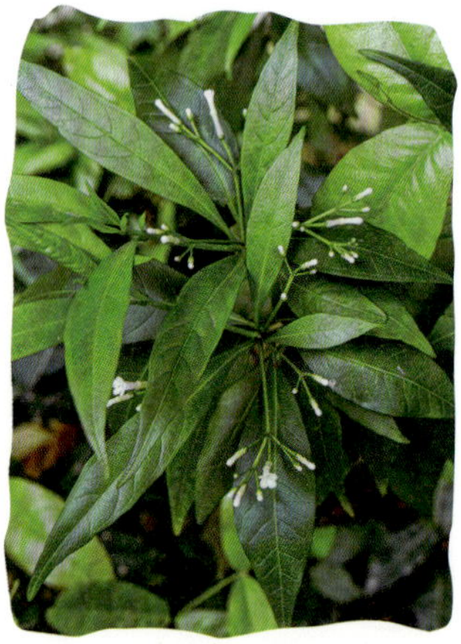

萝芙木

瑶文 Mbauh daamv ndiangx

【考　证】

《广西中药志》：『味苦，性寒，有小毒。泻肝降火。治高血压……』

【瑶 药 名】宝胆亮。

【中 药 名】萝芙木。

【药用部位】根或全株。

【基源植物】夹竹桃科植物萝芙木 *Rauvolfia verticillata* (Lour.) Baill.。

【植物形态】见壮药 Meizleluxbaeg 美老崩项下。

【分　　布】见壮药 Meizleluxbaeg 美老崩项下。

【采　　制】秋冬季采，除去杂质，洗净，切片，晒干。

【应　　用】瑶医　苦，寒，有小毒。属风药。清风热，泻肝火，降血压，活血止痛，利水，消肿毒。用于治疗感冒发热，高热不退，高血压头痛眩晕，痧症腹痛吐泻，肝炎，肾炎腹水，咽喉肿痛，风痒疥疮，跌打内伤，蛇伤。

　　中医　苦，寒，有小毒。归肝、肺经。清风热，降肝火，消肿毒。用于治疗感冒发热，咽喉肿痛，高血压头痛眩晕，痧症腹痛吐泻，风痒疮疥，肝炎，肾炎腹水，跌打损伤，蛇伤。

【用法用量】内服煎汤，10—30 克。外用适量，捣敷。

【注　　意】本品不宜过量服用。

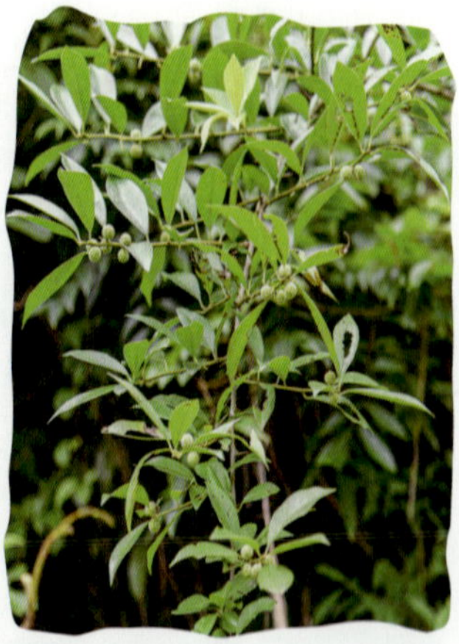

穿破石

瑶文 Famh ziui nqimv

【考　证】《生草药性备要》：『味甜，性平。治酒顶，消蛊胀……』

【瑶 药 名】凡志谨。
【中 药 名】穿破石。
【药用部位】干燥根。
【基源植物】桑科植物构棘 *Maclura cochinchinensis* 或柘 *Maclura tricuspidata* Carriere。
【植物形态】构棘　直立或攀援状灌木。枝无毛，具粗壮弯曲无叶的腋生刺。叶革质，椭圆状披针形或长圆形，全缘，先端钝或短渐尖，基部楔形，两面无毛，侧脉 7—10 对。花雌雄异株，雌雄花序均为具苞片的球形头状花序，每花具 2—4 个苞片，苞片锥形，内面具 2 个黄色腺体，苞片常附着于花被片上。雄花序花被片 4 枚，不相等，雄蕊 4 枚，花药短，在芽时直立，退化雌蕊锥形或盾或形。雌花序微被毛，花被片顶部厚，分离或万部合生，基有 2 黄色像体。聚合果肉质，表面微被毛，成熟时橙红色，核果卵圆形，成熟时褐色，光滑。花期 4—5 月，果期 6—7 月。
【分　　布】产中国东南部至西南部的亚热带地区。多生于村庄附近或荒野。
【采　　制】全年可采，除去须根，洗净，切段或切片晒干。
【应　　用】瑶医　微苦，平。属风打相兼药。清热利水，祛风除湿，消肿止痛，化痰止咳，活血通络。用于治疗风闷（风湿骨痛、风湿关节炎），多波闷（跌打损伤），毒锤（疔疮），阿毒（癌肿），怒哈（咳嗽）。

中医　微苦，凉。归心、肝经。祛风通络，清热除湿，解毒消肿。用于治疗风湿痹痛，跌打损伤，黄疸，腮腺炎，肺结核，胃、十二指肠溃疡，淋浊，蛊胀，闭经，劳伤咳血，疔疮痈肿。
【用法用量】内服煎汤，9—30 克。外用适量。
【注　　意】孕妇忌用。
【备　　注】收入《广西壮族自治区瑶药质量标准（第二卷）》DYB45-GXYYC0127-2021。

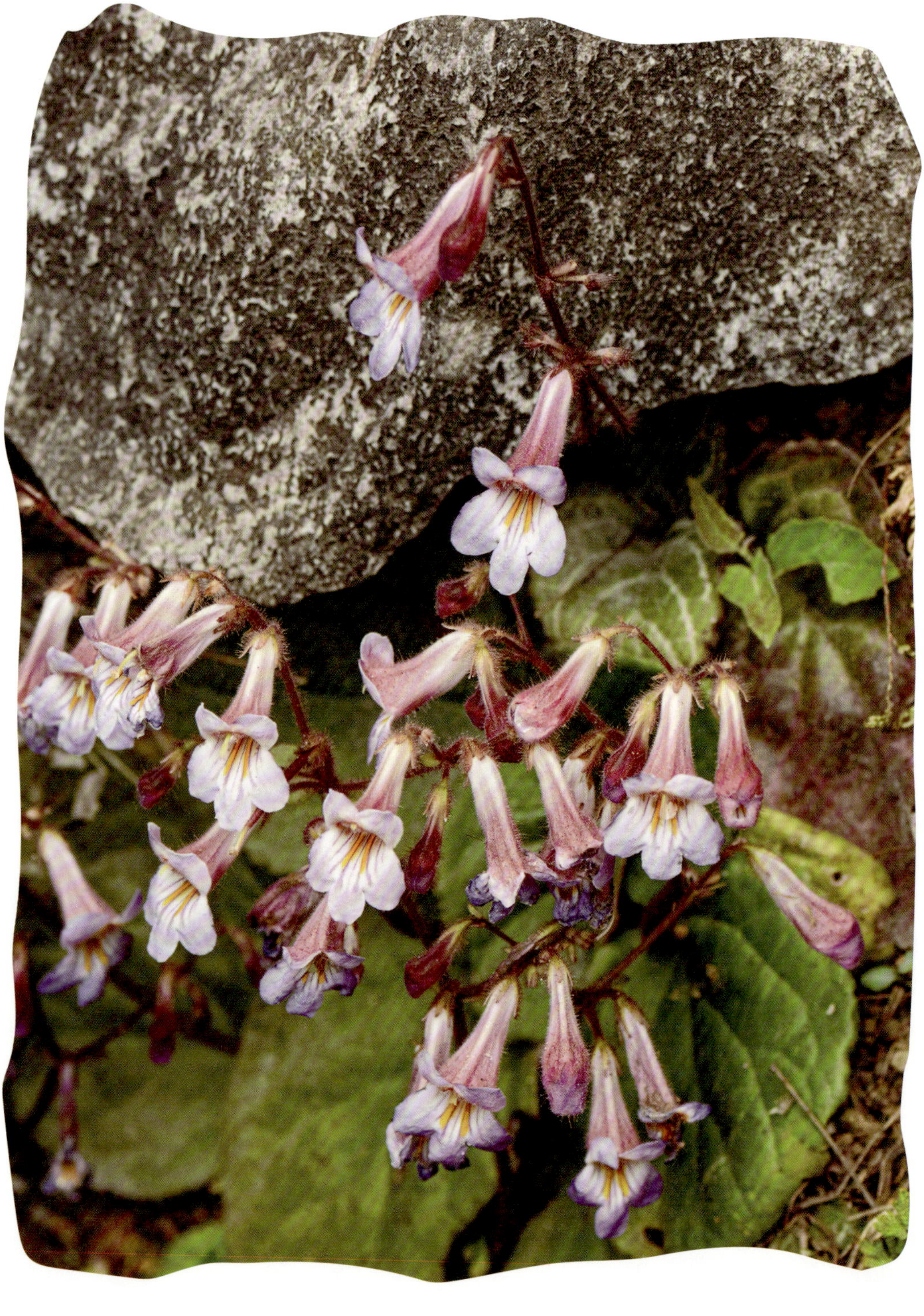

蚂蝗七

蚂蝗七

瑶文 Mah hiungh cietv

【考证】

《广西本草选编》：『味甘、苦，性凉。清热解毒，消积。主治痢疾，肺结核咳血……』

【瑶 药 名】麻洪切。

【中 药 名】蚂蝗七。

【药用部位】干燥根茎。

【基源植物】苦苣苔科植物蚂蝗七 *Chirita fimbrisepala* Hand.-Mazz.。

【植物形态】多年生草本，具粗根状茎。叶均基生。叶片草质，两侧不对称，基部斜宽楔形或截形，或一侧钝或宽楔形，另一侧心形，边缘有小或粗牙齿，上面密被短柔毛并散生长糙毛，下面疏被短柔毛。叶柄有疏柔毛。聚伞花序。花序梗被柔毛。苞片被柔毛。花梗长被柔毛。花萼 5 裂至基部，裂片披针状线形，边缘上部有小齿，被柔毛。花冠淡紫色或紫色，下部被少数柔毛，在内面上唇紫斑处有 2 纵条毛。筒细漏斗状。雄蕊的花丝着生于距花冠基部，在基部之上稍膝状弯曲，上部疏被极短的毛，花药基部被疏柔毛。退化雄蕊长无毛。花盘环状，子房及花柱密被短柔毛，柱头 2 裂。蒴果被短柔毛。种子纺锤形。花期 3—4 月。

【分　　布】分布于广西、广东、贵州南部、湖南、江西和福建。生于山地林中石上或石崖上，或山谷溪边，海拔 400—1000 米。

【采　　制】全年可采，洗净，晒干。

【应　　用】瑶医　涩，平。属风打相兼药。健脾和中，清热利湿，消肿止痛，止血。用于治疗介瓦疳积（小儿疳积），人卡奶买合种夺（胃肠炎），多波闷（跌打损伤）。

中医　微苦，凉。归肺、脾、胃三经。凉血解毒，健脾消积，活血通络，散结。用于治疗肺结核咯血，脑动脉硬化，胃痛，肝炎，胃肠炎，小儿疳积，刀伤出血，跌打肿痛。

【用法用量】内服煎汤，6—30 克。

【备　　注】收入《广西壮族自治区瑶药质量标准（第二卷）》DYB45-GXYYC0120-2021。

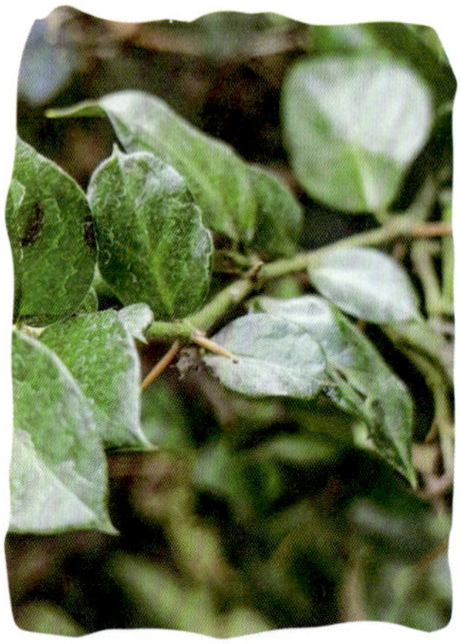

绣花针

瑶文 Congx biangh sim

【考　证】

《广西本草选编》："味甘、苦，性凉。清热凉血，利尿消肿。治传染性肝炎……"

【瑶 药 名】丛乓新。

【中 药 名】绣花针。

【药用部位】干燥全草。

【基源植物】茜草科植物虎刺 *Damnacanthus indicus*（L.）Gacrtn. f.。

【植物形态】有刺灌木，具肉质链珠状根。茎下部少分枝，上部密集多回二叉分枝，幼嫩枝密被短粗毛，有时具4棱，节上托叶腋常生1针状刺。叶常大小叶对相间，中脉上面隆起，下面凸出，侧脉极细，每边3—4条，上面光亮，无毛，下面仅脉处有疏短毛。叶柄被短柔毛。托叶生叶柄间，易脱落。花两性。花梗基部两侧各具苞片1枚，苞片小。花萼钟状，绿色或具紫红色斑纹，裂片4枚，常大小不一，宿存。花冠白色，管状漏斗形。雄蕊4枚，着生于冠管上部，花丝短，花药紫红色。子房顶部3—5裂。核果红色。花期3—5月，果熟期冬季至翌年春季。

【分　　布】分布于广西、广东、湖南、福建、云南、贵州、四川、湖北、江苏、安徽、浙江、江西、西藏、台湾等省区。生于山地和丘陵的疏、密林下和石岩灌丛中。

【采　　制】春、夏二季采收，除去杂质，洗净，干燥。

【应　　用】瑶医　温，辣。属打药。清热解毒，祛风利湿，活血，止痛，化瘀。用于治疗崩闭闷（风湿痹痛），蓝衔（肝炎），阿毒（癌症）。

中医　甘、微苦，平。归肝、肾、肺、膀胱经。祛风利湿，活血消肿。用于治疗痛风，头痛，风湿痹痛，痰饮喘咳，肺痈，水肿，痞块，血瘀经闭，痛经，小儿疳积，荨麻疹，湿热黄疸，跌打损伤，四肢拘挛，癌症。

【用法用量】内服煎汤，9—15克（鲜用30—60克）。外用适量，捣敷。

【备　　注】收入《广西壮族自治区瑶药质量标准（第二卷）》DYB45-GXYYC0140-2021。

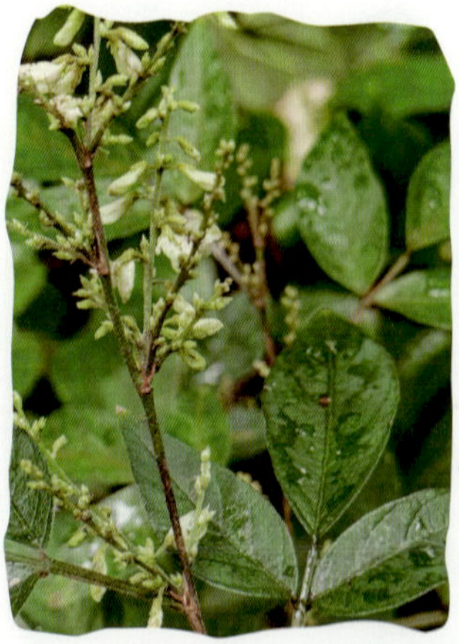

小槐花

瑶文 Ngoc mah hungh

【考　证】

《广西本草选编》：『味甘、苦，性平。清热解毒，祛风透疹，消肿止痛。痢疾……』

【瑶 药 名】鹅麻宏。

【中 药 名】小槐花。

【药用部位】干燥全株。

【基源植物】豆科植物小槐花 *Ohwia caudata*(Thunberg)H. Ohashi。

【植物形态】见壮药 Govwnzcanh 棵文沾项下。

【分　　布】见壮药 Govwnzcanh 棵文沾项下。

【采　　制】全年可采，洗净（或趁鲜切成段），晒干。

【应　　用】瑶医　苦，凉。属风药。清热解毒，健脾开胃，利湿消积，化瘀消肿，祛风，透疹，消肿，利湿。用于治疗革施扪闷（胃痛、慢性胃炎），碰改瓢（泄泻），腊结别（月经不调、经闭），介瓦疳积（小儿疳积），扑哈（感冒），弱嘴闷（乳痈）。

中医　甘、苦，凉。归肺、胃经。清热解毒，祛风透疹，消积止痛。用于治疗感冒发热，疹出不透，小儿疳积，脘腹疼痛，泄泻。

【用法用量】内服煎汤，9—15 克。外用适量。

【备　　注】收入《广西壮族自治区瑶药质量标准（第一卷）》DYB45-GXYYC0018-2021。

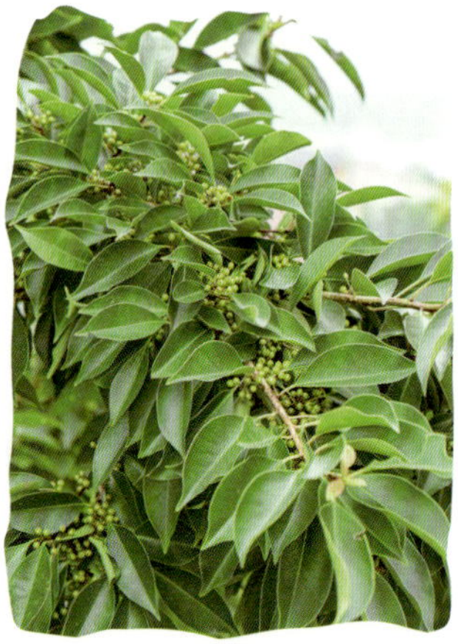

救必应

瑶文
Linh zaix ndiangh

【考　证】

《岭南采药录》：『味苦，清热散毒。』

《广西本草选编》：『清热解毒，消肿止痛。』

【瑶 药 名】林寨亮。

【中 药 名】救必应。

【药用部位】干燥树皮。

【基源植物】冬青科植物铁冬青 *Ilex rotunda* Thunb.。

【植物形态】见壮药 Maexndeihmeij 美内妹项下。

【分　　布】见壮药 Maexndeihmeij 美内妹项下。

【采　　制】夏、秋二季剥取，晒干。

【应　　用】瑶医　苦，凉。属风打相兼药。清热解毒，消肿止痛，止血生肌。用于治疗哈轮（感冒发热），更喉闷（咽喉肿痛），布醒蕹（肾炎水肿），就港虷（胃肠炎），碰累（痢疾），撸藏（吐血），来藏（便血），布病闷（胃、十二指肠溃疡），谷瓦哈扔虷（宫颈炎），附件炎，谷阿虷昧退（小儿发热），碰脑（骨折），身谢（湿疹），布锥累（痈疮），汪逗卜冲（烧、烫伤），囊暗（毒蛇咬伤）。

　　中医　苦，寒。归肺、胃、大肠、肝经。清热解毒，利湿止痛。用于治疗暑湿发热，咽喉肿痛，湿热泻痢，脘腹胀痛，风湿痹痛，湿疹，疮疖，跌打损伤。

【用法用量】内服煎汤，15—30 克。外用适量。

【注　　意】孕妇忌服。

【备　　注】收入《广西壮族自治区瑶药质量标准（第一卷）》DYB45-GXYYC0116-2014。

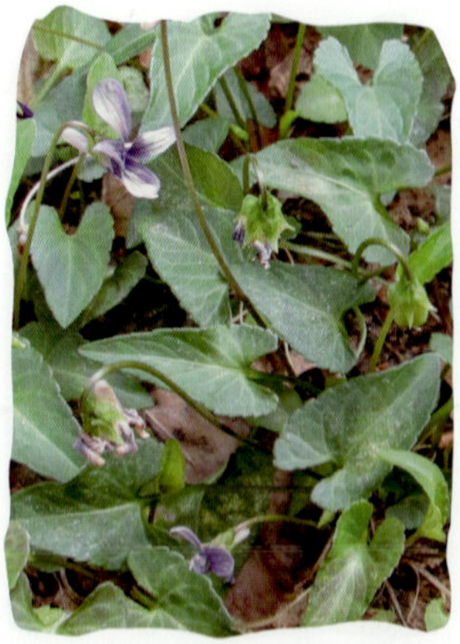

犁头草

瑶文 Jiungh deih miev

【考　证】《广西中药志》：『敷治眼疾……』

【瑶 药 名】穷堆咪。
【中 药 名】犁头草。
【药用部位】全草。
【基源植物】堇菜科植物长萼堇菜 *Viola inconspicua* Blume.。
【植物形态】多年生草本，无地上茎。根状茎垂直或斜生，较粗壮，节密生，通常被残留的褐色托叶所包被。叶均基生，呈莲座状。叶片稍下延于叶柄成狭翅，边缘具圆锯齿，上面密生乳头状小白点，但在较老的叶上则变成暗绿色。叶柄无毛。托叶 3/4 与叶柄合生。花淡紫色，有暗色条纹。花梗中部稍上处有 2 枚线形小苞片。萼片顶端渐尖，基部附属物伸长，末端具缺刻状浅齿，具狭膜质缘。花瓣长圆状倒卵形，侧方花瓣里面基部有须毛。距管状，直，末端钝。下方雄蕊背部的距角状，顶端尖，基部宽。子房球形，无毛，花柱棍棒状，基部稍膝曲，顶端平，两侧具较宽的缘边。蒴果长圆形，无毛。种子卵球形，深绿色。花果期 3—11 月。
【分　　布】分布于广西、云南、广东、湖北、湖南、安徽、浙江、江西、福建、台湾、海南、四川、贵州、陕西、甘肃、江苏。生于林缘、山坡草地、田边及溪旁等处。
【采　　制】全年可采，洗净，除去泥沙，鲜用或干燥。
【应　　用】瑶医　苦，寒。属打药。清热解毒，散瘀，消肿。用于治疗章囊（疱疹），碰威敬（淋浊），蓝昂卡西肿翁（黄疸），港叉闷（阑尾炎），补睛仲闷（结膜炎），毒锤（疔疮），补锥（痈疖肿毒）。

中医　苦、辛，寒。归心、肝经。清热解毒，凉血消肿，利湿化瘀。用于治疗疔疮痈肿，咽喉肿痛，乳痈，湿热黄疸，目赤，目翳，肠痈下血，跌打损伤，外伤出血，妇女产后瘀血腹痛，蛇虫咬伤。
【用法用量】内服煎汤，9—30 克。外用适量，捣敷。
【注　　意】虚寒者忌服。
【备　　注】收入《广西壮族自治区瑶药质量标准（第二卷）》DYB45-GXYYC0067-2021。

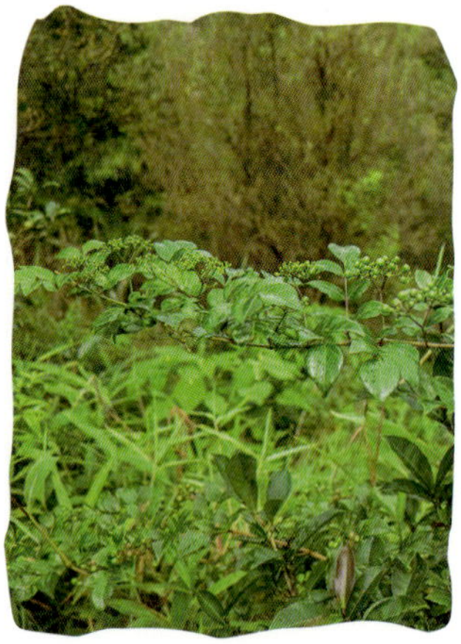

甜茶藤

瑶文 Dangh zah mei

【考　证】

《广西本草选编》：『味甘、淡，性凉，清热解毒。』

【瑶　药　名】档茶没。

【中　药　名】甜茶藤。

【药用部位】干燥地上部分。

【基源植物】葡萄科植物显齿蛇葡萄 *Ampelopsis grossedentata*（Hand.-Mazz.）W.T.Wang.。

【植物形态】见壮药 Cazvan 茶完项下。

【分　　布】见壮药 Cazvan 茶完项下。

【采　　制】夏、秋二季采收，除去杂质，干燥。

【应　　用】瑶医　甘、淡，凉。属风药。清热解毒，除湿退黄，消肿止痛。用于治疗旺胆蓝衔（黄疸型肝炎），扑哈（感冒），更喉闷（咽喉肿痛），发恶锥（疮痈肿毒）。

　　中医　甘、淡，凉。归肝、胆、肺经。利湿退黄，疏风清热。用于治疗黄疸型肝炎，感冒风热，咽喉肿痛。

【用法用量】内服煎汤，15—30 克。外用适量，水煎洗。

【备　　注】收入《广西壮族自治区瑶药质量标准（第二卷）》DYB45-GXYYC0149-2021。

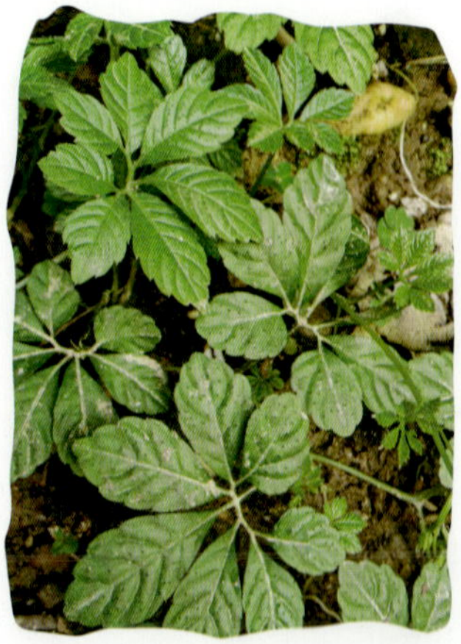

绞股蓝

瑶文 Siec normh daamv

【考 证】《广西药用植物名录》："清热解毒，止咳祛痰。用于慢性气管炎……"

【瑶 药 名】舍挪胆。

【中 药 名】绞股蓝。

【药用部位】干燥全草。

【基源植物】葫芦科植物绞股蓝 *Gynostemma pentaphyllum* (Thunb.) Makino。

【植物形态】见壮药 Gocaetmbaw 棵镇榍项下。

【分 布】见壮药 Gocaetmbaw 棵镇榍项下。

【采 制】夏、秋二季采收，除去杂质，洗净，晒干。

【应 用】瑶医 苦、微甘，寒。属风打相兼药。清热解毒，止咳祛痰，生津利咽，补气，抗癌。用于治疗哈紧（慢性气管炎），篮虷（肝炎），尼椎虷（肾盂肾炎），就港虷（胃肠炎），样琅病（高血压病），悲寐掴（神经衰弱），动脉硬化症，高脂血症，眸名肿毒（痈疮肿毒），囊暗（毒蛇咬伤）。

中医 苦、微甘，寒。归肺、脾、肾经。清热解毒，止咳祛痰，益气养阴，延缓衰老。用于治疗胸膈痞闷，痰阻血瘀，心悸气短，眩晕头痛，健忘耳鸣，自汗乏力，高脂血症，单纯性肥胖，老年咳嗽。

【用法用量】内服煎汤，5—30 克。外用适量。

【注 意】服后有恶心、呕吐、腹胀、腹泻或便秘、头晕等不良反应者，应停服。

【备 注】收入《广西壮族自治区瑶药质量标准（第一卷）》DYB45-GXYYC0096-2014。

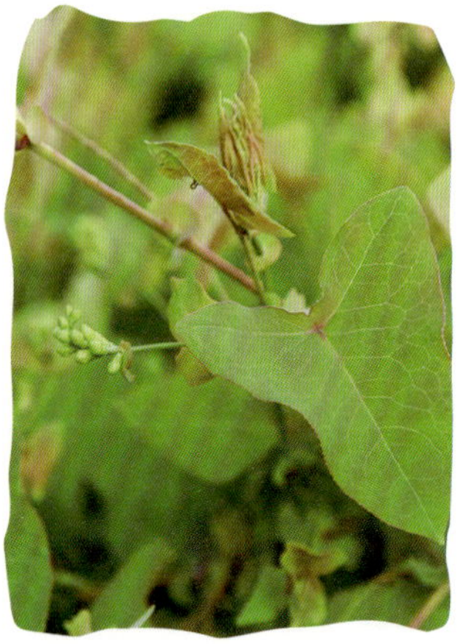

杠板归

瑶文 Ceh louh loc

【考　证】《广西药用植物名录》：『茎、叶：利水消肿，清热解毒……』

【瑶 药 名】侧楼洛。

【中 药 名】杠板归。

【药用部位】干燥地上部分。

【基源植物】蓼科植物杠板归 *Polygonum perfoliatum* L.。

【植物形态】见壮药 Gangzngwd 港恩项下。

【分　　布】见壮药 Gangzngwd 港恩项下。

【采　　制】夏季开花时采割，晒干。

【应　　用】瑶医　酸，凉，无毒。属风药。清热解毒，化痰止咳，利尿消肿，收敛止痒。用于治疗更喉闷（咽喉肿痛），泵歌怒（肺热咳嗽），种翁（水肿），身谢（湿疹、瘙痒），发恶锥（疮痈肿毒），囊暗闷（蛇虫咬伤）。

中医　酸，微寒。归肺、膀胱经。清热解毒，利水消肿，止咳。用于治疗咽喉肿痛，肺热咳嗽，小儿顿咳，水肿尿少，湿热泻痢，湿疹，疖肿，蛇虫咬伤。

【用法用量】内服煎汤，15—30 克。外用适量，煎汤洗，或捣烂敷，或打粉调醋敷。

【注　　意】体质虚弱者慎服。

【备　　注】收入《广西壮族自治区瑶药质量标准（第二卷）》DYB45-GXYYC0085-2021。

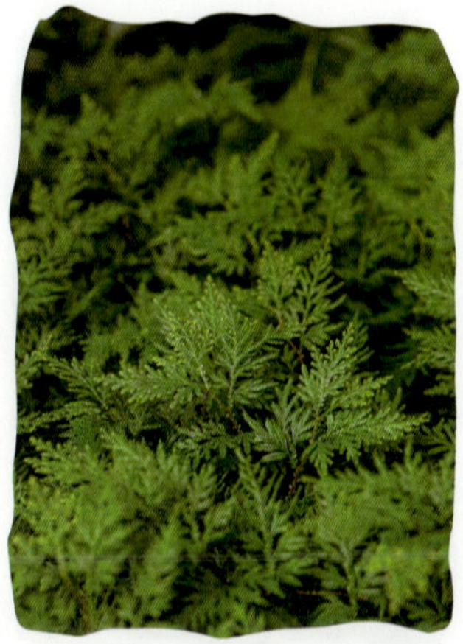

蛇皮草

瑶文 Nangh ndopv miev

【瑶 药 名】囊独咪。

【中 药 名】蛇皮草。

【药用部位】干燥全草。

【基源植物】卷柏科植物江南卷柏 *Selaginella moellendorffii* Hieron.。

【植物形态】多年生草本。主茎直立，圆形，具棱，禾秆色。下部不分枝，上部三至四回分枝，复叶状，呈卵状三角形。分枝上的叶小，二型，排列成 4 行，两行侧叶的叶卵状三角形，先端急尖，两侧不对称，基部圆形或近心形，边缘为膜质薄边，具微齿。中叶较小，分 2 行排列于分枝上，疏生，卵圆形，渐尖并具芒刺，基部心形，中脉明显，有白边和微齿，孢子囊穗四棱形，单生枝端，孢子叶卵状三角形，先端长渐尖，边缘有小齿，龙骨状。大孢子囊圆肾形，生在囊穗中部，小饱子一囊圆肾形，生在囊穗两端或囊穗全为小孢子囊。孢子二型，孢子期 8—10 月。

【分　　布】分布于长江以南各地及陕西、甘肃等地。生于潮湿山坡、林下、溪边或石缝中。

【采　　制】全年可采，洗净，晒干。

【应　　用】瑶医　淡、平，凉。属风打相兼药。清热解毒，利湿，散结消肿，止血，抗癌。用于治疗肝炎，肾炎，乳痈，肺炎，癌症，崩漏，吐血，便血。

中医　甘、平。归肺、大肠经。清热解毒，抗癌，止血。用于治疗癌症，肺炎，急性扁桃体炎，眼结膜炎，乳腺炎。

【用法用量】内服煎汤，15—30 克。外用适量，捣敷。

【考　证】

《广西本草选编》：『味微甘、苦，性凉。清热解毒，凉血止血。治黄疸型肝炎……』

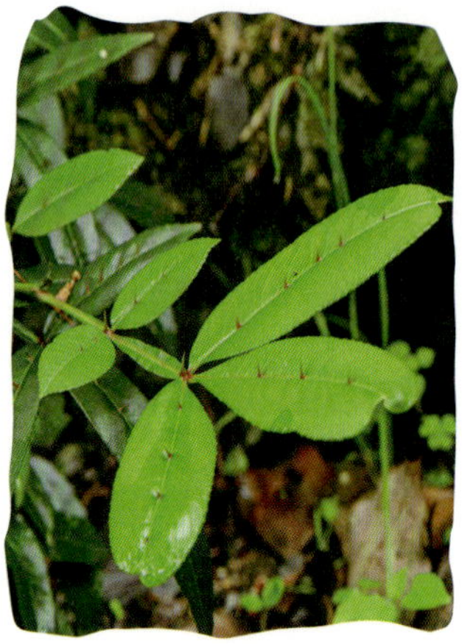

野花椒

瑶文 Hieh biangh ziu

【考　证】
《广西民族药简编》：『治尿路结石，胃痛，胃下垂……』

【瑶　药　名】叶傍纠。
【中　药　名】野花椒。
【药用部位】根、茎及果实。
【基源植物】芸香科植物竹叶花椒 *Zauthoxylum armatum* DC.。
【植物形态】落叶小乔木。茎枝多锐刺，刺基部宽而扁，红褐色，小枝上的刺劲直，水平抽出，小叶背面中脉上常有小刺。翼叶明显，稀仅有痕迹。小叶对生，通常披针形，两端尖，有时基部宽楔形，干后叶缘略向背卷，叶面稍粗皱。小叶柄甚短或无柄。花序近腋生或同时生于侧枝之顶，有花约 30 朵以内。花被片 6—8 枚。雄花的雄蕊 5—6 枚，药隔顶端有 1 干后变褐黑色油点。花柱斜向背弯，不育雄蕊短线状。果紫红色，有微凸起少数油点。种子褐黑色。花期 4—5 月，果期 8—10 月。
【分　　布】分布于山东以南，南至海南，东南至台湾，西南至西藏东南部。见于低丘陵坡地至海拔 2200 米山地的多类生境，石灰岩山地亦常见。
【采　　制】根和茎：全年可采，洗净，切片，晒干。果：秋季采，阴干。
【应　　用】瑶医　辛，温，有小毒。属打药。根及茎：祛风除湿，行气止痛，散瘀消肿，止血。用于治疗胃痛，风湿痛，浮肿，肾炎水肿，崩漏。果实：散寒止痛。用于治疗胸腹冷痛，产后腹痛，蛔虫病，湿疹瘙痒。

中医　根：辛、微苦，温，有小毒。祛风散寒，温中理气，活血止痛。用于治疗风湿痹痛，胃脘冷痛，泄泻，痢疾，感冒头痛，牙痛，跌打损伤，痛经，刀伤出血，顽癣，毒蛇咬伤。果实：辛、微苦，温，小毒。归脾、胃经。温中燥湿，散寒止痛，驱虫止痒。用于治疗脘腹冷痛，寒湿吐泻，回厥腹痛，龋齿牙痛，湿疹，疥癣疡疮。
【用法用量】内服煎汤，9—30 克（鲜品 60—90 克）。外用适量，捣敷或煎汤洗。
【注　　意】根：孕妇忌服。

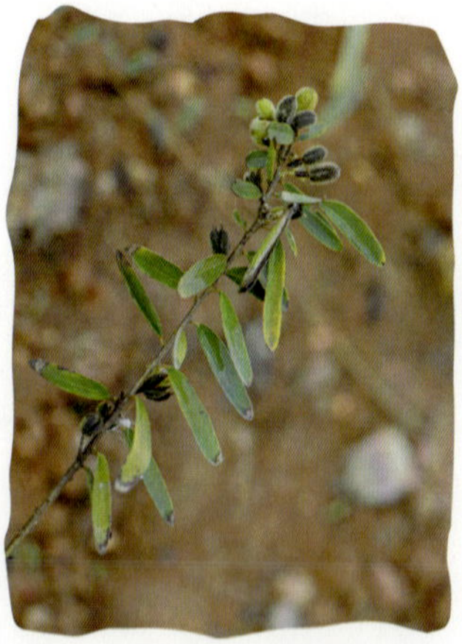

山芝麻

瑶文 Hieh sav

【考　证】《生草药性备要》：『治疮，去毒，止血，埋口；又能润大肠……』

【瑶 药 名】嘻撒。

【中 药 名】山芝麻。

【药用部位】干燥根或全草。

【基源植物】梧桐科植物山芝麻 *Helicteres angustifolia* L.。

【植物形态】见壮药 Lwgrazbya 冷喇岜项下。

【分　　布】见壮药 Lwgrazbya 冷喇岜项下。

【采　　制】全年可采，洗净鲜用或切段晒干。

【应　　用】瑶医　苦，寒。属风打相兼药。清热解毒，消肿止痛，化痰止咳。用于治疗扑哈（感冒），懂牙杯（腮腺炎），发恶锥（疮痈肿毒），毒锤（疔疮），逢强风（类风湿关节炎），碰改瓢（泄泻），泵雷（痢疾），囊暗闷（毒蛇咬伤）。

中医　苦，寒。归肺、心经。解表清热，消肿解毒。用于治疗感冒高热，痈疮肿毒，瘰疬，扁桃体炎，咽喉炎，腮腺炎，皮肤湿疹。

【用法用量】内服煎汤，9—15 克。外用适量。

【注　　意】孕妇及虚寒证慎服。

【备　　注】收入《广西壮族自治区瑶药质量标准（第二卷）》DYB45-GXYYC0020-2021。

野辣椒

瑶文 Hieh fanh ziu

【考　证】

《滇南本草》：『性大寒，味苦。治小儿风热，攻疮毒，洗疥癞痒痛……』

【瑶　药　名】叶番揪。

【中　药　名】野辣椒。

【药用部位】全草。

【基源植物】茄科植物龙葵 *Solanum nigrum* Linn.。

【植物形态】一年生直立草本，茎无棱或棱不明显，绿色或紫色，近无毛或被微柔毛。叶卵形，先端短尖，基部楔形至阔楔形而下延至叶柄，全缘或每边具不规则的波状粗齿，光滑或两面均被稀疏短柔毛，叶脉每边5—6条。蝎尾状花序腋外生，由3—10花组成。萼小，浅杯状，齿卵圆形，先端圆，基部两齿间连接处成角度。花冠白色，筒部隐于萼内，5深裂，裂片卵圆形。花丝短，花药黄色，约为花丝长度的4倍，顶孔向内。子房卵形，花柱中部以下被白色绒毛，柱头小，头状。浆果球形，熟时黑色。种子多数，近卵形，两侧压扁。

【分　　布】中国几乎全国均有分布。喜生于田边，荒地及村庄附近。广泛分布于欧、亚、美洲的温带至热带地区。

【采　　制】夏秋季采收，洗净，鲜用或切段晒干。

【应　　用】瑶医　苦，寒，有小毒。属风打相兼药。清热解毒，消肿散结，利尿排石，凉血止痒，抗癌，降血压。用于治疗感冒发热头痛，慢性气管炎，高血压，尿路感染，尿路结石，膀胱炎，肝癌，食道癌，痢疾，白喉，跌打损伤，痈疮肿毒，毒蛇和狂犬咬伤，湿疹。

中医　苦、微甘，寒，有小毒。归心、脾经。清热解毒，消肿散结，消炎利尿。用于治疗疮疖肿痛，尿路感染，小便不利，肿瘤。

【用法用量】内服煎汤，15—30克。外用适量，捣敷。

【注　　意】孕妇慎用 。

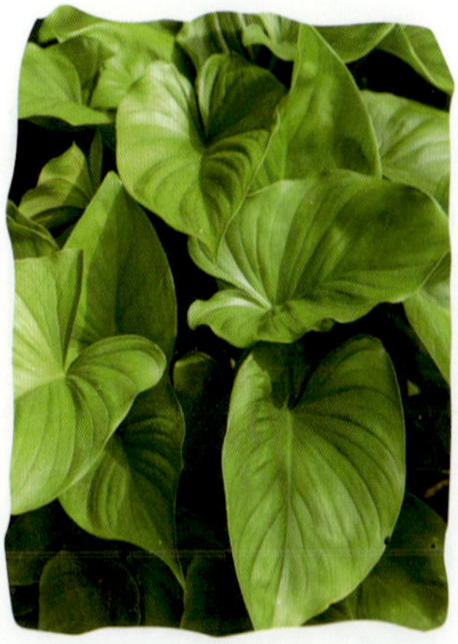

铜包针

瑶文 Yietc beu dongh sim

【考　证】《广西本草选编》：『味辛、微苦，性温。活血止痛。治风湿骨痛，四肢麻木……』

【瑶 药 名】一包铜心。

【中 药 名】铜包针。

【药用部位】根茎。

【基源植物】天南星科植物千年健 *Homalomena occulta* (Lour.) Schott。

【植物形态】多年生草本。根茎匍匐，肉质根圆柱形，密被淡褐色短绒毛，须根稀少，纤维状。常具直立的地上茎。鳞叶线状披针形，向上渐狭，锐尖。叶柄下部具鞘。叶片膜质至纸质。I级侧脉7对，其中3—4对基出，向后裂片下倾而后弧曲上升，上部的斜伸，II、III级侧脉极多数，近平行，细弱。花序1—3，生鳞叶之腋，序柄短于叶柄，佛焰苞绿白色，长圆形至椭圆形，花前席卷成纺锤形，盛花时上部略展开成短舟状，具长喙。肉穗花序具短梗或否。子房长圆形，基部一侧具假雄蕊1枚，柱头盘状。子房3室，胚珠多数，着生于中轴胎座上。种子褐色，长圆形。花期7—9月。

【分　　布】分布于广西、广东、海南、云南。生于海拔80—1100米，沟谷密林下，竹林和山坡灌丛中。

【采　　制】全年可采，洗净，晒干。

【应　　用】瑶医　辛、苦，温。属风打相兼药。祛风除湿，强筋骨，活血，止痛，消肿。用于治疗风寒湿痹，腰膝冷痛，四肢拘挛麻木，跌打内伤。

中医　辛、苦，温，小毒。归肝、肾、胃经。祛风湿，舒筋活络，止痛，消肿。用于治疗风湿痹痛，肢节酸痛，筋骨痿软，跌打损伤，胃痛，痈疽疮肿。

【用法用量】内服煎汤，9—15克。

【注　　意】阴虚内热者慎用。

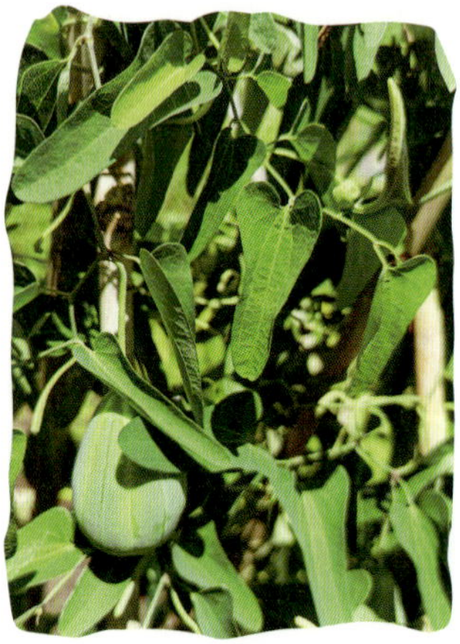

马兜铃(果)、青木香(根)

瑶文 Mah diuh lengh

【考　证】《广西中药志》:『外用治痔出血及肛门周围肿胀,并为毒虫、毒蛇咬伤的解毒药。』

【瑶 药 名】麻丢铃。

【中 药 名】马兜铃(果)、青木香(根)。

【药用部位】果实、根。

【基源植物】马兜铃科植物马兜铃 *Aristolochia debilis* Sieb. et Zucc.。

【植物形态】草质藤本。根圆柱形,外皮黄褐色。茎柔弱,无毛,有腐肉味。叶纸质,基部心形,两侧裂片圆形,两面无毛。基出脉 5—7 条,邻近中脉的两侧脉平行向上,略开叉,其余向侧边延伸,各级叶脉在两面均明显。叶柄柔弱。花单生或 2 朵聚生于叶腋。花梗基部具小苞片。小苞片易脱落。花被基部膨大呈球形,向上收狭成一长管,管口扩大呈漏斗状,黄绿色,口部有紫斑。檐部一侧极短,另一侧渐延伸成舌片。子房圆柱形,6 棱。合蕊柱顶端 6 裂,稍具乳头状凸起,裂片顶端钝,向下延伸形成波状圆环。蒴果近球形,具 6 棱,成熟时黄绿色。果梗长常撕裂成 6 条。种子扁平,钝三角形边缘具白色膜质宽翅。花期 7—8 月,果期 9—10 月。

【分　　布】分布于长江流域以南各省区以及山东、河南等省区,广西、广东常有栽培。生于海拔 200—1500 米的山谷、沟边、路旁阴湿处及山坡灌丛中。

【采　　制】果实:在秋季成熟而未开裂时采摘,晒干。根:春、秋二季采挖,除去须根及泥沙,鲜用或切片晒干。

【应　　用】瑶医　果实:苦、微辛,微寒。属风药。清肺祛痰,止咳平喘,清肠消痔。用于治疗肺热喘咳,痰中带血,痔疮肿痛。根:苦、辛,寒,有小毒。属风药。解毒,消肿,止痛,降血压。用于治疗眩晕头痛,胸腹胀痛,肺热咳嗽,风湿性关节炎,痈肿疔疮,跌打损伤及蛇虫咬伤。

中医　果实：苦、微辛，寒。归肺、大肠经。清肺降气，止咳平喘，清泄大肠。用于治疗肺热咳嗽，痰壅气促，肺虚久咳，肠热痔血，痔疮肿痛，水肿。根：辛、苦，寒，有小毒。归肺、胃、肝经。行气止痛，解毒消肿，平肝降压。用于治疗胸胁脘腹疼痛，疝气痛，肠炎，下痢腹痛，咳嗽痰喘，蛇虫咬伤，痈肿疔疮，湿疹，皮肤瘙痒，高血压病。

【用法用量】内服煎汤，3—9 克。

【注　　意】儿童、老年人、虚寒喘咳、脾虚便溏者慎用。孕妇、婴幼儿及肾功能不全者禁用。

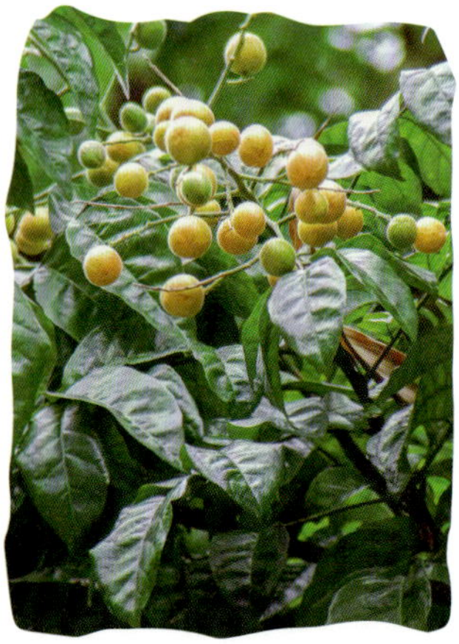

黄皮木

瑶文 Uiangh beih gaan

【考　证】《广西民族药简编》："治感冒。"

【瑶 药 名】汪培关。

【中 药 名】黄皮木。

【药用部位】干燥根。

【基源植物】芸香科植物黄皮 *Clausena lansium*（Lour.）Skeels。

【植物形态】见壮药 Mbawgomaed 伯棵闷项下。

【分　　布】见壮药 Mbawgomaed 伯棵闷项下。

【采　　制】全年可采收，除去杂质，晒干。

【应　　用】瑶医　辣，温。属打药。健脾化积，祛风止宣，行气，止痛，消肿，利尿。用于治疗革施闷（胃痛），卡西闷（腹痛），改对仲（疝气），蓝昂卡西肿翁（黄疸）。

中医　苦、辛，微温。归胃、肝经。行气止痛。用于治疗气滞胃痛，腹痛，疝痛，风湿骨痛，痛经。

【用法用量】内服煎汤，30—60 克。

【注　　意】不宜多食。

【备　　注】收入《广西壮族自治区瑶药质量标准（第二卷）》DYB45-GXYYC0144-2021。

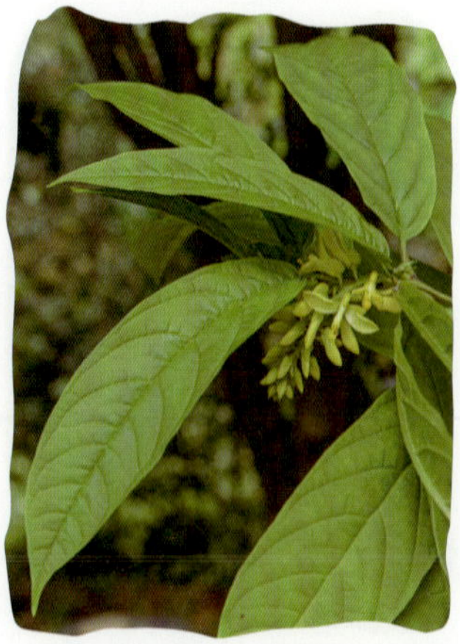

黄花倒水莲

瑶文 Jaih dorn biangh

【考　证】

《广西中草药》：『甘，平。补气血，壮筋骨。治病后虚弱，产后血虚，肾虚腰痛……』

【瑶 药 名】结端傍。
【中 药 名】黄花倒水莲。
【药用部位】干燥根。
【基源植物】远志科植物黄花倒水莲 *Polygala fallax* Hemsl.。
【植物形态】见壮药 Govahenj 棵华现项下。
【分　　布】见壮药 Govahenj 棵华现项下。
【采　　制】全年可采挖，洗净，除去须根，晒干。
【应　　用】瑶医　甘、微苦，平。属风药。滋补肝肾，养血调经，健脾利湿。用于治疗荣古瓦流心黑（产后体虚），本藏伯公梦（贫血头晕），篮虷（急慢性肝炎），哈路怒哈（肺痨咳嗽），布醒蕹（肾炎水肿），辣给味对（月经不调），辣给闷（痛经），别带病（带下病），尼椎改闷（肾虚腰痛），篮榜垂翁撸（肝脾肿大），谷瓦卜断（子宫脱垂），港脱（脱肛），桨蛾（乳蛾，扁桃体炎）。

中医　甘、微苦，平。归肝、肾、脾经。补益，强壮，祛湿，散瘀。用于治疗产后或病后体虚，急慢性肝炎，腰腿酸痛，子宫脱垂，脱肛，神经衰弱，月经不调，尿路感染，风湿骨痛，跌打损伤。

【用法用量】内服煎汤，30—60 克。外用适量。
【注　　意】本品有较大毒性，不可大剂量或长期使用。
【备　　注】收入《广西壮族自治区瑶药质量标准（第一卷）》DYB45-GXYYC0110-2014。

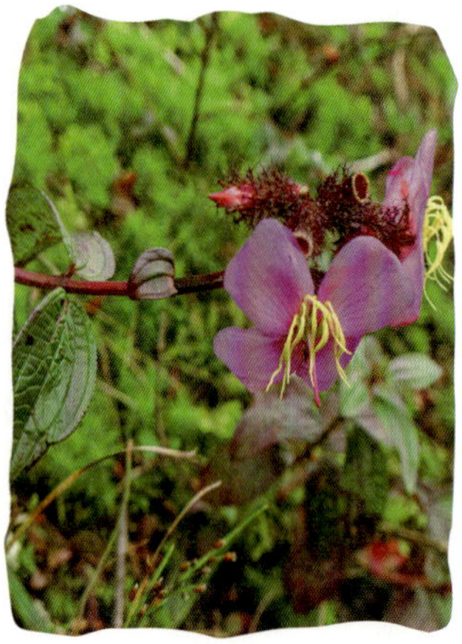

朝天罐

瑶文 Domh ndieh sang

【考　证】《广西本草选编》：『味酸、涩，性微温。收敛止血，活血解毒。治痢疾，肠炎……』

【瑶 药 名】懂烈桑。

【中 药 名】朝天罐。

【药用部位】干燥根。

【基源植物】野牡丹科植物假朝天罐 *Osbeckia crinita* Benth.ex C.B.Clarke。

【植物形态】灌木。茎四棱形，被平展的刺毛。叶片坚纸质，顶端急尖至近渐尖，基部钝或近心形，全缘，具缘毛，两面被糙伏毛，5 基出脉，脉上无毛。叶柄密被糙伏毛。总状花序，顶生，或每节有花两朵，或由聚伞花序组成圆锥花序。苞片 2 枚，卵形，具刺毛状缘毛。花萼通常为紫红色或紫黑色，具多轮刺毛状的有柄星状毛。花瓣紫红色，倒卵形，具缘毛。雄蕊常偏向 1 侧。子房卵形，上部被疏硬毛，顶端有刚毛 20—22 条。蒴果卵形，4 纵裂，上部被疏硬毛，顶端具刚毛。宿存萼深紫色或黑紫色，坛状，顶端平截，近中部缢缩成颈。花期 8—11 月，果期 10—12 月。

【分　　布】分布于广西、云南、湖北、湖南、四川、贵州及西藏。生于海拔 800—2300 米的山坡向阳草地、地梗或矮灌木丛中，也有生于山谷溪边、林缘湿润的地方。

【采　　制】夏、秋二季采挖，除去杂质，洗净，晒干，或趁鲜切片，晒干。

【应　　用】瑶医　酸、涩，微温。属风药。健脾利湿，活血解毒，收敛止血、调经。用于治疗哈路怒哈（肺痨咳嗽），怒藏（咯血），改窟臧（痔疮出血），藏紧邦（崩漏），辣给昧对（月经不调），别带病（带下病、白带、赤带过多）、碰累（痢疾），港虷（肠炎），哈紧（慢性气管炎）。

中医　酸、涩，微寒。归脾、肾、肺、肝经。清肠，收敛止泻。用于治疗痢疾，肠炎。

【用法用量】内服煎汤，15—30 克。

【注　　意】孕妇禁用。

【备　　注】收入《广西壮族自治区瑶药质量标准（第一卷）》DYB45-GXYYC0128-2014。

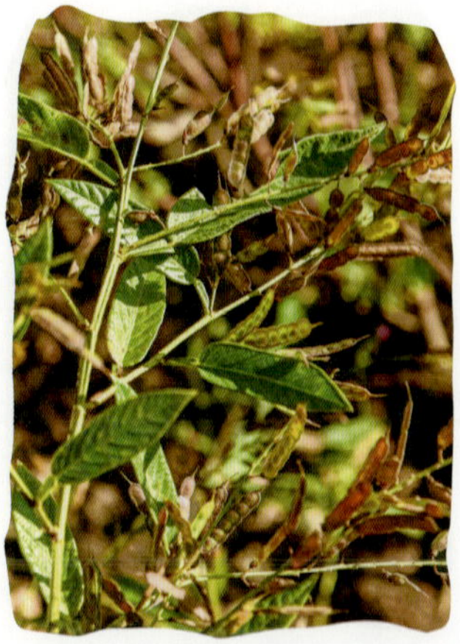

葫芦茶

瑶文 Hah louh zah

【考 证】

《生草药性备要》：『味涩，性平。消食杀虫，治小儿五疳。』

【瑶 药 名】哈喽渣。

【中 药 名】葫芦茶。

【药用部位】干燥全株。

【基源植物】豆科植物葫芦茶 *Tadehagi triquetrum*（L.）Ohashi。

【植物形态】见壮药 Cazbou 茶煲项下。

【分 布】见壮药 Cazbou 茶煲项下。

【采 制】夏、秋二季采挖，晒干，或趁鲜切段，干燥。

【应 用】瑶医 凉，微涩。属打药。收敛止泻，消肿止痛。用于治疗泵雷（痢疾），种嗡（水肿），风闷（痛风）。

中医 微苦，凉。归肺、大肠经。清解热毒，利湿。用于治疗预防中暑，感冒发热，咽喉肿痛，肠炎，菌痢，急性肾炎水肿，小儿疳积。

【用法用量】内服煎汤，15—30克（鲜品30—60克）。外用适量。

【注 意】只宜用于病轻邪浅者。

【备 注】收入《广西壮族自治区瑶药质量标准（第二卷）》DYB45-GXYYC0153-2021。

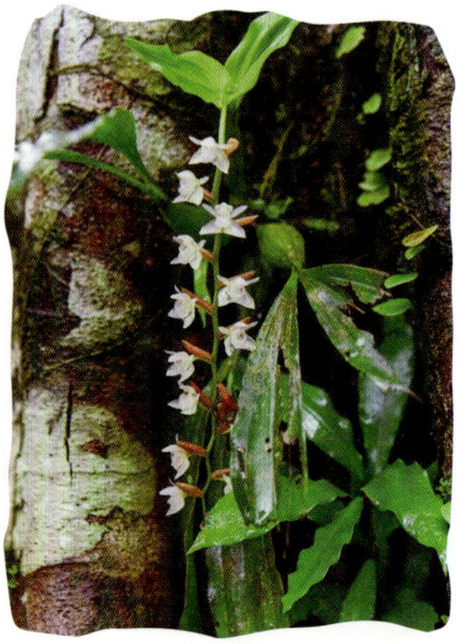

蛙腿草

瑶文 Diomh gaengv zueih

【考　证】《广西本草选编》：『味甘、淡，性凉。养阴清热，润肺止咳。治肺结核咳血……』

【瑶 药 名】董俭锤。

【中 药 名】蛙腿草。

【药用部位】干燥假鳞茎。

【基源植物】兰科植物云南石仙桃 *Pholidota yunnanensis* Rolfe 或石仙桃 *Pholidota chinensis* Lindl.。

【植物形态】云南石仙桃根状茎匍匐，密被箨状鞘。假鳞茎近圆柱状，向顶端略收狭，幼嫩时为箨状鞘所包，顶端生 2 叶。叶披针形，坚纸质，具折扇状脉，先端略钝，基部渐狭成短柄。花葶生于幼嫩假鳞茎顶端。总状花序具 15—20 朵花。花苞片在花期逐渐脱落，卵状菱形。花白色或浅肉色。花瓣与中萼片相似，但不凹陷，背面无龙骨状突起。唇瓣轮廓为长圆状倒卵形，略长于萼片，先端近截形或钝并常有不明显的凹缺，近基部稍缢缩并凹陷成一个杯状或半球形的囊，无附属物。蕊柱顶端有围绕药床的翅。蕊喙宽舌状。蒴果倒卵状椭圆形，有 3 棱。花期 5 月，果期 9—10 月。

【分　　布】分布于广西、湖北、湖南、四川、贵州和云南东南部。生于林中或山谷旁的树上或岩石上，海拔 1200—1700 米。

【采　　制】全年均可采收，除去根和叶，洗净，晒干。

【应　　用】瑶医　凉，涩。属风药。消肿散结，止咳化痰。用于治疗泵歌怒（肺热咳嗽）。

中医　微苦，凉。养阴润肺。用于治疗肺热咳嗽，痰中带血。

【用法用量】内服煎汤，15—30 克。

【注　　意】孕妇慎用。

【备　　注】收入《广西壮族自治区瑶药质量标准（第二卷）》DYB45-GXYYC0101-2021。

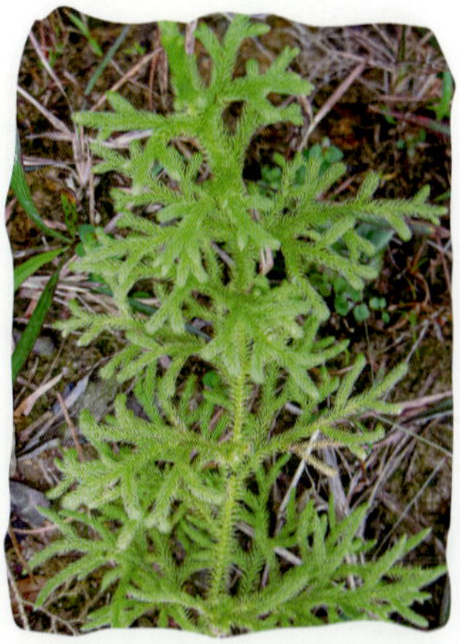

铺地蜈蚣

瑶文 Gomc miev

【考 证】《滇南本草》：『下气，消胸中痞满横膈之气，推胃中隔宿之食……』

【瑶 药 名】蜖咪。

【中 药 名】铺地蜈蚣。

【药用部位】干燥全草。

【基源植物】石松科植物垂穗石松 *Palhinhaea cernua*（L.）Vasc. et Franco。

【植物形态】见壮药 Gaeulingz 勾领项下。

【分 布】见壮药 Gaeulingz 勾领项下。

【采 制】全年均可采收，除去杂质，干燥。

【应 用】瑶医 甘，平。归肝、脾、肾经。祛风解毒，收敛止血，舒筋通络，镇咳利尿。用于治疗关节痛，四肢麻木，肝炎，痢疾，风疹，便血，小儿惊厥，夜间盗汗，水火烫伤，跌打损伤，无名肿毒。

中医 苦、辛，平。归肝、脾、肾经。祛风除湿，舒筋活血，止咳，解毒。用于治疗风寒湿痹，关节酸痛，皮肤麻木，四肢软弱，黄疸，咳嗽，跌打损伤，疮疡，疱疹，烫伤。

【用法用量】内服煎汤，10—25 克。

【注 意】孕妇及出血过多者慎服。

【备 注】收入《广西壮族自治区瑶药质量标准（第二卷）》DYB45-GXYYC0156-2021。

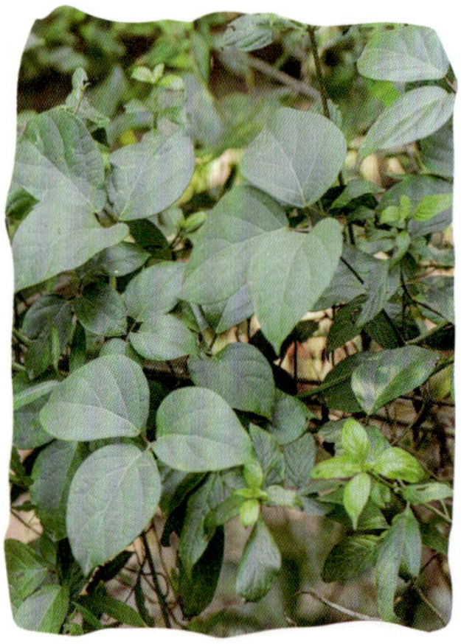

黑吹风散

瑶文
Cui buerng hmei gieqy

【考　证】
《广西本草选编》：『味辛，气香，性温。行气止痛。治风湿骨痛……』

【瑶 药 名】吹崩美解。

【中 药 名】黑吹风散。

【药用部位】干燥藤茎。

【基源植物】莲叶桐科植物香青藤 *Illigera aromatica* S. Z.Huang et S.L.Mo。

【植物形态】见壮药 Gaeulingj 勾令项下。

【分　　布】见壮药 Gaeulingj 勾令项下。

【采　　制】全年可采收，除去枝、叶，洗净，切片，阴干。

【应　　用】瑶医　辛、微苦，温。属风打相兼药。祛风除湿，行气止痛，舒经活络。用于治疗风湿骨痛，关节炎，半身瘫痪，咳嗽痰多，消化不良，骨折，跌打损伤肿痛，肥大性脊椎炎。

中医　辛、气香，温。祛风除湿，行气止痛，舒筋活络。用于治疗风湿骨痛，关节炎，半边瘫痪，咳嗽痰多，消化不良，骨折，跌打损伤肿痛，肥大性脊椎炎。

【用法用量】内服煎汤，10—60 克。

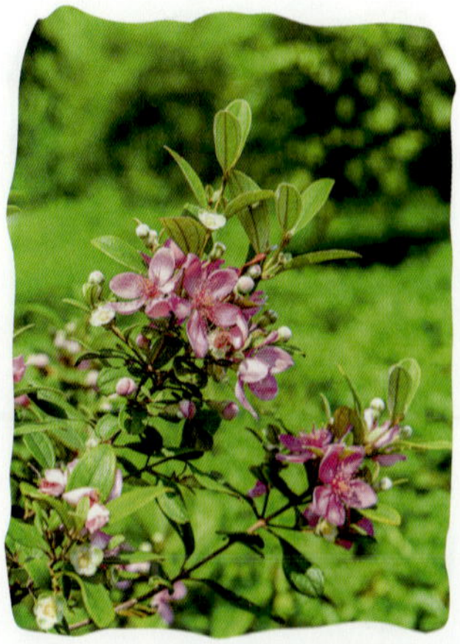

稔果

瑶文 Biough nimx

【瑶 药 名】表吝。

【中 药 名】稔果。

【药用部位】干燥成熟果实。

【基源植物】桃金娘科植物桃金娘 *Rhodomyrtus tomentosa*（Ait.）Hassk.。

【植物形态】见壮药 Maknim 芒您项下。

【分　　布】见壮药 Maknim 芒您项下。

【采　　制】秋季采收成熟的果实，用沸水烫过或蒸透，晒干。

【应　　用】瑶医　甜，温。属风药。补血止血，补肾固精。用于治疗泵雷（痢疾），奉改蒋（便血），敏驳纪（贫血），蒋邦（血崩、崩漏），介瓦补歌闷（带下病），足冲怎蒋（外伤出血），嗡歌汤闷（烧烫伤）。

中医　甘、涩，平。归心、肝经。补血，滋养，止血，涩肠，固精。用于治疗病后血虚，神经衰弱，吐血，鼻衄，便血，泄泻，痢疾，脱肛，耳鸣，遗精，血崩，月经不调，白带过多。

【用法用量】内服煎汤，6—30 克。外用适量，捣烂敷患处。

【注　　意】实热便秘者忌用。

【备　　注】收入《广西壮族自治区瑶药质量标准（第二卷）》DYB45-GXYYC0132-2021。

【考　证】

《岭南草药志》：『滋养补血。治脱肛，鼻血，烂脚不收口。』

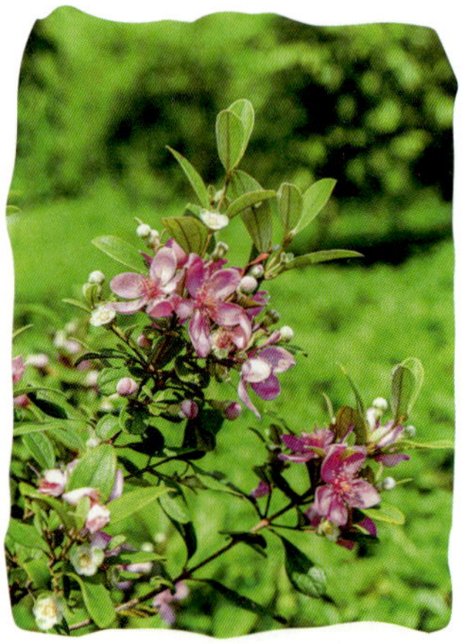

桃金娘根

瑶文 Biough nimx gorn

【考　证】

《岭南草药志》："气微香，味甘、涩，性平。解久热不退。治黄疸……"

【瑶 药 名】表斉关。

【中 药 名】桃金娘根。

【药用部位】干燥根。

【基源植物】桃金娘科植物桃金娘 *Rhodomyrtus tomentosa* (Ait.) Hassk.。

【植物形态】见壮药 Maknim 芒您项下。

【分　　布】见壮药 Maknim 芒您项下。

【采　　制】果实：秋季采收成熟的果实，用沸水烫过或蒸透，晒干。根：全年均可采收，洗净、切成短段或片、块，晒干。

【应　　用】瑶医　涩，温。属风药。收敛止血，补肾固脱。用于治疗蒋邦（崩漏），改逢闷（腰肌劳损）。

中医　辛、甘，平。归肝、胃、心经。理气止痛，利湿止泻，化瘀止血，益肾养血。用于治疗脘腹疼痛，呕吐，腹泻，痢疾，胁痛，湿热黄疸，癥瘕，痞块，崩漏，劳伤出血，跌打损伤，风湿痹痛，肾虚腰痛，尿频，白浊，浮肿，疝气，痈疮，瘰疬，痔疮，烫伤。

【用法用量】内服煎汤，15—60克。外用适量。

【备　　注】收入《广西壮族自治区瑶药质量标准（第二卷）》DYB45-GXYYC0133-2014。

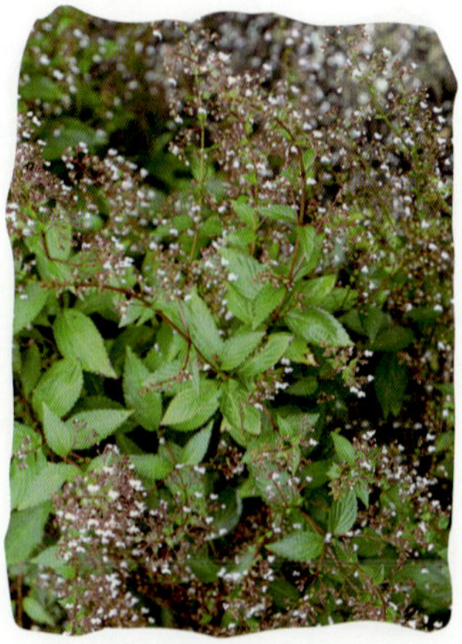

蓝花柴胡

瑶文 Biargh maeng zoih houh

【瑶 药 名】傍面才喉。
【中 药 名】蓝花柴胡。
【药用部位】干燥地上部分。
【基源植物】唇形科植物溪黄草 *Isodon serra*（Maxim.）Kudo。
【植物形态】见壮药 Golailoj 棵来落项下。
【分　　布】见壮药 Golailoj 棵来落项下。
【采　　制】夏、秋二季采割，除去杂质，干燥。
【应　　用】瑶医　苦，微温。属风打相兼药。清热解毒，疏肝升阳，除湿消肿。用于治疗篮虷（急慢性肝炎），篮榜垂翁撸（肝脾肿大），港叉闷（阑尾炎），胆纲虷（胆囊炎），播冲（跌打损伤），冲翠臧（外伤出血），囊暗（毒蛇咬伤），嘴布瓢（口腔溃疡），布锥（脓疱疮），身谢（湿疹、皮肤瘙痒）。

中医　苦，寒。归肝、胆、肺经。清热解毒，除湿消肿。用于治疗急慢性肝炎，肝大，阑尾炎，胆囊炎，跌打肿痛，刀伤出血，毒蛇咬伤，口腔溃疡，脓疱疮，湿疹，皮肤瘙痒。
【用法用量】15—30 克。外用适量。
【注　　意】血虚生风所致的皮肝瘙痒者忌单独使用。
【备　　注】收入《广西壮族自治区瑶药质量标准（第一卷）》DYB45-GXYYC0134-2014。

【考　证】
《广西中草药》：『味苦，性寒。清热解毒，除湿消肿。用于急性传染性肝炎……』

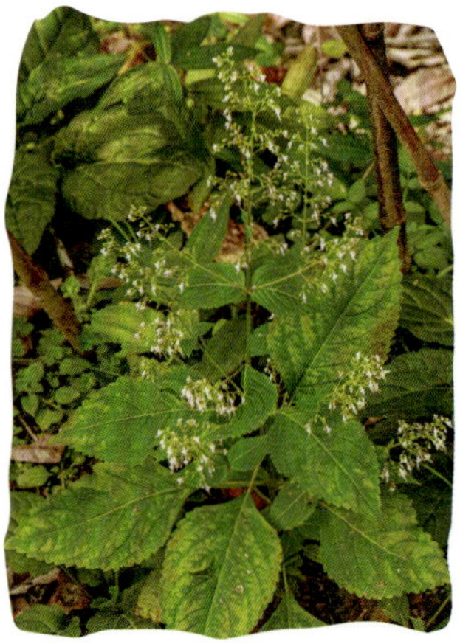

溪黄草

瑶文 Jiepv daamv miev

【考　证】

《广西中草药》：『味苦，性寒。清热利湿，凉血散瘀。』

【瑶 药 名】接胆咪。

【中 药 名】溪黄草。

【药用部位】干燥地上部分。

【基源植物】唇形科植物线纹香茶菜 *Isodon lophanthoides*（Buch.-Ham.ex D.Don）H.Hara。

【植物形态】见壮药 Goloedcaemj 棵茏趁项下。

【分　　布】见壮药 Goloedcaemj 棵茏趁项下。

【采　　制】夏、秋二季采收，除去杂质，干燥。

【应　　用】瑶医　苦，寒。属风打相兼药。清热解毒，利湿退黄，凉血散瘀。用于治疗哈轮（感冒），更喉闷（咽喉炎），望胆篮虷（黄疸型肝炎），胆纲虷（胆囊炎），港虷（肠炎），碰累（痢疾），播冲（跌打损伤），囊暗（毒蛇咬伤）及身谢（湿疹、皮肤瘙痒）。

中医　苦，寒。归肝、胆经。清热利湿，凉血散瘀。用于治疗黄疸，泄泻，急性肝炎，急性胆囊炎，痢疾，肠炎，跌打瘀肿。

【用法用量】内服煎汤，15—30 克。外用适量。

【备　　注】收入《广西壮族自治区瑶药质量标准（第一卷）》DYB45-GXYYC0138-2014。

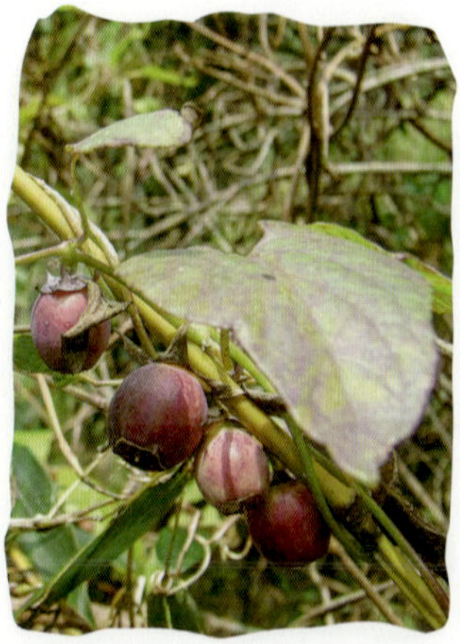

蜘蛛薯

瑶文 Gaengh nyoc ndoih

【考　证】《广西中药志》：『味甘、微苦，性温，无毒。润肺、生津。治脾肺气虚咳嗽……』

【瑶 药 名】介弱台。

【中 药 名】蜘蛛薯。

【药用部位】干燥根。

【基源植物】桔梗科植物金钱豹 *Campanumoea javanica* B1.。

【植物形态】草质缠绕藤本，具乳汁，具胡萝卜状根。茎无毛，多分枝。叶对生，极少互生的，具长柄，叶片心形或心状卵形，边缘有浅锯齿，极少全缘的，无毛或有时背面疏生长毛。花单朵生叶腋，各部无毛，花冠大。花萼与子房分离，5 裂至近基部，裂片卵状披针形或披针形。花冠上位，白色或黄绿色，内面紫色，花冠钟状，裂至中部。雄蕊 5 枚，柱头 4—5 裂，子房和蒴果 5 室。浆果黑紫色或紫红色，球状。种子不规则，常为短柱状，表面有网状纹饰。花期 5—8 月或 9—11 月。

【分　　布】分布于广西、广东、福建、台湾、浙江、安徽、江西、湖南、贵州、湖北、四川、云南等地。生于海拔 2400 米以下的灌丛中及疏林中。

【采　　制】秋、冬二季采挖，除去须根，晒至半干，洗净切片，晒干。

【应　　用】瑶医　甜，平。属风药。健脾益气，止咳，通经下乳。用于治疗荣介瓦绵稀（产后虚弱），呐哈（咳嗽），疟没通（乳汁不通），少乳。

中医　甘，平。归脾、肺经。健脾益气，补肺润肺，生津，祛痰止咳，下乳。用于治疗虚劳内伤，气虚乏力，心悸，多汗，脾虚泄泻，白带，乳汁稀少，小儿疳积，遗尿，肺虚咳嗽，肾虚泄泻，病后虚弱，泄泻，神经衰弱，子宫脱垂。

【用法用量】内服煎汤，9—15 克。

【备　　注】收入《广西壮族自治区瑶药质量标准（第二卷）》DYB45-GXYYC0011-2021。

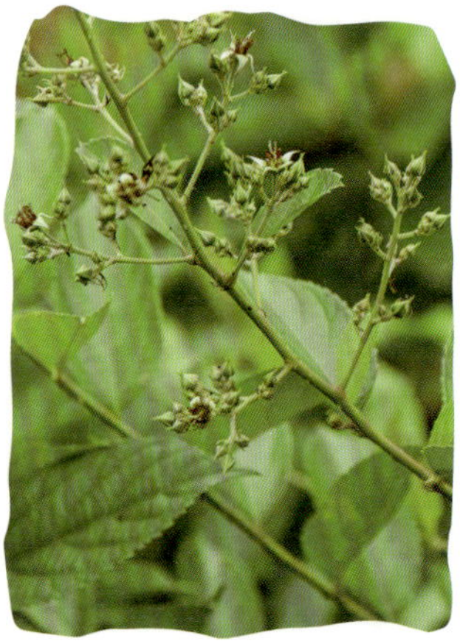

红簕钩

瑶文 Fanh ziex nqimv

【考　证】《广西药用植物名录》：『强筋骨，祛寒湿。用于跌打损伤……』

【瑶 药 名】番椒紧。

【中 药 名】红簕钩。

【药用部位】根和藤茎。

【基源植物】蔷薇科植物梨叶悬钩子 *Rubus pirifolius* Smith.。

【植物形态】见壮药 Dumhdanghbya 东当岜项下。

【分　　布】见壮药 Dumhdanghbya 东当岜项下。

【采　　制】秋冬两季采收，洗净，切片晒干。

【应　　用】瑶医　涩、微苦，香，平。属风打相兼药。活血止血，祛风散寒，消肿止痛。用于治疗播冲（跌打损伤），辣给闷（经痛），风寒痛，寒邪痹痛。

中医　淡、涩，凉。清肺止咳，行气解郁。用于治疗肺热咳嗽，气滞胁痛，脘腹胀痛。

【用法用量】内服煎汤，10—30 克（鲜品 60—90 克）。

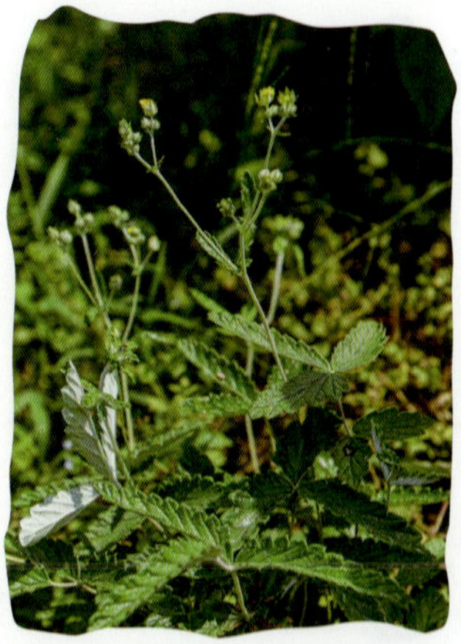

翻白草

瑶文 Faanh bec miev

【考　证】《广西中药志》：『根：治产后脚软，流产。叶：可驱风。』

【瑶 药 名】凡别咪。

【中 药 名】翻白草。

【药用部位】干燥全草。

【基源植物】蔷薇科植物翻白草 *Potentilla discolor* Bge.。

【植物形态】见壮药 Mbawlajhau 棡辣豪项下。

【分　　布】见壮药 Mbawlajhau 棡辣豪项下。

【采　　制】夏、秋二季开花前采挖，除去泥沙和杂质，干燥。

【应　　用】瑶医　苦，温。属风打相兼药。化痰止咳。用于治疗呐哈（支气管炎、咳嗽、肺炎）。

中医　甘、微苦，平。归肝、胃、大肠经。清热解毒，止痢，止血。用于治疗湿热泻痢，痈肿疮毒，血热吐衄，便血，崩漏。

【用法用量】内服煎汤，9—15 克。

【注　　意】阳虚有寒、脾胃虚寒者宜少用。

【备　　注】收入《广西壮族自治区瑶药质量标准（第二卷）》DYB45-GXYYC0169-2021。

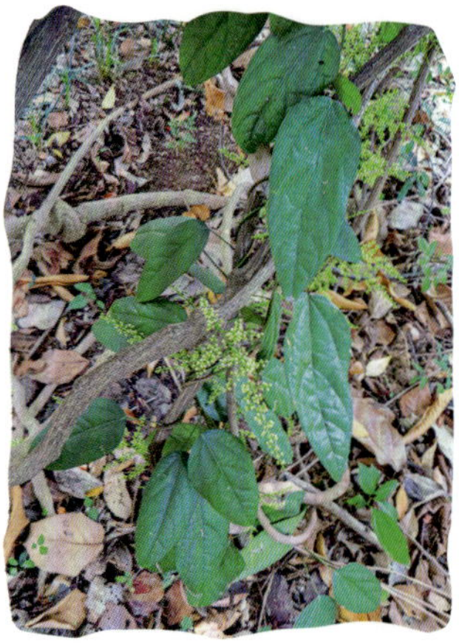

藤黄连

瑶文 Wiangh linh hmei

【考 证】

《广西中药志》：『归心、肝二经。治阳黄，枪炮伤……』

【瑶 药 名】往林美。

【中 药 名】藤黄连。

【药用部位】干燥根或藤茎。

【基源植物】防己科植物天仙藤 *Fibraurea recisa* Pierre。

【植物形态】见壮药 Gaeuhenj 勾现项下。

【分　　布】见壮药 Gaeuhenj 勾现项下。

【采　　制】秋、冬二季采收，除去杂质，切段，晒干。

【应　　用】瑶医　甘、苦，寒。属风药。清热利湿，抗菌消炎，行气止痛，活血祛瘀。用于治疗胃痛，疝气通，产后腹痛，肠胃痛，痢疾，黄疸性肝炎，上呼吸道感染，尿路感染，咽喉炎，眼结膜炎，沙眼，骨折，痈疮肿毒，瘰疬，痔疮肿毒，烧烫伤，外科感染。

　　中医　苦，寒。归心、肝经。清热解毒，泻火通便。用于治疗热毒内盛，便秘，泻痢，咽喉肿痛，目赤红肿，痈肿疮毒。

【用法用量】内服煎汤，10—30 克。外用适量，煎水洗患处。

【注　　意】体质虚寒者忌用，孕妇忌服。

索引

壮文索引

A

Aekex /101
Aenmoedgunj /523
Apc dorn buerng /723
Apc zaux buerng /724

B

Ba ceiv buerng /672
Ba ngiuv buerng /670
Ba nzangh buerng /671
Baeklaeg /26
Baengh deiz ndiangx daan /765
Baeqc juov ngungh /620
Baeqc minc buerng /679
Baeqc ndaanc ndiangx /791
Baeqc nzunx /642
Bah loc mei /782
Bah zingh buerng /702
Baklaghomj /295
Banghgaeuh /95
Bangj dunh /434
Baqv buoz buerng /700
Bath ndeiz nqiungh nyox /813
Bec benz ndiangx /790
Beggaeb /584
Bei ndomh maauh /617
Betbaklig /461
Betbaklig /462
Betc gorqv buerng /660
Biargh maeng zoih houh /851
Bienh diuh linh /779

Bienh hoc buerng /677
Bienh maengx buerng /676
Bieqc gemh ndomh maauh /614
Bieqc mbungv buerng /659
Bietv gov linh /745
Biggaejnaem /104
Biough nimx /849
Biough nimx gorn /850
Biouv sui buerng /734
Bofeizbya /591
Bonyaraemx /547
Borngh lorngh nzunx /652
Buo cax maauh /748
Buo normh cing hmei /749
Buv gorm buerng /708
Byaekbat /478
Byaekbeiz /508
Byaekcenzlik /49
Byaekdeih /166
Byaekgyaphung /282
Byaekhom /490
Byaeknajna /213
Byaeknok /414
Byaeknu /169
Byaekroemmou /475
Byaekvae /269

C

Caebceuj /499
Caekdakmox /203
Cahbaizbeih /363
Caw /306
Cazbou /43
Cazcwzhenj /45
Cazdaeng /366
Cazdeih /179
Cazvahenj /507
Cazvan /337
Cazvan /392
Ceh louh loc /834
Cehfaexman /607
Cehlaehcei /480
Cehmakcangh /205
Cehmoegbiet /376
Cehyiengzmbeq /365
Cijdouxbox /565
Cing juov ngungh /623
Cinh jaan miev /751
Cinh jiemh hmei /752
Cinh jiemh mac miev /783
Cinzyangjdoq /464
Ciou jan miev /811
Coenggep /405
Congx biangh sim /828
Cui buerng hmei gieqy /848
Cui mbungv buerng /716
Cunx fim buerng /714
Cunx mbungv buerng /715

D

Daebcienzbwn /322
Dah gongh buerng /719
Dang guei hmei /800
Dangh zah mei /832

DanGzndaejmongj /234
Dapciencaengz /273
Davangzcauj /441
Deic baeqc miev /798
Deic nzunx /644
Dieqv nzunx /651
Dingz fim miev /808
Diomh gaengv zueih /846
Dizfwngi /68
Doeggekgam /138
Doengjha /264
Dojyincaenz /79
Domh baeqc buix buerng /663
Domh bienh maengx linh /755
Domh gaangh buerng /664
Domh gangv buerng /735
Domh gomh ndie louc /759
Domh gongv ngiuv buerng /736
Domh hongh nzunx /633
Domh luoqc hlax mbuonx /753
Domh ndieh baeqc /757
Domh ndieh sang /844
Domh nzaanx mbungv buerng /666
Domh nzunx /634
Domh zipv mbungv buerng /665
Dongh nzunx /646
Duc biouv /772
Duhdezdaj /38
Duhmeuz /601
DuhsanzndoenG /253
Duhyangj /404
Dumhdanghbya /251
Dungbizlingz /151
Duzbiux /299
DuzGanGnaenGh /229
DwnGxsien /175

F

Faamh cietv sungh /746
Faamh gorqv buerng /661
Faamh zei muic /750
Faanc dorn /766
Faanh bec miev /855
Faaux gemh ndomh maauh /615
Faenzgaehhenj /401
Faenzsenjfa /449
Faexlwedlungz /257
Faexndokbya /147
FaexVahau /217
Fah ziepc luoqc dangh /747
Famh ziui nqimv /825
Fanh ziex nqimv /854
Fazgyaz /394
Feix bung nzunx /641
Feix gueix buerng /678
Finv lingh jang /762
Fiuv baeqc jaiv /763
Fiuv gaangh buerng /667
Fiuv gormh ndie louc /764
Fiuv hongh nzunx /635
Fiuv nzaanx mbungv buerng /668
Fiuv nzunx /636
Fouxndoengz /69

G

Gaamh zah /786
Gaanh jienv /799
Gacukbya /554
Gaengh hmei /784
Gaengh nyoc ndoih /853
Gaeubakrag /589
Gaeuban /563
Gaeubeizhau /14
Gaeubengzlaz /228
Gaeubeuzgeng /70
Gaeubienvaiz /185
Gaeubinghndoengx /122
Gaeubingj /167
Gaeubwnhgauh /411
Gaeucangzseng /94
Gaeucijginh /494
Gaeucuenqhung /569
Gaeucuenqiq /580
Gaeudaekmaj /145
Gaeudahau /521
Gaeudanghgveih /110
Gaeudangz /492
Gaeudonj /289
Gaeuenq /24
Gaeugidaengz /540
Gaeugimhgangh /92
Gaeugvaqngaeu /302
Gaeugyoilingz /249
Gaeuhauh /127
Gaeuhenj /141
Gaeujdaphoengz /238
Gaeulangjhauh /96
Gaeulienzcaw /80
Gaeulienzsa /157
Gaeulij /305
Gaeulingj /291
Gaeulingz /10
Gaeulumx /248
Gaeulumzceh /139
Gaeulwedgaeq /115
Gaeulwedrumz /31
Gaeumazsanh /28
Gaeumbe /162
Gaeumei /142
Gaeumoxgauj /59
Gaeumuengxbya /148
Gaeumuengxbya /369
Gaeundaux /111
Gaeunguenx /592
Gaeuni /262
Gaeunyap /526
Gaeuoenmeuz /377
Gaeuoenngaeu /288
Gaeurai /172
Gaeuroeklimq /576
Gaeurumzcengz /25
Gaeusaejgaeq /444
Gaeusammbaw /27
Gaeuseiqfueng /423
Gaeuvad /362
Gaeuvameuz /263
Galoemq /97
Gamcaujdoj /5
Ganeusongx /345
Gangh nyiangz miev /787
Gangzngwd /161

Gaucah /327
Gauginghsaej /21
Gauginghsaej /222
Gemh linh ngauv /769
Gieqv juov ngungh /627
Gieqv nyaatv buerng /731
Gimh duz ndoih /768
Gimjlamz /292
Ginghgvun /239
Ginghswj /117
Gingjhen /297
Go' ndokgaeq /50
Go' nyozlox /195
Go' gveihgih /285
Go' gyak /473
Go' ndae' bya /156
Go' ndukmax /456
Gobaetdiet /488
Gobahcim /317
Gobaidoq /503
Gobanh /283
Gobeilanh /326
Gobienmax /335
Goboujndok /341
Gobozhoz /313
Gobwnguk /271
Gocaengloj /293
Gocaetdoh /23
Gocaetmbaw /574
Gocahyinz /485
Gocangzngaih /409
Gocazhaz /339
Gocazlad /87
Goceganh /384
Goceng /188
Goceu /208
Gocidmou /489
Gociengim /294
Gociepndok /225
Gocihcwz /106
Gocihcwz /107
Gocihcwz /381
Gocin /534
Gocungzlouz /98
Gocwnhdoengz /567
Gocwzse /522
Godaebdoengz /527
Godaekbya /236
Godaengloengz /553
Godaihcing /321
Godaizfung /226
Godanyenj /319
Godazdauq /471
Godengangh /254
Godienzcaet /266
Godonhhau /218
Godouh /367
Godungjcanz /296
Godungzbwn /416
Godungzhau /214
Godungzhau /216
Gofaexhaemz /320
Gofangzlengj /364
Gofeq /479
Gofunghlwed /33
Gogaekboux /360
Goganjyieng /83
Goginghgai /344

Gogingj /207
Gogingz /557
Gogoeg /56
Gogoenheu /210
Gogon /146
Gogoux /516
Gogukcaengx /29
Gogukgaeq /47
Goguthenj /13
Gogvetlungz /415
Gogviq /84
Gogyangngoenz /374
Gohaizdaej /396
Gohaucanh /276
Gohihcenh /426
Gohungh /58
GohunGzcen /112
Gohvaiz /187
Golaeng' aeuj /183
Golaenghoengz /42
Golaeujndo /189
Golailoj /368
Golamgenhbya /604
Goleddiet /371
Goliengjraemx /388
Goliengzfaenj /481
Golienzrin /469
Golinzgaeq /379
Golizlung /76
Goloedcaemj /395
Golungzraemx /165
Golwg' ndo /544
Gomakmuh /323
Gomaknat /519
Goman /150
Gomc miev /847
Gomijma /54
Gomumhmeuz /511
Gonajhaej /333
Gonanzcuz /170
Gondenglamz /64
Gondokgaen /259
Gongaizleg /448
Gonzya /231
Gooij /474
Gorabya /356
Goragdingh /128
Gorengxmox /438
Gorenh' iq /518
Goriengdoq /168
Gorm mbungv buerng /732
Gosambak /171
Gosamlig /78
Gosamlimj /549
Gosamnga /61
Gosanlwed /594
Gosei /89
Goseiqmbaw /275
Goseiqmbaw /422
Gosenhmauz /130
Goseqmanh /193
Gosiengz /347
Gosipraemx /304
Gosoemjmeiq /428
Gosoemjrumz /524
Gosoqmoeg /350
Goujcaengzlaeuz /406
Govabangh /600

Govahaeu /373
Govahenj /103
Govaihag /370
Govaizo /204
Govwnzcanh /152
Goyietnginz /385
Goywae /133
Goywgun /194
Goywsieng /233
Guah ngim linh /785
Guh bec gaangh /789
Guiex gemh buerng /687
Guiex nyaatv buerng /688
Guiex zingh buerng /689
Gutdaezmax /372
Gutdonj /466
Gutfaj /18
Gutmong /315
Gutrongh /386
Gutvaniuj /551
Gvangjgimcienz /164
Gyoijbya /487

H

Haekdouz /446
Haekmaegcauj /119
Haeuxroeg /176
Hah louh nzunx /649
Hah louh zah /845
Hah ndoih jiemh /771
Hahcangswngh /278
Hazcinh /432
Hazdungxraemx /160
Haznajnyaeuq /270
Haznganxlaeh /196
Hazriengvaiz /62
Hazsienlaux /536
Hieh biangh ziu /836
Hieh fanh ziu /838
Hieh sav /837
Hing /545
Hingbwn /121
Hinghenj /258
Hingsamcaet /586
Hlauh normh buerng /682
Hlieqc nzunx /645
Hongh buix siouh hmei /803
Hongh ningv buerng /684
Hungh linh ngongc /807

J

Jaih dorn biangh /843
Jaih gaangh buerng /699
Jaih ngiuv buerng /698
Jav daic buerng /725
Jiemh biangh ndoih /820
Jiemh finx buerng /704
Jiemh ging buerng /711
Jiemh mbungv buerng /705
Jiemh muh normh wanh /818
Jiemh zinh buerng /707
Jieng biemh lorh famh /816
Jiepv daamv miev /852
Jimh dinx ndiux hah louh /794

Jiomh yiaagh gorng /817
Jiungh deih miev /831
Juo dongh cing /792
Juov gueix buerng /658
Juov leiz hiang /743
Juov luerngh nzunx /632
Juov nyaatv buerng /656
Juov nzangh buerng /657

L

Laanh gouv nqimv /812
Laehceindoeng /32
Laekcaengh /40
Laeujle /39
Lagdujbyaj /63
Laghaz /463
Laih gorgv buerng /693
Lauxbaegraemx /389
Lienzbetgak /562
Lienzbuenqmbiengj /559
Linh zaix ndiangh /830
Loegsigmangj /512
Lorh hanx biouv /814
Luerngh mbungv buerng /681
Lungzbuenqmbiengq /279
Lungzcaetnyauj /515
Luoqc bung nzunx /637
Luoqc juov ngungh /624
Lwgbaegbya /509
Lwglazmaij /113
Lwgmanfangz /539
Lwgnengznuengx /440
Lwgnyaujgaeq /174
Lwgrazbya /11

M

Maeng juov ngungh /626
Maengmbaek /280
Maengzbaegmbouj /190
Maenxdaezma /173
Maenzbya /476
Maenzgya /437
Maenzmouduenh /274
Maenzraeulaux /180
Maexcamq /602
Maexcungdwnh /407
Maexdwnz /184
Maexgyaeuqvaiz /235
Maexndeihmeij /48
Maexrenh /495
Maexvuengzlienz /186
Mah mbungv nzunx /647
Mah deih nyaaix /770
Mah diuh lengh /840
Mah hiungh cietv /827
Mah lingh miev dorn /761
Mah mbungv buerng /727
Mah toi ndaan /760
Makbup /223
Makcangh /206
Makdumh /51
Makfuzsouj /538
Makga /132
Makgak /82

Makgakbya /230
Makhaeuq /331
Maklaeq /181
Maklo zhan /199
Maklungzcaw /541
Makmanxbyaj /250
Makmeizraek /74
Maknat /585
Maknim /498
Makraeu /261
Maksanhcah /245
Maksiglouz /590
Makvengj /118
Makyid /400
Manc ging buerng /733
Mangzgoj /201
Mbaengx uiangh liemh /809
Mbauh daamv ndiangx /824
Mbawanhsawj /16
Mbawbakgawq /177
Mbawbizbaz /543
Mbawcoengz /424
Mbawgaemhgaet /398
Mbawgingj /324
Mbawgokyiengz /451
Mbawgomaed /477
Mbawlaenghoengz /343
Mbawlajhau /17
Mbawlinxlungz /198
Mbawmakgai /533
Mbawmangzgoj /202
Mbawmwnhdaxlaz /542
Mbawndae /546
Mbawnengznuengx /352
Mbawnimhenj /502
Mbawsamcaet /268
Mbawsanhcah /570
Mbawsijsu /491
Mbawyinzhing /583
Mbeih mbungv buerng /712
Mbuh nqorngv biangh miev /793
Mbuov juov ngungh /628
Meidingj /252
Meizbijnding /318
Meizcaekgaen /281
Meizcjhmbe /378
Meizdw /484
Meizgyamx /532
Meizlangmax /419
Meizleluxbaeg /19
Meizlwedlungz /260
Mgaenzvabya /65
Mieh zueix /806
Mienh ndoih /744
Mienv baqv buerng /717
Moedndaem /102
Moeggva /472
Mongv ndomh maauh /618
Mumhgoreiz /417
Mumhgvangoeng /243
Muonc zipv mbungv buerng /703
Mwnhdwnghcau /606

N

Naamx mbungv buerng /691
Naengfaexdinbit /353

Naengigvel /86
Naenx buoz buerng /726
Namjnyungz /587
Nangh ndopv miev /835
Ndieh daamv ndoih /797
Ndieh jaiv dorn /767
Ndieh yim nziungh /823
Ndukmaeg' yiz /140
Nduqc luerngh aiv /804
Nduqc zaux buerng /713
Ngaihdinbit /346
Ngaihmwnj /595
Ngaihsaeq /60
Ngenzvaraemx /71
Ngoc mah hungh /829
NGumxlienz /155
Ngungh cietv buerng /675
Ngungh hlan biouv /777
Ngungh muh normh buerng /674
Niouv mbungv buerng /692
Njiec gemh ndomh maauh /616
Nnaamh nangh buerng /710
Nohmaknganx /114
Nomjsoemzsaeh /357
Nqimh dorngh ndaan /796
Nya' ndauhndeih /72
Nya' nyaujmeuz /336
Nyaaih giev ndaan /821
Nyacaijmaj /277
Nyadaezmax /505
Nyadameuz /393
Nyafaedmox /427
Nyafaengzbengj /359
Nyafaenzlenz /37
Nyagajgoep /537
Nyagaujfei /182
Nyagemzbuh /8
Nyagvanjdouj /520
Nyahom /334
Nyalinxngoux /35
Nyanetdeih /6
Nyasaujbaet /41
Nyavangxbeuj /329
Nyavetrwz /137
Nyayazgyae /578
Nyayouzfanj /300
Nyimc lorngh faanx /775
Nyox ziuang miev /758
Nzeiv dorn miev /815
Nziaamh buerng /686
Nziaamv hmei /805
Nzunx deic buerng /722

O

Oenceu /241
Oenduzcenh /149

P

Paaix mbungv buerng /721
Pienh maengx geih /778
Puotc ndau zongh /801

Q

Qingv waiv lorngh /819

R

Raenlwedcing /256
Raenrumzo /91
Raetdangh /105
Ragbuzlung /390
Raggogyauz /468
Raggovengj /598
Raghenj /255
Raglingzsien /577
Ragnim /500
Ragnimhung /501
Rumliengz /506
Rumseidiet /528

S

Sahoengz /308
Samcienzsam /573
Sawzguhbya /22
Siec ngiuv buerng /654
Siec normh daamv /833
Siec zeiv linh /741
Siqv juov ngungh /621
Siqv nyaatc buerng /683
Sungh diux nzunx /638
Swnjgyaeujhen /126

T

Tinh kueih normh /802
Tinh nzunx /640
Tinh yanh miev /773

U

Uiangh beih gaan /842
Uiangh na mei /742
Uomh dinh cietv /776
Uomh ziemx buerng /673

V

Va’gyaeqgaeq /144
Vadaeuyien /209
Vadanhbei /482
Vadauznamh /361
Vagominz /483
Vagutndoeng /399
Valahbah /550
Vamaedleih /375
Vamai /55
VanGzGizdoj /290
Vasamcaet /267
Vavaiz /571
Venghseij /108

W

Wiangh juo ngungh /625
Wiangh linh hmei /856
Wiangh mbungv buerng /729
Wiangh nzunx /648

Y

Yangh maz buerng /696
Yangh nziaamv buerng /697
Yeyangjdoq /412
Yiemh yaangh buerng /690
Yietc beih siouh /739
Yietc beu dongh sim /839
Yietc diemv nziaamv /740
Yokloegma /332
Youzcaiqrin /513
Youzndukmax /458
Yungh gorqv buerng /685
Ywdanghlaux /413
Ywhozdoeg /597

Z

Zaengc gueix /810
Zah gingx sinx /788
Zah juov ngungh /629
Ziemx mbungv buerng /720
Ziqc gaamh zuh /795
Ziqc zaangc buerng /680

汉文笔画索引

一画

一支箭 /78
一匹绸 /521、739
一枝黄花 /13
一点血 /740
一点红 /76

二画

丁茄根 /587
丁香茄子 /38
七叶莲 /23、742
入地金牛 /614
八角枫 /557、660
八角茴香 /82
八角莲 /562、745
九川龙 /462
九龙盘 /193、733
九龙藤 /24、632
九里明 /319
九里香 /456、743
九里香油 /458
九层风 /94
九管血 /816
了哥王 /195
刀豆 /404

三画

三十六荡 /589、747
三七 /266

三七叶 /268
三七花 /267
三叉苦 /61、748
三爪龙 /107
三叶木蓝 /204
三叶青藤 /27、749
三叶香茶菜 /62、750
三白草 /171
三加 /26、658
三角泡 /553
三颗针 /149
土太片 /173
土甘草 /172
土金耳环 /22
土细辛 /678
土荆芥 /499
土茯苓 /96
大风艾 /226
大六月雪 /753
大叶骨碎补 /341
大叶桉 /16
大叶紫珠 /715
大叶藤 /229
大半边莲 /469、755
大头陈 /412
大地棕根 /536
大血藤 /228、652
大补药 /757
大驳骨 /225、665
大金不换 /759
大金花草 /315
大钻 /569
万寿果 /174
小马胎 /760
小马铃草 /761
小不出林 /765
小叶买麻藤 /727
小发散 /668
小百解 /763
小驳骨 /278、703
小金樱子 /108
小贯众 /18
小茴香 /490
小钻 /580
小槐花 /152、829
小蜡树叶 /398
山芝麻 /11、837
山竹子 /554
山芭蕉子 /487
山豆根 /63
山胡椒 /725
山香 /271
山姜 /693
山桔叶 /544
山菅兰 /604
山银花 /65
山蓝 /64
山蒟 /667
山薄荷 /406
山藿香 /270
千斤拔 /128、644
千层纸 /56
千金草 /751
千金藤 /752
广山药 /476
广山楂 /245
广山楂叶 /570
广西土黄芪 /290

广西马兜铃根 /640
广西海风藤 /289、633
广金钱草 /164
广钩藤 /288
广狼毒 /364
广藤根 /666
飞龙掌血 /241、697
飞扬草 /473、758
马甲子 /371
马尾千金草 /294
马齿苋 /508
马兜铃（果）、青木香（根） /840
马蹄金 /49
马蹄蕨 /372、770
马鞭草 /335

四画

开口箭 /688
天花粉 /390
天胡荽 /72、766
天然草 /773
无根藤 /394
无患子 /205
无患子果 /206
木通 /628
木棉花 /483
木槿花 /482
木鳖子 /376
五爪金龙 /550
五味藤 /29、625
五指毛桃 /106、670
五指那藤 /620
五指柑 /207、672
不出林 /771
车前草 /505
牙痈草 /279
水田七 /389、776
水半夏 /547
水灯盏 /635
水罗伞 /388、744
水银花 /71
水蜈蚣 /549
见血青 /256
牛大力 /438、769
牛白藤 /59、699
牛奶木 /484
牛耳风 /674
牛耳枫 /378
牛尾菜 /203
毛冬青 /597
毛鸡骨草 /50
毛桐 /416
毛排钱草 /322
毛瑞香 /732
风车藤 /139
风箱树 /673
乌龟果 /772
乌桕根 /516
六大天王 /147
六方藤 /576、637
火炭母 /142
火麻仁 /113
巴豆 /461
巴戟天 /444

五画

玉叶金花 /14、788
玉郎伞 /434、775
打破碗花花 /503
功劳木 /186
甘蔗 /474
艾叶 /409
古羊藤 /162
石上柏 /69、792
石凤仙 /68
石油菜 /513
石柑子 /649
石莽草 /512、793
石菖蒲 /304
石斛 /441
石猴子 /794
石楠藤 /28
石榴皮 /590
石蝉草 /150
石蟾蜍 /795
龙血竭 /260
龙珠果 /541
龙眼 /114
龙脷叶 /198
叶下珠 /520
四方木皮 /419
四方藤 /423、641
四块瓦 /275、422
生姜 /545
仙人杖 /175
仙人掌 /396
仙茅 /130
仙鹤草 /277
白及 /584
白马骨 /711
白木香 /464
白花丹 /218、618
白花柴 /217
白花蛇舌草 /35
白饭树 /356
白英 /411、787
白茅根 /463
白狗肠 /789
白变木 /790
白背三七 /213
白背叶 /214、791
白背叶根 /216
白眉草 /83
瓜子金 /187、764
瓜子莲 /785
瓜蒌 /539
鸟不企 /264、796
半边莲 /559
半边旗 /466、778
半枝莲 /357、779
半枫荷 /677
边缘罗裙子 /648
母千金草 /783
母猪藤 /784

六画

吉祥草 /133
老鸦嘴 /127、624
老蛇莲 /194
老鹳草 /146

地耳草 /137、762
地枫皮 /230
地胆草 /6
地桃花 /361、799
地蜂子 /269
过山枫 /687
过岗龙 /248、692
过塘蛇 /165
百两金 /682
百部 /180
尖山橙 /629
尖尾风 /726
尖药花 /91
当归藤 /110、800
回生草 /188
肉桂 /86
肉桂叶 /810
朱砂 /308
朱砂莲 /157
朱砂根 /281、767
丢了棒根 /235
竹叶菜 /282
竹卷心 /89
竹蜂 /299
华风车子叶 /492
华南远志 /183
血风藤 /31、626
血党 /594、804
血藤 /805
冰糖草 /5
刘寄奴 /346
决明子 /365
羊山刺 /208
羊开口 /519
羊耳菊 /427、679
羊角拗 /685
关公须 /243
灯心草 /606
灯台树叶 /184
阴香皮 /407
防风草 /806
买麻藤 /262、647
红天葵 /42、802
红云草 /696
红毛稔 /585
红杜仲 /122、621
红鱼眼 /252
红泡刺 /654
红茜草 /112
红背丝绸 /803
红背桂 /343
红簕钩 /251、854

七画

扶芳藤 /111、782
走马风 /300、731
走马胎 /33、686
把天门 /532
芙蓉叶 /363
苍耳草 /565
苎叶蒟 /664
苎麻根 /283
苏木 /350
杜茎山 /236
杠板归 /161、834
杉木 /602

杧果叶 /202
杧果核 /201
豆豉姜 /21
两面针 /293
连钱草 /169、722
吴茱萸 /87
岗松 /41、801
岗梅 /40
牡荆叶 /324
何首乌 /437
伸筋草 /385
佛手 /538
余甘子 /400、777
含羞草 /333
灵芝 /105
灵香草 /334
鸡矢藤 /145
鸡血藤 /115、657
鸡骨草 /47
鸡蛋花 /144

八画

武靴藤 /70
青天葵 /381
青风藤 /25
青蒿 /60
抽筋草 /811
拦路蛇 /812
茉莉花 /375
苦丁茶 /366
苦木 /320
苦玄参 /367
苦楝皮 /495
茅莓 /51
枇杷叶 /543
板栗壳 /181
松叶 /424
枫荷桂 /39、690
郁金 /297
虎杖 /254、807
肾茶 /511
肾蕨 /386
岩柿 /156
岩黄连 /155、809
罗汉果 /199、814
垂盆草 /359
使君子 /494
佩兰 /326
爬地牛奶 /813
金不换 /190、768
金耳环 /818
金刚刺 /92
金刚纂 /415
金花茶叶 /507
金花根 /820
金花蕨 /821
金沙藤 /167、819
金果榄 /292、797
金线风 /540、704
金钟茵陈 /79
金锁匙 /823
金樱子 /118
金樱根 /598
肿节风 /97、656
狗仔花 /332
狗肝菜 /317

夜交藤 /305
泽泻 /522
定心草 /808
虱子草 /273、815

九画

珍珠 /306
珍珠莲 /80
荆芥 /344
荜澄茄 /222
草豆蔻 /132
草果 /331
荠菜 /166
胡麻草 /253
荔枝草 /196
荔枝核 /480
南板蓝根 /58
南烛子 /170
南蛇簕 /377、710
栀子 /401
柿叶 /546
威灵仙 /577、627
砂仁 /485
鸦胆子 /518
韭菜 /405
战骨 /280
蚂蝗七 /827
骨碎补 /121
钩藤 /302、736
钩藤根 /638
香附 /489
香茅 /339
香樟 /327
重楼 /98、741
鬼针草 /8
鬼画符 /318
剑叶龙血树 /257
独脚金 /138
姜三七 /586、746
姜黄 /258
穿心莲 /37
穿心藤 /714
穿破石 /825
扁担藤 /563、712
扁桃叶 /533
络石根 /702
绞股蓝 /574、833

十画

莪术 /239
莓叶委陵菜 /717
荷莲豆草 /506
桂枝 /84
桃金娘果 /498
桃金娘根 /500、850
核桃 /446
夏枯草 /578
鸭脚木皮 /353、724
鸭跖草 /329
蚌花 /600
钻山风 /645
钻骨风 /636
铁包金 /276
铁扫帚 /488

铁苋菜 /393
积雪草 /414
笔管草 /527
倒生根 /680
倒扣草 /471、675
臭花根 /373
臭茉莉 /689
射干 /384
徐长卿 /295
狸尾草 /168
凉粉草 /481
益母草 /595
酒饼婆 /95
海金子 /615
海金沙 /528
海螵蛸 /140
宽筋藤 /345、623
通脱木 /735
桑叶 /352
桑寄生 /347
桑椹 /440
绣花针 /828

十一画

球兰 /663
排前树 /707
排钱草 /148
菝葜 /817
黄牛木叶 /45
黄皮木 /842
黄皮叶 /477
黄花倒水莲 /103、843
黄杜鹃根 /573、617
黄根 /255
黄瑞香 /708
黄稔根 /683
黄精 /117
黄藤 /141
黄鳝藤 /729
萝芙木 /19、824
菟丝子 /449
萍蓬草根 /691
桫椤 /681
救必应 /48、830
雀梅藤 /719
常山 /659
常春藤 /661
野花椒 /836
野独活 /32
野菊花 /399
野菰 /209
野绿麻 /700
野辣椒 /838
曼陀罗叶 /542
蛇皮草 /835
蛇床子 /448
铜包针 /839
银杏叶 /583
甜茶 /337、786
甜茶藤 /392、832
犁头草 /831
假茼蒿 /475
假朝天罐 /126
假蒟 /478
假鹰爪 /189、698
盘龙参 /432

猪殃殃 /177
猫爪草 /336
猫豆 /601
商陆 /509
旋覆花 /551
粗糠柴根 /468
断血流 /238
断肠草 /592
清香藤 /721
淫羊藿 /451
淡竹叶 /360
密马 /54
密蒙花 /55
绿叶五味子 /642

十二画

博落回 /591
喜树果 /74
葫芦茶 /43、845
葛根 /671
朝天罐 /844
酢浆草 /428
紫花鹤顶兰 /210
紫苏叶 /491
跌马伤 /234
跌打草 /233
蛙腿草 /846
蛤蚧 /101
黑风藤 /249、651
黑老虎 /634
黑血藤 /723
黑吹风 /291
黑吹风散 /848
黑蚂蚁 /102
铺地蜈蚣 /10、847
短梗南蛇藤 /185
鹅不食草 /537
筋骨草 /259
舒筋草 /720
番木瓜 /472
番石榴叶 /502
番石榴根 /501
粪箕笃 /362

十三画

赪桐 /567、684
蓝布正 /104
蓝花柴胡 /368、851
蒲公英 /379
椿白皮 /534
槐花 /571
路边青 /321
路边菊 /370
路路通 /261
幌伞枫皮 /413
锡叶藤 /526
矮地茶 /179
稔果 /849
腹水草 /160
满山红 /374
满山香 /616
滇桂艾纳香 /231
溪黄草 /395、852

十四画

蔓荆子 /607
榕树须 /417
酸藤子 /734
酸藤木 /524
豨莶草 /426
蜘蛛薯 /853
算盘子 /705
辣蓼 /479
漆大姑 /523
蜜桶花 /263
翠云草 /285、798

十五画

横经席 /250、713
蝙蝠草 /182
墨旱莲 /119

十六画

薯莨 /274
薏苡仁 /176
薄荷 /313
薜荔 /223
薜荔藤 /716
篱栏网 /369
磨盘草 /323

十八画

藤黄连 /856
藤黄檀 /151
藤蛇总管 /646
藤商陆 /515
翻白叶树 /676
翻白草 /17、855
鹰不扑 /296

后记

2012 年以来，根据加强产学研用深度融合的精神，我们深入地调查研究和挖掘整理了广西壮族、瑶族地区的壮瑶药资源，通过学校、研究所、企业等结合的多种形式，更好地发挥壮瑶医药特色作用。经过多年的辛勤付出，我们完成了《特色桂药——壮瑶药本草选编》的编写。全书共收录 662 种传统特色壮瑶药。

经过大家的努力，我们收集了大量的壮瑶药第一手资料，既为本书的编写提供了有力的学术支撑，也为产学研用踏出了一条新路子。本书的编写得到了广西中医药大学、广西壮族自治区国际壮医医院的专家学者，广西壮族自治区金秀瑶族自治县瑶医药研究所庞赵生所长，广西壮族自治区富川瑶族自治县瑶医院第六代瑶医传承人冯春仁医师等的大力支持，同时也得到了广西泰诺制药有限公司、广西仙茱中药科技有限公司、广西壮族自治区药物研究所有限公司等单位的资助。在整理发掘壮瑶药的过程中，科研人员根据掌握的壮瑶药第一手资料，研发出了一系列具有壮瑶药特色的产品，如广西泰诺制药有限公司的强力批把露、黄芩胶囊、野木瓜片、桂龙咳喘宁片、产妇康洗液等，广西壮族自治区药物研究所有限公司的黄何口服液、罗汉茶化浊颗粒、麻苏止咳颗粒、清肝解毒片等。

我们不忘初心，牢记使命，踔厉奋发，为促进广西壮瑶医药事业的发展做出应有的贡献。

编著者

2023 年 2 月 27 日

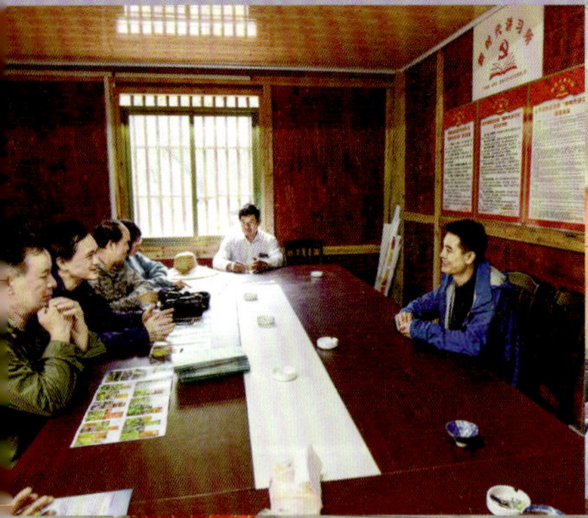

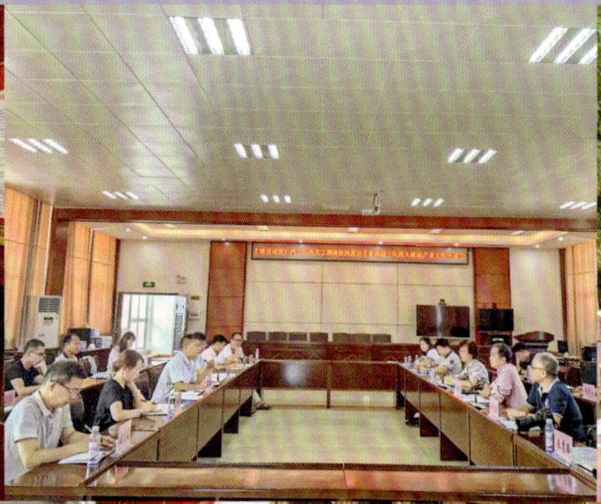

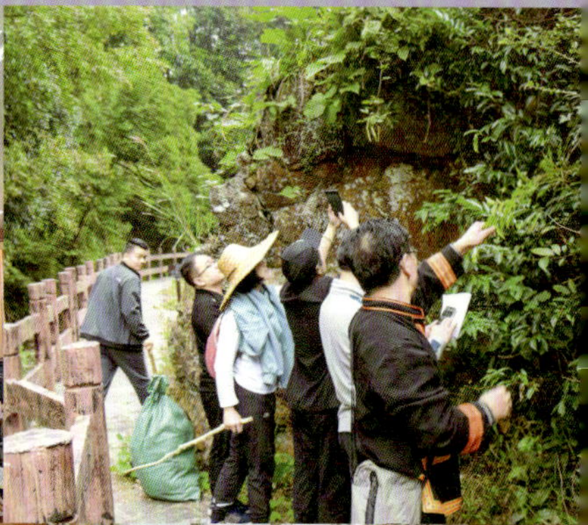

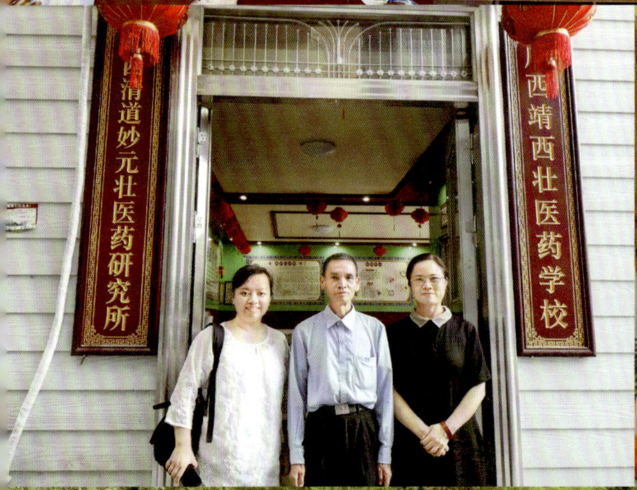
清道妙元壮医药研究所
广西靖西壮医药学校

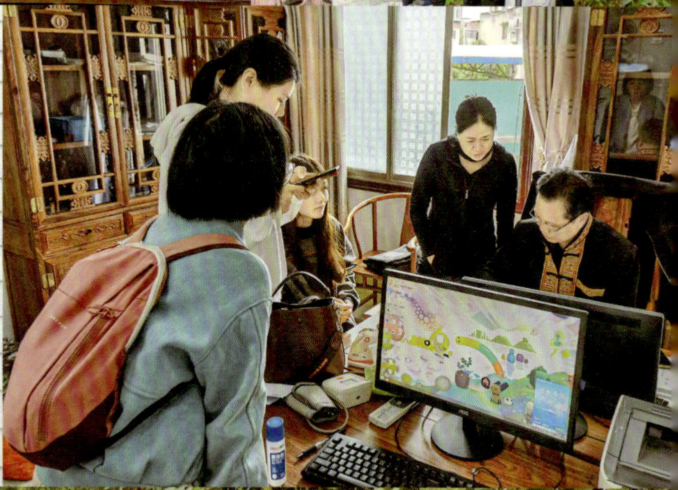

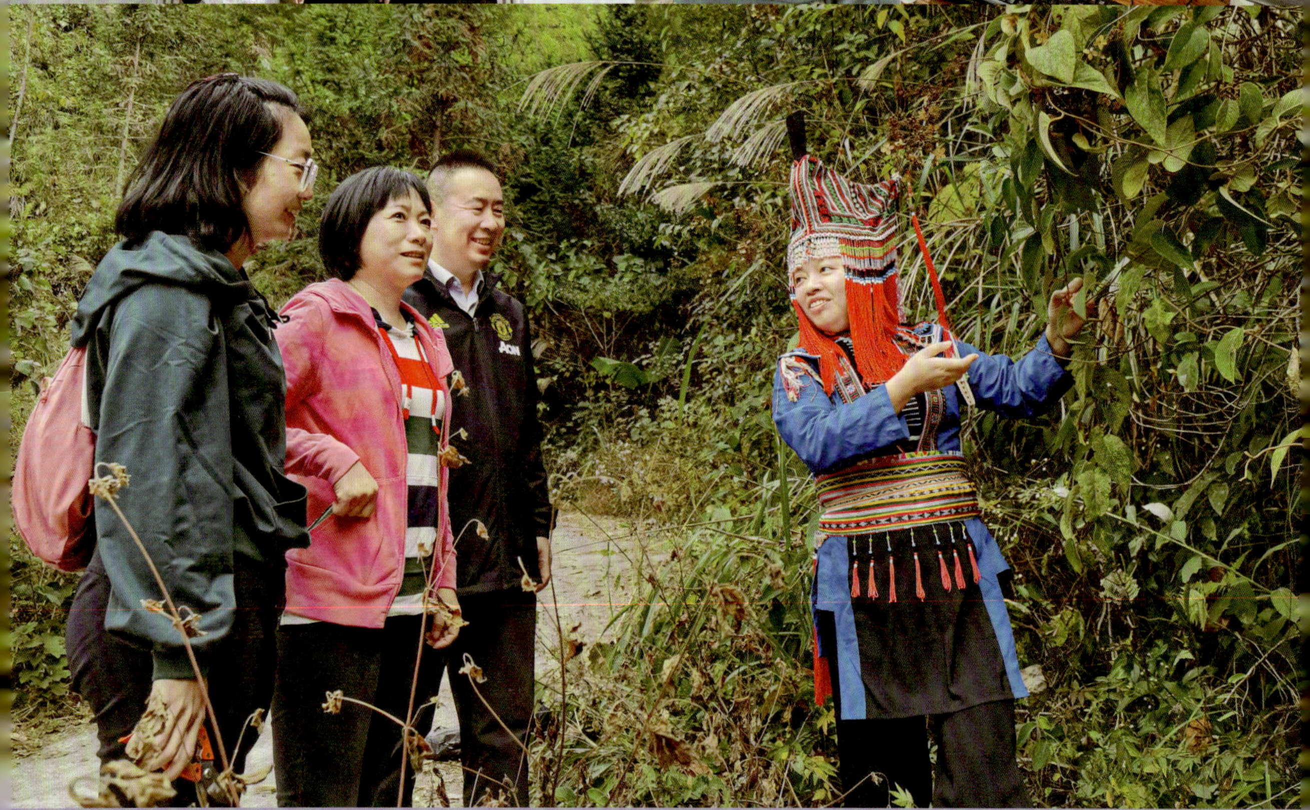

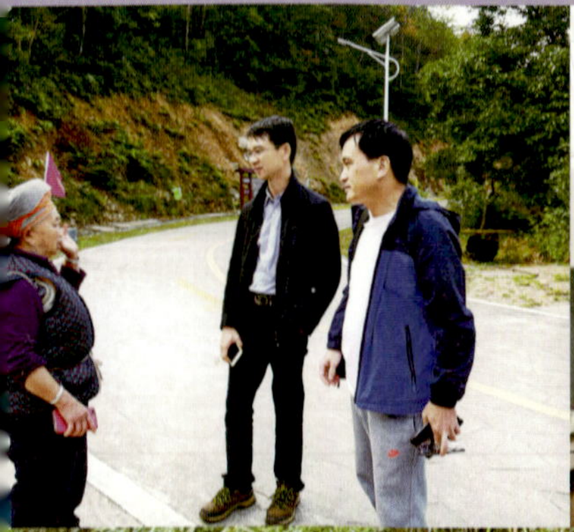

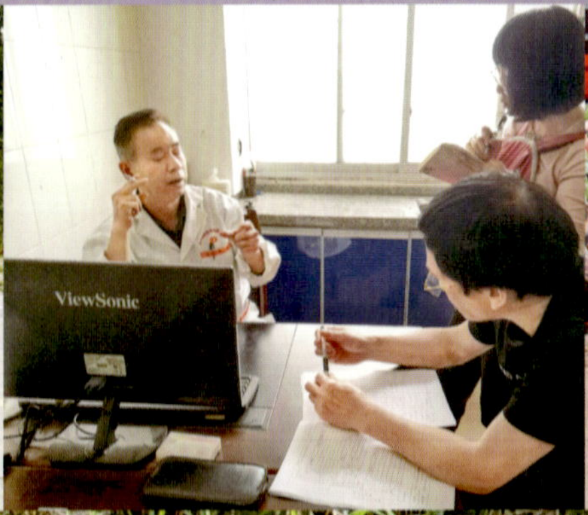
ViewSonic

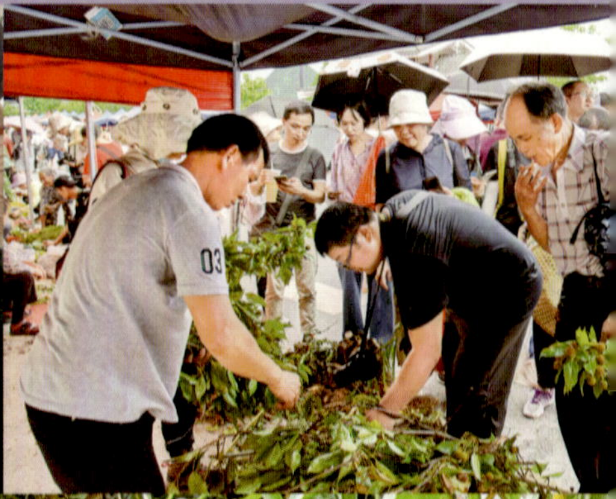

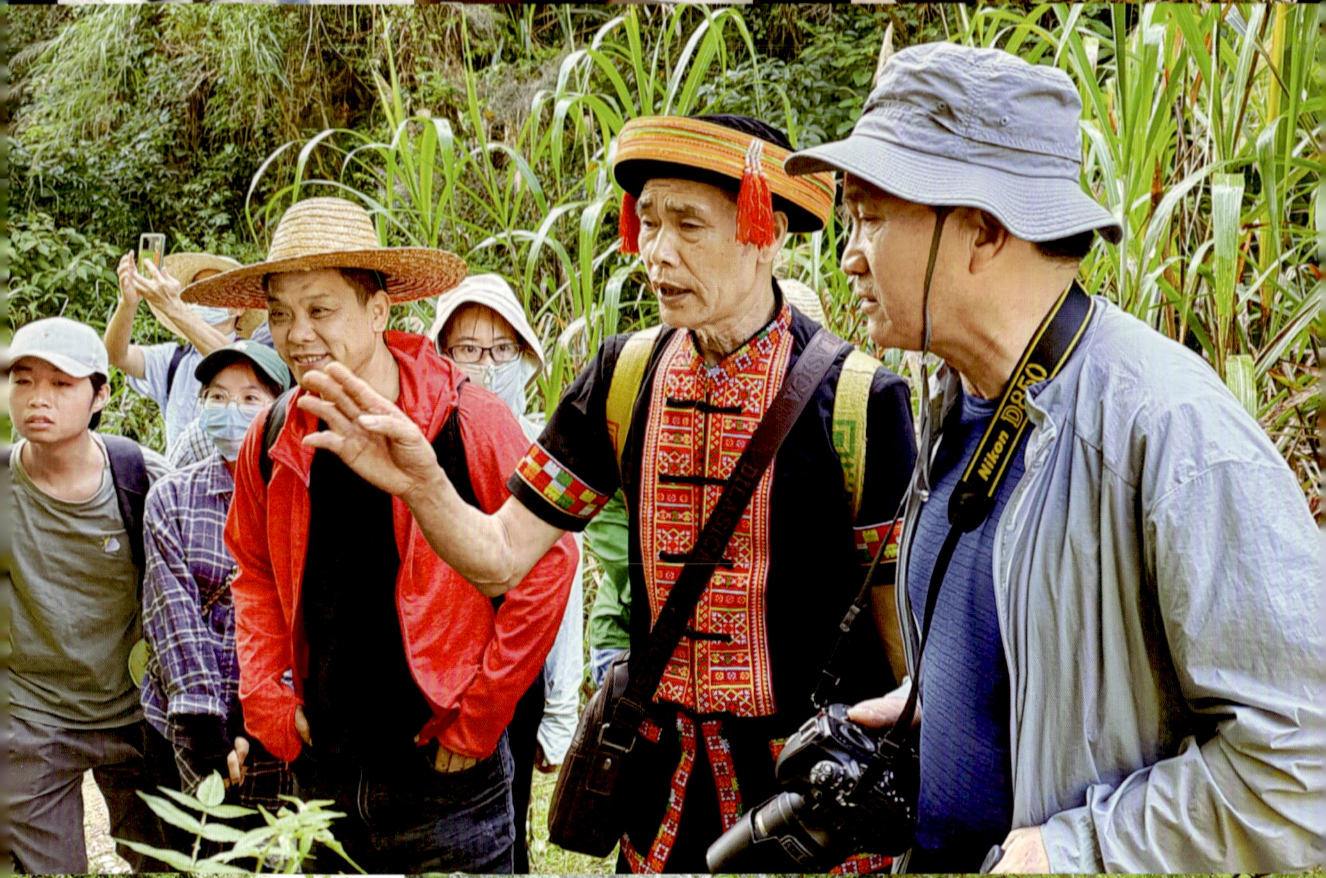

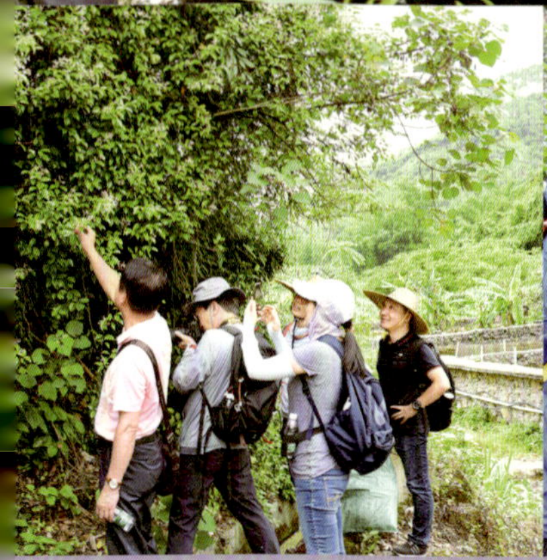

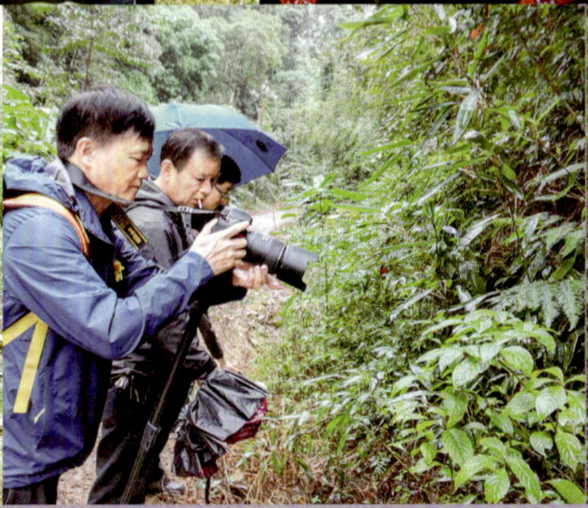

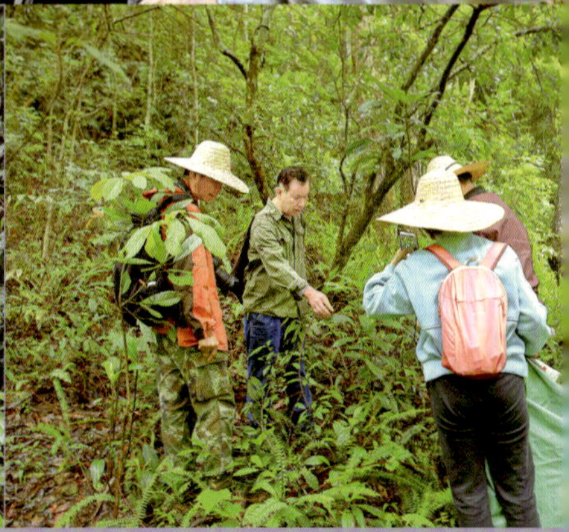

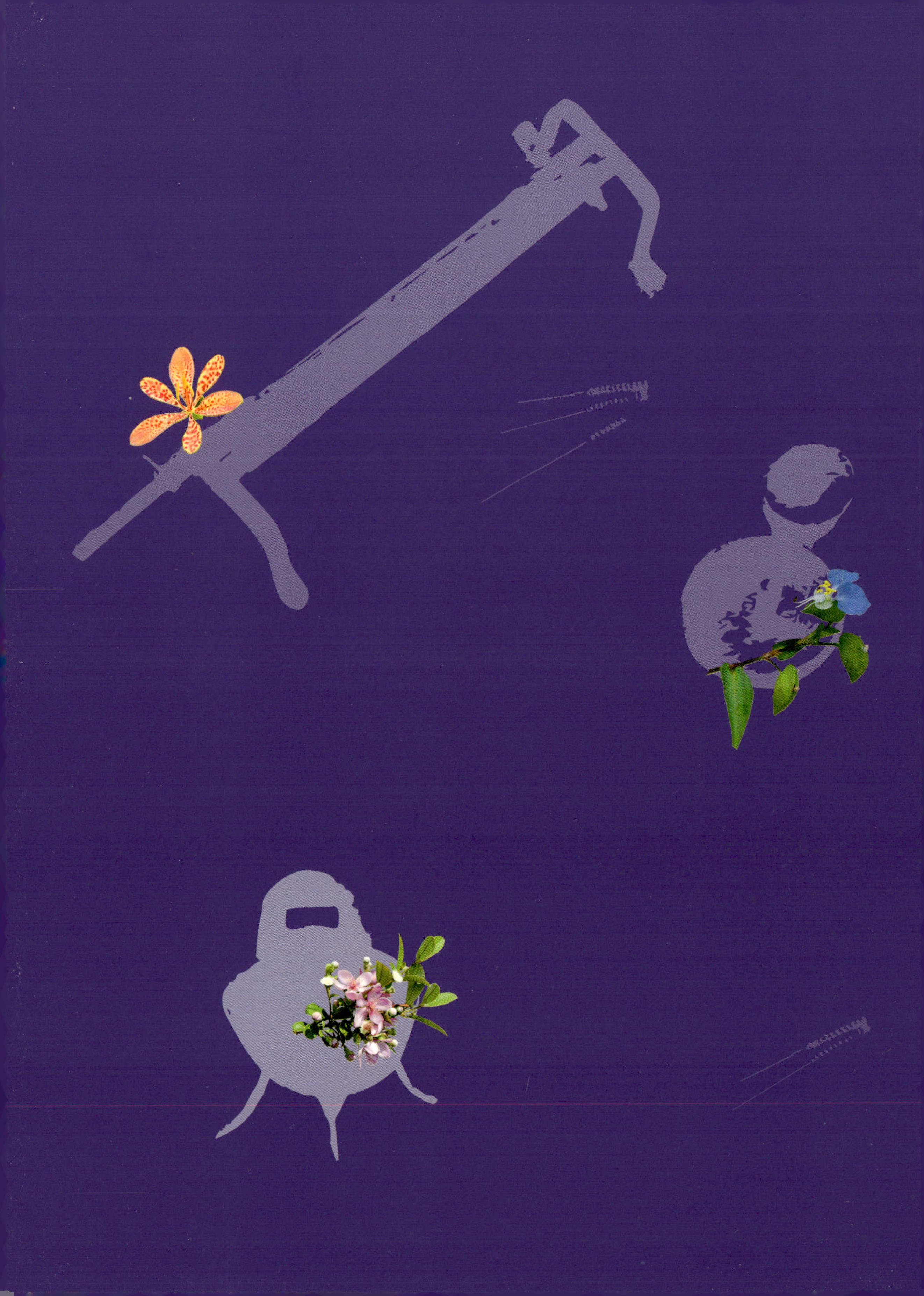